心臓・循環の生理学

監訳 **岡田 隆夫** 順天堂大学医学部生理学第二講座 教授

AN INTRODUCTION TO CARDIOVASCULAR PHYSIOLOGY
5th ed

J Rodney Levick DSc. DPhil. MA. MRCP. BM. BCh (Oxon)
Professor of Physiology, St George's Hospital Medical School,
University of London, UK

メディカル・サイエンス・インターナショナル

献　辞

遠い昔，私が学生であった頃に指導をしてくださった教員であり，
その後も同僚として私を導き，そして常に友人であり続けていただいた
Charles Michel 先生のご退官を祝い，感謝を込めて本書を捧げます。

Authorized translation of the original English edition,
"An Introduction to Cardiovascular Physiology",
Fifth Edition
by J Rodney Levick

Copyright © 2010 by J Rodney Levick
All rights reserved.

This translation is published by arrangement with
Edward Arnold (Publishers) Limited,
a member of the Hodder Headline Group

© First Japanese Edition 2011 by Medical Sciences International,
Ltd., Tokyo

Printed and Bound in Japan

監訳者序文

「心臓・循環の生理学」をお届けします。

本書はロンドン大学の生理学者であるJ.R. Levick教授の労作であり，これが第5版と版を重ねています。MEDSiより翻訳の提案を受け，ざっと目を通しただけで，非常に優れた書籍であることがわかりました。早速，各章ごとに専門とする先生に翻訳をお願いし，完成にこぎつけました。

第1章で循環系全体を概観し，第2～7章で心臓を扱っています。そして第8～15章で主として血管系の問題を論じ，第16～18章で循環系全体としての調節や異常について述べています。各章の冒頭には「学習目標」が，章末には「要約」と「参考文献」が配され，さらに要所要所に「重要事項のまとめ」が置かれることで，極めて理解しやすいと言うか，自然に理解させられてしまう体裁となっています。さらに第18章の後には症例問題5題とその解説が載っています。なんとしても読者に理解してもらおう，という著者の気迫のようなものを感じます。巻末の資料も辞書的な使用をすると大変便利だろうと思います。

本書は心臓・循環に興味をもつ研究者，臨床医，研修医，大学院生にとっての座右の書となり得るものと確信しています。また，卒前の医学部の学生の皆さんにも参考書として活用していただけると思います。心臓・血管系に関するさまざまな現象，法則などの理論的根拠を理解するためのテキストとして，本書以上の書物にお目にかかったことはありません。翻訳しておいて内容をけなす訳者はいないでしょうが，本書は自信をもってお薦めできる1冊であることだけは確かです。翻訳にあたって，用語はできるだけ読者がなじんでいる臨床的な用語を使用しました。（なお，原著の序文に，各章の参考論文リストが原著ホームページに掲載されていると書かれていますが，残念ながらここにアクセスするには原書についているシリアルナンバーが必要であることをお断り致します）

最後になりましたが，我々訳者の尻叩き，訳文の訂正，訳語の統一等々でMEDSi編集部の染谷氏に大変お世話になりました。心より御礼申し上げます。

訳者を代表して
岡田　隆夫

監訳者・訳者一覧

■ 監訳
岡田　隆夫　　　順天堂大学医学部生理学第二講座 教授

■ 訳
岡田　隆夫　　　順天堂大学医学部生理学第二講座 教授(1・2・6〜8章，症例問題，巻末資料1・2)
渡邉　マキノ　　順天堂大学医学部生理学第二講座 准教授(3・5章)
前田　正信　　　和歌山県立医科大学医学部生理学第二講座 教授(4・14・16章)
向阪　彰　　　　和歌山県立医科大学医学部生理学第二講座 講師(4章)
和気　秀文　　　和歌山県立医科大学医学部生理学第二講座 講師(4章)
家崎　貴文　　　順天堂大学医学部生理学第二講座 先任准教授(9・12・13章)
河合　康明　　　鳥取大学医学部適応生理学 教授(10・11・15章)
中村　健　　　　和歌山県立医科大学医学部リハビリテーション科 講師(16章)
森田　啓之　　　岐阜大学大学院医学系研究科神経統御学講座生理学分野 教授(17・18章)
安部　力　　　　岐阜大学大学院医学系研究科神経統御学講座生理学分野 講師(17・18章)

原著第 5 版の序

第 5 版の改訂にあたっての試みは，新しいウェブサイトを設けることであった。このウェブサイトには本書の図版すべてと，章ごとの記載の出典となった研究論文を引用文献として，さらに本書の姉妹編である「心臓・循環の生理学：自学自習のための問題集」から採ったいくつかの問題とその解答を載せてある。なお，本書にも「参考文献」として総説を紹介してある。姉妹編である問題集には様々なスタイル（多肢選択問題が多い）の 230 以上の問題が，本書の章建てに従って出題されており，解答と図も提示されている。

本書のウェブサイトも是非訪ねてみていただきたい。
www.hodderplus.com/cardiovascularphysiology

第 5 版では，日進月歩で蓄積される新しい知見を盛り込むために，削除できるところは可能な限り削除した。この版で新しく取り入れた事項としては，心臓・血管系の胚発生，イオンチャネルの構造解析，血管/内皮細胞の TRP チャネル，Ca^{2+} スパークと Ca^{2+} ウェーブ，I_f チャネルの遮断薬である ivabradine などの新しい薬剤，血管内皮のグリコカリックスの裂孔モデル，そして遺伝子ノックアウトマウスを用いた実験による知見などである。また，身体運動，狭心症，心筋梗塞，心電図，高血圧，心不全などについても新しい知見を書き加えた。これに伴って新しい図を 14 点加え，30 点以上の図を大幅に描き改めた。そして 4 回にわたって版を重ねたにもかかわらず，誰も気づかなかった平均血圧の図の誤りを注意深い読者に指摘され，その点も改めた。この事実は，100％正しい教科書は滅多にあるものではない，ということを著者に思い起こさせる戒めとなった。同様に，長年信じられてきたが実は正しくない説明をできる限り書き改めることを心がけた——例えば濾過と再吸収に関する Starling の平衡の説明は，読者の皆さんが学生時代に聞いた講義とは少々違ったものとなっている。慎重に余計な部分を削除したことと，瑣末な事項をウェブサイトに移行させたことで，第 5 版のページ数は第 4 版とほぼ同じになり，大部となることを避けることができたと安堵している。

この第 5 版の著述に際し，下記の方々から貴重なコメントをいただいた。血圧の長期調節に関して Phil Aaronson 博士，EDHF に関して Kim Dora 博士，血管内皮に関して Bren Gannon 教授，血管平滑筋に関して William Large 教授，高血圧症に関して Graham MacGregor 教授，低酸素性肺血管収縮に関して Jeremy Ward 教授，などである。心から感謝したい。この分野に関する知識は増え続けているが，本書がその所期の目的，すなわち心臓・血管系に関して，読みやすく十分な知識を提供しているが，それでいて過剰ではない，そのような書物に仕上げることができたことを祈っている。

Rodney Levick
Physiology
St George's Hospital Medical School
January 2009

能動的学習と問題基盤型学習のためのメモ

教科書を読むことによって，ある事柄についての基本的知識を身につけることはできる．しかしその知識を実際に応用できて，はじめてその事柄を理解したと言うことができる．つまり，設問に対して自分で言葉に出して説明できることが必要である．そのために，各章の冒頭に「学習目標」として言語化して説明できなくてはならない重要項目を挙げ，本書の最後に5つの症例問題とその解答を示した．また，ウェブサイトには本書の姉妹編である「心臓・循環の生理学：自学自習のための問題集」から選び出した自己評価のための問題と，図解を含む解答が載せてある．

「学習目標」の使い方

能動的学習は質問に対する解答を記述したり，教員からの質問に口頭で答える，などによってその成果を確認することができる．各章冒頭の「学習目標」は，例えば第3章の「遅延後脱分極について説明することができる」は「遅延後脱分極の図を描き，説明しなさい」というように捉えて使用することもできる．各学習目標に対する解答を自分で書いてみるのは能動的学習として良い方法である．これはまた，試験のための復習として，極めて有用なものとなるであろう．その設問に対する解答がその章のどの部分を読めばよいかも示されている．

問題基盤型学習

能動的学習を促進し，臨床との関連を意識させるために，医学部において症例に基づいて考えさせる教育手法——この方法には多くの利点もあるが，同時に特に低学年では重大な欠点もある——が多く用いられるようになってきた．症例問題は，1人の患者が同時に様々な問題を抱えていたり，必要な知識が教科書の広い範囲にわたっている，という点で学習者の意欲をかき立てる．例えば症例1の心不全患者の例では，興奮-収縮連関の変化（第3章，18章），Starlingの心臓の法則（第6章），血行力学（第8章），微小循環領域における体液の交換（第11章），そして循環の神経とホルモンによる調節（第14章）などが関連している．このため，症例問題は本書の最後に掲載し，解答には本書のどこを参照したらよいのかを示した．

目次

1章　心血管系の概観　*1*

- 1.1　拡散：その重要性と限界 ……………… *1*
- 1.2　心血管系の役割 ……………… *3*
- 1.3　血液の循環 ……………… *3*
- 1.4　心拍出量とその臓器配分 ……………… *4*
- 1.5　流体力学入門：流量，圧，抵抗 ……………… *6*
- 1.6　血管の構造 ……………… *8*
- 1.7　血管の機能分類 ……………… *10*
- 1.8　血管系の配列 ……………… *12*
- 1.9　調節システム ……………… *13*

2章　心周期　*15*

- 2.1　心臓の構造 ……………… *15*
- 2.2　心室周期 ……………… *17*
- 2.3　心房周期と頸静脈波 ……………… *20*
- 2.4　心拍数増加に伴う心周期の変化 ……………… *21*
- 2.5　心音と弁の異常 ……………… *21*
- 2.6　心周期の臨床的評価 ……………… *22*

3章　心筋の興奮と収縮　*27*

- 3.1　心筋細胞の微細構造 ……………… *27*
- 3.2　収縮機構 ……………… *30*
- 3.3　静止電位 ……………… *31*
- 3.4　イオンポンプとイオン交換機構の役割 ……………… *34*
- 3.5　心筋の活動電位 ……………… *35*
- 3.6　イオンチャネルの構造-機能連関の詳細 ……………… *39*
- 3.7　活動電位の生理的・病的な変化 ……………… *42*
- 3.8　興奮-収縮連関と Ca^{2+} ……………… *42*
- 3.9　収縮力の調節 ……………… *45*
- 3.10　筋小胞体の Ca^{2+} 過負荷，後脱分極と不整脈 ……………… *46*

4章　心拍の開始とその神経性調節　*49*

- 4.1　心臓のペースメーカーと刺激伝導系 ……………… *49*
- 4.2　ペースメーカー細胞の電気的活動 ……………… *51*
- 4.3　心臓の電気的興奮の伝導 ……………… *53*
- 4.4　心拍数の調節機構 ……………… *54*
- 4.5　交感神経刺激による効果 ……………… *55*
- 4.6　副交感神経刺激による効果 ……………… *58*
- 4.7　イオン環境の変化に伴う危険 ……………… *59*
- 4.8　心筋電流の薬理学的操作 ……………… *60*
- 4.9　機械-電気的フィードバック ……………… *60*

5章　心電図と不整脈　*65*

- 5.1　心電図の原理 ……………… *65*
- 5.2　心電図の波形と心臓の活動電位の関係 ……………… *67*
- 5.3　標準的な心電図誘導 ……………… *68*
- 5.4　心臓の双極子 ……………… *70*
- 5.5　興奮の順序 ……………… *70*
- 5.6　なぜ QRS 波は複雑なのか ……………… *72*
- 5.7　心臓の電気軸 ……………… *72*
- 5.8　不整脈とそのメカニズム ……………… *72*
- 5.9　虚血性心疾患の心電図 ……………… *76*

6章　心拍出量および1回拍出量の調節　79

- 6.1 概論 79
- 6.2 単離心筋の収縮特性 80
- 6.3 心筋の長さ-張力関係 82
- 6.4 Frank-Starling の心臓の法則 84
- 6.5 心仕事量と圧-容積ループ 86
- 6.6 中心静脈圧と心室の充満 88
- 6.7 ヒトにおける Starling の法則の意味 89
- 6.8 Laplace の法則と心室の拡大 90
- 6.9 血圧が心臓に及ぼす様々な影響 92
- 6.10 交感神経による収縮性の調節 94
- 6.11 陽性変力作用を示すその他の因子 96
- 6.12 陰性変力作用と虚血，不整脈 97
- 6.13 心拍出量の統合的調節 100
- 6.14 心臓のエネルギー消費と代謝 101

7章　心拍出量の測定と脈波　107

- 7.1 Fick の原理と肺における酸素摂取 107
- 7.2 標識物質希釈法と熱希釈法 109
- 7.3 パルス Doppler 法による大動脈血流の測定 ... 110
- 7.4 末梢動脈波と心拍出量との関係 111
- 7.5 核医学心室造影と心エコー法，その他の方法 ... 112

8章　血行力学：流量，圧そして抵抗　115

- 8.1 流体力学の原則：Darcy の法則と Bernoulli の定理 ... 115
- 8.2 血流のパターン：層流，乱流，ボーラス流 ... 117
- 8.3 血流量の測定 119
- 8.4 動脈波 121
- 8.5 平均血圧と血圧測定 126
- 8.6 拍動流 129
- 8.7 末梢抵抗，Poiseuille の法則と Laplace の壁力学 ... 130
- 8.8 血液の粘性 133
- 8.9 圧-流量関係と自動調節 136
- 8.10 静脈の圧と血液容量 136
- 8.11 静脈系に対する重力の影響 138
- 8.12 静脈血流と補助ポンプ 140

9章　内皮細胞　145

- 9.1 内皮機能の概略 145
- 9.2 内皮の構造 146
- 9.3 イオンチャネル，Ca^{2+}と内皮機能 151
- 9.4 内皮による NO 産生 152
- 9.5 内皮により産生される他の血管作動物質：EDHF，プロスタサイクリン，エンドセリン ... 155
- 9.6 血液に対する内皮の作用 156
- 9.7 内皮の透過性とその調節 157
- 9.8 内皮と炎症反応 157
- 9.9 内皮と血管新生 158
- 9.10 内皮とアテローム 159

10章　微小循環と溶質交換　163

- 10.1 交換血管の構築と血流 163
- 10.2 毛細血管の3つのタイプ 165
- 10.3 細孔をもつ膜における拡散，対流，反発 ... 166
- 10.4 透過性の概念 169
- 10.5 脂溶性分子は極めて速く内皮を通って拡散する ... 170
- 10.6 小さな非脂溶性分子は小さな細孔系を透過する ... 170
- 10.7 大きな非脂溶性分子は大きな細孔系を通過する ... 173
- 10.8 血液-脳関門とキャリア輸送 173
- 10.9 毛細血管における抽出とクリアランス ... 174
- 10.10 血流が溶質輸送に及ぼす影響 176
- 10.11 溶質輸送の生理学的調節 177

11章　血漿, 間質, リンパ間の体液循環　183

11.1	体液移動に関するStarlingの原理 …… 183	11.7	間質のコンプライアンスと流動性：浮腫の効果 …… 196
11.2	毛細血管内圧とその調節 …… 187	11.8	リンパ液とリンパ系 …… 198
11.3	毛細血管壁を横切る浸透：血漿膠質浸透圧 …… 188	11.9	組織液バランスを乱す要因：起立と運動 …… 202
11.4	血管外膠質浸透圧の大きさと動態 …… 189	11.10	浮腫 …… 204
11.5	間質マトリックスと間質液圧 …… 191	11.11	炎症による腫脹 …… 206
11.6	組織液のバランス：濾過と再吸収 …… 192		

12章　血管平滑筋：興奮, 収縮, 弛緩　213

12.1	概　要 …… 213	12.5	交感神経刺激から収縮反応まで …… 223
12.2	血管平滑筋細胞の構造 …… 214	12.6	血管運動（律動性収縮） …… 227
12.3	収縮の特徴とCa^{2+}の役割 …… 216	12.7	生理的血管拡張メカニズム …… 228
12.4	血管のイオンチャネル …… 218		

13章　血管の調節 I：内因性調節　233

13.1	血管の調節とその役割の概略 …… 233	13.6	血流による自己調節 …… 241
13.2	血圧の変化に対する筋原性反応 …… 234	13.7	代謝性（機能性）充血 …… 243
13.3	内皮による調節 …… 236	13.8	虚血後（反応性）充血 …… 246
13.4	代謝性血管作動因子による調節 …… 238	13.9	虚血-再灌流障害 …… 246
13.5	オータコイドによる調節 …… 240		

14章　血管の調節 II：神経とホルモンによる外因性調節　249

14.1	交感神経性血管収縮神経 …… 250	14.7	バソプレッシン（抗利尿ホルモン） …… 261
14.2	副交感神経性血管拡張神経 …… 255	14.8	レニン-アンジオテンシン-アルドステロン系（RAAS） …… 263
14.3	交感神経性血管拡張神経 …… 256	14.9	ナトリウム利尿ペプチド …… 265
14.4	侵害受容性C線維による血管拡張 …… 257	14.10	静脈の調節の特徴 …… 265
14.5	循環の内分泌性調節 …… 259		
14.6	アドレナリンとノルアドレナリン …… 260		

15章　臓器循環の特殊性　269

15.1	冠循環 …… 269	15.4	脳循環 …… 283
15.2	骨格筋循環 …… 275	15.5	肺循環 …… 288
15.3	皮膚循環 …… 278		

16章　心血管受容器, 反射, 中枢性調節　297

16.1	動脈圧受容器 …… 298	16.6	興奮性入力：筋運動受容器, 動脈化学受容器, 肺伸展受容器 …… 307
16.2	圧受容器反射 …… 301	16.7	中枢性経路：延髄の役割 …… 309
16.3	心臓と肺動脈の受容器 …… 304	16.8	中枢性経路：高位中枢の役割 …… 311
16.4	ヒトにおける心臓の受容器による反射 …… 305	16.9	中枢性調節の概要 …… 313
16.5	動脈圧の長期的調節：腎性調節 …… 306		

17章　心血管系の協調した応答　　317

- 17.1　体位（起立） …… 318
- 17.2　Valsalva 手技 …… 319
- 17.3　運動 …… 320
- 17.4　トレーニング効果 …… 325
- 17.5　摂食・消化と腹部内臓循環 …… 326
- 17.6　潜水反射 …… 327
- 17.7　加齢 …… 327
- 17.8　睡眠と驚愕反応 …… 330

18章　心血管系の病態生理　　333

- 18.1　低酸素血症 …… 333
- 18.2　出血とショック …… 335
- 18.3　失神 …… 338
- 18.4　高血圧 …… 339
- 18.5　慢性心不全 …… 344

症例問題—症状の基礎にある病態を理解するために— …… 355
巻末資料1　ヒトにおける心血管系に関する基準値 …… 364
巻末資料2　生物物理の基礎知識と生理的メカニズム …… 367
索　引 …… 373

注　意

本書に記載した情報に関しては，正確を期し，一般臨床で広く受け入れられている方法を記載するよう注意を払った。しかしながら，監訳者，訳者ならびに出版社は，本書の情報を用いた結果生じたいかなる不都合に対しても責任を負うものではない。本書の内容の特定な状況への適用に関しての責任は，医師各自のうちにある。

　監訳者，訳者ならびに出版社は，本書に記載した薬物の選択，用量については，出版時の最新の推奨，および臨床状況に基づいていることを確認するよう努力を払っている。しかし，医学は日進月歩で進んでおり，政府の規制は変わり，薬物療法や薬物反応に関する情報は常に変化している。読者は，薬物の使用にあたっては個々の薬物の添付文書を参照し，適応，用量，付加された注意・警告に関する変化を常に確認することを怠ってはならない。これは，推奨された薬物が新しいものであったり，汎用されるものではない場合に，特に重要である。

1章 心血管系の概観

1.1	拡散:その重要性と限界	*1*	1.7 血管の機能分類	*10*
1.2	心血管系の役割	*3*	1.8 血管系の配列	*12*
1.3	血液の循環	*3*	1.9 調節システム	*13*
1.4	心拍出量とその臓器配分	*4*	●要約	*14*
1.5	流体力学入門:流量,圧,抵抗	*6*	●参考文献	*14*
1.6	血管の構造	*8*		

学習目標

この章を読み終わった時点で,あなたは次のことができるはずである。

- 拡散による物質移動での距離による制限を説明し,酸素を輸送する際の拡散と血流それぞれの役割を説明できる(1.1)。
- 肺循環と体循環の相違を列挙できる(1.3)。
- 大動脈-微小循環-大静脈の間で血圧,血流速度,血管の総断面積がどのように変化するかを説明できる(図1.9)。
- 流体の法則の式(1.5)を書き,この法則を使って血管系の抵抗が何に由来するのかを説明できる。
- 血管壁の構造を図示し(図1.10),血管内皮,弾性線維,コラーゲン線維,血管平滑筋,それぞれの状態と機能を説明できる。
- 機能の面から5つに分類されている血管の分類名を挙げ,おのおのの役割を説明できる(1.7)。
- 門脈循環を定義し,その機能的意義を説明できる(1.8)。

*　　　*　　　*

心臓と血管は全身にくまなく酸素や栄養素,老廃物そして熱を迅速に輸送するシステムとして発達した。この仕事は組織の生存に不可欠であるため,心血管系は胎生期の早い段階から機能し始める。しかし,微小な生物には心血管系は存在せず,彼らの酸素需要は外界からの拡散によって十分にまかなうことができる。ヒトのような大きな動物でも,血液と細胞との間の物質の移動は拡散によって行われている。それではなぜ私たちは心血管系を必要としているのだろうか。それは拡散による物質移動が距離によって制限されるからである。

1.1 拡散:その重要性と限界

拡散は分子の「千鳥足」によって生じる

拡散 diffusion はエネルギーを消費して働くポンプなどによって起こるものではなく,温度の上昇によって激しくなる素早くランダムな分子の動きによって生じる受動的な移送プロセスである。溶液中に濃度勾配が存在すると,各溶質分子のあらゆる方向へのランダムかつ微小なステップ状の動きが,結果として濃度の低い方向への溶質の移動を引き起こす。これが拡散である(図1.1)。

距離の増加は拡散に要する時間の増加に直結する

細胞の需要に見合うだけの栄養素を速やかに供給しなくてはならないことなどから明らかなように,拡散の速度は重要な意味をもっている。幸いなことに,拡散距離が短ければ拡散速度は十分に速い。例えば,毛細血管から組織の細胞までの距離は10 μm程度であり,この程度の距離であれば拡散に要する時間は約50 msである。しかしながら,Einsteinによって明らかにされたように,あらゆる方向にランダムに飛び跳ねている粒子がある一定の方向に移動するのに要する時間(t)は,距離(x)の2乗に比例する。すなわち,

$$t \propto x^2 \qquad (式1.1)$$

である。したがって距離が大きくなると,拡散によって移

動するにはとてつもない時間がかかることになる（表 1.1）。ヒトの左室の壁厚に相当する 1 cm の距離であれば，拡散によって移動するには半日以上の時間がかかる。悲しいことに，Einstein の式の正しさを思い知らされることがしばしばある。図 1.2 は，血栓が冠動脈に詰まり左室への血流が途絶した後のヒト心臓の断面写真である。淡く見える部分（*の部分）が酸素不足のために死んだ心筋細胞である。すぐそばの心室内腔には酸素を豊富に含んだ血液が充満していたにもかかわらず，である。つまり，ほんの数 mm であっても拡散による酸素の移動では時間がかかり過ぎ，心筋細胞が生きていくために必要とする酸素が不足して，この患者は死亡したのである。

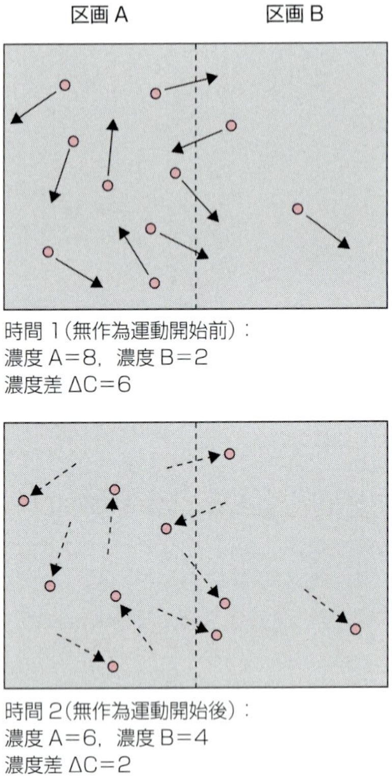

血流輸送は遠方への速やかな輸送を可能にする

0.1 mm 以上の距離がある場合，拡散よりもスピードの速い輸送システムが必要となることは明らかであり，心血管系がこれを可能にしている（図 1.3）。心血管系であっても，例えば肺から血液への酸素（O_2）の輸送のように，短い距離では拡散の原理を利用している。しかし，いったん血液中に吸収された酸素は心臓から拍出された血流に乗って数

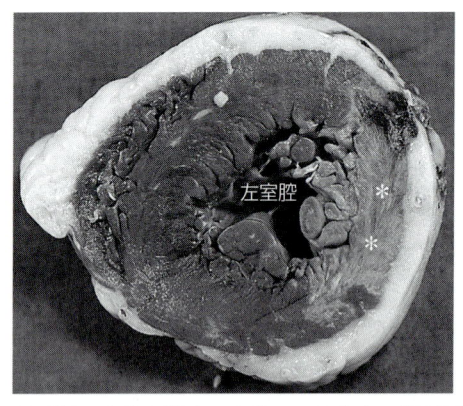

図 1.1　分子の自発的，ランダムな方向への微小なステップ状の動きによって，溶質分子（図中の丸）は濃度勾配に従って移動する。でたらめな方向へのステップによって区画 A から区画 B に移動する確率のほうが，区画 B から区画 A に移動する確率よりも高い。なぜなら区画 A のほうが単位容積当たりの分子の数が多いからである。分子 1 個 1 個についてみれば，上図の区画 B のなかで 1 番上にいる分子のように，濃度勾配に逆らって，より濃度の高い方向に移動する分子も存在するが，全体としてみれば濃度勾配に従った移動となる。

表 1.1　グルコースが拡散によってある方向にある距離を移動するのに要する時間

距離 (x)	時間 (t)[a]	生体内における例
0.1 μm	0.000005 s	神経筋接合部における細胞間隙
1.0 μm	0.0005 s	毛細血管壁厚
10.0 μm	0.05 s	毛細血管と組織細胞との距離
1 mm	9.26 min	皮膚の厚さ，動脈壁厚
1 cm	15.4 h	左室の壁厚

[a] Einstein の式 $t = x^2/2D$ から求められる。ここで，D は溶質の拡散定数である（37℃において，グルコースでは 0.9×10^{-5} cm^2/s，水の中の酸素では 3×10^{-5} cm^2/s）。
〔Einstein A. Theory of Brownian Movement (trans. by Fürth R, Cowper AD, 1956). New York：Dover Publications, 1905〕

図 1.2　冠動脈に血栓が詰まった後のヒト左室の横断面。心筋に含まれる酵素に対する染色液によって染色されている。淡く見える部分が梗塞を起こした，つまり酸素不足によって心筋が死滅した部分である。淡く見えるのは死滅した心筋から酵素が逸脱してしまったからである。心筋梗塞は，冠動脈が閉塞し血流による酸素供給が途絶するために起こる。左室腔からの酸素の拡散は影響を受けないが，内腔に面した厚さ 1 mm 程度の薄い辺縁部心筋しか生き残っていない。（Courtesy of the late Professor M Davies, St George's Hospital Medical School, London）

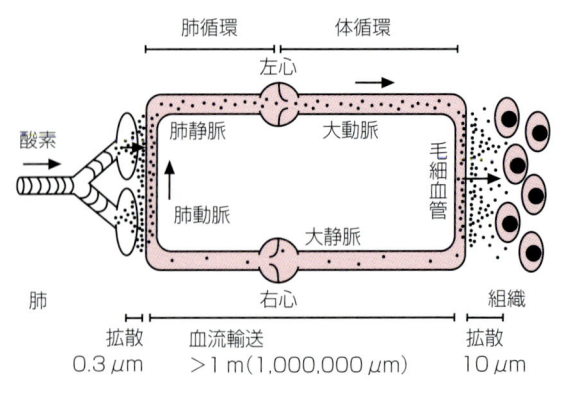

図 1.3　酸素輸送における拡散と血流輸送の役割分担を説明するヒト循環系の概略図

秒以内に長距離を運ばれる（血流速度は動脈では約 20 cm/s）。このような形の輸送は**血流輸送**と呼ばれ，その起動力となっているのは心臓の収縮である。血流輸送では酸素を肺から四肢末端の最小血管までの 1 m あるいはそれ以上の距離を 30 秒以内に運ぶことができる。この距離を拡散で運ぶとしたら，5 年以上の年月がかかってしまう。しかしそれでも，最後の血液から細胞への 10 〜 20 μm の距離の輸送は拡散によっているのである。

1.2　心血管系の役割

- 酸素，グルコース，アミノ酸，脂肪酸，ビタミン，薬物，水などを組織へ運び，そして組織での代謝の結果生じた二酸化炭素，尿素，クレアチニンなどの老廃物を取り除く**速やかな血流輸送**が心血管系 cardiovascular system の役割である。
- 心血管系は調節系としての役割も担っており，ホルモンを組織へと輸送するばかりではなく，心血管系自体が生理活性物質〔ナトリウム利尿ペプチド，レニン，一酸化窒素（NO），エンドセリン，プロスタグランジン類など〕を分泌している。
- 心血管系は**体温調節**のためにも極めて重要であり，身体深部の臓器で産生された熱を体表の皮膚に送って，皮膚からの熱放散量を調節している。
- 生殖に際しては，心血管系は水圧式メカニズムによって性器の勃起を引き起こす。

1.3　血液の循環

心臓は同期した 2 つの筋性のポンプ，すなわち右室と左室からなっている（図 1.4）。そしてどちらのポンプもそれぞれ収縮する貯血槽である右房と左房からの血液によって充満する。右室は脱酸素化した血液を肺動脈を通して肺に送る（図 1.5）。血液は短い低圧の**肺循環** pulmonary circulation を経て酸素化され，4 本の肺静脈を通って左心系に戻って来る。左室は右室と同量の酸素化した血液を全身の組織に向けて拍出する。組織では酸素が取り込まれ，その結果として（完全にではないが）脱酸素化した血液は 2 本の大静脈，すなわち上大静脈と下大静脈を通って右房に送られる。これが長距離・高圧の**体循環** systemic circulation である。心臓や静脈には一方向弁があり，これによって上に記した経路を順序よく血液が流れることを可能にしている。この事実はロンドンの内科医であった William Harvey によって発見された。Harvey による生理学・内科学の分野への革新的実験手法の導入によって，それまで 1,000 年以上の長きにわたって信じられてきた往復流説 ebb-and-flow dogma が打ち破られることとなった。彼の素晴らしい業績は，彼の著書である "De Motu Cordis"（『動物における心臓と血液の運動について』1628）に見事に著されている。

右心が肺循環の原動力となる

上・下大静脈から静脈血が右房に流入し，この血液は三尖弁を通って右室に送られる。心室はそのほとんどが心筋で構成されており，この心筋が弛緩することによってその腔内に血液が充満する。心臓の弛緩は**拡張** diastole と呼ばれ，この拡張に続いて心臓の収縮 systole が起きる。右室の収

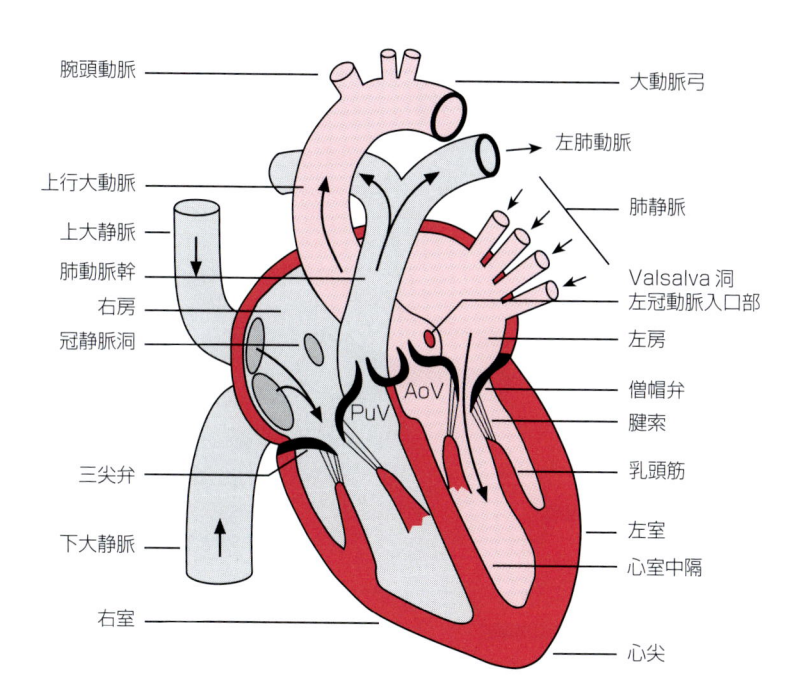

図 1.4　哺乳動物の心臓の構造。ピンクの部分は酸素化した血液を，グレーの部分は脱酸素化した血液を示す。AoV：大動脈弁，PuV：肺動脈弁。

縮によって心室腔内の血液は比較的低い圧で肺動脈幹に拍出される。肺動脈幹は左右の肺動脈に分かれ，それぞれ左右の肺を灌流する。肺動脈は分枝を繰り返し，最終的には毛細血管 capillary と呼ばれる極めて細い血管となり，肺胞 alveoli と呼ばれる空気が流入・流出する微小な袋状の構造物を取り囲むように走行する。ここで拡散によるガス交換が行われる。吸入された空気中の酸素は拡散により血液中に入り，血液の酸素含量は約 150 mL/L（安静時の混合静脈血の酸素含量）から約 195 mL/L に増加する。同時に血液中の二酸化炭素が肺胞気中に拡散し，その後に呼出される。酸素化された血液は肺静脈，左房を経て左室に入る。

左心が体循環の原動力となる

左室は右室と同時に収縮して，右室と同量の，ただしはるかに高い圧力をかけて血液を拍出する。血液は大動脈に拍出されるが，大動脈からは図 1.6 に示したようないくつもの太い動脈が分枝する。動脈が分枝を繰り返すことで，最終的には何百万本もの顕微鏡でなくては見えないほど細く壁の薄い毛細血管となる（図 1.7）。ここで心血管系の最終目標，つまり血液と細胞との間でのガスやグルコース，その他の代謝産物の拡散による交換が行われる。脱酸素化した血液は静脈に次々に合流し，大雑把に言うと同じ名前の動脈に並行して走行し，最終的に上・下大静脈となる（図 1.8）。

1.4 心拍出量とその臓器配分

心拍出量 cardiac output とは 1 つの心室が 1 分間に拍出する血液の量である。したがって，心拍出量は 1 回拍出量 stroke volume（心室が 1 回収縮したときに拍出される血液量）と心拍数 heart rate（心室が 1 分間に収縮する回数）との

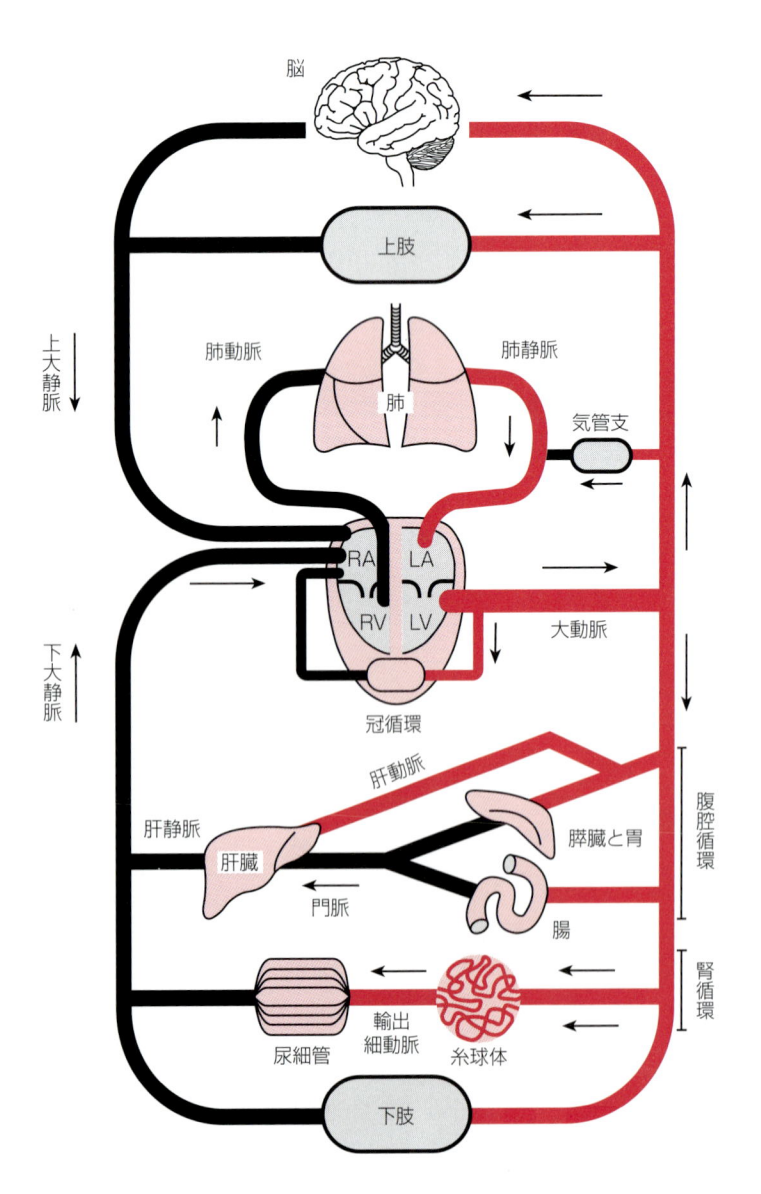

図 1.5 ヒト血管系の配列。体循環と肺循環は直列に配列しているが，体循環における大部分の臓器（脳，心筋，四肢など）は並列に配置されている。しかし，肝臓と腎尿細管は直列の門脈系となっている。気管支静脈の血液は変則的に左房に還流し，左房血の酸素飽和度をわずかに低下させている。赤：酸素化した血液，黒：脱酸素化した血液，RA・LA：右房と左房，RV・LV：右室と左室。

積に等しい。安静時の標準的なヒトの1回拍出量は70～80 mL，心拍数は60～75/minであるので，安静時の心拍出量は75 mL×70/min，つまり約5 L/minということになる。心拍出量は末梢の酸素需要の増大に応じて大幅に増加させることが可能であり，激しい運動を行った場合などには4～5倍に増加する。どのようにしてこのような心拍出量の増加がもたらされるか，つまり自律神経の働きと心室の拡張の効果については第3～6章で解説する。

心拍出量は代謝需要および機能的需要に応じて配分される

左室から拍出された血液は，原則として組織の代謝率に比例する形で配分される。例えば安静時には，骨格筋はヒトの酸素摂取量の約20％を消費しているため，心拍出量の約20％の血流を受ける（図1.9）。しかし，この平等主義の原則にも例外があり，例えば腎臓では尿の産生のために大量の血流を必要としている。このため，腎臓の酸素消費量は全身のそれの6％に過ぎないが，心拍出量の20％に相当する血流を受け，水や尿素などを十分に排泄できるようにしている。腎臓の血流量がこれだけ多いということは，どこか他の組織が酸素需要に見合うだけの血流配分を受けられないでいる，ということを意味する。そしてこのような臓器の一例として，驚くべきことに心臓（心筋組織）が挙げられる。心臓ではこのような相対的血流不足を代償するために，冠動脈血からの異常に高い（65～75％）酸素抽出率（抜き取り率）extraction rate を示す。ちなみに大部分の組織の酸素抽出率は25％程度に過ぎない。

心拍出量の各組織への分配は需要の変化に応じてたえず調節されている。例えば，運動時の骨格筋への血流は心拍出量の80％程度まで増加する。このような増加は，運動に使用している骨格筋の細動脈 arteriole（極めて細い動脈）を拡張させて（**血管拡張** vasodilation），血液を流れやすく

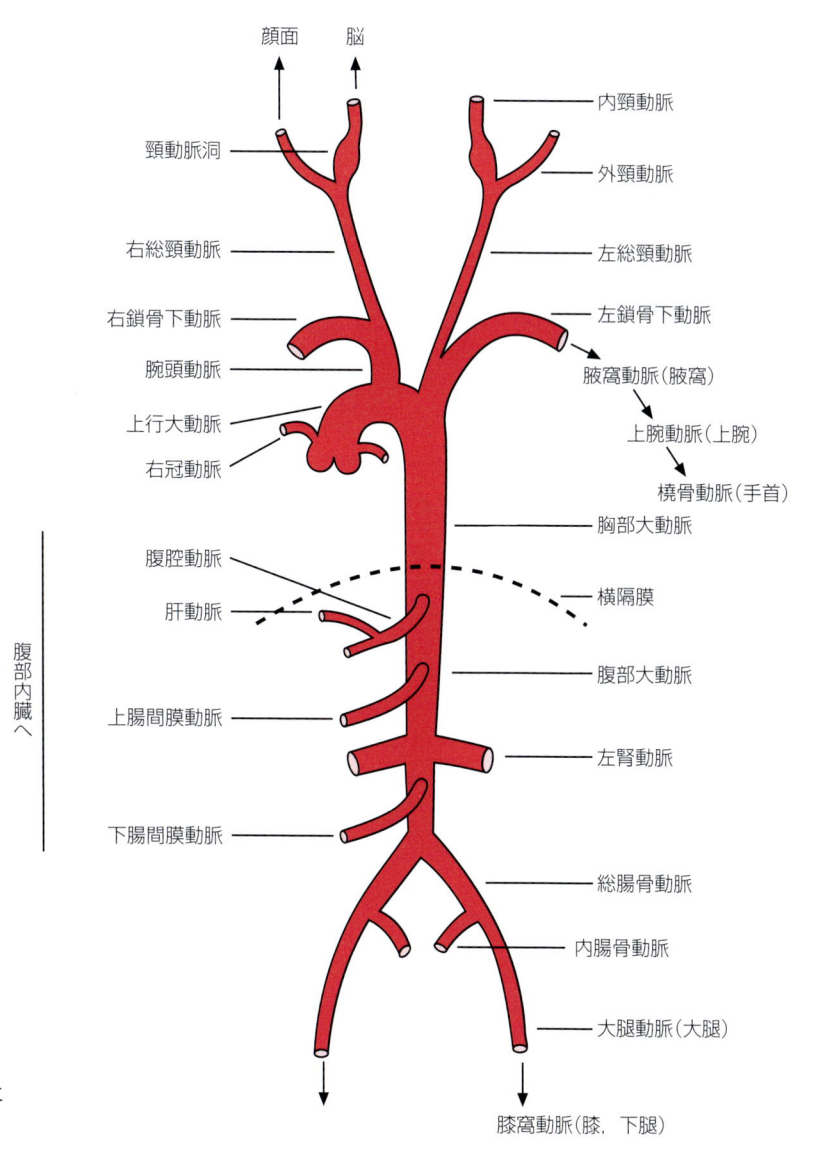

図1.6 ヒト動脈系の単純化した解剖図。左右に複数分枝する肋間動脈は省略してある。

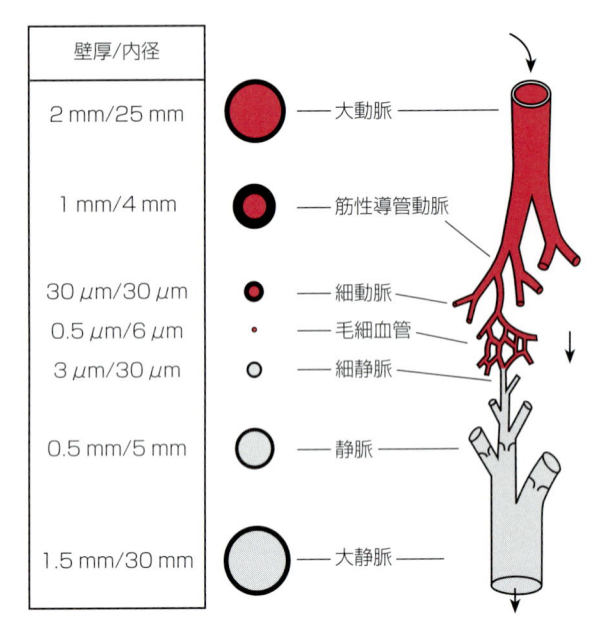

図1.7 各種の血管。横断面と側面を示す。内径に対する壁厚の比率は，血管の収縮状態によっても変化するが，細動脈で最大である。大血管での値はヒトでの値である。(After Caro CG, Pedley TJ, Schroter RC, Seed WA. The Mechanics of the Circulation. Oxford：Oxford University Press, 1978, and Burton AC. Physiology and Biophysics of the Circulation. Chicago, IL：Year Book Medical Publishers, 1972)

することによって達成される。

1.5　流体力学入門：流量，圧，抵抗

圧勾配によって流れを生じる

血管内を血液が流れる原動力は何であろうか？　主な要因は血圧の勾配である。血液が心室から拍出されることによって，大動脈内の血圧は大気圧よりも100 mmHgほど高くなる。ところが，大静脈の血圧は大気圧と同程度である。このような大きな圧勾配があるために，血液は動脈から静脈へと流れるのである。心血管系において，圧は「大気圧よりも何mmHg高いか」で表される。これはつい最近までは大気圧をゼロとしたときのヒトの血圧を水銀柱の高さで読んで決めていたからである(巻末資料2「圧力」参照)。

　心臓からの血液の拍出は拡張期と収縮期とが交互にあって間欠的であるため，動脈圧は拍動している。拡張期には体動脈圧(血圧)はピークの約120 mmHgから80 mmHg程度まで低下する。一方，肺動脈圧はピークの25 mmHgから10 mmHgまで低下する(図1.10)。このような血圧の変化は簡便化してそれぞれ120/80 mmHg，25/10 mmHgのように表記する。

流量，圧，流れやすさ(コンダクタンス)の関係は簡単な式で表すことができる

動脈の流れ，圧は拍動しているが，平均値を用いることで血液循環のいろいろな面を説明することが容易になる。流体の基本的性質を理解するために，まず拍動せずに一定の圧力で硬く伸展性のない管の中を流れる水あるいは血漿の定常流を考えてみよう。このような条件下では，流量($\dot{Q}$)は管の入口での圧(P_1)と出口での圧(P_2)の差に比例する。

$$\dot{Q} \propto (P_1 - P_2) \qquad (式1.2)$$

なお，流量とは「単位時間内に通過する液体の量」と定義される。

　ここで比例定数Kを使うと，上記の関係は，

$$\dot{Q} = K(P_1 - P_2) \qquad (式1.3)$$

という管中を流れる流体の法則 *law of flow* となり，これによってある圧勾配がある場合の流量を求めることができる。ここで用いた定数Kは管の流体力学コンダクタンス *hydraulic conductance* と呼ばれ，管の直径によって決まる流れやすさを表している。管が太くなるほどコンダクタンスは大きくなり，圧差が一定であっても，より多くの液体を流すことができる。つまり，太い動脈のコンダクタンスは大きく，細動脈などの細い動脈よりも流量が大きくなる。

抵抗とは流れの妨げとなるものである

血液が血管を流れる場合，流れやすさ，つまりコンダクタンスを考えるよりも，流れにくさ，つまり水力学的抵抗 *hydraulic resistance* を考えたほうがわかりやすい。管の水力学的抵抗はコンダクタンスの単なる逆数であり，抵抗Rは1/Kである。したがって式1.3の流体の法則は下のようになる。

$$\dot{Q} = \frac{(P_1 - P_2)}{R} \qquad (式1.4)$$

　この式はDarcyの流体の法則 *Darcy's law of flow* と呼ばれ，電気回路におけるOhmの法則(電流＝電位差/電気抵抗)に相当するものである。Darcyの法則を移項すると，$R = (P_1 - P_2)/\dot{Q}$ となり，抵抗とは定常流において，ある一定の流量を得るために必要な圧差であると言うことができ，単位はmmHg·min/mLである。つまり抵抗が大きくなるほど，ある流量を得るために必要な圧差が大きくなる。

　名前がついているような太い動脈や静脈の抵抗は小さく，細動脈のような細い血管の抵抗は大きい。このため，心臓から拍出された血液が動脈を流れる間の圧降下は小さいが，細動脈を流れるためにははるかに大きな圧降下が必要となる(図1.10)。すなわち，ある血管を流れる間の圧降下の程度は，その血管の抵抗の大きさを表していることに

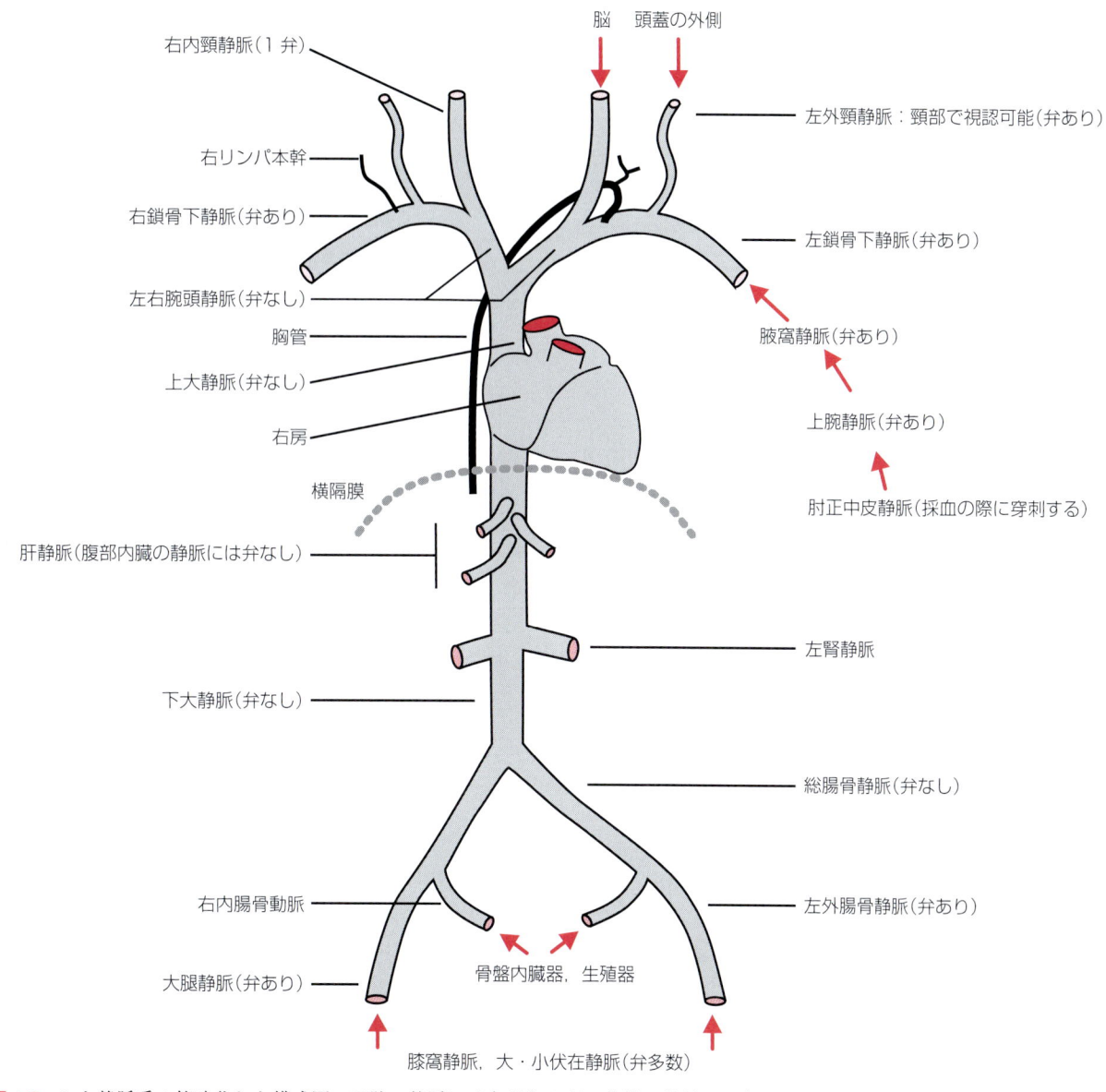

図1.8 ヒト静脈系の簡略化した模式図。四肢の静脈には弁があるが，体幹の静脈には弁がない。全身から還流してくるリンパを集める最も太いリンパ管である胸管と右リンパ本幹は内頸・鎖骨下静脈合流部で静脈に注ぐ。リンパ管系は胚発生の段階で，静脈系から派生する。

なる。このようなことから，安静時のヒトの体循環の総抵抗のうち，動脈の抵抗は2％程度に過ぎず，最小動脈や細動脈が約60％，毛細血管が20％，そして静脈が約15％と見積もることができる。

直列に接続する2本の管の総抵抗は両者の抵抗の和である

2本の管が直列に接続されている場合，全体の抵抗は2本の管それぞれの抵抗の和となる。したがって，大動脈の抵抗は小さいが，それに続く細動脈や毛細血管の抵抗が大きいため，全体としての体循環抵抗は大きなものとなる（並列の場合については第8章で説明する）。ヒトの体循環の総抵抗は約 0.02 mmHg·min/mL である。一方，肺循環は短く，かつ肺血管は体循環のそれぞれ対応する血管に比して太いため，肺循環抵抗は体循環抵抗の1/7程度の 0.003 mmHg·min/mL に過ぎない。このため，肺動脈圧は低くても拍出された血液が肺全体を灌流することができる。

細動脈の能動的収縮・弛緩によって末梢抵抗と局所の血流量が調節される

Darcyの法則から末梢の臓器・組織への血流がどのように調節されるか，例えば運動時の筋肉や分泌が亢進している分泌腺への血流をどのようにして増加させるかを説明する

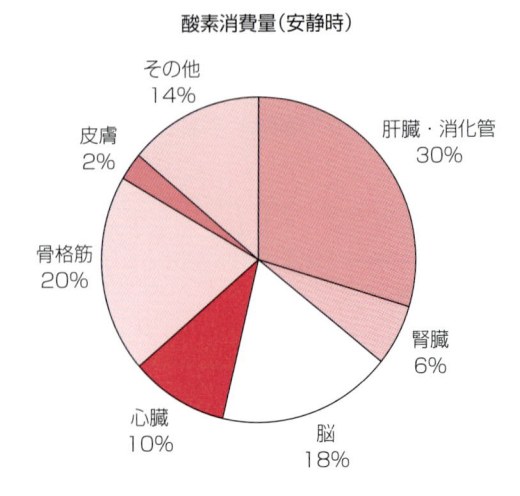

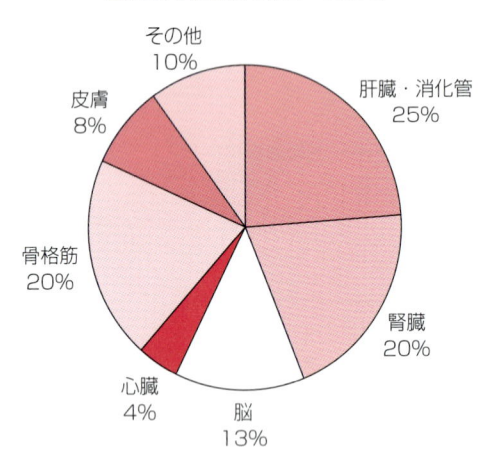

図1.9 ヒト安静時における各臓器の酸素消費量(上段)と血流量(下段)の割合。(Data from Wade OL, Bishop JM. Cardiac Output and Regional Flow. Oxford：Blackwell, 1962)

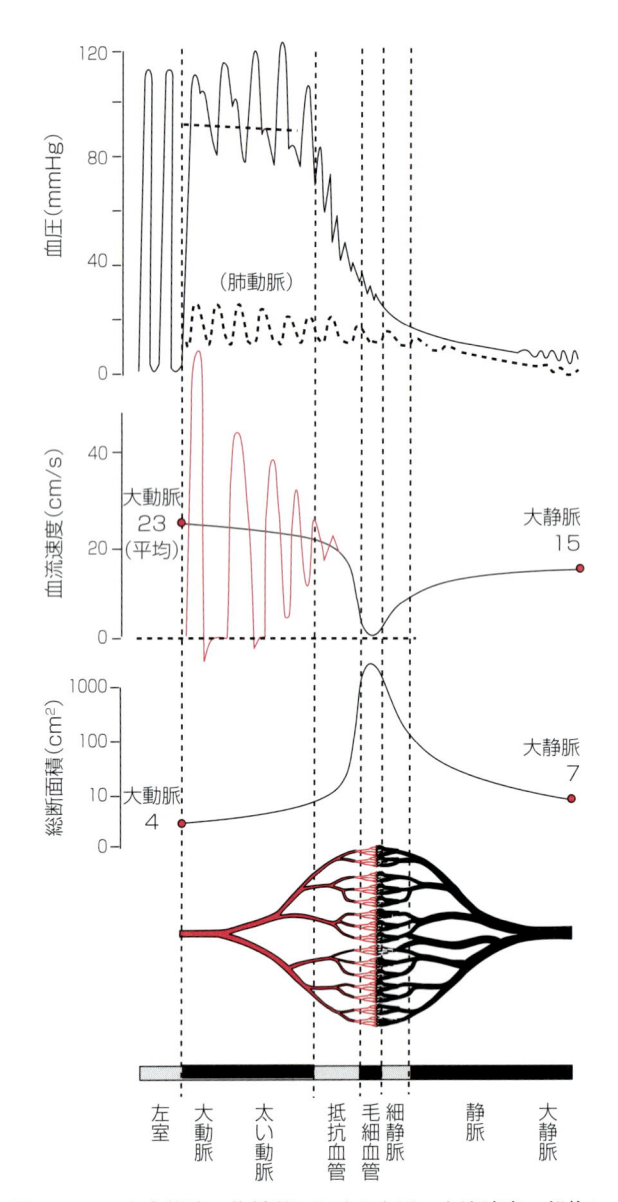

図1.10 ヒト安静時の体循環における血圧，血流速度の部位による変化。上段：比較的太い動脈での平均血圧(破線)の低下は2 mmHg 程度に過ぎない。血圧が大きく低下するのは直径30〜500 μm の終末動脈から細動脈にかけてである。つまり，これらの動脈が抵抗血管として働いていることがわかる。肺動脈の圧が低いこともこの図からわかる。中段：流速が拍動する様子を赤線で，部位による平均流速の違いを黒線で示す。平均流速は血流量，すなわち心拍出量を各部位での血管床の総断面積で割った値である(本文参照)。下段：微小循環領域において総断面積は最大となる。

ことができる。式1.4から血流量を増やす方法には2通りしかないことがわかる。つまり，駆動圧(P_1)を上昇させるか，血管抵抗(R)を減少させるか，の2つである。しかし，動脈圧(血圧)は通常は神経による反射によって狭い範囲で一定になるように調節されているため，局所の血流量を調節しているのは主として血管抵抗の変化である。例えば我々が唾液を分泌するとき，唾液腺に行く動脈が弛緩して抵抗が1/10に低下するため，唾液腺への血流量が10倍に増加する。このとき，血流の駆動力となる血圧は変化しない。血管抵抗は動脈系の最終分枝である細動脈の収縮と弛緩によって決まる。次のセクションにおいて血管の構造を見ていくことにしよう。

1.6 血管の構造

大動脈からいくつもの名前のついた動脈が分枝する(図1.6)。これらの枝はさらに次々に分枝し，やがて直径0.1〜0.5 mm の細い動脈となり，そこからさらに細く抵抗の大きな細動脈となる(図1.7)。細動脈からは無数の細く壁の薄い毛細血管が分枝する。毛細血管は合流して細静脈となり，細静脈は合流して静脈へ，そしてさらに合流を繰り返して名前のついた太い静脈となる(図1.8)。

血管が分枝するにつれて血流は遅くなる

毛細血管の数は膨大であり，1人の成人の毛細血管を1本1本つなげていったとすると，その長さは40,000 km（地球を1周する距離）に達する。ある分枝レベルでの血管系の総断面積は血管の数（n）と各血管の断面積（πr^2）との積である。動脈が次々に分枝していく場合，nの増加のほうが血管径の減少を凌駕している。このため血管系の各分枝レベルでの総断面積は大動脈から毛細血管にかけて次第に増加していく（表1.2，図1.10）。また，静脈の各レベルでの総断面積は合流につれて再び減少していく。

　動脈系を血液が流れ下る間に総断面積が次第に増加するということは重要である。なぜなら，川の幅が広くなると流れが緩やかになるように，血流の速度も遅くなるからである。ある分枝レベルにおける**血流速度** blood velocity（cm/s）は**総血流量**（cm^3/s，つまり心拍出量）をそのレベルでの**総断面積**（cm^2）で割った値に等しい。すなわち，速度＝流量/断面積である。毛細血管では総断面積が非常に大きくなるため，血流速度は動脈の血流速度の約1/200となる（図1.10）。体循環でも肺循環でも，毛細血管領域における血流速度が小さいということは重要な意味をもっている。なぜなら，血流が遅いことによって赤血球が酸素と二酸化炭素を交換するのに十分な時間が与えられるからである。

血管壁は3層構造となっている

毛細血管を除くすべての血管の壁は3層の構造になっている（図1.11）。すなわち，内膜（一番内側の層），中膜，そして外膜（一番外側の層）である。

　内膜 tunica intima は，単層扁平の内皮細胞 endothelial cell の層と，その外側の薄い結合組織からなっている。内皮細胞層は血漿の漏出を防ぐとともに，抗凝固活性と血管拡張作用を有する一酸化窒素 nitric oxide（NO）など，様々な血管作動性化学物質を分泌している。

　中膜 tunica media は血管壁に強度を与えるとともに，血管の収縮機能の原動力となっている。つまり，弾性線維と

重要事項のまとめ 1.1

血管の抵抗とコンダクタンス

- 流れに対する抵抗とは，単位時間内に一定の血液を血管や血管群に流すのに要する圧差であると定義される。これは流体に関する基本的な法則，すなわちDarcyの法則

    流量＝圧差/抵抗

    から求められる。
- 終末動脈や細動脈での圧降下が最大であることから，この部分が血流に対する主たる抵抗になっていることがわかる。
- 抵抗血管は局所の血流量を調節している（蛇口としての作用）。抵抗血管が拡張すると，抵抗が減少し，下流の組織への血流が増加する。運動時の骨格筋への血流増加がその例である。
- コンダクタンス（流れやすさ）は抵抗の逆数である。抵抗が1/2になれば，コンダクタンスは2倍となり，血流が増加する。

コラーゲン線維からなる間質の中に，紡錘形の平滑筋細胞 smooth muscle cell がらせん状に配列している。中膜は内弾性板 internal elastic lamina と外弾性板 external elastic lamina という2枚のエラスチン elastin の層によって，それぞれ内膜と外膜から隔てられている。内皮細胞は，内弾性板を通過する突起を有しており，これを介して平滑筋に接している。

　外膜 tunica adventitia は結合組織の層であり，最外層を覆う膜のようなものはなく，血管を周囲の組織にゆるくつなぎとめる役割をしている。大部分の血管の外膜には交感神経終末 sympathetic fiber terminal が分布している。各神経終末には無数のビーズ状の膨大部（結節状構造 varicosity）があり，ここから血管収縮物質であるノルアドレナリン

表1.2　イヌ腸間膜[a]における各血管の数とサイズの比較

血管	数	長さ（mm）	直径（mm）	総断面積（mm^2）	容量（％）
主たる動脈	1	60	3	7	2.5
最小動脈・細動脈	1,380,000	1.5〜2	0.024〜0.031	739	8.1
毛細血管	47,300,000	0.4	0.008	2,378[b]	5.7
細静脈	2,100,000	1.0	0.026	1,151	6.9
小静脈	180,000	1〜14	0.075〜0.28	1,019	21.3[c]
太い静脈	61	39〜60	1.5〜6	174	46.7[c]

[a] 他の部位とは異なり，腸間膜では微小血管を観察しやすいため，定量に用いられる。
[b] 毛細血管において総断面積が最大となるため，流速は最低となる。
[c] 血液の大部分が静脈中にある。
(After Scleier J. Archiv Gesamte Physiologie. 1918；173：172)

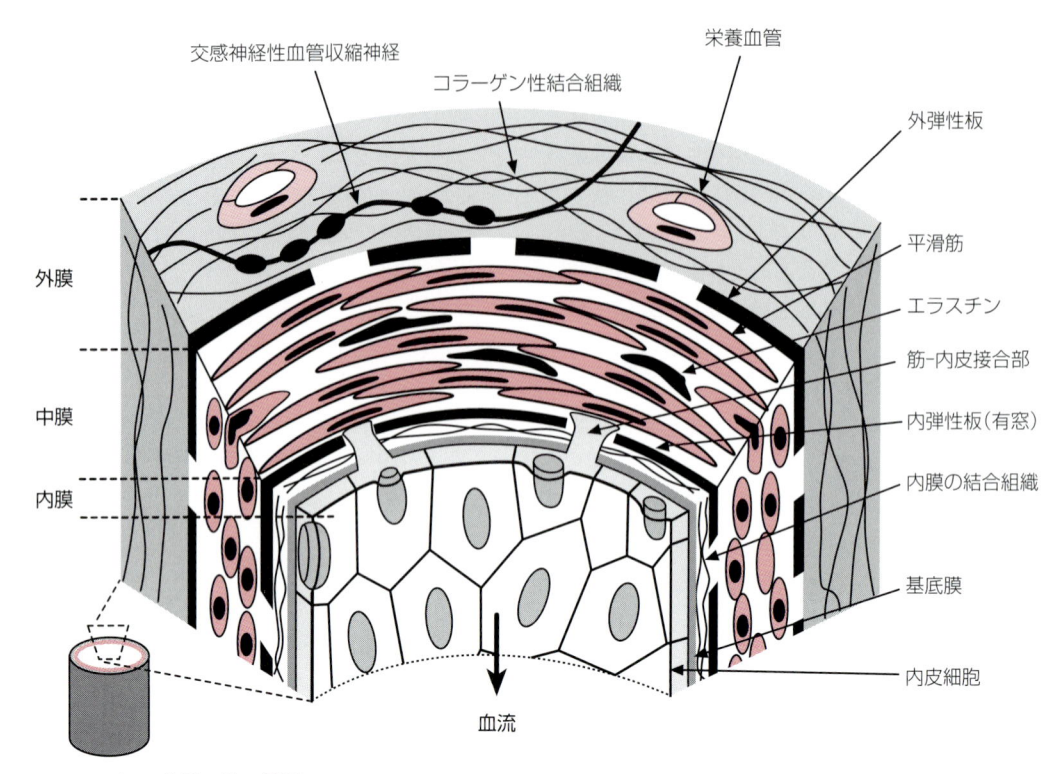

図1.11　細い動脈の壁の構造

noradrenaline が放出されて，局所の血管抵抗と血流量を調節している．太い動静脈の外膜には細い**栄養血管** *vasa vasorum*（「脈管の脈管」という意味）が分布し，厚い外膜に酸素や栄養素を供給している．四肢の静脈の外膜には**痛覚を伝える神経** *nociceptive nerve fiber* が分布しているため，血栓性静脈炎が起こると，痛みを感じる．

血管は胚の内皮細胞から発生する

胚の発育のためには全身の組織に酸素と栄養素を供給する必要があるため，心血管系が最初に胚の体内に形成される．胚における**脈管形成** *vasculogenesis* はシグナル分子によってコントロールされる．脈管形成は中胚葉系の前駆細胞に**血管内皮増殖因子A** *vascular endothelial growth factor A*（*VEGF-A*）に対する受容体が発現することで開始される．したがって VEGF-A を産生できない胚や，その受容体（VEGFR-2）を発現できなかった胚は血管を作ることができないため発生途上で死亡する．脈管形成は卵黄嚢と胚本体の2カ所で始まる．卵黄嚢ではVEGF受容体（VEGFR-2）を発現した細胞が増殖して，血管の前駆細胞（血管芽細胞 *hemangioblast*）を包み込んだ島嶼状の血島となる．この島が融合して原始毛細血管網を形成する．胚本体では VEGF 受容体を発現している細胞が内皮の管を形成し，そこから心臓（第2章2.1）や背側大動脈，主静脈が形成され，これらの原始血管が原始毛細血管網に接合する．その後，遺伝的要因や血行力学的影響によってこの原始血管は動脈，毛細血管，静脈へと再構築される．形質転換増殖因子β *transforming growth factor β* の作用によって平滑筋細胞が分化し，内皮細胞から分泌される血小板由来増殖因子 *platelet-derived growth factor* の影響によって血管周囲に集簇する．エフリン *ephrin* と呼ばれる内皮細胞膜の蛋白が，どの血管が（静脈ではなく）動脈になるかを決定する．

内皮細胞の増殖とVEGFは，子どもや成人における創傷治癒や癌の増殖の際の**血管新生** *angiogenesis*（第9章）においても重要な役割を演じる．癌は血液の供給が十分にないと大きく成長することができないため，血管新生の抑制は癌治療の有力な手段となる．

1.7　血管の機能分類

完成した循環系では，それぞれの血管は血液を流す管であること以外に，少なくとももう1つの役割を与えられている．その役割の違いによって血管を次の5つに分類することができる．

- **弾性動脈** *elastic artery*
- **導管（筋性）動脈** *conduit (muscular) artery*
- **抵抗血管** *resistance vessel*
- **交換血管** *exchange vessel*
- **容量血管** *capacitance vessel*

これらの血管は，次に述べるようにそれぞれの役割に応じた壁構造を有している．

弾性動脈は心臓から拍出された血液を収容し，血流をスムーズにする

心臓が血液を拍出するのは収縮期のみであるため，もし動脈にまったく伸展性がなかったとすると，拡張期には末梢への血流が完全に止まってしまうことになる。このような不都合を防ぐため，最も太い動脈の壁にはエラスチン *elastin* が豊富に含まれ（表 1.3），伸展性が大きくなっている。細胞外蛋白であるエラスチンの伸展性はゴムの 6 倍にも達する。エラスチンによってもたらされる弾性のおかげで，大動脈，腸骨動脈，肺動脈幹（ヒトでは直径 1～2 cm）は，心室収縮期に約 10% 拡張して一時的な血液収容血管として働く。このようにして伸展されたエラスチンには力学的エネルギーも貯蔵されるため（つまり，圧力が減れば縮むため），心室拡張期に血管内の血液を圧迫して血圧を高く維持し，血液を抵抗血管のほうへと押し出す力を発生する。このようにして，心室による血液拍出は間欠的であるが，血圧は拡張期にもおよそ 80 mmHg 以下には下がらず，末梢組織への血流も途切れることのない連続したものとなる（図 1.10）。

弾性動脈の壁に含まれるもう 1 つの主要細胞外蛋白はコラーゲン *collagen* である。コラーゲンによって形成されるコラーゲン線維の伸展性はエラスチンの 1/100 程度である。コラーゲン線維は血管の中膜において，ゆるい網目状となっており，血圧が上昇しても動脈壁が過剰に伸展されないよう保護している。このように，弾性動脈の壁を構成する多くの要素は，いろいろな意味で自動車のタイヤの構成要素に似ている。ゴム/エラスチンはある限度までの拡張を可能にし，それ以上の拡張は伸展性の少ない線維によって阻止されている。エラスチンは加齢とともに断片化していくため，年とともに弾性動脈壁では固いコラーゲンの量が相対的に多くなっていく。これが動脈硬化 *arteriosclerosis* の進展である（第 18 章）[訳注1]。

導管動脈が臓器に血液を送る

中等サイズ（ヒトでは直径 0.1～1.0 cm）の動脈が導管動脈に相当し，上腕動脈，橈骨動脈，大腿動脈，大脳動脈，冠動脈などがこれにあたる。このような動脈は弾性動脈に比して，中膜の平滑筋量が多く，内腔の割に厚みが大きい（図 1.7，表 1.3）。壁が厚いため，肘や膝のように鋭角に曲がる場所であっても潰れてしまうことがない。導管動脈の主たる役割は血液を弾性動脈から抵抗血管へと送ることである。

導管動脈には交感神経が密に分布しており，平滑筋の収縮によってその直径を変えることができる。血管の拡張 *vasodilation*（血管拡張）によって局所の血流量が増加する。このことは運動時の骨格筋でよくみられる。血管の収縮 *vasoconstriction* は末梢への血流を減少させるが，これはク

表 1.3 血管壁の構成要素の比較（%）

	内皮	平滑筋	弾性組織（エラスチン）	コラーゲン
弾性動脈	5	25	40	27
細動脈	10	60	10	20
毛細血管	95	0	0	5（基底膜）
細静脈	20	20	0	60

(After Caro CG, Pedley TJ, Schroter RC, Seed WA. The Mechanics of the Circulation. Oxford：Oxford University Press, 1978, and Burton AC. Physiology and Biophysics of the Circulation. Chicago, IL：Year Book Medical Publishers, 1972)

ジラやアザラシなど潜水する哺乳類において見事な効果を挙げている。血管攣縮 *vasospasm* は導管動脈にみられる強い持続的な収縮である。この血管攣縮は事故などの際に命を救ってくれることもある。例えば，バイクの事故で片足が膝のところで切断されてしまった患者が救急治療室に搬送されてきたことがある。膝窩動脈が 2 つに引き裂かれていたが，流出した血小板によって血管攣縮を生じたため，ほとんど出血していなかった。このように出血による死から患者を救うことがある一方で，脳出血後の大脳動脈の攣縮により脳虚血を起こしたり，病的な冠動脈の攣縮によって安静時狭心症（異型狭心症 *variant angina*）を生じるなど，不都合な結果を引き起こす場合もある。

血圧は抵抗血管において急激に低下する

導管動脈は次々に枝分かれして細くなり，極めて細い終末動脈 *terminal artery*（直径 100～500 μm），さらに動脈系の最終部分である細動脈 *arteriole*（直径 10～100 μm）となる。これらが抵抗血管である。図 1.10 に示したように，循環系全体の抵抗のほとんどがこの部分に由来している。弾性動脈から導管動脈にかけては，直径が大きいため血流に対する抵抗とはならず，平均血圧はほとんど低下しない（大動脈から橈骨動脈末梢までで 2 mmHg 程度）（末梢動脈の圧波形にみられる奇妙な突っ立ち現象 *peaking* については第 8 章で述べる）。血圧の低下は，その大部分が終末動脈から細動脈にかけて起こる。流体の法則（式 1.4）から，大きな圧低下を引き起こす原因は 1 つしかなく，これらの血管の血流に対する抵抗が大きいことがわかる。なぜなら「抵抗＝単位流量当たりの圧降下」にほかならないからである。このため，終末動脈と細動脈は抵抗血管と呼ばれている。

上流の抵抗血管である終末動脈には交感神経性血管収縮神経が豊富に分布し，筋性の血管壁は内腔が狭い割に厚くなっている（図 1.7）。一方，下流の抵抗血管である細動脈

訳注1：ここで言う「動脈硬化」は病的なアテローム性動脈硬化とは異なるものである。第 8，17 章でも触れられているが，詳細は第 18 章を参照されたい。

への交感神経の分布は乏しく，中膜はほとんど1～3層の平滑筋のみで構成されている。細動脈の定義として，「血管壁に1層の平滑筋層を有する血管」とする人もいるし，「直径が100 μm 未満の動脈性血管」とする人もいる。終末動脈と細動脈の血流抵抗が大きいのは，内腔が狭いことと，血管の数が相対的に少ないためである（表1.2）。

抵抗血管は局所の血流量と毛細血管血流を調節する蛇口のようなものである

血流に対する循環系の抵抗の大きさは，ほとんど抵抗血管の状態のみで決まるため，抵抗血管は血液循環の蛇口であると言える。つまり，局所の血流需要に合わせて蛇口を開閉することで，血流量を増減させているのが抵抗血管である。抵抗血管が拡張すると，血流に対する抵抗が減少して蛇口が開き，局所血流量が増加する。逆に収縮が起これば，局所の血流抵抗が上昇して蛇口が閉まり，血流量が減少する。細動脈は血流のある毛細血管の数をも調節している。かつては前毛細血管括約筋 precapillary sphincter というものの存在を想定し，この括約筋が血液の流れる毛細血管の数を調節すると考えられていたが，現在では真の意味での括約筋は血管にはほとんど存在しないことがわかっている。

交換血管が酸素や栄養素を組織に供給する

血液と組織との間での酸素や二酸化炭素，代謝産物，水の交換は主として毛細血管において行われる。毛細血管は極めて細く（直径4～7 μm），数が多いため，大部分の細胞から10～20 μm 以内の距離のところに毛細血管が走っていることになる。毛細血管壁は厚さ0.5 μm の1層の内皮細胞のみからなり，中膜や外膜を欠いている。このように壁が極端に薄いため，溶質は速やかに壁を通過して移動することができる。酸素の一部は毛細血管より上流にある細動脈においても組織に移行し，水の一部は毛細血管後細静脈 postcapillary venule（平滑筋層を欠く微細な細静脈で直径15～50 μm）でも交換される。したがって厳密に言えば，毛細血管のみならず，毛細血管のすぐ上流，すぐ下流の微小血管も交換血管であると言える。

　毛細血管は極めて細いが，全体としての毛細血管網の血流抵抗は驚くほど低く，毛細血管を通過したときの圧降下は10 mmHg 以下と小さい（図1.10）。このように抵抗が低いことにはいくつかの理由がある。極めて多くの毛細血管が並列して走っていること（表1.2），長さが短いこと（約1 mm），ボーラス流と呼ばれる特殊な流れになること（内径が赤血球の直径よりも小さい血管では，赤血球がクラゲのように変形し，1列の集団となって流れる。第8章），などである。毛細血管網の総断面積は大きいため，血流速度は0.5～1 mm/s に低下する（図1.10）。このため，赤血球の体循環における毛細血管通過時間 transit time はおよそ0.5～2秒となる。これだけの時間があれば，赤血球から組織に酸素を与え，組織から二酸化炭素を受け取るには十分である。

動静脈吻合によって熱交換が調節される

皮膚や鼻粘膜などには，毛細血管をバイパスして細動脈血を直接細静脈に流す直径20～130 μm の比較的太い短絡血管がある。この短絡血管を動静脈吻合 arteriovenous anastomosis と呼び，その厚い筋性の血管壁には交感神経性血管収縮神経 sympathetic vasoconstrictor が密に分布している。皮膚ではこの動静脈吻合は体温調節のために働いており，鼻粘膜では吸入した空気を暖める役割を果たしている。他の組織には動静脈吻合はあまり存在しない。

静脈は容量血管であり，貯血槽としての役割がある

細静脈 venule（直径50～200 μm）と静脈の違いは，主としてその太さと数である。細静脈の壁は薄く，内膜，平滑筋とコラーゲンからなる薄い中膜，そして外膜からなる。四肢の静脈の内膜にはところどころに半月弁が存在する。この半月弁 semilunar valve は Padua 大学における Harvey の指導教授であった Hieronymus Fabricius によってはじめて記載された。半月弁は四肢の静脈血が重力の作用によって逆流することを防いでいる（図8.26）。一方，体幹部の太い静脈や頭部，頸部の静脈には弁がない。

　細静脈や小さな静脈の数は対応する細動脈や小さな動脈よりも多いため（表1.2），全体としてみた血流に対する抵抗は小さい。したがって，拍出された血液が細静脈から右房に還流するには10～15 mmHg の圧差でも十分なのである。

　細静脈と静脈は対応する動脈よりも太く，数が多いため，どの瞬間をとってみても循環血液量の2/3 が細静脈～静脈に含まれていることになり，このためこれらの血管は容量血管と呼ばれている（図1.12）。静脈壁が薄いために静脈が容易に膨らんだり潰れたりすること，交感神経性血管収縮神経の作用によって静脈が収縮したり拡張したりすることによって，この静脈の中に蓄えられている血液量は変化する。出血があったり，運動をするなどの生理的ストレスがかかった場合，交感神経の緊張が亢進してこれら容量血管が収縮し，血液を心臓や動脈に移動させて血圧の維持が図られる。

1.8　血管系の配列

"並列"と"直列"の循環

体循環では脳，心臓，腎臓，腸管など，それぞれの臓器・組織に特殊化した循環経路を形成している。各臓器に行く

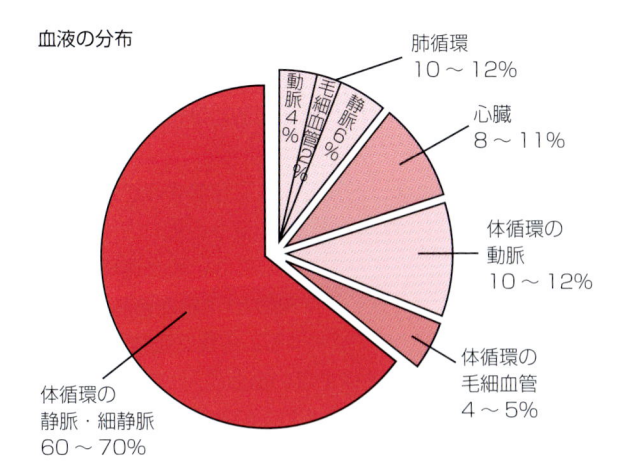

図1.12 安静・臥位のヒトにおける血液(5.5 L)の分布。立位では肺と心臓の血液含量は約1/3減少し，末梢静脈に含まれる血液量が増加する。(Adapted from Folkow B, Neil E. Circulation. London：Oxford University Press, 1971, by permission)

動脈は通常は大動脈から分枝した枝であるため，各臓器は酸素化した血液を直接受け取っていることになる。このような血管系の配列を並列 in parallel と呼ぶ(図1.5)。しかし，主たる血液供給源が，その臓器の上流にある臓器から流出する静脈血であるというものも存在する。この場合，2つの臓器は並列ではなく，直列 in series に配列していることになる。門脈循環がその代表であり，次のような利点と欠点がある。

門脈循環は宅配便のようなものである

肝臓は腹腔内で最大の臓器であり，その血液供給の72%は腸や脾臓から来る脱酸素化した静脈血である(図1.5)。門脈は肝門 porta hepatis の部分で肝臓内に入り，そこから門脈系 portal system が始まる。肝臓は門脈に加えて肝動脈からも約1/4の血流を受けているため，一部並列であると同時に一部直列であると言える。門脈系の利点は様々な物質をある場所から他の場所へ直接輸送できる，という点である。つまり門脈は腸管で吸収された栄養素などを迅速に代謝処理したり，貯蔵したりするために肝臓に送り届けている。

門脈系は腎臓にも存在し，糸球体から流出した血液が尿細管を灌流する[訳注2]。また，脳においても視床下部からの放出ホルモンは門脈によって下垂体前葉に送られる。

しかしながら門脈系には明らかな欠点もある。すなわち，下流の臓器は脱酸素化した血液を低圧で受け取らざるを得ない，という点である。このため下流の臓器は低血圧による障害を受けやすく，重症の低血圧では尿細管障害を合併しやすい。

1.9 調節システム

心臓と血管は，立つ，運動する，唾液を分泌する，ストレスに対応する等々，日常生活で生じる様々な血流需要の変化に対応して，その収縮状態を変化させている。このような調節は神経系と内分泌系によって反射的に行われており，脳によって両者の調和が図られている。心血管系にみられる最も重要な反射の1つとして，脳への血流供給を安定させるために血圧を調節する圧受容器反射 arterial baroreceptor reflex を挙げることができる。この反射は太い動脈の壁内にある圧受容器と呼ばれる伸展受容器が興奮することから始まる。圧受容器は血圧の変化を感知し，その情報を脳幹に送る。この情報に基づいて，心臓や血管を支配する自律神経の活動レベルが反射的に調節される。これによって心拍出量，血管の末梢抵抗，静脈容量が変化して，血圧が元の正常な値に戻る。

今後どのように説明を進めていこうか？ 心血管系のように複雑なシステムでは「木を見て森を見ない」という事態に陥る危険があるが，この第1章を読んでいただければそのようなことは回避することができる。第2〜14章(心臓における電気現象，血行動態など)では数多くの木を観察し，ときには木の内部まで覗いてみよう。そして第15〜18章では再び後ろに下がって視野を拡げ，生理的変化あるいは医学的処置に対して心血管系が全体としてどのように反応するのかを考えていこう。

訳注2：門脈とは本来，毛細血管と毛細血管との間をつなぐ静脈である。腸と肝臓，視床下部と下垂体との間を結ぶ血管は静脈性であり，門脈と呼ばれるが，糸球体と尿細管周囲の毛細血管網をつなぐ血管は動脈性であり，輸出細動脈と呼ばれている。したがって正確にはこれは門脈ではない。

要 約

- 心臓の拍動により生じる血流によって酸素，栄養素，老廃物，ホルモン，そして熱などを全身に素早く送り届けることができる。血管は次々に枝分かれし，大部分の細胞の 10 〜 20 μm の近傍まで血流によって酸素が運ばれる。そして最後の短い距離は拡散によって移動する。物質が拡散によって移動するのに要する時間は距離の 2 乗に比例して増加するため，血流輸送がなければ組織は生きていくことができない(心筋梗塞はその一例)。
- 右室は右房から来る脱酸素化した血液を受け，それを低圧(平均で約 15 mmHg)で抵抗の低い肺循環に拍出して酸素化させる。左室は左房から来る酸素化した血液で充満され，それを高圧(平均で約 90 mmHg)で高抵抗の体循環系に拍出する。
- 安静時のヒトの心拍出量はおよそ 5 L/min である。心拍出量は心拍数(60 〜 70/min)と 1 回拍出量(70 〜 80 mL)との積に等しい。各組織への血流配分は局所の抵抗血管によって調節されている。通常は血流はその組織の代謝活性に応じて配分されるが，腎臓は尿を生成するという役割を担っているため，その代謝活性よりもはるかに多い，心拍出量の約 20% の血流を受けている。
- 血流量($\dot{Q}$)は動脈と静脈の圧較差($P_A - P_V$)によって生じる。Darcy の流体の法則は $\dot{Q} = (P_A - P_V)/R$ であり，ここで R は流れに対する抵抗である。血流に対する抵抗の大部分は，ここでの圧降下が大きいことから明らかなように，終末動脈と細動脈にある。これらの抵抗血管は能動的に収縮したり受動的に拡張することによって，局所の需要に合わせて局所血流量を調節している。
- 血管はその機能によって次のように分類することもできる。弾性動脈(大動脈など)は心臓から間欠的に拍出される血液を受け，それを拍動してはいるが連続的な流れに変えて末梢に送る。交換血管(毛細血管など)は水や溶質を組織との間で交換する。容量血管(細静脈や静脈)には循環血液量の約 2/3 の血液が入っており，循環血液量を調節する貯血槽としての役割を果たしている。
- 毛細血管を除き，血管壁は 3 層構造になっている。内膜(血管内皮)，中膜(血管平滑筋，コラーゲン，エラスチン)，外膜(結合組織，神経線維)である。平滑筋の収縮状態によって血管の直径が調節され，それによって局所の血流量と血流配分が決まる。
- 血管平滑筋の収縮状態は自律神経，ホルモン，そして局所因子によって調節されている。自律神経とホルモンは心拍数と心臓の収縮力をも調節する。このようにして脳は反射によって心血管系を調節しており，例えば圧受容器反射によって血圧を一定のレベルに維持している。
- 大部分の特殊領域の循環(冠循環，脳循環など)は相互に並列に配列されており，各臓器は十分に酸素化した血液を受け取ることができる。これに対して，門脈循環は直列であるため，下流にある臓器は上流の臓器からの静脈血を受け取ることになる。例えば，肝臓には腸からの静脈血が門脈を通って流れ込む。

参考文献

Coultas L, Chawengsaksophak K, Rossant J. Endothelial cells and VEGF in vascular development. Nature 2005；438：937-45.

Fenger-Gron J, Mulvany MJ, Christensen KL. Mesenteric blood pressure profile of conscious, freely moving rats. Journal of Physiology 1995；488：753-60.

Harvey W. (1628) On the Motion of the Heart and Blood in Animals ('De Motu Cordis', trans. by R. Willis). London：Prometheus Books, 1993.

Henderson JR, Daniel PM. Capillary beds and portal circulations. In：Renkin EM, Michel CC (eds). Handbook of Physiology, The Cardiovascular System, Vol. IV, Part 2. Bethesda, MD：The American Physiological Society, 1984：1035-46.

Jones EAV, le Noble F, Eichmann A. What determines blood vessel structure? Genetic prespecification vs hemodynamics. Physiology 2006；21：388-95.

Neil E. Peripheral circulation：historical aspects. In：Shepherd JT, Abboud FM (eds). Handbook of Physiology, Vol. III, Part 1. Bethesda, MD：American Physiological Society, 1983：120.

Ritman EL, Lerman A. The dynamic vasa vasorum. Cardiovascular Research 2007；75：649-58.

2章　心周期

2.1	心臓の構造	15	2.5	心音と弁の異常	21
2.2	心室周期	17	2.6	心周期の臨床的評価	22
2.3	心房周期と頸静脈波	20	●	要約	24
2.4	心拍数増加に伴う心周期の変化	21	●	参考文献	25

学習目標

この章を読み終わった時点で，あなたは次のことができるはずである。
- 線維輪，4つの弁，乳頭筋，心室の壁厚，ペースメーカーの意義と役割を説明できる(2.1)。
- 心室周期の4つの時期を挙げ，各時期での弁の開閉状態を説明できる(2.2)。
- 心周期における心房内圧，心室内圧の変化を図示できる(図2.4)。
- 心室の圧-容積関係を図に示し，時期の名前・弁の開閉を書き入れることができる(図2.5)。
- 駆出率を定義し，標準値を述べることができる(2.3)。
- 安静時と激しい運動時における拡張期・収縮期の相対的持続時間を述べることができる(2.4)。
- (i)心尖拍動，(ii)心音，(iii)心雑音の成因を述べることができる(2.5)。
- 心エコー検査，核医学検査，心臓カテーテル検査の特徴と適応を要約して説明することができる(2.6)。

＊　　　＊　　　＊

成人の心臓の重さは250〜350gに過ぎないが，我々の寿命である70年間に，心臓は30億回収縮を繰り返すことによって2億Lの血液を拍出している。つまり心臓は我々がもっている筋肉の中でも最も酷使される筋肉である。本章では心臓がどのようにして血液を拍出するのか，そのメカニカルな動きを説明する。

2.1　心臓の構造

ヒトの心臓は筋性の中空臓器であり，4つの部屋に分かれている。形は円錐形に近く，長さ12 cm，幅は9 cm程度である。胸骨の裏，胸部正中線を斜めに横切るように位置し，円錐の先端(心尖 apex)が左第5肋間にきている(図2.1，図2.7)。心臓はその長軸を中心として捻れているため，右房・右室が前面(腹側)にある。

心臓の4つの部屋は，心房と心室との接合部にある**線維輪** annulus fibrosus と呼ばれる線維性の組織を基盤として形作られている。心房-心室接合面は**心基部** base と呼ばれ，この面は収縮期に心尖方向に移動する。線維輪には3つの役割がある。第1に，線維輪の上面に心房が，下面に心室が付着することによって，それらの機械的基盤となる。第2に，線維輪には心室の出入り口となる4つの穴が開いており，それぞれに弁が備わっている。そして第3に，線維輪によって心室は心房から電気的に絶縁されている。

心臓の内腔面の表面は**心内膜** endocardium に覆われている。心内膜はわずかな平滑筋が散在する結合組織の層の上に，扁平な内皮細胞が並んだ薄い膜である。内皮細胞は弁の表面やすべての血管内腔をも覆っている。心臓の外側は，結合組織の上に扁平な中皮細胞が並んだ薄い膜である**心外膜** epicardium によって包まれている。そして心臓全体が線維性の袋である**心膜** pericardium の中に入っている。中皮細胞で覆われた心外膜と心膜との間の狭いスペースには**心嚢液** pericardial fluid が入っていて，心臓表面の動きを滑らかにしている。心臓の下面は横隔膜に融合している。このため吸気時に横隔膜が下降するたびに，心臓は引っ張られて垂直に近くなる。

右房と三尖弁

右房は壁の薄い筋性の部屋であり，2本の大静脈と冠静脈洞から還流した静脈血を受ける。冠静脈洞は心臓を灌流した静脈血を流す主要な静脈である(図1.4)。心臓の収縮を開始させる点火装置である**ペースメーカー** pacemaker (すなわち，洞結節)は上大静脈が右房に開口する部位の近くの右房壁にある。

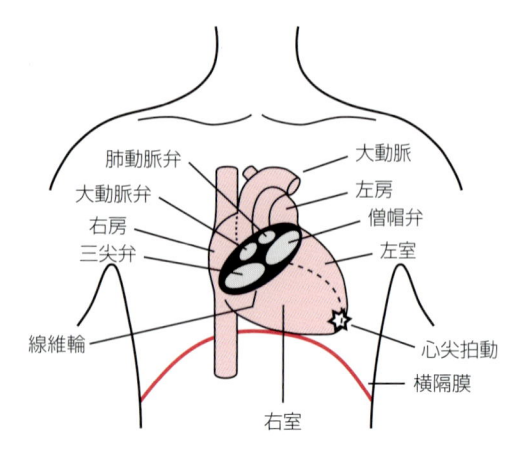

図 2.1 ヒト胸郭における心臓と弁の位置。心臓は斜めに横たわり，捻れているため，右房と右室が前面にある。線維輪が心臓の基盤となっており，心室の先端が心尖である。心臓の下面と心膜（ここでは示されていない）は横隔膜の腱中心の上に乗っている。4つの弁は胸骨の後ろの傾いた平面上に接近して存在する。

3つの弁尖からなる弁が三尖弁 tricuspid valve であり，右房を右室に連結している。各弁尖は厚さ0.1 mm程度の薄い膜であり，表面は内皮細胞で覆われた結合組織からなっている。各弁尖の遊離縁は**腱索** chordae tendineae と呼ばれる糸状の組織によって，右室壁から突出する**乳頭筋** papillary muscle に結び付けられている（図1.4）。心室収縮期に乳頭筋も収縮して腱索が張りつめることで，心室内圧の上昇によって弁尖が心房側に反転してしまうことを防いでいる。

右室と肺動脈弁
右室自由壁の厚さは約0.5 cmで，心室中隔に縫い付けられたポケットのように見える（図2.2）。右室からの血液の拍出は，自由壁が心室中隔に向かって近づく動きと，心基部（三尖弁）が心尖部に近づく動きによって起こる。右室から肺動脈に拍出された血液は，これも薄い3つの弁尖からなる肺動脈弁 pulmonary valve によって，右室への逆流が阻まれている。

左房と僧帽弁
左房は4本の肺静脈からの血流を受け，それを二尖弁を通して左室に送る。前側の弁尖は大きく，後側の弁尖が小さいその形が僧正 bishop がかぶる帽子に似ていることから，僧帽弁 mitral valve と名付けられた。僧帽弁の遊離縁も腱索によって左室の2本の乳頭筋に結び付けられており，反転しないようになっている（図1.4）。

左室と心尖拍動，大動脈弁
左心系はより高い圧を発生しなくてはならないため，左室

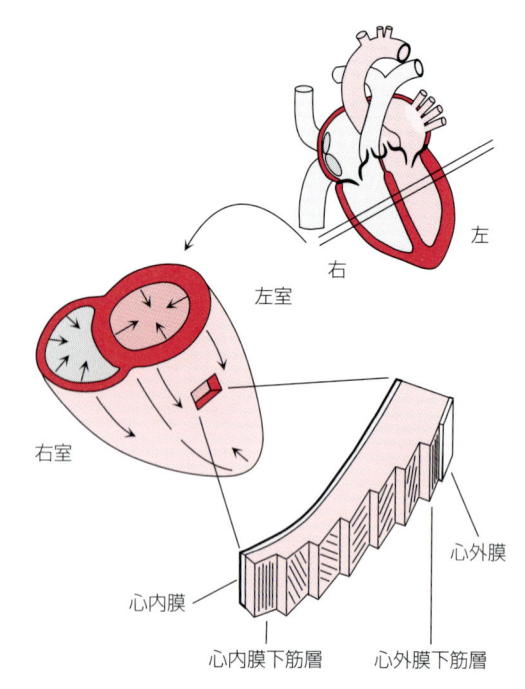

図 2.2 収縮時の心室壁の動き（中段）と心室壁の心筋の走行（下段）。左室の長軸方向の短縮によって拍出される血液量は1回拍出量の約60%に達する。この短縮は，心尖部が心基部（房室境界面）に向かって持ち上がるのではなく，主として心基部が心尖方向に沈むことによっている。

の壁の厚さは右室のそれの約3倍ある。血液の拍出は直径の減少（1回拍出量の約40%）と，長さの減少（1回拍出量の約60%）によっている。後者は主として筋の収縮によって心基部（僧帽弁口面）が心尖方向に引っ張られることによるものであり，その逆，つまり心尖が持ち上がるのではない。心筋線維は左室壁を，例えるならばターバンのように，その走行する方向を少しずつ変えながら取り巻いている。一番内側の**心内膜下筋層** subendocardial fiber は長軸方向，つまり心基部から心尖部に向かって走っている。中層の心筋は左室を取り巻く方向に，そして最外層の**心外膜下筋層** subepicardial fiber は再び長軸方向に走り，その中間の筋層は斜めに走っている（図2.2）。心室が収縮すると，前方にひねるような動きを生じ，そのために心尖部が胸壁にぶつかる。これが心尖拍動であり，左第5肋間，胸部正中線から10 cmほどの胸壁で触知することができる。心尖拍動を触知できる場所が左にずれることで，心臓の肥大を発見することができる。

大動脈基部には三尖の弁がある。ときに二尖のことがあり，そのような弁では老化とともに弁口が狭くなる（**狭窄** stenosis）傾向がある。弁口の直上で大動脈は外側に膨らんでおり，この部分を Valsalva 洞 sinus of Valsalva と呼ぶ。この Valsalva 洞の弁尖の後ろから2本の冠動脈が発している（図1.4）。

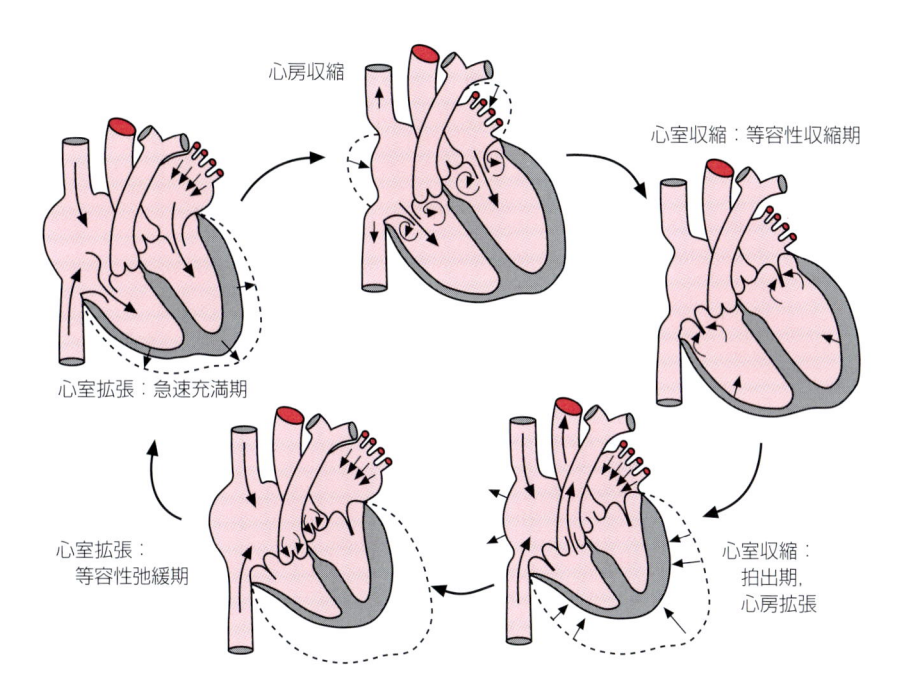

図 2.3 心周期中の弁の動きと心房・心室の容積変化。わかりやすくするために，ここでは収縮時に心尖部が心基部に向かって持ち上がるように描いているが，実際には心基部が心尖方向に引っ張られる。

心臓の胚形成と先天性心疾患

心臓は1対の主静脈と1対の背側大動脈との間に位置する単純な内皮細胞の管として発生する。この管の周囲の中胚葉系細胞が心筋細胞に分化し，ヒトでは発生19〜20日目からリズミカルな収縮を開始する。内皮性の管は胚の成長につれてS字状に折りたたまれ，くびれを生じて原始的な1心房・1心室となる。心房・心室は後にそれぞれ2つに分割される。ただし，2つの心房は卵円孔 foramen ovale（図4.1）によって出生時まで交通し続け，右房に流入した血液が直接左房に流入する短絡路となる。これは，子宮内では酸素摂取のために肺に血液を灌流させる必要がないからである。右房・右室に流入する血液には酸素化された臍静脈からの血液も含まれているため，酸素含量は十分にある。卵円孔を通らなかった残りの血液は右室から肺動脈幹に拍出されるが，その大部分が動脈管 ductus arteriosus を通って大動脈に短絡する。このようにして右心の血液のほとんどが，肺を灌流することなく，左心系に流入する。卵円孔と動脈管は正常では出生直後に閉鎖し，右心系の血液のすべてが酸素化のために肺に送られるように切り替わる。

心臓の発生過程が複雑であるため，心臓の奇形は，奇形の中でも比較的多くみられるものである（出生児の約1%）。心奇形は大きく次の4つに分類される。
- 心室中隔欠損症（最も多い），心房中隔欠損症
- 動脈管開存症
- 大動脈縮窄症（動脈管開口部付近の大動脈が細くなっている）
- 大血管転位：例えば Fallot 四徴症 tetralogy of Fallot では大動脈入口部が心室中隔にまたがり，心室中隔欠損と肺動脈狭窄，右室肥大を合併する。

これらの心奇形の大部分は外科的手術による治療が必要である。

2.2 心室周期

心房と心室の収縮・拡張の繰り返しは心周期 cardiac cycle と呼ばれる（図2.3）。心室周期[訳注1]は入口・出口の弁の開閉状態によって，4つの時期に分けることができる。最初に，心房と心室がともに弛緩した状態（拡張期）から始めよう。安静時の人において1心周期にかかる時間は0.9秒程度であり，これは心拍数にして67/min である。心周期中の様々な情報は心エコー検査（2.6），心臓カテーテル検査（2.6），心電図（第5章）などによって得られる。

心室充満期

持続時間	:	0.5 s（安静時）
入口の弁（三尖弁，僧帽弁）	:	開
出口の弁（肺動脈弁，大動脈弁）	:	閉

心室拡張期は安静時のヒトでは心周期の2/3近くの時間を占め，心室が血液で充満するための十分な時間が確保されている。最初のうちは心房が弛緩しているため，血液は太い静脈から受動的に心房に，そして開いている房室弁を通って心室へと流入する。この最初の0.15秒間の血液充

訳注1：心室周期と言った場合，左室周期と右室周期があることになるが，両者が同期していること，右室の拍出量が左室の拍出量に追随して決まることなどのために，右室の心室周期が論じられることはほとんどない。したがって，心室周期は左室周期とほぼ同義語である。

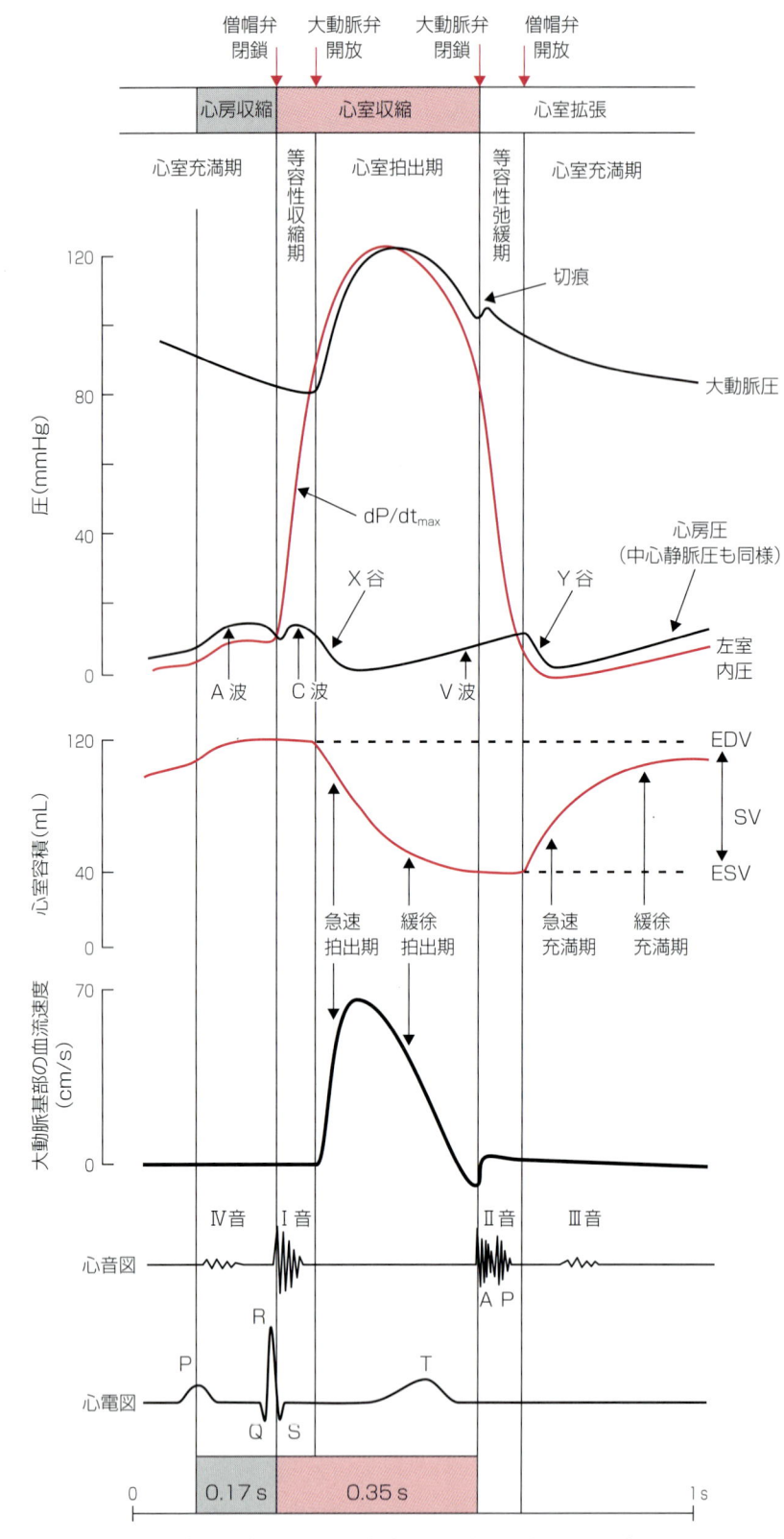

図2.4 ヒト(立位)の心周期中の大動脈,左室,左房での圧,容積,血流速度の変化。右心(ここでは示されていない)も同様のパターンを示すが,圧は左心よりも低い。頸部で観察される頸静脈波と右房圧波は,ここに示された左房の圧波と同様である。II音は大動脈成分(II_A)と肺動脈成分(II_P)とに分裂している。EDV：拡張末期容積,ESV：収縮末期容積,SV：1回拍出量。(After Noble MIM. Circulation Research 1968；23：663-70)

満は急速であり（図2.4 心室容積の曲線），急速充満期 rapid-filling phase と呼ばれる．この時期には心室容積（心室内の血液量）が増加するにもかかわらず心室内圧が低下するという，一見奇妙な現象が観察される．これは収縮によって心室壁に蓄えられた弾性反発力により心室が勢いよく拡張し，血液が心室腔内に吸い込まれるためである．

心室が拡張しきると，血液充満の速度は低下する（心拍静止期 diastasis）．その後も静脈圧によって血液はさらに心室内に流入し，心室は膨張して内圧が徐々に上昇する．

充満期の最後の相では左房の収縮により，さらなる血液が左室内に押し込まれる．若年成人では心房が収縮して流入する血液量は全体の 10 〜 20% に過ぎないが，加齢とともにその比率は上昇し，80歳では 46% に達する．左房収縮による左室充満は，特に若年者の運動時に重要なものとなる．なぜなら，心拍数が増加すると，受動的な血液充満のための時間が短くなるからである．

充満期最後の心室容積を **拡張末期容積** end-diastolic volume （EDV）といい，立位では 120 mL，臥位では 150 mL 程度である．このときの心室内圧が **拡張末期圧** end-diastolic pressure （EDP）で，ほんの数 mmHg である．左室の EDP は右室の EDP よりもわずかに高い（表2.1）．これは左室のほうが壁が厚いため，それを膨らませるには，より高い圧が必要となるからである．このため，左房圧のほうが右房圧よりも高く，心房中隔欠損があると，血液は左房から右房へと流れる（左-右シャント）．つまり，静脈血に動脈血が混入するが，これによって酸素分圧が低下することはないので，いわゆるブルーベイビー（チアノーゼのため顔色が青い乳児）となることはない．

等容性収縮期

持続時間	:	0.05 s
入口の弁	:	閉
出口の弁	:	閉

心房の収縮に続いて心室の収縮が始まる．この心室収縮期は 0.35 秒ほど続くが，この時期を短い等容性収縮期 isovolumetric contraction phase と，それよりも長い拍出期 ejection phase に分ける．心室内圧が上昇して心房内圧よりも高くなった瞬間に，圧差によって房室弁が閉鎖する．充満期末期の弁周辺に起こる渦流が弁尖を相互に近づける力を発揮するため，弁口を通しての逆流はほとんど起こらない（図2.3）．この時期の心室は密封された空間となるため，心室壁の心筋の収縮による張力発生によって中の血液が圧迫され，内圧が急激に上昇する．内圧上昇の**最大速度**（dP/dt_{max}）は心臓の収縮性の指標としてよく用いられる（図2.4）．

表2.1 ヒトにおける心周期中の平均圧（mmHg）[a]

	右	左
心房	3	8
心室		
拡張末期	4	9
収縮期最高圧	25	120

[a] 成人，安静時，臥位．

拍出期

持続時間	:	0.3 s
入口の弁	:	閉
出口の弁	:	開

左室内圧が動脈圧よりも高くなった瞬間に，出口の弁が押し広げられて血液の拍出が始まる．拍出期の前半だけで1回拍出量 stroke volume （SV）の 3/4 が拍出されるため，この時期を急速拍出期 rapid ejection phase （持続約 0.15 秒）と呼ぶ．血液が左室から拍出される速度は血液が末梢の血管へと流れ去る速度よりも大きいため，拍出された血液のうちの多くが弾性血管を拡張させて，そこに一時的に留まることになる．これによって動脈圧が上昇し，最高血圧 maximum blood pressure （収縮期血圧 systolic blood pressure とも言う）に達する．拍出期に開いている大動脈弁の弁尖は冠動脈入口部に接近するが，弁尖の後ろにできる渦のために弁尖が押し返され，大動脈壁と大動脈中心との間に浮いたような状態になるため，冠動脈の入口を塞いでしまうことはない．この渦を生じるのは，大動脈基部が外側に張り出した構造，つまり Valsalva 洞（図1.4）となっているからである．

収縮期の後半になると，拍出速度が低下してくる（図2.4 大動脈基部の血流速度）．この時期になると血液が末梢の血管へと流れ去る速度のほうが拍出速度よりも大きくなるため，血圧は低下し始める．心室内圧はやがて大動脈圧よりも 2 〜 3 mmHg 低くなるが（図2.4 最上段の曲線），血流の運動エネルギー（動圧）が大きいため，大動脈弁はすぐには閉鎖しない．しかし，逆転した圧勾配（圧の低いほうから高いほうへ流れる）のため，拍出は次第に減速され（図2.4 血流速度），瞬間的な逆流とともに，ついには動脈弁が閉鎖する．正常ではこの逆流する血液量は1回拍出量の5%以下であるが，大動脈弁閉鎖不全症などでは，この値がより大きなものとなる．大動脈弁の閉鎖によって血圧波形に切れ込み（ノッチ notch）が入る．これを切痕 incisura と呼ぶ．血圧はその後，血液が末梢へと流れ去ることによって次第に低下していく．

安静時には拡張末期の左室内血液の 2/3 程度しか拍出されない．拍出される血液，すなわち1回拍出量は 70 〜 80 mL であり，左室内に残る血液量，すなわち収縮末期容

積 end-systolic volume（ESV）は約 50 mL である。1 回拍出量を拡張末期容積で割った値が駆出率 ejection fraction（EF）であり，安静時には平均で 0.67 である。収縮末期容積は，運動時に 1 回拍出量や駆出率を増加させる場合の予備としての役割をもつ。

等容性弛緩期

持続時間	: 0.08 s
入口の弁	: 閉
出口の弁	: 閉

大動脈弁と肺動脈弁が閉じると，両心室は再び短時間の密閉状態となり，心室の弛緩とともに，収縮時に心室壁に蓄えられた弾性反発力によって内圧は急速に低下する。心室内圧が心房内圧よりも低くなった時点で，圧差によって房室弁が押し開かれて等容性弛緩期 isovolumetric relaxation phase が終了する。心室収縮期に充満していた心房から血液が心室内に流入し，次の周期が開始される。

心室の圧-容積ループ

心室容積に対して心室内圧をプロットすると，長方形に近いループが描かれる（図 2.5）。この圧-容積ループ pressure-volume loop は，左室の機能状態を評価・理解する際に非常に便利なものである（第 5 章）。ループの左下コーナーで僧帽弁が開き，時間の経過とともに反時計方向に進行する。底辺が心室拡張期で心室内に次第に血液が充満する。最初の急速充満期には弾性反発力によって血液が吸引されるため，内圧は低下する。その後の緩徐充満期（心拍静止期）の圧-容積関係は，弛緩した心室の静止圧-容積関係，つまりコンプライアンス曲線 compliance curve そのものである。

右下コーナーで収縮が始まると，僧帽弁が閉鎖し，等容性収縮によって圧は垂直に上昇する。心室内圧が大動脈圧と同じレベルに達すると大動脈弁が開放する（右上コーナー）。続いて拍出が始まるため，容積が減少する（上の辺を右から左方向へ）。収縮末期に大動脈弁が閉鎖し（左上コーナー），等容性弛緩期に入って（垂直の左辺）僧帽弁が開放，そして次の周期が繰り返される。このように，このループの各コーナーは弁の開閉を表し，各辺が心周期の相を表している。このループの幅が 1 回拍出量であり，面積は 1 回の拍動で心臓が行った仕事量を表している。

心室の収縮期に心房が血液で充満するため，次に心房の周期を見てみよう。

2.3 心房周期と頸静脈波

頸部にある頸静脈 jugular vein は弁などに遮られることなく，直接右房とつながっている。このため心房内圧の周期的変化によって頸静脈に拍動を生じ，それは痩せた人を臥位にすると容易に観察することができる（図 8.27）。実際，頸静脈波の視診は心血管系の診察における標準診察項目の 1 つである。頸静脈あるいは心房内の圧を記録してみると，1 心周期当たり 2 つの大きな波（A 波と V 波）と，3 つ目の小さな波（C 波）を認める（図 2.5，図 8.27）。さらに 2 つの鋭い圧降下（X 谷と Y 谷）も記録できる。

A 波 A wave は心房の収縮に伴う圧の上昇であり，「A」は心房 atrium の頭文字である。大静脈と心房との間には弁がないため，右房の収縮によって血液がわずかに逆流し，大静脈の圧（中心静脈圧 central venous pressure）を心周期中の最高値である 3〜5 mmHg まで押し上げる。右房に流入してくる血流には，かなり強い慣性がかかっているため，弁がなくても逆流する血液の量は少ない。

A 波に続いて C 波 C wave を認めるが，これは房室弁（三尖弁，僧帽弁）が閉鎖する際に，弁尖が心室側から心房内へと張り出すことによって生じる。心房と頸静脈とはある程度離れているため，頸静脈の C 波はわずかに遅れて出現する。頸静脈の C 波の形成には，頸静脈と並んで走る頸動脈が心室からの血液拍出によって拡張し頸静脈を圧迫することも関与している。C 波の「C」は頸動脈 carotid artery の頭文字である。

C 波に続いて圧が鋭く低下する。これが X 谷 X descent である。X 谷は心房の弛緩と，心室の収縮に伴って心基部が下方に引っ張られることによって生じる（図 2.2）。心基部の下方への移動は心房を伸展して血液を心房内に吸引する効果を生むため，静脈血の流入速度はこのときが最大となる（図 8.27）。

心房に血液が充満することによって心房内圧が上昇し，V 波 V wave を生じる。「V」は同時に生じる心室の収縮 ventricular systole の頭文字である。最後に房室弁が開放し，心房内血液が心室内へと流出することで圧が急激に低下し

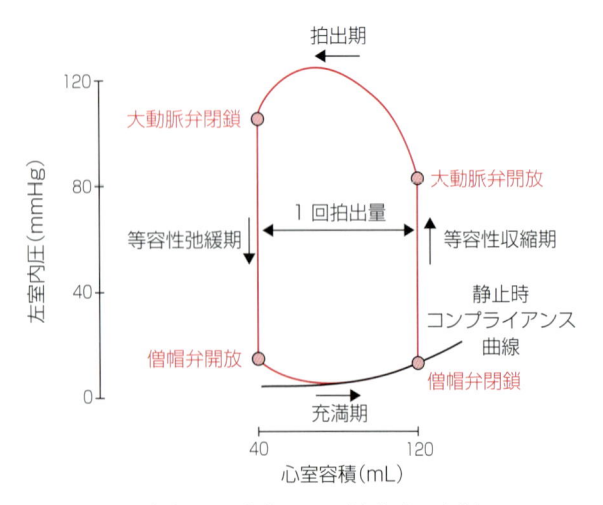

図 2.5 ヒト左室の圧-容積ループ（安静時・立位）

てY谷 *Y descent* ができる。

このようにして右房の心周期は内頸・外頸静脈に反映されるため，医師は横たわっている患者の頸部を視診するだけで中心静脈圧の周期を評価することができる。視診でわかりやすいのは，突然に静脈がへこむX谷とY谷である。頸静脈の拍動に特徴的な異常を認める心疾患として，三尖弁閉鎖不全が挙げられる。この場合，心室の収縮によって血液が十分に閉鎖していない三尖弁を通って右房・静脈へと逆流するため，大きなV波が観察される。

2.4　心拍数増加に伴う心周期の変化

これまで述べてきた心周期中の各時期の持続時間などはヒトでの安静時の値である。激しい運動をすると，心拍数は180〜200/minに増加し，1心周期の持続は1/3秒（心拍数180/minの場合）にまで短縮する。したがって心周期の各時期の持続も短縮せざるを得ない。しかし，どの時期も同じように短縮するわけではない（図2.6）。心室収縮期も多少短縮して0.2秒程度になるが，心室の拡張と血液充満のための時間は0.13秒しか残されていない。初期の急速充満期はこの場合でも重要であるが，心拍静止期は極端に短縮する。そして安静時に比べ心房収縮の重要性が大きく増す。しかし，0.13秒という時間は血液を心室内に十分に充満させるには最低限ともいえる時間である。心拍数がこれ以上増加すると，WPW症候群 *Wolff-Parkinson-White syndrome*（心拍数＞250/min）などの病的な頻脈 *pathological tachycardia* の場合のように，血液充満のための時間が不足し心拍出量は減少し始める。このように，拡張期の血液充満のための時間によって有効最大心拍数 *maximum useful heart rate* が決まってくる。

2.5　心音と弁の異常

心音 *heart sound* の聴取は医師にとって，弁の機能状態を評価するうえで極めて重要である。

正常心音

弁が閉鎖する際，逆流しようとする血液に押されて弁尖は上流方向に膨らむ。ちょうど船の帆に一陣の風が吹きつけたときに帆がバタバタと音をたてるように，突然の緊張がかかるため弁尖が振動し音が発生する。この音波は組織を通って胸壁に伝えられ，聴診器を用いてそれを聴取することができる。健康な人では音は弁が閉鎖するときにのみ発生し，開放時には発生しない。これはちょうど，蝶番に油がさされているドアは，開けるときには音もなく開くが，勢いよく閉めるとバタンと音をたてるのに似ている。

1心拍当たり，2つの音を容易に聴取することができる。

I音とII音である。II音の後に休みが入るため「ドン-ドン-休み」のだいたい3拍子となる。心音は胸壁上にマイクを置くことで，心音図 *phonocardiogram*（図2.4）として記録することもできる。I音 *first heart sound* は三尖弁と僧帽弁がほぼ同時に閉鎖することによって生じる約100Hzの音であり，II音 *second heart sound* は大動脈弁と肺動脈弁の閉鎖による同程度の周波数の音である。

II音は，最初に聞こえる大動脈弁閉鎖音（II_A）と，わずかに遅れる肺動脈弁閉鎖音（II_P）の2つに分かれて聞こえることがある。これをII音の分裂 *split second sound* という。分裂は吸気時により明らかとなる。これは吸気に際して胸膜腔内圧が低下するため，(i)右室への血液充満が増加し，このため右室の血液拍出に時間がかかり，肺動脈弁の閉鎖が遅れる，(ii)肺血管が拡張されるために左室に還流する肺静脈血が減少し，左心1回拍出量の減少，左室拍出期の短縮，そして大動脈弁の早期閉鎖へとつながるためである。このようにII音の分裂は，大動脈弁と肺動脈弁の閉鎖が同程度に反対方向にずれるために生じる。

心音図を用いて，さらに2つの小さな音を記録することができるが，その2つは低音のため，熟練していないと耳ではなかなか聴取することができない。III音 *third heart sound* は若年者でよく聴取され，拡張早期に心室内に血液が勢いよく流入する音である。IV音 *fourth heart sound* はI音の直前に聴取される，心房の収縮による音である。

各弁によって生じる音はそれぞれ異なった場所でよく聴取される

心臓の4つの弁は胸骨の下で接近して存在するが（図2.7），幸いなことに各弁によって生じる音はそれぞれ十分に離れた場所（聴診領域 *ausculation area*），すなわちその弁を通って血液が流れる方向でよく聴取される。僧帽弁の音は左第

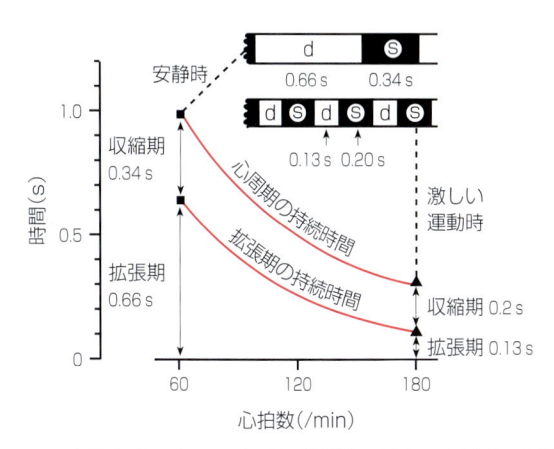

図2.6　血液充満のために必要な拡張期に対する心拍数の影響。心拍数が増加すると，拡張期は収縮期に比べて大きく短縮される。d：拡張期，s：収縮期。（Courtesy of Professor Horst Seller, University of Heidelberg）

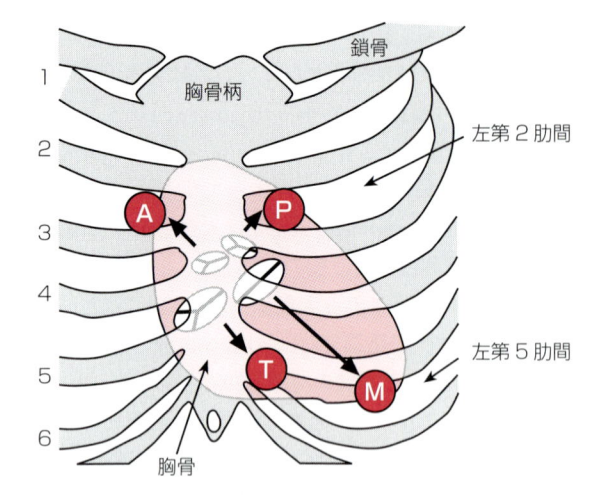

図2.7 心臓の弁の位置と聴診領域。A：大動脈弁領域，P：肺動脈弁領域，T：三尖弁領域，M：僧帽弁領域。

4または第5肋間鎖骨中線上，三尖弁は第5肋間胸骨左縁，**大動脈弁**は第2肋間胸骨右縁，肺動脈弁は第2肋間胸骨左縁でそれぞれ聴取される。

弁の異常によって心雑音を生じる

弁の異常は閉鎖不全と狭窄の2つに大別される。**弁閉鎖不全** valvular incompetence は弁尖によって弁口を完全に閉鎖できなくなった状態であり，血液が弁口を通って逆流 regurgitation する。**弁狭窄** valvular stenosis は弁が十分に開かなくなり，弁口が狭くなる状態である。その結果，弁口を通して血液を流すために，異常に大きな圧勾配が必要となる。

大動脈弁狭窄 aortic valve stenosis では狭くなった弁口から血液を流すために，左室の収縮期圧が上昇する（図2.8上段）。大動脈圧は逆に低下するが，問題となるのは冠動脈がこの大動脈から分枝している点である。心室の仕事量増大と冠動脈による酸素供給の低下とによって，労作時の狭心症が引き起こされる場合がある。狭心症とは心筋の酸素需要が供給量を上回ったときに生じる可逆的な胸痛である。巻末の症例5はこのような患者の例である。

狭窄したり閉鎖不全になった弁を，血液は乱流となって勢いよく流れるため，高周波の振動を生じる。この振動による音は**心雑音** murmur と呼ばれ，聴診器によって聴取することができる。心臓には弁が4つあり，それぞれについて狭窄と閉鎖不全という2つの病態があるため，全部で8種類の心雑音が生じることになる。大動脈弁狭窄では，収縮期に血液の拍出量の変化に伴って**漸増-漸減性雑音** crescendo-decrescendo murmur が大動脈弁領域で聴取される（図2.8上段）。僧帽弁閉鎖不全では左室収縮期に血液が左房に逆流するため，収縮期を通しての持続の長い雑音（**全収縮期雑音** pansystolic murmur）となり，僧帽弁領域でよく

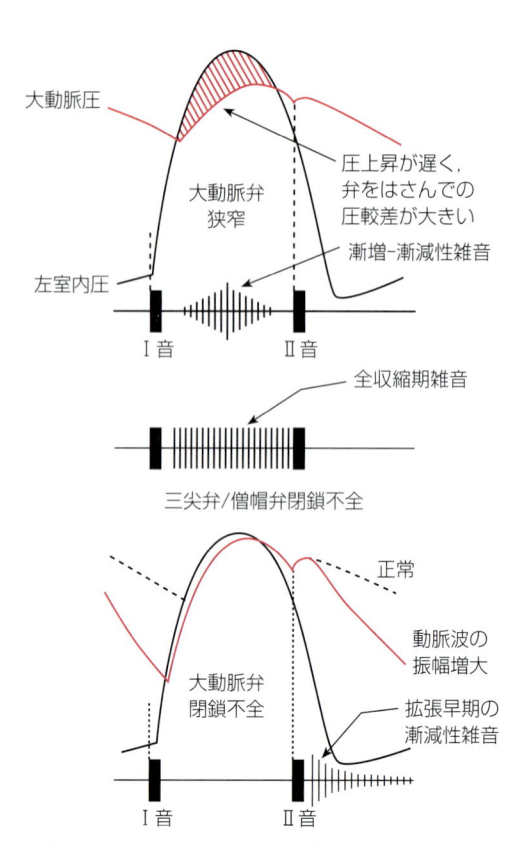

図2.8 弁の異常によって生じる3種類の心雑音。上段：大動脈弁狭窄によって拍出期の大動脈と左室の間の圧較差が増大する（斜線部分）。動脈圧の上昇は緩やかとなり，漸増-漸減する駆出性雑音を生じる。中段：三尖弁あるいは僧帽弁の閉鎖不全では，収縮期の心室から心房への血液の逆流により，収縮期全般にわたる雑音が発生する。下段：大動脈弁閉鎖不全では拡張期の大動脈から左室への血液の逆流により，脈圧（収縮期血圧－拡張期血圧）の特徴的増大と，血圧の低下に伴って漸減する拡張早期雑音を生じる。圧と時間の軸は図2.4に同じ。

聴くことができる（図2.8中段）。一方，**大動脈弁閉鎖不全**では拡張早期に漸減性雑音 diastolic decrescendo murmur を生じる（図2.8下段）。雑音以外にもクリック click や開放音 opening snap などの音が聞こえる場合もある。

弁膜症以外の原因で心雑音を生じる場合がある。若年者では左室流出路で乱流を生じ，**良性収縮期雑音** benign systolic murmur を聴取できることが少なくない。この雑音は妊娠中や，激しい運動の直後，貧血があると出現しやすい（第8章8.2）。心室中隔欠損症のような先天性心疾患でも雑音が出現する。

2.6 心周期の臨床的評価

次の5つの身体所見からベッドサイドでヒトの心周期が臨床的に評価される。

- 動脈波（心拍数と心収縮力の評価）
- 収縮期および拡張期の血圧

- 頸静脈波
- 心尖拍動
- 心音

異常の存在が疑われた場合には次のような，より特殊な検査が行われる。

心電図

心電図 electrocardiography（ECG）は皮膚上に置いた電極から心臓に起こる電気的変化を記録するものであり，その詳細は第5章で説明する。ここでは心電図の各波形の出現と，心周期との関係だけを見ていこう（図2.4）。P波は心房の電気的興奮による波であり，直後に心房の収縮が起きる。QRS波は心室の興奮開始を意味し，この波の直後に心室が収縮を開始し，I音が聴取される。T波は心室筋の再分極により出現し，弛緩期の開始を意味する。T波の直後にII音が出現する。

非侵襲的画像診断：心エコー検査とMRI

心エコー検査 echocardiography では心臓壁と弁の動きを非侵襲的に記録することができる。ピエゾクリスタル（圧電素子）から発射される毎秒1,000回の超音波ビームを前胸壁から心臓を横断する方向に照射する（図2.9）。1/100万秒ほど持続するパルスとパルスの間の1/1,000秒足らずの時間に，心室内腔壁や弁尖から反射してくる超音波を記録する。反射波がもたらす情報をコンピュータ処理し，心臓の構造と動きを画像化して表示する。表示の方法には次のようなやり方がある。

Mモード心エコー法 motion mode は心室壁や弁尖などの心内構造物の位置の時間的変化を，横軸に時間をとって表示する（図2.9，図6.24）。

二次元心エコー法 two-dimensional（2-D）mode では各瞬間の心臓の断層像が連続的に表示される。これにより，弁尖や心臓壁が動いている様子が画像化されるため，弁の障害や心筋梗塞の際などに生じる心室壁の異常な動き，肥大型心筋症のような異常な心室壁の肥厚などを発見することができる。また，心周期中の心室内腔の大きさの変化から，駆出率を計算したり，心筋の収縮性を評価することができる（表2.2）。

血流に乗って動いている赤血球から反射する超音波の周波数が変化すること（Doppler効果 Doppler effect）を利用して，心室内腔や弁を通過する血液の流れをカラー化して表示することもできる。これにより閉鎖不全に陥っている弁を逆流する血液量を非侵襲的・半定量的に測定することができる。

MRI magnetic resonance imaging も心室内腔や心室壁を画像化して表示することができる非侵襲的検査法である。

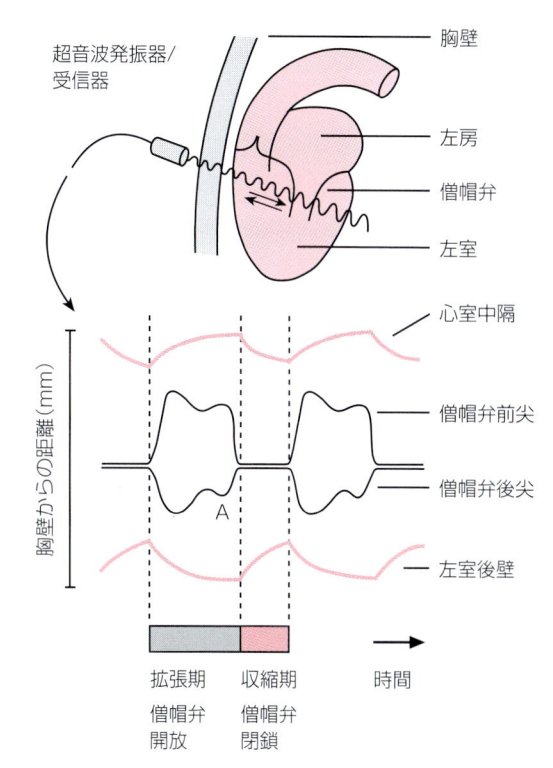

図2.9 僧帽弁の弁尖と左室壁の動きを示すMモード心エコー。心室拡張早期の急速充満期と収縮早期の急速拍出期を見ると，心室拡張末期に心房が収縮する（A）ことによって僧帽弁の2枚の弁尖の距離が離れているのがわかる。

表2.2 心エコー検査によって得られる正常なヒト左室の測定値

心室自由壁，心室中隔の厚さ	0.7〜1.1cm
拡張末期の心室内径	3.5〜5.6cm
収縮末期の心室内径	1.9〜4.0cm
駆出率（内径の変化から球と仮定して算出）	62〜85%
大動脈弁口の直径	1.6〜2.6cm

（Values from Swanton RH. Cardiology. Oxford：Blackwell Science, 1998）

心臓カテーテル検査[訳注2]

心臓カテーテル検査 cardiac catheterization は侵襲的ではあるが，極めて重要な情報をもたらしてくれる検査法である。局所麻酔下に細いカテーテルを肘前静脈の肘内側部から挿入し，X線でモニターしながら右房まで進め，さらに右室，肺動脈まで挿入する。同様にカテーテルを大腿動脈から挿入すれば，大動脈，左室，あるいは冠動脈まで進めること

訳注2：ここに挙げた以外の心臓カテーテルのもう1つの重要な用途は，大血管や心臓内各部位での血液ガス分析である。特に先天性心疾患の診断では重要な意味をもつ。例えば心室中隔欠損症では，右房内の静脈血に比べて右室内の血液の酸素分圧が上昇している。これは左室内の動脈血が心室中隔の孔を通って右室に流入するからである。右室内血液の酸素分圧の上昇の程度から，中隔の孔を通る血液量，つまりは孔の大きさを推測することができる。

ができる。このカテーテルは次のような様々な用途に用いることができる。

■ 心血管造影 cardiac angiography

カテーテルから放射線を透過させない造影剤を注入し、心室内腔からの造影剤の流出の様子をX線シネ撮影により観察する。これにより心室壁の動きや弁逆流を検討できるし、冠動脈の動脈硬化性狭窄を明らかにすることもできる。

■ 核医学検査 nuclear imaging

γ線を放出する放射性同位元素であるテクネチウムを中心静脈に注入し、心臓内に流入したテクネチウムからのγ線を前胸部に置いたγカメラで記録する。拡張期・収縮期の心臓の画像をコンピュータを用いて描出するとともに、1心拍当たりのカウントの変化から駆出率を算出できる。

■ 心臓内圧の測定

カテーテルの基部を体外に置いた圧トランスデューサに接続したり、先端に微小圧トランスデューサが装着されたカテーテルを用いて、心室内腔の圧を測定することができる。閉鎖した弁の上流と下流の圧差が減少していれば、閉鎖不全の確定診断となる。逆に、開放した弁を挟む圧差が増大していれば、弁狭窄が示唆される(図2.8上段)。また肺動脈に挿入されたカテーテルを末梢まで進めて細い動脈に詰まらせることによって肺動脈楔入圧 pulmonary artery wedge pressure を測定することができる。肺動脈楔入圧は肺の毛細血管圧 capillary pressure にほぼ等しい。

■ 心臓内ペーシング

これは心臓カテーテル法を診断ではなく治療に用いるものである。心房の生理的ペースメーカーに異常があるときに、ワイヤーカテーテルを心室内に固定し、体外の刺激装置によって心拍を起こさせる方法である。

■ 熱稀釈法による心拍出量の測定

心臓カテーテルのこの目的での使用は第7章7.2で説明する。

要 約

- 哺乳類の心臓は**線維輪**と呼ばれる線維性のリングを基盤として4つの筋性の部屋に分かれており、各部屋の出口には弁がある。また、線維輪は心房と心室との間を電気的に絶縁している。
- 心室周期は**4つの時期**に分けられるが、各時期の持続時間はそれぞれ異なっている。また、右心と左心はほぼ完全に同期している。
- **充満期**には心室は拡張期に入っている。動脈への出口の弁(大動脈弁、肺動脈弁)は閉鎖している。心房と心室との間の房室弁(三尖弁、僧帽弁)は開放している。最初の急速充満は心室の弾性反発による拡張によって血液が受動的に心室内に吸引されることによる。充満はその後緩やかとなる(心拍静止期)。後期の血液充満は**心房収縮**によるものであり、これは運動時や高齢者で重要となる。
- 心室収縮期は**等容性収縮期**で始まり、心室内圧の上昇のため房室弁が閉鎖し、これによってⅠ音を生じる。密閉された心室内の圧は急激に上昇し、動脈弁が開くことで、この時期は短時間で終わる。
- これに続く**拍出期**に心室内血液のおよそ2/3が動脈内に拍出される(1回拍出量/拡張末期容積=**駆出率**)。これは安静時の値であり、運動時には駆出率はさらに増加する。
- 拍出が終わり、圧が低下し始めると、わずかな血液の逆流を生じて大動脈弁および肺動脈弁が閉鎖される。これによって生じるⅡ音は、吸気時に分裂して聞こえることがある。続いて**等容性弛緩期**に入り、心室内圧は急激に低下して心房内圧以下となる。この時点で房室弁が開き、新たな心周期が再び開始される。
- 心室の**圧-容積ループ**は大雑把に言って長方形である。4つのコーナーが弁の開閉を、各辺が4つの時期を表している。長方形の幅が1回拍出量であり、面積が心臓の仕事量である。
- 右房の周期は頸静脈に反映されており、この脈波の変動は臥位になると頸部で見ることができる。**A波**(心房の収縮)と**C波**(三尖弁の閉鎖)に続いて**X谷**(心房の拡張)を認める。静脈還流が続くことによって圧は再び上昇し(**V波**)、三尖弁が開いて心房内血液が心室へと流れ去ることによって圧は低下する(**Y谷**)。
- **各時期の持続時間**は心拍数によって決まる。安静時には心室拡張期が心周期の約2/3を占めるが、心拍数が大きく増加すると心周期の1/3にまで減少してしまう。心室充満のための時間が制限されるため、心拍数が180〜200/min以上になると心拍出量は減少し始める。
- **ヒト心周期の異常**は頸静脈波の視診、血圧と脈拍数の

測定，心尖拍動の触診，そして心音の聴診によりベッドサイドである程度診断することができる。弁の狭窄や閉鎖不全があると特徴的な**心雑音**が聴取される。さらに詳しい情報が必要な場合は，心電図検査，心エコー検査，核医学検査，心臓カテーテル検査などが行われる。

参考文献

Benavidez O, Goldblatt A, Lilly LS. Heart sounds and murmurs. In：Lilly LS (ed). Pathophysiology of Heart Disease, 3rd edn. Baltimore, MD：Williams & Wilkins, 2003.

Burkhoff D, Mirsky I, Suga H. Assessment of systolic and diastolic ventricular properties via pressure-volume analysis：a guide for clinical, translational and basic researchers. American Journal of Physiology 2005；289：H501-12.

Carlsson M, Ugander M, Mosen H, Buhre T, Arheden H. Atrioventricular plane displacement is the major contributor to left ventricular pumping in healthy adults, athletes and patients with dilated cardiomyopathy. American Journal of Physiology 2007；292：H1452-9.

Chung CS, Karamanoglu M, Kovacs SJ. Duration of diastole and its phases as a function of heart rate during supine bicycle exercise. American Journal of Physiology 2004；287：H2003-8.

Horesh S, Pendse S, Come, PC. Diagnostic imaging and catheterisation techniques. In：Lilly LS (ed). Pathophysiology of Heart Disease, 3rd edn. Baltimore, MD：Williams & Wilkins, 2003.

Nishikawa Y, Roberts JP, Tan P, Klopfenstein CE, Klopfenstein HS. Effect of dynamic exercise on left atrial function in conscious dogs. Journal of Physiology 1994；481：457-68.

Udelson JE, Bacharach SL, Cannon RO, Bonow RO. Minimum left ventricular pressure during beta-adrenergic stimulation in human subjects：evidence of elastic recoil and diastolic 'suction' in the normal heart. Circulation 1990；82：1174-82.

3章 心筋の興奮と収縮

3.1	心筋細胞の微細構造	27	3.8 興奮-収縮連関と Ca^{2+}	42
3.2	収縮機構	30	3.9 収縮力の調節	45
3.3	静止電位	31	3.10 筋小胞体の Ca^{2+} 過負荷，後脱分極と不整脈	46
3.4	イオンポンプとイオン交換機構の役割	34	●要約	46
3.5	心筋の活動電位	35	●参考文献	47
3.6	イオンチャネルの構造-機能連関の詳細	39		
3.7	活動電位の生理的・病的な変化	42		

学習目標

この章を読み終わった時点で，あなたは次のことができるはずである。

- 筋節，筋小胞体，T管，ギャップ結合の微細構造と機能の概略を説明できる(3.1)。
- Ca^{2+}，アクチン，ミオシンがどのように相互に作用して収縮を引き起こすかを説明できる(3.2)。
- 心筋の活動電位の波形を描くことができ，各相の名前とそれに関わるイオンチャネルを示すことができる(3.3，3.5)。
- 活動電位のプラトーと収縮性の関連を説明できる(3.6)。
- 心筋細胞内の Ca^{2+} の動きと Ca^{2+} 貯蔵に影響する因子を述べることができる(3.7)。
- 収縮力に対する拡張期の心筋長の効果を述べることができる(3.8)。
- カテコールアミン，Ca^{2+} チャネル遮断薬，ホスホジエステラーゼ阻害薬，ジゴキシンの収縮力に対する効果の概略を説明できる(3.7，3.8)。
- 遅延後脱分極について説明することができる(3.9)。

* * *

心臓の拍動は，心臓の壁内に存在する**刺激伝導系** *pacemaker-conduction system/specialized conducting system* と呼ばれる電気的なシステムによって引き起こされている。これは神経ではなく，特殊な心筋で構成されている。ペースメーカー（歩調取り）の1つの心筋細胞から発した放電が，局所電流によって隣の筋線維に伝播していく。電気的刺激が心臓の大部分を構成する**固有心筋細胞** *cardiac myocyte* に到達すると，**活動電位** *action potential* を生じ，細胞内の Ca^{2+} 濃度が上昇する。Ca^{2+} は**アクチンフィラメント** *actin filament* と**ミオシンフィラメント** *myosin filament* からなる収縮機構を活性化する。心筋の活動電位は骨格筋の活動電位とは異なり，収縮が起こっている間は持続する。さらに，心筋細胞は互いに電気的に結合しているので，収縮期中はすべての細胞が収縮している。これは，骨格筋とは異なり，収縮する筋線維の数を増加させて収縮力を増強することができないということを意味している。その代わりに，収縮力は細胞内 Ca^{2+} 濃度と拡張期の筋の伸展度によって調節されている。

心臓の壁は主に心筋線維によって構成されているが，ほかに2種類の重要な細胞が存在している。コラーゲンを分泌する**線維芽細胞** *fibroblast* と細胞外マトリックスが混在していて，これらは心臓の壁の硬さと拡張期初期における収縮からの弾性反発力の原動力となっている。また，心臓の内腔面には**内皮細胞** *endothelial cell* が並んでいて，抗凝血作用を発揮している。筋線維自体は，固有心筋細胞，**特殊心筋細胞** *specialized cardiac myocyte* という2つのカテゴリーに分類される。大多数の心筋細胞は機械的な収縮を行い，刺激伝導系を構成する特殊心筋細胞によって刺激されるまで静止している。本章では固有心筋細胞の電気的特性および収縮特性を解説し，刺激伝導系については第4章で詳細に解説する。

3.1 心筋細胞の微細構造

ヒトの心筋細胞は，幅約 $10 \sim 20\,\mu m$，長さ約 $50 \sim 100\,\mu m$ の円筒形をした細胞である。一部の細胞は枝分かれしてお

ギャップ結合によって機械的，電気的に連結している

隣り合った心筋細胞は互いに介在板 intercalated disc の端と端で接着している。介在板にはギャップ結合と接着斑（デスモソーム）という2つの異なる結合が存在しており，ギャップ結合は電気的な伝導を，接着斑は機械的な強度をもたらしている（図3.1）。

ギャップ結合 gap junction（ネクサス nexus）という奇妙な名前は，心筋細胞同士の細胞膜が2～4nmと非常に近接していることから名付けられた。ギャップ結合は中空管の構造をしており，そこをイオン電流が伝わることによって細胞から次の細胞へ電気的な興奮を伝えることができる。6個のコネキシン connexin 蛋白が集まって半分のチャネル（ヘミチャネル hemi-channel）を形成する。一方の細胞膜のヘミチャネルと他方の細胞膜のヘミチャネルが接続してコネクソン connexon という1個の機能的チャネルとなり，細胞間の橋渡しをする。各イオンは1つの心筋細胞の細胞質からこのチャネルを通って次の細胞へと流れる。その結果，心臓全体は電気的に連続した1枚のシートのように機能するが，心房と心室の間は線維輪によって絶縁されている。このような仕組みによって心房，心室のそれぞれの心筋細胞がほぼ同時に収縮するのである。虚血心筋では

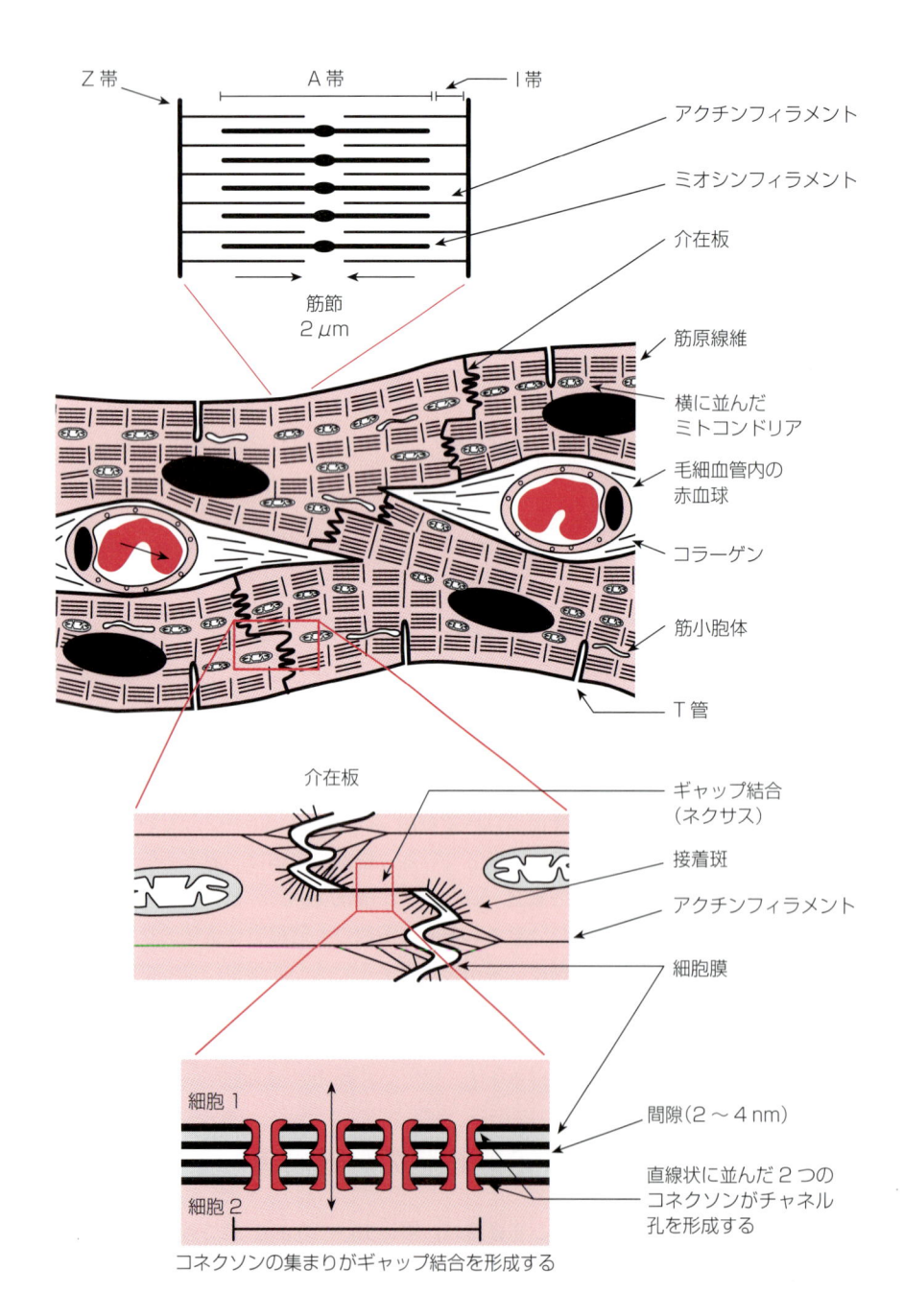

図 3.1 心筋細胞の模式図。電子顕微鏡像を元に，筋線維に対して平行に切った断面。

細胞内の酸性度とCa²⁺濃度が上昇し，一部のコネクソンが閉鎖する．その結果，電気的な結合が弱くなり不整脈が発生しやすくなる．

接着斑 desmosome は心筋細胞同士を強固につなげる構造で，機械的な強さを与えている．接着斑はカドヘリン cadherin という膜貫通型の糖蛋白で構成されており，隣接した心筋細胞膜の間隙（25 nm）をまたいで結合する．細胞骨格を形成する線維は中間径フィラメントまたはデスミンと呼ばれ，細胞内で接着斑に結合している．これらの線維が心筋細胞内に張り巡らされ，細胞に強度を与えている．

筋節は収縮の基本単位である

心筋細胞には，幅が約 1 μm の長く収縮性のある**筋原線維** myofibril と呼ばれる線維の束が中に詰まっている．それぞれの筋原線維は無数の**筋節** sarcomere と呼ばれる収縮の基本単位で構成され，端と端で結合し一直線に並んで細胞内を横切っている．この配列によって心筋細胞は特徴的な縞模様（横紋）を呈している．

筋節の静止長は 1.8～2.0 μm であり，2 つの細い仕切りである **Z 帯** Z line の間で蛋白の線維状の構造となっている．Z 帯は α アクチニンでできており（図 3.1，図 3.2），ドイツ語の「間 zwischen」の頭文字から命名されている．Z 帯の間には 2 種類のフィラメントが存在し，太いフィラメントはミオシン蛋白で，細いフィラメントはアクチン蛋白で構成されている．心筋のミオシンとアクチンは骨格筋のそれらとはアイソフォームが異なっている．

太いミオシンフィラメント thick myosin filament の長さは 1.6 μm，幅 11 nm である．多数のフィラメントが筋節の中央部に平行に並んで配置され，異方性のため暗く見え，A 帯（異方帯 anisotropic band）と呼ばれている．1 本のフィラメントは 400 本程度のミオシン分子で構成されている．個々のミオシン分子は 2 つの頭部（ヘッド）をもつゴルフクラブに似ている．握り手（シャフト）の部分の長さは 150 nm で，フィラメント軸に沿って横に寝た格好になっており，頭部はフィラメントの端から突き出した格好になっている（図 3.3）．

細いアクチンフィラメント thin actin filament は長さ 1.05 μm，太さ 6 nm である．アクチンフィラメントはミオシンフィラメントの間に入り込み，片側は A 帯中で何にも結合しておらず，もう一方は Z 帯に接合している．アクチンフィラメントは色の薄い I 帯（等方帯 isotropic band）を形成している．大部分のアクチンフィラメントは A 帯のミオシンフィラメントの隙間に存在し，ミオシンフィラメントと互いに入り込み合っているため，I 帯の幅はわずか 0.25 μm 程度しかない．線維状のアクチン（F-アクチン）は球状アクチン（G-アクチン）の重合体で，端と端で結合して数珠状につながったものである．細いフィラメントはこのような 2 本の F-アクチンがらせん状に縒り合わさって構成されている（図 3.3）．2 重らせんの溝には**トロポミオシン** tropomyosin という調節蛋白が存在している．また，**トロポニン** troponin から構成されている調節複合体がトロポミオシンとアクチンに等間隔で接合している．トロポニン-トロポミオシン複合体は収縮初期に重要な役割を果たす．

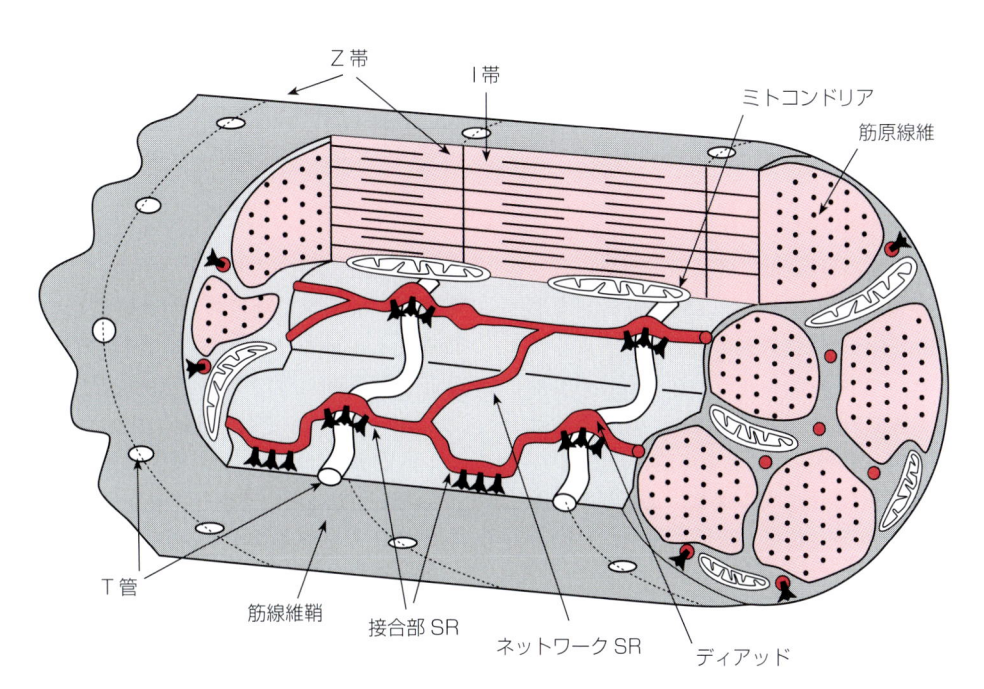

図 3.2 横行小管系（T 管）と筋小胞体（SR）の三次元模式図．SR は細胞容積の約 5% を占めている．黒で示された"足（フット）"は Ca²⁺ 放出チャネルで，リアノジン受容体（RyR）と呼ばれている．

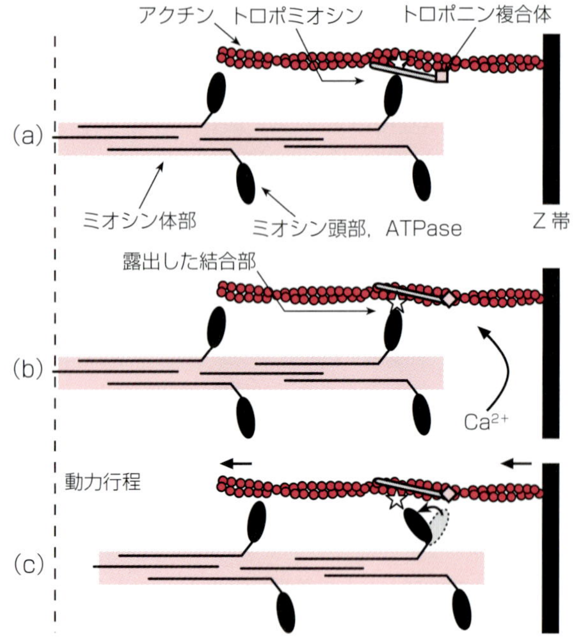

図 3.3 クロスブリッジ周期の 3 段階。a：静止状態。アクチン結合部位（☆）はトロポミオシンによってブロックされている。b：Ca^{2+} はトロポニン-トロポミオシン複合体を動かし，アクチンのミオシン結合部位を露出させる。c：ミオシン頭部の屈曲によって細いフィラメントと Z 帯が筋節中央に向かって移動する。その後，ミオシン頭部は解離して，さらに遠くにあるアクチンフィラメントに再び結合する。図は，多くのアクチン結合部位の 1 カ所，約 400 個あるミオシン頭部のうちの 4 個，および 1 分子のミオシン当たり 2 個あるミオシン頭部のうちの 1 個を示している。

収縮のためのフィラメントのほかに，筋節にはタイチン *titin* というバネのようなフィラメントが存在し，Z 帯と Z 帯をつないでいる。タイチンはミオシンフィラメントを一直線に並べており，細胞外のコラーゲンとともに心臓壁の弾性に寄与している。

横行小管系が細胞内部に興奮を伝える

筋線維鞘 *sarcolemma*（筋細胞膜）は，各 Z 帯で細胞内部に陥入して細い横行小管 *transverse tubule*（T 管 *T-tubule*）を形成している（図 3.2）。T 管には細胞膜の表面と同じように Na$^+$ チャネルと Ca^{2+} チャネルが存在し，これらのチャネルが電気的な興奮を細胞内部に素早く伝えている。T 管は多くの筋原線維が同時に収縮することを可能にしており，心室筋細胞では非常によく発達しているが，心房筋細胞や Purkinje 細胞ではあまり発達していない。また，鳥類や下等脊椎動物の心臓には存在しない。

筋小胞体は Ca^{2+} の貯蔵部位である

筋細胞の細胞質（筋形質 *sarcoplasm*）内には，小胞体に由来した筋小胞体 *sarcoplasmic reticulum*（SR）と呼ばれる第 2 の管腔構造がある。SR は管を何本も吻合して閉じたような幅 20～60 nm の集合体で，筋原線維の上を走り，T 管や筋細胞膜の直近まで延びているが，開口はしておらず，袋状である。SR は，心筋細胞が興奮したときに細胞質に放出されて収縮を引き起こす Ca^{2+} の貯蔵部でもあるので，非常に重要である。

SR には機能的に異なる 2 つの領域があり，それぞれ Ca^{2+} 放出を担う接合部 SR，Ca^{2+} 取り込みを担うネットワーク SR と呼ばれる（図 3.2）。

接合部 SR *junctional SR* は筋細胞膜あるいは T 管から 15 nm 以内にまで延びてきており，ディアッド *diad*（二重構造）が形成されている。接合部 SR の内腔にはカルセクエストリン *calsequestrin* という Ca^{2+} 結合蛋白が存在している。接合部 SR からは小さな足（フット）が出て T 管や筋細胞膜に向かって伸びている。個々のフットは実際には非常に大きな蛋白で，その機能から Ca^{2+} 放出チャネル，結合する薬物の名前からリアノジン受容体（RyR），遊離 Ca^{2+} 濃度によって活性化されることから Ca^{2+} 誘発性 Ca^{2+} 放出（CICR）チャネルなどいろいろな名前がつけられている。

ネットワーク SR *network SR* は筋原線維上を走る管で構成され，細胞質中の Ca^{2+} を多くの Ca^{2+}-ATPase ポンプ *Ca^{2+}-ATPase pump* によってさかんに取り込んでいる。このポンプの活性は阻害蛋白であるホスホランバン *phospholamban* によって調節されている。

このように，心筋細胞が電気的に興奮すると，Ca^{2+} 放出チャネルを介して接合部 SR から Ca^{2+} が放出され，その放出された Ca^{2+} が収縮機構を活性化する。では，どのようにして収縮機構が作動するのだろうか？

3.2 収縮機構

心臓の収縮は，次に示すような筋節の短縮によってもたらされる。

筋節は筋原線維の滑り込みによって短縮する

収縮している間に両方の I 帯は短縮しているが A 帯の幅は変化していないことから，1954 年に Andrew Huxley, Rolf Niedergerke のグループと Hugh Huxley, Jean Hanson のグループがそれぞれ，筋節の収縮は細いアクチンフィラメントが太いミオシンフィラメントの隙間に滑り込むことでもたらされるという説を提唱した。両フィラメント間に形成されるクロスブリッジ *crossbridge*（連結橋）と呼ばれる化学結合が，結合・首振り・解離を繰り返すことによってフィラメントが相互に滑走するというものである。1957 年に Hugh Huxley によって撮影された電子顕微鏡写真によると，このクロスブリッジは実際には，ミオシン分子の頭部が太いフィラメントの横に飛び出したような形状をし

ている。個々の頭部は独立した**力発生器**として働き，1本のフィラメント当たり何百ものミオシン頭部が回転することによって大きな力を発生することになる（図3.3）。その過程は，競技用ボート（太いフィラメント）が，オール（ミオシン頭部）を繰り返し漕いで，川（細いフィラメント）を上っていく様子に例えることができる。クロスブリッジ周期，すなわち筋原線維の滑り込みの速度はミオシンアイソフォームの種類によって決まり，成人心筋のミオシンアイソフォームは97％が遅いβミオシン，3％が速いαミオシンである。

Ca^{2+}はトロポニン-トロポミオシン複合体を介して収縮を引き起こす

個々のアクチンのサブユニットにはミオシン頭部に対する結合部位がある。しかし，この結合部位は静止時にはリボン状のトロポミオシン分子によってブロックされている。トロポミオシンは長さ42 nmの長い蛋白で，F-アクチンの二重らせんの溝に組み込まれており，7個のG-アクチンサブユニット上にかぶさっている。個々のトロポミオシンは3つのユニットから構成されており，一端にトロポニン複合体が付着している。トロポニンCはCa^{2+}結合蛋白で，トロポニンIは抑制的に働き，トロポニンTはトロポミオシンに結合して複合体を形成する。

　主としてSRからのCa^{2+}放出により細胞質の遊離Ca^{2+}濃度が突然に上昇することで，ミオシン結合部位が露出する。すなわち，放出されたCa^{2+}がトロポニンCに結合すると分子立体構造が変化し，トロポニン-トロポミオシン複合体がF-アクチンの溝深くに移動し，その結果F-アクチンのミオシン結合部位が露出する。これによりミオシン頭部がアクチンと結合することができるようになり，クロスブリッジを形成して収縮が起こる。

　ミオシン頭部の角度が変化することによって力の発生や短縮を生じる。1回の角度変化によってアクチンフィラメントは5〜10 nm進むことができる。その後，ミオシン頭部は離れて，細いフィラメント上のさらに遠くにあった新たなアクチンと結合し，この過程を繰り返す。この過程は筋原線維に沿った何百というすべてのミオシン頭部で起こるが，同時に発生するわけではない。このようにして，ボート漕ぎのように，太いフィラメントは細いフィラメント間の隙間に自ら漕ぎ入っていく。

収縮力はクロスブリッジの数で決まる

骨格筋では，興奮によって細胞内のCa^{2+}濃度が10 μMという非常に高い濃度にまで上昇し，トロポニンCはCa^{2+}で飽和し，クロスブリッジの形成が最大になる。したがって個々の骨格筋線維では，すべての単収縮は最大の力を発生する。これに対して安静時の心臓では，興奮中のCa^{2+}濃度は0.5〜2 μMまで上昇するのみで，一部のクロスブリッジしか活性化されない。その結果，収縮は最大強度の約40％前後にとどまる。アドレナリンのような細胞内Ca^{2+}濃度を上昇させる薬物はすべて，クロスブリッジの形成を増加させ，その結果，心収縮力を増強する。心筋の収縮力は形成されたクロスブリッジの数に比例しており，つまりは興奮中の細胞内Ca^{2+}濃度に依存しているのである。

ATPはミオシン頭部を活性化する

ミオシン頭部を動かすエネルギーはアデノシン三リン酸 adenosine triphosphate（ATP）によって供給される。図3.3cで示される段階で，ATPはミオシン頭部のATPase部位に結合する。ATPがアデノシン二リン酸 adenosine diphosphate（ADP）と無機リンに加水分解される瞬間にエネルギーが放出される。放出されたエネルギーはミオシン頭部を活性化し，これを高エネルギー発火角度に傾ける（図3.3a）。発火 firing という言葉を用いたのは，図3.3b〜cの過程で発生するエネルギーが，銃の発射の用意のために撃鉄を起こしたときのように，ミオシン頭部が上向きだからである。

収縮能は酸素供給と密接に関係している

1回のクロスブリッジサイクルで1分子のATPが分解されるので，心臓が収縮を続けるためには継続的にATPが供給される必要がある。したがって，心筋細胞には他の細胞よりも多くのミトコンドリア mitochondria が存在している。ミトコンドリアは心筋細胞容積の30〜35％を占め，筋原線維の間に並んでいる。ATPはミトコンドリア内で酸化的リン酸化反応によって産生され，この反応には酸素（O_2）が必須である。つまり，心臓の収縮機能は**冠動脈** coronary artery からの酸素供給に強く依存している。動脈血酸素分圧（PO_2, 100 mmHg）は心筋細胞内の酸素分圧（5〜20 mmHg）よりはるかに高い。この大きな酸素分圧の勾配によって心筋細胞内に酸素が拡散する。さらに，心筋の細胞質には酸素結合蛋白であるミオグロビン myoglobin が約3.4 g/Lほど含まれている。PO_2が5 mmHgのとき，ミオグロビンは約50％飽和しており，小さな酸素貯蔵庫として機能している。このことも細胞質内での急速な酸素拡散を促進している。

　収縮機構を活性化するSRからのCa^{2+}放出は活動電位の発火によって引き起こされるので，次に心筋細胞の電気的な特性について考えてみよう。

3.3　静止電位

心筋細胞の内外の電位差は，先端が鋭く尖った微小電極を心筋細胞内に刺入して測定することができる（図3.4）。微

小電極 microelectrode は，細いガラス管の一点を熱し，両端を引っ張って作成する。できあがった微小電極内には電解質液を充填し，増幅器と電圧計に接続する。電圧計のもう1本のリード線は細胞外の電極に接続する。心室筋細胞の細胞内電位 intracellular potential は静止時には-80～-90 mVであり，これは細胞内の電位が細胞外液の電位より80～90 mV低いことを意味している。図3.4に示すように，心房筋および心室筋細胞の静止電位 resting membrane potential は安定している（図3.4）が，ペースメーカー細胞やPurkinje線維のような多くの刺激伝導系線維の静止電位は不安定で，時間とともにゼロに近づいていく（この現象については第4章で述べる）。

膜電位は，細胞内外のイオン濃度の違いと細胞膜に存在するイオンチャネルによって決まる。イオンチャネルの特徴はパッチクランプ patch clamping という手法によって記録される。パッチクランプでは，細胞膜の極めて小さい部位（パッチ）を微小電極の先端から吸引し，パッチ内に存在するいくつかのイオンチャネルを流れる電流を記録する（図4.3）。パッチに異なったイオンや電位，チャネル阻害物質を適用することで，特定のイオンチャネルを分離同定することができる。心筋細胞にはK^+チャネル，Na^+チャネル，Ca^{2+}チャネルという3種類の陽イオン透過性チャネルがあり，それぞれのチャネルに多くのサブタイプがある。チャネルの選択性は絶対的というわけではなく，例えばK^+チャネルではK^+とNa^+が透過比（K^+/Na^+）約100/1で通過する。このようなチャネルの多くは開口状態と閉鎖状態を交互に繰り返すが，そのチャネルで開口/閉鎖のどちらの状態が優位なのかは，膜電位や他の因子によって決まる。

K^+は静止電位を形成する

静止電位は，細胞内K^+濃度が140 mMと高いのに対し細胞外K^+濃度が4 mMと低いことと，静止細胞膜におけるK^+透過性チャネルの開口との組合せで決まる。哺乳類には様々な種類のK^+チャネルが存在している。その内訳は，内向き整流K^+チャネル inward rectifier K^+ channel (K_{ir}) 7種類，電位依存性K^+チャネル voltage-activated K^+ channel (K_v) 12種類〔Ca^{2+}によって活性化されるCa^{2+}依存性K^+チャネル Ca^{2+}-activated K^+ channel (K_{Ca}) 3種類を含む。後述〕である。細胞膜にはNa^+チャネルとCa^{2+}チャネルも存在するが，これらのチャネルは負電位では閉鎖している。一方，内向き整流K^+チャネルは負電位でもある程度開口している。細胞内K^+濃度が細胞外K^+濃度より約35倍も高いので（表3.1），静止電位からわずかに脱分極するとI_{Kir}（I_{K1}）の外向き電流が流れる。細胞内の陰イオンは主に有機リン酸塩や陰性に帯電した蛋白であり，これらは細胞膜を透過しないため，K^+と一緒に細胞外に出ることはできない（図3.5）。したがって，K^+の細胞外への拡散によって細胞内陽イオンのみが失われるため，細胞外に対して細胞内は負に帯電することになる。1個のイオンの電荷は非常に大きいので（巻末資料2「Faraday定数」参照），-80 mVという静止電位を形成するには，10^{15}個のイオン当たり細胞内にたった1個の過剰な陰イオンがあれば十分なのである。この不均衡は極めて小さく，化学的な分析では検出できない。

K^+の平衡電位はNernstの式によって予測できる

もし細胞内の負の電位が十分に大きければ（例えば-94

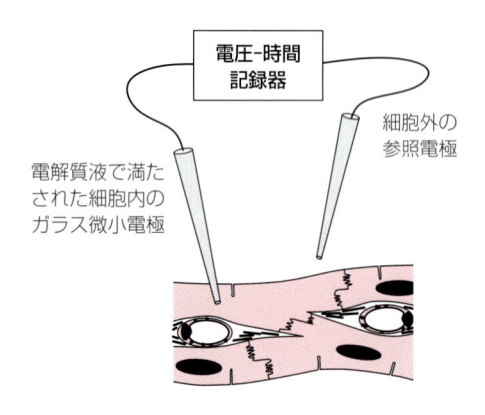

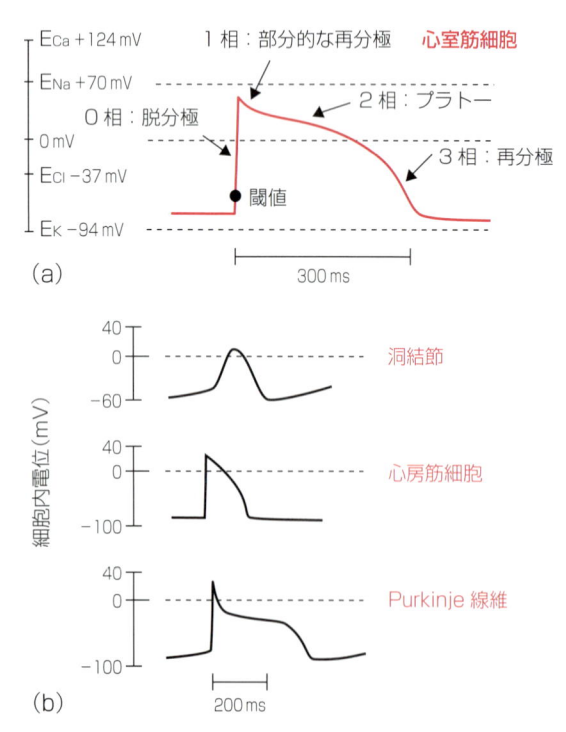

図3.4 a：活動電位中の心内膜側心室筋の細胞内電位。静止電位は-80 mV。比較のため，各イオンの平衡電位を記してある。上段は電位測定法を示している。b：部位により異なる心筋活動電位の波形。洞結節と一部のPurkinje線維の静止電位は不安定である。心房筋の活動電位は多くの種でここに示すような三角形をしているが，ヒトではスパイクとプラトー相がある。

mV），細胞内の陽イオンである K^+ を引き付け，濃度勾配に従って細胞内から細胞外へと拡散しようとする K^+ の動きを相殺することになり，細胞膜を通過する K^+ の動きがなくなることになる。この平衡が起こる電位を K^+ 平衡電位（E_K）と呼ぶ。その定義から，この**電気ポテンシャル** electrical potential は，濃度勾配による外向きの駆動力すなわち化学ポテンシャル chemical potential と大きさが等しい。化学ポテンシャルは細胞の外側のイオン濃度（C_o）と内側のイオン濃度（C_i）に依存している。あるイオン（X）の平衡電位（E_X）と濃度比の関係は **Nernstの式** Nernst equation によって次のように表される。

$$E_X = (RT/zF) \log_e (C_o/C_i) \qquad (式3.1a)$$

ここで R はガス定数（巻末資料2），T は絶対温度，z はイオン価数，F は Faraday 定数である。さらに単純に考えれば，体温（310°K＝37℃）における陽イオンの平衡電位（mV）は，

$$E_X = (61.5/z) \log_{10} (C_o/C_i) \qquad (式3.1b)$$

で求めることができる。陽イオンが K^+ の場合，C_o/C_i 比は 1：35 で，イオン価数は +1 であるので，K^+ の平衡電位は −94 mV となる。微小電極による測定では静止電位は E_K に近い値になるが，決して等しくはならない（図3.6）。なぜそのようになってしまうのかを以下で考えることにする。

Nernst の式は臨床的にも非常に重要な意味をもっている。腎不全や心筋梗塞部位では細胞外 K^+ 濃度が過剰に上昇する。Nernst の式によると，このような状態では静止電位が減少，すなわち脱分極することが示される（図3.6）。この脱分極は致命的な心臓不整脈のトリガーになりうる。

Na^+ 背景電流は非平衡状態を作り出す

実際には，静止電位は K^+ の平衡電位と同じではなく，それよりも小さくなる（図3.6）。これは小さな，主に Na^+ からなる陽性電荷の内向き電流によるもので，**内向き背景電流** inward background current（I_b）と呼ばれる。静止膜の Na^+ 透過性は K^+ 透過性のわずか 1/10〜1/100 ではあるが，Na^+ に対する電気的，化学的な勾配は両者とも Na^+ を細胞内に引き付ける方向に作用する（表3.1）。2つの勾配の和は**電気化学勾配** electrochemical gradient と呼ばれ，細胞内への小さな Na^+ の内向き電流を生じる（図3.5）。その結果，静止電位は K^+ の平衡電位より 10〜20 mV 程度プラス側になる。

静止電位は陰性であるが K^+ の細胞外への拡散を完全に抑制するには不十分で，静止心筋細胞から持続的な K^+ の漏出があり，これが**外向き背景電流** outward background current（I_{Kir}）を形成している。外向き電流である I_{Kir} は Na^+-K^+ ポンプ（後述）によって発生する小さな外向き電流とともに，内向き電流である I_b と大きさが等しく，逆向きに流れる。したがって静止電位は，Na^+ と K^+ が継続的にゆっくり交換されているにもかかわらず安定している。

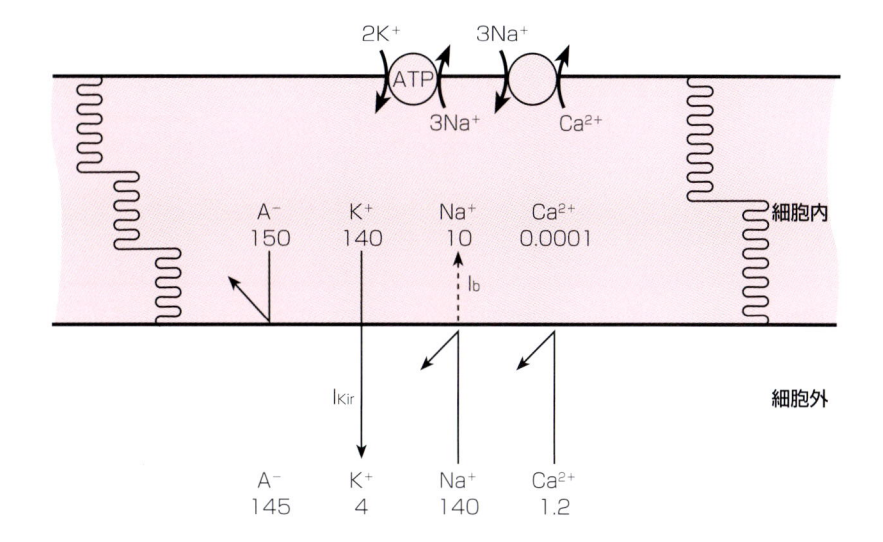

表 3.1 心筋細胞のイオン濃度

	細胞内 (mM)	細胞外 (mM)	Nernst の平衡電位 (mV)
K^+	140	4	−94
Na^+	10	140	+70
Ca^{2+}	0.0001[a]	1.2[c]	+124
Cl^-	30	120	−37[b]
pH	7.0〜7.1	7.4	—

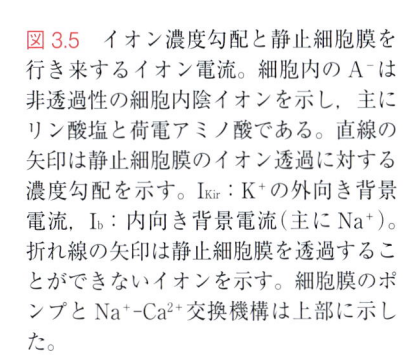

[a] 静止した心筋細胞。
[b] −80 mV の静止電位では Cl^- チャネルから Cl^- が流出する。活動電位中，例えば +20 mV では Cl^- チャネルから Cl^- の流入が起こる。
[c] 血漿の総 Ca^{2+} 濃度はこの約2倍だが，遊離 Ca^{2+} 濃度はわずか 1.2 mM である。

図 3.5 イオン濃度勾配と静止細胞膜を行き来するイオン電流。細胞内の A^- は非透過性の細胞内陰イオンを示し，主にリン酸塩と荷電アミノ酸である。直線の矢印は静止細胞膜のイオン透過に対する濃度勾配を示す。I_{Kir}：K^+ の外向き背景電流，I_b：内向き背景電流（主に Na^+）。折れ線の矢印は静止細胞膜を透過することができないイオンを示す。細胞膜のポンプと Na^+-Ca^{2+} 交換機構は上部に示した。

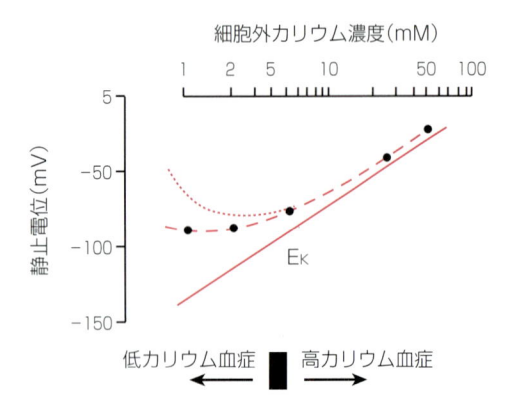

図3.6 細胞外K⁺が心筋細胞（●），Purkinje線維（点線）の静止電位に及ぼす影響。実線はNernstの平衡電位（E_K）を示す。E_K からの乖離は内向き背景電流 I_b による。低カリウム血症では乖離が増大する。これはK⁺コンダクタンス（g_K）が低下し，3Na⁺-2K⁺ポンプによる外向き電流が減少するためである。（Adapted from Noble D. The Initiation of the Heart Beat. Oxford：Clarendon Press, 1979）

膜電位はイオン透過性の比によって決まる

基本的な電気の法則であるOhmの法則を用いて，K⁺とNa⁺の相対的な透過率が膜電位に対してどのように作用するか理解することができる。Ohmの法則 *Ohm's law* では，電流（I）は電位差（ΔV）と電気的コンダクタンス（g，抵抗の逆数）に比例するとされており，I＝g×ΔV と表すことができる。個々のイオンに対する細胞膜のコンダクタンスは，そのイオンの透過性に比例する（巻末資料2）。K⁺の外向き背景電流（I_{Kir}）を駆動する電位差（ΔV）は，実際の膜電位（V_m）とK⁺の平衡電位（E_K）の差である。したがってOhmの法則により外向き背景電流は，

$$I_{Kir} = g_K (V_m - E_K) \quad \text{（式3.2）}$$

で求めることができる。g_K はK⁺の膜コンダクタンスである。同様に，Na⁺の内向き背景電流（I_b）は，

$$I_b = g_{Na} (V_m - E_{Na}) \quad \text{（式3.3）}$$

で求めることができ，E_{Na} はNa⁺の平衡電位で，およそ＋70 mVである。もし静止電位が安定であれば，内向き電流と外向き電流の大きさは等しく，逆向きでなければならない。つまり式3.2と式3.3の右側が等しく，他の小さな電流は無視することができる。2つの式を結合して，コンダクタンス方程式 *conductance equation* と呼ばれる，静止電位を説明する式を得ることができる。

$$V_m = \frac{E_K + E_{Na} \times g_{Na}/g_K}{1 + g_{Na}/g_K} \quad \text{（式3.4）}$$

このコンダクタンス方程式は，塩素電流（I_{Cl}）のコンダクタ

訳注1：日本ではGoldman-Hodgkin-Huxleyの式と呼ばれている。

ンスの関与も考慮された複雑なGoldman固定フィールド方程式[訳注1]（巻末資料2）の表現を単純化したものである。しかし，このコンダクタンス方程式は膜電位の決定にNa⁺透過性とK⁺透過性の比（g_{Na}/g_K）が重要であることを強調しているので，ここで述べる内容にかなった式といえる。コンダクタンス方程式から，静止電位は，K⁺の平衡電位（E_K，－94 mV）からNa⁺の平衡電位（E_{Na}，＋70 mV）の一部を差し引いたものであることがわかる。g_{Na}/g_K が1：10なので，差し引かれる E_{Na} の大きさは大体1/10となる。したがってコンダクタンス方程式から予測される静止電位は，（－94 mV＋7 mV）/1.1＝－79 mV である。これは静止状態の心筋細胞で測定される膜電位に非常に近い値である。また，コンダクタンス方程式から，活動電位が発生している場合のように，もし g_{Na} が g_K より大きくなると膜電位は正になることがわかる。これは活動電位の特性である。

イオンチャネルの電流-電圧関係は通常は直線ではない

イオンチャネルに対してOhmの法則を適用するときの1つの問題点は，イオンチャネルのコンダクタンス（g）が銅線とは異なり，電位とともに変化することである。したがって，電流-電圧関係は直線ではない。式3.2や式3.3のようなOhmの式では，与えられたコンダクタンスと電位から電流を求めることはできるが，電流-電圧関係の形を知ることはできない。静止電位の形成に主に関与する内向き整流K⁺チャネル（K_{ir}）はそのよい例である。膜が脱分極する（電荷を失う）と K_{ir} のコンダクタンスは低下するので，活動電位発生中はK⁺はそれほど漏出しない（図3.8）。このため内向き整流電流と呼ばれ，非常に長い心筋の活動電位発生中に細胞内のK⁺を保持するのに非常に重要である。脱分極によるチャネル透過性の低下は，正に帯電した Mg^{2+} とポリアミン類によって引き起こされ，これらはチャネル内側の入口に引き込まれてK⁺の透過を妨害する。

3.4 イオンポンプとイオン交換機構の役割

Na⁺-K⁺ポンプは細胞内のイオンレベルを一定に保つ

心筋細胞は化学電池であるが，電池を充電する化学物質，すなわちK⁺はゆっくりではあるが継続的に細胞から漏出している。このまま放置するとK⁺とNa⁺の濃度は細胞膜を挟んで釣り合い，電池が切れた状態になってしまう。このような放電は筋細胞膜に存在する能動的なポンプによって阻止され，細胞内のイオン組成が保持されている。

Na⁺-K⁺ポンプ *sodium-potassium pump* は，代謝エネルギーを使ってNa⁺を細胞外へ汲み出すと同時にK⁺を細胞

内に汲み上げる ATP 加水分解酵素である(図 3.5)。3 個の Na$^+$ が細胞から汲み出され，2 個の K$^+$ が汲み上げられる。このポンプは正味 1 個の陽性電荷が細胞外に出て行くので起電性 electrogenic と呼ばれる。静止電位に対するポンプ電流の寄与はわずかであり，ウアバインでこのポンプを阻害しても心筋の電位は 2～4 mV ほど減少するだけである。ポンプの回転速度は細胞内 Na$^+$ 濃度または細胞外 K$^+$ 濃度の上昇によって増加する。

　Na$^+$ の濃度勾配に依存したいくつかのイオン交換系の働きは，Na$^+$-K$^+$ ポンプによって調整される。Na$^+$-Ca^{2+} 交換機構 Na$^+$-Ca^{2+} exchanger が最も重要である(3.5)。Na$^+$-H$^+$ 交換機構 Na$^+$-H$^+$ exchanger は，Na$^+$-K$^+$ ポンプによって Na$^+$ が低下した細胞内に Na$^+$ を取り込み，それと交換で H$^+$ を細胞外に運び出して，細胞内の pH を調節する。Na$^+$-H$^+$ 交換機構は心筋虚血の際に特に重要な意味をもつ(3.10 および図 6.22)。

Ca^{2+} 輸送体は拡張期の細胞内 Ca^{2+} と Ca^{2+} 貯蔵を調節する

拡張期の間に心筋は，活動電位(3.5)発生中に細胞外液から流入した Ca^{2+} を排出する。細胞膜表面にある主な Ca^{2+} 輸送体は Na$^+$-Ca^{2+} 交換機構である。膜を貫通するこの蛋白は，特に接合部 SR に近い細胞膜に豊富に存在している。Na$^+$-Ca^{2+} 交換機構は心周期のほとんどを正常モード forward mode で動き，細胞内の Ca^{2+} 1 個を細胞外へ出すのと交換に細胞外の Na$^+$ 3 個を細胞内に取り込み(図 3.5)，細胞内への Na$^+$ 流入によって小さな内向き電流を生じる。Na$^+$-Ca^{2+} 交換機構は ATP によって動くのではなく，内向き方向の Na$^+$ の濃度勾配によって駆動される。例えるなら，水力によって回転する水車に似ている。したがって，Ca^{2+} の排出は Na$^+$ の濃度勾配を作る能動的な Na$^+$-K$^+$ ポンプに間接的に依存している。これは強心薬であるジゴキシンの作用を理解するうえで重要なポイントである(3.7)。

　正常モードは正味 1 つの陽性電荷を細胞内に取り込むので，負の細胞内電位が深くなるほど促進される。しかし，Na$^+$-Ca^{2+} 交換機構は可逆的である。細胞内電位が陽性，すなわち活動電位のピーク時や，特にジゴキシンによる治療中で細胞内 Na$^+$ 濃度が高いときには，簡単に逆転モード reverse mode (Ca^{2+} 流入，Na$^+$ 排出)に変わる。

　3Na$^+$-1Ca^{2+} 交換機構は心筋細胞からの Ca^{2+} 排出のおよそ 3/4 を占めている。残りの 1/4 は，ATP によって駆動される比較的少数の細胞膜の Ca^{2+} ポンプ calcium pump によって汲み出される。Ca^{2+} ポンプはネットワーク SR に豊富に存在し，SR に Ca^{2+} を貯蔵する。能動的な Ca^{2+} 輸送体と受動的な Ca^{2+} 輸送体が協調して静止時の細胞内の Ca^{2+} 濃度をおよそ 10^{-7} M (0.1 μM) という低いレベルにまで低下させている。

3.5　心筋の活動電位

心筋の活動電位は 5 つの相から成り立っている

活動電位は膜電位が突然，正に反転する現象である(図 3.4，図 3.7)。心筋の活動電位は刺激伝導系や隣接する心筋細胞で発生した活動電位によって引き起こされる。隣接する細胞の活動電位によって脱分極を引き起こす電流を生じる(第 4 章 4.3)。膜電位が −60～−65 mV の閾値 threshold に達すると，細胞膜の電気伝導度が突然増加する(図 3.7b)。これは Na$^+$ チャネルが開口するためである(図 3.8)。この Na$^+$ チャネルの開口は内向きの Na$^+$ 電流を発生し(図 3.7c)，その結果，Na$^+$ が細胞膜を急激に脱分極 depolarization させ，膜電位は +20～+30 mV に達する。この現象はオーバーシュート overshoot と呼ばれる。心筋の活動電位ではこの部分を 0 相(立ち上がり相)と呼ぶ(図 3.7a)。

　ほとんどの心筋細胞では，細胞膜はその後すぐに再分極 repolarization し，これを 1 相と呼んでいる。この初期の再分極はわずかであり，膜電位が 0～−20 mV になると電

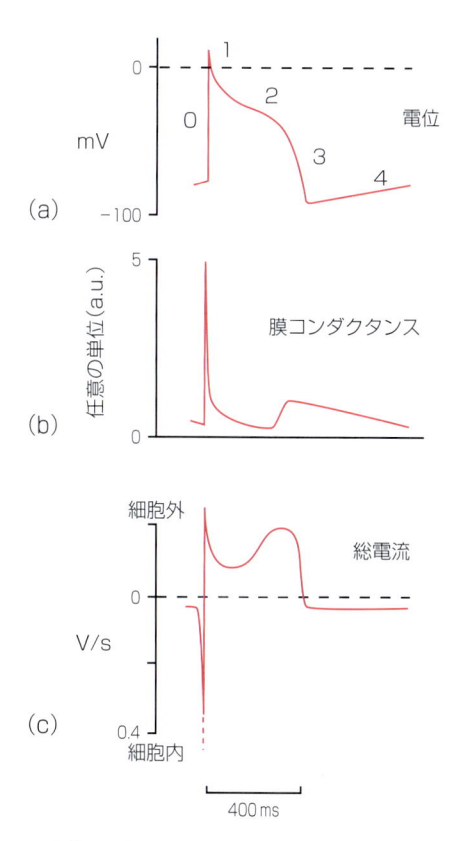

図 3.7　a：心筋の活動電位の 5 つの相。b：膜コンダクタンスの変化。c：細胞膜を行き来する内向き電流の正味の膜電流。変化は図 3.8 に示されている K$^+$，Na$^+$，Ca^{2+} コンダクタンスの変化の合計である。この特殊心筋は Purkinje 細胞であり，静止電位は不安定で，プラトー電位は相対的に陰性である。(Wiedmann's seminal observation of 1956, redrawn from Noble D. The Initiation of the Heartbeat. Oxford：Clarendon Press, 1979, by permission)

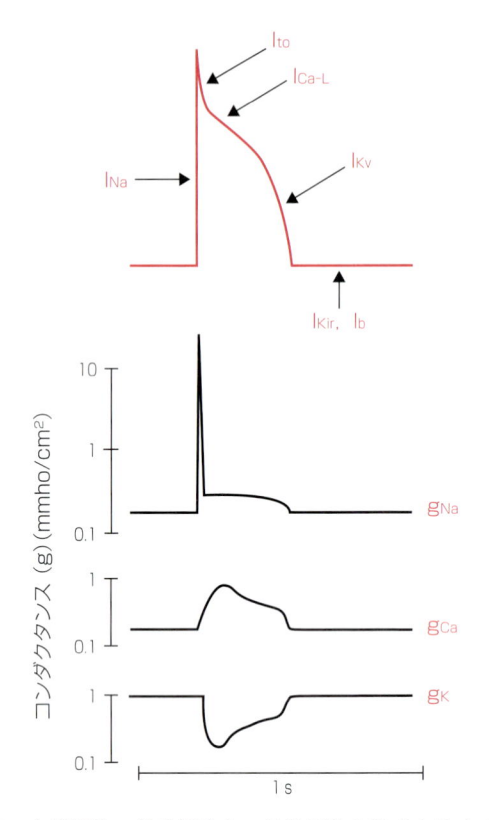

図 3.8 心筋細胞の活動電位と，活動電位を形成するイオン電流，各イオンに対する膜コンダクタンスの変化．これらは図 3.7b で示された正味の膜コンダクタンスの変化を説明するものである．(Based on Noble D. The surprising heart. Journal of Physiology 1984；353：1-50, with permission from Wiley-Blackwell)

位は比較的安定し，そのレベルで 200 〜 400 ms ほど持続する．これをプラトー *plateau*，または 2 相と呼ぶ．このプラトー相があることによって，心筋の活動電位持続時間 *action potential duration* は神経や骨格筋(1 〜 4 ms)と比較して約 100 倍も長くなる．ヒトの心房筋，心外膜側の心室筋，Purkinje 線維の活動電位に特徴的なスパイク-プラトーは，特徴的な 1 相と 2 相の組合せによるものである(図 3.4b 最下段)．しかし心内膜側の心室筋細胞は鋭く尖った 1 相を欠いている(図 3.4a)．最後に膜電位は脱分極のわずか 1/1,000 程度の速度で再分極する(3 相)．4 相は静止電位である．

心筋の活動電位の波形は，部位や種によって異なる(図 3.4 および図 3.7 〜 3.12)．心房筋の活動電位持続時間は 150 ms であり，ヒト以外の多くの種では三角形をしている(図 3.4b 中段)．心室筋の活動電位持続時間は 400 ms であり，+ 30 〜 0 mV での著明なプラトー相によって長方形に近い形をしている(図 3.4a)．1 相の再分極のスパイクは，心外膜側の心室筋ではよく認められるが，心内膜側の心室筋ではそれほどでもなく，そのため心内膜側の心室筋の活動電位持続時間は長い．このことは心電図の T 波に

ついての理解に重要なポイントとなる(第 5 章 5.5)．Purkinje 細胞の活動電位の特徴は，際立った 1 相のスパイクと低い(− 20 mV)プラトー電位であり，持続時間は 450 ms 以上ですべての心筋細胞の中で最も長い(図 3.7)．

次に説明するように，心筋の活動電位は，細胞膜の Na^+，Ca^{2+}，K^+ に対する透過性の連続的な変化によって形成され，これらのイオン透過性の変化に応じてイオン電流が電気化学勾配に従って流れる．

Na^+ チャネルは急速な脱分極をもたらす(0 相)

脱分極とオーバーシュートは，筋細胞膜での極めて急速な Na^+ 透過性の増大によってもたらされる．速い Na^+ チャネル *fast sodium channel* は膜電位が閾値(− 60 〜 − 65 mV)を超えると開口(活性化)し，コンダクタンスがおよそ 100 倍にまで急激に増加する(図 3.7)．この脱分極により電気化学勾配に従って Na^+ が急速に細胞内に流入する．これが速い内向き電流 *fast inward current* 〔Na^+ 電流(I_{Na})〕である(図 3.8)．この内向き電流は，Nernst の式から求められる Na^+ の平衡電位(E_{Na}，+ 70 mV)に向かって電位を変化させる(表 3.1)．しかし K^+ の小さな外向き電流が存在しているため，電位は決して E_{Na} には到達しない．安静時における Na^+ と K^+ の細胞内外の濃度関係はミラーイメージのような関係であるので，オーバーシュートの膜電位を求めるには，同じ式 3.4 を当てはめることができる．Na^+ と K^+ のコンダクタンス比(Na：K)が 10：1 であるとすると，式 3.4 からオーバーシュートの膜電位は + 55 mV と予想される．

速い Na^+ チャネルは，閾膜電位の境界で開口するので**電位依存性** *voltage-dependent* と呼ばれる．さらに，チャネルの開口状態は長く続かないので**時間依存性** *time-dependent* でもある．この時間依存性のため，Na^+ チャネルは自動的に**不活性化** *inactivate* され，オーバーシュートは非常に短時間である．これらの特性の分子的機序は以下の 3.6 で説明する．

一過性の K^+ チャネルは初期の再分極をもたらす(1 相)

心外膜側の心筋や Purkinje 線維のような際立った 1 相をもつ心筋細胞では，**一過性外向き電流** *transient outward current* (I_{to})によって細胞膜が急速かつ不完全に再分極する(図 3.8)．電流は主に電位依存性 K^+ チャネルによって運ばれ，このチャネルは脱分極に即座に反応して開口し，すぐに不活性化する(図 3.11)．また，Cl^- チャネルを介した Cl^- の流入も I_{to} に関与している．

I_{to} による部分的な再分極には 2 つの役割がある．1 つは次に起こる Ca^{2+} 流入に対して電気化学勾配を増大することであり，もう 1 つは**活動電位持続時間に影響を与える**こ

とである。例えば，心外膜側の心筋では心内膜側の心筋に比べてより多くの一過性外向きK$^+$チャネルを発現しているため，心外膜側の心筋の活動電位持続時間は短い。一方，心不全ではK$^+$チャネルの発現が減少しているため活動電位持続時間は延長する。

L型Ca^{2+}チャネルは初期のプラトー相をもたらす（2相）

心筋の活動電位は，200〜400 msの持続時間をもつプラトー相というユニークな特徴を示す。プラトー相の最初の部分は，小さいが長時間持続するCa^{2+}の内向き電流，すなわちCa^{2+}電流（I$_{Ca}$）によって形成される。Ca^{2+}電流は活動電位中では2番目の内向き電流（1番目はI$_{Na}$）で，心筋細胞が神経軸索や骨格筋線維でみられるような急速な再分極を起こさないようにしている。I$_{Na}$とI$_{Ca}$という2つの異なった内向き電流の存在は，フグ毒であるテトロドトキシンを用いることで明らかにできる。テトロドトキシンは速いNa$^+$チャネルを抑制して活動電位の最初のスパイクを小さくさせるが，プラトー相には影響しない（図3.9）。図3.9ではプラトー相のI$_{Ca}$がアドレナリンによって増大することも示されている。このことについては後に述べる。

内向きのCa^{2+}電流は電気化学勾配によって駆動され，長時間開口するL型Ca^{2+}チャネル *L-type Ca^{2+} channel* と呼ばれるチャネルによって運ばれる。これは特にT管に多く存在している。L型Ca^{2+}チャネルは電位依存性チャネルであり，Na$^+$チャネルほどではないが脱分極によって急速に活性化される。1相の間にすでに40％のI$_{Ca}$が活性化されている。電流は2〜7 msでピークに達し，L型Ca^{2+}チャネルはゆっくり不活性化するため，長時間にわたって減衰しながら流れ続ける。図3.8にCa^{2+}コンダクタンスの増加とゆっくりと減衰していく様子が示されており，図3.7bにみられるプラトー相中の膜全体としてのコンダクタンスの減衰を説明することができる。L型Ca^{2+}チャネルはベラパミルやジルチアゼムのようなCa^{2+}チャネル遮断薬によって部分的に抑制される。

活性化されたCa^{2+}チャネルの総コンダクタンスはNa$^+$チャネルの総コンダクタンスよりもはるかに小さいので，I$_{Ca}$もはるかに小さな電流となる。しかし活動電位発生中に流れている小さな外向きK$^+$電流の再分極効果と釣り合うにはちょうど良いサイズである。このようにして膜電位は数百 msの間，0 mV付近に保たれる。

膜のK$^+$コンダクタンスは脱分極で低下するので，外向きK$^+$電流 *outward K$^+$ current* はプラトー相の間に減少する（図3.8，図3.10）。これはすでに述べた内向き整流 *inward rectification* によるものである。内向き整流電流は，脱分極中に細胞内のMg^{2+}やポリアミン類によってK$_{ir}$チャネルの細胞内側の口が塞がれることによって起こる。内向き整

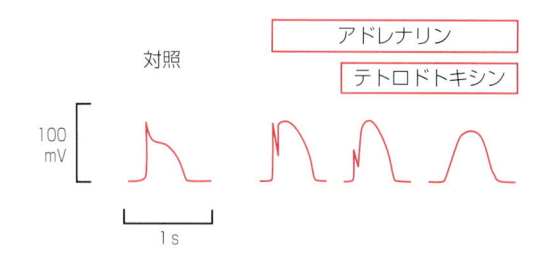

図3.9 仔ウシのPurkinje線維の活動電位に対するアドレナリンとテトロドトキシンの効果。対照では正常なPurkinje細胞の活動電位を示している。アドレナリンはプラトー相のCa^{2+}電流を増大させる。テトロドトキシンは速いNa$^+$チャネルを阻害するので，脱分極によるスパイクを抑制した。残りの活動電位は洞結節の活動電位と似ている（図3.4参照）。(After Carmeliet E, Vereeke J. Pfluger's Archiv 1969 ; 313 : 303-15, with kind permission from Springer Science and Business Media)

流は，非常に長い心臓の活動電位持続中に交換されるK$^+$とCa^{2+}の数を最小限にするので，活動電位によって失われるエネルギー消費を減らすことができる。

Na$^+$-Ca^{2+}交換機構はプラトー相の後半を維持する

単離された心筋細胞の細胞外液からNa$^+$を除去すると，プラトー相は短くなる。これはL型Ca^{2+}チャネルが次々と閉じていくプラトー相の後半がNa$^+$の内向き電流によって維持されていることを示している。このプラトー相のNa$^+$電流は，Na$^+$チャネルではなくNa$^+$-Ca^{2+}交換機構によって運ばれている（図3.5）。Na$^+$-Ca^{2+}交換機構は3個のNa$^+$を細胞内に取り込み，1個のCa^{2+}を排出するので，内向きの電流が流れることになる。さらにプラトー相の間に細胞内Ca^{2+}濃度が上昇するのに伴い，このNa$^+$-Ca^{2+}交換電流が増大する。Na$^+$-Ca^{2+}交換機構は起電性で，イオン濃度だけではなく膜電位にも影響されるので，プラトー相が相対的に陰性の電位（例えば図3.4aに示した心室筋に比べ，図3.4b下段のPurkinje線維や図3.7に示されているプラトー相のように）にあるときに，Na$^+$-Ca^{2+}交換電流は最も大きくなる。実際に，活動電位のオーバーシュート相で膜電位が正になっている間に短時間だけNa$^+$-Ca^{2+}交換機構は輸送方向が逆転し（反転モード），Ca^{2+}が細胞に流入するきっかけを作っている（巻末資料2）。

遅いK$^+$チャネルの開口が再分極をもたらす（3相）

プラトー相が進むと，減少していたK$^+$コンダクタンスが増大し始める（図3.8）。これは遅延整流K$^+$チャネル *delayed rectifier K$^+$ channel*（K$_v$, K$_s$）と呼ばれる電位依存性K$^+$チャネルが徐々に開口し始めるからである。電位依存性のNa$^+$チャネルやCa^{2+}チャネルとは異なり，遅延整流K$^+$チャネルは極めてゆっくり活性化する（図3.10）。この

ため外向きのK⁺電流（I_{Kv}）は徐々に増大し，プラトー相後半になってはじめて小さな内向き電流よりも大きくなって，再分極が開始される．再分極が進むにつれ，内向き整流コンダクタンスが元に戻ることによって，再分極相の最後の部分が形成される（図3.10）．

内向きK⁺電流の大きさはプラトー相の持続時間に影響を与える．交感神経刺激によって心拍数が増加すると，チャネルのリン酸化によって再分極を開始させるI_{Kv}が増加し，プラトー相が短縮する．これは1分間当たりの活動電位の発生頻度を増やすために必須の過程である（第4章4.5）．活動電位の持続時間は病的な状況によっても変化し，例えば，低酸素では持続時間は短縮し（図3.10上段），慢性心不全では延長する．遅延整流K⁺チャネル蛋白遺伝子であるKCNQ1の変異はチャネルの機能を阻害し，プラトー相を延長することで心電図上のQT間隔を延長する．QT延長症候群 long QT syndrome は，外見上健康な若年者の突然死の原因の1つである．QT延長症候群はNa⁺チャネル遺伝子であるSCN5Aのような，他のチャネル蛋白の突然変異によっても起こる．

不応期と収縮期の関係

長い脱分極中，心筋細胞は電気的には興奮しない．これを絶対不応期 absolute refractory period と呼ぶ（図3.11）．再分極により膜電位が−50 mVに到達するまでに，大部分の速いNa⁺チャネルは不活性化状態から，閉鎖しているが活性化できる状態にリセットされる（不活性化と閉鎖の違いについては3.6で説明する）．したがって，細胞はこの時点である程度の電気的興奮性を取り戻し始める．しかし，ほとんどのNa⁺チャネルがまだ不活性化されているため，通常よりは強い興奮性刺激が必要である．−50 mVから完全に脱分極するまでの期間を相対不応期 relative refractory period と呼び，この後，心筋細胞は再び電気的に興奮することが可能になる．

心筋収縮 myocyte contraction は0相の約10 ms後あたりで始まり，200〜250 msほど持続する（図3.11）．その結果，収縮は絶対不応期の終わりごろに最大になり，その後，相対不応期の終わりごろに弛緩期が始まる．したがって，心筋細胞が再興奮する前に張力の発生は完了する．心臓の収縮を同期した単収縮 twitch として継続するうえで，この性質は非常に重要である．それに対して骨格筋では，非常に短い活動電位が迅速に続くため，個々の単収縮が次の単収縮と融合し持続的な収縮となる．心臓では張力が発生している間は不応期が続いているため，このような現象は起こらない．心筋が持続的に収縮してしまうと致命的となるので，これは極めて巧妙な仕組みである！

活動電位に伴って移動するイオンの量は少ない

これまでに解説してきた様々なイオン電流は，Na⁺電流も

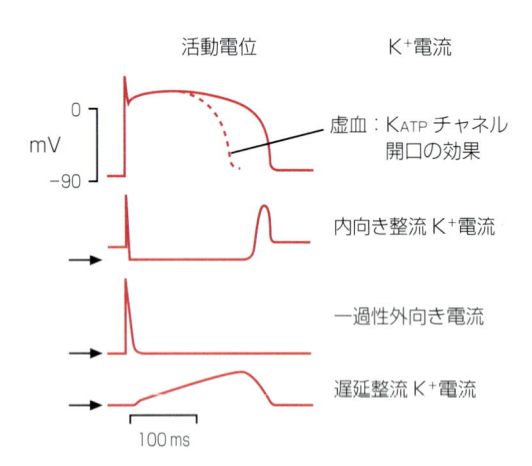

図3.10 心筋細胞の活動電位に関係する3つのK⁺電流．矢印は電流0を示す．点線は急性虚血時の活動電位を示す．K_{ATP}チャネルの開口確率の増加は活動電位持続時間を短縮する．低酸素による活動電位持続時間の短縮は，K_{ATP}チャネル遮断薬のグリベンクラミド投与，あるいはK_{ATP}チャネルのポア形成蛋白である$K_{ir}6.2$をノックアウトしたマウスでは抑制される．（Adapted from Sanguinetti MC, Keating MT. News in Physiological Sciences, 1997；12：152-7, with permission from the American Physiological Society）

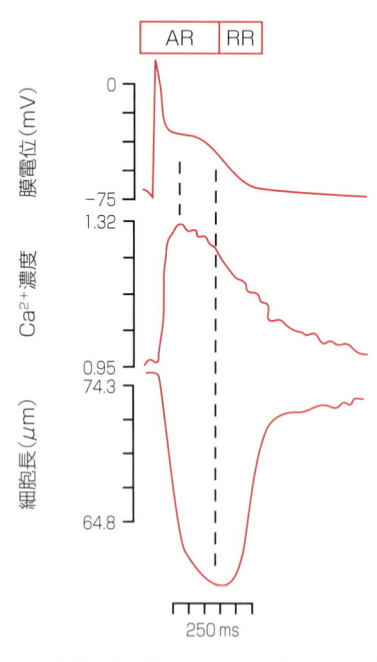

図3.11 ラット単離心筋細胞における活動電位，細胞内Ca²⁺濃度，細胞長の関係．細胞質の遊離Ca²⁺濃度を測定するために蛍光色素を負荷した心筋細胞を用いた．ピークの順番に注目すると，まず最初に活動電位，次に細胞内Ca²⁺濃度，最後に細胞長の順となる．AR：−50 mVに再分極させたときの絶対不応期，RR：−50 mVから完全に再分極させたときの相対不応期．ラット心筋のプラトー電位は著しい陰性電位を示している．（Records from Spurgeon et al. American Journal of Physiology 1990；258：H574-86）

含め,すべて小さい。そのため,1回の活動電位による細胞内のイオン濃度の変化は非常に小さい。Na^+の急激な細胞内への流入は大幅な細胞内 Na^+ 濃度の上昇を引き起こすのだろうと学生たちはよく勘違いしているが,これは Na^+ が流入する速度と量の関係を誤解しているからである。脱分極中に約 4,000 万個の Na^+ が心筋細胞に流入する。心筋細胞には約 2,000 億個の Na^+ が存在するので,Na^+ 濃度の上昇はわずか 0.02% である。K^+ の変化はさらに小さく,0.001% の低下である(巻末資料 2 「心筋の活動電位中に交換されるイオンの量」参照)。したがって,Na^+-K^+ ポンプと Na^+-Ca^{2+} 交換機構は過剰な代謝エネルギーを消費することなく細胞質のイオン組成を元に戻すことができる。

表 3.2 に主なイオン電流をまとめた。チャネルの様々なサブタイプについては表 4.2 により詳細にまとめ,参照できるようにしてある。

3.6 イオンチャネルの構造-機能連関の詳細

イオンチャネルの分子構造は複雑であるが,大まかに知っておくことは,Na^+ チャネルの時間依存性の不活性化など,基本的性質を理解するうえで重要である。さらに,チャネル蛋白遺伝子の突然変異は QT 延長症候群のような心疾患の原因になる。

すべてのイオンチャネルは,親水性のポア(孔)を中心にして膜貫通型のチャネル蛋白が輪状に並ぶ構造になっている(図 3.12)。K^+ チャネルでは,4 つの蛋白(これを α サブユニットと呼ぶ)がチャネルを形成し,Na^+ チャネルと Ca^{2+} チャネルでは,α サブユニット様の蛋白が四量体を作りチャネルを形成している。最も単純な心筋のイオンチャネルは内向き整流 K^+ チャネル(K_{ir})であり,個々の α サブユニットには 2 つの疎水性の膜貫通へリックスがある。おそらくこれが,1 つの α サブユニット当たり 6 つの膜貫通へ

重要事項のまとめ 3.1

心臓の電位はイオン濃度勾配とイオンチャネルの連続的な活性化によって作り出される

- 静止電位は -80 mV である。細胞内の K^+ が K^+ 選択的チャネルを通って細胞外へ拡散することにより,細胞内はわずかに負に傾いている。
- 静止電位は Nernst の式で与えられる K^+ の平衡電位に近似し,小さな内向きの Na^+ 背景電流によって修飾される。
- 電位依存性 Na^+ チャネルは,活動電位の立ち上がり時点で短時間開口し細胞内へ Na^+ を流入させ,細胞を脱分極させる。
- 活動電位のオーバーシュート($+30$ mV)は Nernst の式で与えられる Na^+ の平衡電位に近似し,小さな外向きの K^+ 背景電流によって修飾される。
- L 型 Ca^{2+} チャネルが活性化すると Ca^{2+} が細胞内に流入する(I_{Ca})。I_{Ca} は外向きの K^+ 電流と釣り合い,0 mV 付近で 200〜400 ms 持続する長いプラトー相を形成する。
- プラトー相は,ゆっくりと活性化される遅延整流 K^+ チャネルを通る K^+ の流出の増大によって終了する。K^+ の流出は細胞を再分極させる。大きな K^+ 電流はプラトー相を短縮し,小さな K^+ 電流はプラトー相を延長する。

リックスをもつ電位依存性 K^+ チャネルに進化したと考えられる。さらに,4 つの α サブユニット様の単位が連結して 1 つの分子となることによって,Na^+ チャネルと Ca^{2+} チャネルが発生したと考えられる。

内向き整流 K^+ チャネルファミリー(図 3.12 上段) このファミリーには K_{ir} のほかに,後に出てくる ATP 依存性

表 3.2 心筋細胞の主なイオン電流(詳細は表 4.2 を参照)

電流	イオン	電流の向き[a]	機能	阻害薬
$I_{K, total}$	K^+	外向き	1. 静止時の膜電位形成 2. 再分極	バリウム テトラエチルアンモニウム
I_b	Na^+(ほとんど)	内向き	内向き背景電流は静止時の平衡電位を E_K よりも小さく修飾する	—
I_{Na}	Na^+	内向き	速い脱分極	テトロドトキシン,リドカイン,プロカイン,キニジン
I_{Ca}	Ca^{2+}	内向き	1. 興奮-収縮連関 2. プラトー相の維持	マンガン,ニフェジピン,アムロジピン,ベラパミル
$I_{Na\text{-}Ca}$	$3Na^+$ を取り込み,$1Ca^{2+}$ を排出	正味内向き電流(Na^+-Ca^{2+} 交換機構の正常モード)	プラトー相の維持,細胞内 Ca^{2+} の排出,虚血時の Ca^{2+} 過負荷により遅延後脱分極を生じ催不整脈性に働く	—

[a] 内向きとは細胞外から細胞内への陽性電荷の流入を意味する。

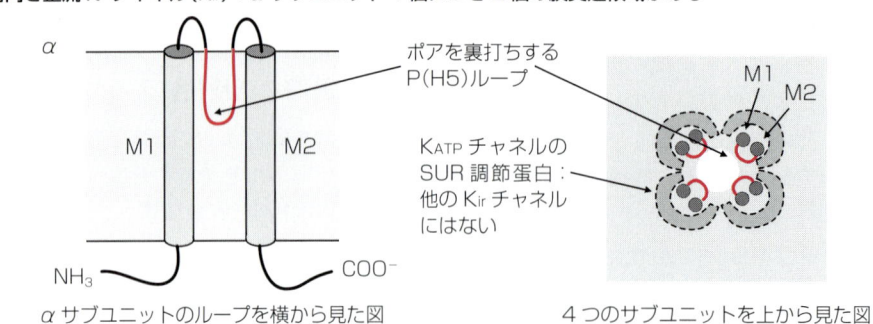

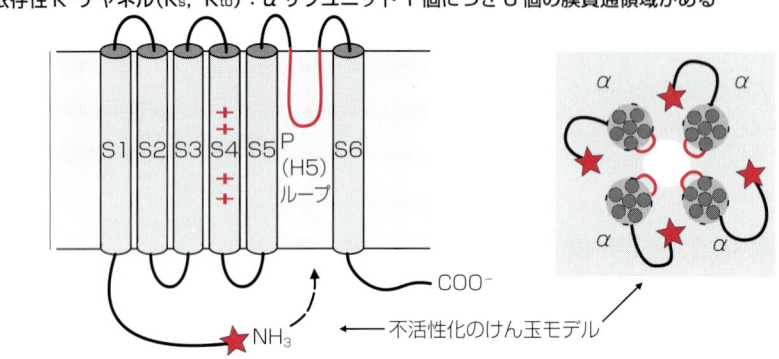

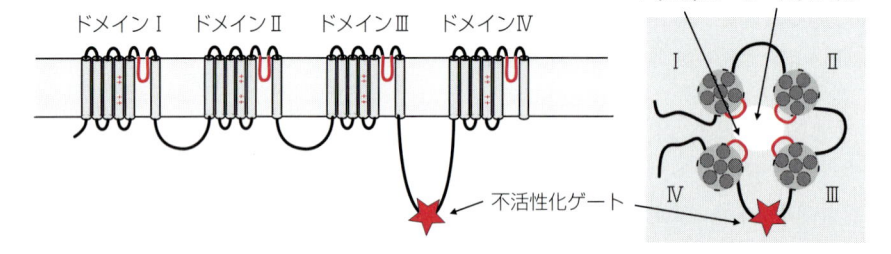

図 3.12 イオンチャネルの立体構造。内向き整流 K⁺チャネル(Kir)は 1 個の α サブユニットにつき 2 個の膜貫通ヘリックスをもち，これが 6 個の膜貫通ヘリックスをもつ電位依存性 K⁺チャネル(Kv)に進化し，電位依存性 K⁺チャネルは Na⁺チャネルや Ca²⁺チャネルに進化したと考えられている。チャネルのポア(孔)は，K⁺チャネルおよび一過性受容器電位 transient receptor potential (TRP)チャネルでは α サブユニットと呼ばれる蛋白 4 個により，Na⁺チャネルや Ca²⁺チャネルでは α サブユニット様ドメイン 4 個によって形成される。各 α サブユニット，α サブユニット様ドメインには脂質膜内にぶらさがり膜を裏打ちしている P ループ(赤い線)があり，ポアの境界を決めることでイオン選択性を決定している。アルギニンが豊富で陽性に帯電した S4 ループは電位センサーである。TRP チャネルでは S4 ループは帯電していない(表 12.2)。プロテインキナーゼによる細胞内ループのリン酸化はチャネルの活性化を調節している。例えば交感神経刺激に続くプロテインキナーゼ A による Ca²⁺チャネルのリン酸化は，チャネルの開口状態を促進する。Ca²⁺チャネルは構造的に Na⁺チャネルと似ているが，不活性化ゲートがドメイン I と II をつなぐ細胞内ループであるため不活性化が遅い。

K⁺チャネル ATP-dependent K⁺ channel (K_{ATP})とアセチルコリン感受性 K⁺チャネル acetylcholine-sensitive K⁺ channel (K_{ACh})が属する。中央のポアの K⁺選択性は，ポアを裏張りしている膜内ループ(P ループもしくは H5 ループと呼ばれる)の特異的なアミノ酸配列(グリシン-チロシン-グリシン)によってもたらされることが，突然変異の研究によって明らかにされている。ここには電位感受性のループは存在しない。しかし外向きに電流が流れているときに細胞内の Mg^{2+} やポリアミン類がチャネルの内側の口を塞ぐので，脱分極によって Kir コンダクタンス(内向き整流)が減少する。

電位依存性 K⁺チャネルファミリー (K_v)　特に心機能に重要なのは，遅延整流 K⁺チャネルと一過性外向き K⁺チャネルの 2 つである。

- 遅延整流 K⁺チャネル delayed rectifier (slow) K⁺ channel (K_s)　個々の α サブユニットは KCNQ1 蛋白によって形成されており，6 つの疎水性の膜貫通ループ(S1〜S6)をもっている(図 3.12 中段)。S4 ループの陽性電荷をもったアルギニンおよびリジン残基が電位センサーとして機能し，この電位依存性チャネルを作っていること

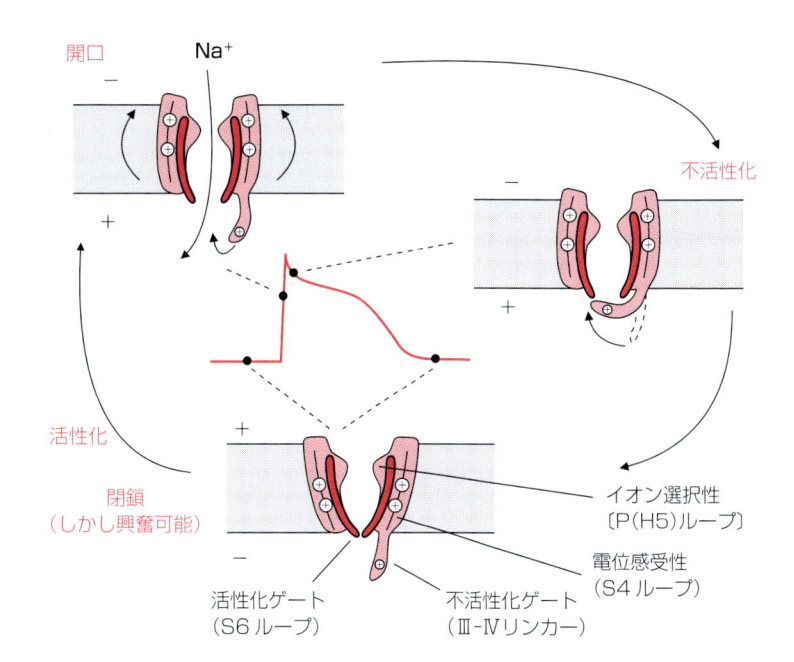

図3.13 電位依存性Na⁺チャネルの活性化-不活性化サイクル。脱分極によって陽性に帯電したS4ループが外側へ移動すると活性化ゲート(S6ループ)が開く。遅い不活性化ゲートはドメインIIIとIVをつなぐ細胞内ループが蝶番で連結された蓋のような構造になっている。酵素の働きによりこのループが切断されると，不活性化しなくなる。不活性化ゲートが閉鎖している限り，心筋細胞は再興奮できない(不応期)。

が突然変異の研究によって示されている。不活性化はball-and-chain(細胞内N末端の最後の20アミノ酸からなる鎖)によってもたらされ，これが脱分極に続いてゆっくりとチャネルの細胞内側を塞ぐことによって不活性化される[訳注2]。KCNQ1の突然変異はチャネルの機能を障害し，再分極の遅延を引き起こして若年者の突然死の原因となる(QT延長症候群)。このチャネルにはKCNE1という調節性のβサブユニットも2つある。

- 一過性外向きK⁺チャネル transient outward K⁺ channel (K_{to}) このチャネルの構造はKsと似ているが，Kv4.3およびKChIP2という異なる蛋白で構成されており，活性化・不活性化ともKsより速い。心不全ではKv4.3の発現が減っており，そのため活動電位が延長する。

電位依存性Na⁺チャネル voltage-gated Na⁺ channel 心筋の速いNa⁺チャネル(Nav1.5)はゲノム上8種類ある電位依存性Na⁺チャネルのうちの1つである。Na⁺チャネルは約2,000個のアミノ酸からなる大きな単一の蛋白で，6回膜貫通型のセグメントが4回繰り返す構造(ドメインI〜IV)をもつ(図3.12下段)。各ドメインには，Kvチャネルと同じようにS1〜S6と呼ばれる6つの疎水性の膜貫通領域がある。S4の陽性電荷をもつアルギニンとリジン残基が電位センサーとして機能しており，ポアを裏打ちしているPループのアミノ酸がNa⁺選択性に関与している。抗不整脈薬のリドカイン，プロカイン(抗不整脈作用を有する麻酔薬)，キニジンはポアを塞いでNa⁺チャネルを阻害する。

Na⁺チャネルの興奮-不活性化サイクルは，ポリペプチド鎖の一部である2つのゲートによって調節されている(図3.13)。静止電位ではS6ループと考えられている活性化ゲート activation gate は閉じていて，ポアを遮断している。このとき不活性化ゲート inactivation gate と呼ばれる細胞内のゲートは開いている。不活性化ゲートは，蝶番でチャネルの入口を覆い，蓋をするような構造になっており，ドメインIIIとIVをつなぐ陽性に帯電した細胞内ループで構成されている。この立体構造のチャネルは閉じているが興奮しやすい(脱活性化 deactivation)。細胞が閾膜電位に向かって脱分極すると，電位感受性S4ループの陽性に帯電したアミノ酸が外側に移動して活性化ゲートを開き，Na⁺が通過する。これと同時に，不活性化ゲートも閉じ始めるが，活性化ゲートよりもゆっくり動くので，不活性化ゲートが閉じる前に1 ms程度，チャネルが開いている。この瞬間に短い最初の内向き電流であるI_{Na}が流れる。2番目のゲートが閉じるとすぐにチャネルは不活性化される。チャネルは，閉じてはいるが活性化できる構造にリセットされるまで興奮することができない(図3.13下段)。再び興奮できるようにするためには−70 mVを超えるまで再分極する必要がある。

電位依存性L型Ca²⁺チャネル

心筋のL型Ca²⁺チャネル L-type Ca²⁺ channel は，ポア形成蛋白であるCav1.2という$α_1$サブユニット1つといくつかの調節性サブユニットから構成されている。Cav1.2はNa⁺チャネルと同様に4つのドメインをもち，それぞれのドメインは，帯電したS4電位センサーを含む6つの膜貫

訳注2：不活性化はけん玉モデル ball-and-chain model で説明される。すなわち，脱分極に続いて，細胞内側のN末端から20個のアミノ酸からなる鎖の先に付いた電位センサーのボールが細胞内側からポアの入口を塞ぐ。

通セグメントをもっている。Ca^{2+} 選択性はポアを裏打ちしているPループのグルタミン酸残基によると考えられている。Na^+ チャネルと同様に，時間依存性の不活性化は細胞内の蓋がドッキングすることによってもたらされるが，その蓋は Na^+ チャネルとは異なり，ドメインIとIIの間の細胞内ループと考えられている。不活性化ゲートの閉鎖は Ca^{2+} 依存性であり，細胞内 Ca^{2+} 濃度上昇によってカルシウム結合蛋白であるカルモジュリンを介して促進される。したがって，活動電位発生中の細胞内 Ca^{2+} 濃度上昇は Ca^{2+} チャネルの開口終了を促進する。交感神経刺激はプロテインキナーゼAによるC末端のリン酸化を誘導し，開口状態を延長する。

3.7　活動電位の生理的・病的な変化

すでに述べたように，一過性外向き K^+ チャネルの発現の違いは，結果として心室壁の心内膜側と心外膜側での活動電位持続時間の違いを生じる。活動電位は生理的にも調節されており，次に示すような疾患によって変わり得る。

カテコールアミンはプラトー相の電流と収縮力を増大させる

心筋の収縮力はプラトー相の電流，すなわち I_{Ca} の大きさと比例し，I_{Ca} の大きさは血流中のアドレナリン adrenaline や心臓交感神経線維からのノルアドレナリン noradrenaline の放出によって増大する。増大した電流はドーム型をしたプラトー相（図3.9）を形成し，より大きな Ca^{2+} トランジェント[訳注3]と強い収縮を引き起こす。これはカテコールアミンの変力 inotropic 作用と呼ばれる。I_{Ca} の増大を誘導する生化学的な機序は第4章4.5で，Ca^{2+} トランジェントに影響する因子については3.8で説明する。ベラパミルやニフェジピンのようなL型 Ca^{2+} チャネル遮断薬はまったく逆の効果をもち，I_{Ca} を弱め，その結果として心拍が弱くなる。

急性の虚血は K_{ATP} チャネルを介して活動電位を短縮する

冠動脈血栓症では，急性の心筋低酸素状態のためにプラトー相の持続時間が短縮する（図3.10上段）。これは K_{ir} チャネルの特殊なタイプである K_{ATP} チャネルの活性化によるものである（図3.12上段右）。正常な細胞内ATP濃度（約5 mM）では K_{ATP} チャネルの開口確率は低いが，低酸素状態の細胞におけるATP濃度の低下，ADPやアデノシン，

訳注3：心筋の活動電位の発生に続いて起こる一過性の細胞内 Ca^{2+} 電位の上昇を Ca^{2+} トランジェントと呼ぶ。エコーリン，Fura2など Ca^{2+} を結合すると蛍光を発する指示薬を細胞内に注入して測定する。

H^+ 濃度の上昇によって開口確率は増加する。K^+ コンダクタンスの増加は再分極を早めるが，これによりプラトー相が短縮し，Ca^{2+} 流入が打ち切られる。このような変化は Ca^{2+} ポンプ（Na^+-Ca^{2+} 交換機構）の仕事を減らし，低酸素の間の酸素消費量を減らすという点で役立っているかもしれない。

慢性的な心疾患は活動電位を延長する

急性の低酸素では活動電位持続時間が短縮するが，慢性心不全・心室肥大・慢性的な虚血では K^+ チャネル，特に一過性外向き K^+ チャネルの発現が減少するため活動電位が延長する。K^+ 電流の減少は再分極の遅延，プラトー相の延長をきたし，不整脈を引き起こすことが多い。再分極のタイミングの重要性は，遅延整流 K^+ チャネル蛋白であるKCNQ1の遺伝子異常によって引き起こされるQT延長症候群で明らかである。プラトー相の延長は Ca^{2+} 過負荷と後脱分極を引き起こし（3.10），健康な若年者の不整脈や突然死の原因となる。

3.8　興奮-収縮連関と Ca^{2+}

細胞外 Ca^{2+} と細胞内 Ca^{2+} はともに，心筋収縮に必須である。細胞外 Ca^{2+} の必要性は1883年にロンドンの生理学者である Sidney Ringer によって発見された。他の多くの独創的な発見の場合と同様に，彼がチャンスを見逃さなかったためである。摘出したカエルの心臓の拍動を何時間にもわたって維持するための塩化ナトリウムと塩化カリウムの溶液を準備することは Ringer の助手の仕事だった。しかし，Ringer が自分で蒸留水を用いて同じ溶液を作ったころ，心臓はすぐに弱り，停止してしまった。Ringer は，助手がロンドンの水道水（硬水）を使って溶液を作っていたこと，それに含まれる Ca^{2+} が心筋の収縮に必須であることに気がついた。実際，摘出した心筋細胞の周りの細胞外 Ca^{2+} が洗い流されれば，すぐに心拍がなくなる。その理由は，I_{Ca} の初期に起こる細胞外から細胞質への Ca^{2+} の流入が，SRに貯蔵された Ca^{2+} の放出の引き金として必要であるからであり（Ca^{2+} 誘発性 Ca^{2+} 放出），これによってクロスブリッジの形成が開始される。

細胞質の Ca^{2+} トランジェントが収縮を開始させる

活動電位が生じると，細胞内の遊離 Ca^{2+} 濃度は 0.1 μM から 0.5〜2 μM に急激に上昇する。このうちの一部の Ca^{2+} がトロポニンCと結合し収縮を活性化する（図3.3）。細胞内の Ca^{2+} が収縮を引き起こすことを証明するため，1975年に Fabiato らは，筋細胞から細胞膜を取り除き，細胞内 Ca^{2+} 濃度が既知の細胞外 Ca^{2+} 濃度と等しくなるようにする古典的な実験を行った。その結果，これらのスキンド

skinned 細胞(膜を除去した細胞)は Ca^{2+} 濃度 $0.1\ \mu M$ で弛緩し，$1\ \mu M$ で適度に収縮し，$10\ \mu M$ 以上で最大限に収縮することが確認された。収縮力と細胞内 Ca^{2+} 濃度の関係は，その後の細胞内 Ca^{2+} 感受性蛍光色素を用いたスキンドされていない筋細胞での実験によって確認された。この実験では，脱分極後に直ちに蛍光信号が上昇し始め，引き続いて収縮が起こることが示された(図 3.11)。スキンドされていない細胞は，スキンド細胞よりも Ca^{2+} に対する感受性が高く，正常な状態で最大の単収縮が起こる遊離 Ca^{2+} 濃度は約 $0.55 \sim 0.75\ \mu M$ である。

　では，活動電位はどのようにして細胞質の Ca^{2+} 濃度を上昇させるのだろうか？　図 3.14 に示すように，Ca^{2+} の源は 2 つある。約 75〜90％は SR に貯蔵された Ca^{2+} であり，残りの約 10〜25％はプラトー相で流入する I_{Ca} である。

筋小胞体からの Ca^{2+} 誘発性 Ca^{2+} 放出は Ca^{2+} トランジェントの主な源である

接合部 SR は濃縮された Ca^{2+} (約 1 mM)の貯蔵庫であり，Ca^{2+} 放出チャネル *Ca^{2+} release channel*〔リアノジン受容体 *ryanodine receptor* (*RyR*)とも呼ぶ〕が散在している。個々の Ca^{2+} 放出チャネルは分子量が 230 万 Da の巨大な蛋白である。この蛋白の中心を通るように T 字状の管(図 3.14 の Ca^{2+} 放出チャネル参照)でフット *foot* を形成し，おそらく Ca^{2+} はこの管を通って細胞質へ放出される。フットは T 管の細胞膜または細胞表面から数 nm の距離にあり，L 型 Ca^{2+} チャネルにとても近いところまできている(図 3.14)。接合部では一般的に，1 つの L 型 Ca^{2+} チャネルに 10 個の Ca^{2+} 放出チャネルが存在している。Ca^{2+} 放出チャネルは隣接した L 型 Ca^{2+} チャネルの開口による局所的な遊離 Ca^{2+} 濃度の上昇によって活性化される。これを Ca^{2+} 誘発性 Ca^{2+} 放出 *calcium-induced calcium release* (*CICR*)と呼ぶ。

　拡張期の間は細胞内の遊離 Ca^{2+} 濃度が非常に低いので，Ca^{2+} 感受性蛍光色素を負荷した細胞でときに局所的に観察されるランダムな Ca^{2+} 分泌(Ca^{2+} スパーク *calcium spark*)を除いて，Ca^{2+} 放出チャネルは閉じている。Ca^{2+} スパークは Ca^{2+} 放出チャネルの集団(クラスター)の存在を示しており，その大部分は T 管の近くで起こるが，一部は細胞膜直下でも起こる。活動電位が発生すると，I_{Ca} によって急速に細胞質の Ca^{2+} 濃度が上昇する(図 3.14)。これをトリガー Ca^{2+} *trigger calcium* と呼ぶ。単一の L 型 Ca^{2+} チャネルからのトリガー Ca^{2+} は，6〜20 個の Ca^{2+} 放出チャネルで形成されたクラスターを活性化する。これが細胞の至るところで起こるので，数千の Ca^{2+} スパークがほぼ同時に起こり，筋小胞体の約 50％に相当する量の Ca^{2+} が放出される。この Ca^{2+} スパークによって，50 ms で細胞質の Ca^{2+} 濃度は $0.1\ \mu M$ からピークの $1\ \mu M$ へと約

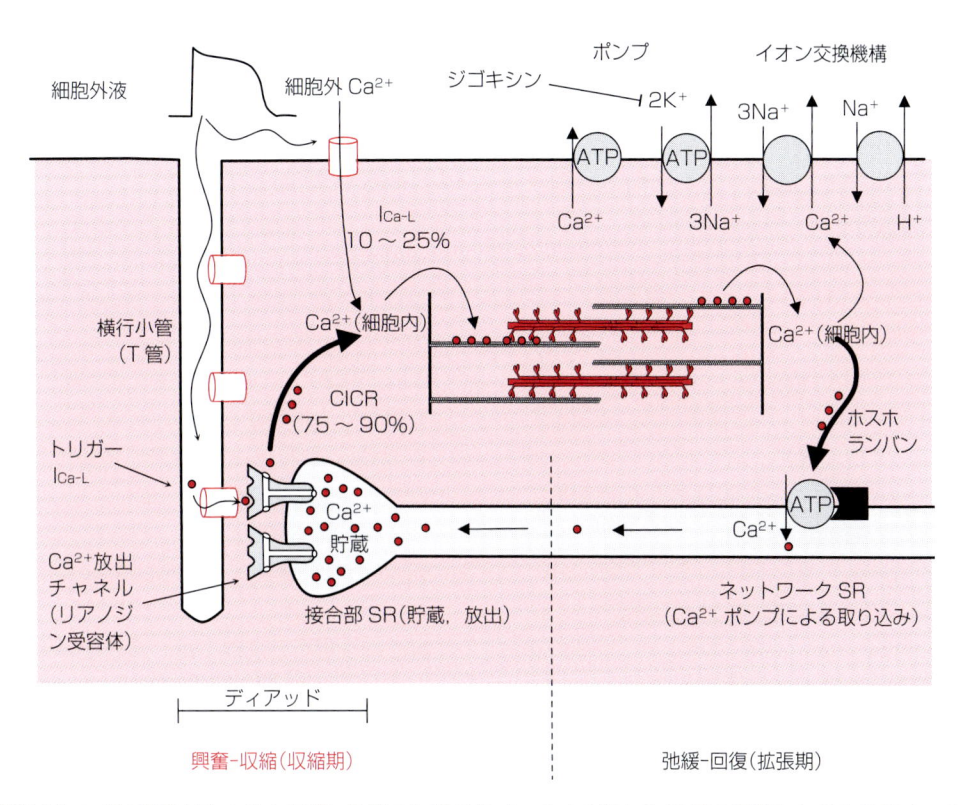

図 3.14　収縮期(左)および拡張期(右)の Ca^{2+} 動態。T 管の L 型 Ca^{2+} チャネル 1 個と約 10 個の近接した Ca^{2+} 放出チャネルのクラスター(図では 2 個しか示していない)が 1 つの機能単位を構成する。I_{Ca-L}：L 型 Ca^{2+} 電流，SR：筋小胞体，CICR：Ca^{2+} 誘発性 Ca^{2+} 放出。

10倍上昇する。放出されたCa^{2+}は急速に細胞内へ拡散し，収縮が始まる(図3.11)。

筋小胞体からのCa^{2+}放出はall-or-noneではなく段階的である

Ca^{2+}誘発性Ca^{2+}放出の潜在的な問題として，Ca^{2+}の放出がさらなるCa^{2+}放出を引き起こすという正のフィードバックによって，SRに含まれるCa^{2+}がすべて放出されてしまうのではないかという心配があるが，そのようなことは実際には起こらない。実験によって，小さなI_{Ca}は小さなCa^{2+}トランジェントと弱い収縮を引き起こし，一方，大きなI_{Ca}は大きなCa^{2+}トランジェントと強い収縮を引き起こすことがはっきりと示されている。これはおそらく，Ca^{2+}放出チャネルの活性化に細胞膜下の非常に限られた局所でのCa^{2+}濃度の大きな増加が必要とされるからである。このCa^{2+}濃度の増加は近接したL型Ca^{2+}チャネルによって調節されている。細胞質からの拡散によるCa^{2+}濃度の小さな増加では，Ca^{2+}放出チャネルを活性化するには不十分なのである。したがって1つのクラスターはほとんどの場合，他をトリガーすることはできない。1つのクラスターの活性化は，正のフィードバックによるall-or-noneかもしれないが(クラスター爆弾モデル)，活性化されるクラスターの数はI_{Ca}の大きさと比例している。開口するL型Ca^{2+}チャネルの数が多いほど，そしてその開口時間が長いほど，動員される細胞膜下放出チャネルクラスターの数が増え，結果としてSRから放出されるCa^{2+}の量が多くなる。

Ca^{2+}放出チャネルは急速に活性化され，その後約30〜100 msかけてゆっくりと不活性化されるが，そのメカニズムは不明である。不活性化に続いて，チャネルから流入したCa^{2+}に反応する能力がゆっくりと回復する。

回復過程：ネットワークSRのCa^{2+}ポンプはCa^{2+}貯蔵を補充する

ネットワークSRのCa^{2+}-ATPase(Ca^{2+}ポンプ)は，収縮期の細胞内Ca^{2+}濃度上昇によって活性化され，上昇したCa^{2+}の75〜90%をSR内に戻す。残りの10〜25%は細胞膜のNa^+-Ca^{2+}交換機構によって細胞外へ排出される(図3.14)。Na^+-Ca^{2+}交換機構によるCa^{2+}の排出量は活動電位中のI_{Ca}によるCa^{2+}流入量と等しいので，拡張期中に細胞内に含まれているCa^{2+}量は変わらない。細胞内のCa^{2+}が低下すると，Ca^{2+}はトロポニン-トロポミオシン複合体から解離し，筋は弛緩する。ネットワークSRによるCa^{2+}の取り込みに続いて，接合部SRのカルセクエストリンにCa^{2+}が補充される。回復過程，すなわちCa^{2+}の補充とCa^{2+}放出チャネルの興奮性の回復は，次の興奮が始まる前に完全に終了している。

SRのCa^{2+}ポンプは阻害蛋白であるホスホランバンによって調節されている。Ca^{2+}ポンプに対するホスホランバンの阻害効果はアドレナリンやノルアドレナリンによって抑制される。したがって，アドレナリンやノルアドレナリンは心筋弛緩の速度を増やす(変弛緩作用 lusitropic action)だけでなく，次に述べるようにI_{Ca}の増加を介した収縮力の増大(変力作用 inotropic action)を引き起こす。

$β_1$刺激はCa^{2+}トランジェントと収縮性を増大させる

トリガーCa^{2+}を供給するのと同様に，I_{Ca}によるCa^{2+}の流入はプラトー相初期の間続いていて，細胞内Ca^{2+}濃度上昇の約10〜25%を占めている。したがって，収縮力はI_{Ca}の大きさおよび持続時間と相関している。アドレナリンとノルアドレナリンは図4.9に示すような情報伝達系を介してI_{Ca}を増大する。Ca^{2+}トランジェントの増大と，その増大に起因する収縮力の増大は，2つのメカニズムによってもたらされる。第1に，細胞内のトリガーCa^{2+}の上昇はCa^{2+}放出チャネルの多くのクラスターを動員して，SRに貯蔵されているより大量のCa^{2+}を放出させる。第2に，プラトー相の間に増加したI_{Ca}は，次に起こるSRへの取り込みに利用可能なCa^{2+}の量を増やし，結果として数拍の間にCa^{2+}貯蔵を増加させる。では次に，何がCa^{2+}貯蔵量に影響を与えるのか，という重要な問題を検討しよう。

筋小胞体のCa^{2+}貯蔵量に影響を与える因子

SRに貯蔵されるCa^{2+}の量は，プラトー相の間に細胞外から流入するCa^{2+}と，拡張期の間に細胞外へ流出するCa^{2+}とのバランスによって決まる。したがって，Ca^{2+}貯蔵量は以下の3つに依存している。

1. 細胞外Ca^{2+}濃度：細胞外Ca^{2+}濃度は通常は非常に安定である。
2. プラトー相で流れる電流(I_{Ca})の大きさ：これは$β_1$受容体のリガンドであるアドレナリン，ノルアドレナリンによって増大し，Ca^{2+}チャネル遮断薬によって減少する。
3. 心拍数：心拍数は拡張期(Ca^{2+}排出)と収縮期(細胞外からのCa^{2+}流入)の持続時間の関係に影響する。一般にCa^{2+}貯蔵量と収縮力は，第6章6.11のBowditch効果に述べられているように，心拍数が多いほど増大する。

SRのCa^{2+}貯蔵量は，慢性心不全の治療に用いられるジゴキシン(下記参照)のような薬物によっても増大する。心筋線維束を用いた実験では，高濃度のカフェインはCa^{2+}放出チャネルを活性化し，拘縮 contracture と呼ばれる持続的な収縮を引き起こす。しかし，治療に用いられるような低濃度のカフェインは，急性心不全の治療に用いられるミルリノンと同様に，ホスホジエステラーゼ phosphodiesterase を阻害して収縮性を改善する。ホスホジ

エステラーゼは，アドレナリンやノルアドレナリンの効果を調節する細胞内メッセンジャーであるサイクリックアデノシン一リン酸（cAMP）を分解する酵素である（図4.9）。カフェインやミルリノンはcAMPを増加させ，アドレナリンやノルアドレナリンの収縮性維持作用に似た効果を発揮する。虚血性心疾患ではSRへのCa^{2+}過負荷によるリークを引き起こし，不整脈を誘発する（3.10）。

ジゴキシンは収縮期のCa^{2+}トランジェントを増加させる

ジゴキシンはキツネノテブクロ foxglove というジギタリス属の植物由来の強心配糖体で，2世紀以上も前から慢性心不全の治療薬として用いられている。ジゴキシンは収縮期のCa^{2+}トランジェントを増すことによって心筋収縮力を増強する（図3.15）。その薬理学的な標的は細胞膜のNa^+-K^+ポンプで，その作用を約25％まで抑制することにより細胞膜直下のNa^+濃度が上昇する。細胞膜を挟んだNa^+の濃度勾配の減少はNa^+-Ca^{2+}交換機構を抑制してCa^{2+}の排出を遅くし，SRのCa^{2+}貯蔵が増加し心筋収縮力を改善する。しかし，ジゴキシンの中毒域と治療域は非常に近く，中毒量では必要以上のCa^{2+}が細胞内に蓄積してSRのCa^{2+}過負荷を起こす。Ca^{2+}過負荷は後脱分極や不整脈を引き起こす強力な誘因となる（3.10）。

3.9　収縮力の調節

心筋収縮機構の活性化の程度は，我々の日々の生活のなかでも生理的なメカニズムによってたえず調整されている（第6章）。休息時には，クロスブリッジのわずか40％しか活性化されていないため，心拍は穏やかである。運動中やストレスを感じている間は，クロスブリッジの数が増加し，心拍は激しくなる。つまり，収縮力が増大する。クロ

重要事項のまとめ 3.2

収縮力は活性化するクロスブリッジの数に比例する

- クロスブリッジは太いミオシンフィラメントから細いアクチンフィラメント上の結合部位に向かって伸びるミオシン頭部である。収縮は，このミオシン頭部の屈曲によって発生する。
- クロスブリッジの数が増えると収縮力が増大する。
- クロスブリッジの形成は細胞内Ca^{2+}濃度の上昇によって引き起こされる。
- Ca^{2+}トランジェントは，主にSRからのCa^{2+}の放出による。Ca^{2+}放出は，活動電位の発生と同時に細胞外のCa^{2+}がI_{Ca}として細胞内に流入することによって引き起こされる（Ca^{2+}誘発性Ca^{2+}放出）。
- 心拍が穏やかな状態では，Ca^{2+}トランジェントはクロスブリッジの一部を活性化する程度の大きさでしかない。
- 交感神経刺激はI_{Ca}とCa^{2+}の貯蔵量を増大し，より大きなCa^{2+}トランジェントとさらなるクロスブリッジの形成を引き起こし，収縮力を増大させる。
- 心筋細胞の伸展はCa^{2+}に対する感受性を増大し，その結果クロスブリッジ形成が増加して収縮力が増大する。

スブリッジ形成を増やすには2つの機序がある。

1. これまで説明してきたように，収縮期のCa^{2+}トランジェントを増大させる方法である。Ca^{2+}トランジェントの増大は通常，心臓交感神経から局所的に放出されたノルアドレナリンや，副腎から分泌されて循環しているアドレナリンによってもたらされる。
2. 上記とは根本的に異なる機序として，拡張期の心筋を伸

ジギタリス抽出物

エクオリン蛍光
（細胞内Ca^{2+}濃度）
50 nA

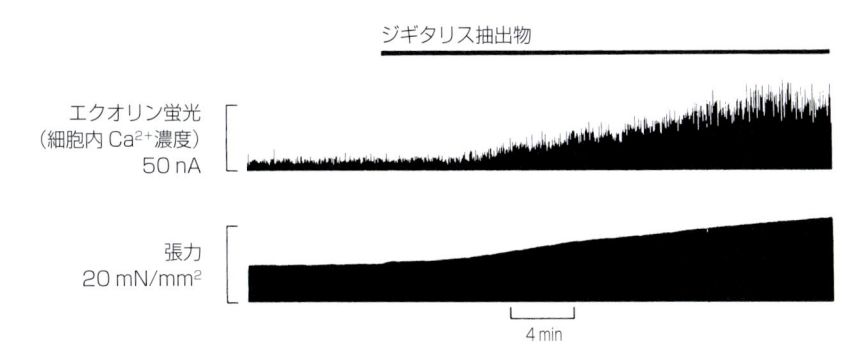

張力
20 mN/mm²

4 min

図3.15　1785年，William Witheringはジギタリス属のキツネノテブクロの葉の抽出液による民間伝承の治療薬が浮腫（心不全）に有効であることを報告した。200年後に行われた実験では，フェレットの乳頭筋でキツネノテブクロの抽出物が収縮と細胞内Ca^{2+}濃度を増加させることを示している。収縮期の遊離Ca^{2+}濃度を測定するために，エクオリンを負荷した細胞からの蛍光の放射を用いた（上段）。エクオリンはクラゲの発光蛋白で，遊離Ca^{2+}存在下で青い光を放射する。〔From Allen DG, Eisner DA, Smith GL, Wray S. The effects of an extract of the foxglove (Digitalis purpurea) on tension and intracellular calcium concentration in ferret papillary muscle. Journal of Physiology 1985；365：55P, with permission from Wiley-Blackwell〕

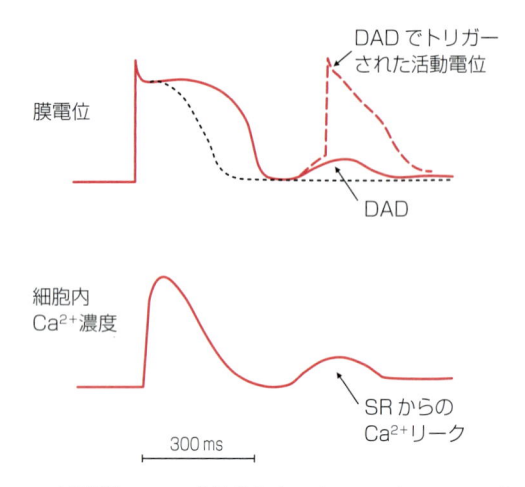

図3.16 拡張期にCa²⁺過負荷となったSRからのリーク（下段）は，起電性の3Na⁺-1Ca²⁺交換機構を刺激し，陽性電荷（Na⁺）の流入と遅延後脱分極（DAD，上段）を引き起こす。DADが閾値に達すると，早期の活動電位（破線）を誘発する。点線は，Na⁺-Ca²⁺交換機構を阻害するために細胞外のNa⁺をLi⁺（リチウム）に置換したときの効果を示している。プラトー相の短縮は，Na⁺-Ca²⁺交換電流が通常ではプラトー相後期に影響を与え，さらにDADを抑制することを示している。

展させるとクロスブリッジ形成が増加する。通常の生活で，例えば臥位になると拡張期充満が増加するため心筋は伸展される。心筋が伸展されるとCa²⁺に対する感受性が増大する。このことはStarlingの心臓の法則，または長さ-張力関係の原理の基本となるが，それについては第6章で述べる。

3.10 筋小胞体のCa²⁺過負荷，後脱分極と不整脈

冠動脈疾患は心筋虚血を引き起こし，心筋虚血は致命的な心室細動のような不整脈をしばしば引き起こす（第5章）。主な催不整脈性の変化はSRのCa²⁺過負荷であり，その機序は主に次の2つである。

1. 虚血時には，Na⁺-K⁺ポンプへのエネルギー供給が減少するため細胞内Na⁺濃度が上昇し，また，部分的には細胞内のアシドーシスがNa⁺-H⁺交換機構を活性化するために，細胞内Na⁺濃度が上昇する。細胞内のNa⁺上昇はNa⁺-Ca²⁺交換機構の正常モードによるCa²⁺排出を減少させ，細胞内Ca²⁺の蓄積を引き起こす（図6.22）。

2. 心臓の虚血は反射性に心臓交感神経の活動を増大させ，ノルアドレナリンとアドレナリンの濃度を上昇させる。これらは心筋のβ受容体を活性化し，細胞内cAMPを介して（図4.9），プラトー相のI_{Ca}を増大させる。したがって，虚血状態の心臓における交感神経の亢進はSRのCa²⁺過負荷と不整脈を生じる（以下参照）。反対に，慢性的に除神経された心臓における局所的な虚血では心室細動を引き起こすことはほとんどない。ホスホジエステラーゼ阻害薬は，細胞内cAMPを増加させ，その結果I_{Ca}も増大するので，交感神経亢進時と同じような催不整脈効果をもつ。

Ca²⁺過負荷となったSRは，拡張期初期に自発的に少量のCa²⁺放出（リーク）を引き起こす傾向がある。β受容体がリン酸化されるとCa²⁺放出チャネル（RyR）からのCa²⁺リーク傾向が増加することによってさらに増悪すると考えられる。拡張期の細胞内Ca²⁺の増加は，細胞膜の3Na⁺-1Ca²⁺交換機構によるCa²⁺放出を促進する。結果的に陽性電荷が内向きに流れることになるので，活動電位後に脱分極が起こる（図3.16）。この後脱分極が閾値に達すると，通常より早く活動電位が発生し，不整脈を生じることになる。細胞が完全に再分極した後に起こる後脱分極を遅延後脱分極 *delayed afterdepolarization*（DAD），再分極相に起こる後脱分極を早期後脱分極 *early afterdepolarization*（EAD）という。急性心筋虚血，慢性心不全，ジギタリス中毒，ホスホジエステラーゼ阻害薬に関係した不整脈を引き起こしているのは，おそらくDADであろう。

I_{Ca}の増加は上記のようなイベントの連鎖に関係しているので，心筋梗塞後の不整脈による突然死のリスクはL型Ca²⁺チャネル遮断薬（ベラパミル，ジルチアゼム）やβ遮断薬（プロプラノロール，アテノロール，メトプロロール）によって抑制することができる。

要約

- 心筋の**静止電位**は約−80 mVであり，これはK⁺の平衡電位に近似していて，Na⁺の小さな内向き背景電流によって修飾されている。ATPを動力源とする3Na⁺-2K⁺ポンプは細胞内のイオン環境を維持しているが，電位に対する寄与は2〜4 mV程度である。
- 収縮は**活動電位**によって引き起こされる。電位依存性Na⁺チャネルは急速な内向きのNa⁺電流（I_{Na}）を生じ，I_{Na}は心筋細胞を脱分極させる（立ち上がり相，0相）。Na⁺チャネルは急速に不活性化され，一過性外向きK⁺電流（I_{to}）が部分的な初期の再分極をもたらす（1相）。次の内向き電流は主に細胞外Ca²⁺（I_{Ca}）であり，脱分極を延長し**プラトー相**（2相）を200〜400 msほど持続さ

- せる。3Na$^+$-1Ca^{2+}交換機構による内向きのNa$^+$電流はプラトー相後半の維持に関与している。収縮はプラトー相の間に始まり，細胞は再刺激に対してまったく反応しない。
- 外向きK$^+$電流(I$_{Kv}$およびI$_{Kir}$)はプラトー相を終息させ，**再分極相**(3相)を形成する。頻脈や低酸素では，K$^+$電流の増加はプラトー相を短縮する。一方，慢性心不全ではK$^+$電流が減少し，プラトー相は延長する。
- 脱分極後すぐに，細胞外のトリガーCa^{2+}がL型Ca^{2+}チャネルを通り細胞内に流入する(初期のI$_{Ca}$)。このCa^{2+}は，接合部SRのCa^{2+}放出チャネル(リアノジン受容体)のクラスターを活性化する(**Ca^{2+}誘発性Ca^{2+}放出**)。SRのCa^{2+}貯蔵量のおよそ半分が放出され，細胞内の遊離Ca^{2+}は約1 μMまで一過性に上昇する。
- Ca^{2+}はアクチンフィラメント上のトロポニン-トロポミオシン複合体に結合し，ミオシン結合部位を露出させる。ミオシン頭部は太いミオシンフィラメントと細いアクチンフィラメントの間に**クロスブリッジ**を形成する。ミオシン頭部が旋回して，細いアクチンフィラメントを太いミオシンフィラメントの隙間に手繰りよせる。これにより張力と短縮が発生する。ミオシン頭部の再屈曲にはATPが必要なので，心筋のミトコンドリアの密度は高く，正常な収縮のためには冠動脈からの多くの酸素供給が必要になる。
- **収縮力**は活性化されるクロスブリッジの数に依存しており，安静時には通常，最大収縮時の40％程度が活性化している。クロスブリッジの活性化は2つの過程で調節されている。
- 拡張期における筋節の伸展は収縮機構のCa^{2+}に対する**感受性**を増大させる。このCa^{2+}に対する感受性の増大はより多くのクロスブリッジの活性化と収縮力の増大を引き起こす(長さ-張力関係)。
- 収縮期のCa^{2+}トランジェントの**大きさ**は，一定の筋長での活性化されるクロスブリッジの数を決定する。アドレナリンとノルアドレナリンはI$_{Ca}$を増大させる。I$_{Ca}$はSRに貯蔵されるCa^{2+}量とトリガーCa^{2+}を増加し，SRからより多くのCa^{2+}を放出させる。これによって大きなCa^{2+}トランジェントが生じ，強い収縮が維持される。
- **虚血心筋**では，SRがCa^{2+}過負荷状態になる。特にカテコールアミンによってβ受容体が刺激されると，過負荷状態は悪化する。Ca^{2+}過負荷状態のSRからの自発的な少量のCa^{2+}放出(リーク)は，拡張期に3Na$^+$-1Ca^{2+}交換電流による後脱分極を引き起こす。これにより正常よりも早い活動電位と不整脈を生じることがある。

参考文献

■ 総説と書籍

Aidley DJ The contractile mechanism of muscle. In The Physiology of Excitable Cells, 4th edn. Cambridge：Cambridge University Press, 1998；336-71.

Bers DM. Calcium cycling and signaling in cardiac myocytes. Annual Review of Physiology 2008；70：23-49.

Blaustein MP, Lederer WJ. Sodium/calcium exchange：its physiological implications. Physiological Reviews 1999；79：764-854.

Boyett MR, Harrison SM, Janvier NC, McMorn SO, Owen JM, Shui Z. A list of vertebrate cardiac ionic currents—nomenclature, properties, function and cloned equivalents. Cardiovascular Research 1996；32：455-81.

Brady AJ. Mechanical properties of isolated cardiac myocytes. Physiological Reviews 1991；71：413-42.

Brette F, Orchard C. Resurgence of cardiac T-tubule research. Physiology 2007；22：167-73.

Hiraoka M, Furukawa, T. Functional modulation of cardiac ATP-sensitive K1 channels. News in Physiological Sciences 1998；13：131-7.

Jespersen T, Grunnet M, Olesen S-P. The KCNQ1 potassium channel：from gene to physiological function. Physiology 2005；20：408-16.

Jongsma HJ, Gros D. The cardiac connection (gap junction). News in Physiological Sciences 1991；6：34-40.

Kjeldsen K, Norgaard A, Gheorghiade M. Myocardial Na, K-ATPase：the molecular basis for the hemodynamic effect of digoxin therapy in congestive heart failure. Cardiovascular Research 2002；55：710-13.

Roden DM, Balser JR, George AL, Anderson ME. Cardiac ion channels. Annual Reviews of Physiology 2002；64：431-475.

Solaro RJ, Rarick HM. Troponin and tropomyosin; proteins that switch on and tune in the activity of the cardiac myofilaments. Circulation Research 1998；83：471-80.

Venetucci LA, Trafford AW, O'Neill SC, Eisner DA. The sarcoplasmic reticulum and arrhythmogenic calcium release. Cardiovascular Research 2008；77：285-92.

■ 研究論文

See www.hodderplus.com/cardiovascularphysiology for a full list of Research papers for this chapter.

4章 心拍の開始とその神経性調節

4.1 心臓のペースメーカーと刺激伝導系 ... 49
4.2 ペースメーカー細胞の電気的活動 ... 51
4.3 心臓の電気的興奮の伝導 ... 53
4.4 心拍数の調節機構 ... 54
4.5 交感神経刺激による効果 ... 55
4.6 副交感神経刺激による効果 ... 58
4.7 イオン環境の変化に伴う危険 ... 59
4.8 心筋電流の薬理学的操作 ... 60
4.9 機械-電気的フィードバック ... 60
● 要約 ... 63
● 参考文献 ... 63

学習目標

この章を読み終わった時点で，あなたは次のことができるはずである．
● 心臓の刺激伝導系の構造と役割を説明できる(4.1)．
● 洞結節のペースメーカーとしての"優位性"と房室ブロックについて説明できる(4.1)．
● 洞結節の膜電位変化を膜内外のイオンの動きに基づいて説明できる(4.2)．
● 脱分極(電気的興奮)が心筋細胞間をどのように伝わるのかを説明できる(4.3)．
● (i)交感神経および(ii)副交感神経の変時作用とそのメカニズムについて説明できる(4.5, 4.6)．
● 変力作用と変弛緩作用における交感神経系の役割について説明できる(4.5)．
● 高カリウム血症の危険性について説明できる(4.7)．
● 心臓に対する(i) β 遮断薬と(ii) Ca^{2+} チャネル遮断薬の作用を説明できる(4.8)．

* * *

カエルなどの変温動物から心臓を取り出し，その心臓を適切な電解質バランスの溶液に入れると，心拍は再開して長時間維持される．このような簡単な実験から，心臓の拍動が心臓内にあるなんらかのメカニズムによって生み出されていることがわかる．すなわち，骨格筋とは異なり，心筋の収縮には心臓外部からの神経系の入力は必須ではない．さらに，心臓が収縮するにあたって，心臓内部の電気的興奮の伝導は神経ではなく刺激伝導系と呼ばれる特殊心筋細胞が担っている．特殊心筋細胞は，(i)心拍を開始する源となって自律的に脱分極する洞結節(洞房結節：ペースメーカー)と呼ばれる一群の細胞と，(ii)洞結節で生じた電気的興奮を心房-心室の境界である線維輪 annulus fibrosus を越えて心室壁全体に伝える細胞群からなる．洞結節の活動に心臓外部からの神経系の入力が必須ではないと述べたが，実際にはペースメーカーとしての電気的なリズムは自律神経系の調節を受けており，交感神経系の刺激によって速くなり，副交感神経系により遅くなる．さらに交感神経系は，心筋の収縮力，すなわち1回拍出量の調節も行う．このことから，心拍出量の規定因子である心拍数と1回拍出量の調節は中枢神経系の支配下にあるとも言える．

4.1 心臓のペースメーカーと刺激伝導系

興奮は洞結節で始まる

洞結節(ペースメーカー)は，上大静脈に近い右房後壁に位置する長さ15 mm，幅1.5 mm程度の心筋細胞群である(図4.1)．洞結節と呼ばれる所以は，それが下等脊椎動物の右房に近接した静脈洞から進化したためである．洞結節は，まばらな筋原線維をもつ小さな筋細胞からなり，これらは不安定な膜電位をもつ．ヒトの洞結節の細胞は，安静時には毎秒約1回の活動電位を自律的に発生し，これにより近接する心房の筋細胞が興奮する．この興奮が筋細胞から筋細胞へと伝わり，心房全体に脱分極の波となって広がる．この電気的な波はおよそ1 m/sの速さで伝わり，心房の収縮を引き起こす．

房室結節は心室への興奮伝導を遅延させる

心房中隔の下部後方にある特殊心筋細胞と結合組織からなる小さな塊は房室結節 atrioventricular node と呼ばれ，洞結節で発生した電気的興奮は速やかにここに伝わる．心房と心室は線維輪によって電気的に絶縁されているが，房室

結節はこの線維輪を越えて心房から心室に電気的興奮を伝える唯一の通路の起点となっている（第2章2.1）。房室結節では安静時には電気的興奮の伝導を0.1秒ほど遅らせるが，そのメカニズムとして以下の2つが考えられている。まず房室結節が複雑な刺激伝導回路よりなっていること，次に房室結節を構成する細胞の直径が2～3 μmと小さいことから，興奮伝導速度が0.05 m/sほどに遅くなる。房室結節が心房から心室への興奮伝導を遅延させる生理学的な意義は極めて大きい。なぜなら伝導が遅れることによって，心室が収縮を開始する前に心房の収縮を完了させることができるからである。

His束とその分枝が心室に興奮を伝える

心室の刺激伝導系の役割で重要なことは，心室全体をできるだけ同時に興奮させることである。この目的のために，電気的興奮は以下のような経路をたどって房室結節から心室に伝わる。まず，His束 bundle of His と呼ばれる筋線維の束が心房と心室を隔てる線維輪を貫通しており，房室結節からの電気的興奮を線維性の心室中隔上部に伝える。この後His束は後方から前方に向かって走行し，心室中隔筋性部の上端に達する（図4.1）。His束からは左右2脚の分枝が出る。左脚 left bundle branch は心室中隔筋性部の左側を走行する2本の線維からなり，1本は左室の前方に，もう1本は後方に電気的興奮を伝える。右脚 right bundle branch は心室中隔の右側を下行して，右室に電気的興奮を伝導する。

　左脚および右脚は，太くて興奮伝達速度が大きい筋細胞からなり，電気的興奮をHis束から受け取って，心内膜下で心室全体に分布するPurkinje線維 Purkinje fiber に伝える。Purkinje線維は，1845年にハンガリーの組織学者であるPurkinjeによって報告された最も太い心筋細胞である（直径40～80 μm）。この太さのため，この細胞の興奮伝導速度は心筋細胞中で最も大きい（3～5 m/s）。Purkinje線維の役割は電気的興奮を心内膜下の心筋細胞に素早く伝えることであり，興奮はこの後，心内膜側から心外膜側へ心筋細胞間をおよそ0.5～1 m/sの速さで伝わる。このようにして心室壁全体に興奮が伝わるが，これには90 msほどの時間を要する。

洞結節のペースメーカーとしての優位性

心臓では，洞結節以外の部位もペースメーカーとして機能し得るが，それらは洞結節よりも興奮の頻度が低い。そのため，正常な状態では洞結節によって心拍数が決められている。これは，洞結節以外の部位は自らの活動電位を発生する前に，洞結節からの刺激によって興奮させられるからである。もし，洞結節が機能しなくなると，洞結節に次いでペーシングの頻度が高い房室結節あるいは心房筋がペースメーカーとなる。His束もペースメーカーとなり得るが，その頻度はおよそ40/minに過ぎない。Purkinje線維のペーシングの頻度はさらに遅くて15/minほどしかなく，これでは十分な心拍出量を得ることができない。このように，心臓の刺激伝導系には興奮頻度の異なるペースメーカーが混在し，興奮頻度の低いペースメーカーは，自らの活動電位を発生する前に興奮頻度が最も高いペースメーカー（洞結節）によって興奮させられている。これを"ペースメーカーの優位性"という。

　房室ブロックという病的な状態では，洞結節に代わってより遅いペースメーカーが心臓の調律を維持することがある。例えば，房室結節の伝導障害では洞結節の電気的興奮がHis束を介して心室に伝わらなくなる。このため，His束がペースメーカーとなっておよそ40/minで心室を収縮させる（図5.4e）。しかし，この心拍数では日常的な活動を

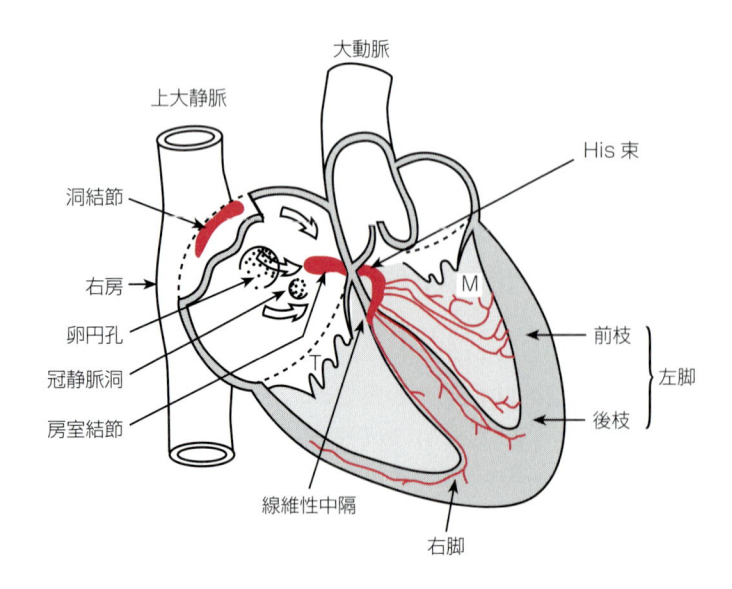

図4.1　心臓の刺激伝導系。左脚後枝は，心室中隔内を走行した後に左室の心内膜下に興奮を伝える。白抜きの太い矢印は，心房内の電気的興奮の伝導を表している。この後，電気的興奮はHis束を通して心室に伝わるが，His束の近くに三尖弁（T）と僧帽弁（M）があることは臨床的に重要である。なぜなら，これらの弁に障害があるとHis束の興奮伝導に影響を与えるからである。卵円孔は，左房と右房が胎児期につながっていた名残である。冠静脈洞は冠静脈が右房内に開口する部位である。

表4.1 ペースメーカー細胞の主なイオン電流

電流	イオン	電流の方向	機能	チャネル阻害薬
(I_{Na})	(Na^+)	—	電位依存性 Na^+ チャネルは，ペースメーカー細胞にはほとんど存在しないか不活性化されている	—
I_f, I_b*	Na^+	内向き	歩調取り電位が始まるときの脱分極に関わる	Cs^+ と ivabradine は I_f を遮断する
I_{Na-Ca}#	Na^+	内向き	歩調取り電位の後半の脱分極に関わる	
I_{Ca}	Ca^{2+}	内向き	1. 歩調取り電位の後期1/3の脱分極に関わる 2. 活動電位の緩徐な立ち上がりに寄与する	Mn^{2+}，ベラパミル，ニフェジピン
I_{Kv}	K^+	外向き	電位依存性の遅延整流チャネル 1. 歩調取り電位の発生後は減少する 2. 再分極に寄与する	Ba^{2+}

* I_f：奇異性内向き電流，I_b：内向き背景電流，Cs^+：セシウムイオン，Mn^{2+}：マンガンイオン，Ba^{2+}：バリウムイオン。
# 3個の細胞外 Na^+ と 1個の細胞内 Ca^{2+} がそれぞれ流入，流出したときに生じる内向き電流の総和。

行うのに十分ではなく，人工ペースメーカー植込みの適応となることが多い。

4.2 ペースメーカー細胞の電気的活動

心拍数は歩調取り電位の勾配によって決定されている

洞結節細胞の膜電位は浅くて不安定であり，脱分極が始まる前の電位は $-50 \sim -70\,mV$ ほどしかない。これは，ペースメーカー細胞以外の心房・心室の心筋細胞にみられる深くて安定した電位の保持に必要な内向き整流 K^+ チャネル(K_{ir})が洞結節細胞には少ないからである。洞結節細胞には電位依存性の遅延整流 K^+ チャネル(K_v)(表4.1)があり，このチャネルを通して K^+ を細胞外へ流出させることで，脱分極前の膜電位を $-60\,mV$ ほどに保っている。

洞結節の膜電位は脱分極するときにゆっくりと上昇するが，この緩やかな電位上昇を歩調取り電位 pacemaker potential (ペースメーカー電位)と呼ぶ(図4.2)。歩調取り電位が活動電位を引き起こす閾値である $-40 \sim -55\,mV$ に達すると活動電位が発生して心臓の収縮を引き起こすが，この閾値に達する速度，つまり歩調取り電位の勾配は重要な意味をもつ。なぜなら，収縮の頻度，すなわち心拍数は，歩調取り電位の勾配によって決まるからである。歩調取り電位の勾配が急になるほど閾値に達するまでの時間が短く，心拍数が増加する。

複数のイオン電流が歩調取り電位の勾配を引き起こす

歩調取り電位の勾配は，以下に述べるような複数の内向きイオン電流によって決まるが，外向きのイオン電流の減少も寄与している。
1. 電位依存性の遅延整流 K^+ チャネル(K_v)は，図3.12のけん玉モデル ball-and-chain model で示したように，細胞内の電位が負に傾くにつれてゆっくりと不活性化され

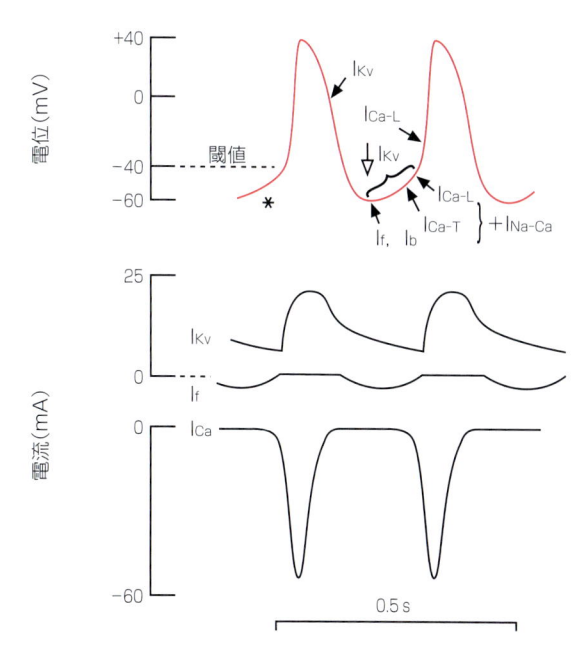

図4.2 洞結節細胞の歩調取り電位と活動電位におけるイオン動態。活動電位が発生する膜電位(閾値)に達するまでの時間は，歩調取り電位(*)の傾きによって決まる。言い換えると，歩調取り電位の勾配によって心拍数が決まる。図の中段と下段では，内向き電流は下向きに，外向き電流は上向きに示している。I_{Kv}：K^+ 電流，I_f：奇異性 Na^+ 電流，I_b：背景 Na^+ 電流，I_{Ca-T}：T (transient)型 Ca^{2+} チャネル電流，I_{Ca-L}：L (long-lasting)型 Ca^{2+} チャネル電流，I_{Na-Ca}：$3Na^+$-$1Ca^{2+}$ 交換機構による内向き電流。〔Based on Petit-Jacques J et al. News in Physiological Sciences 1994；9：77-9, with permission from the American Physiological Society, and Noble D. In：Zipes DP, Jalife J (eds). Cardiac Physiology from Cell to Bedside. Philadelphia, PA：WB Saunders, 1995：305-13〕

る。その結果，分極(負に帯電させる)に寄与していた外向き K^+ 電流(I_K)が減少する。このメカニズムにより，図3.7で示したように4相性に細胞膜のコンダクタンス(電気伝導度)が低下する。I_K の減少は，以下の2で述べるように，内向き電流を引き起こして脱分極させや

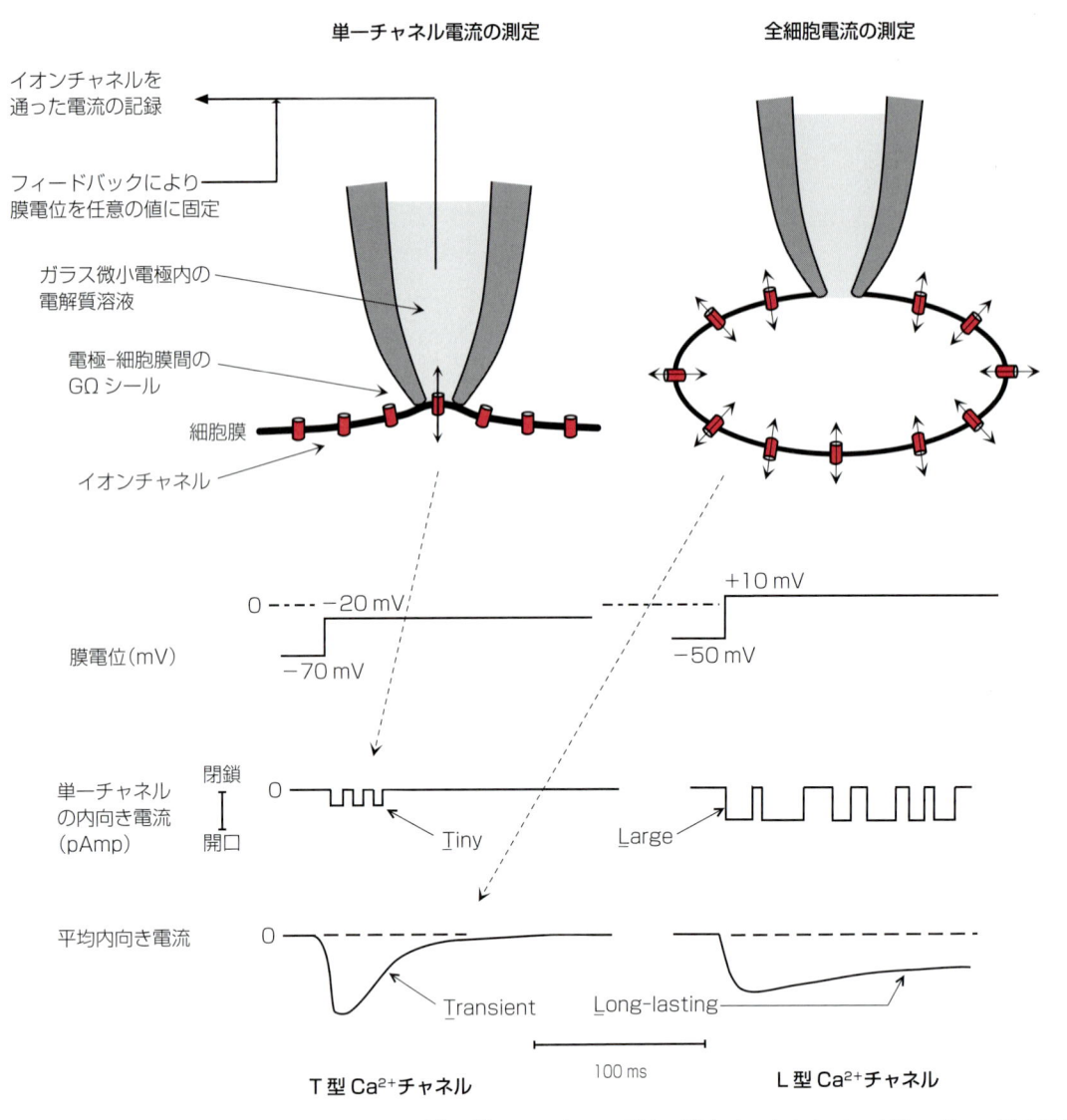

図4.3 パッチクランプ法を用いた心臓のCa^{2+}電流の測定。単一チャネルの電流の測定は，小さなパッチ膜にガラス微小電極を陰圧によって密着させた状態で行う（上図左）。また，細胞のすべてのチャネルを通った電流の総和は，パッチ膜を物理的あるいは化学的に破ることで測定できる（perforated patchあるいはwhole cell法と呼ばれる。上図右）。実際の測定電位の模式図を下図の3段に示す。脱分極が-55 mVを超えると（下図上段左），T型Ca^{2+}チャネルが散発的に開き，小さな（Tiny）電流のパルスを認める（下図中段左）。この電流はすぐにおさまるため，細胞のすべてのT型Ca^{2+}チャネルを通った平均電流は一過性（Transient）にしかみられない（下図下段左）。細胞膜がさらに脱分極すると（上段右），より高い閾値をもったL型Ca^{2+}チャネルが散発的に開口し，大きい（Large）電流をより長く発生する（中段右）。このため，このチャネルを通った平均電流は，長く続き（Long-lasting），また減衰もゆっくりしたものとなる（下段右）。(Redrawn from Nilius B et al. A novel type of cardiac calcium channel in ventricular cells. Nature 1985；316：443-6, with permission from Macmillan Publishers Ltd.)

すくする（図4.2）。

2. 小さな内向きNa^+電流は細胞をゆっくりと脱分極させる。このNa^+電流の一部は，第3章で述べた内向き背景電流 inward background current（I_b）である。これに加えて洞結節細胞には**奇異性内向き電流** funny inward current（I_f）と呼ばれる特殊なペースメーカー電流がある。I_fは膜電位が-50 mV前後のときにだけ発生する。奇異性（funny）と呼ばれる理由は，多くの電位依存性チャネル（K_vやCa^{2+}チャネルなど）が脱分極によって活性化されるのに対して，このチャネルは過分極によって活性化されるからである。I_fチャネルはNa^+とK^+のどちらも通すが，電気化学的なイオン勾配に従うと，膜電位が負の場合はNa^+のほうが流入しやすいため主としてNa^+を通す。セシウムイオン（Cs^+）はI_fを遮断することで洞結節細胞の脱分極の速度を低下させる。心拍数低下薬としてヒトに使用され始めている**ivabradine**もI_fを選択的に遮断することによって作用を発揮する。ただし，Cs^+やivabradineによっても歩調取り電位が

完全にはなくならないことから，ここで述べた以外のイオン電流が歩調取り電位の発生に寄与している可能性がある。

3. Na^+-Ca^{2+}交換機構($3Na^+$-$1Ca^{2+}$ exchanger)は，内向きNa^+電流(I_{Na-Ca})を発生させて歩調取り細胞の脱分極を引き起こす。この電流を遮断すると，歩調取り細胞の脱分極の後半部分が抑制される。
4. 膜電位の脱分極が進行して-55 mVを超えるあたりから，今度は内向きCa^{2+}電流により脱分極が促進される。洞結節は，電位依存性Ca^{2+}チャネルのなかでもT型(transient)を発現している。T型Ca^{2+}チャネルは，脱分極が-55 mVを超えて進行すると開口しやすくなる(図4.3左図)。脱分極がさらに進むと，次は電位依存性のL型(long-lasting) Ca^{2+}チャネルが開く。L型Ca^{2+}チャネルは，T型よりも脱分極が進んだ状態の電位で開口する(図4.3右図)。このように，歩調取り電位の後半にCa^{2+}の細胞内への流入が増えることで，脱分極が加速して活動電位が発生し収縮を生じる。

ペースメーカー細胞の活動電位はCa^{2+}電流により小さく，ゆっくり立ち上がる

洞結節や房室結節の活動電位は，図3.9で示したテトロドトキシン処理(Na^+チャネルを遮断)した心筋細胞と同じように，振幅が小さく，立ち上がりも緩徐である。その理由は，これらの結節内の細胞が，機能している速いNa^+チャネルをほとんどもたず，活動電位は内向きCa^{2+}電流のみにより生じるからである(表4.1)。このようなことから，ベラパミルのようなCa^{2+}チャネル遮断薬は，洞結節や房室結節の脱分極の速度を遅くし，さらに活動電位も小さくする。再分極は遅延整流K^+チャネル(K_V)を通る外向きK^+電流によって起きる(図3.10)。この電位依存性のK_Vは，脱分極中に非常にゆっくりと活性化し(時定数300〜400 ms)，活動電位中に徐々に開口する。そして，再分極するとこのチャネルはゆっくりと閉じて，次の興奮周期へと備える。

4.3　心臓の電気的興奮の伝導

興奮の波が心臓内に広がる

心房−刺激伝導系−心室という興奮の広がりは，活動電位に先行する局所電流が心臓内に広がっていくことによってもたらされる(図4.4)。興奮(脱分極)している細胞の内側は外側に対して正に帯電しているが，電流が伝わっていく方向にある静止状態の細胞の内側は負に帯電している。この興奮している細胞と静止状態の細胞の間は，導電性の筋形質 sarcoplasm とギャップ結合 gap junction によって結合されている(図3.1)。これにより，興奮細胞から伝わった正

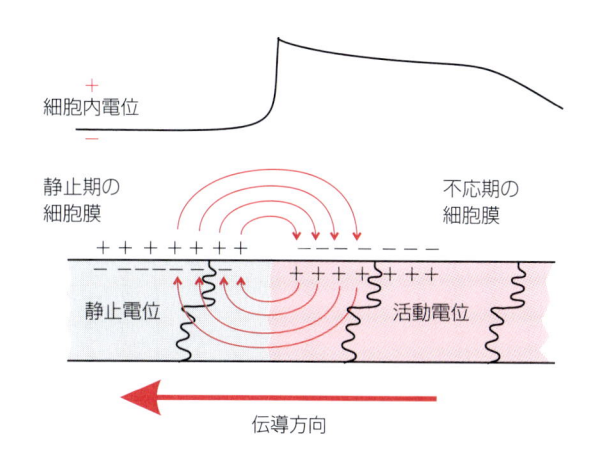

図4.4　活動電位に先行する局所電流によって電気的興奮が刺激伝導系と心筋内を伝わる。細胞内の電流は，細胞膜を貫通して流れるとともに，心筋細胞間の介在板にあるギャップ結合を通して隣の細胞へ伝わる。細胞外の電流は細胞外液を流れるこの電流が隣接する細胞に活動電位を発生させる。

電荷は細胞内を伝わって静止状態にある細胞膜を脱分極させる。細胞外ではこの逆のことが起こり，細胞外液が電流を伝える媒介となり，静止状態の細胞周囲の正電荷が興奮している細胞の周囲に向かって流れ，静止細胞の外部の電位を低下させる。ここで述べた一連の過程は，脂質からなる細胞膜が，いわば受動的に放電するコンデンサーのような役割を果たしていることによる。静止状態の細胞の膜電位が閾値に達すると活動電位が発生し，さらに隣の細胞を興奮させるための局所電流が生じる。このようにして興奮はつぎつぎに隣接する細胞へと伝わるが，興奮を伝えた細胞は隣の細胞が興奮している間は不応期 refractory period にあたるため反対側の隣接細胞にしか興奮は伝わらず，一方向にのみ伝導していく。

興奮伝導の安全域：伝導速度は筋線維の太さと局所電流の大きさに依存する

太い筋線維ほど電気抵抗が小さく，図4.4で示した局所電流は速く遠くへ伝導される。このため，筋線維のなかでいちばん太いPurkinje線維の興奮伝導が最も速い。さらに伝導速度は，活動電位の大きさとその立ち上がりの速さにも影響される。例えば，活動電位が素早く大きく立ち上がる心室筋細胞の伝導速度は速い。これは，このような活動電位では大きな電流が生じ，大きな電流は速く遠くへ伝わるからである。活動電位の脱分極相(0相)はNa^+を介して立ち上がるが(500 V/s)，この立ち上がりの速さが大きな電流の形成と興奮の確実な伝播には特に重要であると考えられている。心筋虚血や高カリウム血症では，心室筋細胞の活動電位の大きさが減少し，また脱分極の速度が低下して興奮伝導が損なわれ，その結果，心室性不整脈が引き起こされる(4.7)。洞結節のように活動電位が小さく，ゆっ

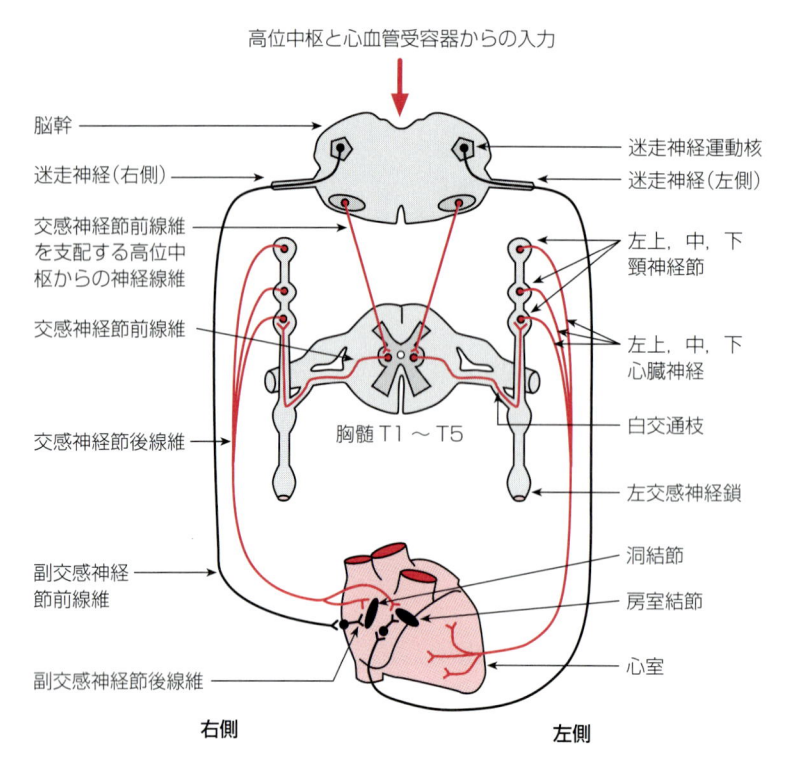

図 4.5　交感神経線維（赤）と副交感神経線維（黒）による心臓の神経支配。心臓を支配する交感神経は，第 1～5 胸髄（T1～T5）の中間外側角から起こる。

くり立ち上がる細胞では小さな電流しか生み出さず，そのため興奮伝導は遅く，また簡単に障害される。したがって，洞結節の細胞は**興奮伝導の安全域が狭い**。

4.4　心拍数の調節機構

ヒトの心拍数は安静時で 50～100/min であるが，持久力を要するスポーツの選手たちはこれよりも少し遅い。ヒト以外の哺乳類では，心拍数は体の大きさに反比例し，1/容量$^{0.25}$ に比例する。例えば，トガリネズミの心拍数は 600/min もあるし，ゾウは 25/min しかない！ 心拍数は，以下に述べるように，洞結節や房室結節に分布する交感神経と副交感神経の調節を受けている。

交感神経は心臓全体に分布する

心臓に向かう短い交感神経節前線維は，脊髄の T1～T5 から起こる。節前線維は傍脊椎神経節内でシナプスをつくってより長い節後線維となる（図 4.5）。節後線維は大血管の表層に沿って走行し心臓に達する。交感神経線維は，洞結節と房室結節に分布するだけではなく，心室にも豊富に分布する。主として洞結節・房室結節にのみ分布する副交感神経線維とはこの点で異なる。洞結節（ペースメーカー）に分布する交感神経線維は主に右の傍脊椎神経節群から起こり，心室へは左の傍脊椎神経節群から分布する。

副交感神経は心臓の限られた部位にのみ分布する

心臓へ向かう副交感神経は，脳幹の迷走神経運動核から起こる（図 4.5）。一般的に，右側の迷走神経が洞結節に向かい，左側が房室結節を支配するといわれているが，個人差も大きい。節前線維は長く，節後線維は短いが，両者を結ぶシナプスは洞結節と房室結節の周辺の心筋内にある。節後線維は直接洞結節と房室結節に分布する。心室への副交感神経線維の分布はごくわずかである。

自律神経系は持続的に心拍数を調節している

交感神経と副交感神経はともにある程度の緊張状態を維持しながらペースメーカーに作用して心拍数を制御しているが，この緊張は安静時にも持続している。交感神経活動の上昇は心拍数の増加（頻脈 *tachycardia*）を引き起こし（図 4.6），副交感神経は逆に心拍数を減少（徐脈 *bradycardia*）させる（図 4.7）。安静時においては副交感神経の抑制作用のほうが優位となる。このことは，若いヒトにおいてアトロピンとプロプラノロール投与によってそれぞれ副交感神経と交感神経を同時に遮断した場合，心拍数が 105/min ほどに上昇することからもわかる。生理的には，交感神経系と副交感神経系のバランスによって心拍数が調節されている。例えば，運動に伴う頻脈は，交感神経活動の亢進と副交感神経活動の抑制によって生じている。

図4.6 交感神経の持続刺激による歩調取り電位の変化。注意して見ると，交感神経の持続刺激（四角で示した区間）により起きる頻脈が，比較的ゆっくりと出現していることがわかる。赤い点線の傾きは，歩調取り電位の勾配が交感神経刺激により急になっていく様子を示している。上部の2点波線は，ノルアドレナリンによってβ受容体が活性化するために内向きCa^{2+}電流が増加し，それによって活動電位が増高することをわかりやすく示すためのものである。(From Hutter OF, Trautwein W. Journal of General Physiology 1956；39：715-33, with permission from the Rockefeller University Press)

心拍数変動は交感神経系よりも副交感神経系の刺激に素早く反応する

交感神経系を刺激すると頻脈が起きるが，刺激に対する反応はゆっくりと現れ，また刺激がなくなった後に元の心拍数に戻るのも遅い（図4.6）。対照的に，副交感神経系の興奮によって起きる徐脈は速やかに出現し，興奮がとれるとすぐに元に戻る（図4.7）。したがって，例えば呼気時の心拍数の減少（洞性不整脈）や失神時の急激な心拍数の低下などには，副交感神経活動の変化が関わっている。副交感神経による素早い作用発現はアセチルコリンによる過分極のためであり（後述），また速やかな作用消失はコリンエステラーゼによってアセチルコリンが速やかに分解されるためである。

体温の変動も心拍数に影響を及ぼす

心拍数は，体温の変化による影響も受ける。発熱によって体温が1℃上昇するごとに心拍数も約10/min増加する。このことを逆に利用して，開胸手術の際に心拍数を減少させるため体温を下げて行うことがある。

図4.7 迷走神経刺激による洞結節細胞の歩調取り電位の変化とそれに伴う徐脈（モルモット）。迷走神経を刺激すると，静止期の細胞膜電位が過分極し，歩調取り電位の勾配も緩やかになる（赤い点線）。この結果，活動電位が発生する閾値に達するまでの時間が長くなり，徐脈が生じる。(After Bolter CP, Wallace DJ. and Hirst GDS. Failure of Ba^{2+} and Cs^+ to block the effects of vagal nerve stimulation in sino-atrial node cells of the guinea-pig heart. Autonomic Neuroscience：Basic and Clinical 2001；94：93-101, with permission from Elsevier)

重要事項のまとめ 4.1

歩調取り電位の勾配が心拍数を決定する

- ペースメーカー細胞の負電位は，内向きのNa^+およびCa^{2+}電流の発生とK^+コンダクタンスの低下により，時間とともに浅くなる（負電位が0mV側にシフトする）。
- ペースメーカー細胞の脱分極速度（歩調取り電位の勾配）が活動電位発生（これが次の心拍動を引き起こすトリガーとなる）のための閾値到達時間を決めている。したがって，歩調取り電位の勾配が心拍動の間隔（つまり心拍数）を決めている。
- 交感神経刺激は，歩調取り電位の勾配を急にすることにより閾値到達時間を短縮し，1分間当たりの拍動数を増加させる。
- 副交感神経刺激は，歩調取り電位の勾配を緩やかにすることにより閾値到達時間を遅くし，心拍数を減少させる。
- 副交感神経刺激はまた，アセチルコリン感受性K^+チャネルを活性化することによってペースメーカー細胞を素早く過分極させる。これによりペースメーカー細胞の閾値到達時間が延長するので，心拍数は急速に低下することになる。

4.5 交感神経刺激による効果

交感神経刺激は心拍数，収縮力および弛緩速度を上昇させる

交感神経節後線維終末部に活動電位が到達すると，神経伝達物質であるノルアドレナリン noradrenaline（米国ではノルエピネフリン norepinephrine と呼ばれる）が分泌される。これについての詳細は第14章14.1を参照してほしい。ノルアドレナリンは心筋細胞膜の$β_1$受容体に結合する。心筋細胞にはαおよび$β_2$受容体も発現しているが，ヒトにおける$β_1$受容体の発現量は$β_2$受容体のおよそ4倍である。アドレナリン adrenaline（エピネフリン epinephrine）は交感

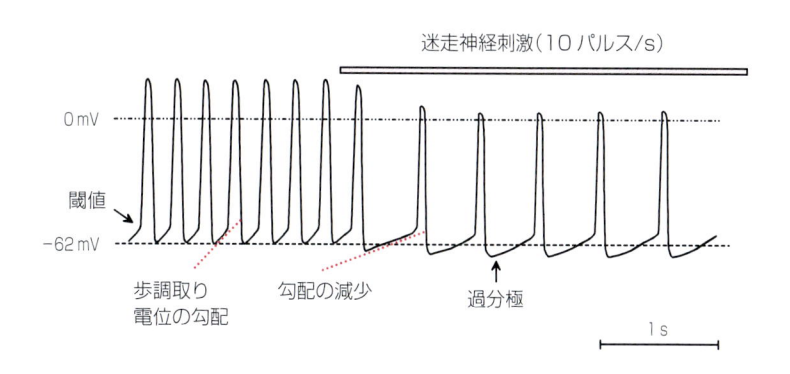

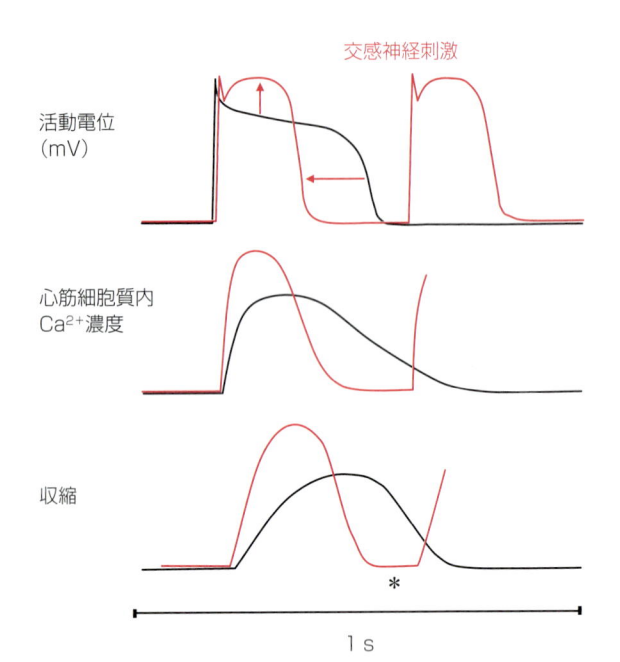

図4.8 交感神経刺激の心室筋細胞への効果。ここでは心拍数が2倍に増加した場合を示す。上段：交感神経刺激前（黒い波形）と後（赤い波形）の膜電位。垂直の矢印はプラトー相での内向きCa^{2+}電流の増加とそれによるドーム型の電位の発生を示す。水平の矢印は再分極性外向きK^+電流の増加による活動電位持続時間の短縮を示す。中段：筋細胞質内Ca^{2+}トランジェントの増大とCa^{2+}再取り込みの加速。下段：収縮力が増強し，収縮期が短縮するとともに弛緩速度も速くなる。それでも血液充満が行われる拡張期はかなり短縮されてしまう（＊）。

神経刺激によって副腎髄質から循環血液中に分泌されるホルモンで，同様に心筋$β_1$受容体に作用する。アドレナリンとノルアドレナリンは総称してカテコールアミン*catecholamine*と呼ばれる。$β_1$受容体が活性化されると，数拍動内に以下の作用が引き起こされる。

- 心拍数の増加（変時作用 chronotropic effect，図4.6）
- 房室間興奮伝導時間の短縮（変伝導作用 dromotropic effect）
- 心筋活動電位持続時間の短縮（図4.8）
- 収縮力の増加（変力作用 inotropic effect，図4.8および図6.18）
- 弛緩速度の増加（変弛緩作用 lusitropic effect，図4.8および図6.18）

ノルアドレナリンの作用は，ノルアドレナリンが血流により拡散・除去されるとことにより，また交感神経終末に再吸収されることにより消失する。これらの過程は比較的ゆっくり起こるので交感神経刺激後の回復には時間がかかる。

上記のような心機能の劇的な変化を引き起こす細胞内メカニズムについて，次に述べる。

$β_1$ 受容体は cAMP-PKA 系を活性化する

活性化した$β_1$受容体は生化学的反応を介してシグナルを増幅し，イオンチャネルおよびポンプ機能に多様な効果を引き起こす（図4.9）。$β_1$受容体は細胞膜内G蛋白，G_s（sは促進性*stimulatory*を示す）構成分子の分離を触媒する。この蛋白は三量体であり，$α_s$サブユニットと$βγ$二量体に分離される。$α_s$サブユニットは細胞膜内に移動し，膜結合型酵素であるアデニル酸（アデニリル）シクラーゼ*adenylate (adenylyl) cyclase*の活性化を介して膨大な量のATPを細胞内メッセンジャーであるcAMPへと変換させる。シグナル伝達系経路に沿って情報は増幅されることになり，単一の受容体でもその活性は非常に多くのシグナル伝達因子を誘導することになる。cAMPは以下の作用を引き起こす。

- cAMPはペースメーカーI_fチャネルに直接作用し，チャネル開口確率を増加させる。I_f電流の増大は歩調取り電位の勾配（脱分極の速さ）を増加させることにより変時作用を引き起こす。

- cAMPは細胞内酵素プロテインキナーゼA *protein kinase A*（PKA）を活性化する。PKAはL型Ca^{2+}チャネルのリン酸化を促し，そのチャネル開口確率および開口時間を増大させる。心房筋および心室筋では，それによるプラトー相でのCa^{2+}電流の増加が2峰性（spike and dome型）の活動電位を生じさせるので変力作用を引き起こすことになる（図4.8）。また，洞結節の細胞においては，Ca^{2+}電流の増加が歩調取り電位の勾配を急峻にすることにより変時作用を生じる。

- PKAは遅延整流K^+チャネル *delayed rectifier K^+ channel*（K_V）をリン酸化する。それによる再分極性外向き電流I_{Kv}の増加が心室筋活動電位の短縮を促す（図4.8）。一方，交感神経刺激なしでも，単に電気的なペーシングを行っただけで，活動電位発生頻度の増加に伴い細胞内Na^+とCa^{2+}の濃度が増加するため心室筋活動電位は短縮する。このようなイオン濃度の変化は，活動電位持続時間に関与する様々な電流に影響を及ぼす。活動電位持続時間が短縮することによって単位時間内に発生する活動電位の数を増やすことができるので，心拍数を増加するために必要な前提条件となる。

- PKAはホスホランバン *phospholamban* をリン酸化し，ネットワーク筋小胞体（SR）のCa^{2+}-ATPaseポンプに対するホスホランバンの抑制効果を減弱する。この脱抑制はCa^{2+}-ATPaseポンプのCa^{2+}親和性を増加することにより，筋細胞質からSR内へのCa^{2+}の移動を促進する。これが変弛緩作用（弛緩速度を高めること）の主たる機序である。また同時に，$β$刺激はCa^{2+}放出チャネルCa^{2+} *release channel*〔リアノジン受容体（RyR）〕をリン酸化することによって，増加したSR内の貯蔵Ca^{2+}

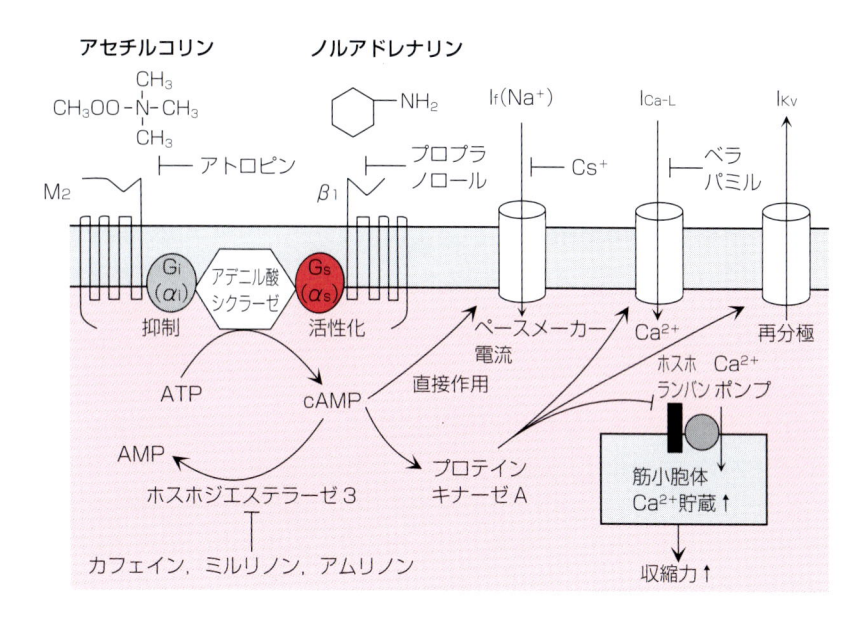

図 4.9 交感神経性伝達物質であるノルアドレナリンと副交感神経性伝達物質であるアセチルコリンによって活性化される心筋細胞およびペースメーカー細胞内のシグナル伝達経路。各 G 蛋白はヘテロ三量体であり、α, β および γ サブユニットからなる。刺激によって α サブユニットと $\beta\gamma$ 二量体に分離される（下図）。α_s サブユニットはアデニル酸シクラーゼを活性化し、α_i サブユニットは抑制する。$\beta\gamma_i$ サブユニットは K_{ACh}（K_G）チャネルを活性化する。Cs^+：セシウムイオン、G_s：促進性グアノシン三リン酸（GTP）結合蛋白（G 蛋白）、G_i：抑制性 G 蛋白、M_2：ムスカリン M_2 受容体。

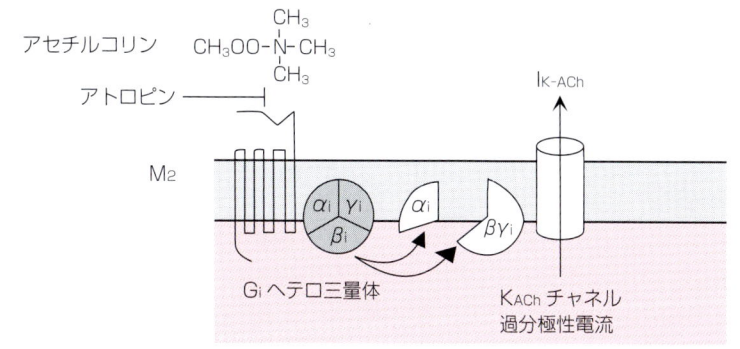

を興奮のたびにより多く放出させることにも寄与しているかもしれない。

上記の生化学的シグナル伝達経路は比較的長く、かつ反応速度が遅い。したがって、交感神経刺激に対する効果の開始も遅れる（図 4.6）。また、PKA 経路と同様に、長時間の β 刺激においてはもう 1 つのキナーゼである Ca^{2+}/カルモジュリン依存性キナーゼⅡ *Ca^{2+}/calmodulin-dependent kinase II*（*CaMK II*）も活性化すると考えられる。これは別の部位のホスホランバンをリン酸化し、β 刺激の変力作用を持続させる。リン酸化された多くの蛋白はホスファターゼ *phosphatase* PP1 および PP2A により脱リン酸化されることで、細胞の興奮は安静時の状態に戻る。これら調節酵素群（PKA、CaMK II、PP1 および PP2A）は細胞内標的分子（ホスホランバン、RyR など）に近接して存在し、膨大な数の調節蛋白複合体を構成している。

β_1 受容体そのものは常に代謝回転している。カテコールアミンが結合している間、その受容体は受容体キナーゼによってリン酸化される。これによって G_s-アデニル酸シクラーゼ系から受容体が切り離され、内部移行（ダウンレギュレーション *downregulation*[訳注1]）を引き起こす。それ

とともに受容体機能を適切に維持するため、新しく合成された β_1 受容体が細胞膜へ挿入される。心不全ではこのような受容体の代謝回転バランスが損なわれることが知られている（第 18 章）。

これらの細胞内現象は以下のように心機能の亢進を引き起こす。

変時作用と変伝導作用

1. 変時作用により歩調取り電位の勾配が急になると、閾値に達するまでの時間が短縮し、心拍数は増加する（図 4.6）。歩調取り電位勾配（脱分極速度）の増大は、主に脱分極に働く I_f や I_{Ca-L}、I_{Na-Ca} の増加に起因し、遅延整流 K^+ チャネルの速やかな脱活性化、すなわち I_{Kv} 減少により促進される。心臓がより速いリズムで効果的に機能するためには心周期も短縮される必要があるが、交感神経刺激は次のようなメカニズムによって心周期を短縮させる。

訳注 1：受容体が細胞膜内に埋まり、機能している受容体の数が減ること。

2. 房室結節の β_1 受容体を介して房室結節の興奮伝導時間が短縮される（変伝導作用）。これにより房室結節の発火から心室の収縮が起こるまでの時間差が小さくなるので，心電図のPR間隔は短縮することになる。
3. 再分極の開始を早めることにより心房および心室筋細胞の活動電位持続時間が短縮する（図4.8，図4.9）。この変化がなければ，長いプラトー相が心拍数の増加を制限してしまう。また，この変化により心電図のQT間隔が短縮する。

変力作用は Ca^{2+} トランジェントの増大による

SRポンプの Ca^{2+} 親和性の増加と，プラトー相の Ca^{2+} 電流（I_{Ca-L}，図3.9，図4.6および図4.8）の増加により，SRでの Ca^{2+} 貯蔵が増加する。この貯蔵 Ca^{2+} の増大とトリガー Ca^{2+} の増加（I_{Ca-L} 増加による）は，収縮期においてより大きな Ca^{2+} トランジェント Ca^{2+} transient を引き起こす（図4.8）。このため，より多くのクロスブリッジ（連結橋）が活性化され，心房および心室の収縮力が増す（変力作用）。

変弛緩作用は主に筋小胞体の Ca^{2+} 再取り込み速度増加による

変弛緩作用により収縮持続時間は短く，また弛緩速度は速くなる（図4.8）。心周期の駆出期および等容性弛緩期が短縮し，これにより拡張期の短縮が最小限にくい止められる（図2.6）。心臓は血液充満のために十分な時間を要するので，このことは非常に重要である。変弛緩作用は主としてネットワークSRポンプによる筋細胞質内 Ca^{2+} 再取り込みの促進によって生じる。遺伝子操作技術によりホスホランバンをノックアウトしたマウスを用いた実験から，変弛緩作用の85％はホスホランバンのリン酸化によるポンプ作用活性化に起因することが示された。それ以外はトロポニンIと呼ばれる細いフィラメント上の蛋白のリン酸化によるもので，これはクロスブリッジサイクルを早め，弛緩速度を高める機能を有する。

cAMP濃度を上昇させる薬物は交感神経刺激に類似した反応を引き起こす

細胞内cAMP濃度は，アデニル酸シクラーゼによる生成速度だけでなく，ホスホジエステラーゼ phosphodiesterase による分解速度にも依存して決まる。ホスホジエステラーゼを抑制するカフェイン，テオフィリン，ミルリノンなどの薬物は細胞内cAMPを増加させる。したがってこれらの薬物は，心拍数や収縮力の増加など，β_1 作動薬の効果と類似した反応を引き起こす。しかし，このような心臓促進効果にもかかわらず，これらの薬物は心不全患者の死亡率を増加させる。

4.6 副交感神経刺激による効果

副交感神経の神経伝達物質はアセチルコリンである

副交感神経節後線維の終末部に活動電位が到達すると，アセチルコリン acetylcholine が放出される。アセチルコリンは，1921年にOtto Loewiによって同定された最初の神経伝達物質である。LoewiはカエルのÎ走神経を刺激しながら採取した心臓からの液体サンプルを，摘出された別の心臓にかけると徐脈反応が引き起こされることを確認した。アセチルコリンは筋細胞膜に発現しているムスカリンM_2 受容体 muscarinic M_2-receptor に結合してそれを活性化するが，コリンエステラーゼ cholinesterase という酵素により速やかに結合部位から除去される。その結果，迷走神経活動が元の水準に戻るに従って心拍数は素早く回復する。

迷走神経性副交感神経線維は常にある程度の興奮レベルを維持しており，その活動レベルは持久性トレーニングによって上昇し，運動選手の安静時徐脈の原因となる。神経終末部から分泌されるアセチルコリン量の増加には神経性一酸化窒素合成酵素 neuronal nitric oxide synthase (nNOS) が関与していると考えられており，実際にそれも運動トレーニングによって増加することが知られている。

アセチルコリンは歩調取り電位を遅延させる

迷走神経刺激は2つの電気生理学的機序により徐脈を引き起こす（図4.7）。その主な効果は歩調取り電位勾配を緩やかにすることである。これに加え，膜電位が速やかに過分極する（つまり，より陰性に深くなる）。これら2つの効果により，歩調取り電位が閾値に達するまでの時間が長くなり，心拍数は減少する。これらの効果のうち歩調取り電位勾配の減少は，反応が長時間にわたった場合に，より重要な意味をもつようになる。その理由は，この反応は低濃度のアセチルコリンでも惹起され得るし，また効果も持続するからである。運動選手の慢性的な徐脈はこのような機序による。

ムスカリン M_2 受容体はアデニル酸シクラーゼを抑制し K_{ACh} チャネルを活性化する

アセチルコリンは，Na^+ 電流（I_f）およびL型 Ca^{2+} 電流（I_{Ca-L}）を減少させ，歩調取り電位の勾配を緩やかにする。その機序は β_1 受容体によって引き起こされる機序の逆である。M_2 受容体は抑制性三量体G蛋白（G_i）を活性化し，α_i サブユニットと $\beta\gamma_i$ 二量体サブユニットに分離する。α_i サブユニットはアデニル酸シクラーゼを抑制（図4.9 上図）することでcAMPを減少させ，PKA活性を低下させ，I_f およびL型 Ca^{2+} チャネルを抑制する。

アセチルコリン依存性過分極には，分離した G_i 蛋白の $\beta\gamma_i$ サブユニットが関与する（図4.9 下図）。$\beta\gamma_i$ サブユニット

は内向き整流K$^+$チャネルの特殊な型，すなわちK$_G$あるいはK$_{ACh}$チャネルを速やかに活性化する．その結果生じる外向きK$^+$電流の増加は，NernstのK$^+$平衡電位である-94 mV（式3.1）に近づくように膜電位をシフトさせ，過分極を引き起こす．M$_2$–G$\beta\gamma_i$–K$_G$連鎖が短いことは，迷走神経刺激が心拍数を素早く低下させ得ることを意味している．

生理学的役割

ヒトにおける迷走神経性徐脈の例には以下のものがある．
- 呼気時の心拍数減少（洞性不整脈，図5.4a）
- 運動選手の徐脈
- 潜水中の心拍数の減少（第17章）
- 失神時の一過性の心拍抑制（迷走神経性発作，第18章）

迷走神経性徐脈の極端な例は，日常表現としてもよく使われるplaying possum（死んだふり）である．捕食者を騙すために，オポッサム（フクロネズミ）は虚脱し著しい徐脈を引き起こすことによって死んだふりをする．

> キツネどんがネズミどんに言った
> 'おまえを喰ってやる'
> ネズミは薄ら笑いを浮かべたあと，突然体を丸めグッタリして呼吸が止まり，脈も遅くなった．
> キツネは食欲をなくし，立ち去ったとさ．

4.7 イオン環境の変化に伴う危険

心機能は細胞内外のイオン濃度勾配に依存しているので，細胞外イオン濃度の大きな変化は当然，心臓に悪影響をもたらす．Ringerが示したように，低カルシウム血症 *hypocalcemia* は心筋の収縮性を減弱させ，高カルシウム血症 *hypercalcemia* では逆に収縮状態での心停止を引き起こす．

高カリウム血症は不整脈を引き起こす

安静時のヒトの正常血漿K$^+$濃度は，腎臓での排泄やNa$^+$–K$^+$ポンプによる細胞内への取り込みなどにより3.5〜5.5 mMに保たれている．腎臓でのK$^+$排泄はアンジオテンシン-アルドステロン系によって調節されており（第14章），細胞のポンプ機能は細胞外K$^+$濃度の増加によって刺激される．臨床的な高カリウム血症 *hyperkalemia* は，腎臓における排泄の低下（腎不全，アンジオテンシン系抑制薬，スピロノラクトン），およびアシドーシスや組織損傷，挫傷，古い血液の輸血，溶血（例：淡水での溺水）などによる細胞内K$^+$の逸脱によって起こる．高カリウム血症は心筋収縮力を低下させ，不整脈を引き起こす．安静時の7 mM以上の高カリウム血症は臨床的に緊急事態であり，

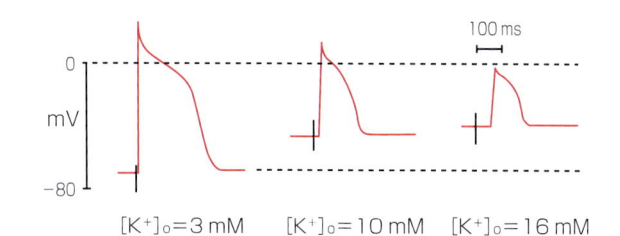

図4.10 高カリウム血症がPurkinje線維の膜電位に及ぼす影響（本文参照）．各活動電位の左側の線（黒い垂線）はある一定の距離からの外部刺激を示す．潜時の増加，静止電位の減少（0 mV側へのシフト），活動電位の大きさの減少およびその上昇速度の低下に注目してほしい．〔After Myerburg RJ, Lazzara R. In: Fisch E (ed.). Complex Electrocardiography. Philadelphia, PA：Davis, 1973〕

7.5 mM以上への急激な増加では拡張状態で心停止する（心静止 *asystole*）．例えば心臓移植手術の際には，ドナー心は20 mMのK$^+$を含んだ心停止液（心筋保護液）*cardioplegic solution* で慎重に灌流され，心停止状態で保存される．これは，心停止状態では酸素需要が小さいので，移植を行うまでこのような状態で保持することにより心臓が長持ちするからである．

高カリウム血症はNernstのK$^+$平衡電位，つまり静止電位を浅く（0 mV側に移動）する（図3.6）．これは静止電位が浅ければ，多量のNa$^+$チャネルが不活性状態から"閉鎖していても活性化しやすい状態"（図3.13）に移行しなくなるので，活動電位そのものを小さくしてしまう．-70 mVの静止電位では，不活性化ゲート *inactivation gate* のおよそ半分が開いているが，-50 mVではほとんどが閉じてしまう．その結果，活動電位0相の立ち上がりが緩慢になり，最終的にはI$_{Ca-L}$のみによって生じる小さく緩やかな上昇しかみられなくなる（図4.10）．このような活動電位によって引き起こされる興奮電流は小さくなるので，正常状態に比べ興奮伝導は遅く，また不安定になる．そのため房室ブロック（図5.4）や心室頻拍／心室細動が発症しやすくなる．また，上昇した細胞外K$^+$は起電性の3Na$^+$-2K$^+$ポンプを刺激し，K$_{ir}$およびK$_{v(r)}$チャネルの活性化も促すので，早期の再分極を引き起こすことになる．それに伴い心電図も変化し，QRS幅が広くなり（心室における伝導が遅くなるため），T波が増高する（おそらく再分極性K$^+$電流の増加によると考えられる）．

上記の変化のいくつかは虚血心筋においても起こる．それは虚血により心筋細胞間質液のK$^+$濃度が局所的に上昇するからである（図6.22）．高カリウム血症の治療は，まずその原因を取り除くことが重要であり，特に緊急時にはインスリンおよびグルコースの静脈内投与が行われる．この理由は，K$^+$の細胞内取り込みを広範囲にわたって促進することができるからである．

注目すべきことだが,正常な人でも激しい運動によってK$^+$濃度が2倍,つまり8mM程度まで,明らかな障害なしに上昇することがある。これは,運動により増加したアドレナリンとノルアドレナリンが心筋に対する高カリウム血症の影響を防ぐためと考えられる。おそらく活動電位電流 I_{Ca-L} が増幅されるためであろう。

低カリウム血症も不整脈を引き起こす

低カリウム血症 hypokalemia とは細胞外K$^+$濃度が3mM以下の場合を言い,臨床的には主に腎臓からの排泄増加(通常はサイアザイド系利尿薬によるK$^+$排泄)あるいは激しい下痢や嘔吐によって引き起こされる。細胞外K$^+$の低下は起電性 $3Na^+$-$2K^+$ ポンプや K_{ir} および $K_{v(r)}$ チャネルの活性を弱めるので,再分極性電流を減少させる。これはプラトー相と再分極3相の時間を延長させることになり,特に K_v に富んだ心外膜下心筋細胞に起こりやすい。第5章5.5で説明しているように,心電図における上向きのT波は,正常では心外膜下の活動電位持続時間が心内膜下のそれよりも短いことに起因する。したがって,心外膜下の活動電位持続時間が延長すると,T波が平坦あるいは逆転したり,ときにはU波 U wave と呼ばれる遅延波がみられることもある。これらの電気生理学的変化は不整脈を生じやすくするが,低カリウム血症による不整脈は心疾患を有する患者によくみられる。

H$^+$および虚血は心拍動を弱める

細胞内H$^+$はトロポニンC結合部位において Ca^{2+} と競合する。したがって,細胞内アシドーシスでは心筋収縮力が弱まることになる。細胞内pHは通常,細胞膜輸送体すなわち Na^+-H^+ 交換機構と Na^+-HCO_3^- 共輸送体により7.1〜7.2に保たれているが,虚血状態では細胞内アシドーシスに陥るので,収縮性は低下してしまう(第6章6.12)。

4.8 心筋電流の薬理学的操作

β遮断薬 *β-blocker*　交感神経による緊張性の刺激の効果は,非選択的β遮断薬(プロプラノロール,オクスプレノロール)や選択的β$_1$遮断薬(アテノロール,メトプロロール)によって減弱する。これらの薬物は心臓の Ca^{2+} 電流とSRポンプ機能を減弱させるので,心拍数や収縮力,そして心拍出量の低下を引き起こす。高血圧(第18章18.4)や狭心症(酸素を供給する冠動脈に病変があるため心臓の働きが制限され,その限界を越えた場合に虚血性の胸痛を生じる。第15章15.1)の治療に有効である。

Ca^{2+}チャネル遮断薬 *Ca^{2+}-channel blocker*　ベラパミルやジルチアゼムは一部のL型 Ca^{2+} チャネルを抑制し,プラトー電流 I_{Ca-L} を減少させる。これにより活動電位持続時間を短縮させるとともに,陰性変力作用を引き起こす(すなわち筋収縮力を弱める)。ベラパミルの心臓に対する効果はニフェジピンよりも大きく,狭心症患者では心仕事量を低下させて酸素需要を減少させる。ベラパミルはまた房室結節伝導時間を延長するので,リエントリー(旋回 circus)機序による不整脈を軽減する(第5章5.8)。

K$^+$チャネル開口薬 *K$^+$-channel opener*　代謝(ATP)感受性である K_{ATP} チャネル(第3章3.6)は,クロマカリム,ピナシジル,ミノキシジルおよびニコランジルによって活性化される。K_{ATP} チャネルの活性化は過分極を引き起こす。主な治療効果は末梢血管の拡張であり,狭心症の緩和に有効である。

アデノシン *adenosine*　上室頻拍(心房内に異常なペースメーカーを生じることによって起こる頻拍)を停止させるために静脈内投与されることがある。アデノシンは結節性K$^+$チャネルを活性化するプリンA$_1$受容体に作用し,過分極を引き起こす。これは心拍数を減少させ,房室結節伝導を遅らせる。

Na$^+$チャネル遮断薬 *Na$^+$-channel blocker*　プロカインアミド,リドカインおよびキニジンは抗不整脈薬として用いられている。

I$_f$チャネル遮断薬 *funny channel blocker*　近年利用されるようになった ivabradine はペースメーカー電流(I_f)を遮断する。これによりペースメーカー細胞の脱分極頻度を減少させる。心拍数の低下は心筋細胞の酸素需要を低下させるので,ivabradine は狭心症の治療に使われる[訳注2]。

4.9 機械-電気的フィードバック

胸部を素早く強打することによって,停止した心臓が再び動き出したり,病的頻脈が正常に戻ることがある。これは心臓の機械的刺激が電気的活動に影響を及ぼすことを意味する。機械的な伸展は伸展活性化チャネル stretch-activated channel (SAC) を活性化し,内向きの脱分極性陽イオン cation 電流を引き起こす。SACは次のような効果に関与する(表4.2)。

1. **Bainbridge反射** *Bainbridge reflex*　Bainbridge は1915年に多量の生理食塩水を静脈系に投与すると一過性の頻脈を引き起こすことを発見した(第16章16.3)。この頻脈にはペースメーカー細胞にあるSACの活性化が一部関与している。ただ,この反射の生理学的意義はほとんどない。

2. **カテーテル誘発性頻脈** *catheter-induced arrhythmia*　心臓カテーテル挿入時に心房あるいは心室壁が機械的に

訳注2　ivabradine は労作性狭心症治療薬として使用されているが,2010年のSHIFT試験報告では重症心不全患者において ivabradine による心拍数減少の有効性が認められた。

刺激されると異所性収縮やその他の不整脈が引き起こされることがある。ガドリニウムイオン(Gd^{3+})を投与することでSACを阻害し，伸展刺激による不整脈を防ぐことができる。

3. **心房性ナトリウム利尿ペプチド** atrial natriuretic peptide (*ANP*)　心房筋細胞は伸展されるとANPを分泌する（第14章14.9）。この反応はSACを介して起こると考えられている。

表4.2　心臓のイオンチャネル：より詳細な説明。"The Surprising Heart"のなかでNoble教授が述べたように，「すでに文章の中に出てきたイオン電流の説明で，読者は多くのことを学んだかもしれない。しかしこれまでに発見された機序を理解するにはまだまだ不十分である！」。この表はもっと知りたい読者のための参考資料として，主なイオン電流，ポア形成αサブユニットの構成蛋白および遺伝子（括弧内にイタリックで記載）をまとめたものである。調節性βサブユニットや他のサブユニットは示していない。大学の1年生はこれら詳細について覚える必要はない！

チャネルおよび電流	性質および活性化因子	抑制因子	役割
カリウムチャネル			
(a) K_{ir}蛋白を有するもの：非電位依存性			
■内向き整流K_{ir} ・I_{K1}あるいはI_{Kir} ・$K_{ir}2.1$ (*KCNJ2*) および$K_{ir}2.2$ (*KCNJ12*) からなるヘテロ四量体*	負電位で開口する。Mg^{2+}およびポリアミンにより細胞内側開口部が遮断されるので，正電位ではK^+外向き電流はほとんど生じない	Ba^{2+}	心筋細胞の静止電位，および再分極後半の外向き電流を形成，$-20\sim-80$ mVの間で作用。洞結節には少ないので，静止電位は浅い
■ムスカリン性G蛋白活性型 K_G, K_{ACh} ・I_{K-Ach} ・$K_{ir}3.1$ (*KCNJ3*) および$K_{ir}3.4$ (*KCNJ5*) からなるヘテロ四量体	アセチルコリン受容体およびアデノシン受容体によって$G_{\beta\gamma}$が分離して活性化される。わずかだが自発性に開口している	Ba^{2+}によって部分的に抑制。百日咳毒素はG_i蛋白を抑制する	洞結節ではアセチルコリン受容体とアデノシン受容体はK_Gチャネルの過分極作用を介して心拍数を遅くする。また，洞結節においてK_GチャネルはK^+背景電流に関与する
■ATP依存性K^+チャネル K_{ATP}, K_{NDP} ・I_{K-ATP} ・4つのSUR2に囲まれた4つの$K_{ir}6.2$からなる八量体	ATP濃度低下（<0.1 mM），ヌクレオシド二リン酸（ADP）濃度上昇，アデノシン，H^+，ニコランジル，クロマカリム，ピナシジル，ジアゾキシドによって開口	グリベンクラミド	豊富に存在する。虚血時のチャネル開口確率の増加は心室活動電位持続時間を短縮し，心筋収縮力を低下させる
(b) K_v蛋白を有するもの：電位依存性			
■遅延整流，電位依存性K_v：K_sサブタイプおよびK_rサブタイプ ・$I_{Kv}=I_{Ks}+I_{Kr}$ ・K_s遺伝子*KvLQT* (*KCNQ1*), K_r遺伝子*HERG* (*KCNH2*)	-40 mVを超える脱分極によって徐々に活性化し，その後緩やかに（I_{Ks}）あるいは急速に（I_{Kr}）不活性化する。活動電位持続時間を短縮する。K_sはβ刺激によって活性化される	Ba^{2+} TEA 4AP	緩やかな脱活性化は歩調取り電位g_Kの減衰を引き起こす。再分極初期電流として活動電位を終止し，膜電位を-20 mVまで引き下げる。β刺激による活性化は心筋細胞の活動電位持続時間を短縮する。*KCNQ1*の突然変異は約50%の確率で遺伝性QT延長症候群を引き起こすが，*HERG*の突然変異により生じる確率はそれほど高くない
■一過性外向き電流 ・I_{to} ・$K_v4.3$ (*KCND3*)	脱分極によって活性化される。心内膜下よりも心外膜下の心筋細胞に多い	4AP	再分極1相を引き起こし，心外膜下活動電位を短縮する。ラットやマウスでは心拍数を増加させるために活動電位持続時間を短縮させる役割をもつ。心不全による不活性化は活動電位持続時間の延長をもたらす
ナトリウムチャネル			
■急速不活性化型Na^+チャネル(Na_V) ・I_{Na} ・心臓でのアイソフォームは$Na_V1.5$ (*SCN5A*)	開口状態は電位および時間に依存する	テトロドトキシン 局所麻酔薬	・心室筋・心房筋の活動電位の脱分極性スパイクを形成 ・洞結節には少ないのでスパイクは起こらない ・*SCN5A*の突然変異が遺伝性QT延長症候群を引き起こすことは稀（<5%）

（続く）

表4.2 （続き）

	特徴	阻害薬	機能
■過分極活性化電流 ・I_f ・HCN1-4からなる四量体	$-45 \sim -60$ mVの電位でゆっくり開口する。過分極活性化型 hyperpolarization-activated, 環状ヌクレオチド感受性 cyclic nucleotide-gated であることからHCN蛋白と呼ばれる	Cs^+, ivabradine	・ペースメーカーの脱分極を引き起こす。Cs^+はペースメーカーの脱分極を10〜40％まで遅延させる ・β刺激時にcAMPによって活性が増加し、一方、M_2受容体により活性は低下する
■背景電流 ・I_b	受動的背景電流		静止電位を深くする
■（Na^+-Ca^{2+}交換機構：NCX） ・$I_{Na\text{-}Ca}$, I_{NCX}	イオンチャネルではないが、1分子のCa^{2+}を細胞外に汲み出し〔流出（正常）モード forward mode〕、3分子のNa^+を細胞内に取り込む。細胞内Ca^{2+}によって活性化される	Li^+, Cd^{2+}, La^{3+}	1. Ca^{2+}流出モードはプラトー相後半の内向き電流に関与する 2. Na^+スパイク後の短いCa^{2+}流入（逆転）モード reverse mode は初期のCa^{2+}流入に関与しているかもしれない 3. 遅延後脱分極（DAD）を発生し得る
■（Na^+-K^+ポンプ） ・$I_{Na\text{-}K}$	イオンチャネルではないが、3分子のNa^+を細胞外に汲み出して、2分子のK^+を細胞内に取り込み、わずかだが正味の外向き電流を生じさせる	ジゴキシン、ウアバイン	わずかな外向き電流により、2〜4 mVほど膜電位に影響する

カルシウムチャネル

	特徴	阻害薬	機能
■L型Ca^{2+}チャネル ・$I_{Ca\text{-}L}$ ・Cav1.2, α_{1C}蛋白（*CACN1AC*）	電位作動性で、脱分極によって活性化される。持続的活性化 long-lasting activation を示す。脱活性化は時間依存性かつCa^{2+}依存性である	Cd^{2+} Ni^{2+} ベラパミル	1. Ca^{2+}誘発性Ca^{2+}放出（CICR）のトリガーとなるCa^{2+}を供給 2. 初期プラトー電流の主因となる 3. 洞結節および房室結節の活動電位を発生させる 4. β刺激によるC末端リン酸化はCa^{2+}流入の増加、収縮力の増加に関与する
■T型Ca^{2+}チャネル ・$I_{Ca\text{-}T}$ ・Cav3.1-3.3, α1H（*CACNA1H*）	L型より負電位（例えば-55 mV）で活性化する。一過性の活性化 transient activation を示す	Ni^{2+} ベラパミルやβアゴニストに非感受性	ペースメーカーの脱分極性電流に関与する

クロライドチャネル

	特徴	阻害薬	機能
■cAMP依存性 ・$I_{C(AMP)}$	cAMPにより活性化されるのでβ_1アゴニストで活性化される		β_1活性後の再分極1相に関与し、正電位から-40 mVのCl^-平衡電位（E_{Cl}）まで下げる（表3.1参照）
■Ca^{2+}依存性 ・$I_{C(Ca)}$	細胞質内Ca^{2+}により活性化される	DIDS	E_{Cl}は-40 mVであるので、再分極1相、ペースメーカーの脱分極、およびDADに関与する
■膨張活性化型	伸展感受性で、細胞の浸透圧依存性浮腫により開口		細胞容積を調節する

伸展活性化イオンチャネル（SAC）

	特徴	阻害薬	機能
■非特異的陽イオン伝導型	伸展により活性化	Gd^{3+}	機械-電気的フィードバック
■K^+特異的SAC ・TREK-1蛋白	伸展により活性化		機械-電気的フィードバック
■Cl^-特異的SAC	（クロライドチャネルを参照）		（クロライドチャネルを参照）

DIDS：Ca^{2+}依存性Cl^-チャネルの阻害薬, TEA：テトラエチルアンモニウム, 4AP：4-アミノピリジン, Ba^{2+}：バリウムイオン, Cd^{2+}：カドミウムイオン, Gd^{3+}：ガドリニウムイオン, La^{3+}：ランタンイオン, Li^+：リチウムイオン, Ni^{2+}：ニッケルイオン。
＊ヘテロ四量体は4つの異なるサブユニットで構成される分子を意味する。

要　約

- 洞結節（ペースメーカー）の興奮を起点にして，心房の収縮が始まる。心房から心室へ興奮が伝わる際，房室結節でいったん伝導速度が遅くなり，それによって心房と心室の収縮に時間差ができる。His-Purkinje系は，心室全体に素早く電気的興奮を伝える。
- ペースメーカー細胞の膜電位はゆっくりと脱分極していくが，これを歩調取り電位という。その緩徐な脱分極には，外向きK$^+$電流の減少と複数の内向き電流（Na$^+$電流であるI_fとI_b，交換電流であるI_{Na-Ca}，Ca^{2+}電流であるI_{Ca-T}とI_{Ca-L}）の発生が関与している。脱分極の速さ（すなわち歩調取り電位の傾き）は，膜電位が閾値に達し活動電位を生じて心拍動を開始するまでの時間を決めている。つまり，歩調取り電位の勾配が心拍数を決めている。ペースメーカー細胞の活動電位は小さく緩徐な立ち上がりを示すが，これはL型Ca^{2+}電流により形成されるためである。
- 交感神経線維終末部からノルアドレナリンが分泌され，心臓の$β_1$受容体を活性化する。洞結節では$β_1$刺激は歩調取り電位の勾配を急峻にし心拍数を増加させる（変時作用）。脱分極速度の増大は脱分極のペースメーカー電流であるI_fとI_{Ca-L}の増加，そしてさらにK$^+$チャネルの脱活性化の促進による。
- 心房筋や心室筋細胞の$β_1$受容体の活性化は，L型Ca^{2+}チャネルの開口確率を増加させることにより，プラトー電流，Ca^{2+}貯蔵，そしてトリガーとなるCa^{2+}流入を増大させる。こうして，Ca^{2+}トランジェントが大きくなり，心筋収縮力が増す（変力作用）。また，SRによるCa^{2+}再取り込み能が増大するので，収縮期が短縮するとともに弛緩速度が増す（変弛緩作用）。$β_1$刺激による効果は，G$_s$-アデニル酸シクラーゼ-cAMP-プロテインキナーゼA（PKA）カスケードを介したものである。
- 副交感神経性迷走神経線維から分泌されるアセチルコリンは，ムスカリンM$_2$受容体を活性化する。これは，G$_i$蛋白を活性化し，アデニル酸シクラーゼ-cAMP-PKA系を抑制する。PKAの抑制は，内向きペースメーカー電流I_fおよびI_{Ca-L}を減少させ，歩調取り電位の勾配を緩やかにし，心拍数を低下させる。またムスカリン受容体はK$_{ACh}$チャネルを活性化してペースメーカー細胞を過分極させる。これにより，呼気時や失神時などにみられるように，心拍数が急激に低下する。
- 心臓の電気的興奮はイオン環境や薬物によって変化する。高カリウム血症は心筋細胞を脱分極させ，伝導障害と不整脈を引き起こす。プロプラノロールなどの$β$遮断薬やベラパミルのようなCa^{2+}チャネル遮断薬はプラトー電流I_{Ca}を減少させるので，心筋収縮力や心拍数を低下させる。こうした反応は心筋の酸素需要を減少させることを意味し，これらの薬物は虚血性心疾患に対して有効とされる。

参考文献

■ 総説と書籍

Accili EA, Proenza C, Baruscotti M, DiFrancesco D. From funny current to HCN channel：20 years of excitation. News in Physiological Science 2002；17：32-7.

Eisner DA, Dibb KM, Trafford AW. The mechanism and significance of the slow changes of ventricular action potential duration following a change of heart rate. Experimental Physiology 2009；94：520-8.

Kurachi Y, Ishii M. Cell signal control of the G protein-gated potassium channel and its subcellular location. Journal of Physiology 2004；554：285-94.

Mangoni ME, Nargeot J. Genesis and regulation of the heart automaticity. Physiological Reviews 2008；88：919-82.

Sanguinetti MC, Keating, MT. Role of delayed rectifier potassium channels in cardiac repolarization and arrhythmias. News in Physiological Sciences 1997；12：152-7.

Simmerman HKB, Jones LR. Phospholamban: protein structure, mechanisms of action and role in cardiac function. Physiology Reviews 1998；78：921-47.

White E. Length-dependent mechanisms in single cardiac cells (mechano-electric aspects). Experimental Physiology 1996；81：885-97.

Zipes DP, Jalife J. Cardiac Electrophysiology from Cell to Bedside, 4th edn. Philadelphia, PA：WB Saunders, 2004.

■ 研究論文

See www.hodderplus.com/cardiovascularphysiology for a full list of Research papers for this chapter.

5章 心電図と不整脈

5.1	心電図の原理	65	5.7 心臓の電気軸	72
5.2	心電図の波形と心臓の活動電位の関係	67	5.8 不整脈とそのメカニズム	72
5.3	標準的な心電図誘導	68	5.9 虚血性心疾患の心電図	76
5.4	心臓の双極子	70	● 要約	76
5.5	興奮の順序	70	● 参考文献	77
5.6	なぜQRS波は複雑なのか	72		

学習目標

この章を読み終わった時点で，あなたは次のことができるはずである．
- 典型的な心電図の波形を描き，各波形の大きさを示し，誘導について説明できる(5.1)．
- P波，QRS波，T波の成り立ちと，PRおよびST間隔について説明できる(5.2)．
- 心臓の双極子とは何かを説明できる(5.4)．
- 心室が脱分極しているときの前額面からみた心臓双極子の経時変化の様子を描くことができる(5.5)．
- 同じ収縮において，誘導が異なると，なぜ記録されるQRS波形が異なるのか説明することができる(5.6)．
- 以下の病態の意味，機序，および意義を説明することができる．
  - 洞性不整脈
  - 異所性収縮
  - 房室ブロック
  - 病的な頻脈
  - 心房細動
  - 心室細動
- 不整脈発生における後脱分極，受攻期，およびリエントリーの役割について述べることができる(5.8, 5.9)．
- 虚血性心疾患による心電図変化の概略を説明することができる(5.9)．

*　　　*　　　*

5.1 心電図の原理

心電図 electrocardiogram (ECG) とは心筋の脱分極 depolarization，再分極 repolarization に伴う皮膚表面での電位の変化を記録したものである．その方法の開発は，20世紀初頭の2人の人物の業績による．それは，単線検流計を発明したライデンの Willem Einthoven と，1909年に英国学士院でデモンストレーションを行って英国議会の抗議を引き起こしたロンドンの Augustus Waller である(図5.1)．図4.4で述べたように，心筋の興奮によって細胞外液に電流が流れる．この電流によって体表に約1mVの小さな電位差が形成される．この電位変化を皮膚表面に装着された金属製の電極に接続した高感度の電圧計で拾い，記録紙またはコンピュータのモニター上に記録する．記録紙の紙送り速度は0.2秒で5mm(毎秒25mm)に統一されている．

皮膚における電位変動の大きさは細胞外電流の大きさによって決まり，細胞外電流の大きさは活性化される心筋の量 mass of myocardium に依存している．したがって，表面心電図では心房筋および心室筋の活動を検出することはできるが，量としては少ない刺激伝導系の活動は検出できない．ただし，心臓カテーテル(心内心電図)を用いれば刺激伝導系の活動も検出することができる．

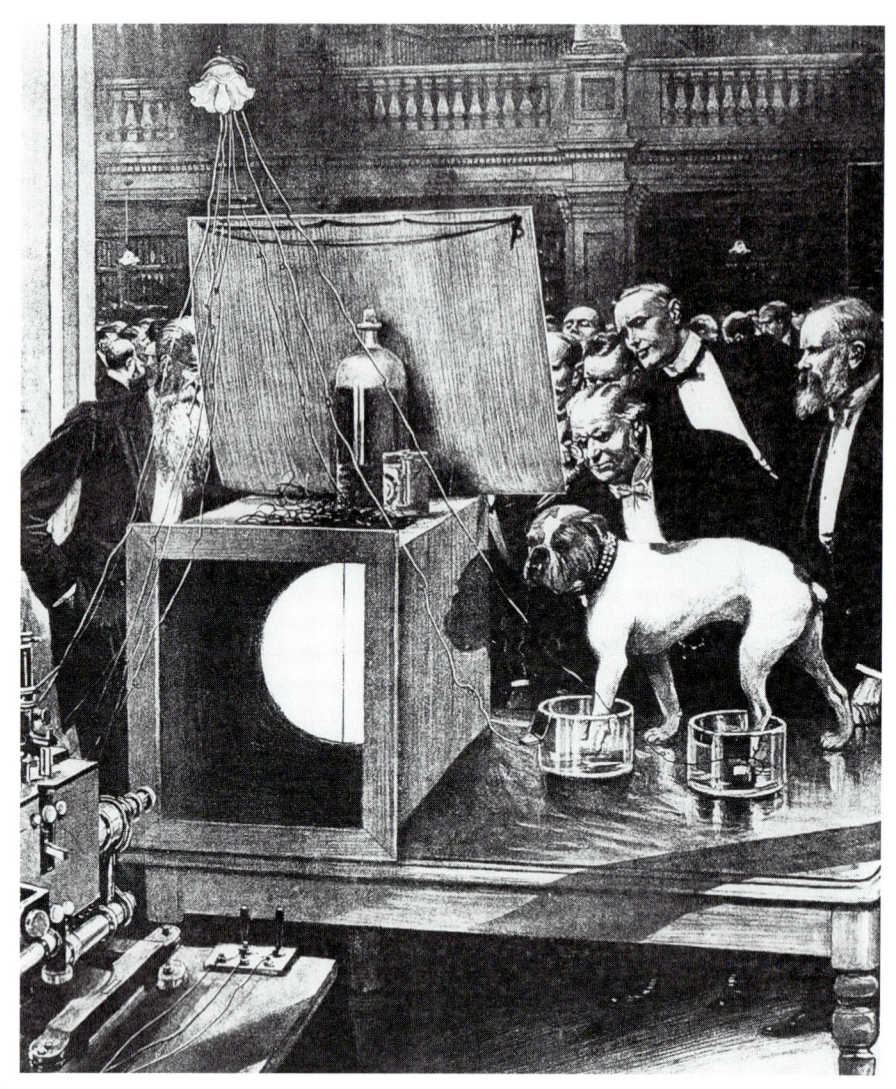

図 5.1 Waller が彼のペットのブルドッグ Jimmie を使って 1909 年に英国学士院で公開した心電図測定。Jimmie のすぐ後ろにいるのが Waller である。Jimmie の左前足と左後ろ足は生理食塩水の入ったつぼの中に入れられており，食塩水は電線で検流計に接続されている。(1909 年 5 月 22 日の London News 紙の挿絵より)

1909 年 7 月 9 日の Times 紙は，次のように報じた――Ellis Griffith 氏(アングルシー選出の国会議員)は国務大臣 Gladstone に対し，Waller の公開実験について「イヌは鋭い棘を打ち付けた皮帯を頭にきつく巻かれ，足は塩水を容れたガラスのつぼの中でびしょ濡れ，しかもそれは検流計に接続されている。このような行為は，1876 年に制定され動物に対する残酷な行為を禁じた動物愛護法に違反するのではないか」と疑義を投げかけた。

Gladstone 氏：イヌがしばらくの間，塩化ナトリウムを含む水，要するにただの少量の塩水ですが，その中に足をつけて立っていたことは，確かにその通りでしょう。親愛なる Griffith 氏がもし海岸で水の中をばしゃばしゃ歩いたことがおありなら，どんな爽快な気分がするかよくおわかりと思います(笑い)。イヌ，立派に育った健康そうなブルドッグですが，そのイヌはつながれてもいなければ，口輪をはめられているわけでもありません。黄銅の美しい飾りびょうで装飾された首輪をつけているだけのことです。もしこの実験で少しでも苦痛があったなら，イヌは疑いもなく，すぐさま一番近くにいる人に噛みつくでしょう。ですから，痛みのために動物愛護法の対象となるのはその人ということになります(笑い)。

MacNeill 氏(ドニゴール南部選出)：閣下はただいまのジョークのネタを提供してくれた Waller 氏に，国会にはイヌを使ったこのような実験を忌み嫌う人がいるという情報を伝えるというお考えはおもちですか？

Gladstone 氏：いや，とんでもない。このジョークは私としては満足できるものではないので，私だけのものとして，誰にも聞かせる気はありません。(笑いと歓声)

(From Waller AD. Physiology the Servant of Medicine. London：Hodder and Stoughton, 1910)

5.2 心電図の波形と心臓の活動電位の関係

ヒトの心電図では1回の心周期当たりP波，QRS波，T波という3つの主要な振れを認めることができる（図5.2）。P波は心房の脱分極，QRS波は心室の脱分極，T波は心室の再分極によって生じる波である。PR間とST部分で電位は基線上，つまり等電位状態にある。P，Q，Rなどのアルファベットには特別な意味はなく，Einthovenによってアルファベット順に名づけられたものである。心電図の波形は，その成因となる心臓の活動電位 action potential（図5.3）や図2.4に示した心周期中の他の様々なイベントと並べて示すと，時間の経過に伴う心臓の活動を理解しやすくなる。

P波は心房の興奮を示す

心電図の最初の波は，小さく幅の広いP波 P wave である。P波は左右の心房の数千もの心筋細胞の活動電位によって生じ，約0.08秒で心房全体に広がる。つまりP波は心房の脱分極を示しており，心房の収縮はそれに続くPR間で起こる。

PR間隔は房室結節での遅い伝導を示す

P波の開始からQRS波の開始までの間隔を（厳密に言えばP-Q間隔であったとしても）PR間隔 PR interval と呼ぶ。PR間隔は，興奮が左右心房に広がり，その後，房室結節を通りHis-Purkinje系を経て心室へ伝導していくのに要する時間を表している。PR間隔の大部分は伝導の遅い房室結節を通過するのにかかる時間であり，この伝導性の低さによって心房が心室に先行して収縮する（時差を生じる）ことが可能になっている。健常者ではPR間隔が0.2秒を超えることはなく，それ以上の延長は房室ブロックと呼ばれる伝導路の異常を示唆している（図5.4c）。

図4.4に示した電気回路が線維輪で絶縁されているため，脱分極した心房と分極した心室の間に電位差があるにもかかわらず，検出可能な細胞外の電流は流れず，したがって心電図上のPR間は等電位，つまり基線上にある。

心房の再分極は同期しておらず，しかも遅いため（図5.3），検出されるほどの細胞外電流は発生せず，心電図上に表れない。心房の再分極はQRS波と重なっているために心電図上で確認することはできない，という誤った説明がしばしば述べられている。これは，長い間強く信じられており，もっともらしいが明らかに間違っている誤解の典型的な例である！3度の房室ブロック患者の心電図では，P波の後にQRS波が続かないにもかかわらず心房の再分極を示す波形が認められない。このことは心房の再分極が心電図上に反映されないことを明確に示している（図5.4e）。

QRS波は心室の興奮を示している

振幅の大きいQRS波 QRS complex は，大きな塊である心室筋の急速な脱分極により形成される（図5.3）。最初の下

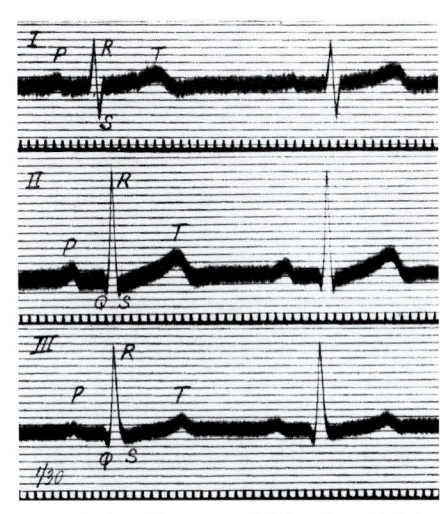

図5.2 ヒトの心電図（第Ⅰ～Ⅲ誘導）。第Ⅱ誘導（60°）で最も大きなP, R, T波が記録される。第Ⅰ誘導（0°）のR波は第Ⅲ誘導よりも小さく，この被検者の電気軸は60°～90°の間である（5.7）。縦軸の1目盛は0.1 mV，横軸の1目盛は1/30秒である。図5.4aと比較してベースラインが太いのは，昔の単線検流計ではノイズが大きかったためである。(From Sir Thomas Lewis' classic monograph, The Mechanism and Graphic Registration of the Human Heart. London : Shaw and Sons, 1920)

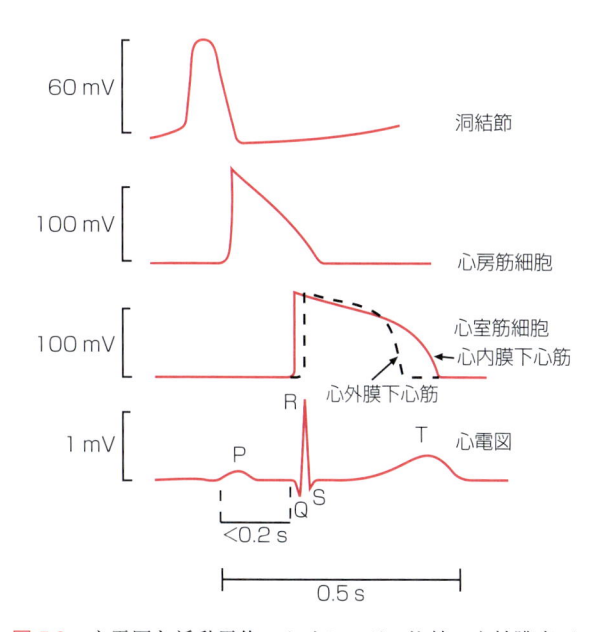

図5.3 心電図と活動電位のタイミングの比較。心外膜直下の心筋細胞（破線）には，心内膜直下の心筋細胞に比べ約3倍の一過性外向き整流（I_{to}）K^+チャネルが存在するため再分極が速い。そのためT波は上向きとなる（5.5）。

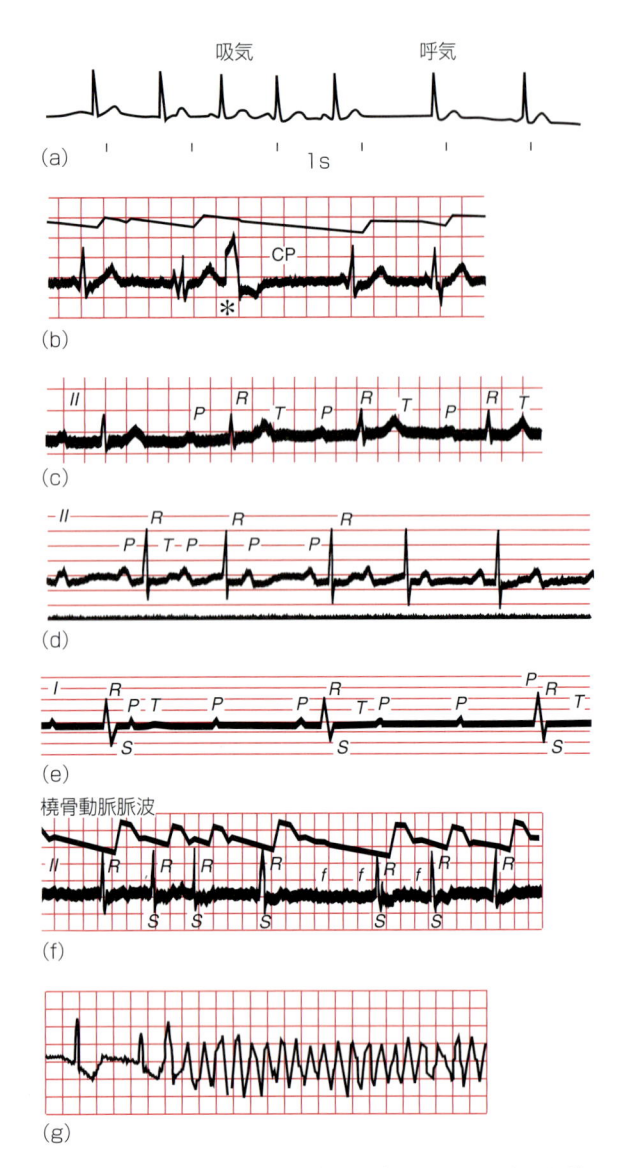

図 5.4 様々な不整脈。a：19歳の健康な男子医学生の洞性不整脈。b：Einthoven によって記録された最初の心室性期外収縮の例（＊：心室性期外収縮，CP：代償性休止）。上段は橈骨動脈の脈波で，患者は脈が跳ぶ感覚を経験している。c〜e は房室ブロックの進展。c：1度ブロック。PR 間隔の延長がみられる。d：2度ブロック。3回目の P 波の後の QRS 波が消失している。e：3度ブロック。QRS 波が P 波とは無関係に出現している。f：f 波を伴う心房細動。g：虚血心臓において受攻期（2拍目の T 波の後半）に誘発された心室細動。左端の最初の興奮では ST 部分が低下し，T 波が逆転している。(Records c-f are from Lewis' classic book, The Mechanism and Graphic Registration of the Heart Beat. London：Shaw and Sons, 1920)

向きの振れを Q 波，上向きの振れを R 波，2番目の下向きの振れを S 波としている。すべての誘導で Q，R，S の3つの成分すべてが揃うとはかぎらず，RS 波のみ（例：図5.2の第 I 誘導）あるいは QR 波のみしか見えないこともある。QRS 波の持続時間は通常 0.1 秒以下である。幅の広い QRS 波は心室性期外収縮（図5.4b）または脚ブロック bundle branch block を示唆している。脚ブロックでは，心室の興奮のずれにより R 波がノッチのある特徴的な M 字形の波形となる。図2.4に示すように，I 音は QRS 波の後に聴取される。

ST 部分は虚血性心疾患で変位する

ST 部分 ST segment は QRS 波の終了から T 波の開始までであり，心室の活動電位のプラトー相や心周期の急速拍出期と一致する。心室は均一に脱分極するので，細胞外電流は流れず，ST 部分は等電位を示す。しかし虚血性心疾患では傷害電流によって，ST 部分は狭心症で上昇し，貫壁性の心筋梗塞では下降する（5.9）。

T 波は再分極を示している

心室の再分極は脱分極に比べて遅く，同期性が少ないので，幅の広い非対称性の T 波 T wave を形成する（図5.3）。II 音は T 波の直後に聴取される。再分極は脱分極とは電気的に逆の現象であるにもかかわらず，T 波と R 波はともに大部分の心電図記録では上向きに記録される。この一見奇妙な現象は心臓の双極子 cardiac dipole（5.4）という考え方によるものなので，後に述べる。心筋虚血では，図5.4g の1拍目や図5.11右図に示すような T 波の逆転 T wave inversion を生じる。

5.3 標準的な心電図誘導

QRS 波を理解するには，以下の3点を考慮する必要がある。
(i) 心臓の解剖学的構造に対する電極の位置
(ii) 電気的双極子の概念
(iii) 心室を横切る脱分極の広がりとしての双極子方向の変化

最初に電極の位置について述べよう。大部分の基本的な心電図は3つの四肢電極 limb electrode を用いて記録される。これらの電極は両腕と左足に置かれる（図5.5）。通常は手首と足首に電極を装着するが，場所は正確でなくても記録には問題ない。手足は単に，体幹につながっている1本の導電性の電解質溶液（細胞外液）とみなされているだけである。

双極肢誘導は3種類ある

四肢電極の対は電圧計を挟んで接続され，3つの異なる組合せがある。これを双極肢誘導と呼ぶ。左腕を電圧計のプラス端子，右腕を電圧計のマイナス端子に接続したものを第 I 誘導と呼ぶ。心臓の興奮時にもし体の左側の電位のほうが右側より陽性であれば，第 I 誘導はプラス方向に振れる。双極肢誘導は次の3通りである。

・左腕（＋）から右腕（−）＝第 I 誘導（画角 0°：時計の3時

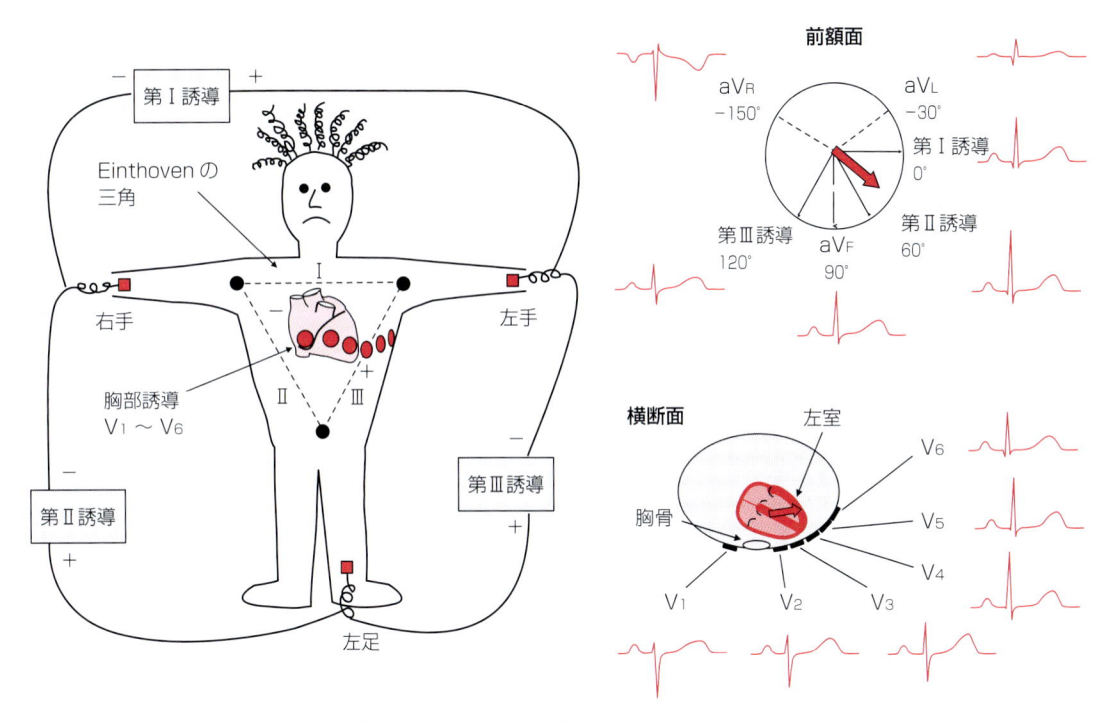

図5.5 12誘導心電図の電極の位置。双極肢誘導（第Ⅰ，Ⅱ，Ⅲ），単極肢誘導（aV_L，aV_R，aV_F）は前額面で記録される。胸部誘導のV_1～V_6は横断面で記録される。単極肢誘導については本文を参照のこと。右側に典型的な心電図波形を示す。赤い矢印は，前額面および横断面における全体としての興奮伝播の方向，すなわち電気軸を示している。

の方向）
- 左足（＋）から右腕（－）＝第Ⅱ誘導（画角60°：時計の5時の方向）
- 左足（＋）から左腕（－）＝第Ⅲ誘導（画角120°：時計の7時の方向）

（角度は0°に対して時計方向に＋，反時計方向に－）

四肢は胴体につながった導電体として機能するので，事実上，四肢電極は左右の肩と骨盤から電位の変化を記録していることになる。心臓を取り囲むこの3点を結んだ三角形をEinthovenの三角 *Einthoven's triangle* と呼ぶ。各誘導は前額面で異なった角度から心臓を見ていることになる。第Ⅰ誘導はEinthovenの三角の水平な上辺を形成し，この角度を0°と定めている。第Ⅰ誘導に対して，第Ⅱ誘導は約60°，第Ⅲ誘導は約120°となる。

単極肢誘導も3種類ある

同じ四肢電極を用いて，さらに3つの方向から心臓を見ることができる。単極肢誘導では，2つの電極からのシグナルを同時に電圧計のマイナス端子に入力することで，胸部のほぼ中心の電気的にほとんど変動しない場を作り出す。足からのシグナルをプラス端子につなぐと，画角は骨盤から胸部の中心までとなり，水平軸に対して約90°となる（図5.5）。これは単極肢誘導のaV_F（増幅された足からの電圧 *augmented Voltage from Foot*）と呼ばれる。3つの単極肢誘導は以下の通りである。

- 左腕からプラス端子＝aV_L誘導（画角－30°：時計の2時の方向）
- 右腕からプラス端子＝aV_R誘導（画角－150°：時計の10時の方向）
- 足からプラス端子＝aV_F誘導（画角90°：時計の6時の方向）

aV_R誘導は心室の中をのぞき込むような角度になるので，心電計の針はマイナス方向に振れることが多い（図5.5）。aV_F誘導は心臓の下からみた興奮の方向を記録している。aV_F誘導は第Ⅰ誘導に対して直角なので，後に説明する心臓の電気軸を予想するのに役立つ。

胸部誘導は6種類ある

診療の場では，さらに6つの胸部誘導 *precordial lead* の電極V_1～V_6を加えて記録する。V_1～V_6の電極は胸部に置かれ，電圧計のプラス端子に接続される。3つの四肢電極は胸部中心の基準点とするためにマイナス端子に接続される。6つの胸部誘導は心臓を取り囲み，胸部の横断面のいろいろな角度から電位を見ていることになる。興奮の波は肢誘導に記録される前額面だけでなく三次元的に進んでいくので，胸部誘導も記録することは有益である。V_1，V_2はそれぞれ胸骨の右縁と左縁の第4肋間に置かれ，右室の活動を反映する。V_3はV_2とV_4の中点に置かれる。

V₄は鎖骨中線の第5肋間に置かれる。V₃〜V₄は心室中隔の活動を反映する。V₅は前腋窩線，V₆は中腋窩線の同じ高さに置かれ，左室の活動を反映する。

興奮が左腕(第I誘導)または左足(第II，III誘導)に向かうとき，あるいは単極肢誘導/胸部誘導では各電極に近づいてくると，心電図は上向きに振れる。これらを理解するために，次に心臓の興奮伝播の方向と各波形の極性について考えていこう。

5.4 心臓の双極子

正負の電荷群は正の頭部と負の尾部をもつ電気的双極子で表すことができる

心室を興奮の波が広がるとき，まだ興奮していない部位は静止電位にあり細胞外は細胞内に対して正に帯電しているが，興奮部では活動電位が発生しているため細胞外は細胞内に対して負となっている(図5.6a)。ある物体の重量を表すときに，その重心でその物体を代表させることができるように，ある範囲に分布する電荷群をその電気的中心(極)で代表させることができる。つまり，心室を興奮が広がるとき，正の頭部と負の尾部をもつ電気的双極子が移動すると考えることができる。したがって心電計の針の振れは電荷の大きさ magnitude だけではなく，電極の位置に対する双極子の進む方向 orientation によっても変化する。

検出される波形は電極から見た興奮伝播の方向によって決まる

双極子の両極はそれぞれ陽性および陰性の電位場に取り囲まれている。電位場は磁場と同じように距離が離れるほど弱くなる(図5.6b)。もしも電極が双極子の進行方向の延長線上にあれば，電位変化は最も大きく記録されるが，進行方向と直角の方向に位置していれば，電位変化はまったく記録されないことになる(図5.6b)。このように心電図の波形の大きさは興奮の進行方向に対する電極の位置によって変わってくる。例えば定規を顔の正面に持ち，それをゆっくりと180°回転させた場合を考えてみればよい。見えている定規の長さは角度の変化に従って最大→ゼロ→最大と変化する。

双極子はベクトルの成分に分解できる

双極子はベクトル量であるとも言える。つまり機械的な力と同様に，大きさだけではなく方向も問題となる。ベクトルは矢印で表され，その長さがベクトルの大きさを，矢印の向きがベクトルの角度を示している。力のベクトルと同様に，電気的なベクトルも直角方向の2つのベクトルに分解することができ，心電図では装着された電極の方向に向かうベクトル成分の大きさを記録していることになる(図5.6c)。しかしここでもう1つの疑問が湧く。心臓の双極子はどちらの方向を向いているのだろうか？

5.5 興奮の順序

興奮が心室に広がるのに従って，心臓の双極子の大きさと向きもたえず変化する。簡単に理解するために，ここでは前額面の変化だけを考えてみよう。実際には，心室は斜めに傾いている捻れた三次元構造物であり，横断面でも双極子の大きさや向きは変化する。

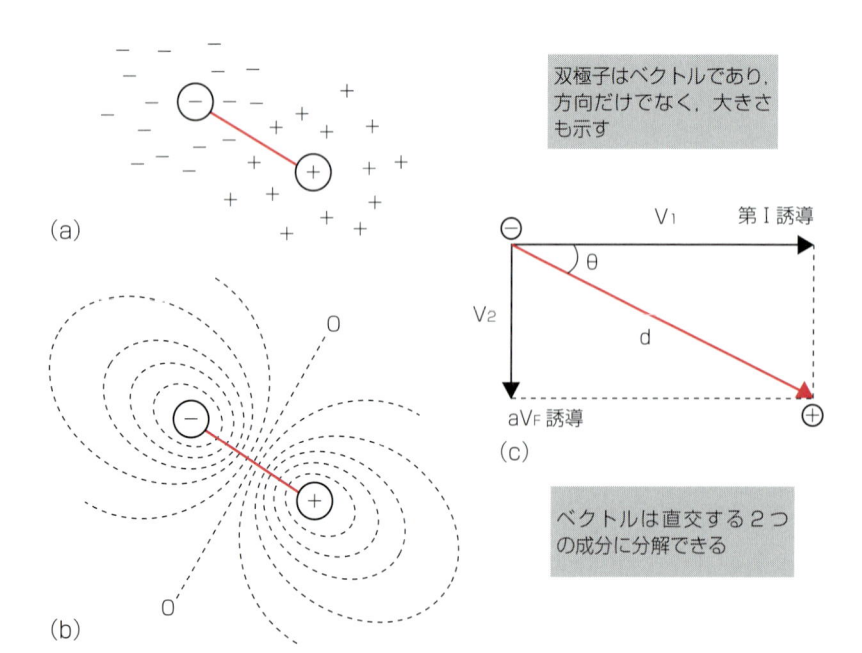

図5.6 電気的双極子の性質。a：電気的に対立する2つの領域は双極子で表される。すなわち，電池の端子と考える。b：双極子の周りの等電位線。電位ゼロの線は双極子の中央を通っている。c：双極子ベクトル(赤い矢印)の分解。双極子ベクトルは直交する2つの成分に分解できる。赤の矢印の長さはベクトルの大きさ(d)を示している。第I誘導によって検出される電位 V_1 は角度(θ)によって決まる($V_1 = d \cdot \cos\theta$)。第I誘導とaV_F誘導のR波のように，もし V_1 と V_2 が同じ長さならば，心臓の電気軸は θ と等しくなる。

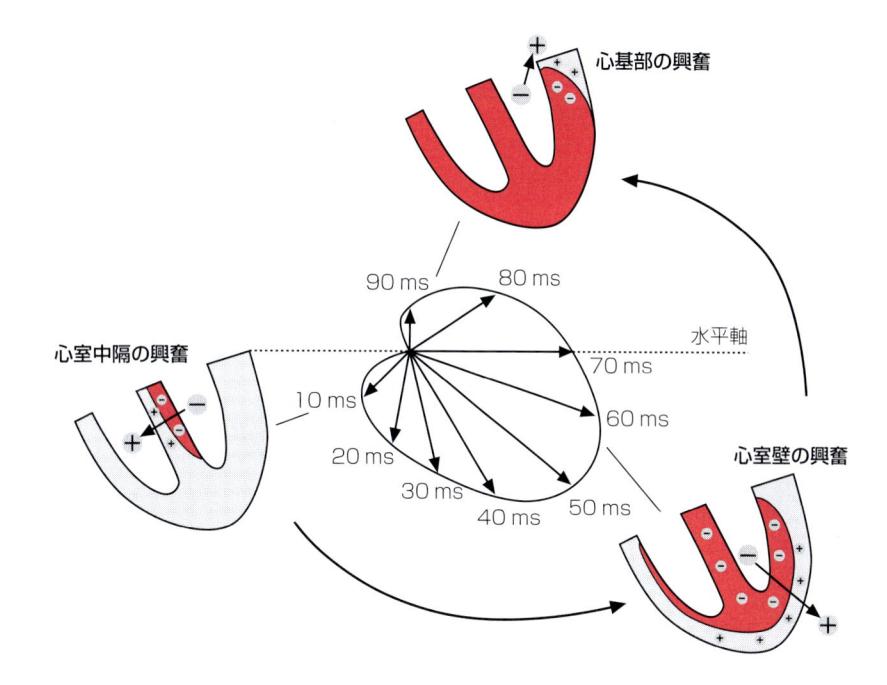

図 5.7 心室興奮の時間経過に伴う心臓双極子（直線の矢印）の大きさと角度の変化。電荷は細胞内液ではなく，細胞外液を表している。グレーの部分は静止電位の心筋細胞であり，細胞外液は陽性の電荷をもつ。赤い部分は陰性の細胞外電荷をもつ脱分極した心筋細胞である。心臓双極子は反時計回りに回転し，約 90 ms の間に漸増-漸減する。ここでの電気軸は水平軸に対して約 40° である。

脱分極中，心室の双極子は前額面では反時計方向に回転する

心室では，まず心室中隔の左側が左脚を介して興奮する（図5.7）。当初は興奮する心室筋量が少ないため，双極子の大きさは小さく，その角度は水平軸に対して約 120°，すなわち右下を向いている。次に，残りの心室中隔や心内膜の心室筋が脱分極する。このとき心外膜の心筋はまだ興奮していない。左室のほうが壁が厚く電気的に優位であるため，双極子が大きく，その角度は約 60°，すなわち左下を向いている。脱分極の進行波によって線維輪の近くの心室基部が最後に興奮する。分厚い左室筋が再び優位になり，上向きの小さな双極子を作る。このように心室の興奮の順に前額面では興奮のベクトルは反時計方向に回っていき，その回転に合わせて大きくなったり小さくなったりする。この過程には約 90 ms を要する。

再分極は逆回り（時計回り）に起こり，上向きの T 波が形成される

前述の「なぜ T 波は上向きなのか？」という疑問に答えよう。再分極は脱分極とは電気的に逆の現象なので，これは一見奇妙に思える。心筋は脱分極とは逆向きに再分極するから，というのがその答えである。つまり，心内膜下の心室筋よりも先に心外膜下の心室筋が再分極するということである（図 5.8）。これは心外膜側の心室筋には一過性外向き K^+ チャネルが高密度に存在するため，活動電位の持続時間が心内膜側よりも短いからである（図 5.3）。したがって，再分極は心外膜下の心室筋細胞から始まり，心内膜側の心室筋へと広がっていき，脱分極とは逆の順序になる。

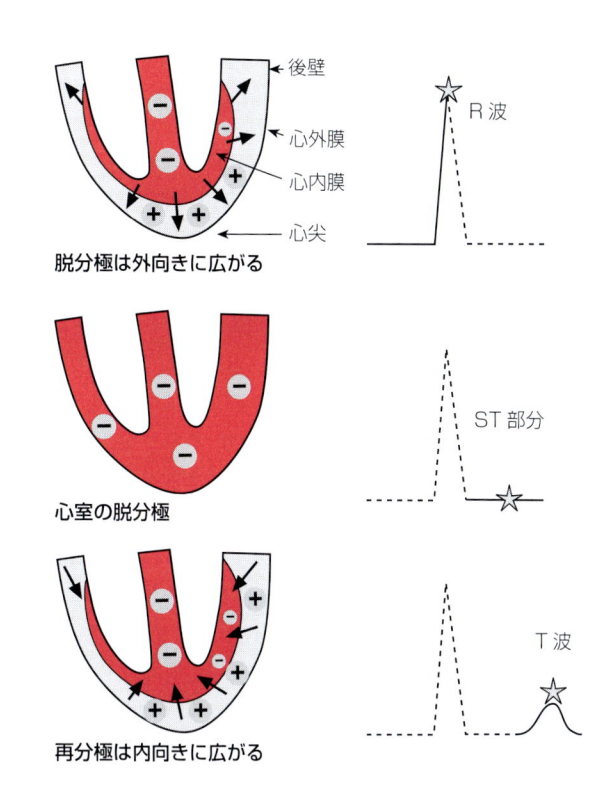

図 5.8 3 つの時点における脱分極・再分極の状況。上段：部分的に脱分極した状態（赤い部分，R 波）。中段：全体が脱分極した状態（ST 部分）。下段：部分的に再分極した状態（グレーの部分，T 波）。+/− は細胞外の電荷を表す。矢印は興奮波面の進行方向を示している。心筋は脱分極とは逆の順序で再分極するので，双極子は同じ向きとなり，したがって T 波は上向きになる。

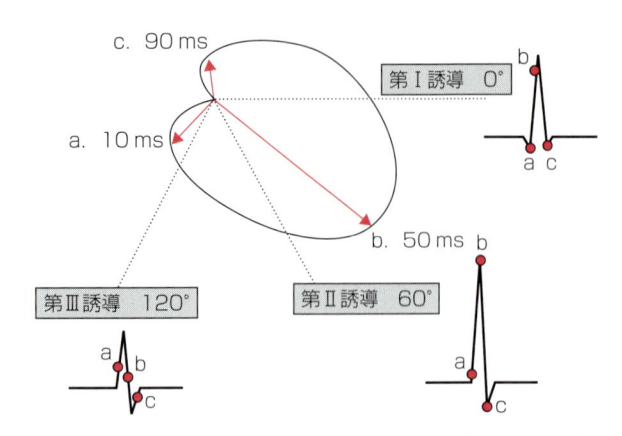

図 5.9 双極子（赤い矢印）の大きさと向きの変化によって前額面の各誘導に異なる QRS 波が形成されることを示した模式図。a：10 ms，b：50 ms，c：90 ms における双極子を示している。それぞれの瞬間において第 I～III 誘導に記録されたベクトル成分は，対応する心電図波形上の赤い点で示されている。

その結果，心電図上の極性が一時的に脱分極と同じになる（図 5.8）。これが，T 波が上向きになる理由である。

5.6　なぜ QRS 波は複雑なのか

心電図の電極と双極子の方向を理解したので，次に，なぜ QRS 波が陽性波形だけでなく陰性波形を示すことがあるのか，また，誘導が異なるとなぜ同じ拍動で QRS 波形も異なるのか，について理解しなければならない（図 5.5）。具体例をもとに考えよう。3 つの瞬間，すなわち心室興奮の初期，中間，末期の時点の第 I～III 誘導で検出される双極子を考えてみる。図 5.9 に 3 つの誘導の波形を示す。初期の小さな双極子の方向は，約 120°であり第 I 誘導から離れていく方向を向いている。このベクトルを分解すると，180°，つまり第 I 誘導とは逆の向きの小さなベクトル成分がある。この場合，第 I 誘導（0°）から離れる方向が陽極になるので，第 I 誘導には小さな陰性の振れ，すなわち Q 波が記録される（図 5.9，a 点）。しかし同じ時点で第 III 誘導（120°）から見るとほぼ正面に向かってくる双極子となるので，陽性の振れ，すなわち R 波の開始が記録される。

50 ms の時点では，双極子は最大になり反時計回りに約 40°の方向に向かう。このときの双極子は，第 I 誘導に近づく大きなベクトル成分をもっているので，大きな上向きの振れ，すなわち大きな R 波（図 5.9，b 点）を生じる。第 II 誘導（60°）は双極子とほとんど同じ方向になるので，通常は第 II 誘導に最も大きな R 波が記録される。第 III 誘導（120°）は双極子に対して直角に近い向きになるので，この瞬間の電位は等電位（基線）に近い位置にある。

90 ms 時点では双極子の大きさは小さくなり，図ではおよそ −100°付近に向かっており，各誘導において小さな下向きの振れ，すなわち S 波として記録される。このように，心室筋の興奮を示す同じ波形が，第 I 誘導では QRS 波，第 II 誘導では非常に大きな RS 波，第 III 誘導では小さな RS 波として記録される。同じように考えると，aV_R 誘導で P 波，QRS 波，T 波がすべて反転している理由も，もう理解できるだろう（図 5.5）。また，心室中隔の初期の脱分極によって生じる Q 波がなぜ aV_L で最もよく認められるのかも理解できるはずである。

胸部誘導は横断面での双極子を記録する。横断面では，最大の双極子は左腋窩に向かうので（図 5.5，右下の赤い矢印），R 波は V_2～V_3 で増大し，腋窩の V_4～V_5 で最大となる。この最大の双極子は V_1 から離れる方向を向いているので，V_1 の QRS 波の主な波は下向きである。

学生諸君は混乱するかもしれないが，多くの心電図の波形は，実際には図 5.5 や図 5.9 で示す波形と同じではない。これは心臓双極子の向きが人によって異なるからである。例えば，図 5.2 の被検者は，上に記した通り第 II 誘導の R 波が最も大きいが，第 III 誘導の R 波は第 I 誘導よりも大きい。これは電気軸が垂直方向を向いていることを示しているのだが，それでは次に心臓の電気軸について考えよう。

5.7　心臓の電気軸

前額面における興奮伝播の全体としての双極子の向きを心臓の電気軸 electrical axis と呼ぶ。図 5.5 や図 5.9 では電気軸は水平より約 40°下を向いている。電気軸は図 5.6c に示されている方法を用いて第 I 誘導と aV_F 誘導の R 波の高さを比較することにより数値で表すことができる。忙しい臨床現場では以下のようにして簡単に見積もることが多い。(i) 第 I～III 誘導の R 波の大きさを比較する。もし第 II 誘導の R 波が最も大きければ，電気軸は 0°や 120°ではなく 60°に近くなる。(ii) R 波と S 波の高さがほぼ等しい最も小さな QRS 波を探す。その誘導は電気軸に対してほぼ直角である（例：図 5.2 の第 I 誘導）。

電気軸の正常範囲は非常に広く，−30°～+110°である。電気軸は，例えば解剖学的な構造によっても人により異なる。背が低い人や胸の広い人に比べ，背の高い人や痩せた人の電気軸は垂直に近くなる。横隔膜が下がると心膜が強く引かれて心尖部が引き下げられるため，電気軸は吸気によっても垂直に近づく。電気軸は左右の心室壁厚によっても変動し，心筋症による左室肥大は電気軸を左にシフトさせる（**左軸偏位** left axis deviation）。肺疾患による右室肥大では**右軸偏位** right axis deviation となる。

5.8　不整脈とそのメカニズム

心電図はリズムの乱れ（不整脈 arrhythmia/dysrhythmia）や心

筋虚血(5.9)，心室肥大を診断するうえで非常に有用である。不整脈には，良性で完全に正常な洞性不整脈から，病的ではあるが比較的無害な動悸，そして重篤で生命に関わる心室細動まで，様々なものがある。房室ブロックは刺激伝導系の障害によるが，それ以外の病的な不整脈の大部分は，Ca^{2+}過負荷状態の筋小胞体(SR)からCa^{2+}が漏出することにより生じる遅延後脱分極が原因となって引き起こされる(図3.16)。持続性の不整脈は，遅延後脱分極によって引き起こされた後，リエントリーにより維持されるものが多い(下記参照)。

洞性不整脈

洞性不整脈 sinus arrhythmia は規則的で生理的に変動する正常なものであり，心拍は呼気時に遅くなり，吸気時には速くなる。特に小児や若年者に多く，例えば図5.4aの被検者となった医学生の心拍数は呼気時には52/min，吸気時には92/minであった。吸気性頻脈は吸気時の左室の1回拍出量の低下，つまり吸気の間に肺の血管床が拡大するため左室の充満量が減り，それによって1回拍出量が低下するのを部分的に補正している。

洞性不整脈は副交感神経活動の，呼気時の亢進とそれに続く吸気時の低下によって引き起こされる。この迷走神経活動の2相性の変化は呼吸が麻痺している状態でも続き，このことは呼吸性不整脈が主に中枢(反射)機構，すなわち呼吸中枢から脳幹の迷走神経運動核への入力によって引き起こされることを示している(図16.17)。

心室性期外収縮

異常な心筋細胞が，洞結節が発火する前に興奮し，心室異所性拍動 ventricular ectopic beat もしくは心室性期外収縮 premature ventricular contraction (PVC) として知られている不完全な心拍を引き起こすことがある(図5.4b)。心室から興奮が発生すると，興奮は伝導の速い正常な His-Purkinje 経路を介した伝播とはならないので，同期していない幅の広いQRS波となる。収縮は協調したものとはならず，血液の拍出も少ないため，図5.4bの上段にあるような血圧曲線となるし，洞結節からの次の正常な興奮は，心筋がまだ不応期 refractory period にあるため収縮を引き起こさない。その結果，次の拍動の前に間隔があき，これを代償性休止 compensatory pause という。患者はよくこの脈の遅れを自覚し，「脈が跳んだ」と説明する。

健康な人でも異所性収縮は珍しいものではないが，心臓発作後の患者ではよく認める。異所性収縮は遅延後脱分極 delayed afterdepolarization (DAD) によって引き起こされると言われている。DADは，拡張初期にSRに貯蔵されたCa^{2+}が漏出する結果，内向き交換電流I_{Na-Ca}を全体として増加することで引き起こされる(図3.16)。DADが生じや

重要事項のまとめ5.1

心室の脱分極は電気的双極子を形成する

- 脱分極が心室全体に広がる90 msの間，興奮部位は陰性の塊，つまり陰極となり，静止部位は陽性の塊，つまり陽極となる。このように，心臓を双極子によって表すことができる。
- 双極子は，心室壁の半分が陰性で半分が陽性になる興奮の中盤で最も大きくなる。
- 最も大きい双極子の向きを心臓の電気軸と呼び，多くの場合，前額面で0〜90°である。
- 心電図の個々の誘導は各双極子の電極に向かってくる成分を検出している。水平軸に対して60°の第Ⅱ誘導は，最も大きな双極子の向きと一致するので，最も大きなR波が記録される。
- 興奮が心室に広がっていく間，双極子は漸増-漸減し，反時計回りに回転する。双極子の大きさと向きの違いによりQ波，R波，S波の大きさも異なる。

すいのは，虚血性心疾患，あるいはジゴキシンやカテコールアミン，カフェイン(濃いコーヒー)，ホスホジエステラーゼ阻害薬の作用によってSRがCa^{2+}過負荷の状況になった場合である。

房室ブロック

房室結節，His束や脚は，隣接した房室弁の線維化や虚血性心疾患があると，電気的な興奮を適切に伝えることができなくなることがある。房室ブロック atrioventricular block (AV block) は1〜3度に分類される。1度房室ブロック first-degree AV block ではPR間隔が延長し，0.2秒より長くなる(図4.5cでは0.45秒である)。これは房室結節-心室間の刺激伝導が遅くなるために起こる。2度房室ブロック second-degree AV block は心房から心室への興奮の伝導が間欠的に失われることによって起こる。図5.4dでは，4つのP波に対してQRS波が3つしかなく，心拍のPR間隔が次第に延長し，ついに1拍のQRS波が欠落している(Wenckebach型)。図5.4dは3つのP波ごとに1回の房室伝導が途絶えるというパターンを繰り返している[訳注1]。3度房室ブロック third-degree AV block (または完全房室ブロック complete AV block) では，心房と心室の伝導が完全に消失し，それぞれが独立して異なるリズムで拍動することになる。図5.4eでは，心房(P波)は洞結節からの刺激によって72/minで拍動している。これに対して心室は，洞結節から伝わる刺激ではなく，His束またはPurkinje

---

訳注1：MobitzⅡ型房室ブロック。

重要事項のまとめ 5.2

後脱分極とリエントリーは不整脈を引き起こす

- 虚血心筋では，拡張期初期に過負荷状態のSRからCa^{2+}が漏出する。このため$3Na^+$-$1Ca^{2+}$交換系によるCa^{2+}の流出が増加する。Na^+-Ca^{2+}交換機構によって細胞内に運ばれた正電荷(Na^+)は後脱分極を引き起こす。
- 遅延後脱分極(DAD)が閾値に到達すると，活動電位を発生させ，同期しない不完全な異所性拍動を誘発する(期外収縮)。
- T波の後半(受攻期)には，異所性の興奮から心室細動などのリエントリー性不整脈を誘発することがある。
- 受攻期中は一部の心筋細胞は再分極しているが他の心筋細胞は再分極していないので，局所的なリエントリー回路が形成され得る。異所性の興奮がリエントリー回路を通って伝播すると，不応期を脱したばかりの心筋細胞に再び興奮を引き起こす(リエントリー)。この興奮が再びリエントリー回路を流れ，興奮が旋回することになる。
- 虚血状態では，一部のNa^+チャネルが不活性化することによって心筋の興奮伝導が遅くなる。遅い伝導は不応期後の心筋細胞を再び興奮可能な状態に戻し，その結果，リエントリー性不整脈を引き起こす。リエントリーは細動の原因となる。

線維の潜在的なペースメーカーによって30/minで拍動している。完全房室ブロックは間欠的に起こり，Adams-Stokes発作(突然の一過性意識喪失)を生じる。このような患者の治療として，人工ペースメーカーの植込みが行われる。

リエントリーは病的な頻脈を持続させる

虚血性心疾患ではしばしば，興奮の波が果てしなく旋回するような異常な伝導路(興奮旋回路 circus)が形成される(図5.10)。局所的な興奮の波が再び戻ってくることによって，不応期から脱したばかりの心筋細胞が予定より早く興奮してしまう。これをリエントリー reentry と呼ぶ。興奮波の伝播が遅いと，一度興奮した心筋細胞が不応期を過ぎて再び興奮可能な状態に戻るので，リエントリーが形成されやすい。遅い伝播は局所的な虚血によって引き起こされることが多い。虚血によって静止電位が減少し，速いNa^+チャネルの不活性化状態からの回復が阻害される(図3.13)。その結果，活動電位の立ち上がりが遅くなって電流の伝播が減少し，興奮伝導が遅くなる(図4.10)。

リエントリーの形成は DAD 後の細動(下記参照)だけでなく，多くの病的な頻脈を持続させる。Wolff-Parkinson-

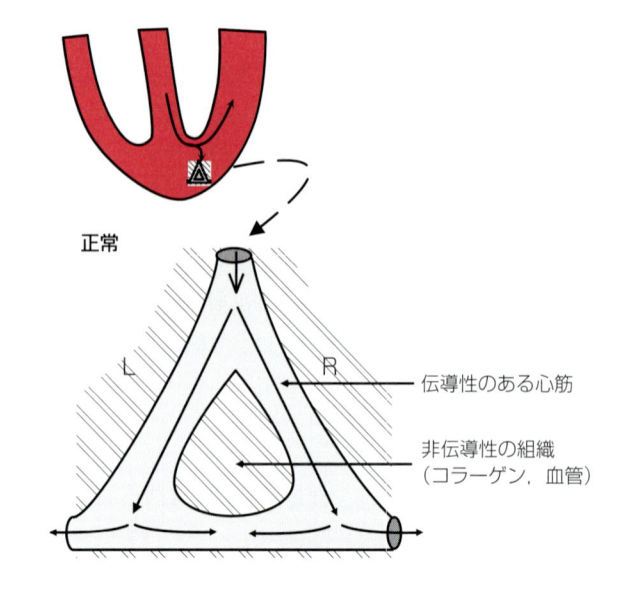

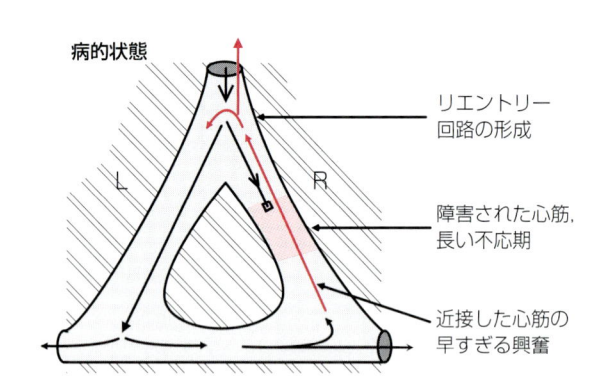

図5.10 不整脈を誘発するリエントリー回路のメカニズム。上段・中段：正常の場合，興奮は血管や結合組織のような非伝導性の阻害物の周囲を広がっていく。下段：虚血や慢性心不全のような病態では右(R)の経路の細胞に長い不応期が生じ，興奮伝導が遅くなる。正常な興奮が右に到達したとき，この経路の一部(赤いアミの部分)はまだ前の興奮後の不応期にあるので，新たな興奮はそれ以上伝播しない。ゆっくり伝播する波が左(L)の経路を下方に向かって広がり，その後，右の経路を逆行性に伝わる。このときには右の心筋細胞はもう不応期を脱している。伝導波は興奮を左側の経路との接点まで伝え，再び左側を興奮させる(リエントリー)。こうして永久的に旋回する回路を形成する。

White (WPW)症候群は，解剖学的に同定できる Kent 束というリエントリー回路を有し，200/min 以上の発作性の頻脈(動悸)を示す。Kent 束は，His 束とは別の，線維輪を横断する副伝導路である。特定の状況下で，心室の脱分極波がこの Kent 束を逆行性に伝導して心房に戻り，心房を再び興奮させる。つまり，永久的に継続する旋回路を形成し，頻脈をもたらす。動悸の感覚は患者にとって恐ろしいものであり，加えて拡張期充満時間の短縮は心拍出量を減らし，めまいや虚脱をもたらす。治療法は Kent 束の伝導を遮断することである。

リエントリー性不整脈の薬物治療の目的は，リエントリーを遮断することであり，Ca^{2+}チャネル遮断薬（ベラパミル），K^+チャネル活性化薬（アデノシン，第4章4.8），Na^+チャネル遮断薬（プロカインアミド，キニジン）が用いられる。また，病的な頻脈は頸動脈洞マッサージ（Valsalva手技）のような生理的な手技によっても停止することがある。頸動脈洞は下顎角直下（図16.2）にあり，ここを圧迫することによって心臓に向かう迷走神経の興奮を反射的に増大させる。迷走神経反射の増大はペースメーカーの興奮頻度を低くすると同時に，房室結節の伝導速度を低下させる。これによって頻脈を止めることができる場合がある。

心房細動

細動 fibrillation とは心筋細胞が同期せずに繰り返し興奮することで，その結果，心臓壁が身悶えするような動きとなり，実質的に血液を拍出できない状況である。細動では壁のいたるところで局所的なリエントリー回路が生じていると考えられる。心房細動は高齢者ではよくみられ，活動性の低い生活では影響は少ない。興奮は房室結節を通って心室に散発的に伝わるため，まったく不規則な脈 irregularly irregular と拍動の強さの変動を橈骨動脈で確認することにより容易に診断できる（図5.4f上段）。心電図上ではP波を確認することはできず，小さく不規則な細動波（f波）を認める。特に留意すべきは血栓 thrombus の形成であり，心房内の血液が停滞する部位で凝血塊が形成され，これが下流へ流れて組織に塞栓し，重篤な梗塞を起こす。

心室細動

心室細動 ventricular fibrillation すなわち心室壁の細動は，麻酔薬の過剰投与，感電，そして最も一般的には心筋虚血により生じる致死的な不整脈である。図5.4gでは，最初の2拍は心筋虚血に特徴的な異常所見であるSTの下降と

（a） 狭心症発作中のST

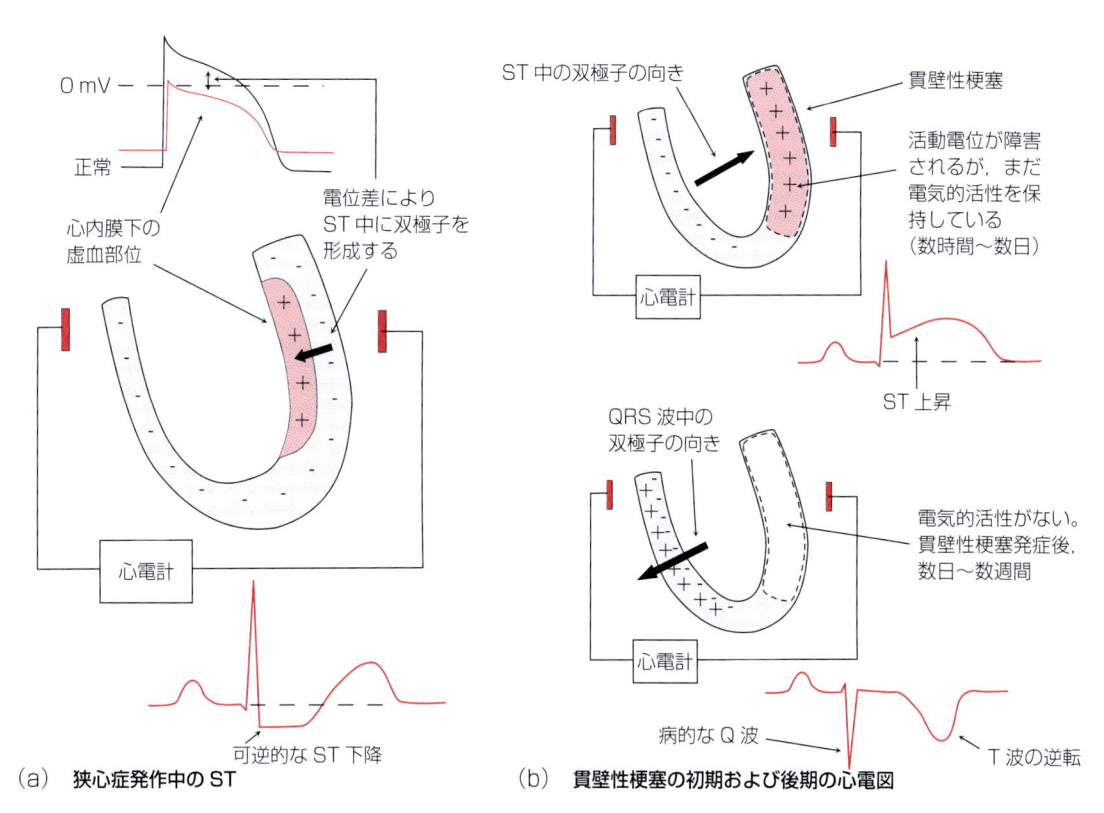

（b） 貫壁性梗塞の初期および後期の心電図

図5.11　心室の細胞外電荷と心電図に対する心筋虚血の影響。a：狭心症発作では，ST部分が低下する。正常心筋と虚血心筋（通常は心内膜下）の間の電位差によって双極子が形成され，ST部分の時期（正常の脱分極は図5.8中段を参照）に傷害電流が流れ，T-P間で元に戻る。傷害電流はST部分を基線より下げる。安静によって狭心症が落ち着けば，心電図も正常に戻る。心内膜下の小さな梗塞でもST部分が低下するが，これは安静にしても正常には戻らない。b：冠動脈血栓による，壁厚全体にわたる梗塞（貫壁性梗塞）。上段は梗塞数時間後のST部分。STの時期の虚血心筋と正常心筋の間の電位差は双極子を形成して傷害電流を生じ，梗塞に面した誘導（すなわち前壁梗塞ではV_1〜V_6，後壁梗塞ではaV_Fと第III誘導）でSTを上昇させる。下段は梗塞発症数日後の興奮が広がりつつある心室。虚血による細胞死（ネクローシス）を起こした領域は電気的な活性を失っているのでST上昇はみられず，病的なQ波とT波の逆転を認めるようになる。病的なQ波とは，深いQ波（深さ2mmつまり0.2mVより大）で，正常ではみられない誘導に出現し，数年は残存するものである。これらの心電図上の変化は興奮中の双極子が変化することにより生じる（図5.7と比較してほしい）。梗塞心筋は，梗塞した部位に面した誘導の電気的な窓 electrical window として働いている。心内膜直下の部分的な梗塞では病的なQ波は形成されない。

T波の逆転がみられる．2番目の洞性の興奮の後，T波の後半で心室性期外収縮が起こっている．この一時的に興奮性が高まる時期を受攻期 vulnerable period と呼ぶ．受攻期中の異所性収縮は，特に細動の引き金になりやすい．これは，一部の心筋は再分極しているが他の心筋はまだ不応期にあるので，複数の局所的リエントリー回路が簡単に形成されるためである．これにより頻回の同期しない電気的興奮波が形成され，心室壁にさざ波のような細かい動き（細動）を起こす．心臓は有効なポンプ機能を失った状態に陥り，血液の拍出がなくなり，数分以内に死に至る．胸部への直流通電（DC）ショックによる電気的除細動で洞調律を回復することがある．

5.9 虚血性心疾患の心電図

冠動脈疾患は局所的な心筋虚血の共通する原因であり，心電図上 ST 部分が等電位の基線から上昇または下降する．ST 部分の変位は，虚血心筋における静止電位や活動電位の低下によって引き起こされる．虚血心筋とその周囲の正常な心筋との間に電位差ができ，正常であれば等電となるべき時期に傷害電流 injury current が流れる．この傷害電流により，ST 部分と心電図の基線の両方もしくは一方のレベルが変位する．労作により誘発される狭心症 angina では図 5.11a で説明しているような ST 部分の下降がみられる．その変化は可逆的である（図 15.7）．それに対し，梗塞部位が内膜側から外膜側にまで至るような貫壁性梗塞 transmural infarct では，初期には ST 部分は上昇する．これは心臓発作後の最初の決定的な変化である（図 5.11b）．数日後には病的な Q 波と T 波の逆転が出現する．

要　約

- 12 誘導心電図は約 1 mV という小さな電位差を前額面（3 つの双極肢誘導と 3 つの単極肢誘導）と横断面（6 つの胸部誘導）で記録したものである．
- P 波は心房の脱分極，QRS 波は心室の脱分極，T 波は心室の再分極を意味する．
- PR 間隔は房室結節を通る際のゆっくりした伝導によって起こり，ヒトでは 0.2 秒未満である．この伝導が緩徐であることよって，心房と心室の収縮に時差が生まれる．
- 等電位の ST 部分は，心室の活動電位のプラトー相と一致する．ST 部分は，狭心症発作中や心臓発作後（梗塞）の傷害電流によって変位する．
- T 波は，心外膜下の心筋細胞の活動電位の持続が短いことから再分極の順序（心外膜側→心内膜側）が脱分極の順序とは逆（心内膜側→心外膜側）に起こっているために，大部分の誘導では上向きになる．
- 心室の興奮が広がっているどの瞬間においても，陰性および陽性の細胞外電荷は双極子を形成している．
- 各誘導は異なる角度から双極子を検出しているため，QRS 波の波形は誘導によって異なる．第 I 誘導（左腕-右腕の電位差）は水平（0°）である．第 II 誘導（左足-右腕の電位差）は前額面で 60°，第 III 誘導（左足-左腕の電位差）は同じく 120° である．これらの 3 つの誘導は Einthoven の三角を形成する．
- Q 波（下向き），R 波（上向き），および S 波（2 番目の下向きの波）は双極子の変化によるもので，幅は 0.1 秒未満である．興奮は最初，心室中隔の左に広がり，それから心内膜側から心外膜側に向かって広がっていく．その結果，左室が主体となる双極子は前額面において強くなったり弱くなったりしながら反時計回りに回転する．
- 最も大きな双極子の角度は通常 0～90° で，これを心臓の電気軸と呼ぶ．
- 心電図は心筋虚血（狭心症，梗塞）や不整脈の診断に用いられる．不整脈は興奮伝導障害（房室ブロック），SR からの Ca^{2+} 漏出による後脱分極（異所性収縮，または細動のトリガーとなる），リエントリー（病的な頻脈や細動）によって起こる．受攻期（T 波の後半）の後脱分極は，様々なリエントリー回路を生じて致死的な心室細動を引き起こすことがある．

参考文献

Carmeliet E. Cardiac ionic currents and acute ischemia：from channels to arrhythmias. Physiological Reviews 1999；79：917-1017.

Jalife J. Ventricular fibrillation：mechanisms of initiation and maintenance. Annual Review of Physiology 2000；62：25-50.

Rowlands DJ. The electrocardiogram. In：Warrell DA, Cox TM, Firth JD, Benz EJ (eds). Oxford Textbook of Medicine, 4th edn. Oxford：Oxford University Press, 2005.

Volk T, Nguyen TH-D, Schultz J-H, Faulhaber J, Ehmke H. Regional alterations of repolarizing K^+ currents among the left ventricular free wall of rats with ascending aortic stenosis. (Epicardial versus endocardial potentials and T wave.) Journal of Physiology 2001；530：443-55.

Waldo AL, Wit AL. Mechanisms of cardiac arrhythmias. Lancet 1993；341：1189-93.

Zipes DP, Jalife J (eds) (2004) Cardiac Electrophysiology：From Cell to Bedside, 4th edn. Philadelphia, PA：W.B. Saunders, 2004.

6章 心拍出量および1回拍出量の調節

6.1	概論		79
6.2	単離心筋の収縮特性		80
6.3	心筋の長さ-張力関係		82
6.4	Frank-Starlingの心臓の法則		84
6.5	心仕事量と圧-容積ループ		86
6.6	中心静脈圧と心室の充満		88
6.7	ヒトにおけるStarlingの法則の意味		89
6.8	Laplaceの法則と心室の拡大		90
6.9	血圧が心臓に及ぼす様々な影響		92
6.10	交感神経による収縮性の調節		94
6.11	陽性変力作用を示すその他の因子		96
6.12	陰性変力作用と虚血,不整脈		97
6.13	心拍出量の統合的調節		100
6.14	心臓のエネルギー消費と代謝		101
● 要約			103
● 参考文献			104

学習目標

この章を読み終わった時点で,あなたは次のことができるはずである。

- 心筋の長さ-張力関係を描き,なぜそのような形になるのかを説明できる(6.2, 6.3)。
- Starlingの心臓の法則を説明し,それが1回拍出量の決定にどのような意味をもつのかを説明できる(6.4)。
- 心室の機能曲線を描き,1回仕事量を定義できる(6.4, 6.5)。
- 中心静脈圧に影響を与える主な要因を列挙できる(6.6)。
- ヒトにおけるFrank-Starling機構の働きを説明できる(6.7)。
- 心不全において心室の拡張が不利に働くことをLaplaceの法則を用いて説明できる(6.8)。
- 血圧が1回拍出量に及ぼす直接的および間接的影響を説明できる(6.9)。
- 心筋の収縮性を定義し,それが変化することによってStarling曲線がどのような影響を受けるかを,グラフを描いて説明できる(6.10)。
- 心機能に及ぼす交感神経刺激の効果を列挙できる(6.10)。
- 心室の圧-容積ループを描き,(i)充満圧(前負荷)が増大した場合,(ii)収縮性が上昇した場合,(iii)動脈圧(後負荷)が上昇した場合,そして(iv)運動した場合,それぞれの変化を図示できる(6.5, 6.10)。
- 変力作用を示す主要な2種類のホルモン,2つのタイプの薬物名を挙げることができる(6.11)。
- 心筋虚血における陰性変力作用と催不整脈作用を説明できる(6.12)。
- 運動時の循環系の統合された反応を説明できる(6.13)。
- 心筋の機能状態と冠血流量との密接な関係を説明できる(6.14)。

* * *

6.1 概論

安静にしている成人では,右室と左室はそれぞれ1分間に4〜7Lの血液を拍出している(心拍出量)。心係数 cardiac index とは安静時の心拍出量を体のサイズで標準化したものであり,心拍出量を体表面積(70 kgの人で約1.8 m^2)で割って求められ,およそ3 L/min/m^{2}である。しかし,心拍出量は常に一定というものではなく,需要の変化に応じてたえず調整されている。例えば,心拍出量は睡眠時には約10%減少し,興奮したり,ストレスにさらされたり満腹すると20〜30%増加する。さらに妊娠中は約40%増加し,激しい運動をすると4〜6倍にまで増加する。ただし,心筋に十分な血流を送れない状態(心筋虚血)では増加の程度は小さくなる(表6.1)。このような心拍出量 cardiac output の変化は,心拍数 heart rate の変化と1回拍出量 stroke volume の変化とによってもたらされる。自律神経による心拍数の調節については第4章ですでに解説したので,ここでは最初に1回拍出量の調節について解説し,次いで心拍出量を増加させる必要が生じたときの1回拍出量,心拍数,そして末梢の血管緊張の統合された調整について述べることとする。

1回拍出量は反対の効果をもつ2つの要因の影響を受け

る。その1つは心室の収縮のためのエネルギーであり，もう1つは血液拍出のために超えなくてはならない動脈圧である（図6.1）。多くのエネルギーを消費できれば強い収縮によって多くの血液を拍出でき，逆に拍出に対して障壁となる動脈圧が高ければ，なんらかの代償的メカニズムが働かない限り1回拍出量は減少する。

収縮力は2つのメカニズムによって強くすることができる。すなわち，(i)拡張末期圧を上昇させて弛緩期の心筋を伸展させることによって収縮力が増強される。これはStarlingの心臓の法則 Starling's law of the heart と呼ばれている。(ii)交感神経の緊張亢進や血流中のアドレナリン濃度の上昇によって，筋長は一定のまま収縮力が増大する。これは収縮性 contractility の上昇と呼ばれる。

動脈圧が上昇すると，心室内圧が動脈圧を凌駕するまで血液の拍出が始まらないため，1回拍出量は減少する。動脈圧が高ければ，等容性収縮期に心室内圧を上昇させるためにより多くのエネルギーが消費され，その分，拍出のためのエネルギーが減少することになる。

表6.1 ヒト心臓の心拍出量（平均値，単位：L/min，カッコ内は標準偏差）

	安静時	運動時[a]
健常成人	6.0 (1.3)	17.5 (6.0)
冠動脈疾患患者	5.7 (1.5)[b]	11.3 (4.3)

[a] 心拍出量は，運動によって心拍数が最大心拍数の85％に達するか，狭心症発作を起こすことによって増加が妨げられた。冠動脈疾患を有する患者の運動負荷のプロトコール：最大心拍数の85％または胸痛出現で中止。
[b] 冠動脈疾患があっても，安静時の心拍出量は正常範囲内であった。

(After Rerych SK, Scholz PM, Newman GE et al. Annals of Surgery 1978；187：449-58)

1回拍出量はこのように3つの要因によって決まる。すなわち，

- 弛緩期の筋長：静脈の充満圧によって決まる。
- 収縮性：交感神経や血中のホルモンによって上昇し，心疾患により低下する。
- 動脈圧：拍出に対する抵抗となる。

本章では最初に弛緩期の筋長の効果(6.2～6.8)について説明し，次いで動脈圧(6.9)，収縮性(6.10～6.12)を解説することにする。

6.2 単離心筋の収縮特性

正常な心臓の複雑な動きを理解するために，乳頭筋のような単離された心筋線維束を用いた研究が行われる。体外に切り出した組織を用いたこのような研究から，収縮特性にとっての前負荷と後負荷の重要性が明らかになった。

前負荷の増加によって収縮力が増加する：等尺性長さ-張力関係

弛緩した心筋線維束に重り（前負荷 preload）をぶらさげることによって，任意の長さに伸展することができる（図6.2）。筋束の下端を固定して筋を電気的に刺激すると，筋は張力を発生するが，短縮することはできない。これが等尺性収縮 isometric contraction である（尺とは長さのこと）。図6.2aおよび図6.3から明らかなように，初期の筋長が長いほど，刺激に応じて発生する張力も大きくなっている。この重要な効果は長さ-張力関係 length-tension relation と呼ばれる。この関係を心室に当てはめてみると，筋長は重りの大きさで決まるのではなく，拡張期の充満圧 diastolic filling pressure で決まる。そしてそれに続く等容性収縮

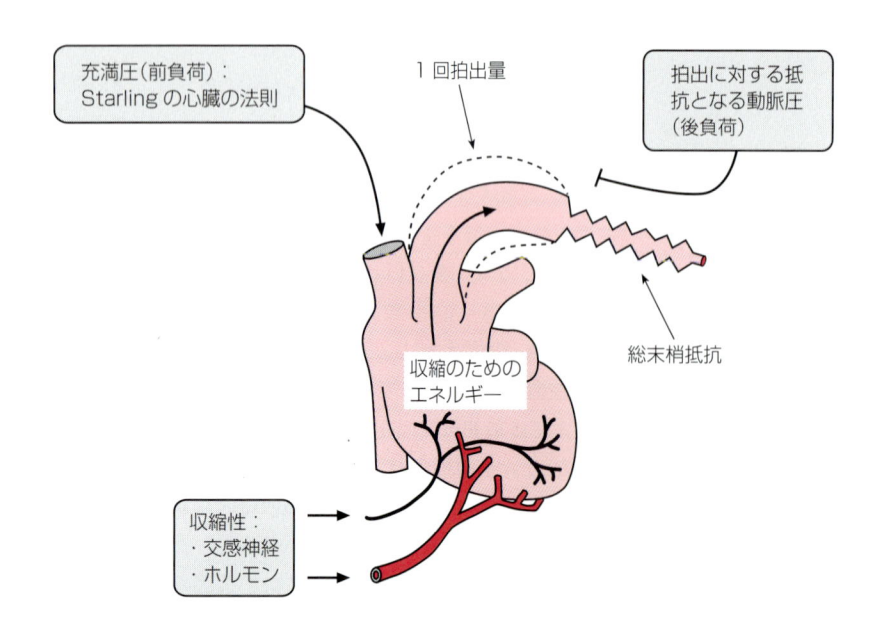

図6.1 1回拍出量の調節要因。末梢抵抗は主として細動脈・終末動脈によって決まり，ここでは大動脈に直列に接続する細い凸凹の管として表す。

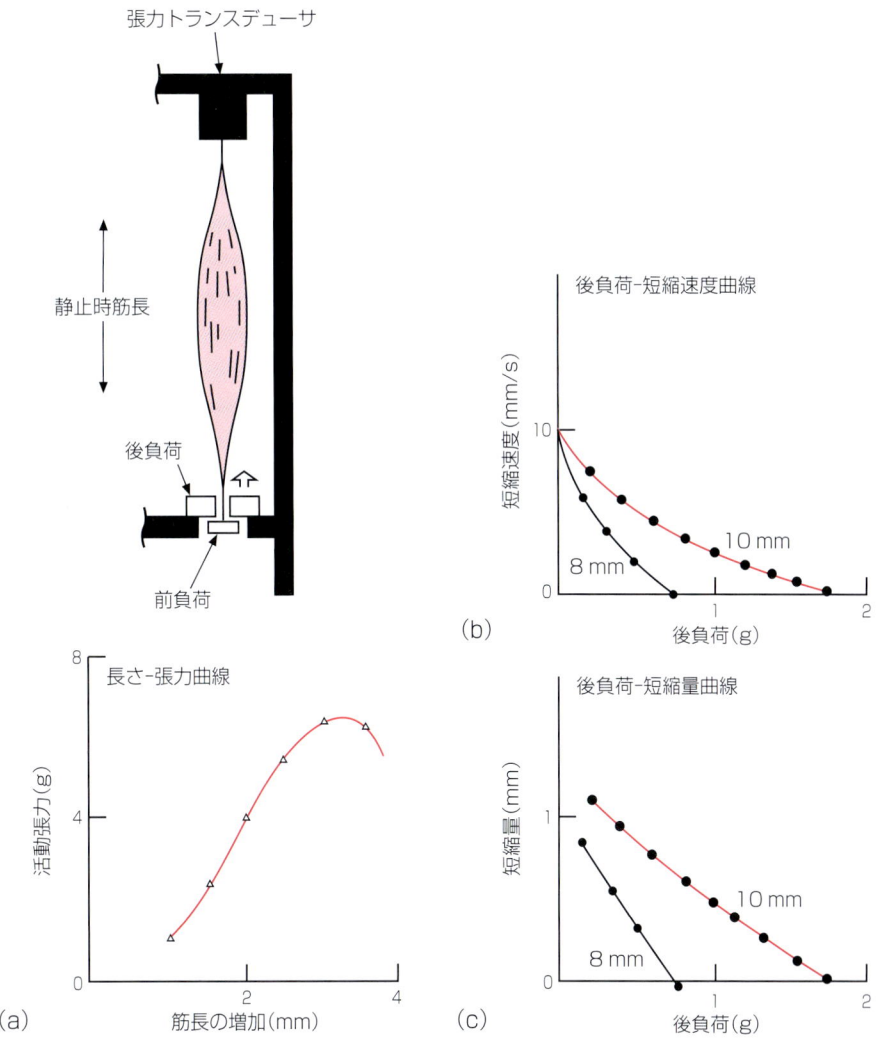

図6.2 ネコ乳頭筋の収縮。前負荷となる重りによって静止時筋長を決める。前負荷を固定してしまえば短縮は起こらず，電気刺激によって生じる収縮は等尺性となる。グラフaは静止時筋長と等尺性張力の大きさとの関係を表したものである。筋が短縮することを可能にすれば，筋は一定の重り（後負荷）を持ち上げながら等張力性に短縮することになる（グラフb, c）。静止時筋長10 mm（前負荷が大きい）から始まる収縮のほうが，静止時筋長8 mmから始まる収縮よりも大きい。(After Sonnenblick EH. American Journal of Physiology 1962：202：931-9, with permission from the American Physiological Society)

isovolumetric contraction は筋束の等尺性収縮とほぼ等しい。伸展によってより大きな力を発生する性質が Starling の心臓の法則と呼ばれる(6.4)。

後負荷が短縮を制限する：後負荷-短縮量関係

短縮量を調べる場合は，張力発生を調べる場合とは異なり，筋の下端は固定するのではなく，刺激に応じて動けるようにしておく必要がある。ただし，下端は**後負荷** afterload と呼ばれる重りを持ち上げながら収縮することになる（図6.2左上）。このように，筋は重りに等しい一定の張力を発生しながら短縮する。このような収縮を**等張力性収縮** isotonic contraction と呼ぶ。後負荷が増加すると，当然予想できるように，短縮速度と短縮量が減少する（図6.2b, c）。これが**後負荷-短縮量関係**である。前負荷を増大させて初期筋長を増加させると，筋長の増加は発生張力を増大させるため，短縮速度と短縮量が増加する（図6.2b, cの赤い曲線）。

筋束が後負荷を持ち上げて短縮を開始しようとする瞬間は，心室では等容性収縮によって心室内圧が動脈圧を上回り動脈弁が開いて拍出が始まろうとする瞬間に相当する。したがって，生体内での後負荷は**動脈圧** arterial pressure であり，拍出期がおおよそ等張力性収縮に相当する。そして本章6.9で説明されるポンプ機能曲線が概ね後負荷-短縮量関係に相当する。ここで「おおよそ」「概ね」と言っているのは，収縮する心臓に対する後負荷は一定ではなく，動脈圧の上昇・下降に伴って後負荷も増加・減少するからである。このような収縮は**張力変動性収縮** auxotonic contraction と呼ばれる。後負荷-短縮量関係は，心不全に

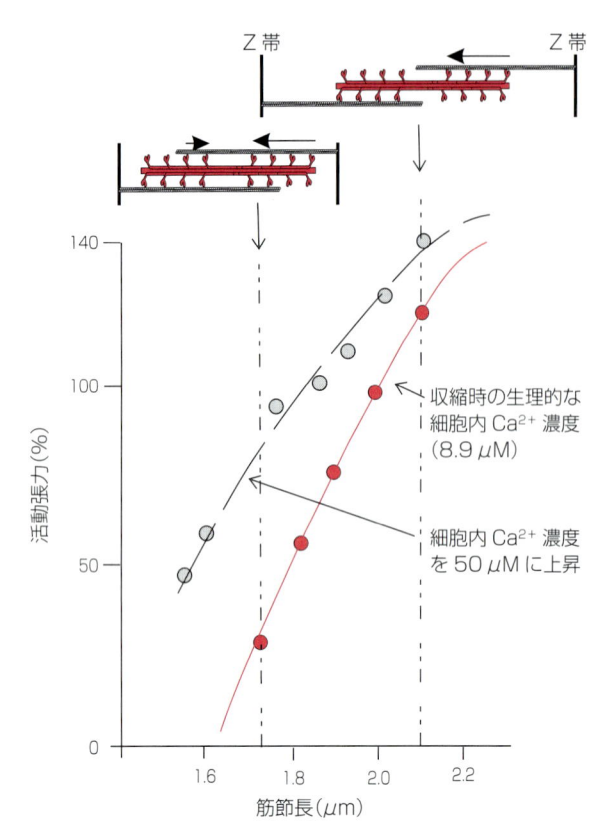

図6.3 スキンド（細胞膜を除去した）心筋における筋節長-収縮張力関係。一種の洗剤（脂質を除去する薬）により細胞膜の透過性を亢進させ，Ca²⁺濃度が収縮期の細胞内に近い溶液（8.9 μM）と最大収縮を引き起こす濃度の溶液（50 μM）に筋を浸す。下方の急峻な曲線は正常な心筋の長さ-張力関係とほぼ同様である。上段の模式図は，伸展することによって，筋節中央部を越えた部分で細いフィラメントを反対方向に引くミオシン頭部（赤）が減少する，つまり収縮力が増強することを示している。(Adapted from Kentish JC, ter Keurs HEDJ, Ricciardi L, Bucx JJJ, Noble MIM. Circulation Research 1986；58：755-68, by permission)

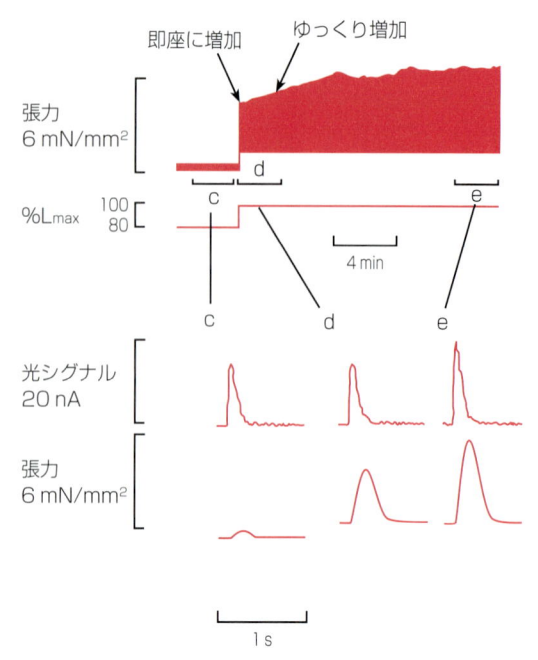

図6.4 摘出乳頭筋における等尺性張力とCa²⁺トランジェントに対する伸展の効果。筋の長さを最大張力を発生する筋長（L_{max}）の80%から100%まで伸展した。筋の発生する張力は即座に大きく増大するが（d），その後もゆっくりと少しずつ張力が増大している。Ca²⁺感受性蛋白であるエクオリン aequorin の蛍光シグナルから，初期の大きな反応（d）に際してはCa²⁺トランジェントの増高は認められず，遅い反応（e）のときにCa²⁺トランジェントが高くなることがわかる（Anrep効果）。(After Allen DG, Nichols CG, Smith GL. Journal of Physiology 1988；406：359-70, with permission from Wiley-Blackwell)

陥っている心臓が降圧薬投与によって拍出量を回復することの基礎的メカニズムとなっており，臨床的に重要である。

6.3 心筋の長さ-張力関係

筋節を伸展すると活動張力が増加する

前負荷によって心筋が伸展されると，すべての筋節 sarcomere が長くなることがレーザー解析による測定で明らかとなっている。弛緩時の筋節長をいろいろ変化させ，そのときに発生する張力をプロットすると，図6.3のような曲線となる。筋節長2.2～2.3 μmで張力発生は最大となり，それ以上伸展すると活動張力は減少し始める。ただし，筋節長2.3 μm以上になると心筋は伸展に対する抵抗が非常に大きくなるため，生体内で心筋がそれほど伸展されることは絶対にあり得ない。正常な心臓に正常な収縮末期圧がかかっている状態では，筋節長はおよそ1.8～2.0 μmであり，心筋は長さ-張力関係における上行脚で機能していることになる。

伸展によって細胞内Ca²⁺濃度の上昇なしに活動張力が増加する

第3・4章を読んだ読者は，収縮力の増加には必ず細胞内Ca²⁺濃度の上昇を伴うような印象をもったかもしれないが，それは正しくない。図6.4は初期筋長が単収縮によって発生する張力と，細胞内Ca²⁺濃度の一過性変化（Ca²⁺トランジェント Ca²⁺ transient）に及ぼす影響を示したものである。筋を伸展すると，Ca²⁺トランジェントはまったく変化しないまま，活動張力が即座に増加する。これはカテコールアミンなどによるCa²⁺を介する効果（第3章3.8，第4章4.5）とは異なっている。筋を伸展したままにしておくと，活動張力はおよそ5分間にわたってさらにゆっくりと増大していく。この遅い張力増大はCa²⁺トランジェントの増加によるものである。伸展直後の活動張力の増加は最終的な増加分の60%を占め，これは長さ-張力関係によるものである。それに続くCa²⁺を介するゆっくりとした

張力増加は，心臓における Anrep 効果 *Anrep effect* として知られている(6.9)。

伸展によってフィラメントのオーバーラップが減り Ca^{2+} 感受性が増す

伸展直後にどのようにして張力発生が増大するのだろうか？ これには 2 つのメカニズムが働いている。つまり，アクチンフィラメントとミオシンフィラメントとのオーバーラップの変化と，Ca^{2+} に対する感受性の上昇である。後者のメカニズムは，骨格筋ではあまり認められないが，心筋においては重要である。

フィラメントのオーバーラップと干渉 筋節長が 2.0 μm 以下の場合，アクチンフィラメント(長さ 1 μm)は筋節中央部を越えて反対側にまではみ出してしまう(図 6.3 上段左)。したがって，ミオシンから伸びるクロスブリッジ(連結橋)はアクチンフィラメントを反対方向に引くことになり，全体としての張力発生が減少する。さらに筋節長が 1.6 μm 以下になると，ミオシンフィラメントが Z 帯にぶつかってしまう。このため，筋節長 1.6 〜 2.0 μm の範囲では，伸展すると干渉が減るために活動張力が増加するのである。骨格筋の場合はこの説明で十分であるが，心筋の場合はこれだけでは不十分である。と言うのは，心筋は骨格筋に比してはるかに伸展に対して感受性が高く，図 6.5 に示すように心筋の長さ-張力曲線は骨格筋の曲線に比べて急峻になっている。つまり心筋の場合は，もう 1 つの重要なメカニズムが働いているのである。

Ca^{2+} 感受性の上昇 実験的に Ca^{2+} 濃度を上昇させて，結合可能なミオシン頭部がすべてアクチンに結合できるようにしても，右上がりの長さ-張力関係が観察されるが，その傾斜は正常のものよりも緩やかとなる(図 6.3 上方の曲線)。その形は骨格筋の長さ-張力関係に似たものとなり，上記のようなフィラメント同士の干渉作用だけによってその関係を説明できるようになる。生理的な Ca^{2+} 濃度(図 6.3 下方の曲線)では，すべてのミオシン頭部がアクチンに結合するわけではないので，活動張力は小さくなるが，伸展に伴って張力発生は急峻に増大し，Ca^{2+} 濃度が高い場合の曲線にどんどん近づいていく。この実験から，伸展すると Ca^{2+} 濃度不変のまま，形成されるクロスブリッジの数が増加することがわかる。伸展はこのように収縮蛋白の Ca^{2+} 感受性を上昇させるのである。この事実は，2 つの異なる筋節長で活動張力に対する Ca^{2+} 濃度の効果をプロットしてみることによって確認することができる。伸展によってカーブは左にシフトする(図 6.6)。逆に言えば，伸展された心筋は同じ張力を発生するのに，より少ない Ca^{2+} しか必要としない。

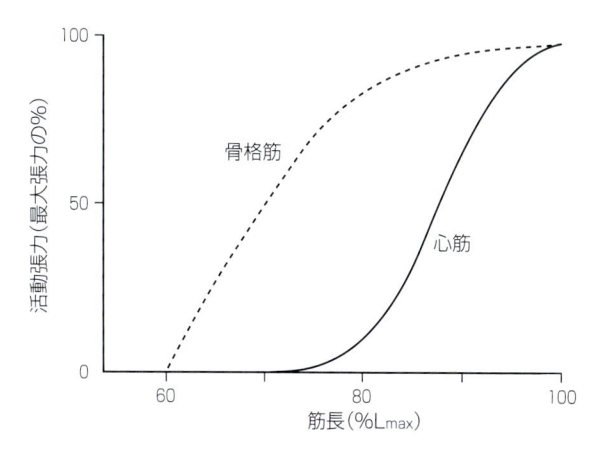

図 6.5 骨格筋と比較した心筋の長さ-張力関係。フィラメントのオーバーラップの長さは同じであるにもかかわらず，生理的筋長(80 〜 100% L_{max})での心筋の長さ-張力関係の曲線の傾きは，骨格筋のそれと比較してはるかに急峻である。これは伸展によって心筋の Ca^{2+} 感受性が上昇するためである。(Adapted from Fuchs F, Smith SS. News in Physiological Science 2001；16：5-10, with permission from the American Physiological Society)

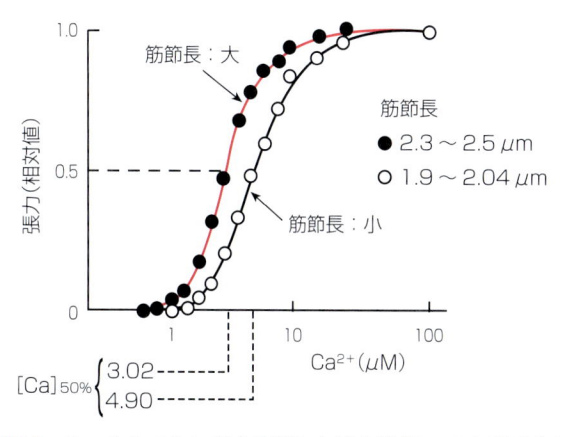

図 6.6 ラットのスキンド心室筋における溶液の Ca^{2+} 濃度と活動張力との関係。最大収縮の 50% の大きさの収縮を引き起こす Ca^{2+} 濃度($[Ca]_{50\%}$)は，筋を伸展することによって減少する。つまり，伸展によって Ca^{2+} 感受性が上昇する。(From Hibberd MG, Jewell BR. Journal of Physiology 1982；329：527-40, with permission from Wiley-Blackwell)

Ca^{2+} 感受性の筋長依存性の原因はまだ十分には解明されていない

Ca^{2+} 感受性が筋長によって変化することのメカニズムはいまだ完全には解明されていないが，現在のところ**格子間距離仮説** *lattice spacing hypothesis* が有力である。これは心筋細胞の容積は一定であるため，細胞を引き伸ばせば直径が減少する。これによってアクチンフィラメントとミオシンフィラメントが相互に接近し，クロスブリッジの形成が容易になる，とするものである。この仮説を支持する実験事実として，心筋を高張の液体の中に入れて心筋細胞の直径を減少させても，活動張力が増大するという報告がある。

ただし，この効果は小さすぎて，伸展によるCa^{2+}感受性の上昇を完全には説明することができない。したがって，メカニズムはまだ完全には明らかにされていない，と言わざるを得ない。

摘出した心筋の収縮特性が理解できたところで，臓器としての心臓に立ち帰って，伸展が心室の収縮にいかなる影響を及ぼすかをみていこう。

6.4 Frank-Starlingの心臓の法則

等容性に収縮している心臓：Frankの実験

図6.5のような等尺性長さ-張力関係がまるごとの心臓でも成立することを，ドイツの生理学者であるOtto Frankが1895年に証明した。Frankはカエルの大動脈を結紮し，心臓に完全な等容性収縮を起こさせた。これは筋束における等尺性収縮に相当する。液体を注入して拡張期容積（前負荷）を増加させ心室壁を伸展させると，収縮によって発生する圧が増大した（図6.7a）。このように正常な心室の収縮力は，拡張期にどれだけ心室が拡張されるかによって決まる（図6.7 赤い曲線）。この等容性収縮曲線が心室の圧-容積関係の上限となることは後で解説する（6.5）。

血液を拍出している心臓：Starlingの実験

Frankが行った実験よりも生理的条件に近い状態，つまり血液を拍出している状態の心臓で実験を行ったのがロンドンのErnest Starlingとその共同研究者たちであり，それは20世紀初頭のことであった。彼らは摘出したイヌの心臓と肺を加温した血液で静脈槽から灌流した（図6.8）。静

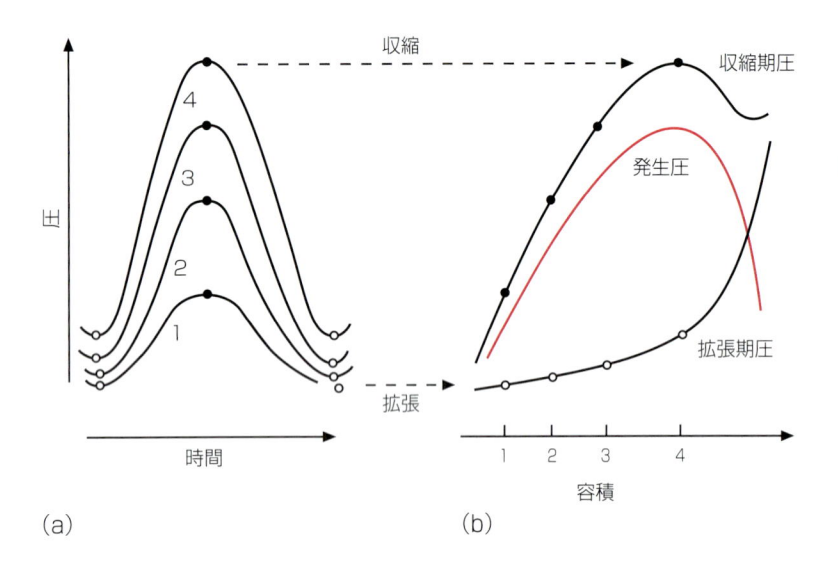

図6.7　大動脈を結紮して等容性収縮をさせているカエル心室の拡張期容積と発生圧との関係。a：拡張期（○）から収縮期（●）までに発生する圧は，心室容積が1から4まで増加するにつれて増大する。b：圧に対する容積の効果。一番下の曲線は受動的コンプライアンス曲線であり，弛緩した心室における容積と拡張期圧との関係を示している。拡張するにつれて心室が硬くなる（曲線の傾きが増加する）ことに注目。一番上の曲線はそれに対応する収縮期圧の変化である。赤い曲線が発生圧であり，収縮期圧から拡張期圧を引いたものである。(After Otto Frank's seminal experiment of 1895)

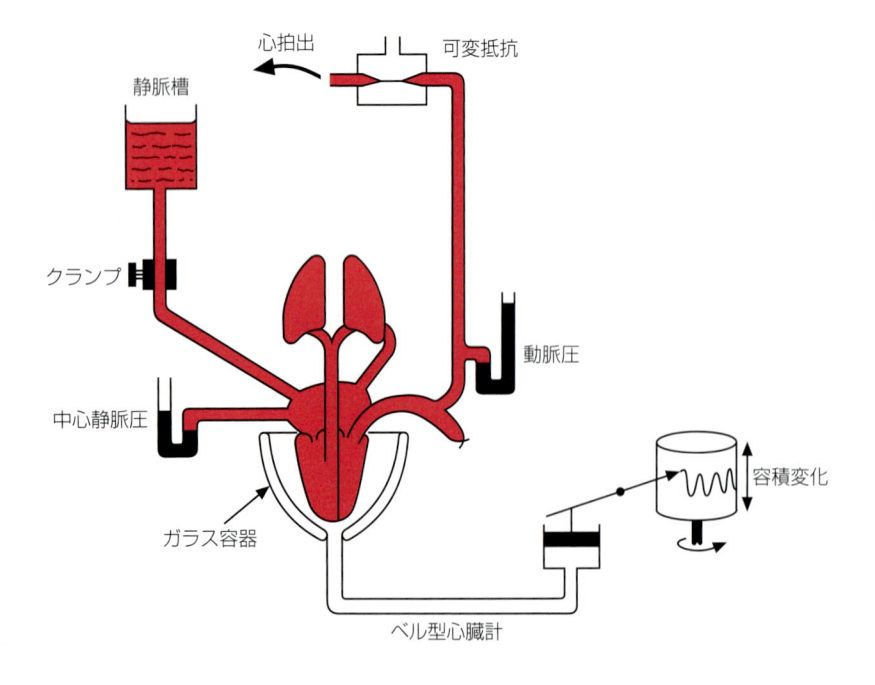

図6.8　Starlingのイヌ心肺標本。静脈槽の高さを変化させ，ネジで固定することによって中心静脈圧（CVP）を調節することができる。CVPと動脈圧（AP）は血圧計で測定する。APは総末梢抵抗 total peripheral resistance（TPR）に相当する可変抵抗器によって一定に保つことができる。心室容積は，ベルをひっくり返した形のガラス製容器に心臓を入れて心房・心室境界部をゴムの薄膜で隔てたHendersonのベル型心臓計で測定した。1心拍ごとの心室容積の変化はスス紙を巻いた円筒を回転させるキモグラフによって記録した。(After Knowlton FP, Starling EH. Journal of Physiology 1912；44：206-19)

脈槽の高さによって中心静脈圧 central venous pressure (CVP) が決まる仕組みである。CVP は右房への流入圧であり，それによって右室の拡張末期圧 end-diastolic pressure (EDP)，つまり拡張期の右室壁の伸展の程度が決まるという意味で重要である。言葉を換えて言えば，CVP は右室の前負荷にほかならない。同様に，肺静脈圧が左室の拡張末期圧，つまり前負荷となる。これらの圧はまとめて充満圧 filling pressure と呼ぶこともできる。

大動脈圧によって後負荷が決まるため，Starling たちは可変抵抗を用いてそれが一定になるように調節し，右室と左室の1回拍出量の合計をベル型心拍出量計を用いて記録した。この心肺標本は体外に摘出されているため，神経やホルモンの影響を受けず，起こり得る反応はすべて心臓そのものの特性に由来すると考えることができる。この実験から次のようなことが明らかになった。

中心静脈圧の上昇は1回拍出量を増加させる

CVP を上昇させると，右室拡張末期圧(RVEDP)が上昇し，心室容積が増大する。これによって右室壁の心筋が伸展され，心室はより強い収縮が可能となって1回拍出量が増加する。左室もこれにすぐに追随する。なぜなら，右室の拍出量が増加すると肺循環圧が上昇するからである。これによって左室の充満圧が上昇，壁心筋が伸展され，収縮力が上昇する。このように CVP の上昇は左右両方の心室の拍出量を増加させる(図6.9)。

ヒトの心室機能曲線は頭打ち(プラトー)となる

充満圧に対する1回拍出量の関係が心室機能曲線 ventricular function curve あるいは Starling 曲線と呼ばれる(図6.10)。充満圧が 0 (大気圧)～10 mmHg の範囲では，1回拍出量は充満圧の上昇につれて直線に近い曲線を描いて増加する。これが上行脚 ascending limb である。しかし

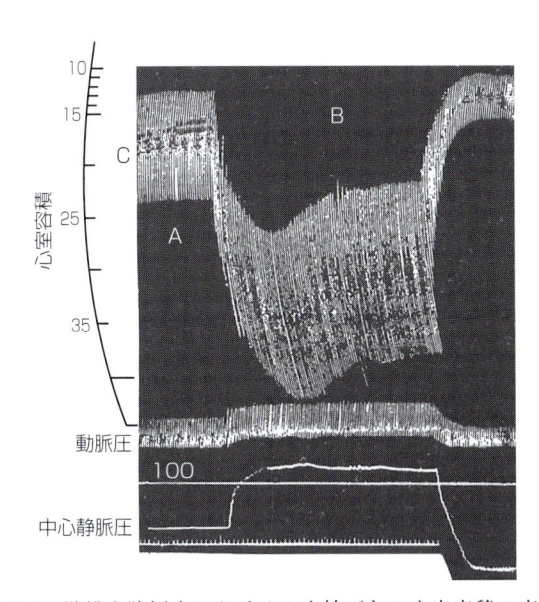

図6.9 単離心肺標本における1心拍ごとの心室容積の変化。容積変化(mL)の目盛りは上下が逆に表示されており，下が拡張期容積，上が収縮期容積で，振幅が1回拍出量に相当する。中心静脈圧を 9 cmH₂O (A の時期) から 15 cmH₂O (B の時期) に上昇させると，拡張期・収縮期ともに心室容積が増加し，1回拍出量が64%増加している。しばらくたってから1回拍出量は不変のまま心室容積が若干減少しているのは，収縮性が上昇していることを示唆している(Anrep効果)。(From the original smoked-drum recordings of Patterson SW, Piper H, Starling EH. Journal of Physiology 1914；48：465-511, by permission)

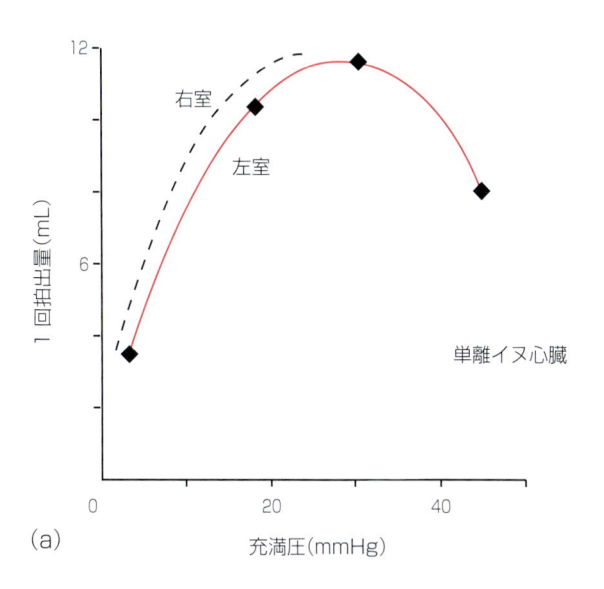

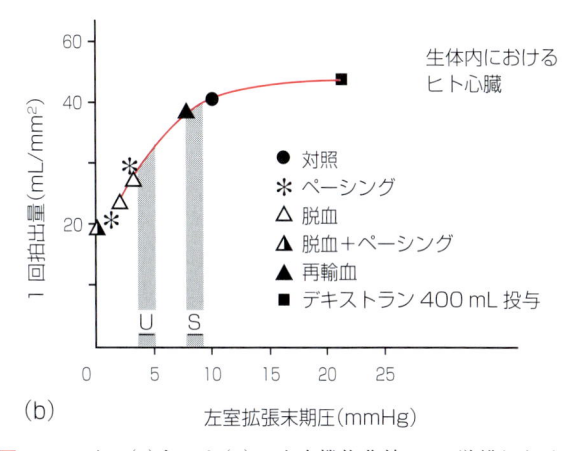

図6.10 イヌ(a)とヒト(b)の心室機能曲線。a：単離したイヌ心臓を一定の動脈圧で収縮させたときの1回拍出量に対する充満圧の影響。実線は Starling が示した左室の1回拍出量に対する左房圧の影響であり，破線は右室の1回拍出量に対する中心静脈圧の影響である。b：ヒトの心室機能曲線。左室の拡張末期圧(LVEDP)は静脈からの脱血などによって変化させている。1回拍出量は単位体表面積当たりの値である。グレーの部分は臥位(S)および立位(U)でのヒト LVEDP の正常範囲である。ヒトの1回拍出量は充満圧が約 10 mmHg に達するとプラトーとなる。(After Parker JD, Case RB. Circulation 1979；60：4-12, by permission)

充満圧が 10 mmHg を超えると，ヒトの心臓では 1 回拍出量はプラトー *plateau* となる（図 6.10b）。これを日常の状況に当てはめて考えてみると，立位や座位ではヒトの左室拡張末期圧（LVEDP）は 4〜5 mmHg であり，Starling 曲線の上行脚にある。しかし臥位では下半身に集まっていた血液の還流が増えるため，LVEDP は 8〜9 mmHg となり，Starling 曲線のプラトーに近くなっている。

　Starling が実験に用いたイヌ心臓では，CVP が 25 mmHg 以上になってはじめて 1 回拍出量が減少した。これが心室機能曲線の下行脚 *descending limb*（図 6.10a）である。しかし，ヒト心臓において充満圧がそれほどまでに上昇する事態はとても考えられない。拡張した心臓において 1 回拍出量が減少する理由としては，次の 2 つが考えられる。1 つは房室弁において漏れ *leak* を生じることであり，もう 1 つは心室壁の弯曲の程度が減少するために，壁で発生した張力が圧に変換される効率が低下することである（Laplace の法則：後述）。

　心室機能曲線には驚くほど様々なプロットの仕方がある。しかしいずれの方法にしても，縦軸は心室の収縮力を表す指標であり，横軸は静止時の緊張に関連する指標である。ヒトではカテーテルによって容易に測定できることから，横軸に CVP をとることが多いが，RVEDP や LVEDP，あるいは心エコー法によって測定した心室内径をとることもある。Starling の心肺標本のように平均血圧が一定であれば縦軸には 1 回拍出量をとるのが普通であるが，血圧が高い状態で 1 回拍出量を増加させるほうが，血圧の低い状態で同じだけ 1 回拍出量を増加させるよりも大きなエネルギーを必要とすることから，1 回拍出量×平均血圧，あるいは（1 回）心仕事量 *stroke work* をとるほうが合理的である（6.5）。

心臓の法則

図 6.10 の結果から次のように述べることができる。すなわち，拡張期に心室壁が伸展されるほど，収縮期の 1 回心仕事量は大きくなる。このことは，1914 年に Patterson，Piper，Starling が「心筋が発揮する収縮力は，骨格筋の場合と同様に，弛緩時の筋長によって決まる」と記載している。この事実は，現在ではその功績をたたえて Starling の心臓の法則あるいは Frank-Starling メカニズムと呼ばれている。しかし，科学の分野ではいつも言えることであるが，Starling の決定的な研究は，それ以前の数多くの研究のうえに成立したものであり，そのなかには偉大なドイツの生理学者 Ludwig が 1856 年に発表した研究も含まれている。Starling の法則のヒトにおける生理学的あるいは病態生理学的意味については 6.7 で解説する。ただしその前に，心仕事量についてもう少し詳しくみていこう。

6.5　心仕事量と圧-容積ループ

心仕事量は 1 回拍出量と動脈圧によって決まる

収縮期に心筋によって消費されるエネルギーの一部は熱となるが，一部は有効な機械的な仕事に変換される。機械的仕事とは，圧の上昇と，動脈への血液拍出という形をとる。どれほどの仕事がなされたかを算出するためには，その前に仕事と圧とを定義しておく必要がある。仕事（W）とは力（F）に移動距離（L）をかけたものであり，W＝F×L で表される。例えば 1 joule（J）の仕事とは 1 newton（N）の力で 1 m 移動させる仕事である。一方，圧（P）とは単位面積（A）当たりにかかる力であり，P＝F/A である。したがって，収縮する心室によって発生する力は，圧の上昇分（ΔP）に心室壁の面積をかけたものに等しくなる。もし心室壁が収縮して距離（L）だけ短縮すると，動脈内に拍出される血液量（ΔV）は L×A となる（図 6.11 最上段のイラスト）。ここで仕事の定義に立ち返って当てはめると，

$$W = F \times L = \Delta P \times A \times L$$
$$= \Delta P \times \Delta V$$

つまり，1 回の拍動によってなされる心仕事量は，心室内圧の上昇に 1 回拍出量をかけたものにほかならない。

心仕事量は圧-容積ループで囲まれる面積である

第 2 章 2.2 で説明した心室の圧-容積ループは心仕事量を理解するうえで便利であり，後で述べる収縮特性の変化の説明でもこのグラフを用いることになる。長方形に近い圧-容積ループの 4 辺は心周期の各相を，そして 4 つのコーナーは弁の開閉を表している（図 2.5）。また，この長方形の幅が 1 回拍出量であり，高さが収縮によって上昇する圧である。心仕事量は［1 回拍出量×心室内圧の上昇］であるので，心仕事量は心室の圧-容積ループで囲まれる部分の面積であると言える（図 6.11）。等容性収縮期の辺 B-C では，心室は日常的な言葉で言えば「働いている」（酸素を消費して力を発生している）が，血液は拍出しておらず，したがって外的な仕事はまったく行っていない。例えるならば，人が動かない壁を力を込めて押しているようなもので，酸素はたくさん消費しているが，外的な仕事はまったく行っていないのである。点 C において心室内圧が大動脈の拡張期圧を超え，大動脈弁が開放する。辺 C-D の拍出期は等張力性収縮に近く，ここで機械的な仕事が行われる。

圧-容積関係は能動境界線と受動境界線を越えることはできない

圧-容積ループは 2 本の境界線に挟まれている（図 6.11b）。下の境界線は心室の受動的コンプライアンス曲線であり，拡張末期容積を増加させていったときに，拡張末期圧がど

のように上昇していくかを表している。収縮は必ずこの曲線から始まる。心室は圧が低いところでは比較的伸びやすく（コンプライアント），高圧では硬くなるため，コンプライアンス曲線は直線とはならない。したがって，CVP が生理的範囲内（0 ～ 10 mmHg）で変動したときには血液充満が大きく変化するが，10 mmHg 以上になると容積の変化は小さくなる。

上の境界線は**等容性収縮における圧-容積関係**である。つまり Frank の実験のように，血液拍出が起こらない状態での収縮によって発生する圧である（図 6.7）。この曲線は Frank-Starling 機構に従うため，上行脚とプラトーからなり，拡張末期容積の増加に従って収縮力が増加し，等容性収縮による圧発生が増大する。血液を拍出している心臓では，拍出のために収縮エネルギーの一部が消費されるため，この等容性境界線に達することはない。

図 6.11b はこの 2 本の境界線のなかで，前負荷と後負荷が圧-容積ループにどのように影響するかを示したものである。ループ 1 は正常な圧で 1 回拍出量 70 mL のヒト左室である。ループ 2 は**前負荷**が増加した場合であり，拡張末期容積と圧が増大し，コーナー B が受動的コンプライアンス曲線（下の境界線）に沿って右上方にシフトしている。心室内容積の増大によって心筋が伸展されると，Frank-Starling 機構によって収縮力が増大するため，1 回拍出量が増加し，ループで囲まれた面積，すなわち心仕事量が増加する。なお，Frank-Starling 機構によって，拡張末期容積（辺 B-C）が増加したときには，収縮末期容積（辺 D-A）も増加することに注意する必要がある。

ループ 3 は血管収縮薬の投与による血圧上昇などで**後負荷**が増加した場合の悪影響を示している。ここではループ 3 はループ 2 と同じ拡張期容積からスタートしているが，大動脈弁を開くにはより大きな圧を発生しなければならないため，圧発生のためにより多くのエネルギーが消費され，拍出のために残されているエネルギーが減少している。その結果，1 回拍出量が減少する。直線 4 のように血液拍出がまったくない場合には，心室は最大収縮期圧を発生し，上の境界線に達することになる。しかしこの場合は，拍出量と有効仕事量はゼロとなり，ループには幅がなくなることになる。

ループの左上コーナーは心筋が最大短縮を行った瞬間，すなわち収縮末期を表している。図 6.11b のように，いろいろな圧-容積ループを描かせたとき，収縮末期点はほぼ 1 本の直線上にくる。これが**収縮末期圧-容積関係** *end-systolic pressure-volume relation* である。この直線の傾きは収縮末期可変弾性特性と呼ばれ，心室の**収縮性**の指標となる（6.6）。例えば心室の収縮性を上昇させるアドレナリンを投与すると，収縮末期圧-容積関係の傾きが増大する。

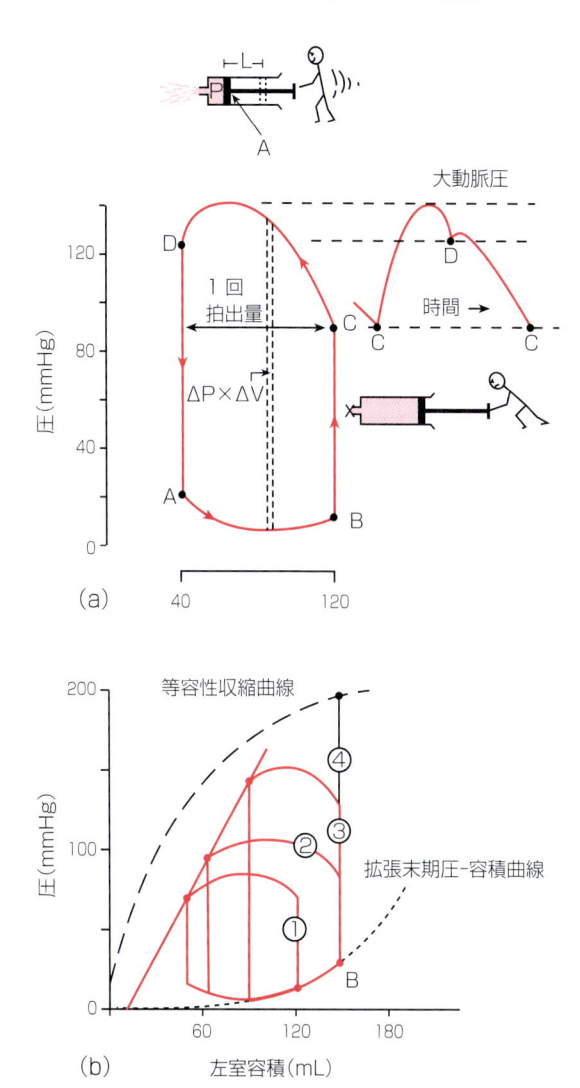

図 6.11 ヒト左室の圧-容積ループ。a：大動脈圧との関係（A：僧帽弁開放，AB：充満期，B：収縮期開始に伴う僧帽弁閉鎖，BC：等容性収縮期，C：大動脈弁開放，CD：拍出期，D：大動脈弁閉鎖，DA：等容性弛緩期）。このループによって囲まれる面積が 1 回心仕事量に相当する。イラストは，等容性収縮期にはエネルギー消費と酸素消費量が大きいにもかかわらず外的仕事を行わず，それに続く拍出期のエネルギー消費は少ないことを示している。血圧が 130/85 mmHg であることから，この被検者は中年/老年と思われる。b：収縮性が一定のときの一連の圧-容積ループ。底部の曲線は弛緩した心室の受動的圧-容積関係，すなわちコンプライアンス曲線である。上部の曲線は拡張末期容積を変化させたときの等容性収縮によって発生する圧である（Frank-Starling 機構）。ループ 1 から拡張末期容積を点 B に増加させるとループ 2 となり，Starling の法則により 1 回拍出量が増加する。この場合，収縮末期容積も増加していることに注目。末梢抵抗が上昇すると動脈圧が上昇し，ポンプ機能効果（図 6.15）が働いて 1 回拍出量は減少する（ループ 3）。等容性収縮（直線 4）は上部境界線に達する。収縮末期の点を結ぶとほぼ直線となる（斜めの赤い直線）。この直線の傾きは収縮末期可変弾性特性であり，収縮性の指標となる。（Based in part on Burkhoff D, Mirsky I, Suga H. American Journal of Physiology 2005；289：H501-12）

6.6 中心静脈圧と心室の充満

輸血や出血など，その原因が何であれ，CVPの変化はFrank-Starling機構を介して1回拍出量を変化させる。CVPは循環血液量と，中心静脈と末梢静脈との間での血液配分によって決まる。血液の分布は5つの主たる要因に影響される。すなわち，重力（体位），末梢静脈の緊張度，筋ポンプ，心臓と呼吸による吸引効果である。

血液量減少は充満圧を低下させる

全身の血液のうちの2/3は静脈系に存在する（図1.12）。したがって出血や脱水などによって循環血液量が減少すると，CVPが低下する。これによってFrank-Starling機構を介して1回拍出量が減少し，激しい循環血液量減少では低血圧をきたす。逆に出血後に輸血をすればCVPが上昇し，1回拍出量や血圧が回復する。

重力：起立によってCVPが低下する

ヒトの場合，起立すると血液が重力によって下に引かれるため，およそ500 mLの血液が胸郭から下肢の静脈へと移動する。この静脈血の貯留 *venous pooling* によってCVPが低下する。その結果，立位や座位では1回拍出量が減少する。逆に臥位に体位変換すると下肢から胸郭内へと血液が移動するため，CVPが上昇し，1回拍出量が増加する（図6.10b）。

交感神経によって末梢静脈の緊張度が調節される

皮膚，腎臓，消化器系の静脈には交感神経性血管収縮神経が分布しており，この神経が興奮することによって末梢静脈を収縮させ，血液を末梢から中心静脈へと移動させる（図14.5および図14.14）。このように神経系によっても心臓への血液充満が調節されている。末梢静脈の収縮は，運動，ストレス，深呼吸，出血，ショックなどによって生じ，心不全においても充満圧を上昇させることに大いに貢献している。逆に暑熱下での（体温調節のための）皮膚血管の拡張はCVPと1回拍出量を減少させるため，高温の下ではめまいや失神を起こしやすくなる。

筋ポンプは運動中のCVPを押し上げる

リズミカルな運動を行っていると，骨格筋の収縮によって四肢の深部を走る静脈が繰り返し圧迫される。四肢の静脈には各所に半月弁が備わっているため，静脈が圧迫されると血液は逆流せずに，中心静脈に向かって押しやられることになる（図8.26）。このメカニズムも激しい運動中のCVPと1回拍出量の増加にひと役買っている。一方，炎天下で気をつけの姿勢で長時間直立している兵士などの場合は，筋ポンプが働かないため，閲兵式中に失神して倒れるなど不名誉な事態を引き起こすことがある。重力による静脈血の下半身への貯留，暑熱による静脈の拡張，そして筋ポンプが働かないことが重なって，CVPと1回拍出量の減少を引き起こし，脳血圧の低下から失神に至るわけである。

心臓のポンプ機能の上昇は充満圧を低下させる

心臓はポンプである。つまり，心臓は静脈から血液を受け取り，それを動脈系へと移動させている。我々はポンプ機能というものは，動脈系の血液量と圧を増加させるばかりではなく，**中心静脈の血液量と圧を減少させるものである**，ということをついつい忘れがちである（図6.12）。交感神経の緊張亢進などによって心拍出量が増加する際，中心静脈から動脈への血液輸送が促進される結果，中心静脈の充満圧，すなわち前負荷が減少する傾向を示し，動脈圧，すなわち後負荷が増加する。この2つの変化は，もしも代償機序（6.13）が働かないと1回拍出量を減少させてしまう。逆に，心筋梗塞などに起因する急性心不全によって突然に心拍出量が減少してしまったような場合には，充満圧が上昇する。この充満圧上昇は，反射的な交感神経性の末梢静脈収縮によってさらに激しいものとなる。

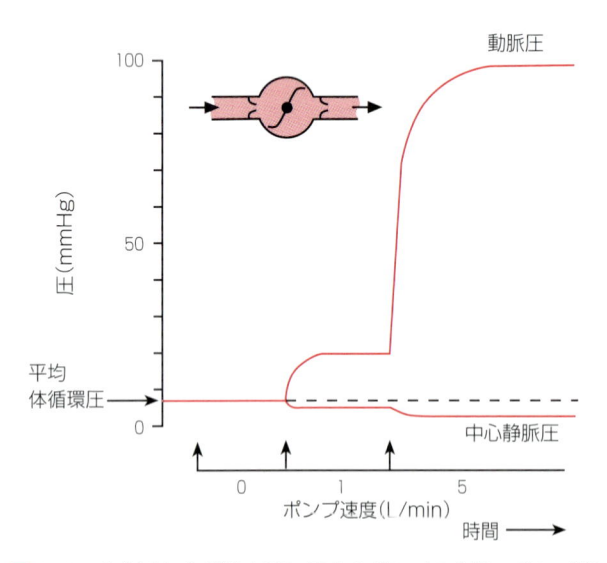

図6.12 入力圧および出力圧に対するポンプの作用。ポンプが停止しているときは，中心静脈圧（CVP）と動脈圧とは等しく，平均体循環圧（MCP）となる。ポンプが働き始めると，ポンプは入力系から液体を吸い上げるため，入力系の圧，すなわちCVPが低下するとともに，出力系である動脈圧が上昇する。静脈のコンプライアンス（単位圧変化を起こす容積変化）が動脈系のコンプライアンスよりも大きいため，CVPの変化は動脈圧の変化に比して小さい。（Based in part on Berne RM, Levy MN. Cardiovascular Physiology. St Louis, MO：Mosby, 1997, with permission from Elsevier）

呼吸や咳嗽は心臓外の圧力と拍出量に影響を与える

拡張期の心室への血液充満は，心室内圧のみならず心臓の外側の圧にも影響される．つまり，真の意味での充満圧は，心臓の内圧と外圧との差であると言える．心臓の外側の圧は大気圧よりも低い胸腔内圧であり，呼気終末時で$-5\,\mathrm{cmH_2O}$，吸気終末時で$-10\,\mathrm{cmH_2O}$である．胸腔内圧は吸気時に陰圧が大きくなり，同時に腹腔内圧が横隔膜の下降によって上昇するため，吸気は胸部大静脈や右室へと血液を吸い上げる効果を発揮する（図 8.27 上段）．このようにして吸気は右室の 1 回拍出量を増加させる．しかし同時に，肺の拡張によって肺内に貯留する血液量が増加するため，左室に戻る血液量が一時的に減少する．このようにして吸気は左室の 1 回拍出量を減少させる．左室からの 1 回拍出量減少は洞性不整脈，すなわち吸気に伴う頻脈（第 5 章 5.8）によって部分的に代償されるが，それでも代償しきれず，左心拍出量は吸気によって減少する．呼気はこの逆であり，その結果，呼吸に伴って血圧の変動を生じることになる．これは Traube-Hering の波 *Traube-Hering waves* と呼ばれている．

咳嗽，あるいは Valsalva 手技（第 17 章 17.2）などの強い呼気を行うと，胸腔内圧が上昇して陽圧となる．記録によれば，咳込むことによって 400 mmHg まで上昇した例すらある！ これによって，拡張期の心臓の外側の陰圧が減少，あるいは逆転して陽圧になる．このため，心室への充満の減少，心拍出量の減少をきたし，激しく咳込んだときにめまいを生じる原因となる．

心膜の異常によって充満が妨げられる

心臓の外側の圧が，心臓を包む心嚢液を満たした線維性の袋である心膜の異常によって上昇する場合がある．心嚢液貯留や収縮性心膜炎などでは心臓の外側の圧が上昇する．これによって心室充満が妨げられ，心拍出量が極端に減少する．治療には外科的な心膜切開が必要となる．

6.7　ヒトにおける Starling の法則の意味

Frank-Starling 機構の最も重要な役割は，右室と左室の拍出量のバランスをとることである．さらに付け加えるべき効果としては，運動に際して 1 回拍出量を増加させる（第 17 章 17.3），起立性低血圧の原因となる（起立によって心拍出量の減少と血圧低下をきたす：第 17 章 17.1），出血や脱水によって循環血液量減少性低血圧をきたす（第 18 章 18.2），努力性呼気に際し 1 回拍出量が減少する（Valsalva 手技：第 17 章 17.2），などがある．

Frank-Starling 機構によって右室と左室の拍出量が等しくなる

突然の体内環境の変化があったとしても，右室の拍出量と左室の拍出量とが数拍動以内に等しくなることは極めて重要である．右室の拍出量が左室の拍出量よりもほんの 1％多かった場合を想定してみよう．肺循環に含まれる血液量は，正常では 0.6 L であるが，右室拍出量が 1％多いことによって 30 分以内に肺の血液量は 2 L に達し，致命的な肺うっ血，肺水腫を生じてしまう．激しい運動をすると心拍出量は 25 L/min 程度まで増加するため，この場合は数分以内に致命的肺うっ血となってしまう．逆に左室の拍出量のほうが多い状態がしばらく続くと，肺血管はすぐに空っぽになってしまう．

Frank-Starling 機構が働いて両心室の拍出量が等しくなるおかげで，このような破滅的事態が回避されている．右室の拍出量のほうが左室の拍出量よりも多くなると，肺循環の血液量が増加するために肺静脈圧が上昇し，これによって左室への血液充満が増加する．血液充満が増加すると Starling の法則によって左室の拍出量が増加して，両心室の拍出量のバランスが回復する．左室の拍出量が一時的に増加した場合も同様である．このように，右心と左心の拍出量は自動的に等しくなるように調節されている．

バランスが崩れることもあるが，それは一時的なものである．起立すると，下半身に血液が貯留するために，右室の拍出量は数拍動の間は左室の拍出量よりも少なくなる．また，前に述べたように，呼吸は右室と左室に違う効果を及ぼすため，規則正しく交互に拍出量のアンバランスを生じることも事実である．

静脈還流ではなく CVP が 1 回拍出量を決定する真の要因である

学生は（ときには専門家でさえも）しばしば心拍出量の調節を充満圧ではなく，静脈還流量 *venous return* によって説明しようとする間違いを犯す．静脈還流量とは右房に流入する血液量である．血液循環が定常状態にある場合，循環系は閉鎖系であるため不均衡が生じてもすぐに是正され，静脈還流量は心拍出量に等しい．したがって静脈還流量とは，静脈で測定される心拍出量であると言える．つまり，静脈還流量は心拍出量によって決まるのであって，静脈還流量によって心拍出量が決まるという一般に流布されている考え方は堂々巡りである．心拍出量と静脈還流量との関係をプロットしてみれば，傾き 1.0 の直線になることは明らかである．一方，CVP は独立した変数であり，静脈の収縮状態や循環血液量によって，心拍出量には依存せずに決まる値である．したがって，静脈還流量ではなく，CVP こそが 1 回拍出量を決定する要因なのである．

Guyton の cross-plot によって CVP の役割が理解できる

米国の生理学者である Arthur Guyton は，2 本の曲線を重ね合わせる *cross-plot* ことによって CVP の重要な意味を巧妙に説明した（図 6.13）。Guyton が示した心拍出量曲線は，1 回拍出量が CVP の上昇につれて増加する，という Starling の法則にほかならない。もう 1 本の**静脈還流曲線**は CVP の上昇につれて静脈還流量が減少することを示しており，これは流体に関して成立する Darcy の法則である（第 1 章 1.5）。つまり，CVP の上昇は毛細血管から中心静脈へと血流を駆動する圧勾配を減少させて静脈還流量を減少させるのである。静脈還流量は CVP がおよそ 7 mmHg のところでゼロとなる。7 mmHg というのは**平均体循環圧** mean circulatory pressure（MCP）であり，循環が停止して定常状態となったときの血管内血液が示す圧力のことである。生体の定常状態では心拍出量と静脈還流量とは必ず等しくなる。そしてそれは 2 本の曲線が交わる 1 点にほかならず，その交点の位置を決めるのが CVP なのである。

心不全では Starling 曲線が低下する

Guyton の cross-plot によって心不全など様々な病態における心機能状態が理解できる（図 6.13）。心不全では心拍出量曲線（Starling 曲線）は収縮性の低下によって，下方にシフトする。同時に，交感神経性に末梢静脈が収縮し，腎臓における水の再吸収が増加するために平均体循環圧が上昇し，そのため静脈還流曲線が上方にシフトする。これによって 2 本の曲線の交点が心不全における新しい定常状態となる。心不全となっても心拍出量の減少は驚くほど少ないが，それは CVP が上昇するためである。これが中等度の心不全の特徴である（第 18 章）。

6.8　Laplace の法則と心室の拡大

心室の半径によって壁張力と圧との関係が変化する

壁張力がどれほど効率的に圧に変換されるかは心室の半径によって決まる。この事実は不全心のように心室が拡張してその半径が大きくなった状態では特に重要な意味をもつようになる。1806 年，フランスの数学者である Marquis de Laplace が，医学とはまったく関係のない天体力学に関する研究論文のなかで，中空の物なら何であれ（心臓でもサッカーボールでもシャボン玉でも）壁張力によって生じる内圧の変化は壁の彎曲度によって決まることを明らかにした。つまり，中空の球に Laplace の法則を当てはめると，内圧（P）は壁張力（T）に比例し，内径（r）に反比例する。つまり，

$$P = \frac{2T}{r} \qquad (式 6.1)$$

となる（血管を例にとっての証明は図 8.17 に示されている。球体での式において張力が 2 倍されているのは，シリンダー型では曲面が 1 つであるのに対し，球では曲面が 2 つあると考えられるからである）。張力とは力であり，**壁ストレス**（S）に壁厚（w）をかけたものである。つまり，**壁ストレス** *wall stress* とは壁の単位断面積当たりの力であると定義できる。したがって，Laplace の法則は次のように書き換えることができる。

$$P = \frac{2Sw}{r} \qquad (式 6.2)$$

この式に半径が入っていることは，図 6.14 で明らかなように壁の曲率が関係しているからである。つまり半径が増加すると，曲率は減少する。このため，壁張力のうち内腔に向く成分が減少するために，発生する圧が低下するのである。このように心室壁の曲率によって，発生した壁張力の心室内圧への変換効率が決まるのである。

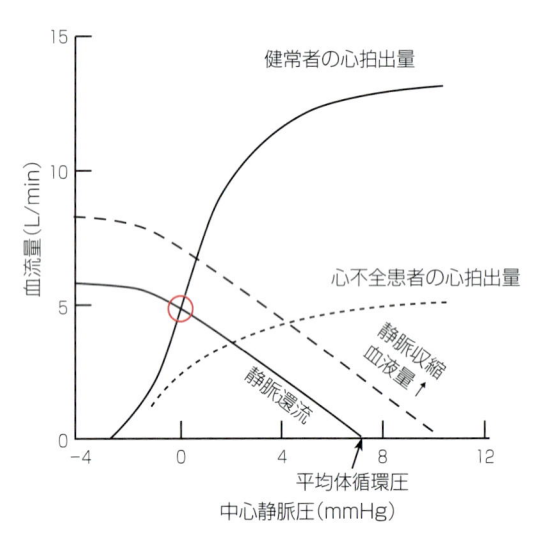

図 6.13　Guyton による循環のグラフ解析。心拍出量曲線は中心静脈圧（CVP）の上昇によって心拍出量が増加するという，Starling の法則そのものである。静脈還流曲線は CVP が上昇するにつれて毛細血管から中心静脈に流入する血流量が減少するという Darcy の流体の法則を示している。心拍が停止し静脈還流がゼロとなったときの CVP は，平均体循環圧（MCP）に等しい。定常状態では心拍出量は静脈還流量に等しいため，2 本の曲線が交わった部分（赤い線で囲んだ部分）が定常状態である。心不全になると，収縮性の低下のために心拍出量曲線は下方にシフト（点線）するが，静脈の収縮と循環血液量増加のために MCP が上昇し，静脈還流曲線は上方にシフトする（破線）。点線と破線とが交差する部分が新しい定常状態であり，ここでは CVP は上昇しているが，心拍出量はほとんど正常レベルにある。循環血液量が減少すると静脈還流曲線は下方にシフトし，運動などによる収縮性の上昇では心拍出量曲線が上方にシフトする（図には示していない）。(After Guyton AC, Jones CE, Coleman TG. Circulatory Physiology：Cardiac Output and its Regulation. Philadelphia, PA：WB Saunders, 1973, with permission from Elsevier)

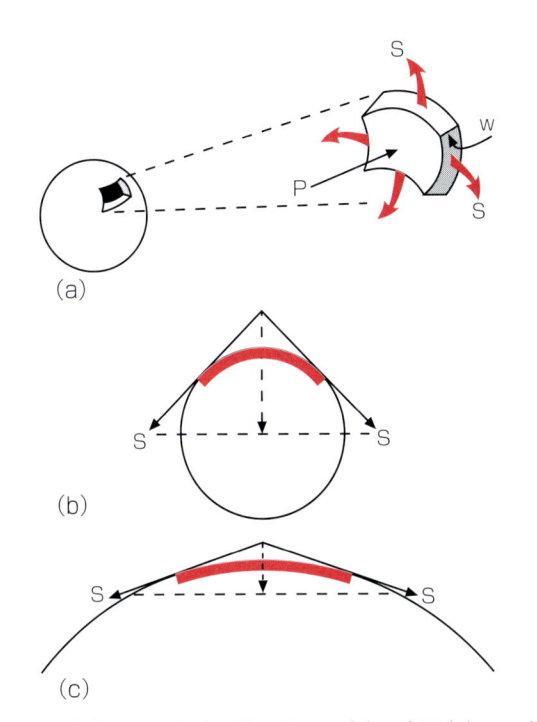

図 6.14 中空の球における壁ストレス(S)の内圧(P)への変換に対する曲率の影響(Laplace の法則)。a：中空の球の壁の一部を取り出し，壁に 2 方向のストレスがかかることを示している。ストレスは厚さ(w)の単位断面積当たりの張力である。血液を拍出している心臓の壁ストレスは，心筋細胞にかかる後負荷にほかならない。b：壁ストレス(接線方向の矢印)がいかにして内向き(すなわち圧と等しく，方向が逆)のストレスを生み出すかを示した断面図。赤い太線は張力を発生している筋の部分を，矢印の長さはストレスの大きさを表している。c：半径が増大すると曲率は減少し，壁ストレスの内向き成分は小さくなり，したがって圧が低下する(Laplace の法則)。

Laplace の法則がどのように心臓の収縮特性に影響を与えるのかを，次に解説する。

Laplace の法則によって拍出期後半の血液拍出が促進される

壁ストレスは，拍出期に心筋がそれに逆らって短縮しなければならない後負荷にほかならない(図 6.2)。Laplace の法則から，後負荷(S)は拍出圧(P)とイコールなのではなく(単純にイコールだと理解されていることが多いが)，式 6.2 から $S = P \times r / 2w$ となる。つまり，後負荷は動脈圧のみならず，内腔の半径にも依存して決まるのである。動脈圧が一定であっても，半径が大きくなれば，それだけ後負荷も大きくなるわけである。血液の拍出が進行するにつれて内径は小さくなっていくため，後負荷も次第に小さくなっていき，拍出期後期の血液拍出が促進されることになる。つまり血液の拍出は，それが進行していくにつれて容易になっていくことがわかる。内径が減少していくことは，血液拍出がまだ進行中であるときに大動脈圧がピークとなる(図 2.4)ことにも関連している。

重要事項のまとめ 6.1

心室の前負荷と後負荷

- 前負荷とは弛緩している筋にかかるストレス(S：単位断面積当たりにかかる力)である。実験的には，筋束にかける重りの重さによって調節することができる。
- 生体内の心室では，前負荷(心室壁にかかる拡張期のストレス)は拡張末期圧(P)，心室内腔の半径(r)，心室の壁厚(w)の影響を受け，Laplace の法則：$S = P \times r / 2w$ によって決まる。拡張末期圧のみを前負荷と呼ぶことが多いが，正確にはそれは正しくない。
- 後負荷は，等張力性に短縮している筋束にかかる単位断面積当たりの力(ストレス)である。実験的には，筋束が短縮を開始する瞬間に荷重がかかるようにして調節することができる。
- 生体内の心室では，後負荷(心室壁にかかる収縮期のストレス)は動脈圧，内腔の半径，壁厚によって決まる(Laplace の法則)。動脈圧のみを後負荷と呼ぶことが多いが，厳密にはそれは正しくない。

心臓が拡張することには有利な面と不利な面がある

Laplace の法則と Frank-Starling 機構は，心室の収縮特性に対して逆の効果を与えることは明らかである。心室が拡張すれば，Starling の法則によって収縮張力が増大する。しかし心室が拡張すれば，Laplace の法則に従い，一定の張力によって発生する圧は低下する。幸いなことに，健康なヒトでは中等度の心室拡張に伴う収縮力の増大(Starling の法則)のほうが，圧発生の効率低下(Laplace の法則)よりもはるかに大きい。しかし，極端に拡張した不全心では話が違ってくることを次に説明するとともに，6.14 で詳しく述べる。

拡大した不全心は収縮効率の低い状態で機能している

心不全に陥った心臓は極端に拡張し(図 18.12)，Laplace の法則が重要な意味をもってくるような状態で機能している。拡張している心室がさらにその半径を増加させたとしても，この心臓はすでに Starling 曲線のプラトー部分で機能しているため，収縮張力の増加はほとんど，あるいはまったくない。ところが，Laplace の法則のために半径の増加によって収縮期の圧発生が減少し，拍出できる血液量が減少する。したがって，心不全の治療にあたっては，心臓の拡張を軽減することが治療目標となる。なぜなら，それによって収縮張力の心室内圧への変換効率が上昇するか

らである。臨床現場では，利尿薬などによって循環血漿量を減少させ，心室への充満圧を低下させる治療が行われることが多い。

ヒトにおけるStarlingの法則とLaplaceの法則のまとめ

Alan Burton教授の「入った物は出て行かざるを得ないのだ」という一言ほど，ヒトにおけるStarlingの法則の意義を的確に要約した言葉はないであろう。

> かの有名な「心臓の法則」で
> 偉大なるStarling博士は，かく述べた。
> 拡張期に心筋が少し多く伸展すると
> 収縮期の張力も少し大きくなる。
> 拡張期の容積が大きくなると
> 拍出量も多くなる。

> 右室が左室よりも多くの血液を拍出するなら
> 肺循環にはうっ血を生じ，体循環は空っぽになる。
> 肺がうっ血状態では健康であるとは言えないが
> Starling博士の心臓の法則の素晴らしい教えがある。
> 右室と左室の拍出量は自動的に等しくなり
> 血流量の配分は定常で静的なものとなる。

> 守衛が気をつけの姿勢で直立し続けると
> 血液は下肢に貯留する。その状態ではもはや
> Frank-Starling機構は正しく働かない。
> 血液の貯留から中心静脈圧が低下し，拡張期の心筋長は短くなる。
> 収縮が弱くなり1回拍出量が減少する。
> 血圧も低下し，守衛は失神して倒れてしまうだろう。

> 心臓が大きく拡張するなら，しばしば心不全となり
> 死の原因となる。このとき働いているのは
> もはやStarlingの法則ではなく，古典的なLaplaceの法則である。
> 死にかけている非代償性の心不全の患者がいるなら，
> 循環血液量を減少させなさい。さもなければ
> 親類縁者を呼び集めるべきだろう。

（Physiology and Biophysics of the Circulation. Chicago, IL：Year Book Medical Publishers, 1972 より出版社のご厚意により転載。第3連を付け加えたことをAlan Burton教授にお詫びします）

6.9 血圧が心臓に及ぼす様々な影響

動脈圧はいくつもの，そしてときには逆方向に働くメカニズムによって心拍出量に影響を与えている。一般的に言うと，動脈圧が高ければ短期的には心拍出量を減少させ，長期的には心肥大から心不全に至る。

後負荷の増大は1回拍出量を減少させる：ポンプ機能曲線

摘出した心筋では後負荷を増加させると短縮量が減少することを思い出そう（図6.2c）。正常な心臓では，後負荷の増大は通常は動脈圧の上昇に起因し，これによって収縮期の心筋短縮量が減少する。そのため図6.11bのループ3のように，動脈圧の上昇によって1回拍出量が減少する。この効果の臨床的に重要な例として，肺塞栓を挙げることができる。静脈（下肢の深部静脈が多い）に生じた血栓が静脈壁から剥がれると，血栓は血流に乗って流れ，右心を経て肺動脈の枝に詰まって塞栓となる。これによって肺循環の抵抗が上昇し，肺動脈圧，つまり右室に対する後負荷が上昇する。このような後負荷の増加によって右室の拍出量が急激に減少し，患者は倒れてしまうこともある。

動脈圧が1回拍出量に及ぼす抑制的効果はポンプ機能曲線で表すことができる（図6.15）。心臓であれ，人工的なローラーポンプであれ，一定の動力で働いているポンプが最大の拍出をすることができるのは，出口の圧力がゼロの場合である。流出に抵抗する圧力が上昇するにつれて，拍出量

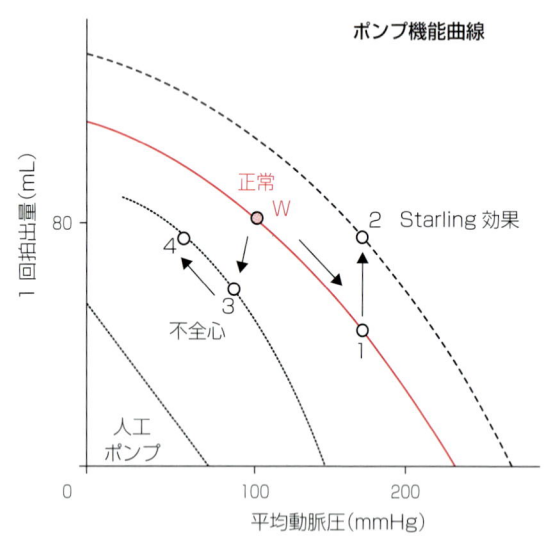

図6.15 正常心，不全心，人工のローラーポンプの各ポンプ機能曲線。W：正常心の作動ポイント。図6.11のループ3のように，拡張末期容積が一定の場合，末梢抵抗が増加すると動脈圧は上昇するが，1回拍出量は減少する（点1）。これによって心室が拡張し，Frank-Starling機構が働いてポンプ機能曲線は高エネルギーレベルにシフトする（点2）。心不全などによって収縮性が低下した場合は，曲線は低エネルギーレベルに移動する（点3）。このような不全心の1回拍出量減少は，血圧降下薬により回復する（点4）。(Based on concepts from Elzinga G, Westerhof N. Circulation Research 1979；32：178-86, and Nichols WW, O'Rourke MF. McDonald's Blood Flow in Arteries, 5th edn. London：Arnold, 2005)

は減少していく(図6.15の点Wから点1へ)。そして図6.11bの直線4のように,拍出量がゼロのときに最大圧力が発生する。Frank-Starling機構などによってポンプを駆動するエネルギーが増加すると,ポンプ機能曲線は上方にシフトする(図6.15の点1から点2へ)。心不全などによってエネルギー供給が減少すると,曲線は逆に下方にシフトする(点Wから点3へ)。

主として末梢血管の抵抗によって平均動脈圧が決まるため,末梢抵抗が1回拍出量に影響を与えるとも言える。このことは心不全の治療にも応用される。つまり,血管拡張薬を投与することで末梢抵抗を減少させれば,心不全に陥っている心臓の1回拍出量を回復させることができる。末梢抵抗の減少は動脈圧を低下させ,心室に対する後負荷が減少して1回拍出量が回復する,というメカニズムである(図6.15の点4,図6.11bのループ3からループ2へ)。

動脈圧の上昇は逆方向の二次的効果を生む

1. **Frank-Starling機構による代償効果** 急性に動脈圧が上昇すると,上記のように拍出量は最初は減少する(図6.15点1)。続いて還流してくる血液が左室内に貯まるため,数拍動にわたって拡張末期容積が増大する(図6.16)。これによりFrank-Starling機構を介して心室の収縮力が増大し,ポンプ機能曲線が上方にシフトして,心臓の拡張という代償は支払うものの,1回拍出量が回復する(図6.15点2)。

2. **Anrep効果による代償** 上記に続く5〜10分間にわたって,さらに別の適応機序が働く(図6.16)。心室の収縮性が上昇し,動脈圧が上昇していても,ほぼ正常な拡張末期容積から1回拍出量を維持できるようになる。これはAnrep効果と呼ばれており,単離した心筋における伸展に伴う遅い収縮反応(図6.4)にほかならない。この反応には少なくとも3つのメカニズムが働いている。(i)心筋アンジオテンシンII *myocardial angiotensin II*やエンドセリン1 *endothelin 1*といった陽性変力作用のある物質が心筋組織内で産生され,これらが自己分泌 *autocrine*あるいは傍分泌 *paracrine*的に作用して心筋のCa^{2+}貯蔵量とCa^{2+}トランジェントを増大させる。(ii)Na^+-H^+交換機構が活性化される結果,細胞内Na^+濃度が上昇し,これによってNa^+-Ca^{2+}交換機構による細胞外へのCa^{2+}排出が遅延する。(iii)伸展活性化チャネルを介したCa^{2+}流入が増加し,Ca^{2+}貯蔵量を増加させる。

3. **圧受容器反射による心拍出量の抑制** 単離した心臓ではなく,正常な動物の場合,急性の血圧上昇によって神経生理学的反射,すなわち圧受容器反射 *baroreflex*(第16章)の引き金が引かれる。この反射によって心臓交感神経の緊張が低下し,心室の収縮性低下,1回拍出

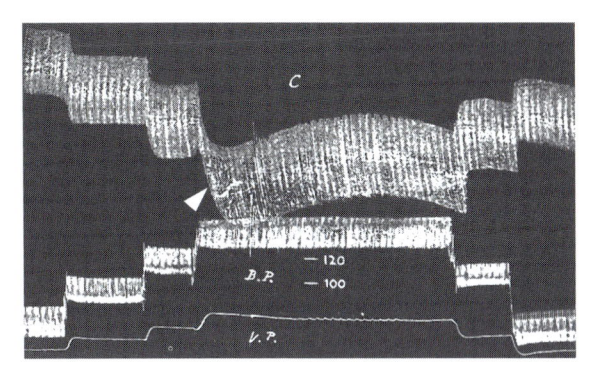

図6.16 Starlingの心肺標本において,末梢抵抗と動脈圧が上昇したときの,1回拍出量(上段トレースの振幅)と拡張末期容積(EDV,上段トレースの底辺)に及ぼす3つの影響。容積変化は図6.9と同様に上下が逆になっており,時間も同様である。矢尻は,動脈圧が上昇したときにポンプ機能曲線に従って即座に1回拍出量が減少することを示している。還流する静脈血が心室に貯留するため,静脈圧(V.P.)が上昇し,EDVが増加し,そして1回拍出量が回復する(長さ-張力関係,あるいはFrank-Starling関係)。その後,Cのあたりから収縮性が徐々に上昇し,1回拍出量は減少しないまま,EDVが次第に減少している(Anrep効果)。(From Patterson SW, Piper H, Starling EH. Journal of Physiology 1914;48:465-511, by permission)

量と心拍数の減少を生じ,動脈圧が正常レベルに回復する(図6.17)。

このように,急性の血圧上昇による1回拍出量への効果は,2つの減少させる効果(後負荷の増大と圧受容器反射)と2つの代償的効果(Starling機構とAnrep効果)の総合作用として現れる(図6.17)。一般的には抑制性の効果のほうが強く現れる。つまり肺塞栓の場合と同様に,血管抵抗が上昇すると1回拍出量は減少する。

慢性的高血圧によって求心性心室肥大を生じる

高血圧を有する患者では,血圧が高い状態が慢性的に続くことによって心臓に徐々に二次的変化が現れる。左室に次第に求心性肥大 *concentric hypertrophy*が現れる。つまり,内腔が拡張することなく,心室の壁が厚くなっていく。持久的トレーニングを積んだ運動選手にみられる内腔の拡張を伴う心肥大とは大きく異なっている。この求心性肥大にはアンジオテンシンIIやエンドセリンといった局所の増殖因子が関わっている。これらによってキナーゼ経路であるMAPキナーゼ〔分裂促進因子活性化蛋白キナーゼ *mitogen activated protein (MAP) kinase*〕カスケードが起動され,これが核転写因子を活性化し,最終的に肥大遺伝子が活性化される。肥大を起こすことによって,心室はしばらくの間,慢性的に増大した後負荷に対抗して機能することができる。しかし長期的にみると,過剰な負荷のかかった心室は,結局は不全に陥ることが多い。このことが,たとえ無症状であっても高血圧を治療しなければならない理由

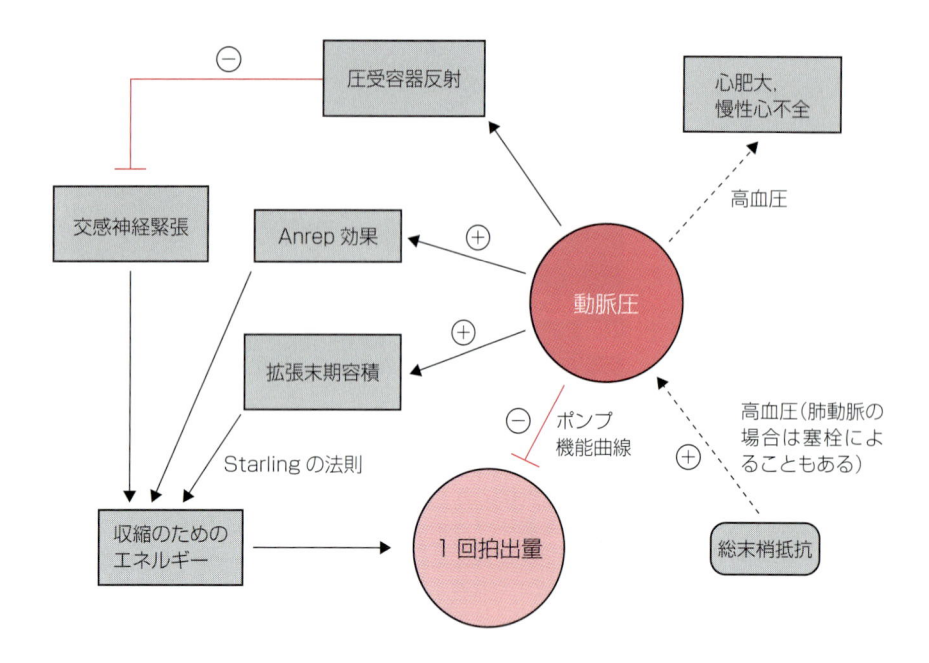

図6.17 総末梢抵抗（TPR）の増加によって急性に血圧が上昇すると、1回拍出量を減少させる2つのメカニズムと、増加させる2つのメカニズムが作用する。TPRは急性には交感神経の緊張亢進によって、慢性的には高血圧によって増加する。慢性高血圧ではさらに2つの要因、すなわち心室肥大と最終的には心不全が加わる。右心では肺塞栓によって肺動脈圧が上昇し、肺血流抵抗が増加することがある。

の1つである。

6.10 交感神経による収縮性の調節

収縮性の意味

本章ではここまで、静止時の筋長の変化によって生じる収縮張力の変化（内的調節）に焦点を当てて話を進めてきた。しかし、心筋の収縮力は神経体液性因子 neurohumoral factor による調節も受ける（外的調節）。神経体液性因子による収縮力の調節は筋長の変化を必要とせず、収縮性の変化と呼ばれる。つまり「収縮性」の変化は、Frank-Starling 機構とはまったく独立した概念である。陽性変力作用（収縮力を増強する）を示す最も重要な生理的物質は交感神経の伝達物質であるノルアドレナリンである。その他の陽性変力作用を示す因子として、アドレナリン、アンジオテンシンII、細胞外 Ca^{2+} 濃度上昇、薬物、心拍数増加などが挙げられる。

交感神経刺激により収縮は強くなり、収縮持続時間は短縮する

交感神経心臓枝の緊張は、運動、起立、ストレス、出血などにより亢進する。左側の心臓枝が心房・心室の固有心筋を支配するのに対し、右側の枝はペースメーカーや刺激伝導系の特殊心筋を支配する（図4.5）。交感神経終末の結節状構造からノルアドレナリンが放出され、心筋の β_1 受容体に結合する。これによって G_s-α_s-アデニル酸シクラーゼ-cAMP-プロテインキナーゼといった順で図4.9に示したリン酸化カスケードが活性化される。その結果、Ca^{2+} 電流（I_{Ca}）が増加して筋小胞体（SR）に貯蔵される Ca^{2+} 量が増加し、収縮開始時に SR から放出される Ca^{2+} 量が増加する。つまり Ca^{2+} トランジェントが増大するため、より多くのクロスブリッジが形成され、より大きな張力を発生できるようになる（図4.8）。同時に、SR の Ca^{2+} 取り込みポンプの活性もホスホランバンのリン酸化を介して刺激され、細胞質からの Ca^{2+} 除去が速やかとなるため、Ca^{2+} トランジェントの持続が短縮し、結果として収縮の持続時間も短縮する。このように、交感神経刺激によって個々の心筋細胞の収縮が速く、力強くなるため、心室全体としての収縮特性も下記のように変化する（ここでは図4.6で説明した頻脈については除く）。

- 心室内圧はより速やかに上昇し、弾性動脈により多くの血液が急速に流入するため、圧のピークは上昇する（図6.18a）。圧上昇の最大速度（dP/dt_{max}）は、Frank-Starling 機構の影響も受ける（図6.2b、図6.7）とは言え、収縮性の指標としてよく用いられる。

- 駆出率 ejection fraction が安静時の値（60〜70%）よりも大きくなる。駆出率は心エコー法により容易に測定することができるため、臨床での収縮性の指標として用いられることが多い。

- 拡張末期容積は減少する。これは駆出率が増加するからである。Frank-Starlig メカニズムでは拡張末期容積も収縮末期容積も増加するのに対し、収縮性が上昇すると拡張末期容積も収縮末期容積も減少することは覚えておいたほうがよい（図6.18b）。

- 1回拍出量は増加する。摘出した心臓で実験する場合は、拡張末期容積の減少によって Frank-Starling 効果が減弱すること、動脈圧の上昇によって後負荷が増加することなどのために、1回拍出量増加の効果は実際よりも

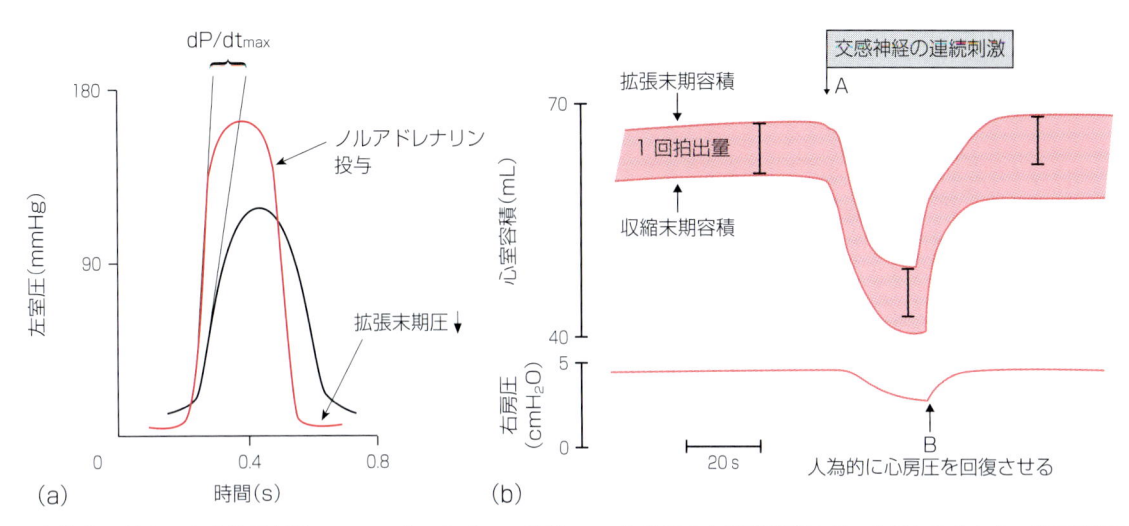

図 6.18 心機能に対する交感神経刺激・ノルアドレナリンの効果。a：左室圧の上昇速度（dP/dt$_{max}$）が大きくなり，収縮期圧の上昇，収縮時間の短縮，弛緩速度の増大，そして拡張末期圧の低下を生じる。b：一定の頻度でペーシングを行い，交感神経を刺激したときの1回拍出量の変化。Aの時点から左交感神経心臓枝を刺激している。駆出率が増加するために，右房圧が低下し，心室容積が減少している。しかし，拡張末期容積が減少するためにFrank-Starling機構が働き，1回拍出量の増加はわずかである。拡張末期容積が大きく減少するにもかかわらず，1回拍出量がわずかに増加していることから，収縮性が上昇していることは明らかである。Bの時点で人為的に充満圧を交感神経刺激開始前の値まで回復させると，収縮性の上昇による1回拍出量の増加が明らかにみえてくる。縦棒は交感神経刺激前の1回拍出量の大きさを示している。（Adapted from Linden RJ. Anaesthesia 1968；23：566-84, with permission from Wiley-Blackwell）

小さなものとなってしまう。しかし生体内の心臓では，これら拍出量増加を妨害する因子が末梢循環の反射的調節によって除去ないし最小限に抑えられるため，1回拍出量は大きく増加する。例えば運動をした場合，末梢血管の収縮状態の調節によって拡張末期容積の減少と動脈圧の上昇とが最低限に抑えられるため，1回拍出量は理想的な形で増加する。

- 収縮持続時間は短縮する（図6.18a）。これによって，心拍数が増加しても拡張期の心室充満の時間が確保される。収縮速度が増すため，収縮持続時間が短縮しても十分な量の血液を拍出することができる。

交感神経刺激による効果をまとめると，動脈圧の上昇，1回拍出量・駆出率・心拍数の増加，拍出時間の短縮，拡張末期圧の低下，心室容積の減少であると言うことができる。

交感神経刺激の強さを変えることによって，一連の心室機能曲線を描くことができる

交感神経刺激によって拡張末期容積は不変のまま，より強い収縮を起こさせることができるため，Starling曲線は上方にシフトすることになる（図6.19）。Sarnoffは1960年代に，この曲線のシフトの程度が交感神経刺激の強さによって変化することを示した。つまり，心臓はただ1本のStarling曲線上で機能しているのではなく，交感神経の緊張度によって異なる一連の曲線群の上で機能しているのである。1回拍出量は，Frank-Starling機構による収縮力の変化によって1本の曲線上を移動して変化することもできるし，収縮性の変化によって他の曲線に乗り換えることで変化することもできる。生体内では両者が同時に起こっているのが普通である。例えば立って運動するときには，心室は充満圧の上昇によってStarling曲線に沿って右上方に移動するとともに，収縮性の上昇によって上方にある曲

重要事項のまとめ 6.2

収縮性

- 収縮性とは一定の筋長から発生し得る張力の大きさのことである。
- 活動張力は収縮性が上昇しても増大するし，静止時筋長を伸展することによってもFrank-Starling機構により増大する。
- 収縮性を上昇させる効果を陽性変力作用という。陽性変力作用をもつ因子としては，交感神経の伝達物質であるノルアドレナリン，血流に乗って循環するホルモンであるアドレナリン，β_1作動薬，ホスホジエステラーゼ阻害薬，ジゴキシン，そして拍動頻度の上昇などが挙げられる。
- 陰性変力作用を示す因子としては，急性の心筋虚血（細胞内アシドーシスを介して作用する），慢性心不全，全身麻酔薬，副交感神経の緊張亢進（作用は弱い），選択的β_1遮断薬，Ca^{2+}チャネル遮断薬などがある。

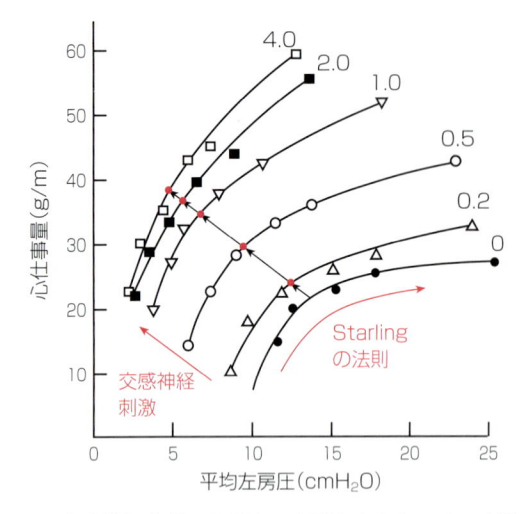

図6.19 交感神経を様々な頻度で刺激したときのイヌ心臓の一連の心室機能曲線。0〜4/sで交感神経を刺激すると、収縮性は段階的に上昇する。赤い点を指す矢印は、収縮性の上昇によって充満圧が低下し、1回拍出量が増加することを示している。(From Sarnoff SJ, Mitchell JH. Handbook of Physiology Cardiovascular System, Vol.1. Baltimore, MD：American Physiological Society, 1962：489-532, by permission)

線に乗り換えて機能していることになる。

交感神経の興奮によって圧-容積ループは幅が広くなり、左方にシフトする

交感神経の刺激によって圧-容積関係の上限である等容性収縮期圧の境界線が上方にシフトする。境界線が上昇するために、最大圧(ループの高さ)、1回拍出量(ループの幅)がともに増加する(図6.20aのループ2)。代償性メカニズムが働かない場合、交感神経心臓枝の刺激は拡張末期容積を減少させるため、ループを左方にシフトさせる。このため、Frank-Starling機構は1回拍出量を減少させる方向に働くことになる。しかし生体内での心臓では、末梢血管の収縮と、立位での運動の場合は筋ポンプが働くために、拡張末期容積の減少は抑制され、かえって増加することもある。その結果、ループは両方向に向かって幅広くなり、1回拍出量と1回心仕事量がさらに増加する(図6.20bのループ3)。

6.11 陽性変力作用を示すその他の因子

アドレナリンとその他のβ作動薬

ヒトの副腎髄質はアドレナリンとノルアドレナリンを4：1の割合で分泌している。アドレナリンは心筋のβ_1受容体を活性化するため、心臓に対してはノルアドレナリンと同じ効果を現す。激しい運動をするとアドレナリンとノル

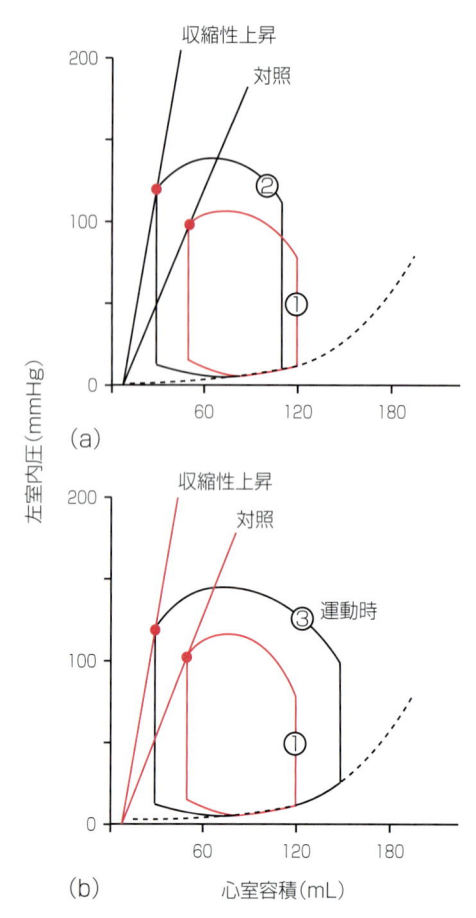

図6.20 ヒトの左室圧-容積ループに対する収縮性上昇の効果。各収縮末期の点を結んだ直線の傾きである収縮末期可変弾性特性は、図6.11bで示したように収縮性の指標となる。a：ループ1が基本状態であり、ループ2は収縮性の上昇した状態である。駆出率が増加するため拡張末期容積が減少し、ループで囲まれる面積、すなわち心仕事量が増加する。b：ループ3は運動時のものであり、交感神経の興奮により収縮性が上昇するとともに、末梢血管の収縮と筋ポンプ作用により拡張末期容積が増加している。1回拍出量の増加はさらに顕著となる。

アドレナリンの血漿中濃度は安静時の約20倍にまで増加する。とはいえ、運動に伴う心機能の亢進は主として強力な交感神経心臓枝によって決定されている。

その他のβ作動薬としてはイソプロテレノール、ドパミン(アドレナリンの前駆物質)、合成アナログのドブタミンなどがあるが、どれも同様の変力作用と変時作用を示す。これらの薬物は急性心不全の短期的治療薬として用いられる。

カフェインやテオフィリンなど広いスペクトルをもつホスホジエステラーゼ(PDE)阻害薬、選択的PDE III阻害薬であるミルリノンなども、細胞内cAMP濃度を上昇させることによってβ作動薬と同様の効果を発揮する(図4.9)。強いコーヒーを飲むと動悸を感じる人がいるが、おそらくカフェインのこのような作用によるものである。

アンジオテンシンII

血漿中のアンジオテンシンIIの濃度は運動や心不全で上昇する（第14章14.8）。アンジオテンシンの陽性変力作用は主として神経系に対する作用に由来している。中枢神経，交感神経節のAT₁受容体にアンジオテンシンが結合すると，交感神経の活性が上昇するし，交感神経終末のAT₁受容体に結合するとノルアドレナリン放出が促進される（図14.2）。アンジオテンシンには心筋に対する直接作用もあり，I_{Ca}を増加させる。

その他の変力作用をもつ物質

甲状腺ホルモン（第14章14.5），インスリン，グルカゴン，糖質コルチコイドはどれも長期的な陽性変力作用を示す。薬物としてはジゴキシンが代表的であり，これは細胞膜のNa^+-K^+ポンプを約25％抑制することで細胞内Ca^{2+}濃度を上昇させ，陽性変力作用を発揮する（第3章3.7）。

心拍数も収縮力に影響を与える

米国の生理学者であるBowditchは1871年，心筋の拍動間隔を短くすると，収縮力が次第に増強されることを報告した。電気刺激の頻度を突然に高めると，最初の収縮は小さくなり，その後，収縮は次第に増強され（階段現象 staircase phenomenon），新しい定常レベルに達する。このようなBowditchの階段現象，あるいは正の刺激間隔-張力関係は，両生類の心臓でも，ヒトを含む哺乳類の多くでも認められるが，不全心ではこの現象が消失したり，負の階段現象に変化する。逆に刺激間隔を突然長くすると，最初の収縮は大きく，その後の収縮は次第に減弱する（図6.21a）。

心拍数の増加につれて収縮性が上昇するのは，SRのCa^{2+}貯蔵量が増加するために，Ca^{2+}トランジェントが大きくなるからである（図6.21a）。Ca^{2+}貯蔵量が増加するのは，(i) 拡張期が短縮するためCa^{2+}の細胞外への排出が減少する，(ii) 活動電位の発生頻度が増加するため細胞内Na^+濃度が上昇する，などの理由による。細胞内Na^+濃度の上昇はNa^+-Ca^{2+}交換機構によるCa^{2+}排出を遅延させる。Bowditchの階段現象は興味深いものではあるが，運動時の収縮性上昇に対する心拍数増加への関与は極めて小さく，ほとんどは$β_1$受容体刺激によるものである。

突然に刺激間隔が短くなったときの第1収縮は，その後の収縮とは逆に小さくなる。同様に，**心室性期外収縮** *premature ectopic beat/premature ventricular contraction* は小さくなる（図6.21bの拍動A）。期外収縮が弱いのは，SRのCa^{2+}遊離チャネルの不活性化状態からの回復が比較的遅く，期外収縮が発生するときにはまだ半ば不応期状態にあるからである。

心室性期外収縮の後には**代償性休止期** *compensatory pause* があり，その次の収縮は通常の収縮よりも大きくな

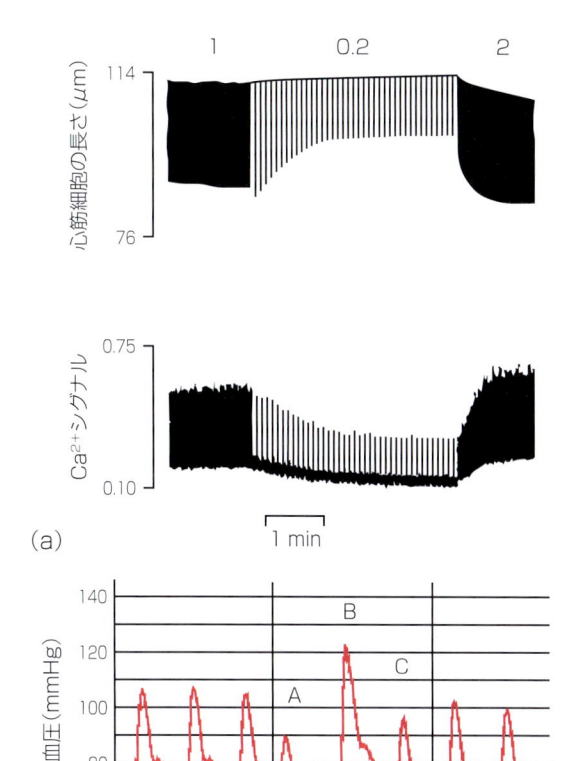

図6.21 収縮頻度が収縮性に及ぼす効果。a：単離した心室筋細胞を1，0.2，2/sで刺激したときの単収縮である。細胞内Ca^{2+}は蛍光色素であるFura-2によってモニターしている。b：期外収縮(A)は弱く，代償性休止期後の拍動は通常の拍動よりも強い（期外収縮後増強）。〔(a) From Frampton JE, Orchard CH, Boyett MR. Journal of Physiology 1991；437：351-75，by permission. (b) from Voss A, Baier V, Schumann A et al. Journal of Physiology 2002；538：271-78，with permission from Wiley-Blackwell〕

る（図6.21bの拍動B）。これは**期外収縮後増強** *post-extrasystolic potentiation* と呼ばれる（図6.21b）。期外収縮を起こしている患者は，この期外収縮後増強を「先生，私の心臓が跳ねるんです」と表現することも多い。代償性休止期があるために心室充満時間が延長し，拡張末期容積が増加するため収縮が増強されるのである。しかし，摘出した心筋束にもこの期外収縮後増強が認められ，これは収縮間隔が延長するためにSRのCa^{2+}貯蔵量が増加することによる。

6.12　陰性変力作用と虚血，不整脈

陰性変力作用のある因子とは，心筋の収縮性を低下させるものである。副交感神経の興奮以外の陰性変力作用は通常は非生理的であり，心疾患の一側面であることが多い。陰性変力作用を示す要因には次のものがある。

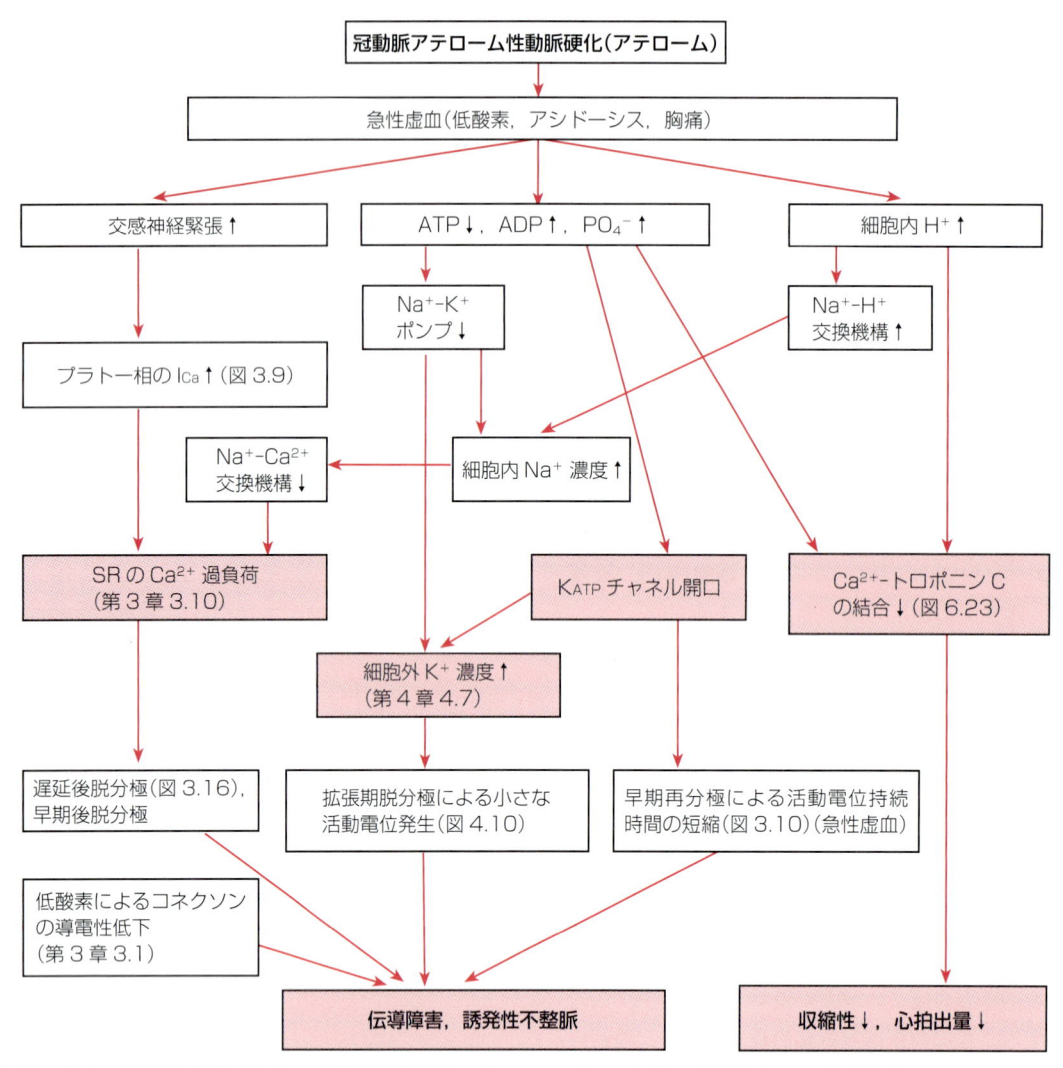

```
                    冠動脈アテローム性動脈硬化(アテローム)
                              ↓
                    急性虚血(低酸素, アシドーシス, 胸痛)
           ↓                   ↓                    ↓
        交感神経緊張↑      ATP↓, ADP↑, PO4⁻↑       細胞内 H⁺↑
           ↓                   ↓                    ↓
                           Na⁺-K⁺              Na⁺-H⁺
                           ポンプ↓              交換機構↑
           ↓                   ↓                    ↓
      プラトー相のICa↑
        (図3.9)
           ↓
       Na⁺-Ca²⁺         細胞内Na⁺ 濃度↑
       交換機構↓
           ↓                   ↓
      SRのCa²⁺ 過負荷      KATP チャネル開口      Ca²⁺-トロポニンC
       (第3章3.10)                               の結合↓(図6.23)
                         細胞外K⁺ 濃度↑
                          (第4章4.7)
           ↓                   ↓                    ↓
   遅延後脱分極(図3.16),  拡張期脱分極による小さな   早期再分極による活動電位持続
   早期後脱分極          活動電位発生(図4.10)     時間の短縮(図3.10)(急性虚血)
   低酸素によるコネクソン
   の導電性低下
   (第3章3.1)
                    伝導障害, 誘発性不整脈         収縮性↓, 心拍出量↓
```

図6.22 急性の虚血が収縮性を低下させ,不整脈を引き起こすメカニズム。急性の心筋虚血は冠動脈疾患によって引き起こされることが多い。慢性心不全については第18章18.5参照。

- 副交感神経(迷走神経)の興奮, コリン作動性物質
- プロプラノロール, オクスプレノロール, アテノロールなどのβ遮断薬(第4章4.8)
- ベラパミルなどのCa²⁺チャネル遮断薬(第4章4.8)
- 高カリウム血症(第4章4.7)
- バルビツレート, 大部分の全身麻酔薬
- アシドーシス, 低酸素血症, また虚血性心疾患の結果として
- 慢性心不全(第18章18.5)

副交感神経が心室収縮性に及ぼす影響は弱い

副交感神経である迷走神経は洞結節および刺激伝導系,そして心房筋に分布する(図4.5)。このため,迷走神経の興奮は心拍数を著明に減少させるが,心室の収縮に対する効果は小さい。ヒト心室への副交感神経の分布は乏しく,迷走神経を最大限に刺激しても心室の収縮力は15〜38%減少するに過ぎない。興味深いことに,このとき冠静脈血中のノルアドレナリン濃度が低下している。これは副交感神経の一部の終末が交感神経に接続しており,ノルアドレナリン遊離を抑制しているからである。逆に,交感神経はノルアドレナリンばかりでなく,ニューロペプチドYやガラニンを放出しており,これらは迷走神経末端からのアセチルコリン放出を抑制する。洞結節ではこの交叉抑制 cross-inhibition が心拍数増加を促進する。

虚血は収縮性を抑制し,不整脈の原因となる

虚血とは,血流の不足により組織が酸素不足に陥った状態である。心臓では1本あるいは複数の冠動脈のアテローム性硬化による狭窄から虚血になることが多い(図15.6)。血流の不足により局所的な低酸素状態となり,嫌気的解糖系が働いて乳酸の蓄積による細胞内アシドーシスとなる(6.14)。このような代謝性変化のため収縮性が低下し,心

拍出量が減少する。この影響は特に運動時に顕著となるため，運動に対する耐性が低下する（表6.1）。心臓の虚血では胸痛（狭心痛）や不整脈も引き起こされる。心電図では図5.11に示したような特徴的変化が現れる。心筋虚血に伴う変化については以下にもう少し詳しく説明するとともに，図6.22にまとめてある。

収縮性の低下 ミトコンドリアの酸化的代謝が低下するため，クレアチンリン酸が減少し，無機リンとADPが増加，最終的にはATPの枯渇をきたす。ピルビン酸の酸化ができなくなるために乳酸が形成され，細胞内アシドーシスの状態となる。アシドーシスは強い陰性変力作用を示す（図6.23）。これはおそらくトロポニンCのCa^{2+}結合部位をCa^{2+}とH^+とが競合するためである。無機リンの増加も，H^+ほどではないが収縮性を低下させる。SRのCa^{2+}遊離チャネルの開口確率が低下することも収縮性の低下を促進する。

不整脈 虚血に陥った心臓では興奮伝導の障害や不整脈が起こりやすくなる。これは下記のようなメカニズムが複合して生じるためである（図6.22）。

- Na^+-K^+ATPaseが働かなくなるために静止電位が浅くなる。
- 活動電位の大きさ（0相）と持続（2相）が減少する。0相の減少は静止電位が浅くなるために，不活性化状態にあるNa^+チャネルが増加することによる（図3.13上段右）。2相の短縮はK_{ATP}チャネルの活性化による（図3.10）。
- コネクソンの導電性低下のために細胞間の興奮伝導が低下する。興奮伝導が中等度に悪化すると，興奮伝導が遅くなった部分と途絶する部分とが混在するようになるため，興奮の旋回路が形成されやすくなり，心室細動が引き起こされるリスクが増す（図5.10）。
- Na^+-K^+ ATPase活性の低下とともに細胞内アシドーシスのためにNa^+-H^+交換機構（図3.14）が働き，細胞内Na^+濃度が上昇する。これによってNa^+-Ca^{2+}交換機構を働かせる細胞内外のNa^+濃度勾配が減少し，Ca^{2+}の細胞外への排出が減少する。結果として細胞内にCa^{2+}が蓄積する。
- 上記の理由，および交感神経の反射的緊張亢進のために内向きのCa^{2+}電流が増加し，SRはCa^{2+}過負荷の状態となる。

SRがCa^{2+}過負荷となると，拡張早期にCa^{2+}のリークを生じ，$3Na^+$-$1Ca^{2+}$の交換機構が働いて後脱分極を生じる。これが異所性の興奮発生の原因となる（図3.16）。このように，活動電位の縮小とコネクソンの導電性低下による興奮伝導速度の低下，そしてこのような異常が不均一に分布することなどによって，リエントリー *reentry* 回路が形成される（図5.10）。つまり，受攻期 *vulnerable period*（心

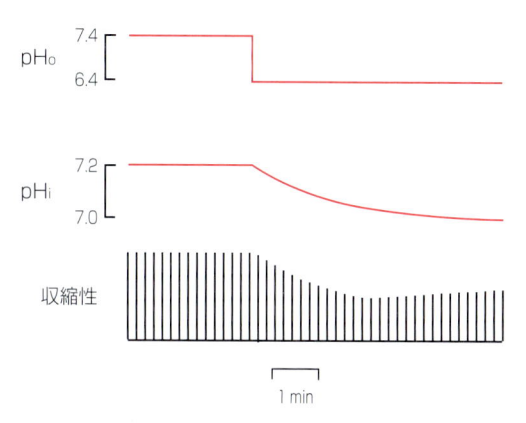

図6.23 細胞内アシドーシスによる陰性変力作用。細胞外に酸（pH_o）を加えることで細胞内pH（pH_i）を低下させた。pHを0.2低下させるだけで，収縮性は1/2に低下した。(Based on Hongo K, White E, Orchard CH. Experimental Physiology 1995；80：701-12, with permission from Wiley-Blackwell, and Bountra C, Vaughan-Jones RD. Journal of Physiology 1989；418：163-87, with permission from Wiley-Blackwell)

電図のT波後半の，一部の心筋が再分極し，一部はまだ再分極していない時期）に後脱分極によって生じた異所性の興奮のため細動などのリエントリーによる不整脈を引き起こす（図5.4g）。

心筋の虚血-再灌流障害というパラドックス

心筋が正常に機能するためには，十分な酸素が供給されることが不可欠である。しかしながら，虚血に陥った心筋を酸素化した血液で再灌流すると，かえって細胞の傷害を増強するという不合理にみえる現象を生じる。この傷害には2つの要因が関与している。(i) 再酸素化によってNa^+-K^+ ATPaseポンプが再び働き始め，Na^+勾配が回復するが，これによって細胞膜のNa^+-H^+交換機構が働き始める。このNa^+-H^+交換機構によって細胞内アシドーシスが速やかに改善され，収縮性も回復する。ところが，それまでに細胞内Ca^{2+}過負荷が軽減されていないと，収縮性の回復によって激しい持続的な**拘縮** *contracture* を生じることになる。拘縮によって細胞骨格が傷害され，細胞膜の断裂から**壊死** *necrosis* をきたす。(ii) 第13章13.9で説明するように，心筋は毒性の高い**活性酸素** *oxygen-derived free radical* による傷害を受ける。活性酸素は細胞膜を傷害し，不整脈を引き起こす。

動物実験ではNa^+-H^+交換機構の阻害薬であるamilorideによって再灌流障害を著明に軽減することができる。この薬物は細胞内アシドーシスと収縮性の低下した状態を遷延させるが，これによって心筋細胞には細胞内Ca^{2+}濃度を正常に近いレベルにまで低下させる時間が与えられ，拘縮の発生を避けることができるのである。

心筋のスタンニングと虚血プレコンディショニング

冠動脈に塞栓を生じた後，血流量が低下した状態が持続すると，心筋の収縮性も低いままの状態が続く〔ハイバネーション hibernation（冬眠状態）〕。その後冠血流が回復し，虚血もそれほど重症ではなかった場合は，壊死もほとんど起こらないが，心機能は何日にもわたって低下した状態が続くことがある。このような状態を心筋のスタンニング myocardial stunning（気絶状態）と呼ぶ。スタンニングとは Ca^{2+} トランジェントが正常，エネルギー供給も正常，血流も十分に回復しているにもかかわらず，収縮機能が低下している状態のことである。このスタンニングはトロポニンIの変性によって，細いフィラメントの Ca^{2+} に対する反応性が低下するために生じる。

動物実験において，長時間の虚血の前に短時間の虚血を起こすと保護効果が生じ，長時間の虚血による心筋の傷害が軽減されることが判明している。この現象を虚血プレコンディショニング ischemic preconditioning と呼ぶ。この保護効果は3日間持続することが知られている。この効果はアデノシンや一酸化窒素（NO），その他の化学物質が遊離されることによってプロテインキナーゼCなどの細胞内キナーゼカスケードが活性化されることによる。これによって誘導型NO合成酵素 inducible nitric oxide synthase (iNOS)，シクロオキシゲナーゼ2などの心筋保護因子遺伝子の転写が引き起こされ，NOやプロスタグランジン prostaglandin などの心筋保護因子の産生が増加する。

6.13 心拍出量の統合的調節

統合されていない刺激は比較的効果が小さい

生体における心拍出量の調節は，心臓の収縮機能の調節が動脈系や静脈系の変化と統合されることによってはじめて効果的なものとなる。統合されていない心臓のみの調節ではいかに効果が小さいかをみれば，そのことがよくわかる。単離した心臓に対して交感神経刺激を行ったとき，1回拍出量を増加させる効果が比較的小さいこともその一例である（図6.18b）。別の例を挙げると，人工ペースメーカーを装着している患者のペーシング頻度を増加させても，心拍出量はほとんど増加しない。実際，刺激頻度が100/min以上では心拍出量はほとんど増加せず，高頻度刺激下では拡張期充満のための時間が短縮するため，心拍出量は減少する。このように心臓だけを調節したのでは，その効果は小さなものに過ぎない。心拍出量を効果的に増加させるには，心機能の変化に統合・協調した血管系の変化を生じることが必要である。このことは運動における反応をみればよくわかる。

運動時には心臓と血管系の統合された変化を生じる

酸素消費量が1L/min増加するごとに，ヒトの心拍出量は約6L/min増加する。この心拍出量増加は，心拍数の増加と1回拍出量の増加による。この2つのうちでは，心拍数増加の効果が大きい。ヒトの心拍数は酸素消費量に比例して増加し，最大で180〜200/minに達する。心エコーと大動脈Doppler血流計測を用いた研究によって，1回拍出量の増加の程度は，姿勢，運動強度，年齢によって変化することが明らかとなった。立位での運動の際は，1回拍出量は50〜100%増加する（表6.2，図6.24）。一方，臥位では，安静時でもすでに1回拍出量が増加しているため，運動を行っても増加は少ない。心拍出量を増加させる心臓と血管系の統合された変化として，次のような例が挙げられる。

1. 交感神経心臓枝の興奮と迷走神経の抑制によって心拍数は増加し，収縮持続時間は短縮する。拡張期心室充満時間の短縮は，交感神経の刺激によって心房の収縮性が上昇し，心房収縮による心室充満が増加することによって代償される。
2. 交感神経の興奮と，貢献度としては小さいが血中アドレナリン濃度の上昇によって，心室の収縮性が増加する。これによって駆出率と1回拍出量が増加し，収縮末期容積が減少する（図6.24）。
3. 交感神経性血管収縮神経の興奮によって門脈循環系に血管収縮を生じるとともに，筋ポンプによって四肢の静脈が圧迫される。このようにして血液の再配分が行われ，中心静脈に含まれる血液量が増加してCVPの低下が防がれる。CVPの低下は，それだけを取り上げてみれば心臓のポンプ機能の亢進を意味していることに注意する必要がある（図6.12）。立位での運動の際にはCVPが1mmHg程度上昇し，心室拡張末期容積を増大させる（図6.24）。その結果，Frank-Starling機構によって1回拍出量が増加する。この効果は，高齢者が立位

表6.2 運動選手ではない健常成人が立位で運動を行ったときの心臓の反応

	安静時	激しい運動時[a]
酸素摂取量(L/min)	0.25	3.0
心拍出量(L/min)	4.8	21.6
心拍数(/min)	60.0	180.0
1回拍出量(mL)	80.0	120.0
拡張末期容積(mL)	120.0	140.0
収縮末期容積(mL)	40.0	20.0
駆出率	0.67	0.86
拍動間隔(s)	1.0	0.33
収縮持続時間(s)	0.35	0.2
拡張持続時間(s)	0.65	0.13

[a] 運動強度：最大心拍数のおよそ85%。
(After Rerych SK, Scholz PM, Newman GE et al. Annals of Surgery 1978：187：449-58)

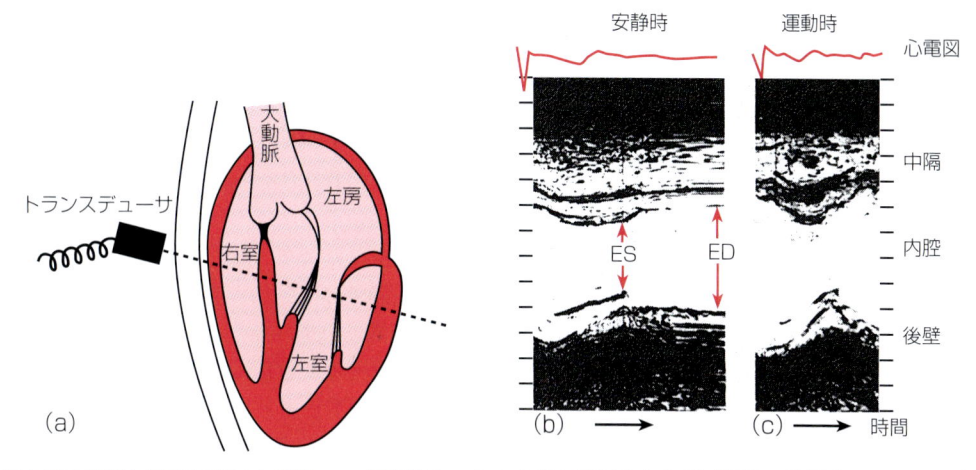

図 6.24　運動が心室の容積と収縮に及ぼす影響。a：超音波ビームを心室を横切る方向（矢状面）に発射する。b，c：安静時(b)と立位で運動したとき(c)のヒト左室の M モード心エコー。拡張末期径(ED)は平均で 2 mm 増加し，収縮末期径(ES)は 5 mm 減少している。ED と ES の差が 1 回拍出量に相当するが，24％増加している。(From Amon KW, Crawford MH. Journal of Clinical Ultrasound 1979；7：373-76)

での激しい運動を突然に開始したときに最も顕著に現れる。
4. 運動に使用される骨格筋では血管拡張 vasodilation が起こり，末梢抵抗が減少して心拍出量の増加による動脈圧の過剰な上昇が防がれる。こうして動脈圧，つまり後負荷の上昇により 1 回拍出量の増加が制限されないように調節されている。

このように運動時の心拍出量の増加は，心臓の調節による心拍数・収縮性の変化と，血管系の調節による CVP（前負荷）・血管抵抗（後負荷）の変化とが統合されることによって起こっているのである。

移植心や人工ペースメーカーで駆動される心臓の運動に対する反応

心臓の移植に際しては，心臓に分布する自律神経は切断せざるを得ない（除神経 denervation）。しかしながら驚くべきことに，運動への耐性は中等度に障害されるに過ぎない。実際，ドッグレースに用いられるグレイハウンドの心臓を実験的に除神経して走らせたところ，スピードは 5％しか低下しなかった（図 17.7）。これは心臓のコントロールメカニズムに余力があるためである。除神経された心臓では，運動開始とともに即座に心拍数を増加させることこそできないが，四肢の筋ポンプの働きによって CVP，すなわち前負荷が増加し，骨格筋の抵抗血管が拡張して動脈圧を低下させることで後負荷を減少させて，1 回拍出量が速やかに増加する。そして，アドレナリンとアンジオテンシン II の血中濃度の上昇によって運動開始 1～2 分のうちに心拍数と収縮性が上昇する。グレイハウンドの走力が大きく低下するのは，心臓が除神経されたうえ，β遮断薬を投与してアドレナリンによるバックアップをも取り除いた場合で

ある（図 17.7）。
除神経されたグレイハウンドと同じように，心臓移植を受けた患者や人工ペースメーカーを装着している患者も，心臓の調節システムに余力があることの恩恵を受けている。ペーシング頻度が一定（心拍数が一定）であっても，運動による筋ポンプの働き，末梢血管の拡張，アドレナリンによる収縮性の上昇によって，1 回拍出量が増加する。このような調節機序が働くことにより何千もの人々が，オリンピックでの優勝までは無理としても，公園を散策したりショッピングを楽しむなど，豊かな日常生活を送ることが可能になっている。

6.14　心臓のエネルギー消費と代謝

心室の収縮によって動脈血に機械的エネルギーと運動エネルギーが与えられる

心室の収縮によって消費されるエネルギーの一部は動脈系に対する機械的仕事という形で有効に使われ，残りのエネルギーは熱として消散する。有効な機械的仕事とは，拍出される血液の圧の上昇（機械的エネルギー[訳注1]）と，血流速度の増大（運動エネルギー）である。

圧仕事（拍出仕事）が主たる仕事である　すでに 6.5 で説明したように，心室の収縮によって血液に圧がかけられ，1 回拍出量を動脈内に拍出する仕事を心仕事量と呼ぶ。心仕事量は 1 回拍出量(ΔV)に平均圧上昇(ΔP)をかけたもの

訳注 1：原著では potential energy と記されているものを機械的エネルギーと訳した。日本ではポテンシャルエネルギーとは，心仕事には直接関係しない心筋の弾性要素を引き伸ばすためなどに消費され，最終的には熱となって消散するエネルギーのことを指すことが多い。

に等しい。つまり心仕事量は圧-容積ループ内の面積ΔV×ΔPにほかならない(図6.11)。左室が動脈圧を100 mmHg (1.33×10^4 N/m²)上昇させ，75 cm³ (0.75×10^{-4} m³)の血液を動脈内に拍出したとすると，この左室は約1 N・m (1J)の仕事をしたことになる。逆に言えば，動脈系は1Jの機械的エネルギーを得たことになる。

安静時のヒトにおける運動仕事は小さい　心室は血液にある程度の速度を与えて拍出する。つまり血液に運動エネルギー *kinetic energy* (KE)を与える。動く物体がもつエネルギーである運動エネルギーは速度(v)の2乗と質量(m)に比例する。心室が行う総仕事量(W)は圧仕事と運動仕事の和であり，

$$W = \Delta V \times \Delta P + KE$$
$$= \Delta V \times \Delta P + mv^2/2$$

となる。安静状態では収縮期に約0.08 kg (80 mL)の血液が平均速度0.5 m/sで拍出されるため，それぞれの心室によって血液に付与される運動エネルギーは0.01 kg・m²/s² (0.01 J)となる。この値は左室の心仕事量の1%，右室の心仕事量の5%に過ぎない(右室の拍出圧は低いため，心仕事量も小さい)。

運動仕事量は身体運動によって著明に増加する　激しい運動中のそれぞれの心室からの血液拍出速度は5倍ほど増加し，約2.5 m/sに達する。一方，このときの圧の上昇と1回拍出量の増加は中等度である。したがってこのような状態では，運動エネルギーは左室の仕事量の14%，右室のそれの50%に達する。

心臓の仕事率　心臓の仕事率 *power* は心仕事量×心拍数で求められ，安静時で約1.2 J/s (1.2 watt)，激しい運動時には約8 wattに達する。後者の値は家庭で使われる電球の約1/8である。

情動ストレスと高血圧は心仕事量を増加させる

動脈圧が上昇すると心仕事量が増加し，したがって心筋酸素消費量も増加する。怒りのような感情的爆発は血圧を大きく上昇させ，心筋の酸素需要を大きく増加させる。したがって，**冠動脈不全のある患者ではこのような精神的興奮を避ける必要がある**。自身が虚血性心疾患を抱えていた18世紀の有名な解剖学者 John Hunter は，感情と心臓の症状との関係を「私の人生は，私を悩ませることに心を決めたごろつきどもの慈悲のうえに成り立っているようなものである」と述べている。激論を戦わせた委員会の直後にHunterが息を引き取ったベッドは，ロンドンの St George's Hospital Medical School の図書館で今でも見ることができる。

運動中は心臓の効率が上昇する

全体としての機械的効率とは，消費された単位エネルギー当たりの外的仕事量をいう。安静時のヒトでは，イオンポンプが総エネルギーの約1/4を消費し，等容性収縮期の張力発生に消費されるエネルギーが多いため，心臓の効率は5〜10%に過ぎない。実際，心筋の酸素消費量は外的な機械的仕事ではなく，主として内的仕事によって決まっており，活動張力に張力を発生している時間をかけた値(張力-時間指数 *tension-time index*)と相関している。この事実は奇妙に思えるかもしれないが，綱引きをするときの選手たちの酸素消費が主として大きな張力を発揮するために費やされており，相手チームを1 mばかり引き寄せる外的仕事での酸素消費は少ないことを思い起こせば理解できるだろう。心臓での張力-時間指数に相当するのは，心拍数×収縮期圧である。

動的な運動をしているときには，心臓の効率は上昇して約15%に達する。これは，血流量の増加のほうが動脈圧の上昇の程度に比べてはるかに大きいこと，エネルギー消費の大きい等容性収縮期の増加が比較的小さいこと，などによる。このことは心疾患を有する患者の運動耐性の低下を抑える効果を発揮する。逆に重量挙げのような静的運動は，心疾患を有する患者は極力避けたほうがよい。なぜなら，そのような運動は動脈圧を大きく上昇させ，酸素需要を増大させるからである。

心不全で心室が拡張すると心臓の効率は低下する

心不全の治療に際しては，心臓の効率改善を心がけることが極めて重要である。心不全によって心室は拡張し(図18.12)，効率が低下する。Laplaceの法則から，正常な収縮期圧(P)を発生するためには，半径(r)が大きくなった拡張心では，P=2T/r (Tは壁張力，式6.1)の関係が成立するため，より大きな張力を発生する必要がある(6.8)。つまり，同じ圧を発生するために，拡張した心臓ではより多くの酸素を消費することとなり，正常心に比較して機械的効率が低下することになる。このように，心臓の過剰な拡張は効率を低下させるため，利尿薬を用いて拡張を軽減する必要がある。

心筋代謝と酸素消費

高エネルギーリン酸化合物　心筋の代謝は正常では好気的代謝である。ミオシン頭部が直接利用するエネルギー源はATPの高エネルギー結合した3番目のリン酸であり，このATPは心筋内に多量に存在するミトコンドリアにおいて酸化的リン酸化によって産生される。これ以外にも高エネルギーリン酸結合を有する**クレアチンリン酸** *creatine phosphate* が存在するが，これは量が少なく，およそ15拍分のエネルギーを供給できるに過ぎない。したがって，

ミオシンのATP消費が増加したときに，それに対応して心臓のポンプ機能を維持することは，ひとえにミトコンドリアによるATP産生の増加にかかっている。この消費と産生との関係は極めて良好に保たれている。つまり，ATPやクレアチンリン酸の濃度に変化がないまま，心仕事量の増加に比例して酸素消費が増加する。この現象は代謝的安定性パラドックス metabolic stability paradox と呼ばれる。それではミトコンドリアにおけるATP産生は，どのようにしてミオシンのATP消費と密接に関連して変化することができるのだろうか？　かつては，Ca^{2+}が収縮の引き金を引くだけでなくミトコンドリアにおける酸化的リン酸化を刺激するのだろうと考えられていたが，現在ではクレアチンキナーゼが重要な役割を担っていることが明らかにされている。クレアチンキナーゼはミオシンフィラメントと，ミトコンドリアの外膜と内膜との間に存在し，高エネルギーリン酸をクレアチンリン酸からADPに移動させることによって，細胞内ATPレベルを一定に保っている。

酸素　心筋にはミオグロビンに結合させて細胞内に蓄えることのできる酸素が極めて少ないため，ミトコンドリアにおけるATP産生を維持するには，常に酸素が供給され続ける必要がある。ヒトの安静時の心筋酸素消費量はおよそ10 mL/min/100gであり，これは冠動脈血により心臓に運ばれる酸素の65〜75％に相当する。動脈血からこれ以上の酸素を抜き取ることが困難であるという意味でも，酸素供給面での予備は小さい。したがって運動時の増加した心筋酸素需要は，冠血流量の増加によってのみ充足される。言葉を換えて言えば，心臓の収縮機能は冠血流量に極めて大きく依存している。心臓は骨格筋とは異なり，ひと休みして回復を待つことができないため，冠血流量は常にミトコンドリアの酸素需要を賄うことができるように変化する必要がある。

代謝基質　心筋によって消費される代謝基質の量は，動脈血中の濃度と冠静脈洞の静脈血中の濃度との差から求めることができる。大雑把に言って，心臓で産生されるエネルギーのうちの60〜90％が遊離脂肪酸 free fatty acid を代謝基質としており，残りの10〜40％はグルコース glucose と乳酸 lactate によるものである。骨格筋とは異なり，十分に酸素を供給されている心筋でも血中の乳酸を酸化して利用することができる。これは激しい運動をしているときには有利なメカニズムである。なぜなら，活動している骨格筋から多量の乳酸が血流中に放出されるからである。中等度の強さ（最大強度の30〜55％）の自転車漕ぎを25分間続けると，ヒト心臓のグルコース消費量はおよそ2倍となる。しかし運動の強度をさらに上げると，血漿乳酸濃度の上昇に応じてグルコース消費は減少していく。しかしながら，心筋が低酸素状態となると，乳酸の利用から**嫌気的乳酸産生**にスイッチが切り替わり，細胞内アシドーシスと収縮性低下をきたす。

心筋梗塞を生じると心筋細胞内酵素が血漿中に現れる

乳酸は正常では心筋に特異的な乳酸脱水素酵素 lactic dehydrogenase（LDH）によって酸化され，利用されている。冠動脈に塞栓を生じて心筋に虚血性傷害をきたすと，LDHやクレアチンキナーゼ creatine kinase（CK），アスパラギン酸アミノトランスフェラーゼ aspartate aminotransferase（AST）などの細胞内酵素が遊出して血流中に出現する。このような細胞内酵素の血漿中濃度の測定は，心筋梗塞診断のための有力な検査所見となる。血漿中のトロポニンT troponin T 濃度[訳注2]も非常に特異度の高い心筋傷害の指標となる。血漿トロポニンT濃度は心筋梗塞発症後2〜4時間で上昇し，約1週間は高値が持続する。

訳注2：トロポニンは心筋梗塞などの生化学的マーカーとして利用されているため，心筋逸脱酵素の1つとして説明されることが多いが，実際には心筋の構造蛋白であって，酵素ではない。

要　約

- 毎分心拍出量は心拍数×1回拍出量で求めることができる。1回拍出量は3つの生理学的要因の影響を受ける。すなわち，（i）拡張期の伸展によって収縮力が増加する，（ii）ノルアドレナリンやアドレナリンは収縮性を上昇させる，（iii）動脈圧は拍出に対する抵抗となる。
- 拡張期の心室壁の伸展の程度は充満圧，すなわち右心では中心静脈圧（CVP），左心では肺静脈圧によって決まる。心筋を伸展するとCa^{2+}に対する感受性が上昇し，収縮張力と心仕事量（1回拍出量×心室内圧の上昇）が増大する。この現象は長さ-張力関係/Frank-Starling機構/Starlingの心臓の法則などと呼ばれる。
- Frank-Starling機構は右心と左心の1回拍出量を等しくする，立位での運動や輸液に際し1回拍出量を増加させる，などに役立っている。また，起立や循環血液量減少により1回拍出量が減少するのも，この機構のためである。
- ヒトのCVP（したがって1回拍出量）は循環血液量，体位，交感神経による末梢抵抗の変化，骨格筋による筋

- ポンプ，呼吸などの影響を受けて変化する。
- 心不全では，CVPの過剰な上昇により心臓が必要以上に拡張する。心室の半径(r)が増加することによって，壁張力(T)の内圧(P)への変換効率が低下する。これはLaplaceの法則，$T=2P/r$が成立するからである。したがって，心不全に対しては利尿薬によってCVPを低下させる治療が行われる。
- 心筋の収縮張力は伸展のみによって増加するのではなく，神経伝達物質やホルモンによっても増加し，これは収縮性の上昇と呼ばれる。心室の収縮性は交感神経から放出されるノルアドレナリンや血流中に放出されるホルモンであるアドレナリンによって上昇する。これらは心筋のβ_1受容体-アデニル酸シクラーゼ-cAMP-プロテインキナーゼAのカスケードを活性化する。カスケードの活性化によって活動電位発生中のCa^{2+}電流が増加し，SRのCa^{2+}貯蔵量の増加と収縮期細胞内Ca^{2+}濃度の上昇，そしてSRへのCa^{2+}取り込みの促進による弛緩の加速を生じる。その結果として強く持続の短い収縮を生じ，1回拍出量の増加，駆出率の上昇，収縮期圧の上昇，収縮末期容積の減少を生じる。圧-容積ループの幅と高さが増加するとともに，左方にシフトする。
- 仕事量-充満圧関係を示すStarling曲線の傾きは，収縮性の上昇によって急峻となる。交感神経の緊張度によってこの効果の大きさは変化するため，心臓は一連の心室機能曲線群の上で働くことになる。
- その他の陽性変力作用を有する因子としては，β作動薬（イソプロテレノール，ドブタミン），ホスホジエステラーゼ阻害薬（カフェイン，ミルリノン），Na^+-K^+ポンプ阻害薬（ジゴキシン，ウアバイン），心拍数増加（Bowditchの階段現象）などがある。期外収縮は正常拍動よりも弱く，代償性休止後の拍動は強くなる。これはSRのCa^{2+}再取り込みの時間が延長するからである。
- 陰性変力作用を示すのは，心筋虚血（低酸素状態とアシドーシスを引き起こす）と慢性心不全である。これらにしばしば合併する不整脈は，活動電位の低減，細胞内Na^+濃度の上昇，拡張早期のCa^{2+}過負荷状態となったSRからのCa^{2+}のリークなどにより後脱分極が引き起こされることによる。
- 血圧の急激な上昇は心室筋細胞に対する後負荷の増加となるため，1回拍出量が減少する（後負荷-短縮量関係，ポンプ機能曲線）。血管拡張薬を投与すれば血圧が低下するため，不全心の1回拍出量が回復する。
- 血圧の急激な上昇は，上記以外にも互いに反対方向に働く様々な二次的影響をもたらす。血圧の上昇の後，拡張期の心室筋が伸展されるため，Starlingの法則によって収縮力が増加し，さらに遅れてAnrep効果により収縮性が上昇する。しかし一方で，圧受容器反射により交感神経の緊張が低下するため，収縮性が低下する。慢性的な高血圧では求心性肥大を生じ，最終的には心不全に至る。
- 運動時には末梢血管と心臓に対する統合的調節機序が働いて心拍出量が増加する。末梢の血管収縮と筋ポンプの作用によりCVP（前負荷）と拡張末期容積は安静時のレベルに維持されるか，それ以上に上昇する。これによりFrank-Starling機構が作動する。交感神経の緊張亢進によって収縮末期容積は減少する。1回拍出量は2倍にも達する。使用される骨格筋に行く動脈が拡張するため，動脈圧（後負荷）の上昇は最低限に抑制される。また，交感神経の緊張亢進により心拍数が増加する。
- 心筋の収縮機能は冠動脈による酸素の供給に大きく依存している。大部分の酸素は心室内圧上昇のために消費される。情動ストレスは血圧を上昇させるため，冠動脈疾患を有している患者にとっては精神的安定が重要である。

参考文献

■総説と書籍

Allen DG, Xiao XH. Role of the cardiac Na^+/H^+ exchanger during ischemia and reperfusion. Cardiovascular Research 2003；57：934-41.

Bolli R. Preconditioning: a paradigm shift in the biology of myocardial ischemia. American Journal of Physiology 2007；292：H19-27.

Burkhoff D, Mirsky I, Suga H. Assessment of systolic and diastolic ventricular properties via pressure-volume analysis：a guide for clinical, translational and basic researchers. American Journal of Physiology 2005；289：H501-12.

Casadei B. Vagal control of myocardial contractility in humans. Experimental Physiology 2001；86：817-23.

Cingolani HE, Perez NG, Camilion de Hurtado MC. An autocrine/paracrine mechanism triggered by myocardial stretch induces changes in contractility. News in Physiological Science 2001；16：88-91 (Anrep effect).

Fuchs F, Smith SS. Calcium, cross-bridges, and the Frank-Starling relationship. News in Physiological Science 2001；16：5-10.

Katz AM. Ernest Henry Starling, his predecessors, and the "Law of the Heart". Circulation 2002；106：2986-92.

Molkentin JD, Dorn GW. Cytoplasmic signaling pathways that regulate cardiac hypertrophy. Annual Review of Physiology

2001 ; 63 : 391-426.

Piper HM. Mechanism of myocardial injury during acute reperfusion. News in Physiological Sciences 1997 ; 12 : 53-4.

Saks V, Dzeja P, Schlattner U, Vendelin M, Terzic A, Walliman T. Cardiac system bioenergetics : metabolic basis of the Frank-Starling law. Journal of Physiology 2006 ; 571 : 253-73.

Stanley WC, Recchia FA, Lopaschuk GD. Myocardial substrate metabolism in the normal and failing heart. Physiological Reviews 2005 ; 85 : 1093-129.

■ 研究論文

See www.hodderplus.com/cardiovascularphysiology for a full list of Research papers for this chapter.

7章 心拍出量の測定と脈波

7.1 Fickの原理と肺における酸素摂取 107	7.5 核医学心室造影と心エコー法，その他の方法 112
7.2 標識物質希釈法と熱希釈法 109	● 要約 113
7.3 パルスDoppler法による大動脈血流の測定 110	● 参考文献 114
7.4 末梢動脈波と心拍出量との関係 111	

学習目標

この章を読み終わった時点で，あなたは次のことができるはずである。
- Fickの原理を説明できる（Fickの拡散の法則とは異なる！）(7.1)。
- 酸素摂取量の測定値にFickの原理を適用して肺血流量を推定できる(7.1)。
- 標識物質あるいは熱希釈法における，典型的な濃度あるいは温度の時間経過に伴う変化曲線を描き，そこからどのようにして心拍出量を求められるのかを説明できる(7.2)。
- ヒトの1回拍出量を測定する先端技術を用いた3種類の方法を概説できる(7.3，7.5)。
- 末梢の脈波と心拍出量との関係を説明できる(7.4)。
- 動脈のコンプライアンスを定義し，それに影響を与える3つの要因を挙げることができる(7.4)。

* * *

心拍出量は1つの心室が1分間に拍出する血液量であり，1回拍出量×心拍数に等しい。ヒトにおける心拍出量の測定は，運動トレーニングによって心機能がどのように改善するかといった研究の面から必要になる場合もあれば，心疾患の重症度の判定や治療の効果を評価するなど臨床の面から必要になる場合もある。

ヒトの心拍出量はFickの原理を用いたり，希釈法によって測定することができる。また，**超音波Doppler法**や**核医学検査における放射線量のカウント**，あるいは**心エコー法**によって1回拍出量を測定し，これに心拍数をかけて心拍出量を求める方法もある。心拍数は橈骨動脈の触診で測定してもよいし，心電図やパルスオキシメーター（後述）を用いてもよい。上記の心拍出量測定法はどれも複雑な機器が必要であり，これらよりはるかに単純かつ便利な方法は，間接的ではあるが**動脈の脈波** arterial pulseを触診する方法である。ここでは侵襲的だが最も基本となるFickの原理を説明することから始め，その後に，間接的だが侵襲度の低い方法へと話を進めていく。Fickの原理は心拍出量の測定という直接的な意味ばかりでなく，より広い生理学的に重要な意味をもっている。つまり，この原理は毛細血管壁を通してのすべての溶質の輸送を説明するものであり，心血管系の最も重要な役割，すなわち肺における酸素の摂取を理解するうえで欠かせないものだからである。

7.1 Fickの原理と肺における酸素摂取

1870年，Adolf Fickは，肺毛細血管における酸素摂取量は，肺を通過した血液中の酸素濃度の上昇に肺血流量をかけた値に等しいはずであることを指摘した。肺血流量は右心拍出量に等しいため，酸素摂取量の測定から心拍出量を算出できることになる。

Fickの原理による肺における酸素摂取量の定量

上記のように，Fickの原理 Fick's principleは単なる心拍出量測定のための方法というよりは，肺における酸素(O_2)摂取，二酸化炭素(CO_2)除去，その他生体内における物質交換を理解するための基礎となるものである（図7.1）。1分間に静脈血によって肺に持ち込まれるO_2量は，肺血流量($\dot{Q}$)に静脈血O_2濃度(C_V)をかけたものである。つまり，

$$1\text{分間に肺に入る静脈血 } O_2 \text{ 含量} = \dot{Q}C_V$$

である。同様に，1分間に動脈血によって肺から持ち去られるO_2量は，肺血流量に動脈血O_2濃度(C_A)をかけたものであり，

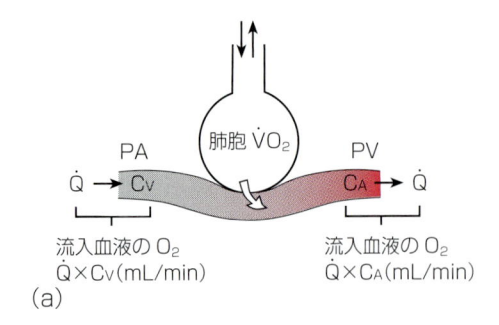

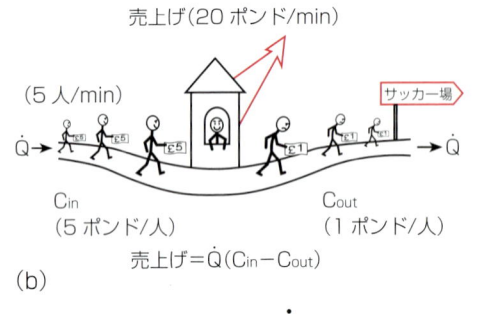

図7.1 Fickの原理。a：肺血流量($\dot{Q}$)の測定。b：サッカー場のチケット売り場を通過するサポーターの流れ（人数$\dot{Q}$）の測定。集金された金額とチケット売り場を通過する前後でのサポーターたちのポケット内のお金の濃度（金額）から算出される。ほかの例としては、赤血球から肺への二酸化炭素の排出、グルコースを脳に供給する血漿の量など、この原理の適用範囲は広い。PA：静脈血が流れる肺動脈，PV：動脈血が流れる肺静脈、その他の略語については本文参照。

1分間に肺から出る動脈血 O_2 含量 $= \dot{Q}C_A$

となる。肺を通過する間に血液が取り込む O_2 量は、肺に入る O_2 量と出て行く O_2 量との差にほかならない。

1分間に肺において血液が取り込む O_2 量 $= \dot{Q}C_A - \dot{Q}C_V$

定常状態では1分間に血液に取り込まれる O_2 量は、1分間に肺胞気から奪われる O_2 量($\dot{V}O_2$)に等しい。すなわち，

肺胞気から失われる O_2 量 $=$ 血液による O_2 摂取量

あるいは，

$$\dot{V}O_2 = \dot{Q}C_A - \dot{Q}C_V$$

となる。つまり，

$$\dot{V}O_2 = \dot{Q}(C_A - C_V) \tag{式7.1}$$

である。これが Fick の式と呼ばれており、吸入気からの毎分酸素摂取量($mL\ O_2/min$)は肺血流量(L/min)に動静脈酸素濃度較差($mL\ O_2/L$)をかけたものであることを示し

訳注1：右心カテーテル法で最もよく用いられるのは大腿静脈であり、そのほかに肘前静脈や上腕静脈、鎖骨下静脈、内頸静脈なども用いられる。

ている。

肺血流量($\dot{Q}$)は右心拍出量にほかならないので、このFickの式を書き直せば，

$$心拍出量\ \dot{Q}\ (L/min) = \frac{\dot{V}O_2 (mL/min)}{C_A - C_V (mL/L)}$$

となる。実際の値を示すと、安静時のヒトの毎分酸素摂取量($\dot{V}O_2$)は約 250 mL/min である。動脈血 O_2 濃度は 195 mL O_2/L、混合静脈血の O_2 濃度が 145 mL O_2/L なので、1 L の血液が肺を通過すると 50 mL の酸素を取り込むことになる。つまり、$C_A - C_V = 50$ mL/L である。250 mL の酸素を取り込むためには 5 L の血流が必要となり(250/50)、したがって右室の拍出量は 5 L/min となる。

Fick の原理を適用するためには心臓カテーテル法を行う必要がある

ヒトに Fick の原理を適用することは、20世紀になって心臓カテーテル法が開発され、右室や肺動脈幹の混合静脈血 *mixed venous blood* を採取できるようになって、はじめて可能となった。混合静脈血を分析することにより、肺に流入する血液の平均酸素濃度を知ることができる。末梢静脈血はこの目的で利用するには適さない。なぜなら、末梢静脈血の酸素濃度は組織によって大きく異なっており、例えば腎静脈血の酸素濃度が 170 mL/L であるのに対し、冠静脈血の酸素濃度は 70 mL/L に過ぎない。異なる組織からの静脈血が完全に混合するのは右室に入った時点である。ヒトにおいて混合静脈血を採取することに成功したのはドイツの内科医であった Werner Forssman で、彼は1929年、自分の腕に尿管カテーテルを挿入し、X線画像を見ながらそれを右室まで進めたのである。この勇敢な実験によってヒトにおけるカテーテル法が確立されたのだが、当時彼が所属していた講座の教授はそれを認めず、彼は不遇をかこつこととなった。しかし後年、彼の功績に対しノーベル賞が授与されている。

Fick の原理は次のように応用される。まず、被検者の安静時の酸素消費量($\dot{V}O_2$)を5〜10分間にわたってスパイロメトリーまたは Douglas バッグを用いる呼気採取法により測定する。この間に上腕動脈、橈骨動脈、大腿動脈などから動脈血を採取、さらに肘前静脈[訳注1]から挿入したカテーテルを用いて右心流出路/肺動脈幹から混合静脈血を採取する。これらの血液の酸素含量を測定し、上記のようにして心拍出量を計算する。

Fick の方法にはいくつかの限界がある

Fick の方法は新しい心拍出量の測定法が正確か否かを判断する際の基準となるが、これには限界もある。酸素摂取量の測定には5〜10分を要するため、1心拍ごとの1回拍出量の変化を検討することができない。また、この方法

は安定した状態で測定しなければならないため，心拍出量が急激に変動するような条件下では適用できない。さらに，侵襲的な方法であるため，激しい運動をしている最中の心拍出量の測定にこの方法を用いることは望ましくない。なぜなら，激しく拍動している心臓内にカテーテルが入っていると，不整脈が誘発される危険があるからである。最近，心臓カテーテル法を用いずに，呼気を再呼吸させて，その組成を分析してC_Vを推定する間接的Fickの方法が宇宙ステーションで試みられている。

Fickの原理は様々な面に応用できる

Fickの原理は一般化し得る重要な生理学的原理であり，骨格筋や脳における血液から組織へのグルコース輸送（第10章10.10）など，いかなる臓器における，いかなる物質の交換にも適用することができる。さらにFickの原理は，水冷式ラジエーターにおける熱交換や，サッカー場に次々に入場する人々からの売上げの計算にも適用可能である（図7.1b）。一般的な言葉で言うと，流れ込む物質とその周囲との間の単位時間内での物質交換量（J）は，流れの速度（$\dot{Q}$）と，流入する液体と流出する液体でのその物質の濃度差（$C_{out} - C_{in}$）で決まり，次のように表される。

$$J = \dot{Q}(C_{out} - C_{in}) \qquad (式7.2)$$

このようにFickの原理は，局所の血流量と物質の濃度の動静脈差を測定することによって，ある臓器がグルコースなどの基質を代謝する速度を求めるために利用されている。

7.2 標識物質希釈法と熱希釈法

循環器領域では熱希釈法 thermal dilution method のほうが多く使われているが，熱希釈法の母体となった標識物質希釈法 indicator dilution method の説明から始めるほうが理解が容易である。

標識物質希釈法

既知の量の外来異物，つまり標識物質を中心静脈や右心に急速に注入する。標識物質は組織に出て行かずに血流中にとどまり，しかも定量が容易な物質であることが必要である。よく使われる標識物質は，血漿アルブミンに結合する色素（エバンス・ブルーやインドシアニン・グリーン），放射線標識アルブミン，放射線標識赤血球などである。標識物質は静脈血流中で希釈され，心臓や肺を経て動脈に拍出される（図7.2a）。上腕動脈や大腿動脈から動脈血を採取し，標識物質の濃度の時間経過を記録する。

単純化して，拍出されたひと塊りの動脈血中の標識物質の濃度が均一であったと仮定してみよう（図7.2b）。濃度の

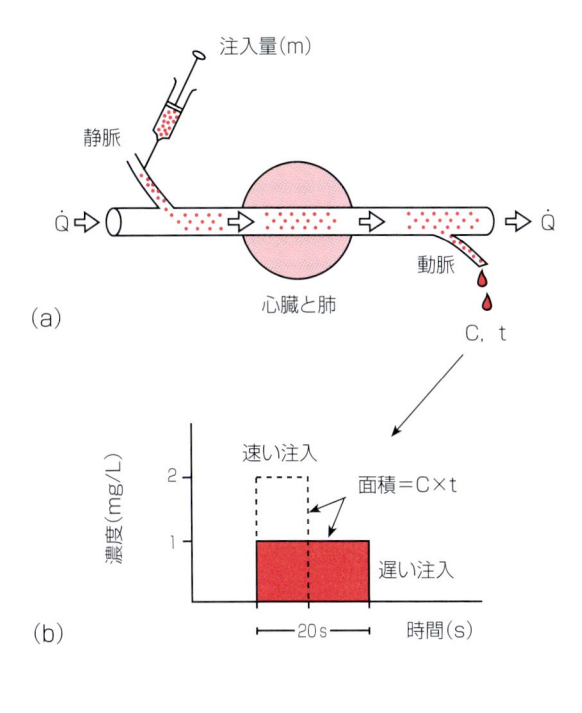

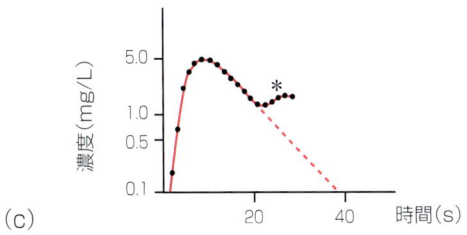

図7.2 Hamiltonの色素希釈法。a：動脈内の濃度（C）は，注入された色素の量（m）と色素が溶けている血液量によって決まる。b：理想的なCと時間との関係。ここでは面積＝C×時間（t）＝20 mg・s/Lである。高さと持続時間は注入速度によって決まるが，面積はその影響を受けない。なぜなら，注入速度が大きいと濃度は高くなるが，色素が溶ける血液量が少なくなり，両者が相殺するからである。注入色素量が1 mgである場合，毎分血漿拍出量は1 mg/20 mg・s/L＝0.05 L/s あるいは3 L/minとなる。ヘマトクリットを0.4とすると，心拍出量は5 L/minとなる。c：やっかいな実際の濃度曲線。濃度はピークの後に次第に低下するが，再循環による瘤を生じる。幸いなことに，Cを対数目盛上にプロットすると濃度が低下し始める初期の部分は直線になるため，これを外挿して瘤（＊）による影響を除くことができる。外挿したカーブで囲まれた部分の面積から計算によって心拍出量を求めることができる。(After Asmussen E, Nielsen M. Acta Physiologica Scandinavica 1953；27：217 with permission from Wiley-Blackwell)

時間による変化から，次の2点が明らかとなる――標識されたひと塊りの血液が注入された部位から採取された部位まで到達するのに要した時間（t），そしてひと塊りの血液中の標識物質の平均濃度である。濃度（C）は，注入された標識物質の量（m）を標識物質が広がった血漿の容積（V_D）で割った値である。言い換えれば，$C = m/V_D$であり，したがって標識物質が広がった血漿の容積は，

$$V_D = m/C$$

となる。例えば 1 mg の標識物質を注入して、採取された血漿中の濃度が 1 mg/L であったとすると、標識物質が広がった血漿の量は 1 L のはずである。この量の血漿が t 秒後に採取地点に来たとすると、左室は V_D/t の速度で血漿を拍出していることになる。図 7.2b の場合、拍出速度は 20 秒で 1 L、つまり 3 L/min である。したがって、血漿の拍出量は次のようになる。

$$心血漿拍出量 = \frac{V_D}{t} = \frac{m}{C \times t}$$

血液の拍出量は血漿拍出量を [1−ヘマトクリット] で割って求めることができる。ヘマトクリット hematocrit (Ht) とは血液中で赤血球が占める容積の割合であり、通常は 0.40〜0.45 である。

上記の式の分母、つまり $C \times t$ は濃度-時間関係の面積にほかならない。このため、上の式は次のように書き直すことができる。

$$心血漿拍出量 = \frac{m}{C\text{-}t \text{ 曲線で囲まれる面積}}$$

このように単純化して理解することは極めて便利である。なぜなら、実際の動脈血中の濃度は一定ではないが（図 7.2c を 7.2b と比較するとよい）、このような場合でも曲線の下の面積を計算すればよいからである。濃度曲線はピークに達した後、指数関数的に低下する。これは心室が 1 回の収縮で拡張末期容積のおよそ 2/3 しか拍出することができず、残った標識物質を含む血液は、次の拡張期に標識物質を含まない静脈血によって希釈され、この血液の 1/3 が次の収縮でも心室内に残る、といったことが繰り返されるからである。

約 15 秒後に濃度曲線の下降脚に図 7.2c の ＊印のような再循環してきた標識物質による瘤が現れる。これは最も近く、循環時間も短い冠循環を流れた高濃度の標識物質を含む血液が心臓に戻ることによるものである。濃度曲線の面積を計算するためには、この再循環による瘤を除く必要があり、瘤が現れる前の濃度曲線を外挿して求めることになる。片対数のグラフ用紙を用いれば指数関数的減少は直線となり、図 7.2c のように無視できる程度の濃度（通常はピーク値の 1％）まで外挿する。このようにして心拍出量を濃度-時間曲線の面積から算出することができる。

現在では、静脈血中にリチウムイオンを注入し、動脈血中の流れてくるリチウムイオンを電極で感知し、コンピュータを用いて面積を計算することが多い。肺を通過する間のリチウムの排泄は無視できるほど少ない。

標識物質希釈法の利点と欠点

標識物質希釈法によって求めた心拍出量は Fick の方法で求めたそれと、5％以内の誤差で一致する。Fick の方法では 5〜10 分を要するのに対し、希釈法は 30 秒で測定可能であり、時間分解能が高い。また心室内にカテーテルを挿入する必要がないため、運動中に測定することも可能である。しかしながら、濃度曲線の下降脚を外挿することに起因する誤差が欠点であり、特に病的な心臓で、下降脚の開始部分が短く、ゆがんでいる場合は大きな問題となる。

熱希釈法

循環器内科領域では標識物質希釈法を改変した方法が広く用いられている。この方法は可溶性の標識物質を用いる代わりに、温度変化を用いるものである。Swan-Ganz カテーテルの先端にサーミスター（温度センサー）を取り付け、これを肺動脈まで進める。そして一定量の冷却した生理食塩水を右房、右室、あるいは肺動脈幹に急速に注入し、末梢側にあるサーミスターによって冷たい生理食塩水が温かい肺の血流で希釈されていく経過を記録する。心拍出量は注入された熱量（冷たい）を温度変化曲線の下の面積で割って求められる。

熱希釈法の利点と欠点

熱希釈法が標識物質希釈法よりも優れている点は、再循環による瘤の問題を回避できる点である。これは、冷たい生理食塩水も右室に戻ってくるときには体温のレベルまで温められているからである。右室壁や肺動脈壁を通しての熱伝導によって心拍出量が実際よりも多く見積もられる可能性があるが、これはコンピュータを用いて補正することができる。

7.3 パルス Doppler 法による大動脈血流の測定

左室の 1 回拍出量を測定するために、超音波パルスを胸骨上切痕から上行大動脈に沿って下方に向けて発射する（図 7.3 上段）。流れている赤血球に当たって反射した超音波は周波数が変化するが、その変化は赤血球の動く速度に比例する。これが Doppler 効果であり、通過するパトカーのサイレンの音が、近づいてくるときと去っていくときとで高さが違って聞こえるのと同じである。反射してきた超音波を記録して 1 ms ごとに大動脈における血流速度を算出する。そして時間経過に伴う平均大動脈血流速度の変化を記録する（図 7.3 下段）。

1 拍動進行距離とは 1 回の拍出によって血液が大動脈内を進む距離である

距離は速度×時間であるので、左室の 1 回の収縮によって血液が大動脈内を進む距離、すなわち 1 拍動進行距離

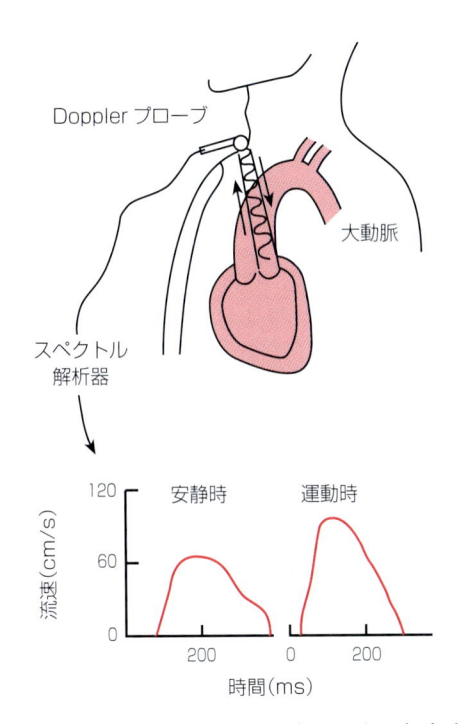

図 7.3 大動脈パルス Doppler 法．反射してきた超音波周波数の Doppler 偏移から，収縮期に大動脈を流れる血液の流速を連続的に測定する．曲線で囲まれた部分の面積が，1 拍動進行距離となる．(From Innes JA, Simon TD, Murphy K, Guz A. Quarterly Journal of Experimental Physiology 1988；73：323-41, with permission from Wiley-Blackwell)

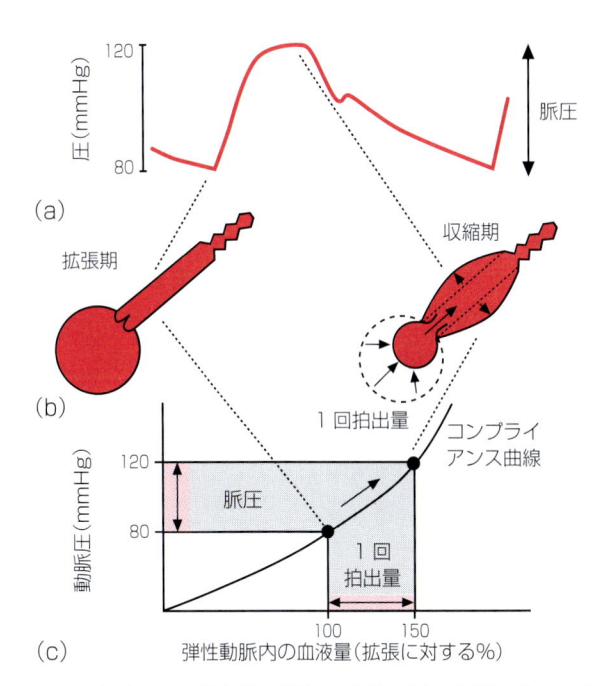

図 7.4 脈圧と 1 回拍出量の関係．点線は同じ時期であることを示している．a：大動脈波．b：左室から弾性動脈への血液流出．c：若年者の大動脈における圧-容積関係（コンプライアンス曲線）．圧の上昇につれて動脈壁が硬くなる（傾きが急峻になる）ことに注意．(Based on Nichols WW, O'Rourke MF. McDonald's Blood Flow in Arteries, 5th edn. London：Arnold, 2005)

stroke distance は大動脈血流速度曲線で囲まれる部分の面積に等しい．1 拍動進行距離から 1 回拍出量を求めるには大動脈の断面積を求めればよく，それは心エコー法（第 2 章 2.6）で測定することができる．断面積（cm^2）に 1 拍動進行距離（cm）をかければ 1 回拍出量（cm^3）が求められる．ただし，この値には冠動脈に流れ去った血液量は含まれない．

Doppler 法の利点と欠点

Doppler 法は較正が難しく，また雑音の問題があるが，2 つの大きな利点がある．その第 1 は非侵襲的な検査であるという点であり，第 2 は時間分解能が極めて高く，拍出中の各瞬間の流速を記録できる点である．この第 2 の利点は Fick の方法や希釈法ではまったくかなえられないものである．

7.4 末梢動脈波と心拍出量との関係

ヒトの心拍出量を推定する際の，最も古くからあり，最も安価で，そして最も手早く簡便に行える方法は，橈骨動脈の脈波 *pulse wave* を触診することである．心拍数を測定することができ，また脈波の強さを感じ取ることができる．脈が強ければ，それは運動中のように 1 回拍出量が増加していることを意味し，逆に弱ければ出血後のように 1 回拍出量が減少していることが示唆される．指先で感じ取っているのは，心室の収縮期に動脈圧が上昇することによる動脈の拡張である．圧の上昇の程度，すなわち**脈圧** *pulse pressure* は，収縮期圧から拡張期圧を差し引いたものである．脈圧は 1 回拍出量によって決まり，水銀血圧計（第 8 章 8.5）で容易に測定することができる．

1 回拍出量と脈圧は動脈壁コンプライアンスの影響を受ける

1 回拍出量と動脈圧との関係は，心血行動態のなかでも最も重要なものの 1 つである．本章では簡単に触れ，詳細については第 8 章に解説することとする．心室からの血液拍出に際しての拍出速度は抵抗血管を通る血流速度よりも大きいため，拍出された血液の大部分（安静時で 70〜80％）が弾性血管内にとどまることになる．動脈内の血液量が増加するため動脈が拡張され，動脈壁の張力によって中の血液が圧迫されて血圧が上昇する（図 7.4）．圧の上昇の程度，すなわち脈圧は 1 回拍出量と動脈系のコンプライアンス（伸展されやすさ）によって決まる．コンプライアンスはある一定の圧変化に対する容量の変化量で表され，下記の式で定義される．

$$\text{動脈壁コンプライアンス} = \frac{\text{血液の増加量}}{\text{血圧の上昇量}} \quad (式7.3)$$

若年成人で血圧が正常の場合，動脈のコンプライアンスはおよそ 2 mL/mmHg である。心室収縮期の動脈血増加量は，1回拍出量から拍出期に末梢へと流れ去る血液量（流出血液量）を差し引いた値である。この事実を式7.3に加えて書き直すと，1心拍当たりの動脈圧の上昇，すなわち脈圧は1回拍出量と次のような関係になる。

$$\text{脈圧} = \frac{\text{1回拍出量} - \text{流出血液量}}{\text{動脈壁コンプライアンス}} \quad (式7.4)$$

このように，脈圧の変化から1回拍出量の変化を推定することができる。集中治療室などでは指先に装着したセンサーによって脈圧の連続モニターが行われ，コンピュータによって式7.4を用いて算出された1心拍ごとの1回拍出量，そして心拍数，心拍出量が表示される。

動脈壁コンプライアンスは一定ではない

脈圧の変化を解釈する際に問題となることは，動脈壁コンプライアンスが一定不変のものではないという点である。動脈壁コンプライアンスは次のような場合に変化する。

- 圧の上昇と容積の増加に伴って動脈壁コンプライアンスは低下する（硬くなる）。このため，動脈の圧-容積関係は次第に急峻になるカーブを描く（図7.4c）。

- 拍出速度が大きくなると動脈壁コンプライアンスが低下する。これは動脈壁には粘弾性があり，弛緩するのに時間がかかるためである（巻末資料2）。このため運動中の脈圧の増大は，1回拍出量の増加よりも大きくなる。
- 加齢とともに動脈硬化 arteriosclerosis によって弾性血管が変性・硬化するため，動脈壁コンプライアンスは低下する。したがって，加齢とともに脈圧は増大し，これによって1回心仕事量が増加する（第8章8.4，第17章17.7）。動脈硬化は加齢に伴って弾性動脈の主として中膜に生じるびまん性の硬化であり，コレステロール蓄積に起因する内膜の病変であるアテローム性動脈硬化 atherosclerosis とはまったく異なるので，注意が必要である。

脈波観察の利点と欠点

動脈壁コンプライアンスは様々な要因の影響を受けるため，曖昧な部分が残ることも事実である。例えば末梢抵抗が減少すると，拍出中に末梢に流れ去る血液量が増えるため脈圧が減少する。このように不確実な部分はあるが，腕時計と水銀血圧計だけで測定することのできる脈圧は，ベッドサイドで，例えば急性出血の後の心拍出量が1時間ごとにどのように回復しつつあるかをモニターするのに，手軽で即座に実行可能な方法である。末梢動脈の圧を連続モニターして，心拍ごとの1回拍出量の変化をコンピュータを用いて必要十分な精度で計算するという，より精巧な方法もある。これには電子的な指尖容量計が用いられ（第8章8.5），集中治療室における1回拍出量，心拍数，心拍出量のコンピュータによる連続モニターが可能となる。

パルスオキシメトリーによる脈拍数のモニター

心拍数は時計と橈骨動脈の触診によって測定することもできるし，簡易型の心電計を用いて測定し手首に装着したモニターに表示させることもできるが，パルスオキシメーター pulse oximeter を用いる方法もある。オキシメーター（酸素濃度計）は耳朶や手指などに体表から光を照射し，組織を通過した光を小型の光電管で測定する方法である。赤血球はある程度光を吸収するが，オキシヘモグロビンとデオキシヘモグロビンとでは吸収する光の波長が異なることを利用している。血液の拍出に伴って動脈が拡張すると，透過する光の量が変化し，これによって脈拍数と血液の酸素飽和度を算出することができる。

7.5 核医学心室造影と心エコー法，その他の方法

核医学心室造影

γ 線を放射する元素，通常はテクネチウム-99（^{99}Tc）で標

重要事項のまとめ 7.1

動脈のコンプライアンスは脈圧と1回拍出量との関係に影響を与える

- コンプライアンスは伸展されやすさを表しており，硬さ stiffness の逆数である。動脈のコンプライアンス（C）はある圧変化（ΔP）を引き起こすのに必要な血液量（ΔV）であり，$C = \Delta V / \Delta P$ で表される。
- 脈圧は拡張期から収縮期に上昇する血圧の変化量である。
- 上記の定義から，$\Delta P = 1$回拍出量（−末梢への流出量）/動脈のコンプライアンス，となる。したがって脈圧は，運動時などのように1回拍出量が増加しても，また加齢などによって動脈のコンプライアンスが低下しても増大する。
- 圧が上昇すると，動脈壁のコラーゲンの緊張が高まるためにコンプライアンスは低下する。したがって平均血圧が上昇した場合も脈圧が増大する。
- 動脈のコンプライアンスは加齢とともに低下する。これは弾性動脈の中膜がびまん性に硬くなる動脈硬化によるもので，高齢者の脈圧は若年者のそれの2倍にも達する。

識した赤血球結合物質を静脈内に投与し，前胸部に置いたγカメラによって心室から放射されるγ線をカウントする方法である．拡張期と収縮期の心室内放射性物質の量の違いから，駆出率と1回拍出量が計算できる．もちろん，この検査を行うには核医学検査室の協力が必要となる．

定量的心エコー法（心臓超音波検査）

心エコー法は非侵襲的検査であり，拡張末期および収縮末期の心室径が測定可能であり（図2.9，図6.24），これから心室内腔を回転楕円体などと仮定して1回拍出量や駆出率を算出することができる．典型的な計測値は表2.2に示されている．磁気共鳴画像 magnetic resonance imaging（MRI）でも同様にして心室内腔の径を求めることができる．

インピーダンス法による心拍出量測定

胸と頸部に装着した電極から微弱な電流を胸郭に流し，電気抵抗（インピーダンス）の周期的変化を記録する方法である．心周期に伴って大動脈内の血液量が変化し，また血液は空気よりも導電性が高いため，胸郭の電気的インピーダンスも周期的に変化することを利用している．このインピーダンスの周期的変化から，間接的にではあるが1回拍出量を算出することができる．この方法は非侵襲的ではあるが，やや間接的過ぎるきらいがある．

電磁流量計

この方法は観血的であり，研究目的で実験動物にのみ用いられる．全身麻酔下に，小型の半円形の電磁石を目的とする血管を包むように，つまり両極が血管の反対側にくるように装着する．血液には導電性があるため磁場を横切って通過する際に電位が発生するが，その電位を測定するものである．電位は血流量ではなく血流速度（cm/s）によって決まるので，血流量を求めるには血管の内径を知る必要がある．電磁流量計 electromagnetic flowmeter は小型であるため，手術で体内に植込んだ後，テレメトリー法（無線などによる遠隔測定法）によって意識のある状態での測定を行うこともできる．この方法を用いることによって，例えばトレッドミル上を走っているイヌなど，拘束されていない意識のある動物における1回拍出量の調節機序に関する様々な事実が明らかにされた．

要　約

- ヒトの心拍出量測定の標準となる方法は **Fickの原理** である．Fickの原理が述べていることは，溶質の移動量＝血流量×流入血液と流出血液との濃度差，である．肺における酸素摂取量は5～10分間にわたってスパイロメーターまたは呼気採取法によって測定される．そして，心臓カテーテル法によって右室まで挿入されたカテーテルから混合静脈血を採取し，その酸素含量を測定する．動脈血は体動脈から採取する．これによって肺動脈血流量，すなわち右室拍出量が上記Fickの式を用いて算出される．

- **標識物質希釈法** と **熱希釈法** は，Fickの原理よりも高い時間分解能をもっている．既知の量の標識物質または冷却した生理食塩水を右心に素早く注入し，それよりも下流で標識物質の濃度または温度の時間経過を記録する．注入量(m)と，下流での平均濃度(C)から標識物質が溶解した血液量(V_D)を $V_D = m/C$ の式から算出することができる．血液量を標識物質が採血点を通過するまでに要した時間で割ることにより，心拍出量が求められる．

- **超音波パルス Doppler 法** は，1msごとに大動脈を流れる血液の流速を測定する．流速‐時間曲線の下の面積が1拍動ごとに血液が進む距離を表している．大動脈の直径を超音波を用いて測定すれば，1拍動進行距離×大動脈直径として1回拍出量を算出することができる．

- **核医学心室造影** は，拡張末期および収縮末期に心室内から放射される放射線量をカウントする方法である．両者のカウントの差から1回拍出量と駆出率を算出することができる．

- **心エコー法** では，拡張期と収縮期の心室内径の違いから1回拍出量と駆出率を算出することができる．

- 1回拍出量を測定する方法では，心拍出量は心拍数×1回拍出量で求めることができる．心拍数は **パルスオキシメーター** や **心電図** により測定する．

- **末梢動脈の脈波** の触診は，ベッドサイドで心拍出量を推定するための最も簡便な方法である．心拍数は脈波を数えることで求めることができる．水銀血圧計を用いれば脈圧（＝収縮期血圧－拡張期血圧）も測定できる．**脈圧** は，末梢抵抗，大動脈のコンプライアンスの変化が直線的ではないこと，拍出速度によって変わること，加齢による動脈の硬化（動脈硬化）があることなどの影響を受けるとはいえ，1回拍出量に比例する．指先に装着したセンサーとコンピュータによって心拍出量を連続的にモニターする方法は集中治療室で用いられる．

参考文献

■ 総説と書籍

Band DM, Linton RAF, O'Brien TK, Jonas MM, Linton NWF. The shape of indicator dilution curves used for cardiac output measurement in man. (Lithium dilution method.) Journal of Physiology 1997 ; 498 : 225-9.

Bogert LWJ, van Lieshout JJ. Non-invasive pulsatile arterial pressure and stroke volume changes from the human finger. Experimental Physiology 2005 ; 90 : 437-46.

Mehta N, Iyawe VI, Cummin ARC, Bayley S, Saunders KB, Bennett ED. Validation of a Doppler technique for beat-to-beat measurement of cardiac output. Clinical Science 1985 ; 69 : 377-82.

Nichols WW, O'Rourke MF. McDonald's Blood Flow in Arteries, 5th edn. London : Arnold, 2005. (Pulse pressure and arterial compliance.)

Schelbert HR, Verba IW, Johnson AD et al. Non-traumatic determination of left ventricular ejection fraction by radionuclide angiography. Circulation 1978 ; 51 : 902-9.

Sugawara J, Tanabe T, Miyachi M et al. Non-invasive assessment of cardiac output during exercise in healthy young humans : comparison between Modelflow method and Doppler echocardiography method. Acta Physiologica Scandinavica 2003 ; 179 : 361-6.

8章 血行力学：流量，圧そして抵抗

8.1	流体力学の原則：Darcyの法則とBernoulliの定理	*115*	8.8 血液の粘性	*133*
8.2	血流のパターン：層流，乱流，ボーラス流	*117*	8.9 圧-流量関係と自動調節	*136*
8.3	血流量の測定	*119*	8.10 静脈の圧と血液容量	*136*
8.4	動脈波	*121*	8.11 静脈系に対する重力の影響	*138*
8.5	平均血圧と血圧測定	*126*	8.12 静脈血流と補助ポンプ	*140*
8.6	拍動流	*129*	●要約	*142*
8.7	末梢抵抗，Poiseuilleの法則とLaplaceの壁力学	*130*	●参考文献	*143*

学習目標

この章を読み終わった時点で，あなたは次のことができるはずである。
- Darcyの流体の法則を使って動脈圧，心拍出量，末梢抵抗の関係を説明できる（8.1）。
- 層流，乱流の様子を絵に描き，どのような場所でそのような流れを生じるのかを説明できる（8.2）。
- 脈圧と動脈壁コンプライアンス，1回拍出量との関係を説明できる（8.4，7.4）。
- 動脈波を描き，その山や谷の名称と圧の高さを記入し，主な特徴を説明できる（8.4）。
- 動脈が硬くなると心仕事量が増加する理由を説明できる（8.4）。
- 水銀血圧計を用いたヒトの血圧測定法を説明できる（8.5）。
- Poiseuilleの法則を用いて，動脈の半径によって血流量と動脈圧が調節されるメカニズムを説明できる（8.7）。
- 動脈瘤が拡大していく理由をLaplaceの法則を使って説明できる（8.7）。
- 血液の粘性に影響する要因を挙げ，臨床との関連を説明できる（8.8）。
- 自動調節機序が働く場合と働かない場合の血流量と血圧との関係をグラフに示して説明できる（8.9）。
- 起立時の動脈圧と静脈圧に対する重力の影響を説明できる（8.11）。
- 末梢静脈中の血液量を決定する要因を列挙できる（8.10）。
- なぜヒトの頸静脈の視診によって中心静脈圧を推定できるかを説明できる（8.10）。
- 筋ポンプを説明し，その効果を3つ挙げることができる（8.12）。

*　　　*　　　*

8.1 流体力学の原則：Darcyの法則とBernoulliの定理

血行力学は血流量，血圧，血流抵抗の関係を研究する学問である。これらの関係を最も単純に表しているのがDarcyの法則であり，これについては第1章において紹介した。

Darcyの法則は流量と圧差との関係を表している

Darcyはフランスの民間の技術者であり，ディジョンにある泉から流出して砂利の上を流れる水について研究していた。Darcyは1856年に，定常状態における水の流量（$\dot{Q}$）は2点間の圧差，すなわち（$P_1 - P_2$）に比例すると報告している。つまり，

$$\dot{Q} = K(P_1 - P_2) = \frac{P_1 - P_2}{R} \qquad (式8.1a)$$

となる。比例定数であるKは流体力学コンダクタンスと呼ばれ，流れやすさを表しており，その逆数が流れにくさを表す流体力学的抵抗（R）である。Darcyの法則は血管を含む様々な太さの管に適用することができる。例えば，腎臓の血流量は腎動脈圧から腎静脈圧を引いた値を腎血管抵抗で割って求めることができる。

体循環の血流量は心拍出量 *cardiac output*（*CO*）であり，圧較差は平均大動脈圧（$\bar{P}_a$）から中心静脈圧 *central venous pressure*（*CVP*）を引いたものである。体循環の抵抗は総末

梢抵抗 *total peripheral resistance*（TPR）と呼ばれる。Darcyの法則をこれらの略語で書き直すと，

$$CO = \frac{\bar{P}_a - CVP}{TPR} \quad （式8.1b）$$

となる。血液に関する圧は，日常的にそれが大気圧よりもどれだけ高いかで表されており，CVPはほとんど大気圧に等しいため，CVP≒0とすることができる。したがって式8.1bは簡単に，CO≒$\bar{P}_a$/TPRとすることができる。これを書き直せば，「平均血圧を決定するものは何か？」という根源的な疑問に答えることができる。答えは，平均血圧は心拍出量と総末梢抵抗によって決まる。

$$\bar{P}_a ≒ CO × TPR$$

言葉を換えて言えば，

平均血圧＝心拍出量×総末梢抵抗

である。

Bernoulliの定理により流体にはさらに2つのエネルギーがあることがわかる

Darcyの法則で扱っている圧は，3つのエネルギー形態のうちの1つに過ぎない。他の2つのエネルギー形態とは，位置エネルギーと運動エネルギーであり，これらは18世紀のスイス人内科医Bernoulli（ベルヌーイ）によって発見された。なお，Bernoulliは25歳の若さで数学の教授に就任している。Bernoulliの定理が述べるところは，点Aと点Bの間を流れる液体の流量は，定常状態では2点間の機械的エネルギーの差に比例する，ということである。そして，機械的エネルギーとは，圧エネルギー，位置エネルギー，運動エネルギーの総和である。

- 圧エネルギー *pressure energy* は，圧(P)×容積(V)に等しい。
- 位置エネルギー *potential (gravitational) energy* は，重力場の中で，高いところにある質量がなし得る仕事の量である。心臓との位置関係から，血液がもつ位置エネルギーは，血液の質量〔容積(V)×比重(ρ)〕×心臓からの高さ(h)×重力加速度(g)，で求められる。
- 運動エネルギー *kinetic energy* は，動く物体がもつエネルギーである。運動エネルギーは質量と速度(v)の2乗によって決まる。流れている血液がもつ運動エネルギーは$\rho V v^2/2$である。

3つのエネルギーを合わせると，次のようになる。

単位容積の血液がもつ機械的エネルギー
$$= \bar{P}_a + \rho g h + \rho v^2/2 \quad （式8.2）$$

Darcyの法則もBernoulliの定理も，定常流，つまり時間とともに変化しない流れについて成立することに注意する必要がある。動脈血流のように拍動している流れにおいても，その平均流量についてはこれらの法則が成立するが，瞬時瞬時の流れの変化については，これらを適用することはできない。

血液循環へのBernoulliの定理の適用

動脈に狭窄があると，圧は低下する　動脈にアテローム性硬化などによる狭窄があると，その細くなった部分での流速が大きくなる（図8.1）。これは両岸が迫って川幅が狭くなると，川の流れが速くなるのと同じである。つまり，vが大きくなるため，流体がもつ圧エネルギーの一部が運動エネルギーに変換される（Bernoulliの定理）。このため，狭窄部位では圧が低下し，狭窄傾向をさらに助長することになる。狭窄部を抜けて太い部分に出ると圧は回復する。この場合，圧勾配は逆転するが，流れは圧のみではなく，総エネルギーの勾配によって生じるため，矛盾はない。

運動エネルギーの勾配によって心室充満が促進される
安静にしているヒトの静脈血流の運動エネルギーは，機械的エネルギー全体の約12%を占める。心室に流入する時点で，流速，つまり運動エネルギーは事実上ゼロに低下する。つまり，中心静脈と心室との間に運動エネルギーの勾配を生じ，これが心室への血液充満を促進する。別の言葉で言えば，還流する血液の運動量（勢い）によって心室の拡張が促進される。

ヒトでは重力によって一見不思議な現象が生じる
Darcyの法則によって様々な血管系の生理学的側面を説明することができるが，Bernoulliの定理を用いれば，一見不思議に見える現象をより包括的に説明することが可能である。例えば，立位では大動脈の平均血圧が約95 mmHgであるのに対し，下肢の足背動脈の血圧は183 mmHgで

圧エネルギー	100	50	70
運動エネルギー	1	36	1
総エネルギー	101	86	71

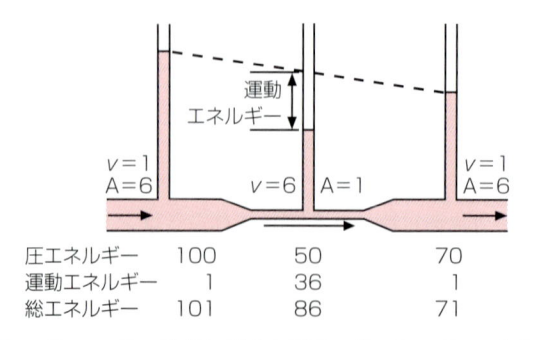

図8.1　Bernoulliの流体に関する原理。総エネルギーの勾配によって流れを生じる。流量が一定の場合，流速(v)はアテローム性動脈硬化を生じた場合のように管の断面積(A)が小さくなると増大する。この点で圧エネルギーは運動エネルギーに変換される。管が太くなると運動エネルギーは再び圧に変換される。管の細い部分から太い部分へと流れる液体は圧勾配に逆らって流れているが，総エネルギーに関しては勾配に従っている。

ある（図8.2）。ところが，血液は大動脈から足に向かって（圧の高いほうに向かって）流れており，これはDarcyの法則に従っていないように見える。しかし，これはBernoulliの定理を使って次のように説明できる。すなわち，大動脈の血液は足の血液よりも約90 mmHg高い位置エネルギーをもっているため，大動脈にある単位容積当たりの血液がもつエネルギーは95＋90＝185 mmHgであり，この値は足の血液がもつエネルギーである183 mmHgよりも高い。2 mmHgという圧差は小さく見えるが，太い動脈の抵抗は小さいため，大動脈から足背動脈に血液を駆動するには十分である。

8.2 血流のパターン：層流，乱流，ボーラス流

血液循環では層流 laminar flow，乱流 turbulent flow，ボーラス流 bolus flow という3つの血流パターンが認められる（図8.3，図8.4）。層流は正常な動脈，細動脈，細静脈，静脈での流れであり，乱流は心室内や狭窄を起こした動脈で生じる。ボーラス流は毛細血管での血流である。

層流ではスムーズで平行な流線がみられる

内壁が平滑な円筒の中を液体がゆっくりと流れるとき，液体は同心円状の無限小の厚さの層が重なったような状態で，層ごとにスライドして流れる（図8.3a 右）。血管内壁に接する層には分子間接着力が働くため，流速はゼロとなる。この層の内側の層はゆっくりと流れ，さらにその内側の層はそれよりも少し速く流れるといった具合に，内側に向かうにつれて流速が大きくなり，管の中心で流速は最大となる。つまり，血管の中心部を流れる血液の流速は，血管壁近傍を流れる血液のそれよりも大きいことになる。同様のことは川岸を散歩するときによく目にする。つまり，川の中心部の流れは岸辺の流れよりも速い。水のような単純な液体では，円筒内を流れるときの流速の分布は放物線状となる。血液のように粒子状の血球成分が浮遊した液体では，流速分布はより丸味を帯びたものとなる（図8.3a 赤い曲線）。管の入口では，放物線状となるには時間がかかるため，流速分布はほとんど平坦である（図8.3a，左端）。上行大動脈では，流速分布はこの状態であり，超音波Doppler法による大動脈血流速度の測定から血流量を算出する際に単純化できて便利である（第7章7.3）。

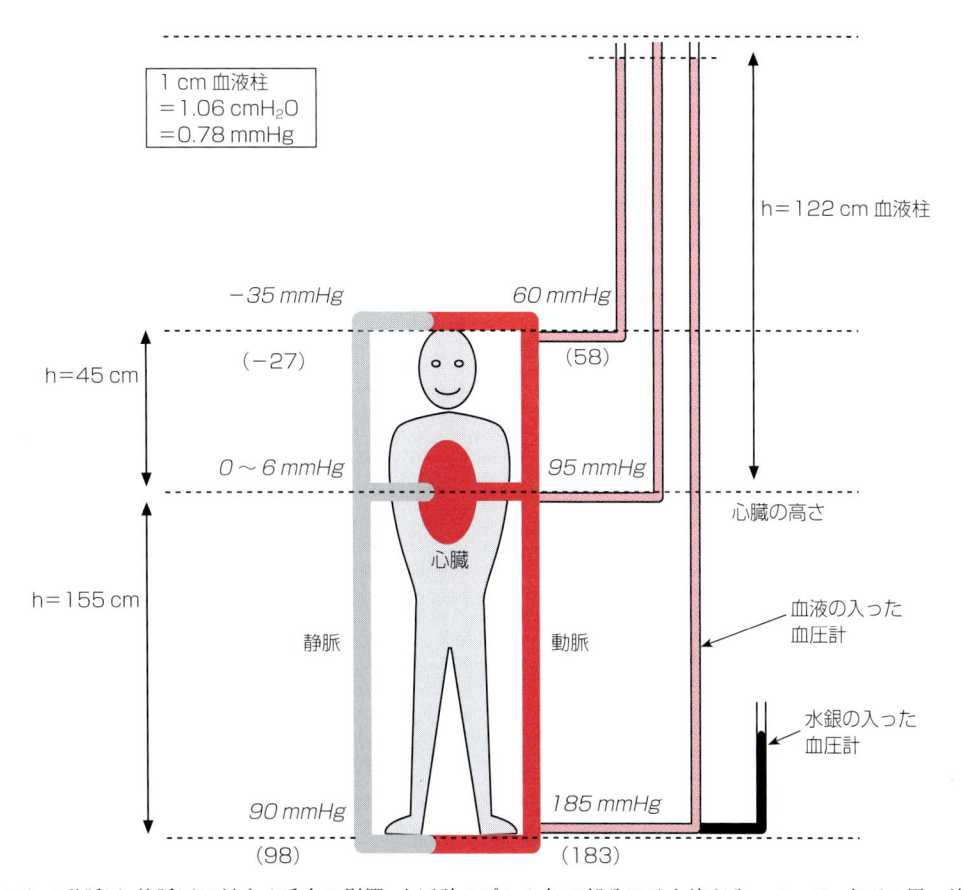

図8.2 立位のヒトの動脈圧・静脈圧に対する重力の影響。血圧計のピンク色の部分には血液が入っている。右下の黒い液体は水銀（Hg）である。イタリック体で書かれている血圧は中枢部（心臓の近傍）の圧に，各部分に垂直にかかる血液柱による圧を加えたものである。カッコ内の数値は流れている血液が示す実際の圧であり，動脈と静脈の抵抗によって若干の影響を受けている。

(a) 層流

入口部　　　　　放物線状の速度分布
　　　　　　　　　　　　　　　　　　　最大
　　　　　　　　　　　　　　　　　　　平均
　　　　　　　　　　　　　　　　　　　ゼロ
　　　　　　辺縁部血漿層

(b) ボーラス流

血漿のみの部分

図8.3　大血管(a)と毛細血管(b)における血流パターン。a：矢印の長さは各層における流速を表している。完全な層流となって流れるNewton流体の流速(v)は、管の内壁から中心方向への距離(r)の指数関数で表され、$v = v_{max}(1 - r^2/R^2)$である（Rは管の半径）。非Newton流体である血液では、流速の分布はより鈍となる（赤い曲線）。流速曲線の傾きがずり速度であり、管壁の部分で最大となる。b：毛細血管では、赤血球はパラシュート形/スリッパのような形に変形(左)したり、折りたたまれたような状態(右)で流れる。(After Chien S. Microvascular Research 1992；44：243-54, with permission from Elsevier)

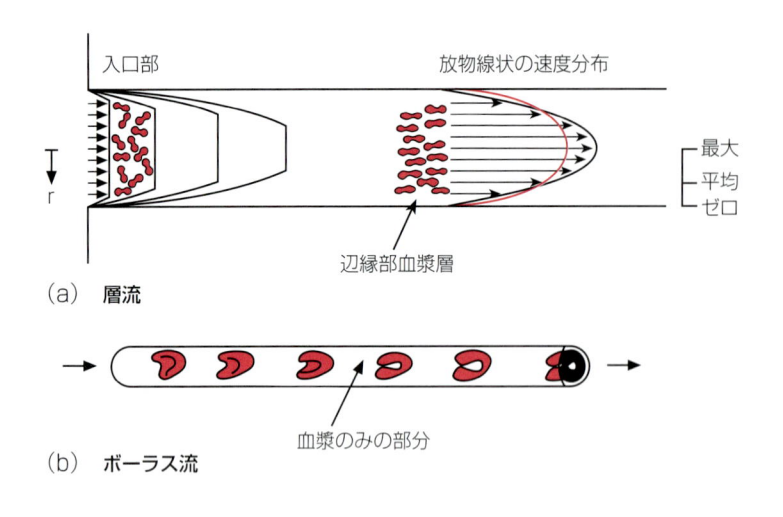

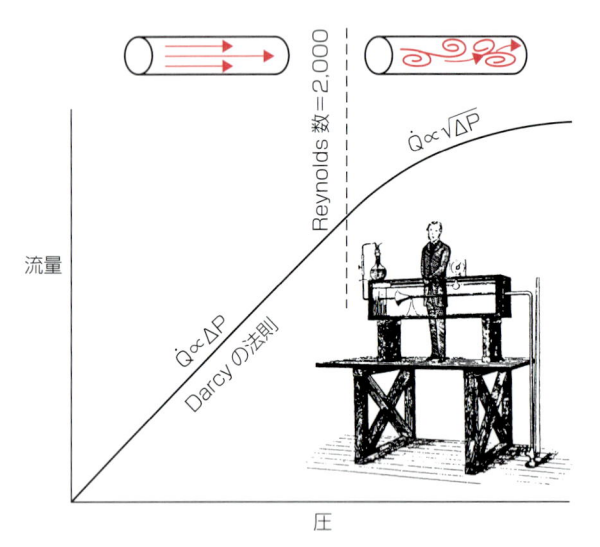

図8.4　剛体の管を流れるNewton流体の圧-流量関係。Darcyの法則は原点から始まる直線の部分で成立する。乱流が起こり始めると、この法則は当てはまらなくなる。下に挿入したイラストはSir Osborne Reynoldsが自ら開発した装置を使って乱流が起きる条件を研究している様子を示している。上段の流れのパターンを示した図は、液体に色素を注入して流れを可視化したものである。

■ 血液の層と層の間のズレによって血管壁近傍に血漿の層を生じる

隣り合う血液の層の動く速度が異なるために、右の掌で左手の甲を擦ったときのように、層と層との間にずれ shear を生じる。このずれのために、赤血球は流れの方向に向いて並び、中心方向に少し押しやられる（赤血球の軸集中 axial flow of red cells）。これによって血管内壁に沿う部分に薄い($2 \sim 4 \mu m$)細胞を含まない血漿のみの層、辺縁部血漿層 marginal plasma layer を生じる。辺縁部血漿層の存在は、細い抵抗血管での血流を促進するという意味で重要である(Fåhraeus-Lindqvist効果，8.8)。この層はまた、微小血管におけるヘマトクリットを低下させる効果も生む(Fåhraeus効果，8.8)。

■ 層流のずり応力は内皮細胞を引っ張る方向に働く

隣り合う層に含まれる分子間の摩擦によって、層と層の間に互いに反対方向に引く力、すなわちずり応力(剪断力) shear stress を生じる。ずり応力は、ずり速度 shear rate が大きい場合や、液体の粘性が大きい場合に大きくなり、血管壁においては内皮細胞表面のグリコカリックス glycocalyx (糖衣)と呼ばれる高分子膜が流れの方向に引っ張られる(図9.2)。ヒトの動脈ではこのストレスが平均で$0.5 \sim 1.5$ Paに達すると、それが刺激となって内皮から一酸化窒素(NO)などの血管作動性調節因子の分泌を生じる(第9章)。高血圧症やアテローム性動脈硬化を有する患者、Marfan症候群の患者などでは、大動脈近位部にかかるずり応力はピーク値で4 Pa以上になり、内皮が引き裂け、下行大動脈に解離性大動脈瘤を生じることがある。内皮の裂け目から血液が大動脈壁内に侵入して内膜下に広がり、これが破裂すれば致命的となる。緊急手術を行うまでの応急処置としては、心臓抑制薬を投与して心拍出量を減少させ、ずり応力を低下させる治療が行われる。

乱流

管を流れる液体に対する駆動圧を次第に増加させていくと、ある時点から流量が圧に比例して増加せず、圧の平方根に比例するようになる(図8.4)。これが層流から規則性の崩れた乱流に変わる時点である。乱流では流れに渦を生じるため、圧エネルギーの一部が熱として消散してしまう。乱流を生じる条件は、技術者であったSir Osborne Reynoldsが1883年に行った、色素を流して可視化する方法により明らかにされた。乱流は流速(v)、管の直径(D)、あるいは液体の比重(ρ)が大きくなると発生しやすくなる。なぜなら、これらは運動量を増加させ、流れの歪みを持続させるように働くからである。一方、液体の粘性(η)が上昇すると、流れの蛇行が抑制されるため、乱流は起こりにくくなる。乱流を起こしやすくする因子と、起こりにく

する因子との比（無次元）は Reynolds 数 *Reynolds number* （Re）と呼ばれ，

$$\mathrm{Re} = \frac{v \mathrm{D} \rho}{\eta}$$

で表される。まっすぐで均質な剛体からなる管を流れる定常流が乱流となる Reynolds 数はおよそ 2,000 であるが，血管はまっすぐでも剛体でもなく，中を流れる血液は拍動しているため，血流の場合は Reynolds 数が 2,000 以下で乱流となる。とはいえ，大部分の血管における Reynolds 数ははるかに小さく，抵抗血管でも 0.5 程度である。

　心室内では正常でも乱流が生じており，呼吸ガスが均一になるように血液が攪拌される。ヒトでは血流がピークとなる時期には，大動脈や肺動脈でも乱流となり，**良性収縮期駆出性雑音** *innocent systolic ejection murmur* を生じる（第2章 2.5）。ヒトの大動脈基部では，最大拍出時に Reynolds 数は約 4,600（最大速度 $v = 70$ cm/s, D $= 2.5$ cm, $\rho = 1.06$ g/cm^3, $\eta = 0.04$ g/cm/s または 4 mPa·s）に達する。良性駆出性雑音は，血流速度が増大する運動時に聞こえることが多く，また妊娠時や貧血があると血液の粘性が低下するために聞こえやすくなる。

　病的な乱流は下肢動脈がアテローム性プラークなどにより狭窄することで生じる。乱流は局所の**雑音** *bruit* として聴診器で聞くことができ，**振戦** *thrill* として触知できる場合もある。一方，層流は音もなく流れる。

毛細血管ではボーラス流となっている

毛細血管の直径は 5〜6 μm であり，赤血球の直径 8 μm よりも小さい。このため赤血球は折りたたまれて，パラシュートのような形で毛細血管を流れていく。この様子を顕微鏡で見てみると，まるでアニメーションの映画を見ているようである。変形した赤血球は毛細血管の直径いっぱいを占領しながら流れるため，赤血球は 1 列縦隊 *single file* となって流れざるを得ない。赤血球と赤血球との間に挟まれた血漿は一定速度で流れる小さな塊り *bolus* となる。これがボーラス流である。このような流れでは，層流の場合のような血管内壁との間の摩擦がほとんどなくなり，極めて抵抗の小さい流れと言うことができる。毛細血管壁と赤血球との間の摩擦は，内皮細胞表面の羽毛のような生体高分子であるグリコカリックスによって小さなものとなる（図 9.2）。

　上に説明したように，毛細血管血流は赤血球の変形能による影響を強く受ける。**鎌状赤血球貧血** *sickle cell anemia* は異常ヘモグロビンに起因する疾患であり，低酸素状態ではヘモグロビンが重合してしまう。この重合によって赤血球は鎌のような形で硬くなり，血管内皮や他の赤血球に接着しやすくなる。このため，赤血球の微小血管通過が困難となり，組織の虚血と疼痛発作，脳梗塞などをきたす。

白血球は球形で赤血球よりも変形性が少ない。したがって白血球の微小血管での流れは制限されており，しばしば白血球の後ろで赤血球が小さな交通渋滞を引き起こしている様子が観察される。炎症が起こると，白血球が特に細静脈の内皮細胞に接着し，血流抵抗を上昇させて組織の血流を阻害することがある。このような現象は炎症のほかにも，虚血，重症の出血性低血圧，下肢の静脈性潰瘍の際にみられる。

8.3　血流量の測定

血流量の測定は研究のためだけではなく，臨床的にも下肢の虚血や難治性潰瘍の診断の際などに必要となることが多い。ヒトの冠動脈血流や他の組織での血流測定については第 15 章で解説する。

　麻酔した実験動物を用いて太い血管の血流量を測定するには，外科手術によって装着した**電磁流量計**（第 7 章 7.5）や，血流中の加熱した電線が冷えるスピードから血流速度を求める**加熱電線流速計** *hot-wire anemometry* が用いられる。狭い領域の血流量を測定したいときには，放射性同位元素でラベルした直径約 15 μm の微小粒子を動脈内に短時間に注入する方法で行われる。微小粒子は局所の血流量に比例して組織内に流れ込み，終末細動脈などに塞栓する。組織内の血流分布は，組織を摘出して小さな組織片に切り分け，それぞれの放射線量をカウントすることによって求めることができる。

　ヒトにおける血流計測の方法は，測定したい血管や組織によって異なる。

超音波 Doppler 法は太い動脈の血流速度測定に適している

ヒトにおける超音波パルス Doppler 法による大動脈血流量の測定に関しては第 7 章 7.3 で説明した。この非侵襲的方法は，大動脈のみならず妊娠時の胎盤血流の評価，中大脳動脈血流量の測定，下肢虚血または難治性潰瘍患者の下肢血流量の測定などにも用いられる。この方法の変法としてレーザー Doppler 血流計がある。これは超音波の代わりにレーザー光を用い，体表に近い真皮を流れる赤血球の速度を測定するものである。

臓器の血流量の測定には Fick の原理が適している

Fick の原理に関しては，肺血流の測定方法として第 7 章 7.1 で説明したが，この方法はその他のいくつかの臓器にも適用することができる。腎血流の測定にはパラアミノ馬尿酸 *para-aminohippuric acid*（*PAH*）を静脈内投与する。PAH は 1 回腎臓を通過するとほぼ完全に尿中に排泄されるため，腎静脈における PAH 濃度はゼロとなり，動静脈濃度差は

動脈中の濃度に等しくなる。したがって血流量は Fick の原理により，尿中への PAH 排泄速度(mg/min)を PAH の動脈内濃度(mg/mL)で割れば求めることができる。

静脈圧迫プレチスモグラフィは四肢の血流量測定に適している

プレチスモグラフィ plethysmography は，研究目的でヒトの四肢や指の血流量を非侵襲的に測定するときに用いられる(図8.5)。前腕の血流量測定を例にとると，空気を送入して膨らませる圧迫帯を上腕に，上腕静脈の上を覆うように巻き，40 mmHg の圧まで急激に膨らませる。これによって腕からの静脈還流が停止するが，動脈からの流入は続く。したがって前腕は血液の流入により膨張する。初期の膨張速度が動脈血の流入速度である。膨張の程度は腕の周囲長を，巻きつけたストレインゲージ(張力がかかると電気抵抗が変化する，張力を電気信号に変換できる装置)を用いて測定する。かつては四肢の膨張の程度を，四肢を包む硬い容器からあふれる空気や水の量として測定したため，プレチスモグラフィ(容積計)という名前がつけられた。

Kety の組織クリアランス法は微小循環の血流を測定することができる

ヒトの狭い領域の微小血管の血流量は，局所に注入した放射性同位元素の消失速度から推定することができる。放射性同位元素でラベルした速やかに拡散する溶質を注入し，そこを局所的集積場所とする(図8.6)。溶質は集積場所から次第に拡散し，毛細血管血流によって除去されていく。集積場所の上にγカウンターを置いて，放射性同位元素の消失経過を記録する。溶質の拡散速度が十分速ければ，消失速度は毛細血管血流量に比例するはずである(血流依存性交換，第10章10.10)。拡散速度の速い溶質としては，キセノン-133 やクリプトン-85 などの脂溶性の放射性同位元素が用いられる。Kety は1949年に，血流依存性交換が一定であれば，溶質の濃度は指数関数的に低下していくことを示した。したがって，濃度(C)の自然対数値は時間(t)

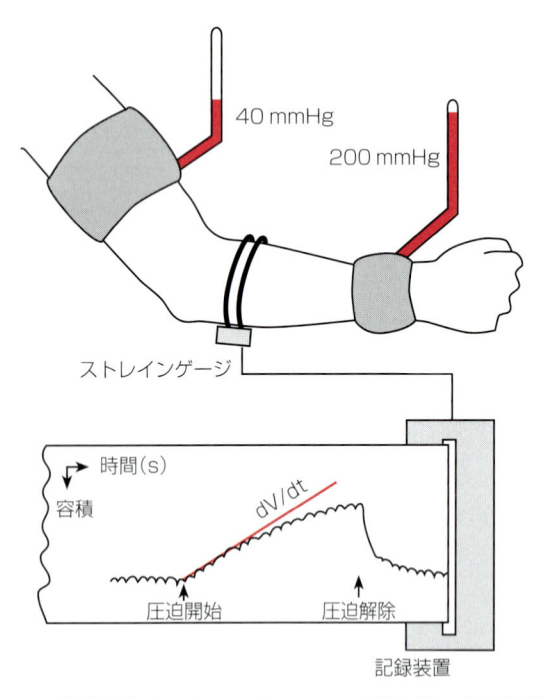

図 8.5 静脈圧迫プレチスモグラフィ。上腕に巻いた圧迫帯により静脈を閉塞させて，静脈還流を遮断する。手首の圧迫帯は手への血流をなくして，測定から除くためのものである。動脈からの血液流入によって増加する前腕の円周の増加をストレインゲージにより測定する。記録には血流が拍動している様子も描記されている。前腕が膨張していく最初の部分の傾き(dV/dt)から前腕の血流量が算出できる。膨張していく傾きは，静脈圧の上昇によって次第に小さくなる。数分後には静脈圧が上腕に巻いた圧迫帯の圧を超えて還流が再開するため，前腕の血液量は一定となる。

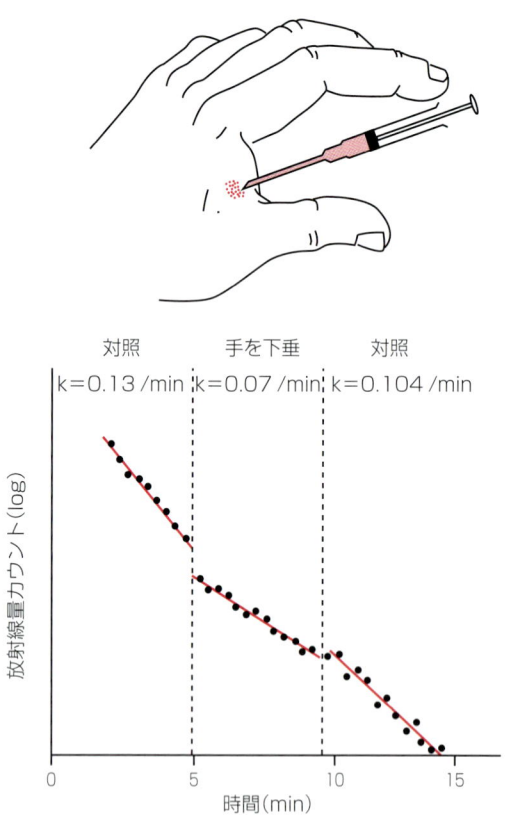

図 8.6 Kety の組織クリアランス法。キセノン-133 を皮膚に注入する。手を心臓の高さに置いて測定した，血流によって洗い流される過程の傾き(k)は毎分13%であった(半減期 = 0.693/k = 5.3 min)。これから血流量を計算すると，9 mL/min/100 mL となる。手の位置を心臓より40 cm 低くすると，細動脈の収縮のために(第13章参照)，血流量は 7 mL/min/100 mL に減少する。〔After Lassen NA, Henriksen U, Sejrsen P. In: Shepherd JT, Abboud FM (eds). Handbook of Physiology, Cardiovascular System, Vol.3, Part 1, Peripheral Circulation. Bethesda, MD : American Physiological Society, 1983 : 21-64, with permission〕

に対して直線となる(図8.6)。その傾き(k)は除去速度定数と呼ばれる。

$$\log_e C = \log_e C_0 - kt$$

ここでC_0は時間ゼロのときの濃度である。除去速度定数(k)は微小血管血流量($\dot{Q}$)に比例する。

$$k = \dot{Q}/V_D \lambda$$

ここでV_Dは溶質が分布する体積であり、λは溶質の血液と組織との間の平衡係数である。単位体積当たりの微小循環血流量($\dot{Q}/V_D$)は傾き(k)から算出することができる。

8.4 動脈波

大動脈およびその近傍における脈波の基本形

左室は弾性動脈である大動脈や鎖骨下動脈に向かって、末梢に流れ去るよりも速い速度で血液を拍出する。このため、これらの弾性線維に富んだ血管は拡張され、心室収縮期に動脈圧は急峻に上昇する(図8.7、図8.8)。1回拍出量の67〜80％がこれらの弾性動脈内に一時的にとどまり、末梢へ流れ去る血液量は20〜33％に過ぎない。伸展された弾性線維に蓄えられるエネルギーは、拡張期に血圧を高い値に維持するために利用される。

左室からの拍出が弱まると、末梢へ流れ去る血液量のほうが拍出される血液量よりも多くなるため、中心部の血管内の血液量と圧が低下し始める。拍出が終わると、わずかな逆流によって大動脈弁が閉鎖する。弁の閉鎖によって血圧曲線の下降部に小さな切れ込みが生じ、これは**切痕** *notch/incisura* と呼ばれる。その後に、伸張された大動脈弁尖の振動による短い、高周波の波が記録される。上腕動脈などのより末梢側の動脈では、この切痕は拡張期の反射波によって増強され(後述)、より大きな重複(重拍)切痕 *dicrotic notch* となる(図8.7)。動脈内の血液が末梢の抵抗血管へと流れ去るに従って、中枢部の動脈圧は最低血圧へと低下していく。拡張期の血圧低下速度は収縮期の上昇速度よりも遅いため、血圧波形は左右非対称である。

脈圧は1回拍出量と動脈壁の硬さによって決まる

脈圧 *pulse pressure* とは収縮期血圧と拡張期血圧の差である。脈圧の大きさを決める要因については第7章7.4ですでに説明したので、ここでは簡単に述べることにする。脈圧の決定要因は、

- 1回拍出量から拍出期に末梢へ流れ去る血液量を差し引いた値

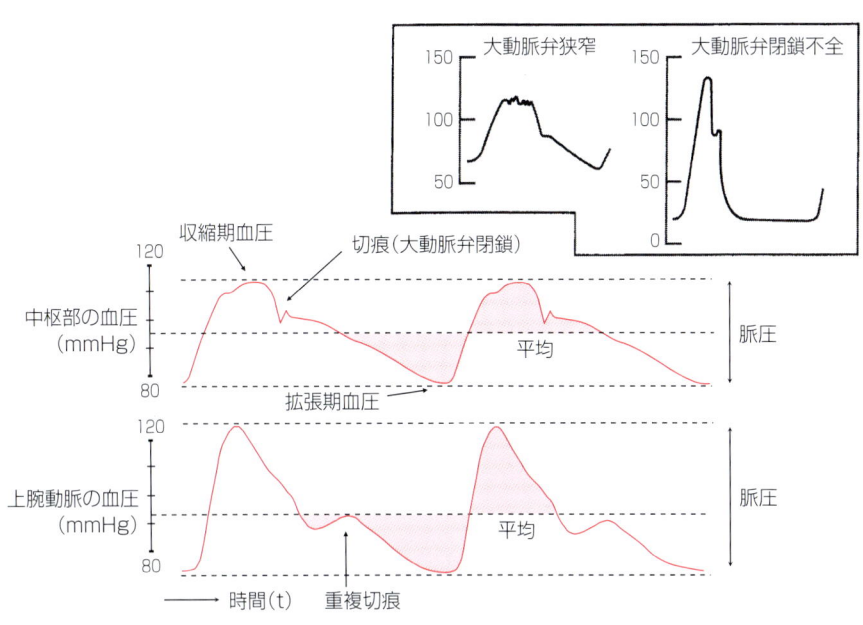

図8.7 電子トランスデューサを用いて2心周期にわたって記録されたヒト鎖骨下動脈での圧波形(大動脈と類似)と上腕動脈での圧波形の比較。平均血圧は正確には$\int (P \cdot dt)/t$、つまり圧波形で囲まれる面積の平均で求められる。平均血圧より上で圧波形より下の部分の面積(ピンクの部分)は、平均血圧より下で圧波形より上の部分の面積と同じになる。中枢部の動脈では、平均血圧はちょうど収縮期血圧と拡張期血圧との中間である。上腕動脈では波形が変化するために、平均血圧は拡張期血圧＋脈圧の1/3となる。収縮期血圧は上腕動脈のほうが高いが、中枢部の動脈から上腕動脈に達するまでに平均血圧は約2mmHg低下し、これが血流を生じさせる圧勾配となっている。右上の図：大動脈弁狭窄(圧上昇が遅く、プラトーの延長を認める)と大動脈弁閉鎖不全(脈圧の増大と拡張期血圧の低下を認める)の際にみられる異常な圧波形。(After Mills CJ, Gale IT, Gault JH et al. Cardiovascular Research 1970；4：405, by permission of Oxford University Press, and Nichols WW, O'Rourke MF. McDonald's Blood Flow in Arteries, 5th edn. London：Arnold, 2005)

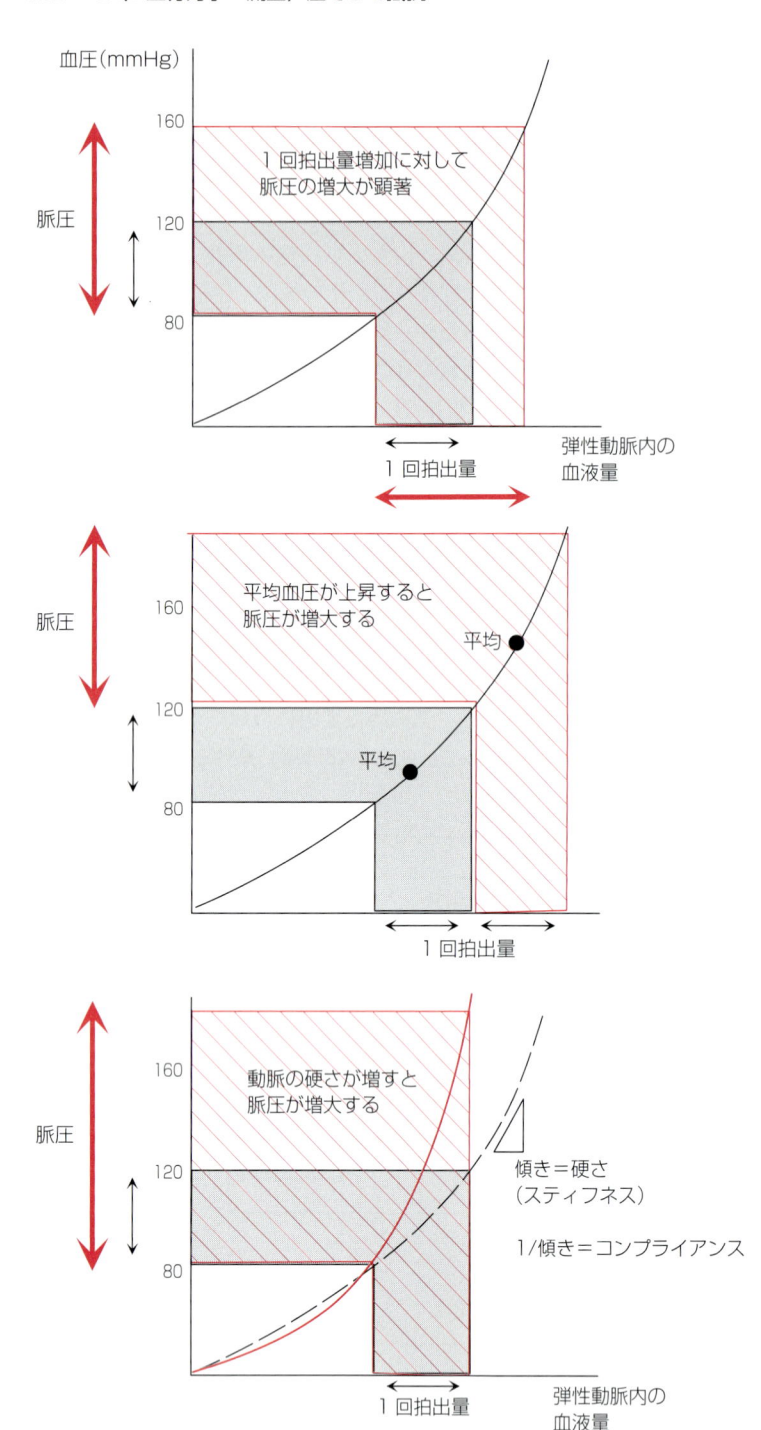

図 8.8 弾性動脈にみられるカーブした圧-容積関係と，脈圧の影響。上段：1回拍出量が中等度に増加すると，動脈は伸展されて硬くなり，曲線の傾きが大きくなるために，脈圧は大きく増大する。中段：1回拍出量が同じであっても，平均血圧（●）が高い場合のほうが脈圧は大きくなる。これは動脈が拡張されることにより，動脈壁が硬くなるためである。下段：動脈硬化や加齢などによって動脈が硬くなると，脈圧が増大する。動脈のコンプライアンスはこの曲線の傾きの逆数である。

- **動脈の硬さ** stiffness（弾性 elastance）：これはコンプライアンスの逆数である（重要事項のまとめ 7.1）

つまり，1回拍出量が増加すれば脈圧が大きくなり（図 8.8 上段），動脈壁が硬くなっても脈圧は増大する（図 8.8 下段）。動脈壁は，平均血圧の上昇，拍出速度の増大，そして加齢によって硬くなる。平均血圧が上昇すると，動脈のコンプライアンス曲線の傾きが大きくなる（硬くなる）ため，平均血圧の上昇は1回拍出量の増加がなくても脈圧を増大させる（図 8.8 中段）。拍出速度が脈圧を増大させるのは，粘弾性のある動脈壁が粘性によって弛緩する時間が短くなるためであり，運動時の脈圧増大の一因である。老化は動脈硬化を生じ，動脈壁が硬くなるために脈圧が増大する（図 8.8 下段）。慢性的な高血圧の際の脈波については第 18 章 18.4 で説明する。

中枢部分の脈波は大きな伝播速度で末梢動脈に伝わる

もしも動脈壁にまったく伸展性がなかったとすると，収縮

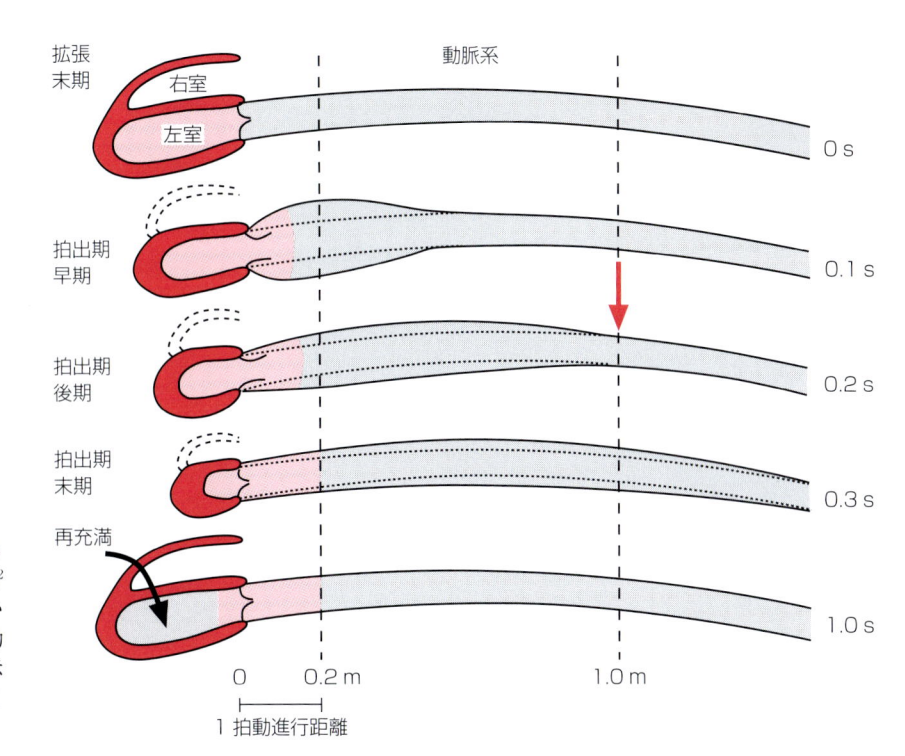

図8.9 ヒト動脈系を5 m/sで伝播する脈波。この例では、左室は断面積5 cm² の大動脈に100 cm³の血液を拍出している。1拍動の間に血液は20 cm進む。動脈壁の伸展、つまり脈波は赤い矢印で示したように、それよりもはるかに速く（0.2秒で1 m）伝播する。

期には全動脈系の血圧が瞬時に上昇するはずである。しかし実際には動脈壁に伸展性があるため、大動脈など中枢部の圧上昇が橈骨動脈などの末梢側動脈に伝わるには、ある程度の時間がかかる。脈波の伝播速度は若年者では4～5 m/s、高齢者では10～15 m/sとなる。高齢者のほうが若年者よりも速くなる例外的な生理現象の1つである！

4～15 m/sという脈波伝播速度は血流速度よりもはるかに大きい。血流速度は最も速い上行大動脈でも0.2 m/s程度である。これを読んで、「鏡の国のアリス」で白の女王がアリスに言った言葉「朝ご飯の前に、少なくとも6つの不可能なことを信じる練習をしなさい」を思い出した人もいるだろう。しかし、脈波伝播速度と血流速度の違いを理解することは、単に難しいだけであって不可能なことではない（図8.9）。血液を圧縮することはできないので、大動脈に拍出された血液を収容するスペースが必要となる。このスペースは、一部は大動脈を伸展することによって（このために血圧が上昇する）、そして一部はそれまでスペースを占領していた血液を末梢側に押しやることによって作られる。押しやられた血液が前へ進むためには、やはりスペースが必要となり、下流の動脈壁が押し拡げられる（これによってそこの圧が上昇する）とともに、そこにあった血液をさらに前方に押しやることになる。このような過程が動脈系全体にわたって高速で繰り返される。この過程は鉄道の操車場での出来事に例えることができる。列車の最後尾にもう1台の車両を連結する場合を考えてみよう。連結される車両は低速、例えば時速5 kmで進行し、列車の最後部に衝突するが、その衝撃は瞬く間に先頭車両まで伝

わっていく。これと同様に、脈波は動脈壁の伸展という衝撃として壁（列車）を4～15 m/sの速度で伝わっていくが、衝撃を与えた血液自体（連結される車両）はその間（1秒）に20 cmしか進んでいないのである（1拍動進行距離 stroke distance）。

脈波の伝播は動脈壁の変形によるものであるので、動脈壁の硬さが伝播速度に影響を与える。**動脈壁が硬くなると伝播速度が増加する**。すでに述べたように、血圧の上昇や加齢によって動脈壁は硬くなるため、高血圧患者や高齢者での脈波伝播速度は大きい。大動脈と末梢動脈との間の脈波伝播遅延時間から、ヒトの動脈壁の伸展性を評価することができる。

脈波の波形は加齢や病気によって変化する

中枢部の動脈における脈波は加齢や病気によって変化し、拡張早期隆起波 diastolic wave や 収縮期屈曲 systolic inflection と呼ばれる波が加わる（図8.10）。これらの変化は次に述べるように、心臓のポンプ機能に影響を与える。

■ 若年者では脈波の反射によって拡張早期隆起波を生じる

子どもや若年成人、そして多くの哺乳動物では、拡張期の圧降下の途中に小さな瘤、つまり拡張早期隆起波あるいは重複（重拍）波 dicrotic wave と呼ばれる一時的な圧上昇がみられる。高齢者ではこの波は認められず、切痕の後に指数関数的に圧が低下する。拡張早期隆起波は脈波の反射によって生じるものである。脈波の最初の部分である収縮期の圧上昇の波は、動脈系を高速で伝播し、1秒以内に主要

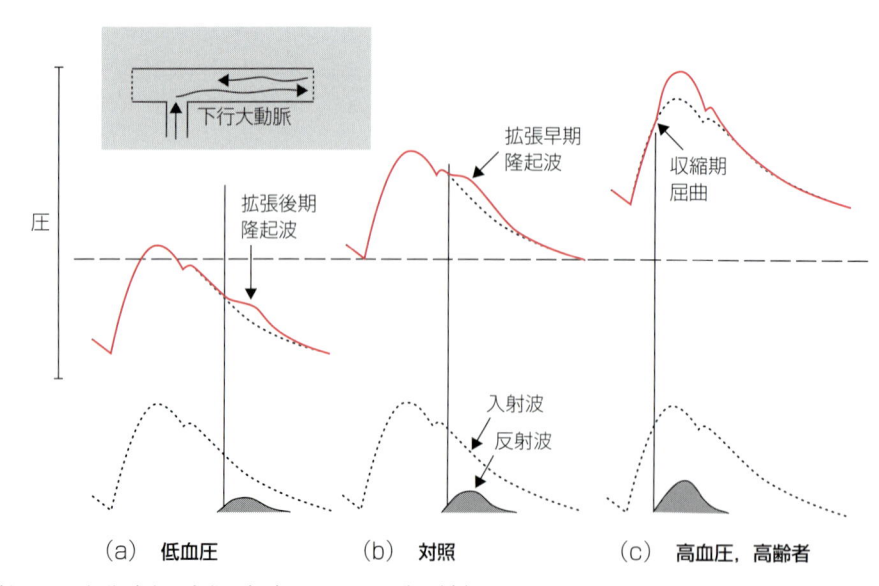

図8.10 脈波の反射による大動脈波の変化。観察されている脈波（赤）は2つの成分からなっている。つまり，基本の「入射」する波と，反射してきた波である。入射波の立ち上がりから，反射波が戻ってくるまでの時間は，脈波の伝播速度によって決まる。a：低血圧であったり，血管拡張薬を投与した後では，圧が低いために動脈の硬さが低下する（図8.8 中段）。これによって脈波伝播速度が低下するため，反射波は拡張期の後半に到着する。b：血圧も動脈壁の硬さも正常な若年者やウサギでは，脈波伝播速度はaよりも速いため，拡張早期隆起波を生じる。c：高血圧や高齢者，あるいは血管収縮薬を投与された健常者では，動脈が硬くなり，脈波伝播速度が大きくなるため，反射波は収縮期に到着し，収縮期屈曲を生じる。cのパターンのヒトでも，ニトログリセリンのような血管拡張薬を投与するとbのパターンに変化する。左上の図：非対称のT字管として表した動脈系のモデル。左側の短い横管は心臓より上の動脈系を，右側の長い横管は心臓より下を表している。両端はそれぞれの反射部位の平均値である。（After Nichols WW, O'Rourke MF. McDonald's Blood Flow in Arteries, 5th edn. London：Arnold, 2005）

な分岐部や抵抗血管に到達する。動脈の分岐部や抵抗血管は伝播してきた脈波の一部を反射し，その反射波は動脈を逆行して中枢方向へと伝播する（図8.10 囲み図）。若年者での脈波伝播速度は約4 m/sであり，主要な分岐部，例えば大動脈分岐部までの距離は0.5 mほど，そして心周期は1秒程度であるため，反射波は最初の入射波が中枢部にあるうちに戻ってきて，入射波に重なる。そのため若年者では拡張早期隆起波を生じる（図8.10b）。これと同様の現象は，港に打ち寄せる波でも見ることができる。岸に打ち寄せた波は引き波となって海に戻るが，これが次に打ち寄せる波に重なって一時的に高い波となることは誰しも目にしたことがあるだろう。脈波の立ち上がりから，反射波の到着を示す屈曲部までの時間を計ることによって，ヒトにおける脈波の伝播速度，すなわち動脈壁の硬さを推定することができる。

■ 高齢者や高血圧患者では脈波の反射によって収縮期屈曲を生じる

高齢者や高血圧患者の大動脈は，若年者の大動脈よりも硬いため，入射波と反射波の伝播速度が大きい。このため，反射波は拡張期に入る前の収縮期に大動脈に戻ってくる（図8.10c）。したがって高齢者では拡張早期隆起波はなく，その代わりに反射波は脈波の収縮期に重なって，脈波の増高と屈曲を生じる。

■ 疾病によって脈波の形が変化する

大動脈の脈波に拡張早期隆起波を生じるか，収縮期屈曲を生じるかは，（i）反射の程度（末梢血管が収縮していれば増加し，拡張していれば減少する），（ii）加齢や血圧の上昇によって増加する脈波伝播速度，によって決まる。低血圧，あるいは血管拡張薬を投与した場合は，血圧低下のために動脈壁の硬さが減少し（図8.8），反射波の伝播速度が小さくなる（図8.10a）。このため，中高年者でも血圧が低下すると収縮期屈曲が消えて拡張早期隆起波を認めるようになる。抗狭心症薬であるニトログリセリン *glyceryl trinitrate*（後述）を投与した場合も同様の変化を生じる。逆に若年者であっても，血管収縮薬を投与して血圧を上昇させると，反射波が速く戻ってくるため，拡張早期隆起波（図8.10a, b）が消失して，収縮期圧の増高と収縮期屈曲（図8.10c）を認めるようになる。

脈波の反射はなぜ重要か？

反射波は冠血流量と心仕事量に影響を与えるため，重要である。若年者や多くの動物では反射波がゆっくりと戻ってくるために，拡張期血圧が上昇し，これによって冠動脈血流量が増加する。逆に高齢者や高血圧患者では反射波が速

く戻ってくるために収縮期血圧が上昇する．したがって，左室は増大した後負荷に向かって血液を拍出しなければならなくなり，心仕事量と酸素需要が増加する．このように動脈壁の状態によっても，心臓の酸素消費は影響を受けているのである．

大動脈壁が硬くなると心臓の酸素需要が増加する

若年者では大動脈や中枢部の動脈の伸展性が高いため，収縮期血圧が低く，したがって心仕事量と酸素消費が少ない．高齢者では動脈系が硬くなるため，直接的にも，収縮期屈曲を生じることによっても（図8.10c），収縮期血圧が上昇し，心仕事量と酸素消費が増加する．実験的にイヌの左室に伸展性のまったくないプラスチックの管を接続して血液を拍出させたところ，酸素消費は大動脈に拍出しているときに比べはるかに多かったと報告されている．狭心症（心筋の酸素需要が供給量を上回ったときに生じる胸痛）治療に用いる血管拡張薬であるニトログリセリンの臨床的効果は，ニトログリセリンによって太い動静脈，そして作用はそれよりも弱いが抵抗血管を弛緩させることによる．太い動脈が弛緩することによって動脈のコンプライアンスが増加し，反射波による収縮期血圧の上昇が減少する．収縮期血圧が低下することによって後負荷と心臓の酸素需要が減少することも狭心症発作の軽快に貢献している（第15章 15.1）．

脈波は末梢へと伝播するにつれてその形が変化する

脈波が末梢動脈に進むにつれて，その形には驚くべき変化が起こる．若年者やイヌでは脈波の高さは，末梢へと進むにつれて普通予想されるのとは逆に高くなっていく（図1.10上段，図8.7，図8.11）．例えば若年～中年のヒトの上腕動脈での収縮期血圧は，大動脈でのそれよりも高い．末梢へと進むにつれて，脈波には次のような4つの変化が生じる．

- 海の波が岸辺に近づくと高くなるように，収縮期血圧は末梢へと進むにつれて増高する．この**血圧の増幅**は若年者の大腿動脈では60％にも達する．中年になるとこの血圧の増幅は弱くなり，高齢者では認められなくなる（図8.11）．
- 切痕は末梢へ進むにつれて目立たなくなり，やがて消失する．
- 平均血圧の低下はわずかであり，上行大動脈と橈骨動脈との血圧差は約2 mmHgに過ぎない．これは太い動脈における抵抗が総末梢抵抗の2％に過ぎないためである．
- 拡張後期に増大した重複切痕の後に拡張隆起波が現れる（図8.7，図8.11）．

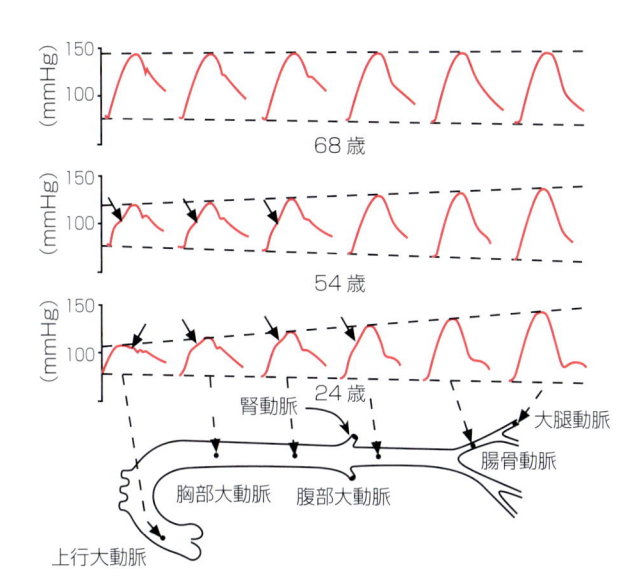

図8.11 ヒト動脈系における圧波の増幅と，加齢による影響．末梢での圧波の増幅は，若年者では約60％に達するが，高齢者ではほとんどみられない．矢印は収縮期屈曲の位置を示しており，反射波の到着時点を表している．（After Nichols WW, O'Rourke MF. McDonald's Blood Flow in Arteries, 5th edn. London：Arnold, 2005）

これらの変化は次のような要因が複合して起こる結果である．すなわち，末梢へと進むにつれて，動脈壁の硬さが増す，高圧成分のほうが低圧成分よりも伝播速度が大きい，大動脈が次第に細くなる（腹部大動脈の直径は上行大動脈の直径のおよそ半分である），そして脈波が反射する，などである．脈圧の増大は分岐を3～4回繰り返すまで，つまり橈骨動脈のあたりまで続く．これ以上先に進むと，血管壁と血液の粘性のために，脈圧は次第に小さくなっていく（図1.10上段）．血液が抵抗血管まで進むと，圧の変動が減衰するとともに血流の変動も小さくなり，連続した流れになっていく．

疾患に伴う脈波の変化

大動脈弁狭窄 *aortic valve stenosis*　大動脈弁口が線維化によって狭くなるために，拍出期が延長する．このため血圧の上昇速度が遅くなり，ピークが平坦となる．

大動脈弁閉鎖不全 *aortic valve insufficiency*　拡張期に血液が心室内に逆流するため，血圧の下降が異常に速くなる．このため脈圧は健常者の2倍にも達し，弛緩させた四肢が心拍動に同期して振動する（図2.8，図8.7上段）．

奇脈 *pulsus paradoxus*　吸気によって脈圧が10 mmHg以上低下する状態である．この状態は別に奇妙でもパラドックスでもなく，健常者でもみられる現象（8.5のTraube-Hering波を参照）が増強されているに過ぎない．奇脈は多くの場合，収縮性心膜炎や心嚢への液体貯留などにより心臓周囲の圧が上昇して心タンポナーデを起こすこ

とによって生じる．タンポナーデのために，心嚢内にある左右心室の拡張期容積の合計が制限を受ける．吸気に際して胸腔内圧が低下すると，静脈血の右室への流入が促進され，右室容積が増加する．タンポナーデによって左右心室容積の合計が制限されているため，右室容積が増加すると，左室容積が減少する．これによって吸気時に左室の1回拍出量が減少し，収縮期血圧が大きく低下するのである．

交互脈 pulsus alternans　強い脈と弱い脈とが交代で現れる状態であり，脈圧が1拍おきに減少する．これは心筋細胞内貯蔵 Ca^{2+} 量が変動するためであり，通常は重症の左心不全の徴候である．

8.5　平均血圧と血圧測定

平均血圧とは何か？

平均血圧とは，正確には血圧波形の下の面積（$\int P \cdot dt$）を時間で割った値である．しかし日常の診療では，大動脈ではなく上腕動脈で収縮期血圧と拡張期血圧を測定するだけである．大動脈での平均血圧（P_a）は収縮期血圧と拡張期血圧との中間あたり，つまり単純平均で求めることができる（図8.7 中段）．しかし上腕動脈は末梢にあるために，収縮期のピーク幅が狭くなり，血圧の時間平均は拡張期血圧に近いものとなる（図8.7 下段）．したがって，およその平均血圧は拡張期血圧に脈圧の1/3を加えたものとなる．

$$上腕動脈平均血圧\ \bar{P}_a = P_{拡張期} + \frac{P_{収縮期} - P_{拡張期}}{3}$$

（式8.4）

例えば上腕動脈で測定した血圧が110/80 mmHgであった場合，脈圧は30 mmHgで，平均血圧は90 mmHgとなる．大動脈では収縮期のピークは尖っていないので，平均血圧は単純に（$P_{拡張期} + P_{収縮期}$）/2で求められる．

平均血圧を決めるものは何か？

8.1で説明したように，Darcyの法則から平均血圧は心拍出量と総末梢抵抗によって決まる．すなわち，

$$平均血圧\ \bar{P}_a = 心拍出量（CO）\times 総末梢抵抗（TPR）$$

（式8.5）

である．この式と脈圧に関する式7.4，そして上腕動脈での式8.4とを合わせることによって，心拍出量と総末梢抵抗がある値をとるときに収縮期血圧がどこまで上昇し，拡張期血圧がどこまで低下するかを求めることができる．上腕動脈での収縮期血圧を例にとると，

$$P_{収縮期} = (SV \times HR \times TPR) + 2(SV - R_{off})/3C$$

となる．ここで，SVは1回拍出量，HRは心拍数，R_{off}は拍出期に末梢に流れ去る血液量，Cは動脈のコンプライアンスである．

血圧の直接測定

■ 圧測定法の原理

動脈圧の測定にはじめて成功したのはロンドン近郊のテディントンという町で教区牧師をしていたStephen Halesで，1773年のことであった．Halesはウマの頸動脈に挿入したガチョウの気管を3mの垂直に立てたガラス管につなぎ，管のどの高さまで血液が上昇するかを測定した（圧測定 manometry）．約1世紀後に，フランスの生理学者であるJLM Poiseuille（ポワズィーユ）が，よりコンパクトな水銀血圧計を発明した．この水銀血圧計はつい最近まで日常的に用いられてきた．圧測定の原理は，垂直に立てた管にある高さまで液体を入れると，その底部には高さの分の下向きの圧力がかかる．これに測定したい圧力源を接続する（図8.1，図8.2）．管中の液体の高さが変化しなければ，管底の圧力が接続された圧力源と等しいことになる．管底にかかっている圧力はρgh〔液体の比重（ρ）×重力加速度（g）×高さ（h）〕である．水銀の比重は非常に大きく13.6 g/mLであるので，心臓の高さで平均血圧とバランスさせるには約100 mmの高さで十分である．Poiseuilleはこの新しく発明した水銀血圧計を用いて，動脈系では平均血圧はほとんど変化せず，したがって名前がついているような肉眼で見える動脈の流れに対する抵抗は極めて小さいことを証明した．

■ 電気的圧トランスデューサ

水銀柱の動きは慣性が大きすぎて，急激に変動している1拍動中の圧変化には追随できない．水銀柱では平均圧が測定できるだけである．血圧波形を記録するには，動脈内に挿入したカニューレから，液体を満たした伸展性のないチューブを介して，時間分解能が高い電気的圧トランスデューサに接続する．電気的圧トランスデューサを発明したのは米国の科学者であるLambertとWoodであり，第二次世界大戦中に航空機の研究をしているときであった．トランスデューサは薄い金属の膜であり，圧がかかるとわずかにたわんで電気抵抗が変化する．この薄い金属膜は圧の速い変化にも追随することができるが，液体柱の高さで較正する必要があるため，今でも血圧はPa（pascal）ではなく，mmHgやcmH_2Oなどを用いて表記されることが多い．Paとの変換については巻末資料2の「圧」の項を参照のこと．

血圧計を用いたヒトの血圧の間接的測定法

ヒトの血圧は，通常は血圧計 sphygmomanometer を用いて非侵襲的に，上腕動脈で測定される．この方法は，健康な

柔らかい動脈が外部からの圧迫によって容易に閉塞し得ることに基づいている（図8.12）。膨らませることのできるゴム囊が中に入っている木綿の圧迫帯（カフ）を上腕の周りに巻く（Riva-Rocci水銀血圧計）。圧迫帯は上腕動脈の上にくるようにし，上腕動脈が心臓と同じ高さになるように注意する。ゴム囊に徐々に空気を送り込んで膨らませ上腕の軟部組織を締めつけて，上腕動脈が閉塞するまで加圧する。上腕動脈の閉塞は，橈骨動脈の脈を触れなくなることで確認する。このために必要な圧は，高齢者では180 mmHg以上となることも少なくない。最近まではこの圧迫帯の圧は水銀の高さで測定されていたが，現在では製造時に較正されたダイヤル式のメーターで測定されることが多い。次いで肘窩に聴診器を当てる。この段階では血流が途絶しているため，何も音は聞こえない。スクリューバルブをゆるめて圧迫帯の圧を次第に下げていくと，次のような順序で音が聞こえる。

1. 圧迫帯の圧が収縮期血圧よりも低くなった瞬間に，各収縮期に一瞬だけ動脈が開放する。このときに血液が噴き出すように流れるため，動脈壁が振動し，Korotkoff音（血管音）と呼ばれる鈍い叩くような音が聞こえる。一般的にはこの血管音が最初に聞こえたときの圧を収縮期血圧としているが，実際の収縮期血圧はこの値よりも10 mmHgほど高い。
2. さらに圧迫帯の圧を下げていくと，間欠的な血流噴出が強くなるため，血管音は次第に大きくなっていく。
3. 圧迫帯の圧をさらに下げて拡張期血圧に近づいていくと，心周期のほとんどで動脈が開放された状態になるため，血管の振動が減少し，血管音が突然に小さくなる。この時点での圧迫帯の圧を拡張期血圧とする。ただし，実際の拡張期血圧はこの圧よりもさらに約8 mmHg低い。この後もかすかな血管音が聞こえ続け，やがて完全に消失する。このときの圧は，本当の拡張期血圧よりも8〜10 mmHg低い。英国高血圧学会では最近，この完全に音が消失する時点を拡張期血圧とするよう推奨している[訳注1]。

高血圧患者のなかには，収縮期血圧と拡張期血圧の間の圧領域で音が聞こえなくなる者がいる（聴診間隙）。このような場合，誤って収縮期血圧を低く見積もってしまう危険がある。したがって最初に圧迫帯に圧をかけていく際は，橈骨動脈を触診し，脈が消失することを確認するべきである。これによって収縮期血圧の正確な測定が可能となり，収縮期高血圧を見逃す危険を避けることができる。

測定された上腕動脈での血圧は大動脈の血圧とは一致しない。前に述べたように，脈圧は高齢者を除いて，動脈系を末梢へと進むにつれて増幅される（図8.11）。したがって，上腕動脈での収縮期血圧は，若年〜中年者では大動脈での収縮期血圧よりも，最大で20 mmHgも高くなる（図8.7）。

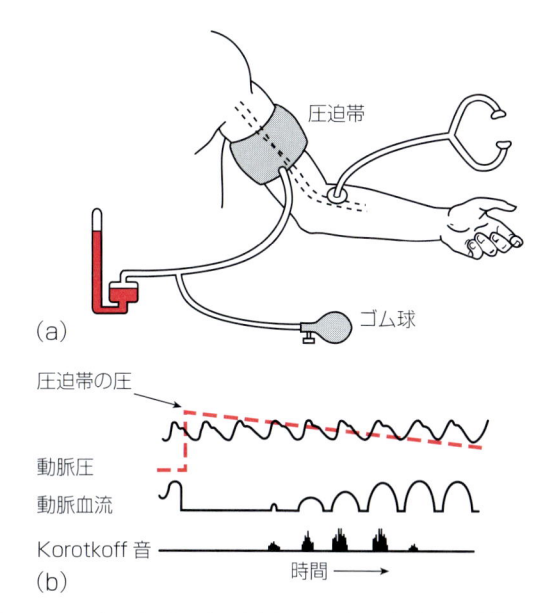

図8.12 ヒトにおける血圧測定。a：赤い破線は圧迫帯による上腕動脈の圧迫経過を表している。圧迫帯の圧はゴム球で調節する。圧迫帯の圧は水銀柱の高さで測定するが，最近は時計のように針の回転で読み取るメーター式の物を使うことが多い。b：Korotkoff音は，圧迫帯の圧が収縮期血圧よりもわずかに低くなった瞬間に聞こえ始め，拡張期血圧よりも低くなった時点で消失する。

薬物によって血圧が変化しているような場合は，脈波の反射が変化するために，上腕動脈の血圧では大動脈での血圧変化を過小評価してしまう場合もある。

足関節-上腕血圧比 ankle-brachial pressure index（ABPI）は下肢の虚血性疾患診断の指標となる。ヒト下肢動脈にはアテローム性動脈硬化を生じやすく，下肢末梢の虚血をきたしやすい。下肢動脈の状態を評価するためには，足で血圧を測定する必要がある。足首の頭側に圧迫帯を巻いて脛骨動脈を閉塞させ，その末梢，例えば足背動脈での血流を，圧迫帯の圧を低下させながらDoppler血流計で測定する。遠位部の血流が再開する時点を足関節収縮期圧と呼ぶ。この足関節収縮期圧を上腕動脈の収縮期圧で割った値がABPIであり，通常は1より大きい値をとる。ABPI＜0.8の場合は，上流にアテロームによる強い狭窄があることが示唆される。これによって下肢の末梢循環が障害され，下肢の蒼白，間欠性跛行 intermittent claudication（歩くと痛みを生じ，休むと軽快する），下肢の動脈潰瘍 arterial ulcer などを生じる。ABPI≦0.4では安静時でも疼痛があり，その状態が続くと壊疽 gangrene をきたす。ABPIは動脈潰瘍と静脈潰瘍とを鑑別する際にも重要である。なぜなら静脈潰瘍（ABPIは約1）に対しては圧迫包帯による治療が行わ

訳注1：日本では（やむを得ない場合を除き）以前からそのように推奨している。

れるのに対し，動脈潰瘍にそのような治療を行うとかえって悪化させるからである．ABPI＞1.2の場合は，糖尿病などによって脛骨動脈が硬くなっているため動脈を閉塞させるのにより高い圧が必要となり，脛骨動脈圧が実際よりも高く測定されている可能性が高い．

ヒト血圧の間接法による自動測定

電子血圧計によって収縮期血圧，拡張期血圧，平均血圧を測定することができる．電子血圧計では血管音を記録しているのではなく，圧迫帯の中の空気がその下にある上腕動脈の拍動によって押される振動を記録している．最初に電動ポンプによって空気が圧迫帯に送入されて，収縮期血圧以上の圧がかけられる．この状態では動脈は完全に閉塞しているため，圧迫帯の中の空気はほとんど振動しない．そして圧迫帯の圧が自動的に低下していく．圧迫帯の圧が収縮期圧よりも低くなった瞬間に動脈が拍動を始めるために，圧迫帯内の空気も振動を始める．圧迫帯の圧をさらに下げていくと，空気の振動は平均血圧のところで最大となり，さらに圧を抜くと拡張期血圧のところで振動が最小となる．このように電子血圧計は圧迫帯内の空気の振動を検知しているのである．

容積固定法 *volume clamp* という別の原理を利用して，集中治療室などで指の血圧の連続的，非侵襲的測定を行うこともできる．膨らませることのできるゴム嚢の中に手指を入れ，指の容積の変化を透過する赤外線によって測定する．指の容積は動脈の拍動に伴って常にわずかに変動している．指の容積変動の信号はポンプにフィードバックされ，変動がなくなるまで空気が送入される．このようにして圧迫帯の圧は収縮期血圧と等しくなるように調節される．この圧が電子的に計測され，モニター上に連続的に表示されるとともに，脈圧から心拍出量を算出して（第7章7.4）表示する．

正常な血圧とは？

勉強している学生なら，「正常な血圧はどれくらいですか？」と聞かれれば，「120/80 mmHgです」と答えるはずである．これは若年成人の，ある一定の条件下での上腕動脈の血圧についてならば，正しい．しかし，120/80 mmHgという血圧は，安静にしている子どもや，妊娠中期の女性，高齢者では正常とは言い難い．血圧は1日の間にも大きく変動するし，次のような要因が血圧に影響を与える．

■ 年　齢

ヒトの血圧は加齢とともに上昇する．平均値で言うと，10歳で105/65 mmHg，30歳では120/70 mmHg，70歳で140/75 mmHgとなる（図17.10）．動脈硬化（アテローム性動脈硬化と混同しないこと：表17.4）のために，脈圧は大きく増大する．大雑把な見積もりとして，収縮期血圧は90 mmHgに年齢を足した値に近いと言われている．

■ 身体活動：睡眠と運動

睡眠時には血圧は低下し，80/50 mmHg程度にまでなることがある（図8.13）．一方，運動によって上昇するが，動的な運動では，それが激しいものであっても平均血圧は10〜40 mmHg上昇する程度であるのに対し，重量挙げのような静的で激しい運動の場合は100 mmHg以上の上昇を示すことがある．

■ 重力と起立姿勢：キリンの悪夢

心臓よりも下にある部位では，動脈でも静脈でも同様に，心臓との高さの差に相当する血液柱の重さだけ圧が上昇する（図8.2）．高さhの液体柱による圧はρghである（前述の「圧測定法の原理」参照）．ヒトの足は心臓よりも約115 cm下にあるため，血液の比重を1.06とすると，動脈圧は122 cmH$_2$O上昇することになる．これを水銀柱に換算すると，水銀の比重を13.6として，90 mmHgとなる．つまり心臓の高さにおける平均血圧が95 mmHgのヒトの足での血圧は90＋95＝185 mmHgとなる．実際には動脈の抵抗があるため，これよりも2 mmHgほど低くなる．逆に，心臓より上では動脈内の圧は低下し，起立時の脳では60 mmHgに過ぎない．しかし我々ヒトでの重力の問題など，キリンに比べれば大したことではない．キリンの頭は心臓よりもはるかに高いところにあるため，脳に十分な血液を送るためには，200 mmHgほどの大動脈圧が必要となる．

重要事項のまとめ 8.1

血圧を決定するものは何か？

- 平均血圧は心拍出量（CO）と総末梢抵抗（TPR）によって決まる．Darcyの法則（重要事項のまとめ1.1参照）から，平均血圧＝CO×TPRが成り立つ．高血圧症はTPR上昇によるものであり，一方，低血圧はCOの減少に起因することが多い．
- 収縮期血圧，拡張期血圧は平均血圧の変動の結果として決まる．
- 血圧の振幅，すなわち脈圧の大きさは，1回拍出量（SV）と動脈のコンプライアンス（C）によって決まる．「重要事項のまとめ7.1」を参照のこと．
- 長期的にみると，平均血圧の調節に最も重要な役割を果たしているのは腎臓である．腎臓は体内の血漿量を調節することによって，心臓の充満圧を調節している．

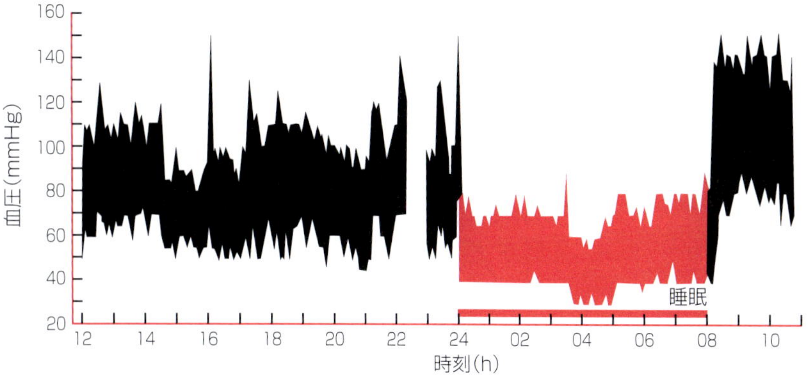

図8.13 ヒト血圧の24時間以上にわたる連続記録。睡眠(赤い部分)により血圧は低下する。16時の時点での痛み刺激と，24時の性的活動により，血圧は著明に上昇している。(From Bevan AT, Honour AJ, Scott FH. Clinical Science 1969；36：329, by permission. © The Biochemical Society)

■ 重力と起立姿勢：間接的影響

臥位から立位に体位変換すると，心拍出量と末梢抵抗が変化して動脈圧が変化する。起立直後に一時的に血圧が低下するため，めまいを感じることがある(起立性低血圧 *postural hypotension*)が，その後はわずかではあるが持続する反射的な血圧上昇を生じる(第17章17.1)。

■ 感情とストレス

怒り，心配，恐怖，ストレス，そして性的な興奮などは，どれも強力な血圧上昇刺激となる(図8.13)。医師を受診するなどの改まった面会の際には，血圧が20 mmHgほど上昇することがある(白衣高血圧 *white coat hypertension*)。このため，1度だけ測定した血圧が高かったからといって高血圧の診断を下すことはできず，患者がリラックスしたときに再度測定し直す必要がある。ストレスも血圧を上昇させるため，第6章6.14で紹介したJohn Hunterの例のように，特に虚血性心疾患を有する患者にとっては有害である。

■ 平均血圧の周期的動揺

平均血圧は呼吸に伴って動揺する(Traube-Hering波)。吸気時には肺血管床が拡大するために，左心の1回拍出量が減少し，圧が数mmHg低下する。吸気時には心拍数が増加するが(洞性不整脈，第5章5.8)，これだけでは1回拍出量の減少を十分に代償できず，吸気時には心拍出量の減少と血圧低下を生じる。イヌでは，吸気時の心拍数増加が1回拍出量の減少を凌駕するため，吸気時に血圧が上昇する。

呼吸に伴う血圧の動揺に加えて，約6/min (0.1 Hz)という低頻度で血圧は周期的に動揺している。これをMayer波と呼び，交感神経性血管収縮神経の興奮レベルが周期的に振動することを反映している。この交感神経の興奮の動揺は圧受容器反射(第16章)のフィードバックの遅い成分に起因すると考えられている。

■ その他の要因

声門を閉じて強い呼気圧をかけるValsalva手技 *Valsalva maneuver* を行うと，複雑な経過を経て血圧が上昇する(第17章17.2)。妊娠時には子宮動脈やその他の血管の拡張により血圧が低下し，妊娠6カ月頃に最低となる。したがって，妊娠6カ月での血圧が130/90 mmHgもあるのは問題であり，血圧をそれ以下にすることが産科医にとっての重大関心事となる。そのほか，脱水，出血，ショック，失神，慢性高血圧，急性心不全，大動脈弁閉鎖不全などの弁膜症など，様々な病態が血圧に影響を与える。

以上より，その人の血圧が正常か否かは，その人の年齢，生理的・心理的状態などを勘案したうえで判断しなければならないことは明らかである。

8.6 拍動流

大動脈や大腿動脈のような太い動脈の血流は，ほとんど間欠的である(図8.14)。Darcyの法則は定常流についてのものなので，何回もの心周期にわたる平均流量を求めることはできても，1心周期のある瞬間の血流を求めることはできない。拍動している流体の各瞬間の流量を求めるには，運動に関するNewtonの第2法則，すなわち，加速度＝力/質量を用いる必要がある。収縮期には圧(すなわち，単位面積当たりの力)は最初に大動脈近位部で上昇するため，近位大動脈から末梢動脈への圧勾配を生じる(図8.14上段)。これによって血液に加速度が与えられる(図8.14中段)。圧波は末梢に伝わり，約0.1秒で橈骨動脈に達する。この瞬間をとってみると，その差は次第に減少していくとはいえ，末梢の圧は一時的に近位部の圧よりも高くなっている。つまり圧勾配が逆転し，血流は減速されている。このように心周期の最初の1/3の期間に，主要動脈の血流は加速を受けた後に減速されている。実際，大動脈血流は大動脈弁閉鎖の際に短時間ではあるが逆流し，拡張期の血流は極めて少ない(図8.14下段)。

血流が細い動脈へと進むにつれて，血流がほぼゼロとな

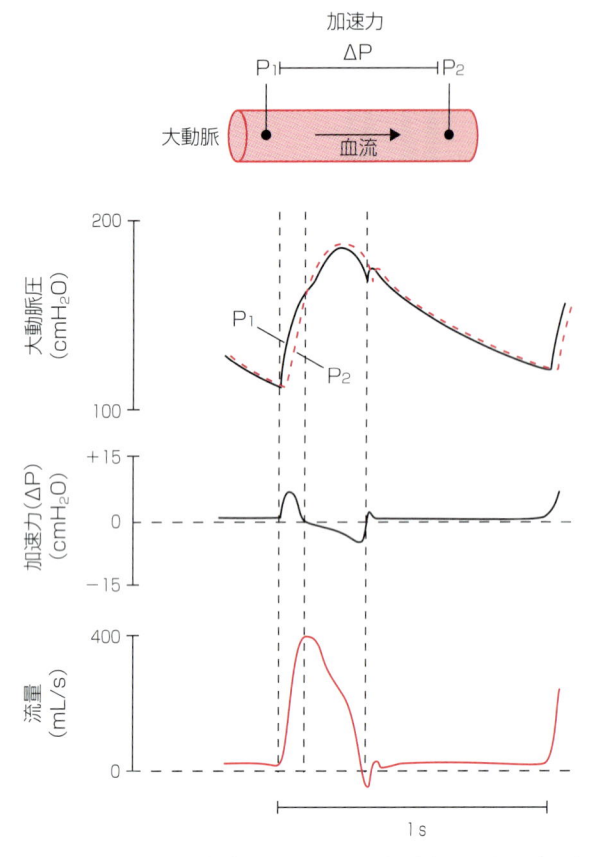

図 8.14 ヒト上行大動脈における血圧，加速度，流量の時間経過．圧差(ΔP)によって最初に血流が加速され，次いで減速が起こり，短時間の逆流によって大動脈弁が閉鎖する．中枢部の大動脈では，拡張期の血流はほとんどゼロである．(After Snell RE, Clements JM, Patel DJ, Fry DL, Luchsinger PC. Journal of Applied Physiology 1965；20：691, with permission from the American Physiological Society)

る時間は減少していき，細い動脈に達する時期には，まだ拍動はしているものの，流れは連続したものとなる(図 1.10 中段)．

8.7　末梢抵抗，Poiseuille の法則と Laplace の壁力学

体循環における血流抵抗は，主に細い終末動脈と細動脈の部分におけるものである(第 1 章 1.7，重要事項のまとめ 1.1)．総末梢抵抗は単位容積の血液を循環させるために必要な圧降下であり(式 8.1b)，安静にしている成人では約 1 mmHg/mL/s (これを 1 末梢抵抗単位とも言う)である．では，血流に対する抵抗の大きさを決めるのは何であろうか？

Poiseuille の法則によって管の水力学的抵抗を求めることができる

流れに対する抵抗は全面的に液体内の摩擦に由来するのであって，液体と管の壁との間の摩擦ではない．なぜなら分子間接着力(図 8.3，層流)によって管壁表面には流れがないからである．しかしながら，流速一定のとき，ある層と隣の層との速度差(ずり速度)は細い管のほうが太い管よりも大きいため，抵抗は管の半径に大きく影響される．ずり速度が大きければ，より大きな力，すなわちより大きな圧勾配が必要となる．ある流れを生み出すのに必要な圧勾配こそが抵抗である．

管の抵抗を決定する要因をはじめて明らかにしたのはパリの生理学者 Jean Leonard Marie Poiseuille で，1840 年頃にガラス製の毛細管に水を流す研究を行っているときであった．その研究で彼は，直線的な管を流れる水や血漿のような Newton 流体の定常な層流では，抵抗(R)は管の半径の 4 乗(r^4)に反比例することを見出した．また，抵抗は液体の粘性(η)と管の長さ(L)に比例することも明らかにした．

$$R = \frac{8\eta L}{\pi r^4} \quad \text{(式 8.6)}$$

この式と流体に関する Darcy の法則(式 8.1a)を合わせ，コンダクタンス(K)が 1/R であることを思い出せば，管を流れる流体に関する Poiseuille の法則を次のように表すことができる．

$$\dot{Q} = (P_1 - P_2)K = (P_1 - P_2)\frac{\pi r^4}{8\eta L} \quad \text{(式 8.7)}$$

Poiseuille の法則から，組織を流れる血流は抵抗血管，つまり終末動脈と細動脈の半径に，非常に大きく影響されることがわかる．これらの平滑筋に富んだ血管は能動的にその半径を変化させることができるので，Poiseuille の法則を大いに利用して局所血流量を調節していることになる．

直列抵抗と並列抵抗

Poiseuille の法則は 1 本の管を流れる流体について成立するものである．終末動脈と細動脈の関係のように，数本の管を直列に接続した場合，全体の抵抗(R_{total})は各管の抵抗の和(ΣR)となる(図 8.15 上段)．つまり，$R_{total} = \Sigma R$ である．

毛細血管網のように，何本かの管が並列に接続されている場合，流れやすさ(コンダクタンス)の合計が大きくなるため，管が 1 本の場合に比べて同じ駆動圧でより多くの液体を流すことができる(図 8.15 下段)．全体のコンダクタンスは各管のコンダクタンスの合計(ΣK)となる．抵抗はコンダクタンスの逆数なので，全体の抵抗は $1/\Sigma K$ となり，並列の管配列では $R_{total} = 1/\Sigma K$ と表される．まとめると，直列配列では抵抗が合計され，並列配列ではコンダクタンスを合計することになる．毛細血管網では莫大な数のコンダクタンスが合計されることになるため，抵抗は驚くほど小さくなる．

Poiseuille の法則と直列・並列の配管における原則を使っ

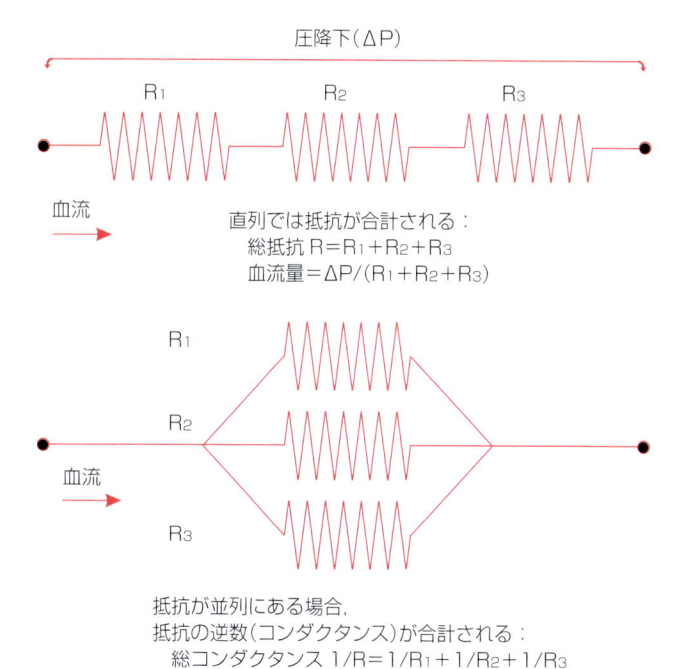

図 8.15 流体力学の基本原則。血管が動脈-終末動脈-細動脈のように直列に配置されている場合，全体の抵抗は各血管の抵抗の和となり，全体の抵抗は大きくなる。一方，毛細血管網のように並列に配置されている場合は，流れやすさ（コンダクタンス）の和となり，全体の抵抗は小さくなる。

て，主として細動脈など微小な動脈によってもたらされる体循環系の抵抗を考えていこう。

細動脈の半径によって局所血流量と中枢部血圧が調節される

Poiseuille の法則から明らかなように，血管の抵抗は r^4 に反比例するため，半径の変化に大きな影響を受ける。ヒトの大動脈の半径（1 cm）と 1 本の細動脈の半径（0.01 mm）を比較すると，抵抗は細動脈のほうが 1 兆倍も高いことになる。これが細動脈と終末動脈とが循環系における主たる抵抗の場となっている理由である。抵抗血管の半径が 19%増加するだけでも，その 4 乗の効果のために血流は 2 倍となる。

抵抗血管の半径は，中膜に存在する平滑筋の収縮によって能動的に調節されている。平滑筋が収縮すれば内腔が狭くなり（血管収縮 *vasoconstriction*），弛緩すれば広くなる（血管拡張 *vasodilation*）。全身で血管収縮が起これば，総末梢抵抗が上昇し，心拍出量が一定であれば血圧が上昇する（図 8.16）。逆に，敗血症性ショック *septic shock*（エンドトキシンショック *endotoxin shock*）の場合のように全身的な血管拡張を生じると，血圧が低下する。このように，広い範囲での抵抗血管の緊張変化は，血圧を調節する強力な要素となる（式 8.5）。一方，抵抗血管の緊張変化が 1 つの臓器や組織に限定されている場合，総末梢抵抗や血圧に大きな影響を与えることなく，その臓器への血流量を変化させることができる。例えば，食事中は唾液腺に行く抵抗血管は 1.8 倍拡張し，血流量は 10 倍増加する（r^4 の効果）。しかし唾液腺への動脈抵抗が総末梢抵抗に占める割合は極めて小さいため，総末梢抵抗や血圧はほとんど影響を受けない。

毛細血管は細動脈よりもさらに細いため，1 本の毛細血管の抵抗は細動脈の抵抗よりも大きい。しかし毛細血管網を血液が通過したときの圧降下は 20 〜 30 mmHg に過ぎず，細動脈による 40 〜 50 mmHg という圧降下に比して小さい（図 8.16）。つまり，毛細血管網の抵抗は細動脈のそれよりも小さいと言える。なぜだろうか？ 全体としての毛細血管網の抵抗が小さいのは，(i) 膨大な数の毛細血管が並列に接続している（$R_{total} = 1/\Sigma K$，図 8.15），(ii) 毛細血管は短く，500 μm 程度である（式 8.7 の L），そして (iii) 毛細血管では血流がボーラス流となるため，血液の実効粘性率が低下する（式 8.7 の η），などがその理由である。

Laplace の法則を用いれば半径と壁張力，圧の関係がわかる

伸展性のある管の半径は次の 3 つの機械的要因によって決まる（図 8.17）。
- 管を拡張しようとする内圧（P_i）
- 管をつぶす方向に働く外圧（P_o）
- 管壁の円周方向の張力，つまり単位長さ当たりの力（T）

半径が一定（機械的平衡状態と言う）の場合，円周方向の壁張力は壁内外の圧差（$P_i - P_o$）に等しい（図 8.17）。この平衡状態での壁張力は心室壁の張力の解析（第 6 章 6.8）に出てきた Laplace の法則により求めることができる。壁の薄い管に Laplace の法則を適用すると，

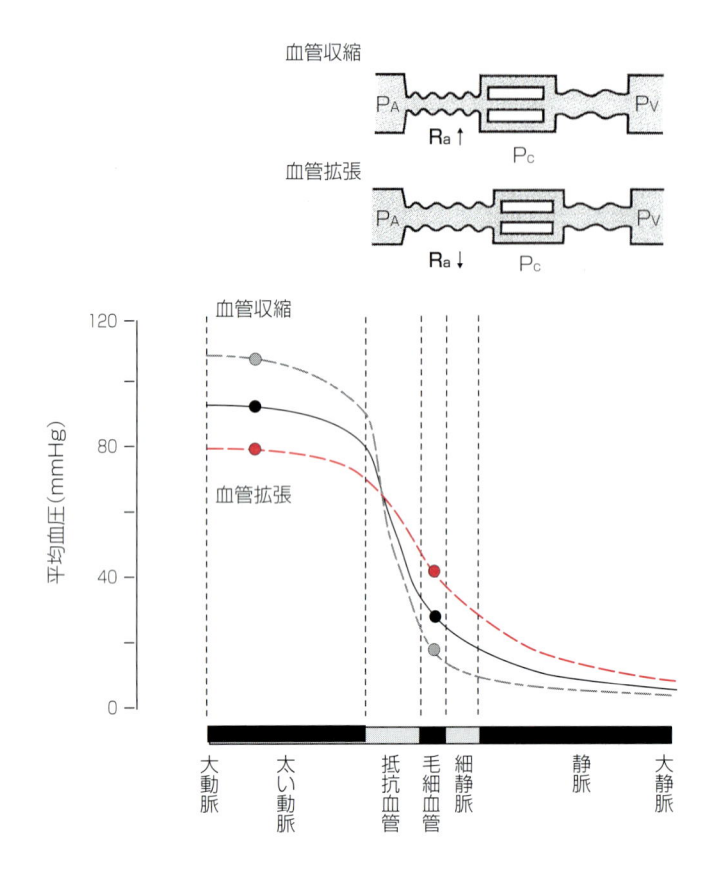

図8.16 終末動脈〜細動脈（抵抗 R_a）に広範囲な血管収縮または拡張を生じたときの，循環系全体の圧変化。心拍出量が一定の場合，血管収縮によって上流の血液が抵抗の上昇した下流に流れにくくなり，上流に貯留するために動脈圧（P_A）が上昇する。また，血管収縮により上昇した前毛細血管抵抗（R_a）による圧降下が大きくなるため，毛細血管圧（P_c）が低下する。逆に広範囲に血管拡張を生じると，動脈圧は低下し，毛細血管圧は上昇する。

$$T = (P_i - P_o)\, r \qquad (式8.8)$$

となる。このように Laplace の法則から，ある壁内外の圧差に対抗するには，血管の半径が大きいほど大きな壁張力が必要となることがわかる。例えば同じ圧差で比べてみると，大動脈の壁張力は通常の動脈の壁張力よりも大きく，毛細血管での壁張力は極めて小さくてすむことになる（図8.18）。Laplace の法則は，**大動脈瘤**（大動脈壁の弱い部分が外側に張り出す状態）がいったん発生すると情け容赦もなく進行してしまう理由を説明することもできる。動脈瘤の半径が大きくなると壁張力が増大する。高い張力のために壁は薄く弱くなっていき，半径がさらに増加するという悪循環が続くのである。このような正のフィードバックが働いて，結局は動脈瘤の破裂という破局を迎えることになる。

　Laplace の法則に壁厚（w）の影響を加えたものが Love の式である（巻末資料2）。壁厚は単位面積当たりの力である**壁のストレス**（S）に影響するため，重要な意味をもつ。単位長さの血管にかかるストレスは，$S = T/w$ で得られる。大動脈の壁は厚いので，壁張力は大きいものの，それが多くの細胞やコラーゲン線維，弾性線維に分散されるため，それらにかかるストレスは小さくなる。一方，毛細血管の壁厚は約 0.3 μm しかないため，毛細血管圧が低く，壁張力も小さいにもかかわらず，壁にかかるストレスは動脈の

重要事項のまとめ 8.2

管の中の流れ：Poiseuille の法則

- 管の流れやすさ（コンダクタンス）は単位圧降下当たりの流量で表される。
- Poiseuille の法則によると，半径（r）の管のコンダクタンスは r^4 に比例し，液体の粘性（η）と管の長さ（L）に反比例する。管のコンダクタンスは $\pi r^4/8\eta L$ である。
- 並列に配置された管のコンダクタンスはそれぞれの管のコンダクタンスの合計である。したがって毛細血管網のコンダクタンスは大きい。
- コンダクタンスの逆数が抵抗であり，$8\eta L/\pi r^4$ で表される。終末動脈と細動脈のように直列に配管された管の抵抗は，それぞれの抵抗の合計である。
- 抵抗は半径の4乗で決まるため，動脈の径の変化は局所の血流や総末梢抵抗，ひいては平均血圧に非常に大きく影響する。
- 血液の粘性は主としてヘマトクリットによって決まる。血液の実効粘性は微小循環では小さくなるため（Fåhraeus-Lindqvist 効果），微小循環の抵抗を減少させ，心臓のエネルギー消費の節約に役立っている。

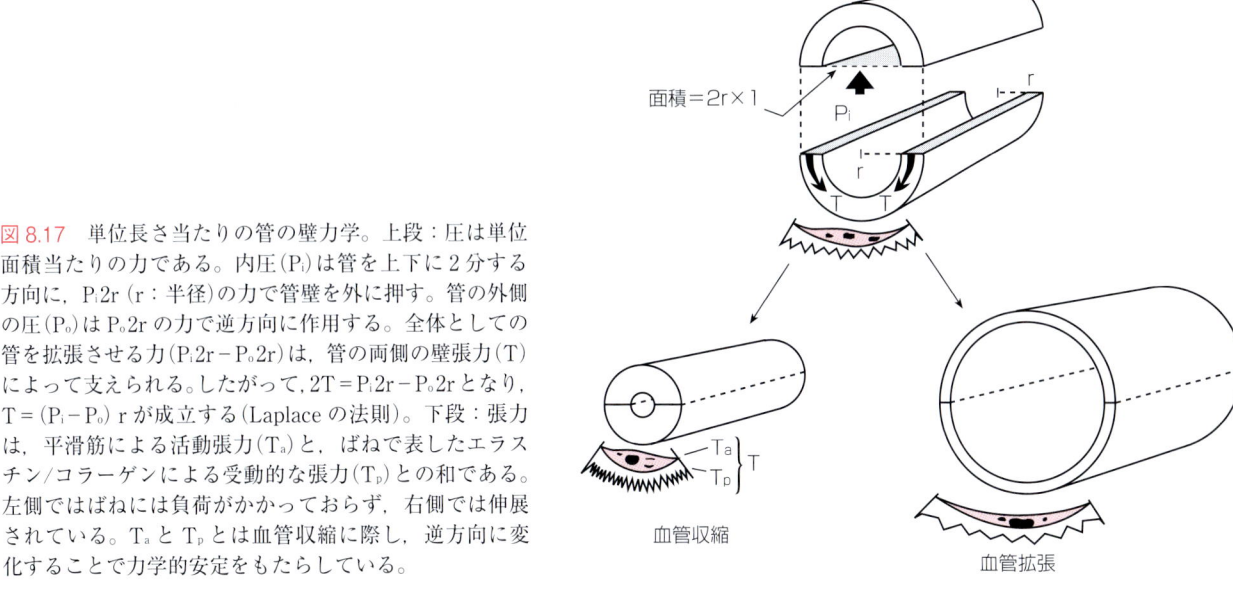

図 8.17　単位長さ当たりの管の壁力学。上段：圧は単位面積当たりの力である。内圧（P_i）は管を上下に2分する方向に，$P_i 2r$（r：半径）の力で管壁を外に押す。管の外側の圧（P_o）は $P_o 2r$ の力で逆方向に作用する。全体としての管を拡張させる力（$P_i 2r - P_o 2r$）は，管の両側の壁張力（T）によって支えられる。したがって，$2T = P_i 2r - P_o 2r$ となり，$T = (P_i - P_o) r$ が成立する（Laplace の法則）。下段：張力は，平滑筋による活動張力（T_a）と，ばねで表したエラスチン/コラーゲンによる受動的な張力（T_p）との和である。左側ではばねには負荷がかかっておらず，右側では伸展されている。T_a と T_p とは血管収縮に際し，逆方向に変化することで力学的安定をもたらしている。

血管収縮　　血管拡張

それに匹敵する（図 8.18 下段）。実際，起立しているヒトの足底部の毛細血管壁にかかるストレスは，大動脈にかかるストレスよりも大きなものとなる。毛細血管壁がいかに強いかを示す事実である。

壁張力の変化によって血管が収縮・拡張する

動脈壁にかかる全張力には2つの成分がある。コラーゲン線維や弾性線維による受動的張力と，平滑筋によって発生する活動張力である。平滑筋が収縮したときに最初に起こる変化は，壁張力の上昇である。これによって機械的平衡が一時的に崩れ，半径が減少し始める。Laplace の法則から，壁内外の圧差（$P_i - P_o$）が一定で，半径が減少すれば，動脈壁の全張力が減少することによってのみ機械的平衡が回復する。この全張力の減少は，受動的に伸展されている線維にかかっている負荷を軽減することによって達成される。つまり，血管の半径が減少すると，コラーゲン線維や弾性線維にかかる張力が減少する（図 8.17）。このように，結合組織の線維による受動的張力から，平滑筋による活動張力（収縮）に移行することになる。もしこのようなメカニズムがなかったとすると，血管収縮は恐ろしく不安定な過程となってしまう。

逆に，血管拡張は平滑筋の弛緩によってもたらされる。これによって活動張力が減少し，一次的に機械的平衡が崩れる。内圧によって壁が押されて血管が拡張し，伸展されたコラーゲン線維と弾性線維による張力上昇によって機械的平衡が回復されるまで半径が増加する（図 8.17）。

8.8　血液の粘性

Poiseuille の法則から，血管の抵抗は血管径だけではなく，流れている液体（つまり血液）の粘性によっても変わることが明らかである。血液の粘性は様々な血液疾患によって変化し，血流と血圧に影響を与える。

粘性は液体の内部摩擦を表している

粘性 *viscosity* という言葉は，ラテン語でヤドリギを意味する viscum に由来している。これは，ヤドリギの実に濃厚なネバネバした果汁が含まれているからである。粘性は Isaac Newton によって「液体の滑りにくさ」と定義された。その理由は，固体が固体の上を滑るときにその表面に働く摩擦と同様に，流れている液体には内的な摩擦が生じており，これが粘性にほかならないからである。粘性は正式には，「ある単位ずり速度を生じるために必要なずり応力」と定義される（巻末資料2「粘性」参照）。

ずり応力 *shear stress* とは，流れている液体の2つの層における単位面積当たりの相互に滑る力であり，血管内の圧差に比例する。ずり速度 *shear rate* とは，管の横断方向の単位距離当たりの流速の差であり，図 8.3 の速度分布の傾きである（これらの言葉を理解するには，1枚の紙の上で他の紙を滑らせることを想像してほしい。ずり応力とは上の紙を滑らせるのに必要な単位面積当たりの力であり，ずり速度とは上の紙が滑っていくスピードである）。粘性の単位は $N \cdot s/m^2$ あるいは $mPa \cdot s$ であるが，次元のない**相対粘性**を使用したほうが便利な場合が多い。血液や血漿の相対粘性は，それらの粘性を水の粘性で割った値である。

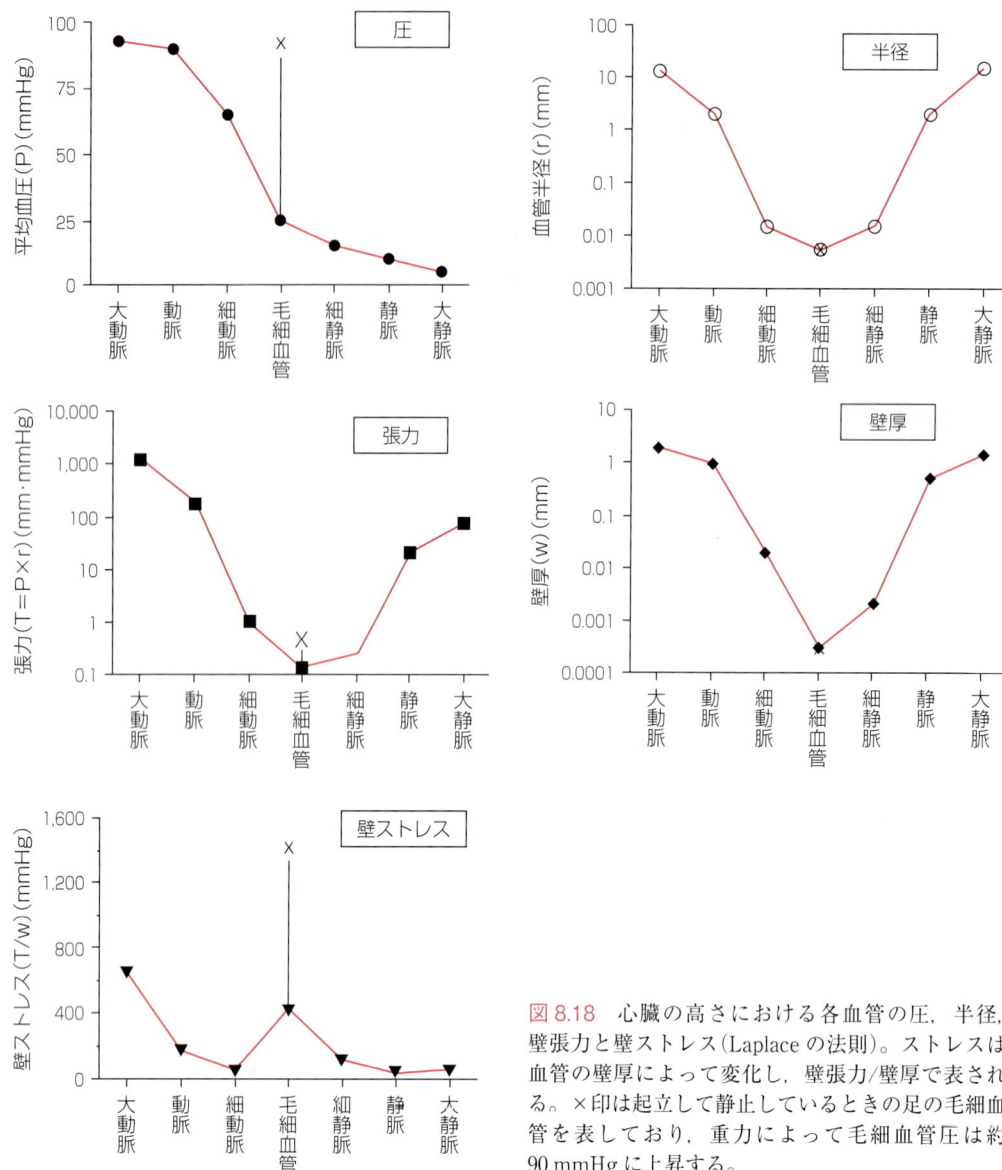

図 8.18　心臓の高さにおける各血管の圧，半径，壁張力と壁ストレス（Laplaceの法則）。ストレスは血管の壁厚によって変化し，壁張力/壁厚で表される。×印は起立して静止しているときの足の毛細血管を表しており，重力によって毛細血管圧は約 90 mmHg に上昇する。

血漿の粘性は血漿蛋白によって決まる

大きな分子であるアルブミンとグロブリンの存在のために，血漿の粘性は水の 1.7 倍となっている。腫瘍細胞がグロブリンを産生する骨髄腫では，血漿グロブリン濃度の上昇のために血漿の粘性が上昇する。また，寒冷環境下では赤血球が凝集しやすくなり，これによって血液の粘性が上昇し，組織の灌流が障害されて指尖などの壊死をきたす場合がある。

血液の粘性はヘマトクリットによって決まる

ヘマトクリット hematocrit（Ht）は血液中に占める赤血球の容積の割合である。赤血球は血液の内部摩擦を大きく増加させるため，血液の粘性は Ht の上昇につれて増加する（図 8.19）。ヒト血液の相対粘性は Ht が 47% のときに約 4 である。動物の Ht は，酸素運搬能と粘性上昇（血流を阻害し血圧を上昇させる）とを秤にかけた結果の妥協点として決まる。ヒトの正常 Ht は 40%（女性）〜 45%（男性）であるのに対し，ラクダの赤血球は柔軟性に欠け粘性が上昇しやすいため，妥協点である Ht 値は 27% である。

Ht の異常は次のような重大な問題を引き起こす。

■ 赤血球増加症

赤血球増加症 polycythemia は，Ht が正常範囲を越えて上昇した病態である。高地に居住する人々の Ht 上昇が慢性的低酸素状態に対する生理的適応現象であるのに対して，真性赤血球増加症 polycythemia vera では骨髄における赤血球の過剰産生のため Ht が 70% を超える場合もある。Ht が 63% になると，赤血球同士が非常に接近するために，粘性と抵抗が 2 倍となる。その結果，真性赤血球増加症では高血圧となり，血流が緩慢となるために脳血管や冠血管

8.8 血液の粘性

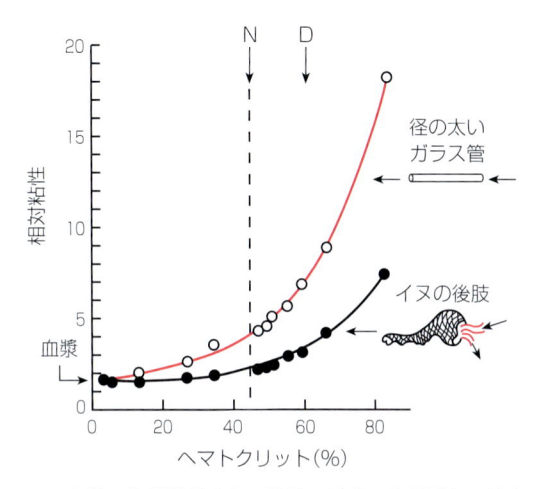

図8.19 血液の相対粘性（水の粘性に対する相対値）に対するヘマトクリットの影響。○：太いガラス管を高速で流れる血液の粘性。●：イヌ後肢を灌流したときの実効粘性であり、Fåhraeus-Lindqvist効果により粘性は低くなっている。N：正常ヘマトクリット。D：ヘマトクリット値がこれほど上昇すると赤血球が密着するために、安静時でも赤血球は変形してしまう。(After the classic experiment of Whittaker SRF, Winton FR. Journal of Physiology 1933；78：339-69)

に血栓を生じ、脳梗塞や心筋梗塞を引き起こしやすくなる。

■ 貧 血

貧血 anemia によって血液の粘性が低下し、総末梢抵抗が減少することから、血圧を維持するために心拍出量が増加する（式8.5）。これにより、貧血が長期間に及ぶと高拍出性心不全となる場合がある。このように、血液の粘性のホメオスタシスは心血管系の正常な機能を維持するうえでも重要である。

血液は非 Newton 流体である：I. 細い管での流れ

水や血漿のような単純な液体の粘性は、管の半径やずり速度の影響は受けない。このような液体を Newton 流体 Newtonian fluid と呼ぶ。一方、血液は次のような奇妙な、しかし生理的には有利な挙動を示す。

■ 微小血管では粘性が減少する（Fåhraeus-Lindqvist 効果）

1931年に Fåhraeus と Lindqvist は、流量を正確に測定することのできる細いガラス管でできた粘度計を用いて血液の粘性を測定する研究を行っていて、奇妙な現象を発見した。つまり、血液の粘性が、口径の大きな管を流れるときよりも、口径の小さな管を流れるときのほうが低いのである（図8.20a）。血液の粘性は管の半径によって変化し、生体内の血管でも同様であることは明らかである。なぜなら、イヌの後肢の血管を灌流するときの血液の粘性は、口径の広い粘度計を流れるときの粘性の約半分だからである（図8.19）。血液の粘性は管の直径が1mm以下（細い動脈に相

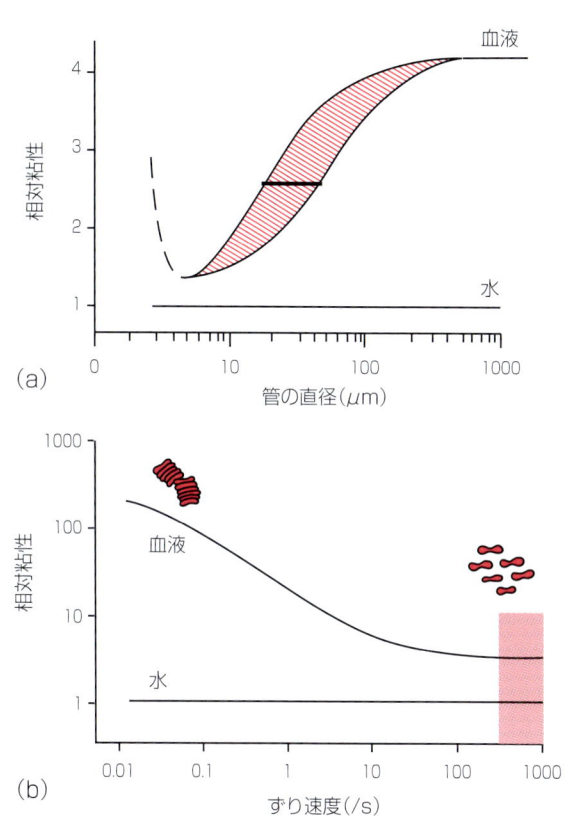

図8.20 ガラス管内の血液が示す変則的な粘性。a：管の直径が小さくなると、水の粘性は変化しないが、血液の粘性は減少する（Fåhraeus-Lindqvist効果）。循環している血液の実効粘性は約2.5（黒い太線）であり、生体内における抵抗血管の直径が30μm程度（細動脈）であることを意味している。直径が毛細血管よりも小さくなると、粘性は再び上昇する（破線）。b：ずり速度の増加につれて血液の粘性は低下する。ピンクの部分は生体内における代表的なずり速度の領域に相当する。曲線の上のイラストは、ずり速度が小さいと赤血球が集合してルーロー（連銭形）を形成し、ずり速度が大きくなると、それがばらばらになることを示している。〔(a) After Gaetghens P. In：Gross DR, Wang NHC (eds). The Rheology of Blood, Blood Vessels and Associated Tissues. Amsterdam：Sijthoff and Noordhoff, with permission from Elsevier. (b) from Chien S. Microvascular Research 1992；44：243-54, with permission〕

当する）になると低下し始め、細動脈に相当する直径30〜40μmでは相対粘性は2.5まで低下する。毛細血管に相当する約6μmの管では粘性は最低となり、ほとんど血漿のそれ（1.7）と同じくらいにまで低下する。循環系を流れる血液の実効粘性が驚くほど低いことは、このFåhraeus-Lindqvist効果によって説明することができる（図8.19）。微小循環における血流抵抗を減らし、低い動脈圧によって微小循環を可能にしているという意味でも、Fåhraeus-Lindqvist効果は重要である。もしこの効果がなかったならば、はるかに高い動脈圧が必要となり、心仕事量もはるかに大きなものとなっているだろう。

Fåhraeus-Lindqvist効果はいくつかのメカニズムが複

合して起こっている。毛細血管ではボーラス流のために実効粘性が低下し(8.2)，細動脈では軸集中によって辺縁部血漿層を生じることによって粘性が低下する(8.3)。ずり速度は血管壁近傍で最大となるので，この部分における摩擦の減少は血液の粘性を低下させるのに大いに役立っている。直径 1 mm 以上の管では，2〜4 μm という辺縁部血漿層の厚さが管の直径に比して無視できるほど小さくなるため，Fåhraeus-Lindqvist 効果はほとんど認められなくなる。

■ 微小血管では Ht が減少する(Fåhraeus 効果)

Robin Fåhraeus は細い管を流れるときの血液のもう 1 つの奇妙な性質を見出した。細い血管を流れている血液の赤血球濃度，つまり動的 Ht あるいは細管 Ht は，そこに血液を送っている動脈や，そこからの血液を集めて流れる静脈などの血液の Ht，つまり中枢 Ht よりも低いのである。中枢部の Ht が 40% であるときに，半径 15 μm の血管を流れる血液の動的 Ht は約 24% に過ぎない。この事実は少々理解に苦しむであろう。この現象は中心部と辺縁部の流速の違いに起因している(図 8.3)。例えば，中枢部の血液の Ht が 50% である場合を想定してみよう。動脈から細動脈に血液が流入すると，赤血球の軸集中が顕著となるために，赤血球の流れる速度は血漿の速度の 2 倍となる。この血液が静脈に流入するわけであるが，静脈の Ht も 50% であるはずである。つまり，ある時間内に同じ量の血漿と赤血球とが細動脈を通過しなくてはならない。この例では赤血球の速度が血漿の速度の 2 倍であるため，単位時間内に同量の赤血球と血漿とが通過するには，細動脈内の赤血球濃度が中枢部での濃度の半分にならなくてはならない。つまり赤血球は細動脈入口部で血漿を置き去りにして流れ去っていくのである。ちょうど高速道路入り口の混雑した料金所から，支払い終えた車が走り去っていくのと同じである。

　動的 Ht は毛細血管において特に低くなる。これはグリコカリックス(糖衣)の存在のために，毛細血管の内径が見た目よりもさらに細くなっているためである。

血液は非 Newton 流体である：II. ずり速度流動化

血液の粘性は，血管の半径ばかりではなく，血流速度，より正確に言うとずり速度によっても変化する(図 8.20b)。ずり速度とは前述のように単位距離当たりの流速の差であり，/s (cm/s/cm) という奇妙な単位をもっている。血液の粘性は，血流速度とずり速度の増加につれて低下する。これをずり速度流動化 shear thinning と言う。

　血液のずり速度流動化は，赤血球の変形と，赤血球が層流の流れの方向に整列して流れること，赤血球膜がその内容物の表面を自由に滑ることができることなどに起因している。水平に置いた管を低速で流れる場合は，管内の赤血球が部分的に沈殿することによって，粘性が上昇する。

　正常では循環系におけるずり速度は大きく(約 1,000/s)，したがって血液はずり速度流動化した状態にある。しかし異常に流速が低下すると，赤血球がコインを重ねたように互いに面と面がくっつき合った状態，ルロー *rouleaux*(連銭形)を形成することがある。生体内においても血流が遅くなると，静脈内でルローが形成されると考えられている。赤血球のルロー形成には，血漿のフィブリノーゲン濃度が関係している。

8.9　圧-流量関係と自動調節

Poiseuille の法則は，長い直線状(血管には枝分かれや弯曲がある)の，剛体の管(血管には伸展性がある)の中を流れる Newton 流体(血液は非 Newton 流体)の定常流(血流は拍動している)について成立するものである。したがって，組織を流れる血流には Poiseuille の法則が当てはまらない部分があったとしても，驚くにはあたらない(図 8.21)。例えば，肺を灌流した場合や，血管緊張を低くした状態で灌流されたイヌ後肢では，圧-流量関係は生理的範囲では直線であるが，低圧になると曲線になってくる(図 8.21 血の曲線)。低圧部分でカーブすることから，圧が上昇すると抵抗が減少することがわかる。これは血液にずり速度流動化を生じることと，程度としては小さいが血管が伸展されることに起因している。イヌ後肢を血液ではなく Ringer 液で灌流した場合はほぼ完全に直線となることから(図 8.21 Ringer 液の直線)，この効果は主としてずり速度流動化によるものであると考えられる。

　生理的な血管緊張を示す多くの動脈での圧-流量関係の形はこれらとは大きく異なっており，**自動調節曲線** *autoregulation curve* と呼ばれる。この曲線は Poiseuille の法則とはかなり異なる性質を示す。灌流圧が上昇すると，ある点までは血流量が増加するが，その点を過ぎると，約 180 mmHg を超えるまでは圧を上昇させても血流量はほとんど変化せず，プラトーとなる。圧が変化しても血流量がほぼ一定となる(自動調節)のは，圧の変化する方向とは逆方向に，抵抗が変化するからである。例えば，圧が上昇すると抵抗血管に血管収縮を生じ，これによって流量の増加が妨げられる(第 13 章 13.6)。血圧が変動しても脳のような臓器への血流量を一定に保つことができる，という意味で自動調節機序は重要である。自動調節は肺を除く大部分の臓器において，多かれ少なかれ認められる。

8.10　静脈の圧と血液容量

末梢静脈や細静脈は壁が薄く，収縮することができ，全身の血液の 2/3 を収容することができる容量の大きな血管で

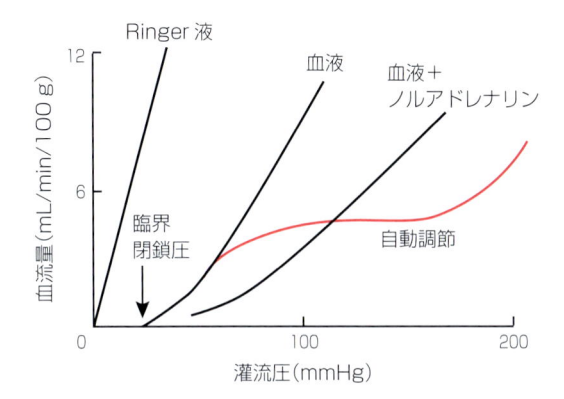

図8.21 灌流されたイヌ骨格筋の圧-流量曲線。圧の変化に対して筋原性に細動脈が反応することによる「自動調節」曲線が生理的なものである（本文参照）。「血液」曲線は自動調節機序が失われた場合の圧-流量関係である。流量がゼロとなるときの圧を臨界閉鎖圧 critical closing pressure（CCP）と呼ぶ。陽圧であっても流量がなくなるのは，おそらくずり速度が小さくなると血液の粘性が上昇するためである。「血液＋ノルアドレナリン」曲線は傾きが小さい。これはノルアドレナリンによって血管が収縮し，抵抗が増大するためである。「Ringer液」と表記した線は生理的な電解質溶液，つまり粘性の低いNewton流体で灌流した場合であり，血液が示す変則的な粘性の性質が失われるため，傾きが大きな直線となっている。(From Pappenheimer JR, Maes JP. American Journal of Physiology 1942；137：187-99, and Stainsby WN, Renkin EM. American Journal of Physiology 1961；201：117-22, with permission from the American Physiological Society)

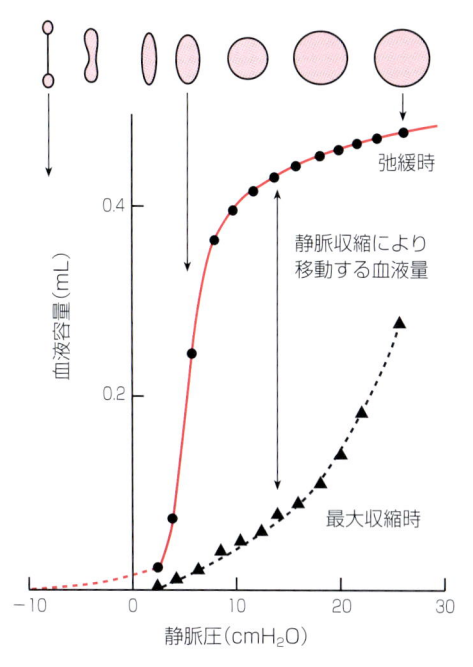

図8.22 静脈が弛緩している場合（●）と最大限に収縮している場合（▲）の静脈の圧-容量関係（イヌの大伏在静脈）。弛緩している状態の静脈の断面の形が圧によってどのように変化するかが上段に示してある。ある圧（P）のときの静脈の容積（V）は静脈キャパシタンス capacitance と呼ばれ，静脈の収縮によって減少する。この曲線の傾き（dV/dP）がコンプライアンス（伸展性）である。(Canine saphenous vein, from Vanhoutte PM, Leusen I. Pfluger's Archiv 1969；306：341-53, by kind permission from Springer Science and Business Media)

ある。容量が大きく，しかも可変的であることから，末梢静脈は循環血液量を調節する貯血槽のように働く。つまり，末梢静脈が収縮してその中にあった血液の一部を中心静脈へと送り出すことによって，CVPを上昇させ，1回拍出量を増加させ，そして血圧を上昇させることができる。末梢静脈に収容される血液量は，以下に述べるように，静脈圧と静脈壁中膜にある平滑筋の緊張状態によって決まる（図8.22）。

静脈の圧-容積関係は血管の断面の形が変化するためにS字状となる

心臓の高さでは，細静脈の血圧はおよそ12〜20 mmHgであり，肘前静脈や大腿静脈など名前の付いた静脈では8〜10 mmHgに低下する。静脈の抵抗が低いため，8〜10 mmHgの圧力であっても，心拍出量と同量の血液を拡張期圧0〜6 mmHgの右室へと駆動するには十分である。

静脈圧は心臓の高さとの相対的位置によって重力の影響を大きく受ける（図8.2）。また，静脈壁が薄くつぶれやすいため，静脈の横断面の形と容積は圧によって大きく変化する。このため，末梢静脈に含まれる血液量も姿勢によって大きく変化する（図8.22）。頭上に挙上したときの手の静脈のように，圧がゼロ（大気圧）以下になると静脈はつぶれて，その断面はダンベルのような形となり，血流は両端の狭い流路を流れるだけとなる。内圧1 mmHgでは断面は細い楕円形となり，圧が10 mmHgへと近づくにつれて楕円は太くなって円形に近づいていく。このように横断面の形が変わることで，末梢静脈は比較的小さな圧変化によっても大量の血液を収容することができる。ヒトの体循環静脈系では，圧が約4 mmHgのときに最大の伸展性（コンプライアンス）を示し，およそ100 mL/mmHgの血液が収容される。このコンプライアンスは動脈のコンプライアンスよりも50倍以上大きい。

圧が10〜15 mmHg以上になると，静脈の断面は完全な円形となり，静脈壁のコラーゲン線維が伸展に抵抗するため，圧を上昇させても容積があまり増加しなくなる。低圧のときに静脈がつぶれること，そして高圧では比較的硬くなることのために，静脈の圧-容積曲線はS字状となる。

静脈容積は静脈の平滑筋緊張によって調節される

消化管，肝臓，腎臓，そして皮膚の静脈の中膜には交感神経性血管収縮神経が豊富に分布している。交感神経性の血管収縮によって，これらの臓器・組織の静脈の容量が大きく減少し，追い出された血液が胸郭内に戻ってくる（図

8.22）．このように，神経系によって心臓の充満圧を調節することが可能となっている．

ヒトの中心静脈圧は頸静脈の視診によって推定することができる

集中治療室では，中心静脈圧（CVP）は鎖骨下静脈や上大静脈に挿入したカテーテルを介してモニターされる．しかし，日常の診療活動でもCVPは頸静脈の視診によって間接的に評価することができる（図8.23）．内頸静脈が筋の奥深くを走っているのに対し，外頸静脈は胸鎖乳突筋の上を走行している．患者を半臥位とすると，外頸静脈の下部は血液が充満しているが，上部は重力の影響で内圧が大気圧以下となるため，つぶれている（図8.2）．S字状の静脈圧-容積曲線から，静脈がつぶれる位置の内圧がほぼゼロであることがわかる．したがって，心房から頸静脈のつぶれた部分までの高さの差に相当する血液柱による圧がCVPに等しいはずである．

数字を挙げて説明したほうがわかりやすいかもしれない．内圧が大気圧と等しくなり，頸静脈がつぶれた位置が右房よりも垂直方向に7 cm上であったとすると，CVPは7 cm血液柱，つまり7.4 cmH$_2$Oということになる．もちろん，心房を見ることはできないが，胸骨角を触診すれば，その約5 cm下に心房が存在する．つまり，頸静脈がつぶれた位置と胸骨角との垂直方向の距離（この例では2 cm）に5 cmを加えれば，およそのCVPを求めることができる．

視診によるCVPの推測では±2 cmの誤差があるが，右心不全（第18章）に特徴的なCVP上昇があるか否かを判断するには十分である．右心不全ではCVPが著明に上昇するため，患者が立っている状態でも頸静脈の拍動を観察

できる場合がある．正常な被検者では，立位では頸静脈がつぶれる位置が鎖骨の下になってしまうため，半臥位になってもらう必要がある．

臥位では頸静脈で中心静脈波を観察することができる

頸静脈は上大静脈と直線的につながっており，そのまま右房に流入し，その間に静脈弁は存在しない．したがって，頸静脈には右房の拍動に伴う波が伝わってくる（第2章2.3，図8.27）．頸静脈にみられる脈波はほんの数mmHgの振幅しかないが，その上を覆う皮膚を波打たせるには十分である．X谷とY谷は，半臥位の正常な被検者でも頸部の皮膚が瞬間的に沈み込む現象として観察することができる．頸動脈の拍動は容易に触知できるのに対し，頸静脈の拍動は触知するには弱すぎるため，両者を鑑別することは簡単である．

8.11　静脈系に対する重力の影響

臥位から立位に姿勢を変化させると，ヒトの心血管系には大きな変化が生じる（第17章17.1）．この変化を引き起こす原因は，主に静脈血液の分布に対する重力の影響である．

起立によって心臓より下にある静脈が拡張する

立位では，心臓より下にあるすべての血管の圧が上昇し，心臓より上にある血管では重力によって心臓との高さの差に相当する血液柱だけの圧が差し引かれるために，圧が低下する（図8.2，図8.24）．この血液分布の変化は，圧-容積関係の傾きが急でS字状をしている（図8.22）静脈系において激しい．

寝ている状態から立ち上がっても，四肢の静脈弁 *venous valve* が閉鎖するために静脈の大きな逆流は阻止される．しかしその後，心臓より下にある静脈の圧は30〜60秒にわたって上昇し続ける．これは動脈系からの血液が静脈に流れ込むからである．静脈圧が上昇することによって，四肢静脈の血流が再開し，静脈弁を押し開けて静脈血が心臓へと戻っていく．心臓と下肢との間の血液の重さによって，足の静脈圧は臥位での10 mmHgから立位での90 mmHgへと9倍も上昇する（図8.2，図8.24，図8.26）．

起立したからといって，バランスをとるために間質の圧が上昇することはない（水中にいる場合は除く）．このため，心臓より下にある静脈は強く拡張されることになる．このことは，自分の手を頭上に挙げた場合と下に垂らした場合とで，手の甲の静脈の様子を見てみればよくわかる．成人では起立により45秒間以上にわたって，約500 mLの血液が心臓より下にある静脈に集まる（図8.24）．この現象はよく「静脈血が貯留する」と表現されるが（そして本書でも

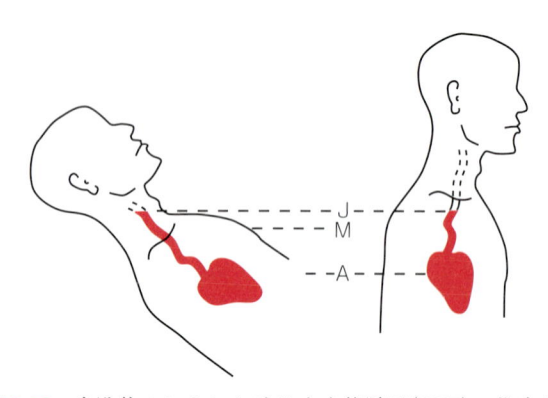

図8.23　半臥位のヒトにおける中心静脈圧（CVP）の推定法．CVPは右房入口部における大静脈圧であり，頸静脈がつぶれる部分（J：血圧が大気圧に等しい）と右房の位置（A）との垂直方向の高さの差に等しい．心房は見えないため，Jと胸骨角（M）との垂直距離を測り，それにM-Aの平均距離5 cmを加えて求める．つまり，CVP =（J-M）cm + 5 cmとなる．単位はcm血液柱であるが，ほぼcmH$_2$Oに等しい．座位や立位では，正常では頸静脈全体がつぶれているため，見ることができない．

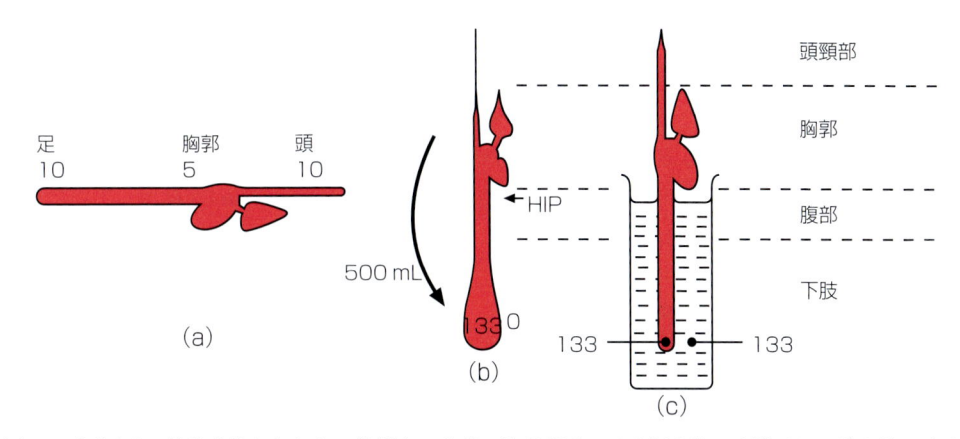

図8.24 臥位(a)から立位(b)に体位変換したときの静脈血の移動。胸郭部分には中枢血管，心臓そして肺血管が含まれる。数値は静脈圧であり，単位は cmH$_2$O である。胸郭外の静脈圧は大気圧にほぼ等しい(ゼロ)。水力学的平衡点 hydrostatic indifferent point (HIP) は立ち上がっても圧が変化しない点である。水中で立っている場合(c)は，静脈の外の圧も上昇するため，下肢に貯留した血液が中枢部に移動し，CVP が上昇する。〔After Gauer OH, Thron HL. In：Hamilton WF, Dow P (eds). Handbook of Physiology, Circulation, Vol. 3. Bethesda, MD：American Physiological Society, 1963：2409-40〕

この表現を用いることがあるが)，この表現は誤解をまねきやすい。貯留 pooling は静的な状態を表現しているのに対し，静脈血は定常的に流れ続けている。再配分された血液の大部分は，静脈血が逆流したのではなく，動脈を通って流れ込んだ，もともとは胸郭内にあった血液である。胸郭内の静脈血が減少するためにCVPが低下し，Frank-Starling メカニズムによって1回拍出量が減少する。これによって一時的な血圧低下をまねき，めまいを感じることがある。これを起立性低血圧 orthostatic hypotension/postural hypotension と呼ぶ(第17章17.1)。医学部の学生に挙手させてみたところ，健康であるにもかかわらず，ほとんどの学生が起立によるめまいを，特に暖かく静脈拡張を引き起こしやすい条件下で，何度か経験しているようである。

重力の血流に対する直接作用はない：サイフォンの原理

ここでは学生たちが陥りやすい，次のような誤解を解いておこうと思う。その誤解とは，「起立時には下肢の静脈血流は減少しているはずである。なぜなら静脈血は重力に逆らって心臓まで上っていかなくてはならないから」。この考えは，重力が動脈にもまったく同じ力で，逆向きの，つまり下肢を流れ下るのを助けていることを無視しているため，間違っていると言える。重力は静脈血にも動脈血にもまったく同様に作用するため，どの地点で比べてみても動脈と静脈との間の圧差は姿勢の影響は受けていない(図8.2，図11.5)。流量は圧差に比例するため，定常状態での血流は起立したからといって直接的影響は受けないのである。下肢や脳の循環はU字形のサイフォンに似ている(図8.25)。伸展性のない管からなるサイフォンの流れはサイ

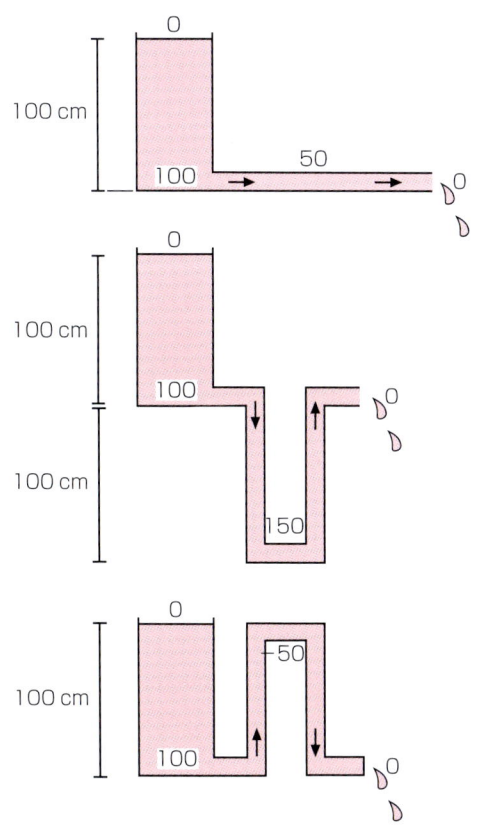

図8.25 サイフォンの原理。貯水槽の出口の部分の圧は100 cmH$_2$Oであり，この圧によって水が管を流れる。管が水平の場合，管の中点における圧は50 cmH$_2$Oである。管がU字形に曲がっている場合でも，管の入り口と出口の圧差は同じなので，流量も変化しない。逆U字形でも同じことである。変化するのは，途中の圧である(数値は cmH$_2$O)。Bernoulli の定理参照。中段の図が起立時の下肢の血管に相当する。

フォンの向きにはまったく影響されない。上記の理由から，水平だろうが，垂直だろうが，上向き，下向き，どの場合も変わらない。同様に，もしも血管が伸展性のない管であったならば，定常的な動脈血流も静脈血流も重力の影響は受けないはずである。

　実際には，起立位では定常状態であっても下肢の血流は減少する（図8.6）。しかしこれは，血液が静脈を上っていかなくてはならないからではない。血流の減少は，圧上昇に対する局所反応と圧受容器反射による動脈の収縮に起因している。

心臓より上にある頭蓋外の静脈はつぶれている

重力の影響によって心臓よりも上にある血管の内圧は低下する。内圧がゼロあるいはそれ以下になると，手の甲で容易に観察されるように，壁が薄く，体表近くにある静脈はつぶれてしまう（図8.22～8.24）。深部にある静脈は周囲の組織に支持されるため，完全につぶれることはない。頭蓋内の静脈は特殊であり，静脈圧は大気圧以下に低下するが，周囲の脳脊髄液の圧も重力によって同様に低下するため，起立位でもつぶれることはない。このように，**静脈の壁内外の圧差はほとんど変化しないのである。**しかし，硬膜にある静脈洞が陰圧であることから，事故が起こる場合がある。この静脈洞は硬い頭蓋骨の内側に張り付いているため，つぶれることはない。したがって，事故や手術に際して静脈洞の壁が傷つくと，座位や立位では陰圧であるため，空気が静脈内に吸い込まれて**空気塞栓**を起こす危険がある。

水中やその他の重力の影響

水中に垂直に浸かる場合，重力は血液と同様に水にも作用するため，心臓よりも下のどの部分でも血管外の圧力が血管内の圧力とほぼ同じだけ上昇する。したがって，空気中とは異なり，起立位でも下肢の静脈内外の圧差はほとんど変化しない。このように，水中で立った場合は静脈に血液が集中することがなく，胸郭内血液量が維持され，心室への充満圧が低下することもない。Starlingの心臓の法則が働くため，水中で直立しているときには1回拍出量が約50％増加する。

　曲技飛行をするパイロットは重力加速度（G）の変化を体験する。急降下をすると身体に13～14Gの重力加速度が加わる。下半身への静脈血の貯留が重度となるため，CVPの低下から1回拍出量が急激に減少し，脳血圧の低下のため**失神** black out を起こしてしまう。これを防ぐために，パイロットはGスーツを着用する。これは下肢の周囲の袋が自動的に膨らんで下肢を圧迫し，回旋時の静脈の拡張を防ぐものである。水に浸かった場合と同様の効果である（図8.24）。逆に，宙返りをするときには，マイナスのG，つまり頭の方向にGがかかる。このときには網膜血管が拡張されて赤眩み red-out の状態となり，やはり一時的に意識を失う。

　宇宙飛行中は長期間にわたって循環系にかかる重力がゼロとなる。しかしこれは，臥床していたり，水中に浸かっている場合と同じことなので（図8.24c），循環系には特別な問題とならない。問題となるのは，長期間の宇宙滞在の後に重力がある地上に戻ったときである。

8.12　静脈血流と補助ポンプ

静脈血流は2つの補助的なポンプ，すなわち筋ポンプ skeletal muscle pump と呼吸ポンプ respiratory pump の影響を受けている。

筋ポンプにはいくつもの役割がある

骨格筋が収縮すると，その近傍の静脈を圧迫し，中の血液を中心静脈に向かって移動させる（図8.26上段）。静脈弁の存在のため血液が逆流することはなく，筋の弛緩によって血液は末梢側から吸い上げられることになる。リズミカルな運動を行うと，静脈血流に対してこのようなポンプ作用が働く。この筋ポンプは静脈還流に必須のものではないが，次のような有益な結果をもたらす。

- 筋ポンプは静脈血を末梢から中心静脈へと移動させることによって運動中のCVPの低下を防ぎ，図6.12の心臓のポンプ作用を助けている。筋ポンプの作用によってCVPがわずかに上昇することもあり，心室のStarling曲線を上方へシフトさせる。
- 他のいかなるポンプとも同様に，筋ポンプは上流の圧を低下させる（図6.12）。下肢の筋が弛緩するたびに，末梢側の静脈から血液を速やかに吸い上げ，足や足首の静脈圧を低下させる。同時に中枢側の弁が閉鎖することによって，足から心臓までの間の血液が下方に逆流するのを防いでいる。このように，下肢の筋ポンプは直立時の下肢の静脈圧70～90 mmHgを，歩いたり，走ったり，あるいは自転車をこぐことにより20～40 mmHgに低下させている（図8.26下段）。これによって動静脈血圧差が大きくなり，下腿の血流量を50～60％増加させる（図15.8）。
- 毛細血管圧は静脈圧に近いため，筋ポンプが働くと毛細血管圧も低下し，足や足首の組織への濾過を減少させる。これによって，直立していても足のむくみや浮腫の発生が防がれる。

静脈弁の機能不全によって静脈瘤や下肢の静脈性潰瘍の原因となる

下肢の静脈弁は加齢によってしばしば機能不全となる。そ

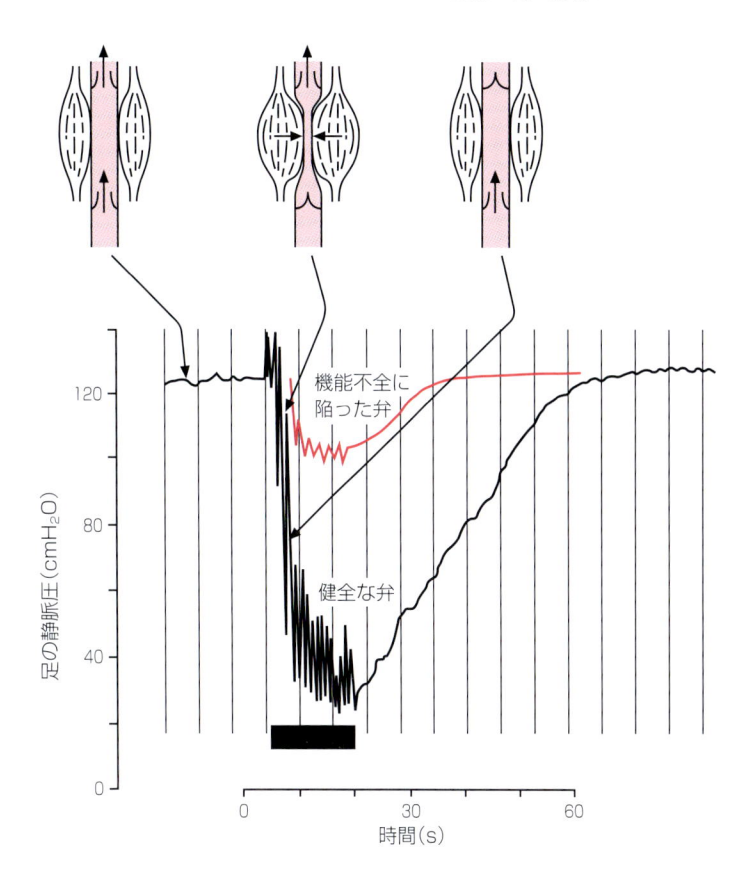

図8.26 筋ポンプ。実線のトレースは起立静止の状態から下腿の筋をリズミカルに収縮させたときの（黒い棒の部分）著者の足背の静脈圧である。上段の図はどのように筋ポンプが働くかを示している。著者の静脈弁は，年齢の割にはしっかり機能していることがわかる。赤いトレースは静脈瘤などを有し，弁の機能不全がある場合のものである。(Unpublished results of Levick JR and Michel CC)

の結果，筋ポンプの効果がなくなり，静脈血を心臓に押し上げる力が弱まるとともに，起立時には末梢静脈に慢性的な圧負荷が加わることになる（図8.26赤い曲線）。このために静脈が永久に拡張し続けることになり，しばしば見かける**静脈瘤** varicose vein が発生する。静脈圧が慢性的に上昇すると，いまだ不明のメカニズムによって白血球が下肢の微小循環系に接着しやすくなる。このような微小循環の変化によって皮膚の栄養状態が悪化し，脱色や硬化に続いて潰瘍を生じる。**下肢の静脈性潰瘍** venous leg ulcer は踝正中部直上に発生することが多い。このような潰瘍は高齢者によくみられるが治療が難しく，多額の医療費が社会的負担となっている。静脈性潰瘍は動脈性潰瘍とは異なり，弾性包帯による圧迫が有効なので，治療開始の前にABPIによって両者を鑑別する必要がある(8.5)。

呼吸ポンプと咳嗽

吸気は2つのメカニズムによって胸部大静脈への血流を増加させる（図8.27囲み図）。胸郭内圧の低下によって胸郭内の静脈を拡張させると同時に，横隔膜が沈下して腹部内臓を圧迫し，腹部静脈圧を上昇させて胸郭内への静脈血流入を増加させる。呼気は逆に，胸部大静脈への血流を減少させる。この効果は特に強制呼気を行ったときに顕著となるが，それがValsalva手技（第17章）や**咳嗽** cough である。咳をすると胸郭内圧は一時的に400 mmHgにまで上昇し，

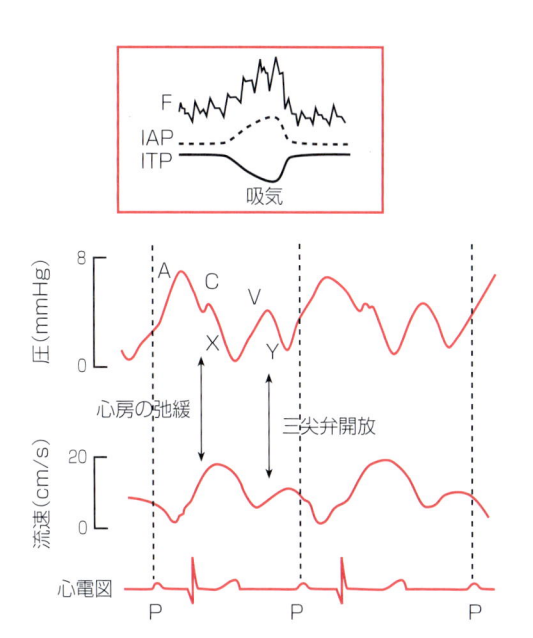

図8.27 2心周期にわたるヒト上大静脈の圧と流速。囲み図は静脈還流に対する呼吸の影響を示している。F：胸郭内下大静脈の流量，IAP：腹腔内圧，ITP：胸腔内圧。A・C・V・X・Yは図2.4と同様。(Data from Brecher GA. Venous Return. New York：Grune and Stratton, 1956, and Wexler L, Bergel DL, Gabe T et al. Circulation Research 1968；23：349-59)

静脈還流を強く阻害する。咳発作 paroxysmal coughing では静脈還流が阻害される結果，失神をきたす場合すらある。

呼吸ポンプの効果は減弱しながら末梢静脈にも及び，大腿静脈でもわずかにその効果を観察することができる。

太い静脈では血流は拍動している

右房との間には弁がないために，太い静脈では血流は拍動している。1回の心周期中に血流が増加する時期が2回ある（図8.27）。まず，心房内圧曲線のX谷の時期，つまり心房が弛緩し始める時期に血流は最大となる。心室の収縮も，心房や中心静脈への吸引効果を生じることによって流量の増大に寄与している。右室の収縮によってひと塊りの血液を肺動脈へと拍出する際，ちょうど弾丸の発射の反動で銃が後ろ方向に跳ねるように，心室が下方（心尖方向）へと下がる。これによって線維輪（心基部）も下方に引っ張られ（図2.2），心房が引き伸ばされて血液が心房内へと吸引される。2番目の血流増加は，心房内圧曲線のY谷の時期に心室が弛緩し三尖弁が開放することに伴って起こる。この2番目の血流増加は，心室壁の弾性反発による拡張に伴う吸引効果によって促進される。この効果は特に運動時など，収縮末期容積が減少したときに顕著となる。このように，太い静脈の血流は，主として上流（末梢側）からの駆動圧（押す力，約8 mmHg）によって決まるが，心臓の動きに伴う2回の一時的な下流の圧低下（引く力）によっても促進される。

要 約

- 健康な動脈・静脈での**血流**は**層流**であり，心室内やアテローム性動脈硬化を起こしている動脈などでは**乱流**となる。毛細血管での血流は**ボーラス流**と呼ばれる。
- **Darcy の法則**とは，層流での流量（$\dot{Q}$）が管の両端の圧勾配（P_1-P_2）に比例し，抵抗（R）に反比例する，というものであり，$\dot{Q}=(P_1-P_2)/R$ が成立する。**Bernoulli の定理**では圧エネルギーのほかに，運動エネルギーと位置エネルギーを考慮に入れている。**Poiseuille の法則**は管の抵抗を決める要因を定義している。
- **ヒトでの血流計測**は，太い動脈では超音波 Doppler 法で，特定の臓器の血流量は Fick の原理で（例えば，腎血流の測定には PAH を利用して），下肢では静脈圧迫プレチスモグラフィを用いて，そして微小循環では放射性同位元素を用いた Kety の組織クリアランス法で，それぞれ行われる。
- **ヒトの血圧**は，通常は上腕動脈で血圧計を用いて測定される。血圧は年齢，運動，精神的ストレス，睡眠，妊娠，起立，重力，循環血液量，高血圧など様々な疾患の影響を受けて変化する。足関節-上腕血圧比（ABPI）は下肢の動脈性疾患のための検査である。
- **平均血圧**は心拍出量×総末梢抵抗に等しい。上腕動脈における平均血圧は，拡張期圧+脈圧の1/3で求められる。
- **脈圧**は[収縮期血圧－拡張期血圧]である。脈圧と収縮期血圧は1回拍出量，動脈の硬さ（コンプライアンスの逆数），そして脈波の反射によって変化する。若年者では脈波の反射によって切痕の後ろに拡張早期隆起波を生じるが，高齢者では切痕の前の収縮期屈曲となり，収縮期血圧の上昇と心仕事量増加の原因となる。
- 圧波は動脈系を速やかに**伝播**していく。伝播速度は加齢によって動脈壁が硬くなると（**動脈硬化**）増大する。動脈が硬くなると，収縮期血圧が上昇するとともに，心仕事量と酸素需要が増大する。
- **血管抵抗**の大部分は終末動脈と細動脈の部分にあり，ここを通過すると血圧は約80 mmHgから35 mmHgに低下する。**Poiseuille の法則**は管の抵抗が血液の粘性（η），管の長さ（L），管の半径（r）の4乗で決まり，$R=8\eta L/\pi r^4$ が成立することを述べている。血管の半径は平滑筋の収縮によって調節されている。半径は4乗されて関与するため，血管の緊張がほんの少し低下しただけでも局所の血流は大きく増加する。血管緊張が全身で広範囲に上昇すると，総末梢抵抗が上昇し，血圧が上昇する。
- 古典的な物理の法則とは異なり，生体内の多くの臓器の血流量は，血圧が生理的範囲内で変化しても，その影響をほとんど受けない。これは細動脈が能動的に収縮して抵抗を変化させているからである（**自動調節**）。
- **Laplace の法則**から，機械的平衡状態にある壁の薄い管の壁にかかる張力（T）は管の半径と壁内外の圧差（ΔP）に比例し，$T=\Delta P \times r$ で表される。したがって，壁張力とストレスは大動脈で大きく，このために大動脈瘤ができやすい。
- **血液の粘性**（η）はヘマトクリットによって決まる。赤血球増加症ではこのために血液の粘性が上昇し，高血圧や脳梗塞，心筋梗塞を起こしやすい。粘性は貧血では低下する。血液の粘性は微小血管では低下し，微小循環を促進している（Fåhraeus-Lindqvist 効果）。ずり速度が低下すると粘性は上昇する。

- 心臓の高さでの**末梢静脈圧**は8〜10 mmHgである。CVPは0〜7 mmHgであり，頸静脈の視診によっておよその値を推測することができる。
- **末梢静脈に含まれる血液量**は変動し，CVPと1回拍出量に影響を与える。この血液量は，(i)腎臓・腹腔・皮膚に特に密に分布する交感神経によって調節される静脈壁平滑筋の収縮状態，(ii)心臓との高さの差(重力)により決まる静脈圧，によって変わる。静脈の圧-容積関係は，静脈の断面の形が変化するためにS字状である。
- **起立時**には下肢の静脈圧と動脈圧が上昇する。拡張した下肢の静脈に血液が「貯留」するために，CVPが低下し，1回拍出量が減少し，一時的な起立性低血圧となる。歩行時に働く筋ポンプは静脈への血液貯留を軽減する。静脈弁の機能不全は，慢性的な静脈圧上昇によって静脈瘤や下肢の静脈性潰瘍を引き起こす。

参考文献

■ 総説と書籍

Dormandy JA. Microcirculation in venous disorders: the role of the white blood cells. International Journal of Microcirculation 1995; 15 (Suppl 1): 3-8.

Fung YC. Biomechanics. New York: Springer, 2005.

Goldsmith HL, Cokelet GR, Gaehtgens P. Robin Fåhraeus: evolution of his concepts in cardiovascular physiology. American Journal of Physiology 1989; 257: H1005-15.

Julien C. The enigma of Mayer waves: facts and models. Cardiovascular Research 2006; 70: 12-21.

Lipowsky HH. Microvascular rheology and hemodynamics. Microcirculation 2005; 12: 5-15.

Nichols WW, O'Rourke MF. McDonald's Blood Flow in Arteries, 5th edn. London: Arnold, 2005.

Pappenheimer JR. Contributions to microvascular research of Jean Leonard Marie Poiseuille. In: Renkin EM, Michel CC (eds). Handbook of Physiology, Cardiovascular System, Vol. 4, The Microcirculation. Bethesda, MD: American Physiological Society, 1984: 1-10.

Pickering TG. Physiological aspects of non-invasive ambulatory blood-pressure monitoring. News in Physiological Sciences 1990; 5: 176-9.

Secomb T. Mechanics of blood flow in the microcirculation. In: Ellington CP, Pedley TJ (eds). Biological Fluid Dynamics. Cambridge: The Company of Biologists, 1995: 305-21.

Vowden KR, Goulding V, Vowden P. Hand-held Doppler assessment for peripheral arterial disease. Journal of Wound Care 1996; 5: 125-8. (ABPI)

■ 研究論文

See www.hodderplus.com/cardiovascularphysiology for a full list of Research papers for this chapter.

9章 内皮細胞

9.1	内皮機能の概略	*145*	
9.2	内皮の構造	*146*	
9.3	イオンチャネル，Ca^{2+}と内皮機能	*151*	
9.4	内皮によるNO産生	*152*	
9.5	内皮により産生される他の血管作動物質：EDHF，プロスタサイクリン，エンドセリン	*155*	
9.6	血液に対する内皮の作用	*156*	
9.7	内皮の透過性とその調節	*157*	
9.8	内皮と炎症反応	*157*	
9.9	内皮と血管新生	*158*	
9.10	内皮とアテローム	*159*	
● 要約		*161*	
● 参考文献		*162*	

学習目標

この章を読み終わった時点で，あなたは次のことができるはずである。
- グリコカリックス，細胞間接着，小胞系の構造およびアクチン細胞骨格の概要を説明できる(9.2)。
- 内皮のCa^{2+}透過性イオンチャネルの名を挙げ，内皮におけるCa^{2+}の役割を説明できる(9.3)。
- 内皮から分泌される4つの血管作動物質を列挙することができる(9.4, 9.5)。
- 内皮から放出される一酸化窒素(NO)の作用，およびその産生を調節する因子を説明できる(9.4)。
- 血液に対する内皮の効果を説明できる(9.6)。
- 炎症時に内皮がどのように白血球を捕捉するかの概要を説明できる(9.8)。
- 炎症における内皮のその他の役割を説明できる(9.8)。
- 毛細血管の透過性を調節する因子の概要を説明できる(9.7)。
- 血管新生における内皮の役割を説明できる(9.9)。
- アテロームに対する内皮機能障害の関与を説明できる(9.10)。

*　　　*　　　*

内皮は単層の内皮細胞からなり，心臓の内腔面も含めた血管系全体にわたって血液との境界面を形成している。全身の内皮細胞すべてを集めた重量は，成人では数百gになる。心筋細胞に比べると，この活発な内皮の性質は明らかになっていない部分が多いが，心血管系の機能に極めて多様な貢献をしている。内皮の表面積は非常に大きく(ヒトの骨格筋で約280 m^2，肺では約90 m^2)，血液と組織の間のガス交換，栄養素や白血球の移動などを促進し，血管平滑筋を制御するシグナルの伝達，血漿構成成分の修飾などを行う(図9.1)。

9.1 内皮機能の概略

● **内皮は血液-組織間の物質交換を調節する**

内皮の主な役割は，血漿や血液細胞を血液循環の中に保ちながら，栄養が組織に移動できるような半透過性の膜として働くことである。特殊な細胞間の接着により，水やグルコースなどの栄養素は透過するが，グリコカリックス(糖衣)という生体ポリマーの内張りが血漿蛋白の漏出を制限している。

● **傍分泌が血管緊張(トーヌス)を調節する**

動脈内皮はアセチルコリン *acetylcholine* などの多くの血管作動物質 *vasoactive agent* に対する受容体を発現しており，また，血流によって生み出されるずり応力 *shear stress* も感知することができる。内皮はこれらのシグナルに反応して血管作動物質，すなわち一酸化窒素(NO)や内皮由来過分極因子(EDHF)，プロスタサイクリン(PGI_2)，エンドセリンを分泌する。これらの物質は傍分泌 *paracrine* 様式で(すなわち局所的に)隣接した血管平滑筋細胞 *vascular smooth muscle cell* に作用し，例えば運動中の筋肉における血流依存性の動脈拡張反応のような，局所の血流を調節している(第13章13.7)。議論の余地はあるが，内皮由来の局所のNOやエンドセリンが心臓の収縮性に影響を及ぼすことも示唆されてい

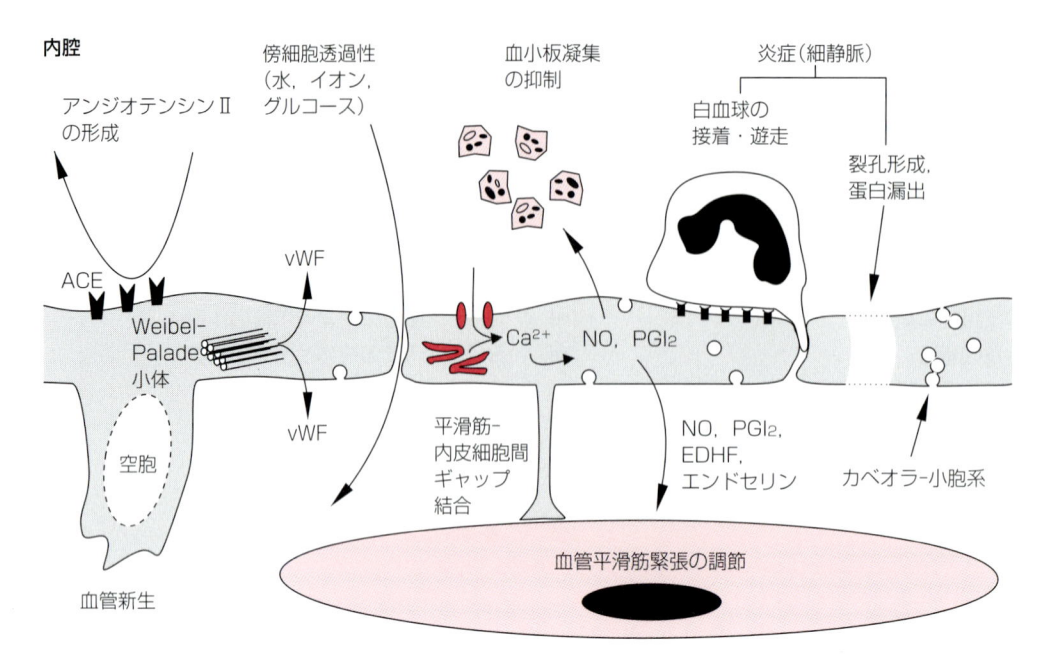

図9.1 内皮細胞の多様な機能。内腔面が上。ACE：アンジオテンシン変換酵素，EDHF：内皮由来過分極因子，NO：一酸化窒素，PGI_2：プロスタサイクリン，vWF：von Willebrand因子。

- **内皮表面の酵素は血中の血管作動性ペプチドを修飾する**
  内皮の内腔面にはアンジオテンシン変換酵素（ACE）という酵素があり，これは循環中の血管作動性ペプチドを化学的に修飾する。内皮の表面積が大きいため，基質を効率的に変換することができる。

- **内皮は抗血栓因子および凝血促進因子の両者を分泌する**
  NOとプロスタサイクリンは，血管拡張物質であるだけではなく，血小板の凝集も抑制する。これにより循環中の血液の凝血（血栓症）を防いでいる。内皮はまた，凝固カスケードを構成する因子の1つであるvon Willebrand因子も分泌する。

- **内皮は病原体に対する炎症防御に関与している**
  炎症を起こしている組織においては，細静脈の内皮は接着分子をその表面膜に組み入れることにより，循環中の白血球を捕捉して炎症巣への遊走を促進する。また，内皮細胞は形を変えて大きな間隙を形成し，循環中の免疫グロブリンが炎症組織に到達できるようにしている。

- **内皮は新たな血管形成を開始する**
  内皮細胞から発芽することがすべての新しい血管の発生（血管新生）の始まりである。血管新生は組織の成長，妊娠，創部の修復，癌の増殖に必須である。今日では血管新生抑制薬が癌の増殖を抑制するために使われている。

- **内皮機能障害はアテローム形成に関与する**
  内皮機能の障害は，欧米における罹病・死亡の最も頻度の高い原因であるアテローム性動脈硬化の進展に関与していると考えられる。血漿由来のコレステロールやフィブリンが内皮と中膜の間に捕捉され，これがアテローム性プラークの形成を導く。

内皮の役割はこのように多岐にわたり，非常に重要である。本章ではこれらの役割の基礎となる細胞生物学について解説する。内皮を介した溶質の交換や体液の移動については，それぞれ第10章および第11章で述べる。内皮からの分泌による血管緊張の調節については，第13章において他の数多くの血管調節機構と併せて述べることとする。

9.2 内皮の構造

内皮は多角形で平坦な内皮細胞からなる薄い単一の層である。細胞の厚さは0.2〜0.3 μmであり，端と端が不揃いの敷石様に連結されている（図1.11および図9.2）。それぞれの細胞には，表面から8 nmほどのところにCa^{2+}を貯蔵した小さな小胞体 endoplasmic reticulum（ER）がある。また，内皮には独特な細胞小器官であるWeibel-Palade小体がある（9.6）。

アクチン-ミオシン細胞骨格が形状をつくり固定する

内皮細胞の形状はアクチン細胞骨格によって維持されており，それは3つの別個の系にまとめられる。すなわち，皮質ウェブ，接合部帯，基底ストレスファイバーである（図9.2）。皮質ウェブ *cortical web* とは細胞膜直下のアクチンフィラメントの薄い層であり，フィラミンまたは他の蛋白

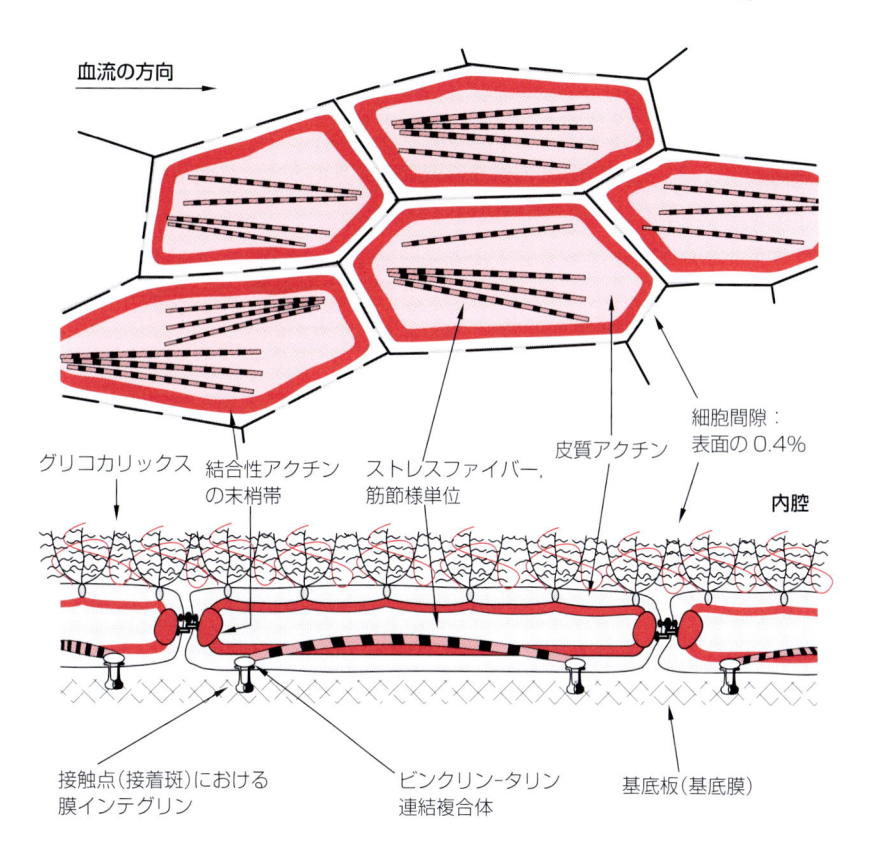

図9.2 内皮の細胞骨格の構造と細胞間結合(上段：正面像，下段：断面像)。正面像における細胞間の黒い線は，間隙における封鎖された領域(約90％)である。薄いグレーの線は，結合鎖が中断し隙間になった，透過性のある部分を表す。グリコカリックスの分子は細胞膜に付着した毛状の房を形成しており，表層近くのアクチン細胞骨格に約100 nm間隔で連結している。〔Adapted from Drenckhahn D, Ness W. In Born GVR, Schwartz CJ (eds). Vascular Endothelium. Stuttgart：Schattauer, 1997, Weinbaum S, Tarbell JM, Damiano ER. Annual Review Biomedical Engineering 2007；9：121-67〕

により膜の糖蛋白と結合している。皮質ウェブはグリコカリックスや白血球を捕捉するセレクチンなどの細胞表面の固定分子の働きを助ける。**接合部帯** junctional band は細胞内の周縁を走行する重要なアクチン環である(図9.2)。αアクチニンを介して細胞間接着蛋白に付着しており，それらを一定の場所に固定している(図9.3)。サイトカラシンを用いて接合部帯を分解すると，細胞間に間隙が出現する。**基底ストレスファイバー** basal stress fiber は動脈内皮に顕著にみられ，血流によるずり応力に抗する作用がある。ミオシンフィラメントとアクチンフィラメントが交互に重なった2～4 μmの筋節に似た構成単位からなる。ストレスファイバーの端は蛋白複合体(αアクチニン，ビンクリン，タリン)を介して，**インテグリン** integrin という膜貫通二量体に付着している。インテグリンは細胞外のラミニン，コラーゲン，フィブロネクチンと**接着斑** adhesion plaque で結合しており，細胞を血管壁に接着している(図9.2, 図9.3)。

細胞間の間隙が水と栄養素の輸送経路を提供する

水およびグルコース，アミノ酸，薬物などの非脂溶性の溶質は，主に毛細血管において細胞間の間隙を通って内皮のバリアを通過する。間隙は幅20 nmで，毛細血管表面積のわずか0.2～0.4％を占めるのみである(図9.2 上段)。間隙に面する細胞膜内の蛋白の粒子の列は**結合鎖** junctional strand を形成しており，2つまたは3つの結合鎖が細胞周囲に沿って走行している。隣り合った細胞にある結合鎖は，細胞間隙を越えて結合し**タイト結合** tight junction を形成する(図9.3)。タイト結合は細胞周囲全体にわたって連続しているわけではなく，ところどころ150～200 nmの結合鎖の中断があり，毛細血管壁を横切る，曲がりくねってはいるが連続的で透過性のある経路を形成している(図9.4，図10.3)。その中断の数と幅は，毛細血管の透過性に大きく影響する。例えば，毛細血管後細静脈では毛細血管に比べ結合鎖は少なく，より広い中断があるため水に対する透過性が高い。一方，脳の毛細血管には中断のない無数の複雑な結合鎖があるため，透過性はとても低い。

このほか，内皮を横切る経路として特殊な窓 fenestra/window があるが，第10章10.2で述べるように，特定の組織の毛細血管でみられる。

結合蛋白は動的で制御された複合体を形成する

上皮ではタイト結合(閉鎖性結合)とは異なる固定結合(接着性結合)に近い形態をとっている。内皮にある結合は，閉鎖性結合に関連する蛋白〔クラウジン-5，オクルジン，結合接着分子 junctional adhesion molecule (JAM)，連結分子 ZO-1 linker molecule ZO-1〕および接着性結合に関連する蛋白(血管内皮カドヘリン cadherin，カテニン catenin)を含んでいる(図9.3)。血管内皮のカドヘリンは膜を貫通する糖蛋白で，細胞外ドメインは隣接する細胞の血管内皮カドヘリンと結合している。細胞内ドメインは α, β, および

γカテニン複合体と結合しており，αアクチニンによってアクチンの結合帯につながれている。さらに別の結合蛋白である血小板内皮細胞接着分子 platelet endothelial cell adhesion molecule（PECAM）は，白血球の遊走を引き起こす。

結合複合体は動的な構造で，細胞内のメッセンジャーにより迅速に調節される。例えば，イソプロテレノールのような内皮のcAMPを増加させる物質は，結合鎖の数を増加させ透過性を低下させる。反対に炎症においては，βカテニンのリン酸化と結合性アクチンの分解により，結合が急速に弱まり裂孔を形成する。

動脈内皮のギャップ結合はシグナルを伝達する

動脈内皮にはタイト結合と同様に，無数のギャップ結合 gap junction がある。ギャップ結合はコネキシン connexin 37と40からなり，図3.1（下段）のごとく一列に並んだ伝導性のある半筒状の構造になっている。隣接する内皮細胞間の結合は同一細胞性のギャップ結合であり，内皮の広がりに沿ってイオンや膜電位，小さな（≦1,000 Da）化学伝達物質を通す。異種細胞間，つまり平滑筋-内皮細胞間 myo-endothelial のギャップ結合は，内皮とその下に広がる血管平滑筋細胞との間のシグナルを伝達する。同一細胞間および異種細胞間のギャップ結合は，細動脈に沿ってシグナルを伝達し，上行性の血管拡張 vasodilation を引き起こす（第

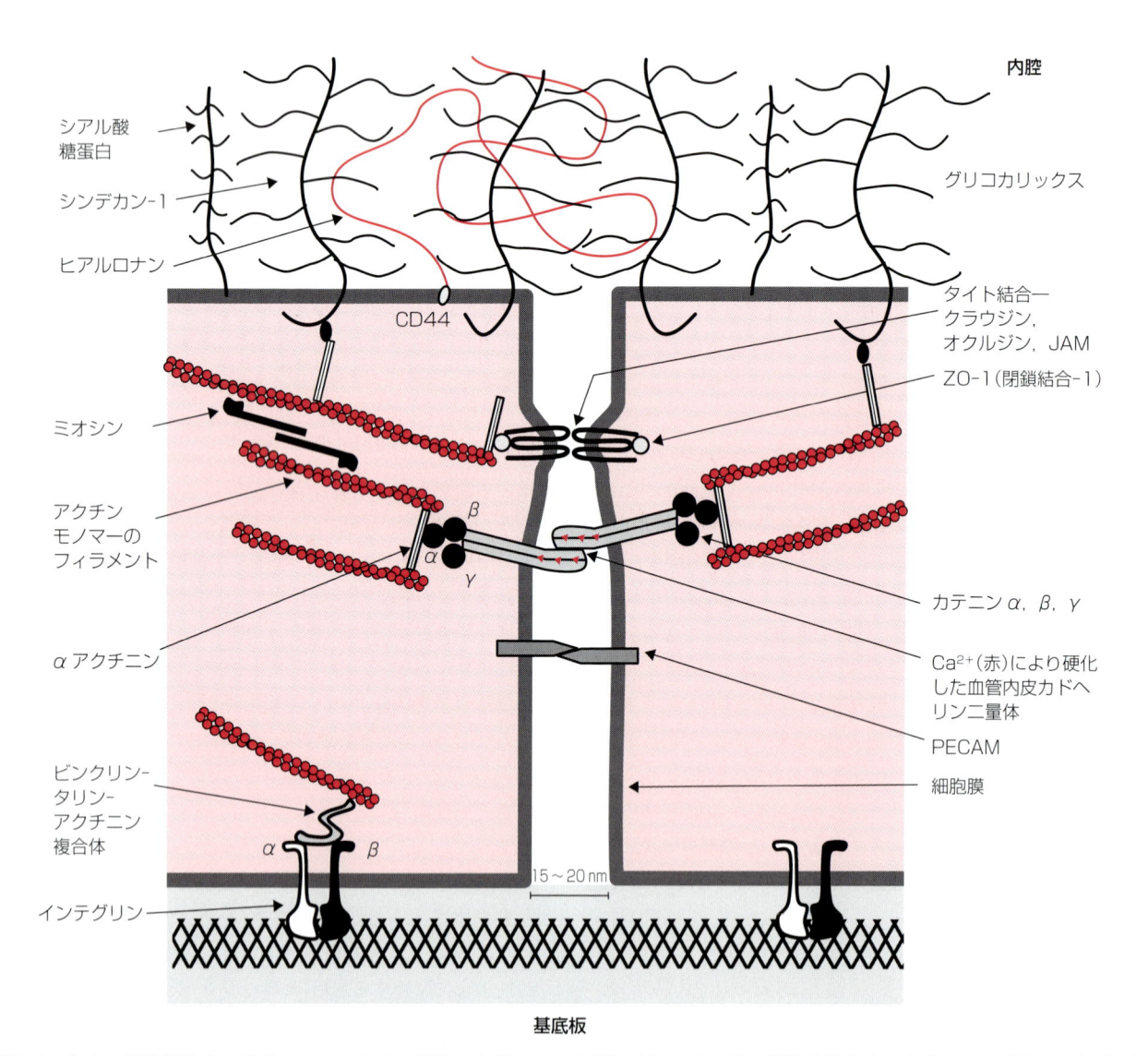

図9.3 内皮の細胞間結合とグリコカリックスの構造。カドヘリンの細胞外ドメインは，剛性を維持するために Ca^{2+}（赤い三角形）を必要とする。動脈内皮の同一細胞間のギャップ結合は示していない。グリコカリックスは，線状の芯となる蛋白と，長いヘパラン硫酸（およびコンドロイチン硫酸）の側鎖（例えばシンデカン-1），または短いシアル酸残基（シアル酸糖蛋白）からなる。ヒアルロナンは，芯となる蛋白を伴わないアセチルグルコサミン-グルクロン酸のポリマーである。JAM：結合接着分子，PECAM：血小板内皮細胞接着分子。（Based on Waschke J, Drenckhahn D, Adamson RH, Curry FE. American Journal of Physiology 2004；287：H704-11 with permission from the American Physiological Society, and Weinbaum et al. 2007, 参考文献も見よ）

13章13.7)。

グリコカリックスは大きな分子に対する陰性に帯電した障壁である

内皮の内腔側表面は，厚さ60～570 nmの水和したゲルであるグリコカリックス glycocalyx（糖衣）に覆われている（図9.2および図9.5）。グリコカリックスは陰性に帯電した炭水化物のポリマーからなり，通常は核となる蛋白，例えばシアル酸糖蛋白であるシンデカン-1（膜を貫通する"根"をもつヘパラン硫酸，およびコンドロイチン硫酸プロテオグリカン，図9.3）とグリピカン（膜に密着したヘパラン硫酸プロテオグリカン）に付着している。長鎖のグリコサミノグリカンであるヒアルロナンは膜の受容体CD44に結合している。これらの種々のポリマーは，毛状あるいは灌木の房のように内腔面に突き出ており，約100 nmの間隔でアクチン細胞骨格を介して細胞内につながっている。グリコカリックスの機能は以下のとおりである。

- 内腔面のポリマーは結合アルブミンおよびオロソムコイドと協力して，分子を分子量と電荷でふるいにかけ，水や小さな溶質は通すが血漿蛋白やアテローム性の低比重リポ蛋白 low density lipoprotein（LDL）は通さない。グリコカリックスはこのようにして非常に重要な内皮の半透過性を生み出している。
- グリコカリックスは機械的感知器であり血流の変化を感知する。例えば，プロテアーゼやヘパリナーゼ，ヒアルロニダーゼなどによりグリコカリックスが変性すると，血流刺激による内皮からのNOの分泌が障害される。
- グリコカリックスは，赤血球が変形し毛細血管に沿って一列に入り込む際の潤滑剤となる。
- グリコカリックスは，虚血-再灌流障害時（活性酸素種）や心房性ナトリウム利尿ペプチド（ANP），アテローム性の酸化LDL，そしてアテロームとの反応などにより変性を受け血流中へと脱落する。これによって，過透過性，蛋白の漏出，浮腫，毛細血管におけるヘマトクリットの変動の増加，白血球の接着の増加が起こる。

カベオラと小胞：
特化した微小領域とトランスサイトーシス

内皮細胞の容積の約1/4は細胞膜に結合した直径約70 nmの小胞 vesicle で占められている。それらは単一の切片でみると孤立した球体に見えるが，連続切片では99%が互いに連結しており，最終的には内皮の管腔面から反対側の面までつながっている（図9.6a）。表面の小胞は，内面が太さ20～30 nmの頸部を介して血漿もしくは間質液とつながっていることから，小さなフラスコあるいはカベオラ（洞穴）caveola の形に似ている（図9.1，図9.5）。小胞系はこのように細胞膜が房状に陥入したものの集まりであり，表面からぶら下がるブドウの房に似ている。

カベオラの細胞膜は他の細胞膜とは構成が異なり，高度に特化した微小領域になっている。その細胞質面はカベオ

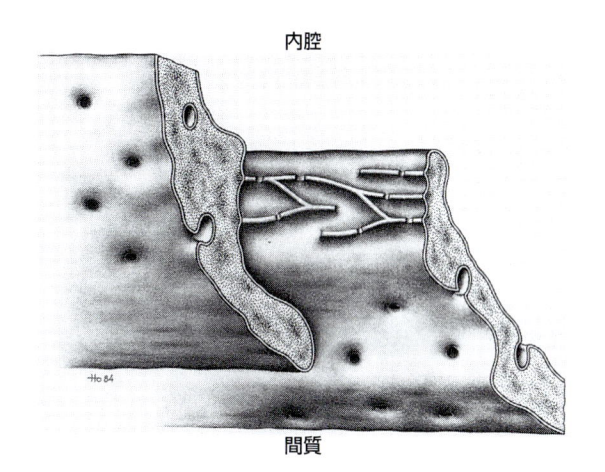

図9.4 連続電顕像に基づく毛細血管の細胞間隙の三次元再構築像。間隙はタイト結合部を除き，長さ500～1,000 nm（上部から下部），幅15～20 nmである。水および非脂溶性の溶質は，結合鎖の間隙を通して，蛇行した経路を通過する。(From Bundgaard M. Journal of Ultrastructural Research 1984 ; 88 : 1-17, with permission from Elsevier)

図9.5 カチオン化フェリチン（陽性荷電を加えたフェリチン）灌流後の毛細血管の電顕像。黒い点が，それぞれの陰性荷電したグリコカリックス（G）と結合したフェリチン分子である。結合により透過性は低下する（第10章「蛋白効果」）。フェリチンは細胞間結合（J）から排除されるが，一部はカベオラ-小胞系（LV：標識された小胞 labeled vesicle）に入り込む。中性のフェリチンはグリコカリックスに結合せず，透過性も低下させない。BL：基底板，横棒 =0.2 μm。(From Turner MR, Clough G, Michel CC. Microvascular Research 1983 ; 25 : 205-22, with permission from Elsevier)

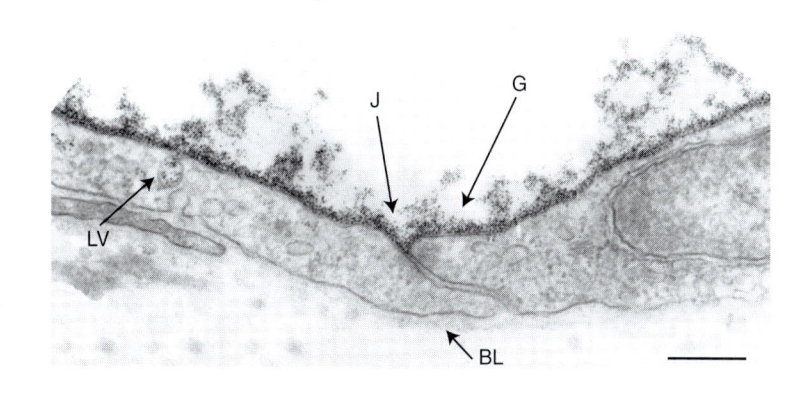

リン caveolin という線状の蛋白の層で覆われており，脂質膜は NO 合成酵素やコレステロール，スフィンゴミエリンに富み，また，アルブミン（アルボンジン），インスリン，トランスフェリン，セルロプラスミンの受容体が多く存在する．小さな脂質ラフトに多くの蛋白が密集することにより，局所の生化学的シグナルの伝達を容易にしている．

カベオラ-小胞系は，血漿中の大きな分子を捕捉し細胞内に輸送することができる（エンドサイトーシス endocytosis—受容体に結合した物質をエンドソームへ輸送すること）．小胞はまた，少量のアルブミンや免疫グロブリン，リポ蛋白を細胞を経由して間質へ輸送することができるが（トランスサイトーシス transcytosis），量的に意義があるか否かについては議論がある．小胞体によるトランスサイトーシスには，小胞体の一過性の融合と内容物の輸送が関与していると思われる（図 9.6）．また，融合した小胞やカベオラが 1 列になって細胞を貫通する連続したチャネルを形成することもある（図 9.6b 左）．この稀な多小胞性経内皮チャネル multivesicular transendothelial channel も同様に，巨大分子の透過に寄与していると思われる．

毛細血管の脆弱性：
通常は基底板が破綻を防いでいる

厚さ 50〜100 nm の基底板 basal lamina は，内皮細胞層に隣接する，淡く染色される細胞外マトリックスである透明層 lamina rara と，その下の緻密層 lamina densa からなる．主な成分はIV型コラーゲンであり，これにより物理的に非常に丈夫になっている．接着性の糖蛋白であるラミニンと，陰性に荷電したヘパラン硫酸プロテオグリカンであるパールカンが，その他の主要な構成成分である．内皮細胞は接着斑において β_1 インテグリン β_1-integrin によりコラーゲンとラミニンに付着している（図 9.2，図 9.3）．基底板はほとんどの組織において溶質に対する障壁とはならず，血漿蛋白ほどの大きな溶質でも透過する．

毛細血管には中膜や外膜がないため，物理的強度のほとんどを基底板によっている．血圧によって毛細血管が破綻するのを基底板が防いでいるのである．毛細血管壁の半径が小さいため張力そのものは小さいが（Laplace の定理），壁が著しく薄いため単位壁厚当たりの張力である壁ストレス wall stress は大きい．実際，毛細血管の壁ストレスは動脈の壁ストレスに匹敵する（図 8.18）．Goodpasture 症候群ではIV型コラーゲンに対する自己抗体により基底板が脆弱となり，そのため毛細血管から肺胞内や腎糸球体内への出血が起こる．

内皮は血管により異なる

内皮はどの血管でも同じということではなく，血管の種類や組織により異なっている．血行力学的なストレスの大きい動脈においては，内皮細胞は血流の方向に引き伸ばされ，多量のストレスファイバーを有している．毛細血管後細静脈では，結合鎖に広範囲にわたる中断があるため透過性が高まっている．細静脈内皮はまた，炎症メディエーターに対する受容体を豊富に発現しており，白血球に対する接着剤として働く P-セレクチンを多く備えもっている．このため細静脈内皮は炎症反応の主座となる．リンパ節 lymph node における毛細血管後細静脈には高内皮 high endothelium と呼ばれる著しく背の高い内皮細胞があり，これによりリンパ球が再利用のために血液からリンパ節に引き寄せられる．腺組織，腸管粘膜，腎臓においては，毛細血管内皮は開窓 fenestration と呼ばれる円形の窓によって穿孔されており，これにより透過性が高まっている（図 10.2）．これとは対極に，脳の微小血管には開窓や結合鎖の中断はなく，小胞もわずかしかないため，多くの溶質に

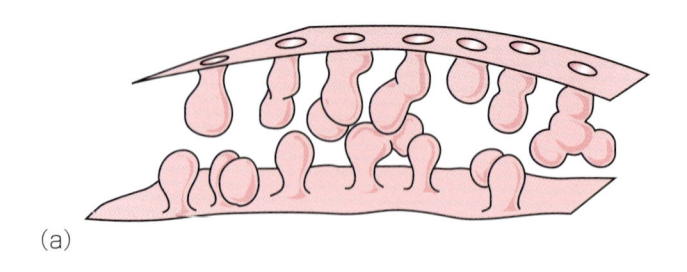

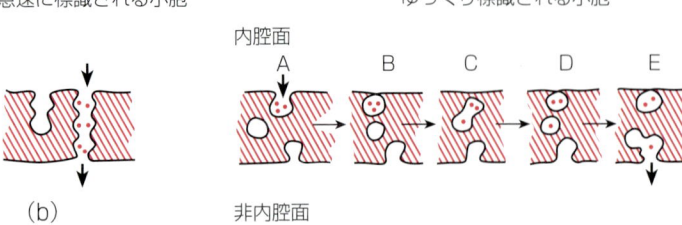

図 9.6　カベオラ-小胞系．a：連続切片の再構成により，ほとんどの小胞がカベオラ（表面のフラスコ型の陥入）を介して直接または間接的に表面とつながっていることを示している．孤立した小胞は稀である．b：A〜E は巨大分子（フェリチン：赤い点）のトランスサイトーシスが，一過性の小胞の融合と内容物の混和によって，どのように起こり得るかを示している．ときに管腔側から壁側に速く標識物質が輸送されることがあるが，これは多数の小胞体が融合した膜貫通チャネルを通るためであると考えられる（左図）．〔(a) From Frokjaer-Jensen J. Progress in Applied Microcirculation 1983；1：17-34, by permission. (b) from Clough G, Michel CC. Journal of Physiology 1981；315：127-42, with permission from Wiley-Blackwell〕

対して血液-脳関門 blood-brain barrier を形成している（第15章15.4）。

9.3 イオンチャネル，Ca^{2+}と内皮機能

内皮細胞は種々のイオンチャネルを発現しており，その多くは細胞内 Ca^{2+} 濃度に影響している。Ca^{2+} は，NO の産生や炎症時における透過性の亢進など，多くの内皮機能を調節している。基底状態での細胞質内 Ca^{2+} 濃度である 30～100 nM という濃度は細胞外 Ca^{2+} 濃度の 1 mM よりかなり低いが，例えばヒスタミンにより 5～10 倍に増加し得る。これは，一部はイオンチャネルを介した細胞外 Ca^{2+} の流入により，また一部は小胞体内に貯蔵された Ca^{2+} の放出による（図9.1）。以下の項は，第3章で述べた電気生理学的な概念を読者がよく理解しているものとして解説する。

膜電位は内皮の反応性に影響を与える

内皮細胞は興奮しない。すなわち，内皮は電位依存性の Na^+ チャネルや Ca^{2+} チャネルを十分に発現していないため，活動電位を発生することはない。しかしながら，内皮細胞の細胞内電位は $-30～-68$ mV に保たれており，これは主に内向き整流 K^+ チャネル（K_{ir}）および K_{Ca} チャネルを通って K^+ が細胞外に拡散することにより調整されている（図9.7）。起電性の $3Na^+$-$2K^+$ ポンプもまた -8 mV 程度の帯電に寄与している。膜電位の深さは，細胞外の Ca^{2+} が内皮細胞に入るための電気化学的な推進力に影響するため重要である。膜電位がなくなると，Ca^{2+} によって調節される反応は著しく減弱する（図11.29）。また，内皮細胞の膜電位の変化は，上行性の血管拡張でみられるように，ギャップ結合によって伝達されるシグナルとして働く（第13章13.7）。

内皮は TRPC Ca^{2+} 伝導チャネルを発現している

内皮には電位依存性 Ca^{2+} チャネルはないが，表面膜には他の2つの型の Ca^{2+} 伝導チャネル，すなわち受容体作動性チャネルとストア作動性チャネルがある。細胞がヒスタミンのようなアゴニストによって刺激されると，これらの Ca^{2+} チャネルは活性化され，細胞内遊離 Ca^{2+} 濃度を 5～10 倍増加させる。

受容体作動性チャネル receptor-operated channel（ROC）は陽イオンを通すチャネルで，アゴニスト agonist と呼ばれる細胞外の作用物質が膜の特異的な受容体に結合すると，生化学的カスケードを介して活性化される。内皮に対するアゴニストとしては，ヒスタミン，ブラジキニン，トロンビン，セロトニン，ATP，およびアセチルコリンが挙げられる。アゴニストを結合した受容体が G 蛋白を活性化し，G 蛋白は膜結合酵素であるホスホリパーゼ C phospholipase C を活性化する（図9.7）。ホスホリパーゼ C はリン脂質であるホスファチジルイノシトール二リン酸 phosphatidyl inositol bisphosphate（PIP_2）を，ジアシルグリセロール diacyl glycerol（DAG）とイノシトール三リン酸 inositol trisphosphate（IP_3）に分解する。DAG は ROC イオンチャネルを活性化し，IP_3 は小胞体から少量の Ca^{2+} を放出させる。ROC は選択性の低い陽イオンチャネルであり，Ca^{2+} のほか，Na^+ や K^+ もいくらか通す。Ca^{2+} が流入するための大きな電気化学勾配により，ROC の活性化は細胞内遊離 Ca^{2+} 濃度の急速な上昇をもたらす。ROC の構成蛋白は TRPC（transient receptor potential, canonical subtype：canonical 型一過性受容器電位）ファミリーの一員であることが最近明らかにされた。

ストア作動性チャネル store-operated channel（SOC）もまた表面膜の Ca^{2+} 伝導チャネルであるが，その活性化は小胞体に貯蔵された Ca^{2+}（Ca^{2+} ストア）の放出と関連しており，2つの主要なタイプがある。まず，ヒトの内皮は TRPC1 蛋白からなる SOC を発現している。これは選択性の低い陽イオンチャネルであり，IP_3 が小胞体の Ca^{2+} を放出させることによって活性化される（図9.7）。2つめのタイプの SOC は Orai1 蛋白からなる。このチャネルは非常に Ca^{2+} 選択性が高く，小胞体蛋白である STIM1 によって貯蔵

重要事項のまとめ 9.1

内皮は選択的透過性のある膜である

- 内皮細胞の脂質膜は，酸素や二酸化炭素，麻酔薬などの脂溶性の分子が血液と組織の間を迅速に透過することを可能にしている。
- 内皮の細胞間隙は，水やグルコースなど非脂溶性の小さな溶質を透過させる経路である。ただし脳は例外であり，細胞間に間隙はみられない。
- 細胞間隙の透過性は，結合鎖の形成を増加させる β 受容体-cAMP 経路により低下する。細胞間の透過性は，血流および心房性ナトリウム利尿ペプチドの cGMP を介した作用により亢進する。
- 血管内腔面を覆っている，生体ポリマーからなるグリコカリックスは，半透過性の層を形成し，血漿蛋白は透過しないが，小さな溶質と水の通過は可能にしている。
- 細胞質内の小胞は，内皮を貫通して血漿蛋白をゆっくりと輸送するが，その過程はよくわかっていない。
- 炎症においては，細静脈の内皮細胞間あるいは細胞を貫いて広く裂孔が形成される。この裂孔を介した血漿蛋白や水の急速な移動が炎症性腫脹を引き起こす。

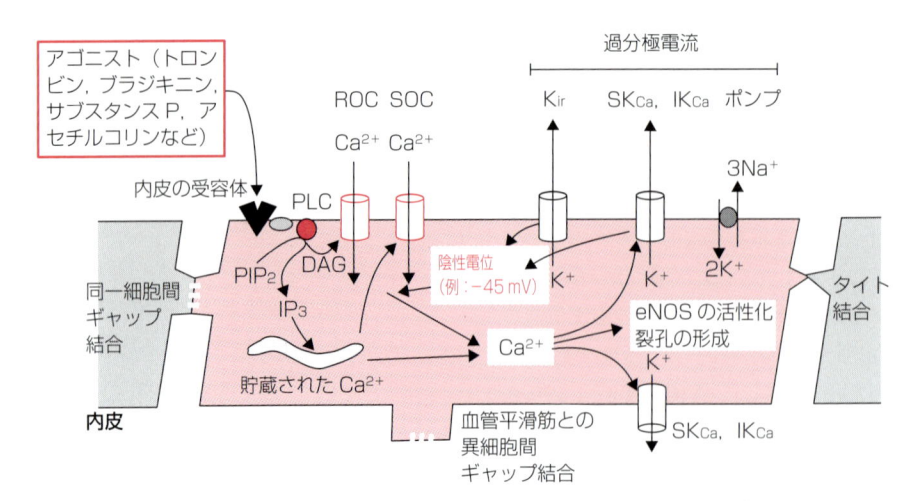

図 9.7 内皮の電気生理と Ca^{2+} の調節。受容体と膜のホスホリパーゼ C（PLC：●）との連関は受容体によって相違がある。古典的な G 蛋白共役型受容体は 7 回膜貫通型蛋白（ヘプタヘリカル蛋白）であり，活性化されると三量体の G 蛋白である $G_{q/11}$ の解離が起こる。遊離した $G\alpha$ コンポーネントは膜の中を拡散し，PLC-β アイソフォームを活性化する。他の受容体（例えば，増殖因子に対するもの）は二量体の膜貫通型蛋白であり，チロシンキナーゼ受容体蛋白と呼ばれ，PLC-γ アイソフォームを活性化する。いずれの PLC アイソフォームも，細胞膜内にジアシルグリセロール（DAG）を，細胞質内にイノシトール三リン酸（IP_3）を産生する。eNOS：内皮型 NO 合成酵素，SK_{Ca}，IK_{Ca}：小および中コンダクタンス Ca^{2+} 活性化 K^+ チャネル，K_{ir}：内向き整流 K^+ チャネル，PIP_2：ホスファチジルイノシトール二リン酸（膜の内側のリン脂質），PLC：G 蛋白（グレーの楕円）によってアゴニスト受容体とつながっている膜のホスホリパーゼ C，ROC：受容体作動性 Ca^{2+} チャネル，SOC：ストア作動性 Ca^{2+} チャネル。

Ca^{2+} の放出に引き続いて活性化されるため，Ca^{2+} 放出活性化 Ca^{2+} チャネル calcium-release activated calcium channel とも呼ばれている。SOC の活性化は細胞外 Ca^{2+} の流入をまねき，これは容量性もしくはストア作動性 Ca^{2+} 流入と呼ばれる。これにより遊離 Ca^{2+} レベルが上昇するとともに，小胞体に再貯蔵される。SOC は多くのタイプの内皮に ROC よりも豊富に存在すると考えられている。

これらの複数の経路が存在するため，アゴニストは通常は内皮の 2 相性の Ca^{2+} 濃度変化を引き起こす。はじめに遊離 Ca^{2+} 濃度の急激な上昇があり，これは IP_3 介在性の Ca^{2+} 放出，および DAG 介在性の ROC 活性化によりもたらされる。その後に SOC の活性化による，小さいがより持続的な Ca^{2+} 上昇がみられる。内皮細胞にはまた伸展活性化チャネル stretch-activated channel もあると考えられ，これはずり応力に反応して Ca^{2+} を流入させる。

Ca^{2+} 活性化 K^+ チャネルは内皮を過分極させる

内皮の遊離 Ca^{2+} の上昇は，特殊な型の K^+ チャネルである Ca^{2+} 活性化 K^+ チャネル calcium-activated potassium channel（K_{Ca}）（図 9.7）を活性化させる。これは K^+ の膜透過性を増加させ，過分極 hyperpolarization，すなわちより深い陰性荷電をもたらす（式 3.4）。過分極は 2 つの働きをする。つまり，細胞外 Ca^{2+} を細胞内に引き寄せる電気化学的な力を増加し，また，平滑筋-内皮細胞間ギャップ結合を介して伝達され，細動脈の弛緩を引き起こす（第 9 章 9.5，第 13 章 13.7）。

K_{Ca} チャネルには小コンダクタンス（SK_{Ca}），中コンダクタンス（IK_{Ca}），大コンダクタンス（BK_{Ca}）の 3 つのサブタイプが存在する。SK_{Ca} と IK_{Ca} は内皮のみに存在するが（図 9.7），BK_{Ca} は血管平滑筋に存在する。これらのチャネルは薬理学的に識別可能である。つまり，SK_{Ca} はミツバチの針に含まれるアパミンにより阻害され，IK_{Ca} と BK_{Ca} はサソリの毒針に含まれるカリブドトキシンで，また BK_{Ca} はイベリオトキシンで阻害される。

9.4 内皮による NO 産生

一酸化窒素 nitric oxide（NO）は自由に拡散できる溶解したガスで，血管拡張作用を有する。NO は動脈内皮により，基礎分泌として少量が常に産生されている。内皮が血管作動物質を分泌するという発見は比較的最近のものであり，以下にその概略を述べる。

内皮が血管緊張を調節しているという発見

- **プロスタサイクリン** prostacyclin（PGI_2）　血管緊張の調節における内皮の役割が明らかになったのは，血管自体が血管拡張物質である PGI_2 を分泌することを 1976 年に Vane らが発見したのが最初である。PGI_2 によって引き起こされる拡張反応を図 9.8 下段に示す。
- **一酸化窒素（NO）**　第 2 の内皮由来血管拡張物質は，1980 年に Furchgott と Zawadski によって発見された。彼らは，アセチルコリンのアナログであるカルバコー

図9.8 摘出されたイヌ動脈条片での発生張力の記録。アセチルコリンまたはPGI₂を加えると弛緩が起こる（左図）。内皮をこすり取ると，アセチルコリンに対する反応は収縮へと変化する（右上）。したがって，弛緩は内皮依存性である。内皮がある血管の反応は，内皮によってもたらされる弛緩（優位）と，アセチルコリンによる直接の収縮作用とのバランスによって決まる。PGI₂に対する反応は内皮依存性ではない（右下）。(Redrawn and modified using data from Altura B. Microcirculation, Endothelium and Lymphatics 1988；4：97-110, by permission)

ルによる太い動脈の拡張反応は，内皮層をこすり取ると血管収縮 vasoconstriction に転じるということに気づいた（図9.8上段）。そして，アセチルコリンなどのアゴニストは内皮による血管拡張物質の分泌を刺激する，ということが明らかになった。この拡張物質は，当初は内皮由来拡張因子 endothelium-derived relaxing factor（EDRF）と呼ばれていたが，現在ではNOであることが明らかになっている。内皮由来NOの血管拡張作用は，動脈平滑筋に対するアセチルコリンの直接的な血管収縮作用よりも優位である。

- **内皮由来過分極因子** endothelium-derived hyperpolarizing factor（EDHF）　第3の血管拡張因子であるEDHFは，細い血管ではNOやPGI₂の産生を阻害した後も内皮依存性の血管拡張が持続する，という事実に着眼することから発見された。この反応には平滑筋の過分極を伴う（図9.9）。

- **エンドセリン** endothelin　第4の内皮からの分泌物は，エンドセリンと呼ばれる血管収縮性ペプチドであり，分子生物学的手法を用いた日本の研究者たちによって1989年に発見された。

これら4つの物質はいずれも，後の分泌のために貯蔵されるというよりも，産生されると同時に分泌される。

内皮からのNOには複数の作用がある

NOは脂溶性かつ水溶性であるため，内皮に隣接した血管平滑筋や血流中に自由に拡散し，局所において複数の作用を示す。

- NOは冠動脈のような太い筋性動脈および静脈の血管緊張を下げる（図9.9a）。NOは細い抵抗血管も拡張させるが，これらの血管ではEDHFのほうが相対的に重要である。動脈によるNOの産生はずり応力によって刺激され，太い動脈の血流依存性血管拡張を引き起こし，

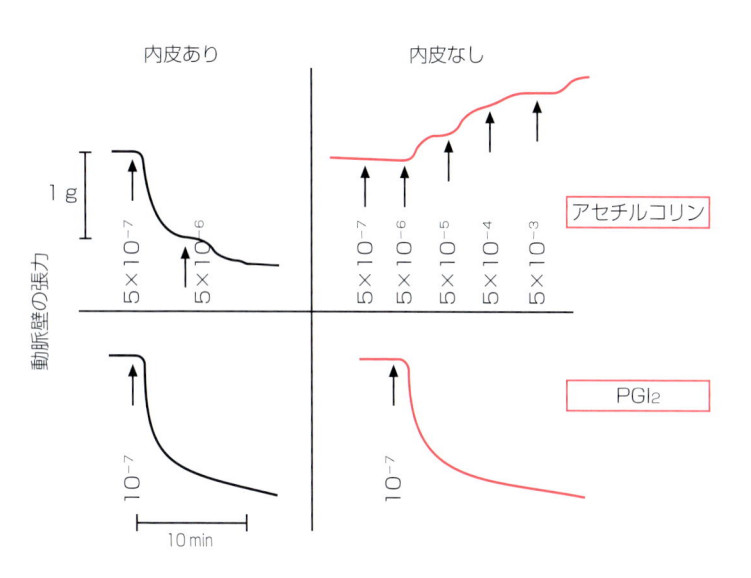

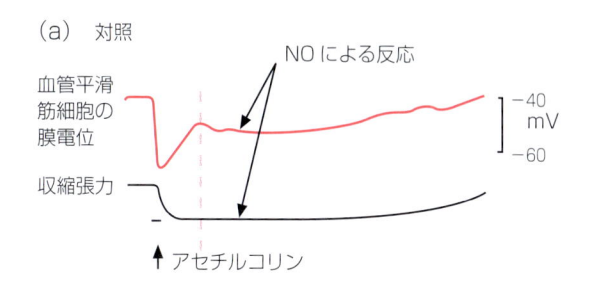

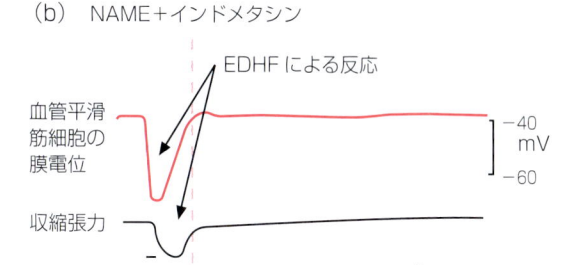

図9.9 a：モルモット冠動脈のアセチルコリン（黒い横棒）に対する内皮依存性弛緩反応（黒い曲線）。弛緩は，一部は血管平滑筋の過分極（赤い曲線）によって媒介される。b：ニトロアルギニンメチルエステル（NAME）を用いてNOを，またインドメタシンを用いてPGI₂の産生を阻害すると，反応の後期の部分が消失する。内皮由来過分極因子（EDHF）によって媒介される早期の過分極と弛緩は存続する。(From Parkington HC, Tona MA, Coleman HA, Tare M. Journal of Physiology 1995；484：469-80 with permission from Wiley-Blackwell)

運動する筋肉への血流増加を促進する（第13章13.3および13.7）。NOの産生はブラジキニン bradykinin などの炎症メディエーターによっても刺激され，特徴的な炎症における血管拡張をもたらす。NOを放出する薬物であるニトログリセリン glyceryl trinitrate/nitroglycerin は，静脈の拡張により中心静脈圧を下げて心仕事量を

減らすことにより，また太い動脈の拡張により脈波の反射 wave reflection を減らして収縮期圧と心仕事量を減らすことにより，狭心症を軽快させる(図8.10)。NO は常に産生されているため，NO 産生を阻害する薬物は血管収縮を引き起こす。

- NO は炎症時の細静脈における裂孔形成に寄与する。
- NO はアテロームの構成要素である平滑筋細胞の遊走を抑制する。
- NO は血小板凝集を抑制し，血管における血栓症を予防する。
- NO は内皮の血管細胞接着分子(VCAM)など，白血球を捕捉する接着分子の転写を抑制する。

NO による平滑筋増殖・血小板活性化・白血球接着の抑制は，すべてアテローム性動脈硬化を抑制する作用であり，NO の産生低下はアテローム性動脈硬化を進展させると考えられている(第9章9.10)。

NO は NO 合成酵素(eNOS)により L-アルギニンから生成される

NO は常時産生されており，わずか数秒間存在した後に分解される。NO は恒常的に発現している酵素である内皮型 NO 合成酵素 endothelial nitric oxide synthase (eNOS/NOS-III) によって産生される。eNOS はカベオラの膜の内側表面に局在するヘム含有酵素であり，カベオリンや高比重リポ蛋白 high-density lipoprotein (HDL)，エストロゲン受容体と複合体を形成している。eNOS はアミノ酸である L-アルギニンから窒素基を切り離し，これを酸素と結合させることにより NO を形成する(図9.10)。ニトロアルギニンメチルエステル nitroarginine methyl ester (NAME) などのアルギニンの不活性アナログは，eNOS の結合部位において正常のアルギニンと拮抗するため，eNOS の阻害薬として働く。第13章13.3で述べるように，非内皮型の NO 合成酵素のアイソフォーム〔誘導型 inducible (iNOS)，神経型 neural (nNOS)〕も存在する。

NO の産生はずり応力やアゴニストによって刺激される

上に述べたように，eNOS の活性は血流によるずり応力によって常に刺激されており，アセチルコリンや炎症メディエーターなどのアゴニストにより増強される。

ずり応力は PI3 キナーゼを介して eNOS を刺激する

血管壁に常に作用しているずり応力(図8.3)は持続的な NO 産生の推進力として重要である。さらに運動中には，活動している骨格筋を栄養する動脈の血流が増えることによって，ずり応力と NO 産生が増加する。その結果，活動

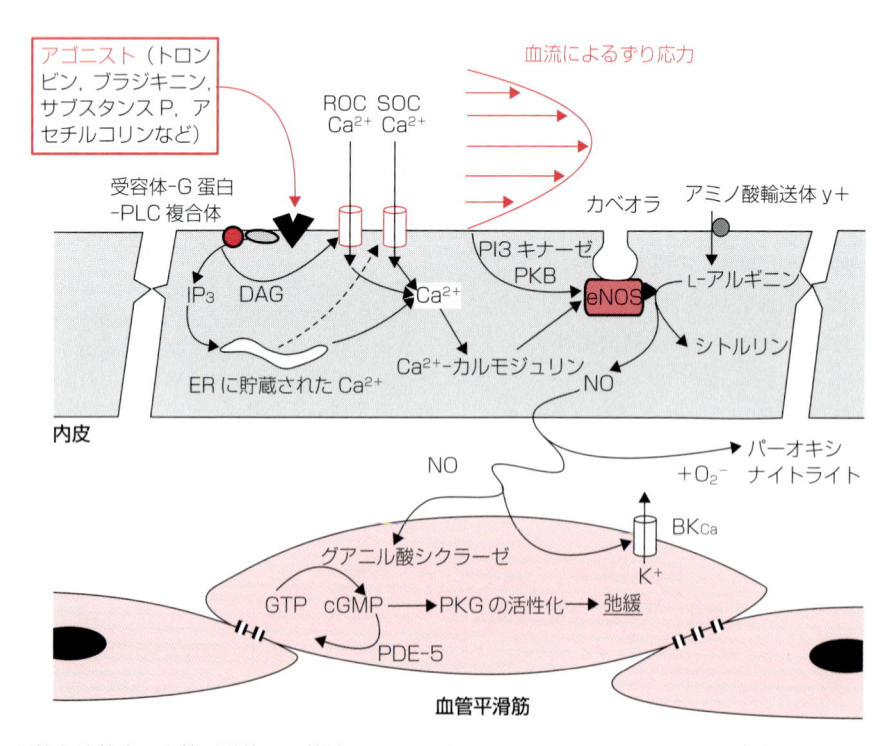

図9.10 NO 産生の調節と隣接する血管平滑筋への効果。DAG：ジアシルグリセロール，eNOS：内皮型 NO 合成酵素，ER：小胞体，IP_3：イノシトール三リン酸，BK_{Ca}：大コンダクタンス Ca^{2+} 活性化 K^+ チャネル，PDE-5：ホスホジエステラーゼ 5(シルデナフィルによって抑制される)，PI3 キナーゼ：ホスファチジルイノシトール 3 キナーゼ，PKB：プロテインキナーゼ B (akt)，PKG：プロテインキナーゼ G，PLC：ホスホリパーゼ C，ROC：受容体作動性 Ca^{2+} チャネル，SOC：ストア作動性 Ca^{2+} チャネル。

筋群を栄養する太い動脈の血流依存性血管拡張 flow-induced vasodilation がもたらされる（第13章13.4）。グリコカリックスを分解する酵素によってNOの産生が低下することから、ずり応力はおそらくグリコカリックスにより生化学的なシグナルに変換されると考えられる。これによりホスファチジルイノシトール3キナーゼ phosphatidyl inositol-3 kinase（PI3 kinase）が活性化され、さらにeNOSをリン酸化するプロテインキナーゼB protein kinase B（akt）が活性化される（図9.10）。eNOSはリン酸化されることによって、細胞内のeNOS活性化因子であるCa^{2+}-カルモジュリン複合体に対する感受性が高まる。

アゴニストはCa^{2+}-カルモジュリン複合体を介してeNOSを刺激する

アセチルコリンなどのアゴニストは、ホスホリパーゼC（PLC）-ROC/SOC経路（図9.7）を介して内皮の遊離Ca^{2+}濃度を上昇させる。一部のCa^{2+}は細胞内Ca^{2+}結合蛋白であるカルモジュリン calmodulin に結合する。Ca^{2+}-カルモジュリン複合体 Ca^{2+}-calmodulin complex は、eNOSの活性を上昇させ、NOの産生を増加させる（図9.10）。このような作用を示すアゴニストには、アセチルコリン（ムスカリンM_3受容体を介する）のほか、ブラジキニン、トロンビン、サブスタンスP、ATP、ADP、血管作動性腸管ポリペプチド、インスリンなどがあり、ある種の組織または動物種ではヒスタミンも同様に働く。これらの物質のいくつかは炎症時に遊離されるため、NOは炎症組織の特徴である発赤（血管拡張）に寄与している。

NOは2つの機序により血管拡張を引き起こす

(i) 内皮由来のNOは隣接する血管平滑筋細胞に速やかに拡散し、そこで可溶性酵素であるグアニル酸シクラーゼのヘム基に結合する（図9.10）。N-OはO-O、つまり酸素と化学的に近縁にあるため、ヘムに対する親和性が高い。活性化されたグアニル酸シクラーゼは、グアノシン三リン酸からのサイクリックグアノシン一リン酸 cyclic guanosine monophosphate（cGMP）の産生を促進する。cGMPはキナーゼ類（他の蛋白をリン酸化してそれらの活性を変化させる酵素）を活性化し、血管拡張を引き起こす。このことは第12章12.7で詳述する。(ii) 高濃度のNOは直接、平滑筋細胞膜の大コンダクタンスK_{Ca}チャネル（BK_{Ca}チャネル）を活性化する（図9.10）。これは平滑筋を過分極させることで血管拡張を引き起こす（図9.9a）。

NOは速やかに不活性化される

NOは2つの機序により数秒以内に不活性化される。(i) NOは酸化的代謝の副産物であるスーパーオキシド（O_2^-）と反応し、パーオキシナイトライト（$ONOO^-$）を形成する。$ONOO^-$はその後、尿中排泄のため普通の亜硝酸塩（NO_2^-）および硝酸塩（NO_3^-）となって尿中に排泄される。(ii) NOは酸素（O-O）と類似しているため、一部は血流中に拡散し、赤血球内のヘモグロビンと結合する。

9.5 内皮により産生される他の血管作動物質：EDHF、プロスタサイクリン、エンドセリン

内皮由来過分極因子（EDHF）

NOはeNOSが豊富にある太い血管で、その主たる生理的効果を発揮する。もし小動脈や細動脈において、NOやプロスタサイクリンの産生を阻害したとしても、アセチルコリンやブラジキニンなどのアゴニストは、平滑筋の過分極によってもたらされる内皮依存性の拡張を引き起こすことができる（図9.9b）。また、アゴニストにより刺激した組織から流出する灌流液中に、単離した血管平滑筋を過分極させる化学物質である内皮由来過分極因子 endothelium-derived hyperpolarizing factor（EDHF）が含まれている。

EDHF産生の刺激には、古典的な副交感神経性伝達物質であるアセチルコリンや、ブラジキニンなどの炎症性の作用物質、そしておそらくは、ずり応力などがある。EDHFの役割は以下のように考えられている。

- 細い栄養血管を拡張させることにより、運動している筋肉への血流増加を促進する（上行性、伝導性血管拡張：第13章13.7）。
- コリン作動性の自律神経支配のある一部の組織において、細い抵抗血管のコリン作動性血管拡張に関与する（第14章14.2、14.3）。
- 炎症における血管拡張をもたらす。

EDHFの本態に関しては議論がある。内皮由来の過分極は、ある組織においては実際に放出された化学的因子により引き起こされるが、それはまた、内皮と血管平滑筋との間の直接の電気的な結合によっても引き起こされる。過分極の主要な機序は電気的伝達であり、可溶性のEDHFの遊離がそれを増強するのかもしれない。

(i) 内皮過分極の血管平滑筋への直接的な電気的伝達

このことは、平滑筋-内皮細胞間ギャップ結合が豊富な細動脈や小動脈（直径約100 μm）において示されている（図1.11）。アゴニストが内皮の遊離Ca^{2+}濃度を上昇させると、SK_{Ca}およびIK_{Ca}チャネルが活性化され、内皮細胞が過分極する（図9.7）。内皮の過分極は平滑筋-内皮細胞間ギャップ結合を介して広がり、血管平滑筋の過分極と弛緩が起こる。このタイプのEDHFは、ギャップ結合の阻害薬や、内皮のSK_{Ca}およびIK_{Ca}チャネルの阻害薬であるアパミン（プロペリシアジン）やカリブドトキシンで抑制される。

(ii) 遊離される化学的因子　　内皮のSK_{Ca}およびIK_{Ca}チャ

ネルが活性化されると，K$^+$が隣接する血管平滑筋の周囲の間質腔に遊離される．細胞外のK$^+$の上昇は，平滑筋細胞の3Na$^+$-2K$^+$ポンプを刺激し，K$_{ir}$チャネルを活性化することにより平滑筋細胞の過分極を増強する（第13章13.4）．また，冠動脈や腎臓，骨格筋の小動脈においては，エポキシエイコサトリエン酸 epoxyeicosatrienoic acid（EET）もEDHFとして働く可能性がある．これらの血管においては，アゴニストであるブラジキニンが内皮のホスホリパーゼA$_2$を活性化し，アラキドン酸が産生される．アラキドン酸は内皮のチトクロームP450エポキシゲナーゼにより，拡散能のあるEETに変換される．平滑筋のEET受容体は，平滑筋のBK$_{Ca}$チャネルを活性化する経路を刺激し，過分極と血管拡張を引き起こす（第12章12.7）．さらなるEDHFの候補として，過酸化水素やC型ナトリウム利尿ペプチドが挙げられる．

プロスタサイクリン（PGI$_2$）

NOと同様に，PGI$_2$は血管拡張を引き起こし，血小板凝集を抑制する．内皮により持続的に（つまり刺激を必要とせずに）産生されており，またトロンビンなどのアゴニストに対する反応としても産生される．ホスホリパーゼA$_2$ phospholipase A$_2$ は，膜のリン脂質を不飽和脂肪酸であるアラキドン酸 arachidonic acid に変換する．アラキドン酸はその後，シクロオキシゲナーゼ cyclooxygenase によってPGI$_2$に変換される．PGI$_2$の産生は炎症時に大幅に増加し，炎症に関連する血管拡張に寄与している．また，発汗における皮膚の血管の拡張にも寄与している．

エンドセリン

エンドセリン endothelin はヘビ毒であるサラホトキシンに関連するペプチドの一員である．主要なアイソフォームであるエンドセリン-1は内皮により分泌され，著しく持続的な（2～3時間）血管収縮を引き起こす．エンドセリン-1は平滑筋細胞のET$_A$受容体を活性化するが，これはG蛋白を介して平滑筋細胞のPLC-IP$_3$系とつながっており，結果として起こる平滑筋細胞のCa^{2+}の上昇が血管収縮を誘発する．長期的にみると，エンドセリンは血管平滑筋や心筋細胞の増殖も刺激する．

エンドセリンはヒトにおいては持続的に産生されており，基礎的な血管緊張にわずかに寄与している．その産生は，振動や低酸素，アンジオテンシンII，バソプレッシン，トロンビンによって増加する．血漿中のエンドセリンのレベルは，子癇前症（妊娠中毒症，つまり妊娠中の高血圧）や心不全において上昇する．エンドセリンはまた，脳出血患者における脳動脈の血管攣縮にも関与している．

9.6 血液に対する内皮の作用

内皮はアンジオテンシンIIの産生を触媒する

アンジオテンシンI angiotensin I は比較的不活性な循環デカペプチドであり，腎臓において血漿中に生成される（第14章14.8）．アンジオテンシンIは，内皮の管腔面に発現している含亜鉛カルボキシペプチダーゼであるアンジオテンシン変換酵素 angiotensin-converting enzyme（ACE）によって，強力な血管収縮性をもつオクタペプチドであるアンジオテンシンII angiotensin II に変換される（図9.1）．変換は主に肺で起こるが，これは腎静脈の血漿中で産生されたアンジオテンシンIがはじめて遭遇する，内皮が広く存在する領域が肺であるためである．カプトプリルなどのACE阻害薬は，アンジオテンシンIからの変換を抑制することによってアンジオテンシンIIのレベルを下げ，高血圧や心不全の治療に広く用いられている（第18章）．

肺のACEはまた，循環中の血管作動物質であるブラジキニンやセロトニンを速やかに分解する．これらは炎症前駆物質であるため，ACE阻害薬の副作用として，ときに浮腫の出現や咳がみられる．

内皮は止血因子であるvon Willebrand因子を分泌する

内皮細胞は独特な桿状の貯蔵小器官であるWeibel-Palade小体をもち，これはvon Willebrand因子 von Willebrand factor（vWF）という糖蛋白からなる細長い小管が無数に集まって構成されている（図9.1）．vWFは血流中に持続的に分泌されており，血液凝固において2つの役割を担っている．(i) vWFは凝固第VIII因子のキャリア（担体）である．(ii) 血液凝固の間，血漿中のプロトロンビンはトロンビンに変換される．トロンビンは，フィブリノーゲンを不溶性のフィブリンに変換する（血液凝固における極めて重要な過程）と同時に，内皮のトロンビン受容体を活性化して，急速かつ局所的なvWFの開口分泌を誘発する（図9.1）．vWFの一部は内皮下のコラーゲンと結合し，血液凝固におけるもう1つの極めて重要な過程である血小板の接着を引き起こす．von Willebrand病は比較的多い遺伝性のvWF合成不全であり，受傷した後に出血が遷延するのが特徴である．

Weibel-Palade小体はまた，白血球接着蛋白であるP-セレクチン P-selectin を貯蔵している．内皮が炎症性アゴニストにより活性化されると，P-セレクチンが細胞表面に移動し，通過していく白血球の捕捉を開始する（図9.11）．

血小板凝集はNOおよびPGI$_2$によって抑制される

血栓症や血液凝固における重要な過程である血小板凝集は，NOおよびPGI$_2$によって抑制される．血液凝固に際し，活性化された内皮のトロンビン受容体は，vWFの開口分

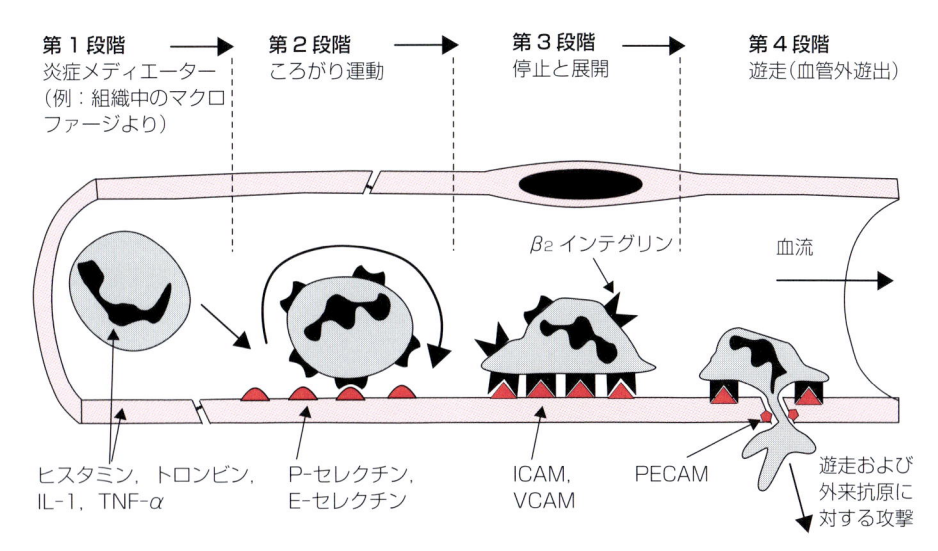

図 9.11　炎症反応における白血球のころがり運動，停止，血管外遊出。TNF-α：腫瘍壊死因子α，ICAM：細胞間接着分子，VCAM：血管細胞接着分子，PECAM：血小板内皮細胞接着分子。

泌を引き起こすだけではなく，NO および PGI_2 の産生を刺激する。これにより血小板凝集が広がることが抑制される。このように内皮からの分泌物は，血管内でつぎつぎと血栓を形成するということではなく，限定的でよく制御された止血過程に寄与している。

9.7　内皮の透過性とその調節

毛細血管の内皮の細胞間隙は，水分や栄養を血液から組織へ輸送する主要な経路となる（図 9.3，図 9.4）。この経路の透過性は固定的なものではなく，以下に概説するように血液の流速や化学メッセンジャーによって調節されている。より詳細な解説は第 10，11 章を参照のこと。

■ 透過性の亢進

血漿の流速が増加すると，毛細血管の内皮細胞間の透過性が亢進し，グルコースの血液から運動する筋への輸送が促進される（第 10 章 10.11）。透過性の亢進は eNOS の阻害薬で抑制されることから，血流刺激による NO の産生によって調節されていると考えられる。透過性の亢進はまた，血漿量の調節に関与するホルモンである心房性ナトリウム利尿ペプチド atrial natriuretic peptide（ANP）によってももたらされる（第 14 章 14.9）。NO と ANP はいずれも内皮の cGMP 濃度を上昇させ，細胞間の透過性を亢進させる経路を活性化する。内皮の cGMP は炎症時の透過性の亢進においても主要な役割を果たしている（9.8 および第 11 章 11.11）。血管内皮増殖因子 vascular endothelial growth factor（VEGF，かつては血管透過性因子 vascular permeability factor と呼ばれていた）は，成長ないし治癒過程にある組織から分泌される蛋白で，内皮の透過性を亢進させ，微小血管の成長を刺激する（9.9）。

■ 透過性の低下

イソプロテレノールやテルブタリンなどの β_2 作動薬 β_2-adrenoceptor agonist は，毛細血管の基礎的な透過性を低下させる。これらの薬物は内皮の cAMP（サイクリックアデノシン一リン酸）を上昇させ，結合鎖形成を増加する経路を活性化する。したがって，cAMP はバリアを増強するメッセンジャーであり，cGMP はバリアを減弱させるメッセンジャーといえる。cGMP は，一部では cAMP を分解するホスホジエステラーゼを活性化することにより作用する（第 11 章 11.11）。

9.8　内皮と炎症反応

内皮は炎症における古典的徴候に寄与している

炎症 inflammation とは，感染，熱傷，外傷，および関節リウマチなどの自己免疫疾患に対する防御反応の一群である。Celsus（紀元前 30 ～ 紀元後 38 年）は炎症を，発赤 rubor，発熱 calor，腫脹 tumor および疼痛 pain の組み合わせであると定義し，後に Galen（紀元後 130 ～ 200 年）が 5 番目の特徴として機能喪失 loss of function を加えた。この定義は今日でも明快かつ有効であり，内皮は発赤，発熱，腫脹において中心的な役割を果たしている。

発赤と発熱は血管拡張の結果であり，多くの炎症メディエーター（ヒスタミン，ブラジキニン，PGI_2，サブスタンス P，血小板活性化因子，スーパーオキシドラジカル，サイトカイン）によって引き起こされる。これらのアゴニストのほとんどは内皮の Ca^{2+} 濃度を上昇させ，NO と EDHF の産生を刺激して血管拡張を引き起こす。

重要事項のまとめ 9.2

内皮は炎症の多くの側面を媒介する

- 炎症の特徴は発赤，発熱，腫脹，疼痛，機能障害，および白血球の遊走である．内皮はこれらにおいて主要な役割を担っている．
- 発赤と発熱は血管拡張によって引き起こされる．多くの炎症メディエーター（ブラジキニン，サブスタンス P，トロンビン，およびサイトカイン）が，血管拡張物質である NO の内皮における産生を増加させる．
- 腫脹は細静脈内皮における大きな裂孔形成によるものである．裂孔は水や，免疫グロブリンを含む血漿蛋白を急速に漏出させる．
- 白血球の捕捉は，サイトカイン（IL-1β，TNF-α）の影響下で，特異的な接着剤様の分子（P-セレクチン，E-セレクチン，ICAM，VCAM）が細静脈内皮の内腔面の膜に組み込まれて起こる．捕らえられた白血球は細胞間の結合を通過して遊走し，炎症の原因を攻撃する．

炎症に特徴的な腫脹は，細静脈の内皮細胞間に新たに形成された裂孔を通して，循環中の血漿が急速に漏出することによりもたらされる．これらの炎症性の裂孔は，アゴニストによって引き起こされた内皮の Ca^{2+} 濃度の上昇および NO によって誘発される（図 9.7，図 11.30）．

炎症における 6 番目の基本的特徴は，Addison と Waller によって 1843〜1846 年に発見された**白血球の遊走**であり，程度が最もひどいものが膿の形成である．白血球の遊走において，内皮は以下に述べるような重要な役割を果たしている．

静脈内皮は循環中の白血球の遊走（血管外遊出）を引き起こす

急性の炎症において，好中球は血流中から炎症組織へ遊走し，単球や，最終的にはリンパ球がこれに続く．白血球の遊走には，ころがり運動，停止，遊出という3段階の過程が必要である．

ころがり運動 *rolling capture*　循環中の白血球の捕獲は細静脈内皮で始まり，そこではヒスタミンやトロンビンなどの炎症性アゴニストが，P-セレクチンの Weibel-Palade 小体から表面膜への移動を誘発する．P-セレクチンは糖蛋白（レクチン *lectin*）であり，表面膜を白血球に対して粘着性の高いものにする．白血球自体には微絨毛があり，グリコカリックスを貫通し，微絨毛のオリゴ糖は P-セレクチンと緩く結合する．接着が弱いために，辺縁に移動した白血球は血流に押し流され，内皮の上をゆっくりころがり続ける．辺縁に移動してころがる白血球は，炎症性刺激を加えてから数分以内に出現する．

炎症を起こしている組織は，ヒスタミンなどの急性の炎症性アゴニストのみならず，インターロイキン-1（IL-1），腫瘍壊死因子（TNF-α），インターフェロンγなど，よりゆっくりと作用するサイトカイン *cytokine* も産生する．これらのサイトカインは，内皮が第2の白血球の接着剤である **E-セレクチン** *E-selectin* の産生を刺激し，これによって白血球は数時間にわたり回転しながら辺縁を移動する．

停止 *arrest*　続いて，内皮および白血球の両者において，堅く結合する蛋白の活性化が起こる．内皮の結合蛋白は，**細胞間接着分子** *intercellular adhesion molecule*（ICAM）と**血管細胞接着分子** *vascular cell adhesion molecule*（VCAM）である．ICAM と VCAM は，ゆっくりところがる白血球の表面に現れる **β_2 インテグリン** *β_2-integrin* と堅く結合する．これによって，1846 年に Waller が「数多くの小石や大理石のかけらが，小川の流れに乱されることなく」と描写したように，白血球は停止する．稀な遺伝的疾患である**白血球粘着不全** *leukocyte adhesion deficiency* では，β_2 インテグリンの欠損が白血球の停止不全をまねき，細菌感染に対して生命を脅かすほどの易感染性をきたす．

遊走 *emigration*　白血球はひとたび停止すると，細い足を内皮の細胞間結合の間に挿入し，組織を押しのけて入り込んでいく（血管外遊出）．この過程には，局所における高濃度の ICAM-1 と血小板内皮細胞接着分子（PECAM）が必要である．遺伝的に操作された PECAM ノックアウトマウスでは，白血球が基底板に捕らえられ，遊走は減少する．このことは，白血球が活性化されて基底板を突破できるようになるには PECAM が必要であることを示唆している．

細胞間の結合は白血球の遊走の後，急速に（数秒以内に）再封鎖される．白血球はまた，細胞間の結合というよりも，内皮細胞自身の穴を通って遊走することが稀ならずある．これらの細胞を貫通するような穴も，同様に速やかに再封鎖される．

9.9　内皮と血管新生

内皮細胞の寿命は数カ月〜数年であるため，通常はあまり細胞分裂は起こらない．しかし，新しい血管（**血管新生** *angiogenesis*）が必要なときには，内皮細胞が急速に増殖して数日のうちに単純な内皮の管腔を形成し，この管腔が動脈や静脈，毛細血管へと成熟していく．成人においては，血管新生は組織の成長や適応（例えば，鍛えられた筋肉における毛細血管の数の増加）や創傷治癒に必須である．内皮はまた，血管外科で使用された人工血管を覆うようにも成長する．好ましくない局面として，血管新生は癌の増殖，関節リウマチ，糖尿病性眼疾患にも関与している．

新しい血管は毛細血管の発芽と分裂により発生する

新しい血管の形成は，すでに存在する毛細血管または細静脈において，蛋白分解酵素により内皮の基底膜が変性することから始まる。その後，内皮細胞は外方に向かって発芽 sprouting する（図9.1）。細胞内部の空胞化が内腔を形成し，別の新しい血管と連結するまで，さらなる細胞分裂が起こって管腔を延長する。新しい血管は，最初は透過性が高く，フィブリノーゲンが組織に滲み出ることを可能にしている。これにより，肉芽組織 granulation tissue と呼ばれる，浮腫性でフィブリンに富んだ，細胞の成長や創傷治癒には好ましい環境である血管母組織が形成される。成熟に伴い透過性が低下して正常状態になるが，これはおそらくcAMP：cGMP比が上昇するためである。新しい血管は，発芽に加えて分裂 splitting によっても形成される。この過程では，内皮による隔壁が毛細血管の縦方向に伸び，内腔を2つに分割する。

新しくできた内皮管腔の細動脈や細静脈への成熟は，平滑筋細胞や結合組織細胞の動員によってもたらされ，これは血小板由来増殖因子 platelet-derived growth factor（PDGFのBBアイソフォーム）やアンジオポエチン angiopoietin によって促進される。血管の最終的な運命，すなわち動脈になるか静脈になるかは，エフリンB ephrin B という蛋白およびその受容体の発現により決定される。

血管新生はVEGFおよびその他の増殖因子により開始される

血管新生は，内皮の遺伝子の発現を引き起こす組織増殖因子によって開始される。主な内皮の増殖因子は，血管内皮増殖因子（毛細血管の発芽のためのVEGF，リンパ管の発芽のためのVEGF-C），酸性および塩基性の線維芽細胞増殖因子 fibroblast growth factor（FGF）である。VEGFは，組織が新しい血管を形成している部位ならどこにでも豊富に存在する。例えば，胎児，胎盤，治癒創，腫瘍，乾癬性プラーク，リウマチ性パンヌス，梗塞部に隣接する心筋，および糖尿病性網膜（欧米では失明の最大の原因）である。内皮のVEGF受容体は，分裂促進因子活性化蛋白キナーゼ mitogen activated protein（MAP）kinase のカスケードを活性化するチロシンキナーゼと連結している。これにより核の転写因子が活性化され，血管新生遺伝子のスイッチが入る。

ほとんどの細胞において20〜50μm以内の距離に毛細血管が存在するように，そして，最も活発な組織で毛細血管の密度が最も高くなるように，VEGFの分泌を調節しているものは何だろう？ その答えは，酸素の不足が，遺伝子調節蛋白である低酸素誘導因子 hypoxia-inducible factor（HIF）の細胞による産生を刺激しているということである。HIFはVEGF遺伝子の転写を刺激し，VEGFが血管新生を導く。新しい血管が十分に形成されると酸素の供給は十分となり，HIFレベルが低下し，VEGFを産生するスイッチも切れる。もしVEGF産生のスイッチが切れなければ，結果として血管芽腫（主に血管が密に集まった塊からなる腫瘍）が形成される。

血管新生はトロンボスポンジンとアンジオスタチンによって抑制される

内皮の成長は，通常は血管新生抑制蛋白であるトロンボスポンジン thrombospondin とアンジオスタチン angiostatin によって抑制されている。血管新生が起こるためには，VEGFのレベルが上がるとともに，この両者のレベルが低下しなくてはならない。血管新生抑制因子の発見により，癌の増殖を抑制する血管新生抑制薬が開発された。腫瘍の大きさが1mmを超えると，十分な栄養の供給は血管新生に依存するようになる。そのため今日では一部の癌治療に，細胞障害性薬物に加えて血管新生抑制薬が使われている。

9.10　内皮とアテローム

アテローム atheroma は欧米における深刻な疾病と死亡の原因として最も一般的であり，太い動脈の内皮下内膜における，斑状のコレステロールに富んだ沈着物をいう。アテロームはまた，アテローム性動脈硬化 atherosclerosis（粥状硬化，つまり"粥のような硬化"という辻褄の合わない言葉だが）の病態としても知られている。アテロームは動脈の内腔を狭窄するプラークを形成し，組織の虚血と血栓症をきたす。結果として，心臓においては狭心症 angina や心臓発作 heart attack（心筋梗塞），脳においては一過性脳虚血発作 transient ischemic attack や血栓塞栓性脳卒中 thrombo-embolic stroke（脳梗塞），下肢においては間欠性跛行 intermittent claudication（歩行時の虚血による疼痛）や動脈性潰瘍 arterial ulcer，壊疽性壊死 gangrenous necrosis（切断を要する組織の壊死）が起こる。素因となる主な因子は，血漿中のLDL（キャリア蛋白に結合しているコレステロール，約3×10^6 Da）の高値，血漿フィブリノーゲン値の高値，喫煙，糖尿病，高血圧である。アテロームはよく血管分枝部や弯曲部に生じるため，ずり応力の異常もまたアテローム形成を促進する。定期的な適度のアルコール飲料の摂取は，虚血性心疾患の発症率を20〜30％減少させ，なかでも赤ワインが特に有益と思われる。

アテロームは血漿由来のコレステロールに富んでいる

アテローム性プラークは，血漿由来のLDL（主にコレステロール）とフィブリンが内皮下に集積することから始まる。初期の病変においては泡沫細胞 foam cell が特徴的であるが，これは循環中の単球に由来する脂肪を含んだマクロ

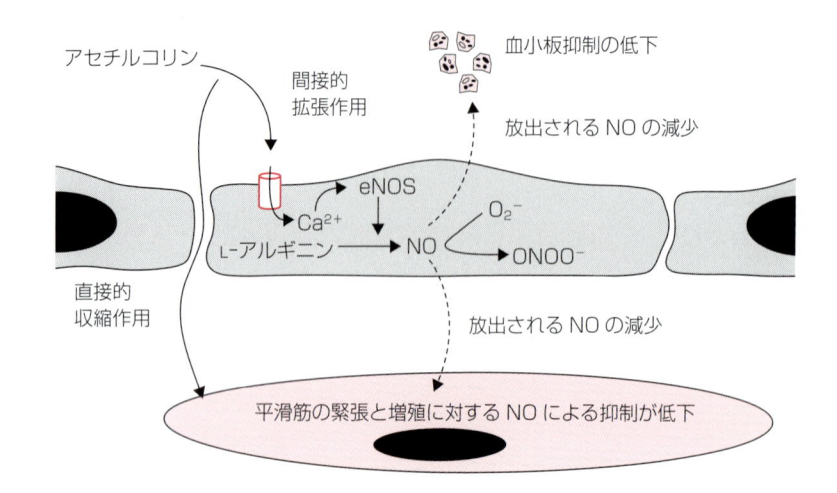

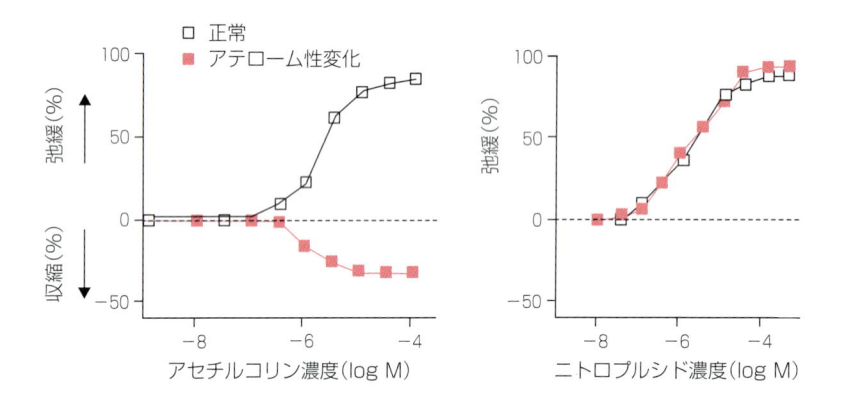

図 9.12 サルの動脈における NO の利用の低下。アセチルコリン（左下）および NO を供与するニトロプルシド（右下）に対する腸骨動脈の反応を，正常動脈（□）およびアテローム性変化のある動脈（■）で示した。アセチルコリンに対する NO 依存性の血管拡張反応は，アテローム性変化のある動脈では収縮に転じる。提唱されている機序を上図に示す。アテローム性変化のある血管において，高レベルの内皮のスーパーオキシド（O_2^-）が NO と反応し，平滑筋に到達する NO の量を減少させる。(Redrawn from Freiman PC, Circulation Research 1986；58：783-9)

ファージのことである。その後，血管平滑筋細胞が病変部に遊走・増殖し，脂肪沈着の上に線維性被膜 fibrous cap が形成される。被膜が破綻すると血小板の凝集と血栓症が引き起こされる。病変部には，内皮を通過した LDL，フィブリノーゲン，またしばしば血小板凝集もみられるため，内皮の機能障害がその病態生理に重要であると考えられる。特に，以下に述べるように NO レベルの低下が関与していると思われる。

NO レベルの低下がアテロームの形成を促進する

内皮由来の NO は，血管平滑筋細胞の遊走，血小板凝集，および内皮による単球接着因子である VCAM（アテローム中の泡沫細胞の供給源）(9.4)の発現を抑制することから，アテローム形成に対して抑制的に作用している。現在では，NO レベルの低下がアテローム形成に関与していることを示す多くの証拠が見つかっている。例えば，高コレステロール血症ウサギにおけるアテロームの形成は，NO の産生を増加させる L-アルギニンによって抑制される。反対に，eNOS の阻害薬は LDL やフィブリノーゲンの動脈壁への取り込みを増加させる。特にアテロームを形成しやすい喫煙者や糖尿病患者では NO レベルが低く，NO 依存性の動脈拡張反応が障害されている（図 9.12）。糖尿病患者はインスリンレベルが低値，もしくはインスリン抵抗性であるが，インスリンは通常は NO の産生を増加させる重要な刺激となっている。

NO はスーパーオキシドの産生の増加により枯渇する

健常な動脈はアセチルコリンに反応して内皮依存性の血管拡張を示すが，アテローム性病変を有する動脈は拡張障害，さらには収縮をきたす（図 9.2）。これは，アテローム性変化のある動脈では内皮の NO レベルが低いことを示している。これは，初期の病変においては内皮の NO 産生の低下によるものであるが，より進行した病変では NO の不活性化も増加している。不活性化の増加は，酸化的代謝にあずかるオキシダーゼによる，スーパーオキシド superoxide radical（O_2^-）の過剰な産生によって引き起こされる。O_2^- は NO と反応してパーオキシナイトライト peroxynitrite（$ONOO^-$）を形成することにより，NO を不活性化する（巻末資料 2「フリーラジカル」）。O_2^- の産生は，コレステロール食で飼育したウサギの大動脈では 3 倍に増加しており，また喫煙や糖尿病でも増加する。さらに，O_2^- を除去する酵素であるスーパーオキシドジスムターゼ superoxide dismutase は，アテローム性変化のある血管の内皮依存性

血管拡張を改善する。したがって，O_2^- の過剰な産生は NO 濃度を低下させ，NO によるアテローム性動脈硬化の発生予防効果を減少させると考えられる。

$ONOO^-$ は，さらなる反応を受けることにより，細胞膜に傷害を与え LDL を酸化させるヒドロキシラジカル *hydroxyl radical* を産生することから，それ自身が傷害性である。酸化された LDL は，コレステロールの豊富なカベオラ（eNOS の結合部位）から eNOS を追い出すことにより，さらに NO の産生を低下させる。対照的に，"善玉"の HDL は eNOS のカベオラへの局在を促進し，NO の産生を増加させる。

要 約

- 内皮は平坦な細胞からなる単一の層であり，インテグリンによって基底板につなぎ止められている。IV型コラーゲンに富む基底板は毛細血管の破綻を防いでいる。隣接する内皮細胞同士は，結合蛋白の環状の索状物によって連結されており，アクチン細胞骨格に内部でつなぎ止められている。結合鎖に間隙があることにより，水や小さな溶質は細胞間を通過することができる。血漿蛋白は，半透過性の内腔の覆いであるグリコカリックスの存在によって，細胞間隙に入り込むことができなくなっている。一部の血漿蛋白は，カベオラ-小胞系によりゆっくりと内皮を貫通して輸送される。

- 内皮の細胞内電位は $-30 \sim -60$ mV で，これは主に内向き整流 K^+ チャネルによるものである。炎症性アゴニスト（例えば，ヒスタミンやブラジキニン）に対する受容体はホスホリパーゼ C を活性化し，これが受容体作動性およびストア作動性 Ca^{2+} チャネルの活性化を導く。細胞外 Ca^{2+} の流入は NO の分泌を誘発し，微小血管の透過性を上昇させる。Ca^{2+} はまた，SK_{Ca} および IK_{Ca} チャネルを活性化し，膜電位をより深く陰性にして Ca^{2+} の流入を増加させる。

- 内皮は血管収縮性ペプチドであるエンドセリンや，NO・内皮由来過分極因子（EDHF）・プロスタサイクリン（PGI_2）という 3 つの血管拡張物質を分泌して，局所の血管緊張を調節している。

- エンドセリンは長時間持続する血管収縮を引き起こす。血中エンドセリンは，虚血や子癇前症，心不全，脳出血で上昇する。

- NO は L-アルギニンから Ca^{2+}-カルモジュリン依存性の内皮型 NO 合成酵素（eNOS）によって持続的に産生されている。eNOS の活性は，(i) 太い動脈の血流誘発性血管拡張をもたらすずり応力によって，また (ii) アセチルコリンやブラジキニンなどのアゴニストや他の炎症性物質によって，増加する。ニトログリセリンの狭心症軽快作用は，太い静脈と動脈の血管拡張という NO 様の作用によるものである。

- EDHF はより細い動脈を拡張させる。これは運動する筋を栄養する動脈の上行性の（伝導する）血管拡張を調節している。PGI_2 は NO と同様に血管拡張と血小板凝集抑制を引き起こす。

- 内皮は血液にも影響を及ぼす。内皮表面のアンジオテンシン変換酵素（ACE）はアンジオテンシン II の形成を触媒する。内皮の Weibel-Palade 小体から放出された von Willebrand 因子は，第 VIII 凝固因子のキャリアとして働く。NO と PGI_2 は，血小板の凝集を抑制して血栓形成を予防・制限する。

- 細静脈内皮は炎症性の反応に関与している。循環中の白血球を捕捉するために，接着性の蛋白（セレクチン，ICAM, VCAM）が内腔面の膜に組み込まれている。また，細静脈内皮において広範囲に細胞間の裂孔が形成されると，免疫グロブリンと水の輸送が促進され，炎症性腫脹がもたらされる。

- 毛細血管の透過性は，結合蛋白の構成の変化によって調節されている。血流および心房性ナトリウム利尿ペプチドにより，cGMP を介した作用によって透過性が亢進する。反対に，内皮の cAMP を増加させる物質は細胞間のバリアを増強し透過性を低下させる。

- 血管内皮増殖因子は毛細血管の発芽（血管新生）を刺激する。血管新生は組織の成長や腫瘍の増殖に不可欠である。血管新生はトロンボスポンジン，アンジオスタチンおよび抗癌作用のある血管新生抑制薬によって抑制される。

- 血漿中の LDL やフィブリンが動脈の内皮下に取り込まれると，欧米における最も多い死因であるアテローム性動脈硬化が引き起こされる。内皮の NO は，通常は LDL やフィブリノーゲンの取り込み，VCAM の発現，平滑筋の増殖，血小板の凝集などを抑制することによってアテローム形成から保護している。アテローム性硬化のある動脈の NO レベルは低く，これは一部にはスーパーオキシドとの反応によるためである。

参考文献

■ 総説と書籍

Bazzoni G, Dejana E. Endothelial cell-to-cell junctions: molecular organization and role in vascular homeostasis. Physiological Reviews 2004；84：869-901.

Carmeliet P. Angiogenesis in life, disease and medicine. Nature 2005；438：932-36.

Cohen AW, Hnasko R, Schubert W, Lisanti MP. Role of caveolae and caveolins in health and disease. Physiological Reviews 2004；84：1341-79.

Curry FE. Regulation of capillary permeability in single perfused microvessels. In：Reed RK, Rubin K (eds). Connective Tissue Biology, Integration and Reductionism. London：Portland Press, 1998：195-206.

Davies PF. Flow-mediated endothelial mechanotransduction. Physiological Reviews 1995；75：519-60.

De Wit C, Wolfle SE. EDHF and gap junctions：important regulators of vascular tone within the microcirculation. Current Pharmaceutical Biotechnology 2007；8：11-25.

Fisslthaler B, Dimmeler S, Hermann C, Busse R, Fleming I. Phosphorylation and activation of the endothelial nitric oxide synthase by fluid shear stress. Acta Physiologica Scandinavica 2000；168：81-8.

Kvietys, PR, Sandig M. Neutrophil diapedesis：paracellular or transcellular? News in Physiological Sciences 2001；16：15-19.

Nilius B, Droogmans G. Ion channels and their functional role in vascular endothelium. Physiological Reviews 2001；81：1415-59.

Parekh AB, Putney JWJ. Store-operated calcium channels. Physiological Reviews 2005；85：757-810.

Reitsma S, Slaaf DW, Vink H, van Zandvoort MAMJ, oude Egbrink MG. The endothelial glycocalyx：composition, functions and visualization. Pfluger's Achiv 2007；254：345-59.

Shaul PW. Endothelial nitric oxide synthase, caveolae and the development of atherosclerosis. Journal of Physiology 2003；547：21-23.

Thurston G, Baluk P, McDonald DM. Determinants of endothelial cell phenotype in venules. Microcirculation 2000；7：67-80.

Tiruppathi C, Ahmed GU, Vogel SM, Malik AB. Ca^{2+} signaling, TRP channels and endothelial permeability. Microcirculation 2006；13：693-708.

Walzog B, Gaehtgens P. Adhesion molecules：the path to a new understanding of acute inflammation. News in Physiological Sciences 2000；15：107-13.

■ 研究論文

See www.hodderplus.com/cardiovascularphysiology for a full list of Research papers for this chapter.

*10*章 微小循環と溶質交換

10.1	交換血管の構築と血流 163	10.7	大きな非脂溶性分子は大きな細孔系を通過する 173
10.2	毛細血管の3つのタイプ 165	10.8	血液-脳関門とキャリア輸送 173
10.3	細孔をもつ膜における拡散,対流,反発 166	10.9	毛細血管における抽出とクリアランス 174
10.4	透過性の概念 169	10.10	血流が溶質輸送に及ぼす影響 176
10.5	脂溶性分子は極めて速く内皮を通って拡散する 170	10.11	溶質輸送の生理学的調節 177
10.6	小さな非脂溶性分子は小さな細孔系を透過する 170	● 要約 181
		● 参考文献 182

学習目標

この章を読み終わった時点で,あなたは次のことができるはずである。
- 終末細動脈による毛細血管の循環制御を説明できる(10.1)。
- 3つの主な毛細血管のタイプについて,重要な構造上の違いを図示できる(10.2)。
- 溶質交換(拡散)と水分交換(水力学的流れ)に関する法則の違いを説明できる(10.3)。
- 拡散輸送(Fickの法則)の速度に関わる因子を列挙できる(10.3)。
- 溶質透過性を定義し,細孔をもった膜が溶質透過性に及ぼす影響を説明できる(10.4)。
- 毛細血管透過性に基づいて,溶質を3つのカテゴリーに分けることができる(10.5〜10.7)。
- 血液-脳関門の特徴を概説できる(10.8)。
- 毛細血管内の代謝物質(例えばグルコース)の濃度変化を図示し,それを用いて「Fickの原理」「抽出」「クリアランス」について説明することができる(10.9)。
- 血流依存性の溶質交換と拡散依存性の溶質交換の違いを説明できる(10.10)。
- 毛細血管リクルートについて説明するとともに,運動時の骨格筋において溶質交換を促進する他の因子を列挙することができる(10.11)。

* * *

心血管系の進化を促したのは,不可欠な必要性があったからである。その必要性とは,酸素やグルコースなどの代謝物質を,体の大きな生物の個々の細胞に素早く届けることである(第1章1.1)。その配達経路の入口となるのが毛細血管壁である。毛細血管壁を介する物質交換こそ,我々が心血管系と呼ぶ非常に複雑な系(ポンプ,弁,管,そして電気ポテンシャルなどで構成される)の本質であり,心血管系が存在する理由そのものである。

10.1 交換血管の構築と血流

交換血管という用語は毛細血管だけでなく,厳密に言えば,その上流や下流の微小血管をも含んでいる。というのは,酸素輸送は終末細動脈でも行われるし,水分は毛細血管後細静脈でも移動するからである。とはいうものの,溶質交換や水分交換の大部分は,毛細血管で行われる。

毛細血管床における血液の流入と流出

終末動脈は枝分かれして細動脈となり,さらに分枝して終末細動脈 terminal arteriole となる。終末細動脈は,血管壁に平滑筋を含む動脈系血管としては最小であり,何本もの毛細血管群に枝分かれする(図10.1)。毛細血管 capillary とは「髪の毛のような」という意味であり,典型的な毛細血管は長さ500〜1,000 μm,太さ4〜8 μm程度であり,肉眼では見ることができない。William Harveyの「血液は動脈から静脈に流れる」という証明によって,毛細血管が存在することは推論されていたが,最初に確認されたのは顕微鏡が発明された後であり,1661年にMalpighiがカエル

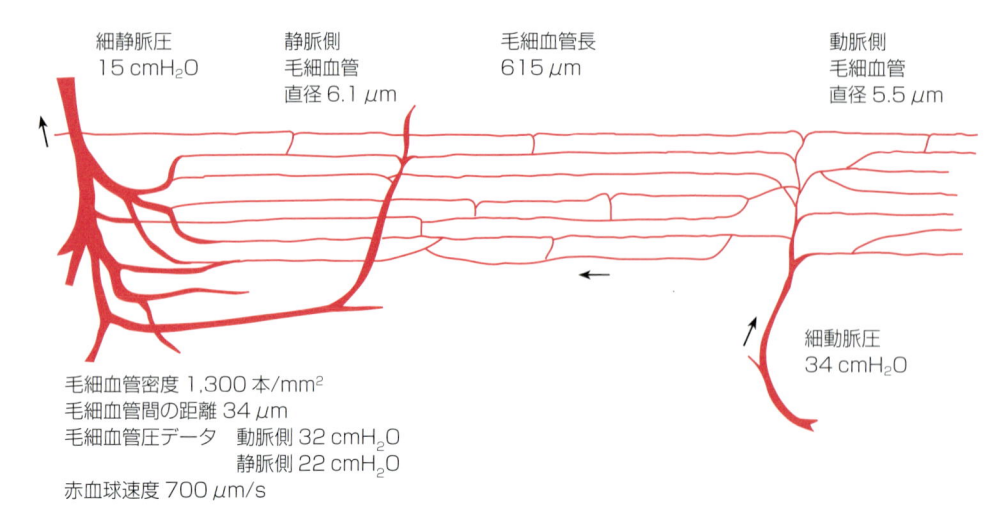

図10.1 安静時のラット精巣挙筋の毛細血管床と，約14本の毛細血管を栄養する終末細動脈。数値は観察データの平均値。(From Smaje LH, Zweifach BW, Intaglietta M. Microvascular Research 1970；2：96-110, with permission from Elsevier)

細静脈圧 15 cmH$_2$O
静脈側毛細血管 直径6.1 μm
毛細血管長 615 μm
動脈側毛細血管 直径5.5 μm
細動脈圧 34 cmH$_2$O

毛細血管密度 1,300本/mm^2
毛細血管間の距離 34 μm
毛細血管圧データ 動脈側 32 cmH$_2$O
　　　　　　　　静脈側 22 cmH$_2$O
赤血球速度 700 μm/s

の肺で毛細血管を観察した。

毛細血管の静脈側では，再び血管が合流して**周皮細胞細静脈** pericytic venule（毛細血管後細静脈）となる。これらの血管は壁が薄く，太さ約15 μmで内皮のまわりを周皮細胞が取り巻いているが，平滑筋はない。周皮細胞細静脈は水の透過性が高く，炎症の際には重要な役割を演じる。細静脈の太さが30〜50 μmに達すると，再び平滑筋が出現する。

動静脈吻合 arteriovenous anastomosis は平滑筋の豊富な微小血管であり，太さ20〜130 μm程度で，毛細血管網を通らずに動脈と静脈を直接つないでいる。これらの血管は，身体末端（指，鼻，口唇，耳朶）の皮膚に多く，体温調節に重要である（第15章15.3）。

細動脈の密度は組織の機能によって決まる

単位体積当たりの組織にある毛細血管数のことを毛細血管密度といい，HIF-VEGF機構（低酸素誘導因子 hypoxia inducible factor-血管内皮増殖因子 vascular endothelial growth factor）によって調節されている（第9章9.9）。骨格筋は断面積1 mm^{2}当たり300〜1,000本の毛細血管を含んでおり，言い換えると1本の筋線維当たり1〜3本の毛細血管を有することになる。持久力トレーニングは，血管新生を刺激することにより，毛細血管：筋線維の比を6〜8に増やすことができる。心筋や脳などの代謝が常に高い組織では，代謝量に応じて毛細血管密度が高く，1 mm^{2}当たり約3,000本である。密度が高いことには2つの利点がある。

● 毛細血管密度が高いと，ガスや栄養素の交換の場となる血管内皮の表面積が増える。毛細血管の表面積は，骨格筋では1 g当たり100 cm^{2}程度であるが，心筋や脳では1 g当たり約500 cm^{2}に達する。

● 毛細血管密度が高いと，血流と細胞の間の距離が短くなる。拡散輸送に要する時間は距離に大きく影響されるので，これは重要な意味をもつ（第1章1.1）。

肺は毛細血管密度に関していえば極端な例であって，驚くべきことに毛細血管表面積は1 g当たり3,500 cm^{2}に達する。その機能的理由は言うまでもないであろう。

終末細動脈は血液が流れる毛細血管数を調節する

ある瞬間に血液が流れている毛細血管の数は，終末細動脈の収縮状態によって決まる。ある終末細動脈が弛緩すると，その下流にある毛細血管群には勢いよく血液が流れ，その毛細血管は「開」状態と呼ばれる。終末細動脈の収縮は下流の毛細血管群の血流を遅くする，あるいは停めてしまう。この状態を「閉」という。安静時の骨格筋では，弛緩している終末細動脈もあれば，収縮しているものもある。かなりの割合の毛細血管は「閉」状態にあり，血流の分配は不均等である。こうした組織灌流の不均一性は，安静時の多くの組織にみられる特徴である。終末細動脈の緊張（トーヌス tonus/tone）が低下すると（収縮が弱まると），毛細血管の流れは均一になる。言い換えると，血管拡張により血液が一様に流れやすくなるのである。

血液が流れている毛細血管数の調節は，「前毛細血管括約筋」と呼ばれる架空の構造物に依存するとされてきた。実際にはほとんどの組織において，毛細血管の入口に，明らかな輪状の括約筋構造はない。一般的に，毛細血管の開閉状態を決めているのは終末細動脈である。

毛細血管の血流は血管運動によって時々刻々変化する

個々の細動脈は通常，長時間にわたって弛緩あるいは収縮を続けることはない。すなわち，常に緊張が変化している。

これは血管運動 vasomotion と呼ばれている。安静時の骨格筋組織では血管運動は一定のリズムを有し，その周期は15秒程度である。一方，皮膚のような他の組織では，血管運動のリズムは不安定である。細動脈の血管運動が生じることにより，個々の毛細血管の流れは変動し，15秒くらいの間隔で流量が増減したり，「閉」状態にある毛細血管では一時的に停止することもある。

毛細血管の通過時間によって物質交換のための時間が決まる

赤血球が毛細血管の入口から出口まで通過するのに要する時間を，通過時間 transit time と言う。通過時間は血液が酸素やグルコースなどの積荷をおろし，二酸化炭素や尿素などを積み込む時間に相当する。血管運動によって通過時間は変化するが，よく流れている毛細血管の通過時間は0.5～2.0秒（血流速度300～1,000 μm/s）程度である。運動中は細動脈が拡張し，血流速度が増すので，通過時間は0.25秒くらいに短縮される。極端に激しい運動の際，心拍出量が非常に増えると，肺の毛細血管通過時間があまりに短くなりすぎて，血液が十分に酸素で飽和されることなく通り過ぎてしまうことがある。

10.2　毛細血管の3つのタイプ

電子顕微鏡によって，毛細血管には3つのタイプがあることがわかった。水透過性の低いほうから順に，連続型，有窓型，不連続型である。

連続型毛細血管

このタイプの毛細血管は骨格筋，心筋，皮膚，肺，結合組織，脂肪にみられる。また，このタイプの特殊型であるタイト結合型毛細血管は，中枢神経系や精巣に存在する。毛細血管は1～3個の内皮細胞からなる輪になっていて，その周囲を基底膜が連続的に取り囲んでいる（図10.2a）。この内皮細胞は薄いので，毛細血管内外の拡散距離は，わずか0.3 μm 程度である。周皮細胞（かつては Rouget 細胞と呼ばれた）は，毛細血管の外側の一部を覆っている。最近の遺伝子ノックアウト・マウスを用いた研究によれば，周皮細胞は毛細血管の直径や構造を調節しているようである。網膜の毛細血管では周皮細胞が非常に発達していて，収縮機能を有しているらしい。

　このタイプの毛細血管の溶質交換に関わる構造的特徴は，以下の通りである。(i)細胞間隙 intercellular cleft は水と非脂溶性の小分子（例えばグルコース）を通すことができる。これらの小分子は細胞結合の隙間を縫うようにジグザグに通過していく（図9.2，図9.4，図10.3）。(ii)内腔のグリコカリックス glycocalyx（糖衣）は血漿蛋白が細胞間隙に

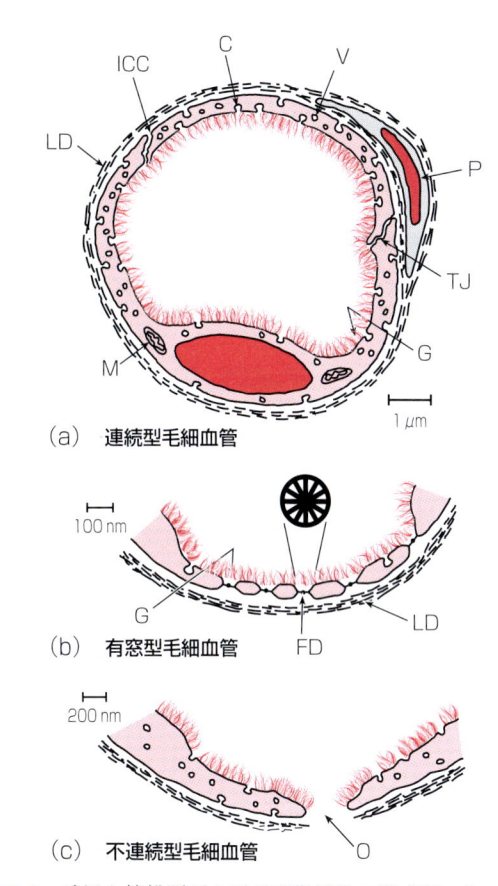

図10.2　毛細血管横断面の電子顕微鏡像の模式図。C：カベオラ（表面に開いた小胞），FD：窓部の隔膜（車輪のような図は隔膜の形を示す），G：グリコカリックス，ICC：細胞間隙，LD：基底膜，M：ミトコンドリア，O：解離した間隙，P：周皮細胞，TJ：タイト結合，V：小胞。

侵入するのを阻止するが，水や溶質小分子は通す（図9.3）。(iii)カベオラ-小胞系 caveola-vesicle system は，内皮の壁を貫いて大分子をゆっくりと輸送する（図9.5，図9.6）。

有窓型毛細血管は速い体液濾過が特徴である

有窓型毛細血管は，水や非脂溶性小分子に対する透過性が，連続型毛細血管と比べて少なくとも10倍は高い。このタイプの毛細血管は体液交換がさかんな組織（腎臓，外分泌腺，腸粘膜，関節の滑膜，脈絡叢，眼の毛様体）および内分泌腺にみられる。直径50～60 nm の小さな丸い窓が集合して開いており，この窓は内皮を貫通している（図10.2b）。個々の窓には厚さ4～5 nm の極めて薄い膜があり，この膜を隔膜という。腎糸球体は例外的に隔膜がない。この隔膜は荷車の車輪のような形をしており，スポークの間にくさび形の隙間があいている。そこを通って水，栄養素，ホルモンが移動し，周囲の組織に達する。隔膜の成分として知られているのは，PV-1 という糖蛋白だけである。

　窓が形成されるのは，周囲の細胞から分泌された VEGF が，内皮細胞の細胞骨格である F-アクチンを局所的に除

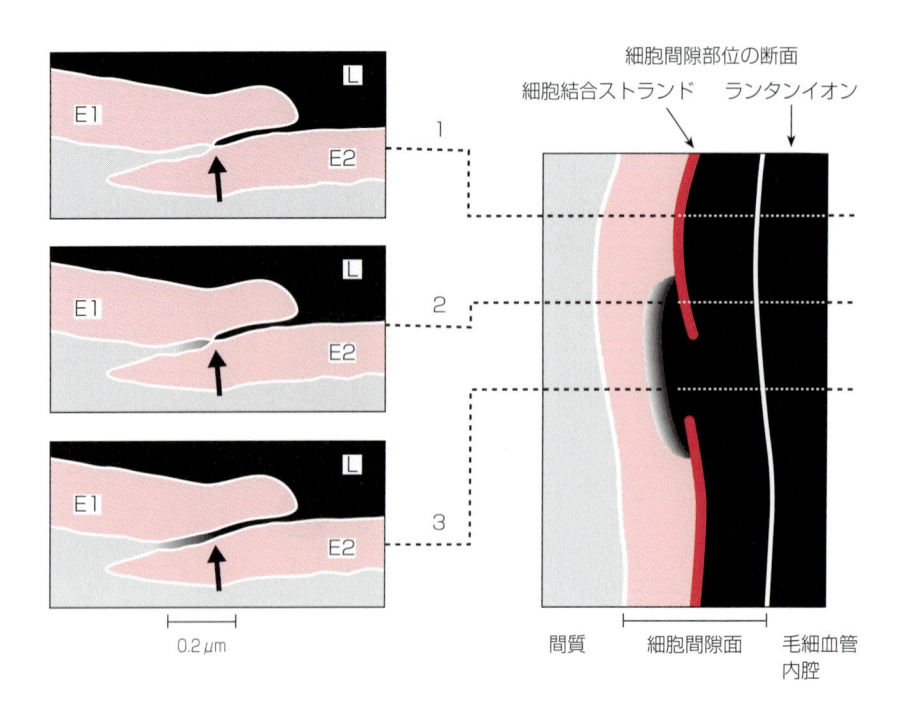

図10.3 同一の細胞間隙の3つの断面(左図).固定する前の10秒間,毛細血管をランタンイオン(黒)溶液で灌流した.細胞間隙部位の断面を右図に示す.タイト結合(右図の赤い線,左図の矢印)が,断面1では細胞間隙を中断している.しかし,断面3では細胞結合ストランドの解離があって,通路が開いている.断面2はタイト結合があるにもかかわらずランタンイオンが通過し得るという誤った印象を与える.L:毛細血管内腔,E1とE2:内皮細胞.(Redrawn from Adamson and Michel. Journal of Physiology 1993;466:303-27, with permission from Wiley-Blackwell)

去することによるらしい.それによって,内腔側と外側の細胞膜が接近するのである.腎糸球体の毛細血管には非常に多くの窓があり,周囲の細胞(足細胞)には極めて高いレベルのVEGF発現がみられる.反対に,遺伝子ノックアウトによりVEGFが少なくなったマウスでは,窓の形成も少ない.

不連続型毛細血管では血球の移動が生じる

不連続型あるいは類洞型毛細血管には,内皮細胞間に幅100 nm以上の隙間があり,その部分は基底膜も途切れている.それゆえ,この毛細血管は大変透過性が高く,血漿蛋白でさえ通過する.このタイプの毛細血管は,赤血球や白血球が血液と組織の間を遊走する必要のある器官,すなわち骨髄,脾臓,肝臓に存在する.

10.3 細孔をもつ膜における拡散,対流,反発

毛細血管壁における溶質の透過を扱う前に,細孔をもつ膜における受動輸送について概説しておく必要があるだろう.

溶質は拡散するが水分は流れる

水と溶質(例えばグルコース)は受動輸送 passive transportによって毛細血管壁を通過する.その際,内皮細胞はエネルギーを消費しないが,溶質は水とはまったく異なる物理現象によって移動する.水は圧勾配 pressure gradientに従って圧の低いほうへ流れるが,グルコースや酸素などの溶質は濃度勾配 concentration gradientに従って濃度の低いほうへ拡散 diffusionする(図10.4).デンマークの生理学者August Kroghが1919年に,血液から筋への酸素輸送は受動拡散によることを明らかにした.

グルコースのような溶質も,水の流れに乗って毛細血管壁を通り抜ける(これを対流輸送 convective transportと言う).しかし水の流れは遅いので,対流輸送が代謝物や薬物の輸送に果たす役割は一般的に小さい.毛細血管から細胞までの距離では,拡散のほうがはるかに速い(表10.2の注参照).さらに混乱の原因となるのは,一般的な教科書には「水分子も非常に速く拡散によって移動する」と書かれていることである.それは間違いではないが,誤解をまねく記述である.というのは,水の拡散は両方向であり,正味の移動には関わらないからである.

以上で明らかなように,脳(10.8)を除く多くの組織におけるグルコース,アミノ酸,薬物,その他の代謝物の移動を理解するには,細孔を有する膜を通り抜けるキャリア(担体)非依存性の受動拡散に焦点を絞る必要がある.

液体中の自由拡散に関するFickの法則

拡散輸送に関する基礎物理学は,ドイツのWurzburg大学生理学教授であったAdolf Fickによって確立された.Fickの拡散第1法則 Fick's first law of diffusion(1855年)は,「単位時間当たりに液体の中を拡散によって輸送される溶質の量(J_s)は4つの因子によって決まる」と述べている(図10.5a).

● J_sは濃度差 concentration difference〔C_1-C_2,あるいはΔC(Δは差を表す)〕に比例する.

図10.4 Evansブルー色素(非脂溶性小分子,半径約1nm)が,カエルの腸間膜毛細血管の外に拡散する時間経過を示す。最初の写真に,色素で満たされたマイクロピペット(矢印)が毛細血管の動脈側に見える。その他の矢印は流れの方向を示している。動脈側と静脈側の透過性の違いがはっきりわかる。静脈側の毛細血管は動脈側と比べて,透過性が高いのが普通である。A:動脈側,V:静脈側。(From Levick JR, Doctoral thesis, Oxford)

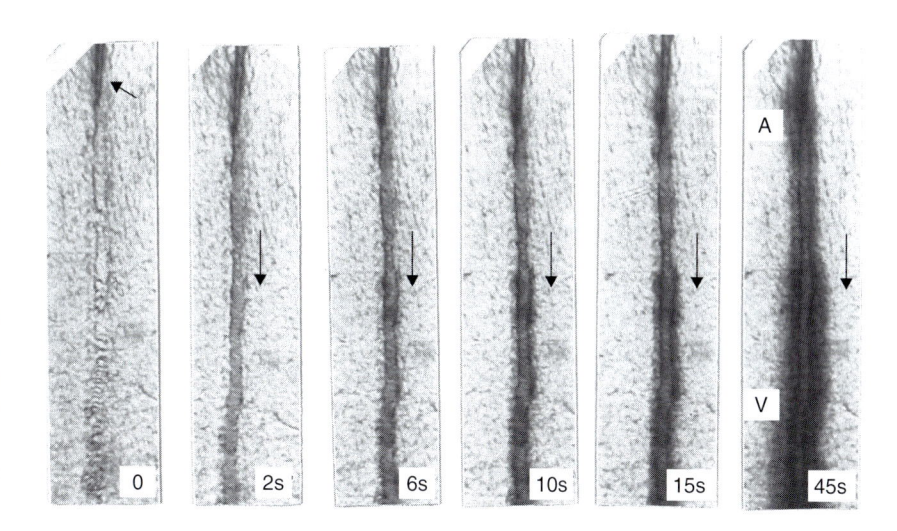

- J_s は拡散距離 diffusion distance (Δx) に反比例する。$\Delta C/\Delta x$ を濃度勾配という。
- J_s は表面積 surface area (A) に比例する。
- J_s は拡散係数 diffusion coefficient (D) (拡散率とも言う) に比例する。

したがって,Fickの法則は次の式で表される。

$$J_s = -DA \times \Delta C/\Delta x \quad (式10.1)$$

負の符号がついているのでわかりにくいが,これは数学的な取り決めであって,濃度の高いほうから低いほうに向かって輸送されることを意味している。拡散係数は,溶媒中における分子の動きやすさを表している。大きな分子は小さな分子より摩擦抵抗が大きいので,Dの値は溶質の大きさと逆相関する。グルコースのような小さな分子のDは大きく,アルブミンのような大分子よりも速く拡散する。詳細については,巻末資料2の「拡散」および「Stokes-Einstein半径」を参照のこと。

細孔は拡散輸送の邪魔をする

溶質が大容積の溶媒中を拡散する際には,容器の壁は溶質の移動に影響を与えない。このようなプロセスは自由拡散 free diffusion と呼ばれる。一方,毛細血管壁のように,膜にある極めて狭い細孔を通って拡散する場合は,拡散速度は3つの因子によって遅くなる。

(i) 拡散面積の減少

溶質の通過が水で満たされた細孔に限られるとすると,1個の細胞当たりの拡散面積は細孔の総断面積(A_p)であり,これは細胞膜の総表面積(S)と比べて非常に小さい(図10.5b)。そのため,輸送速度は A_p/S に減る。さらに立体的排除 steric exclusion により,拡散面積は A_p/S 以下に減る(図10.6a)。つまり半径 a の溶質分子が細孔を通るためには,分子の中央は細孔の壁から少なくとも距離 a は離れ

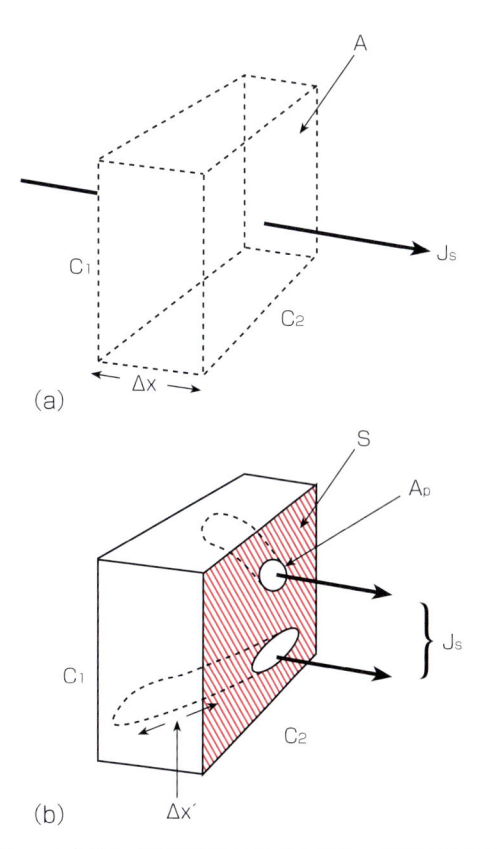

図10.5 a:大量の溶液中における自由拡散。溶質は厚さ(Δx),断面積(A)の制限のない液体層を濃度差(C_1-C_2)によって駆動されて拡散する。J_s は拡散量(mol/s)。b:細孔のある膜では,溶質の通過は総断面積(A_p)の細孔に限られるので,J_s が減少する。細孔を通る拡散距離($\Delta x'$)は,Δx より長い。

ていなければならない。したがって,半径 r の円柱状細孔の中では,拡散運動は中心部の半径 r-a の領域に限られる。よって,拡散面積は細孔の総断面積の一部だけになってしまう。

(ii) 細孔の内部における制限拡散

溶質の半径が細孔半径の1/10より大きい場合には,細孔

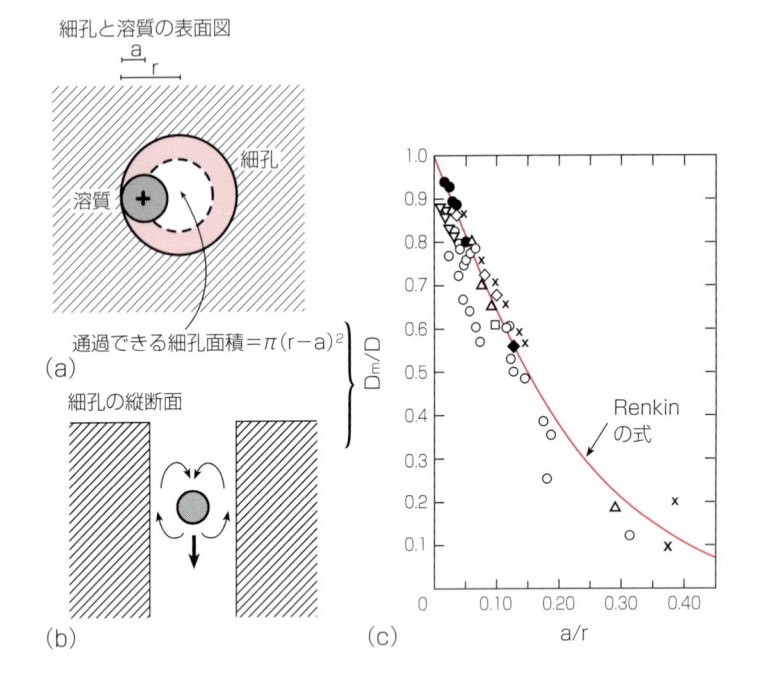

図10.6 半径 a の球状の分子(グレー)が半径 r の円筒状の水路を通って拡散するときの困難さを示す。a：細孔の末端を上から見た鳥瞰図。溶質の中心部はピンクで示した環状の部分には入ることができない。溶質が動き回れるのは中心部の白色の部分だけとなり、その面積は $\pi(r-a)^2$ に減ってしまう。b：細孔の縦断面。溶質分子が細孔を下方に拡散(太い矢印)する際に、水分子は壁と溶質の間の狭い隙間を通り抜けなければならない。それによって、溶質に流体力学的な抵抗が加わることになる(制限拡散)。c：自由拡散係数(D)に対する(上記の効果によって)減少した膜の拡散係数(D_m)の割合と、溶質と細孔のサイズの比(a/r)の関係をプロットした図。Renkin の式(巻末資料2「拡散」)から、立体的排除と制限拡散現象が D_m/D に及ぼす影響を予測できる。(From Beck RB, Schultz JS. Biochimica Biophysica Acta 1972；255：273-303, with permission from Elsevier)

の壁が溶質に近接するため、流体力学的なメカニズムによって拡散を妨げる。溶質分子が細孔の中を進んでいくためには、前方にある水分子が細孔の壁と溶質分子の間の狭い隙間を通り抜けて後ろに移動し、溶質分子が前進するためのスペースを作らなければならない(図10.6b)。その隙間が狭いほど水の後方への移動は難しくなる。生物物理学の表現を用いるなら、溶質の大きさが細孔の直径に近づくほど、流体力学的な水の抵抗が大きくなる。その結果、狭い細孔中の溶質拡散係数(D_{res})は、体積の大きな溶液中の自由拡散係数(D)より小さくなる。このような輸送を制限拡散 *restricted diffusion* と言い、かなり速度が遅い。例えば、溶質半径が細孔半径の15%であれば、D_{res} は D の半分になる。

(iii)拡散距離の延長
多くの内皮細胞間の結合は毛細血管壁を斜めに走っている(図9.4, 図10.3)。したがって、実際の拡散距離($\Delta x'$)は膜の厚さ(Δx)より長い(図10.5b)。

以上3つの効果により、グルコース、乳酸、アミノ酸、ペプチド、ホルモン、薬物などの非脂溶性溶質の毛細血管における拡散は、1/100以下に減速される。膜透過性 *membrane permeability* は、この拡散抑制の指標である(10.4)。

狭い細孔は分子の反発の原因となる：反発係数

前述の説明では、膜を通る溶媒の流れは考慮されていないので、溶質の輸送はすべて拡散によるとされてきた。もしこれに圧力による水分濾過が加わるとしたら、溶質輸送は一部が濾過、一部が拡散によるということになり、新たな膜パラメータである反発係数 *reflection coefficient* (σ) が必要になる。反発係数とは、濾過の際に溶質が膜によって撥ね返される割合であり、細孔の通りにくさを水と比較して表した指標である。小さな分子(半径 a)が大きな細孔(半径 r)を通過するときは、立体的排除は無視できるので、溶質は水と同様自由に通ることができる。その場合、反発はゼロ($\sigma=0$, 図10.7c)であり、溶質は膜内外の間に浸透圧を生じる要因にならない。もう一方の極端な例は、溶質が細孔より大きい(a>r)ときであるが、この場合には立体的排除が著しく、溶質分子はすべて反発し($\sigma=1$)、濾液中に溶質は含まれない(図10.7a)。この場合の溶質は、効果的に浸透圧を生み出す。両者の中間(0.1<a/r<1)では、溶質の一部が細孔に入れず(図10.6a)撥ね返される($0<\sigma<1$)。この場合、濾液中の溶質濃度は濾過前の濃度より低く($1-\sigma$)、撥ね返される量に応じて浸透圧を生じる(第11章11.1)。

反発係数は a/r のみによって決まるので、半径 a が既知の溶質を使ってこの値を毛細血管で測定し、内皮を貫く水路の最も狭い部分の半径 r を推定した結果、4～5 nm と

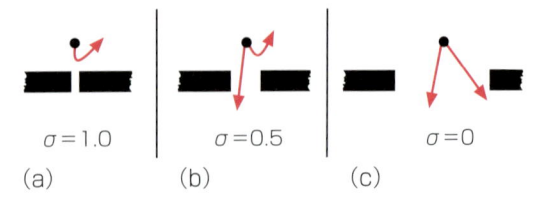

図10.7 反発係数(σ)は、細孔の分子選択性を示すパラメータである。σ は溶質の大きさと細孔の幅の比によって決まる。

いう値が得られた(巻末資料2「反発係数」)。すなわち毛細血管壁は，半径4〜5 nmの円柱状通路と同じような性質をもった水路によって貫かれているということである。実際には水路は円柱状ではなく，グリコカリックスの線維間の空間である(図9.3)。

反発係数と透過性は，関連するが同じではない。透過性には細孔の半径に加えて数と長さが影響するが，反発係数は細孔の半径のみによって決まる。

10.4 透過性の概念

透過性の定義

毛細血管の膜は様々な効果(立体的排除，制限拡散，細孔面積や経路の長さ)により拡散を妨げているが，個々の効果は測定し難い。それゆえ，それらの効果を1つにまとめたパラメータを使うと便利である。そのパラメータが透過性 permeability である。膜透過性(P)は，水分濾過がない条件下における単位面積，単位濃度差(ΔC)当たりの(単位時間当たりの)溶質拡散量(J_s)である。毛細血管表面積をSとすると，透過性は次の式で表される。

$$P = J_s/S\Delta C \qquad (式 10.2)$$

この式を変形すると，Fickの法則の拡散第1法則(式10.1)を単純にした式になる。

$$J_s = PS\Delta C \qquad (式 10.3)$$

透過性の単位は速度の単位すなわちcm/sである。PSは組織の毛細血管拡散能力と呼ばれ，単位はcm^3/sである。

透過性と局所の濃度勾配が溶質の輸送を決定する

式10.3から，ある時間内にある区画の毛細血管を通って輸送される溶質の量は，3つの因子によって決定されることがわかる(図10.8)。
- 内皮の透過性
- 表面積
- その区画における毛細血管内外の濃度差

血液が毛細血管を通過する際，血液中の溶質濃度は，拡散によって変化していくので，1本の毛細血管全長について取り扱うのではなく，区画ごとに考慮する必要がある(図10.8)。溶質が拡散することにより，ΔCは同じ毛細血管の中であっても区画によって異なるのである。

透過性には膜と溶質の両者の性質が関与する

Fickの自由拡散に関する式10.1と毛細血管における拡散の式10.3を比較すると(巻末資料2「拡散」)，非脂溶性溶質に対する内皮透過性(P)は，細孔の形状 pore geometry と溶質の性質 solute property の両方によって決まることがわかる。すなわち，
- 溶質と細孔の半径の比(a/r)によって決まる，拡散係数(D)に対する制限。
- 細胞結合ストランド(結合鎖)の解離程度によって決まる，内皮の単位面積(S)当たりの細孔面積(A_p)。
- 細孔面積のうち溶質を排除しない面積の割合，これもa/rによって決まる。
- 細胞間隙の長さによって決まる拡散距離(Δx)。

例えば，cAMPによって細胞結合ストランドが密になれば，相対的な細孔面積 A_p/S が小さくなり，透過性は低下する。

溶質の性質で重要なのは分子の大きさと脂溶性 lipid solubility であり，前者は分子の排除 exclusion と制限拡散に影響する。酸素のような脂溶性の溶質は，脂質からなる細胞膜のどの部位でも通過できるので，細孔の水路しか通れないグルコースのような非脂溶性の溶質と比べると，拡散面積がはるかに大きい。それゆえ，溶質は透過性の観点から以下の3つのカテゴリーに分けることができる。すなわち，脂溶性分子(例えば酸素)，非脂溶性小分子 small lipid-insoluble molecule ($a \ll r$，制限や排除はわずかである，例えばグルコースや電解質)，そして非脂溶性大分子 large lipid-insoluble molecule ($a \geq r$，制限や排除がよく生じる，

図10.8 急速に拡散する溶質の濃度は，毛細血管を通過する間に，動脈側の濃度(C_a)から静脈側の濃度(C_v)へと非直線的に低下する。黒い矢印は溶質拡散量(J_s)の大きさを示す。間質液の濃度(C_i)がゼロまたは一定であれば，毛細血管内の溶質濃度の変化は指数関数的である。毛細血管内の平均濃度は，巻末資料2「毛細血管内の溶質濃度と組織への移行(抽出)」を参照のこと。PS：透過性と表面積の積，$\dot{Q}$：血流量。

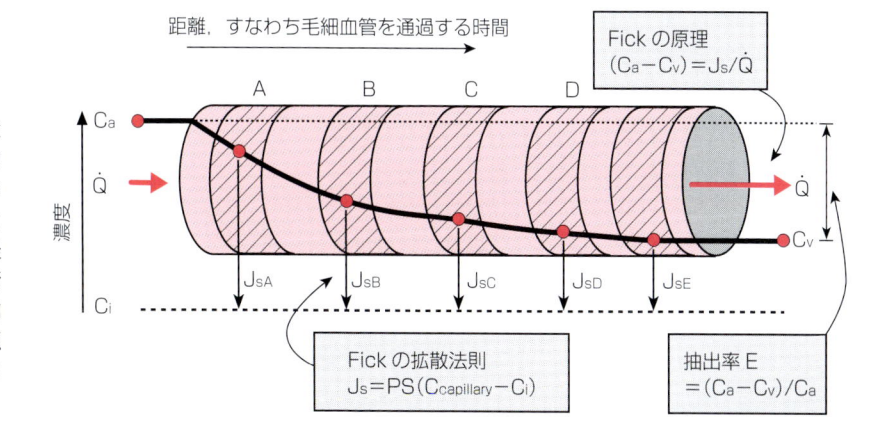

表 10.1 各種溶質に対する毛細血管透過性

溶質	分子量 (Da)	拡散係数(D) ($\times 10^{-5}$ cm²/s)	半径[a] (nm)	毛細血管	透過性 ($\times 10^{-6}$ cm/s)
酸素	32	2.11	0.16	連続型	約 100,000
尿素	60	1.90	0.26	連続型	26〜28
グルコース	180	0.91	0.36	連続型	9〜13
ショ糖	342	0.72	0.47	連続型	6〜9
				脳毛細血管	0.1
				有窓型	>270
アルブミン	69,000	0.085	3.55	連続型	0.03〜0.01
				有窓型	0.04

D：37℃の水の中における自由拡散係数。
[a] Stokes-Einstein 半径。
〔After Renkin EM. Circulation Research 1977；41：735-43. Clough GE, Smaje LH. Journal of Physiology 1984；354：445-55. Landis EM, Pappenheimer JR. Exchange of substances through the capillary walls. In：Hamilton WF, Dow P (eds). Handbook of Physiology, Cardiovascular System, Circulation, Vol. II. Bethesda, MD：American Physiological Society, 1963：961-1034〕

例えば血漿蛋白）である。毛細血管における脂溶性の酸素の透過性は，非脂溶性のグルコースと比べて数千倍も高い。そして，そのグルコース（分子量 180 Da）の透過性は，アルブミン（分子量 69,000 Da，表 10.1）より 1,000 倍近く高い。それゆえ，それぞれのカテゴリーについて別々に考える必要がある。

10.5 脂溶性分子は極めて速く内皮を通って拡散する

好脂肪性（脂溶性）分子に対する内皮透過性は，油：水の分配係数に比例して高くなる。好脂肪性（脂肪に良く溶ける）分子は，ほとんどすべての毛細血管表面を拡散することができるので，その透過性は極めて高い。呼吸ガス，一般的な麻酔薬，血流量指示薬のキセノンなどが，好脂肪性溶質の例である。油：水の分配係数は，酸素では約 5，二酸化炭素では 1.6 である。酸素の透過性は非常に高いので，細動脈においてかなりの量の酸素が血管外に拡散し，血液が毛細血管に到達するまでにヘモグロビン飽和度は 80％程度に低下する。しかしながら，この脱酸素化は組織への酸素輸送によって生じる部分はわずかで，大部分は細動脈から並走する細静脈への拡散による対抗流シャント *diffusive, countercurrent shunting* による。

10.6 小さな非脂溶性分子は小さな細孔系を透過する

非脂溶性で，好水性（水溶性）の溶質には，血漿電解質，グルコース，乳酸，アミノ酸，ビタミン B_{12} など，アドレナリンやインスリンなどのホルモン，そして多くの薬物などが含まれる。これらの溶質は，脂質でできた内皮の細胞膜を通って拡散することはできず，水で満たされた細胞間隙の通路や窓 *fenestra* からの拡散に限定される。細胞間隙は毛細血管表面積の 0.2〜0.4％に過ぎないので，連続型毛細血管の水溶性小分子に対する透過性は，大きな水溶性分子よりは高いものの，脂溶性分子と比べるとはるかに小さい。

制限拡散が毛細血管の細孔サイズを解き明かす鍵となった

1951 年に，Pappenheimer, Renkin, Borrero が，毛細血管の透過性に関して，独創的な「小さな細孔説」を提唱した。非脂溶性溶質の透過に関する彼らの測定によれば，毛細血管壁は狭い水路に貫かれていて，その水路は毛細血管表面積の 0.01〜0.04％（細胞間隙面積の 1/10）に過ぎず，半径 3〜5 nm の細孔に匹敵するという結果であった。こうした推測は，非脂溶性溶質分子の半径が大きくなると，毛細血管透過性が自由拡散係数より小さくなるという発見に基づいている（図 10.9）。Pappenheimer らは，こうした現象は狭い細孔において生じる立体的排除と，制限拡散（図 10.6）に起因するに違いないと気づき，その制限の度合いから細孔サイズは 3〜5 nm であると計算したのである（巻末資料 2「拡散」）。10.3 で述べたように，細孔サイズは毛細血管の反発係数からも計算された。大雑把には，心筋，骨格筋，腸管における毛細血管細孔の制限ならびに反発に関する特性は，水で満たされた半径 4〜5 nm の円柱管の特性と同程度である。ただし，小さな細孔が実際に円柱状であると考えられているわけではなく，細孔の特性が細いチューブの特性と似ているというだけのことであることを強調しておく。

透過性の違いは細孔のサイズではなく，細孔の数の違いによることが多い

非脂溶性溶質あるいは水の透過性は組織によって異なり，

100倍くらいの違いがある。有窓型毛細血管は連続型に比べて透過性が10～100倍高い。それは，窓には荷車の車輪のスポークのように隙間がたくさんあり，それらが拡散距離の短い細孔の役割を果たしているからである（図10.2）。しかしながら，同じ連続型毛細血管（例えば骨格筋と腸間膜の毛細血管）であっても，明確な解剖学的理由もないのに，透過性には最大10倍の差がある。その謎を解く鍵は，「毛細血管の溶質透過性と水透過性は直線関係にあり，片方が10倍高ければもう一方も10倍高い」という事実である。このことは，透過性の違いは細孔サイズの違いが原因ではないということを示している。なぜなら，水の流れは半径の4乗に比例するが（Poiseuilleの法則，式8.7），拡散は細孔面積，すなわち半径の2乗に比例するからである（Fickの法則）。それゆえ，透過性の生理学的差異は細孔の数の違いによって生じているはずである。細胞結合ストランドの解離によって溶質を通過させる状態になっている細胞間隙の割合は，組織によって異なるようである（図9.2，図9.4，図10.3）。そのような開状態になっているのは，全体の10%程度であることが多い。細胞結合ストランドが解離している割合の高い血管（細孔数が多い血管と同じ）は，毛細血管後細静脈のように透過性が高い。反対に細胞結合ストランドの解離が少ない血管は，動脈側の毛細血管のように透過性が低い。シアン化鉄，ランタンイオン，マイクロペルオキシダーゼなどのマーカーを用いた微小構造研究によって，非脂溶性小分子は細胞結合ストランドの解離部を実際に通って細胞間隙を透過することが確認された（図10.3）。

グリコカリックスが小細孔サイズ選択性を決めている

水や小分子の溶質が毛細血管壁を横断する際の経路は，細胞間隙であることは疑いの余地がないが，細胞間隙自体がサイズを決定する構造になっているのではない。すなわち，細孔の半径は4～5 nmであるが，細胞間隙の幅は20 nm程度なのである。さらに，水の流れから得られたデータと，拡散実験から得られたデータによって推定した細孔サイズの食い違いから，細孔には連続的なしっかりとした壁が備わっていないことが明らかになった。こうしたデータからCurryとMichelは，細孔のサイズ制限を行うのはグリコカリックスであることを示唆した。グリコカリックスは血管内腔にある生体ポリマーであり，細胞間隙の入口に拡がっている（図9.3，9.5）。これを毛細血管透過性に関する 線維-マトリックス説 fiber-matrix theory of capillary permeability と言う。

　線維-マトリックス説（図10.10）によれば，グリコカリックスの生体ポリマーが細かい網目構造を形成し，それがサイズを限定するふるい（すなわち小細孔系）の役割を果たしている。現在ではこの説を支持する証拠がたくさんある。

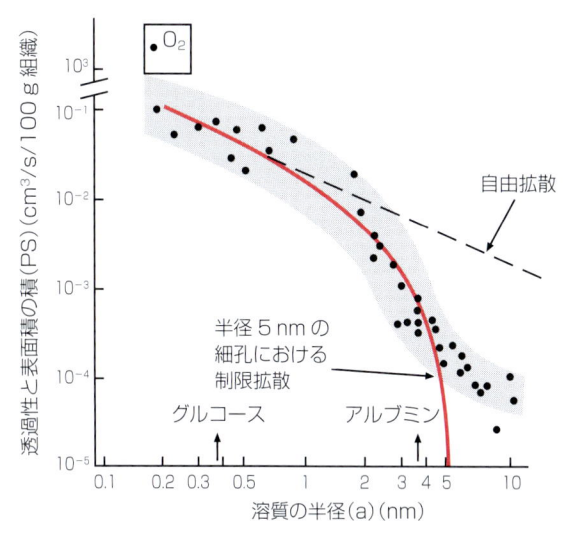

図10.9 溶質分子のStokes-Einstein半径が毛細血管透過性に及ぼす影響。酸素を除き，他の●は非脂溶性溶質のデータを表す。傾き−1の破線は，分子のサイズが自由拡散係数に及ぼす影響を示している。赤い曲線は，1951年にPappenheimer, Renkin, Borreroによって発見されたように，分子サイズにより半径5 nmの円柱状の細孔の透過性が低下する様子を示している。アルブミンよりも大きな分子に対する透過性が，小さいとはいえみられることは，大きな細孔が少数ながら存在することを示唆する。酸素（このデータは肺から得た）以外のデータは，哺乳類の骨格筋や皮膚から得た数値である。〔After Renkin EM, Curry FE. In：Giebisch G, Tosteson DC, Ussing HH (eds). Membrane Transport in Biology, Vol. IV. Berlin：Springer-Verlag, 1978：1-45. With kind permission of Springer Science and Business Media〕

例えば，グリコカリックスは毛細血管に流した蛍光を発する大分子の透過を妨げる。また，酵素を用いてグリコカリックスを消化すると内皮透過性が高くなる。反対に，グリコカリックスにアルブミンを結合させると，陽イオン化したフェリチンと同様に（図9.5），内皮透過性が大きく低下するが（**蛋白効果** protein effect），グリコカリックスに結合しない大分子は毛細血管透過性を低下させない。つまり，結合したアルブミンが細孔サイズを調節すると考えられる（図10.10a）。陰イオン性血漿蛋白であるオロソムコイドも同様にグリコカリックスに結合し，負の電荷密度を増し，負に荷電した血漿蛋白の透過を妨げる。

　最近は，グリコカリックスと細胞結合ストランドの解離という2つの構造が協働して，水や小分子の溶質に対する連続型毛細血管の透過性を決定すると考えられている。水や小分子が通過する面積，すなわち透過性は，細胞結合ストランドの解離の程度に依存している。しかしながら，**サイズ選択性** size-selectivity や**電荷選択性** charge-selectivity は，細胞間隙の入口を覆うグリコカリックスポリマーの網目構造内の空間および電荷によって決まる。水透過性が400倍も違う毛細血管であっても，血漿蛋白に対する反発

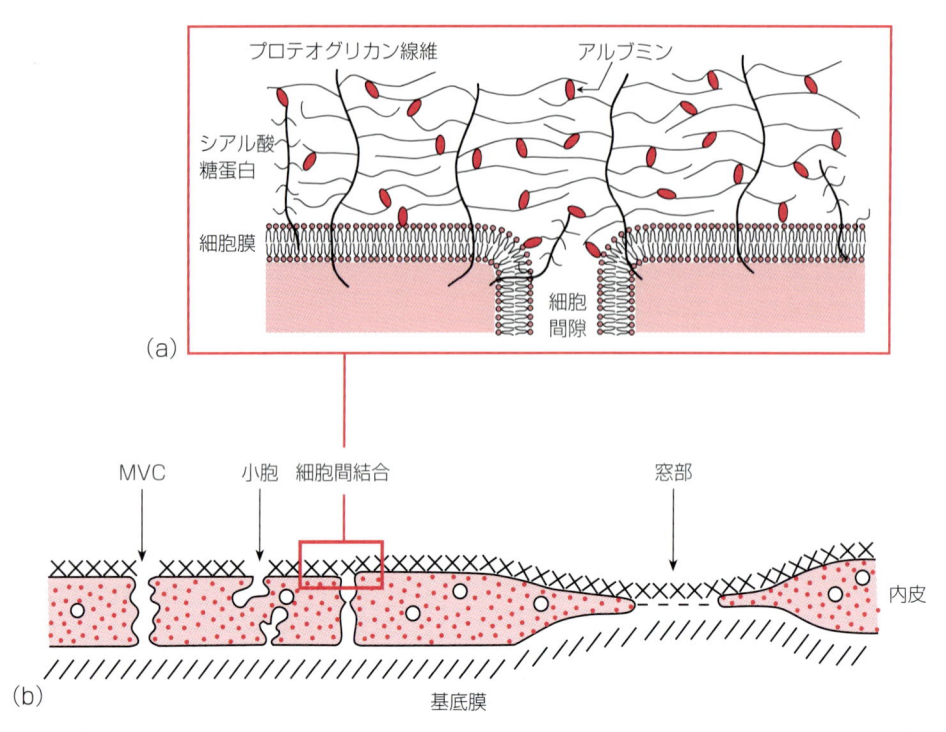

図 10.10 毛細血管透過性の線維-マトリックスモデル。グリコカリックスが内皮，窓部，細胞間結合を覆い，血漿蛋白をふるいにかけている。解離している細胞結合や窓の数が，非脂溶性小分子や水の正味の透過性を決定する。細胞を貫通する多数の小胞からなる水路（MVC）や小胞は，大きな細孔としての役割を果たすのかもしれない。大きな細孔は数が少ない。(Michel CC. Journal of Physiology 1980；309：341-55 より許可を得て引用) a 図はグリコカリックスの概要を示している。負に帯電したプロテオグリカン線維とシアル酸糖蛋白が，アルブミン（赤い楕円）の正に荷電したアルギニン群に結合している。それによって三次元的なふるいが構成され，血漿蛋白は撥ね返される。この反発は，基本的にはグリコカリックスの網目サイズによって支配され，負の電荷によっても起こる。(After Curry FE. Circulation Research 1986；59：367-80)

係数がほぼ同じ（0.8 ～ 0.95）であるのは，細胞間隙や窓にもグリコカリックスが一様に覆っている（図 10.10b）という事実によって説明される。

　細孔説の提唱者である Pappenheimer と Renkin，線維-マトリックス説の提唱者である Michel と Curry らの概念をまとめると，以下のようになる。

> 　　　Pappenheimer の細孔は小さすぎて
> 　　　誰も証明できない
> 　　　楽観的な博士たちは
> 　　　顕微鏡で見たいと願うが—
> 　　　形は直角だったり丸かったりで
> 　　　ナノメータの大きさの隙間がたくさんあいている
> 　　　細孔は綿毛のようなものと言う人がいる
> 　　　グリコカリックスのことだ
> 　　　グリコカリックスの線維は空間を分断する
> 　　　そして不ぞろいの網目を作っている
> 　　　アルブミンという蛋白がくっついて
> 　　　もつれたグリコカリックスのひもを整頓する
> 　　　その間を希釈食塩水が通り抜ける
> 　　　そんなことは誰も見た人はいない
> 　　　けれど，物知り顔の科学者は
> 　　　そうであるに違いないと自信をもって言う
> 　　　ああ，我々に疑いなどいっさいもたせない
> 　　　誰も確信できないことなのに
> 　　　（Hilaire Belloc の The Microbe にお詫び申し上げる）

グリコカリックスは，半透過性，サイズ選択性の濾過フィルターとしての役割のほかに，微小血管では血流力学的な効果を発揮するし，大きな血管では内皮の機械感受性にも関与する（第 9 章 9.2）。

特殊なトランスポーターは毛細血管における物質交換にはあまり関わらない

多くの組織における毛細血管を透過する物質輸送において，膜蛋白によるキャリア依存性の溶質輸送やアクアポリン（水チャネル）を介した輸送の関与は無視できるほど小さい。なぜなら，これらの輸送能力は細胞間隙を通る輸送と比べて桁違いに低いからである。しかしながら，重要な例外がある。脳の毛細血管の内皮は細胞間隙透過性が非常に低く，グルコースのような溶質の輸送を膜蛋白に頼っている（第 10 章 10.8）。また，腎臓の下行直血管 vasa recta（髄

質毛細血管)における尿素のキャリア輸送は重要である。

10.7　大きな非脂溶性分子は大きな細孔系を通過する

連続型および有窓型毛細血管の血漿蛋白透過性は，酸素透過性のおよそ1/100万である。血漿蛋白が組織へ流れ出る量はわずかではあるが，重要な意味がある。それは，リンパ液中に血漿濃度の20〜70%の蛋白が含まれていることからわかる。この蛋白流出は，免疫グロブリンが生体防御の役割を果たしたり，鉄，銅，ビタミンA，サイロキシン，テストステロン，エストラジオール，脂肪，短鎖脂肪酸といった蛋白結合物質を輸送するのに必要である。

透過性と分子サイズの関係から大きな分子の輸送システムがわかる

溶質の半径が，小細孔のサイズ(グリコカリックスの網目サイズ)にほぼ等しい3.6 nm (アルブミン)に近いと，溶質の透過性は急激に低下する(図10.9)。小細孔より大きな溶質(血漿蛋白)の透過性は，ゼロであると予想される。しかし実際には，半径4 nm以上の血漿蛋白であっても，わずかながら透過性はある。そこでGrotteは1956年に，半径20〜30 nmの大きな細孔が少数存在するという，第2の輸送経路の存在を提唱した。そして反発係数を測定した結果，この考えが支持された。すなわち，フィブリノーゲン(半径10 nm)のような大分子であっても，反発係数は1以下なのである。しかし大分子の透過性が非常に低いということは，大きな細孔は数が少ないということを示すものであり，連続型毛細血管では小細孔4,000当たりに大きな細孔1つ程度である。そして，脳と腎糸球体の毛細血管には，大きな細孔は基本的に存在しない。

大分子の透過はサイズと電荷に依存する

フィブリノーゲンのような大きな血漿蛋白は，アルブミンのような小さい蛋白と比べて，内皮を通過しにくい。さらに，アルブミンのように負に帯電している大分子は，帯電していない，あるいは正に帯電している同サイズの分子より透過しにくい。これは，グリコカリックスが常に負に帯電していることによる電気的反発作用のためである。

大きな細孔の正体：
連続性のチャネルか小胞輸送か?

大きな細孔系は，透過性のデータから推論された機能的な概念である(図10.9)。この系は，多数の小胞またはグリコカリックスの隙間が，真の細孔(水分で満たされている水路)を形成しているのか(図9.6b，図10.10)，それとも実際はカベオラ-小胞輸送系であるのか，議論がある。

真の細孔を提唱する人々は，毛細血管壁を通過する大分子の輸送速度が水分の駆動圧に比例することに注目し，大きな細孔は連続した水路であると考えている。さらに，組織を冷却すると，能動性の小胞輸送を抑制するはずであるが，実際には大分子輸送の抑制効果は小さいという。また，カベオリンをノックアウトしたマウスは，内皮にカベオラがないにもかかわらず蛋白の透過に障害はない。

それでも，濾過速度が遅いときには，小胞輸送が大分子の輸送に意味ある貢献をしているのかもしれない。金で標識したアルブミンやフェリチン(半径5.5 nm)は，間違いなく内腔側のカベオラに入り，その直後に外腔側のカベオラに現れる(図9.5, 図9.6)。しかしながら，この系が蛋白輸送にどの程度貢献するのかは明らかにされていない。正常のゆっくりした毛細血管濾過においては，水路と小胞輸送がともに蛋白透過に関与している可能性はある。

毛細血管壁を通過する溶質移動の通路に関する最近の知見を，図10.11に要約した。

10.8　血液-脳関門とキャリア輸送

脳の毛細血管は狭い血液-脳関門を形成する

脳の毛細血管はすべての毛細血管と同様に，脂溶性溶質(酸素，二酸化炭素，一般的な麻酔薬)の透過性は高いが，L-グルコース，カテコールアミン，血漿蛋白などの非脂溶性溶質に対する透過性は極めて低い。この現象は，血液-脳関門 blood-brain barrier と呼ばれている。この関門の働きは，カテコールアミンのような循環血液中の刺激物から神経細胞を守り，脳実質から血流中に神経伝達物質が流れ出るのを防ぐことである。血液-脳関門は，内皮細胞間の複雑で多様な細胞結合ストランドからできていて，ストランドの解離はない。このストランドは，細胞周囲を取り囲む連続性の隙間のないシールを形成している。カベオラ-小胞系も非常に少ない。脳虚血(卒中)，脳出血，脳の炎症などの病的状態では，しばしばこの関門が壊れることがあり，脳浮腫が発生する。

特殊な内皮キャリアが溶質を脳実質へと輸送する

他の多くの毛細血管と異なり，脳の毛細血管は，血液と脳実質間の非脂溶性溶質の輸送を内皮細胞膜にある特殊なキャリアに頼っている。D-グルコース，グルコースの自然体であるデキストロース(キャリアはGLUT-1)，乳酸，ピルビン酸，アミノ酸，アデノシンを運ぶ特殊なキャリア蛋白がある。この型の輸送は，細胞の間隙を通るのではなく，細胞の中を通過する。この輸送は能動輸送ではなく，キャリアに結合した溶質が濃度勾配に従って拡散(促通拡散 facilitated diffusion)することによる。加えて，脳の毛細血管の内皮は，血管外側の細胞膜に存在するNa^+-K^+

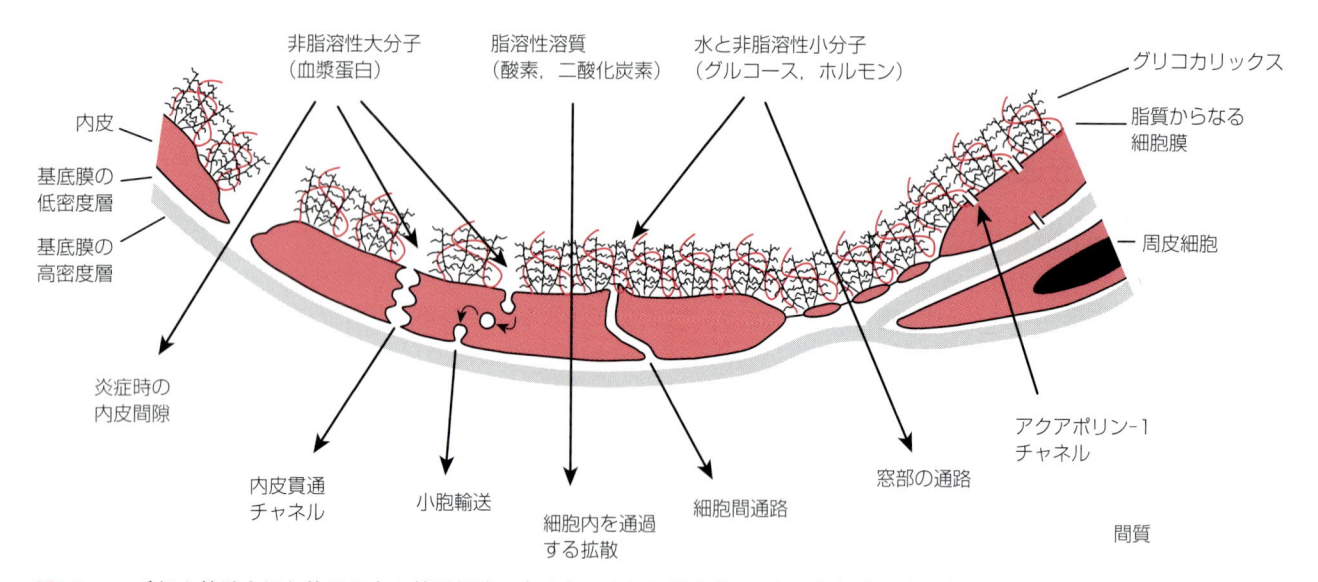

図10.11 毛細血管壁を通り抜ける主な輸送経路。水は主に小さな細孔系，すなわち細胞間隙や窓部を覆うグリコカリックスの間を流れる。アクアポリン-1チャネルや数少ない大きな細孔系を通過する水はわずかである。炎症が起こるとグリコカリックスに大きな隙間が開くことに注意が必要である。

ATPaseを介して能動輸送することにより，脳間質液のK⁺濃度を調節することができる（第15章15.4）。

10.9 毛細血管における抽出とクリアランス

酸素，グルコース，薬物など組織で消費される溶質の濃度は，毛細血管を通過する間に低下する（図10.8）。この濃度低下は，血流が溶質輸送に及ぼす影響を理解するうえで，極めて重要である。この項では，毛細血管に沿って生じる濃度変化，ならびに関連する抽出とクリアランスの概念について述べる。10.10と10.11では，それに基づいて血流と身体運動が溶質交換に及ぼす影響に言及する。毛細血管内の濃度変化の概要を知るために，運動中の筋へのグルコース輸送を考えてみることにする。運動中の筋はグルコースを消費するので，間質のグルコース濃度は動脈血中の濃度より低い。この際，単純化するために間質のグルコース濃度は一様であると仮定する。

毛細血管通過中に生じる濃度低下は直線的ではない

毛細血管の始まり部分では，血漿グルコース濃度は動脈レベルに近く，毛細血管内外の濃度差は大きい（図10.8点A）。したがって，Fickの拡散の法則から推測されるように，グルコースは毛細血管の最初の部分で急速に拡散する（図10.8の矢印J_{sA}）。この溶質の移動により，血漿濃度は図10.8の点Aから点Bのように，初期に急激に低下する。毛細血管内を進むと血管内外の濃度差は次第に小さくなるので（図10.8点C），溶質の流出は遅くなる（図10.8の流量J_{sC}）。その結果，血漿濃度の低下は点Cから点Dのように緩やかになる。乳酸や二酸化炭素の場合には，組織の濃度のほうが毛細血管内より高いので，毛細血管を通過する間にむしろ濃度が上昇するが，この際にも直線的ではなく曲線的に変化する。このように毛細血管内の濃度は曲線的に変化し，平均濃度は動脈濃度と静脈濃度の平均値より低い（巻末資料2「毛細血管内の溶質の濃度と組織への移行」）。この曲線の曲がり方が著しく，初期の濃度低下が急であれば，溶質交換の大半は毛細血管の始まり部分で行われ，下流ではわずかしか行われないことになる。この曲率は，透過性と血流量によって決まる（10.10）。

Fickの原理は毛細血管床全体の物質交換について述べている

Fickの原理（第7章7.1）を使えば，毛細血管床全体の正味の溶質交換を知ることができる。Fickの原理とFickの拡散法則を混同してはならない！ Fickの原理によれば，溶質の交換量は動静脈の濃度差（$C_a - C_v$）と血流量（$\dot{Q}$）の積に等しい。

$$J_s = \dot{Q}(C_a - C_v) \qquad (式10.4)$$

例えば，筋へのグルコース輸送量は，血流量，動脈血中のグルコース濃度，その局所の静脈血中の濃度から計算し推定することができる。また反対に，溶質の消費量と血流量がわかれば，濃度低下を計算することもできる（図10.8）。

10.9 毛細血管における抽出とクリアランス

抽出率（抜き取り率）は毛細血管を1回通過する間に血漿から除かれる割合である

毛細血管床に入るときのグルコース濃度は動脈と同じ 5 mM であり，毛細血管床から出るときには静脈の濃度 4.5 mM であったと仮定しよう。0.5 mM は拡散によって組織に出ていったことは明らかである。この量は動脈血として届けられた量の 10％（0.5/5.0）であるから，抽出率は 10％ということになる。抽出率（E）は動脈血中濃度（C_a）に対する動静脈血中の濃度差の割合と定義される。すなわち，$E = (C_a - C_v)/C_a$ である（図 10.8，巻末資料 2「抽出」）。安静時の酸素抽出率は多くの組織で 25％ 程度であるが，激しい運動をしている筋では 80～90％ に上昇する。

動脈内に注入された溶質の抽出状況を図 10.12 に示した。この場合の溶質はビタミン B_{12} である。そして，移動しない参照物質として，放射性物質で標識したアルブミンが注入液に含まれている。静脈流出液を採取して調べると，拡散可能な溶質の濃度は，毛細血管外に出て行くため，参照物質の濃度より低いことがわかった。参照物質の濃度は，テスト物質が仮に交換されなかった場合に示すはずの濃度である。テスト物質と参照物質の濃度差から計算されたビタミン B_{12} の抽出率の初期値は，約 40％ であった（図 10.12b）。その後抽出率は低下するが，それは間質の濃度が上がり毛細血管内外での濃度勾配が緩くなることによる。この抽出パターンは，溶質交換が Fick の法則に従う拡散プロセスによることを示している。

クリアランスは単位時間に清掃された溶質を含む血漿量である

血漿クリアランス（Cl）は，1 分間に抽出によって除去された特定物質を含んでいた血漿量である。クリアランスは血漿流量と抽出率の積に等しい。

$$Cl = 血漿流量 \times E \qquad (式 10.5a)$$

例えば，運動中の筋の血漿流量が 100 mL/min であり，グルコースの抽出率が 10％ であるとすると，グルコースに関しては毎分 10 mL の血漿が清掃されたことになる。

クリアランスの単位は血漿量/min であって，溶質量/min ではないことに注意しなければならない。単位時間当たりに除去された溶質量は，溶質流量 solute flux（J_s，式 10.1）と呼ばれる。溶質流量は，血漿クリアランスと動脈濃度の積に等しい（$J_s = Cl \times C_a$）。それゆえ，クリアランスは溶質流量を動脈濃度で除した値と定義することもできる（$Cl = J_s/C_a$）。この場合にもクリアランスの単位はやはり体積/min である。以上より，クリアランス，抽出率，溶質流量の関係は次のように要約される。

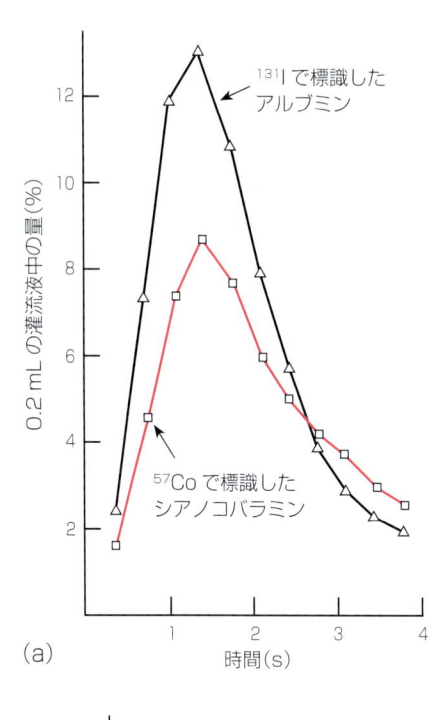

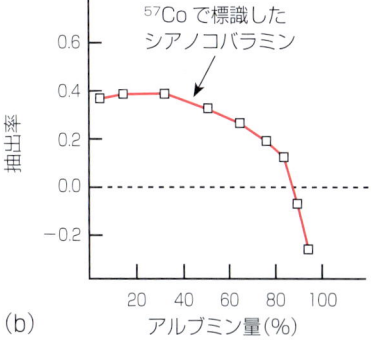

図 10.12 動脈内に注入されたビタミン B_{12}（シアノコバラミン，半径 0.8 nm）が，ネコ唾液腺の有窓型毛細血管から外へ拡散する様子。アルブミン（半径 3.6 nm）は抽出されない対照物質として示してある（本文参照）。a：静脈血中のビタミン B_{12} とアルブミンの量を，動脈血中に投与された初期量に対するパーセンテージとして経時的に示した。2 つの曲線は 3 秒後に交差する。これは血中のビタミン B_{12} 濃度が低下して間質の濃度のほうが高くなったことにより，拡散の方向が逆転して血液中に流れ込むためである。b：ビタミン B_{12} の抽出ははじめは速く，その後，間質濃度が高くなるにつれて遅くなる。透過性は，抽出率と血流量から Renkin-Crone 関係の式 10.6 を用いて算出することができる。(From Mann GE, Smaje LH, Yudilevich DL. Journal of Physiology 1979；297：335-54, with permission from Wiley-Blackwell)

$$Cl = 血漿流量 \times E$$
$$= 血漿流量 \times (C_a - C_v)/C_a = J_s/C_a \qquad (式 10.5b)$$

この血漿クリアランスの概念は，腎臓生理学において広く使われている。例えば排泄物であるクレアチニンのクリアランスは，若者では 140 mL/min 程度であり，腎不全になると低下する。クリアランスの概念は他の臓器にも，どん

(a) 血流量増加が毛細血管内の溶質濃度に及ぼす影響

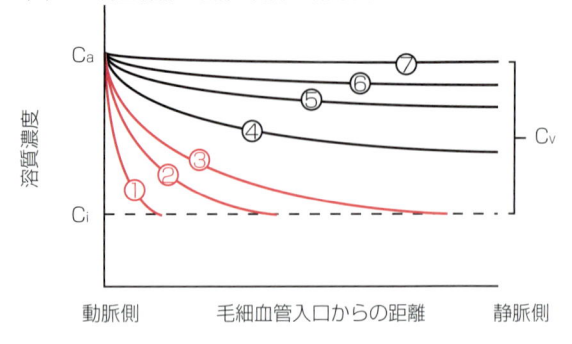

(b) 血流量が溶質交換量に及ぼす影響

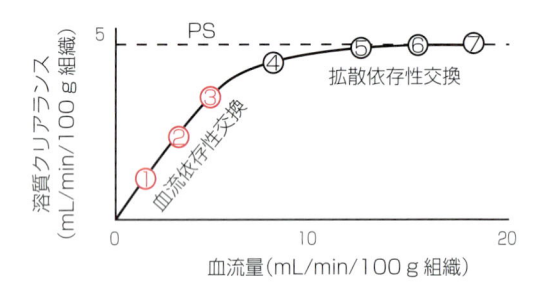

図 10.13　毛細血管壁における拡散輸送に及ぼす血流量の影響。a：間質濃度（C_i）がゼロまたは一定としたときの毛細血管を通過する際の血漿濃度の変化を，血流量の少ない方から多い方へ順に曲線1～7に示す。C_aとC_vは，それぞれ動脈と静脈の血漿濃度を表す。血流量が少ない場合には，毛細血管の出口に至る前に平衡状態（$C_v=C_i$）に達する（曲線1～3）。これは，血流依存性交換である。血流量が多いときには，平衡に達するまで拡散する十分な時間がないので，$C_v>C_i$となる（曲線5～7）。この場合には，拡散依存性交換である。b：血流量が毛細血管の物質交換に及ぼす影響は，血漿クリアランス（溶質輸送量／C_a，式10.5b）として表される。プラトーに達したクリアランス値は，毛細血管拡散能力（PS）に等しい。これらは，筋の毛細血管における尿素輸送のデータである。〔Data of Renkin EM. In: Marchetti G, Taccardi B (eds). International Symposium on Coronary Circulation. Basel：Karger, 1967：18-30〕

な溶質にも適用できる。例えば，肺における二酸化炭素のクリアランスは，安静時のヒトでは約370 mL/min である。

10.10　血流が溶質輸送に及ぼす影響

組織を通る血流が増すと，溶質交換は増加することもあるが，ほとんど変わらないこともある。その理由は，物質交換には，血流依存状態と拡散依存状態という2つのタイプがあるからである。毛細血管内の溶質濃度は，それぞれのタイプで異なっている。**血流依存性交換** flow-limited exchange の場合には，溶質濃度は毛細血管のはじめの部分で急に低下し（図10.13赤い曲線），毛細血管外への溶質移動量は，血液が毛細血管に運び込む溶質の量によって決まる（後述）。**拡散依存性交換** diffusion-limited exchange の場

合には，溶質濃度は比較的平坦であり（図10.13黒い曲線），毛細血管外への溶質の移動量は毛細血管壁を透過する速度によって決定される。

血流依存性交換では溶質輸送量は血流量に比例する

毛細血管透過性が極めて高い場合には（例えば肺毛細血管における二酸化炭素），溶質は素早く毛細血管壁を通過するので，血液が毛細血管の出口に達するよりずっと前に，血漿濃度は毛細血管外の濃度（間質液あるいは肺胞ガス）と平衡に達する（図10.13a 曲線1）。酸素や二酸化炭素などの脂溶性溶質ならびに，有窓型毛細血管における非脂溶性小分子などがその例である。また，血流速度が遅ければ，連続型毛細血管であっても尿素やグルコースなどの非脂溶性小分子は，血流依存性に移動する。この場合，血漿濃度は急速に間質液濃度まで低下するので，交換が行われるのは毛細血管のはじめの部分だけである。血流速度が上昇すると，物質交換の時間は短くなるが，それでも毛細血管の出口に到達する前に（下流になるけれども），平衡状態は達成される（図10.13a 曲線2，3）。このとき，血流量は増加するが動静脈の濃度差は（血流速度が遅いときと）変わらないので，血管外への溶質移動量（J_s）は増加している〔Fickの原理，式10.4，$J_s=$ 血流量×(C_a-C_v)〕。実際に，図10.13bの点1～3で示されるように，溶質移動量は血流量に比例して増加する。

　肺におけるガス交換は，生理学的に重要な血流依存性交換の代表例である。肺毛細血管の二酸化炭素や酸素は，毛細血管の出口に到達するずっと前に，肺胞ガスと平衡に達する。したがって，肺血流量（すなわち心拍出量）が増加すれば，毛細血管における酸素摂取・二酸化炭素除去はそれに比例して増える。

　血流依存性交換における溶質クリアランス率は，血流量を示すものであり，毛細血管透過性を表すものではない。そのことが，Ketyのキセノンクリアランス法（図8.6）の基本原理になっている。物質交換が血流依存性であるときには，毛細血管透過性（P）を測定することはできない。なぜなら，物質交換に関与している毛細血管壁の割合，すなわち拡散面積（S）がわからないからである。

拡散依存性交換では溶質輸送量はほとんど血流量の影響を受けない

拡散依存性交換は，血流依存性とは正反対である。拡散依存性の場合，溶質輸送量は運び込まれる溶質の量すなわち血流量によるのではなく，むしろ内皮透過性によって決まる。血漿の溶質濃度は，毛細血管出口に到達するまでは血管外と平衡に達せず，図10.13aの曲線5に示されるように，比較的平坦である。イヌリンやビタミンB_{12}のような非脂

溶性の中・大分子は，拡散依存性の移動をする。尿素やグルコースなどの小分子も，血流量が増えて通過時間が短くなると拡散依存性となる。すなわち，通常の血流量のときには大分子，血流量が増加したときには小分子も拡散依存性交換が行われる。

拡散依存性交換では，溶質を血管外へ移動させるために費やす時間は十分ではないので，血流量が増加しても溶質交換量に大きな影響を与えない。血流量が増加して通過時間が短くなると，抽出率が低下し溶質の静脈濃度が高くなる（図10.13a 曲線6, 7）。したがって，$C_a - C_v$ は小さくなる。Fick の原理（式10.4）からわかるように，溶質移動量（J_s）の変化は小さい。これは，血流量（$\dot{Q}$）の増加が $C_a - C_v$ の減少によって相殺されてしまうからである。それゆえ，図10.13b の点5〜7 では，血流量が増えても溶質クリアランスはほとんど増加していない。

拡散能力と血流量の比（$PS/\dot{Q}$）が血流依存性か拡散依存性かを決定する

溶質交換の過程が拡散依存性になるのか血流依存性になるのかは，毛細血管透過性と表面積の積（PS）（拡散能力）と血流量（$\dot{Q}$）の比によって決まる。この両者は同じ単位 cm^3/s であるから，$PS/\dot{Q}$ は無次元である。拡散能力が血流量より相当大きければ（$PS/\dot{Q} > 5$），毛細血管出口に到達する前に平衡に達するので，血流依存性交換となる。血流が拡散能力より大きければ（$PS/\dot{Q} < 1$），平衡に達せず拡散依存性になる。このことは，Renkin-Crone 関係（巻末資料2「毛細血管内の溶質の濃度と組織への移行」）の抽出率（E）と血流量の非線形性関係式からもわかる。

$$E = 1 - \exp(-PS/\dot{Q}) \quad \text{（式 10.6）}$$

Renkin と Crone は，$PS/\dot{Q}$ が5 になると溶質抽出率は99%以上になるのでほぼ完全に平衡に達し，交換は血流依存性になると指摘した。反対に $PS/\dot{Q} \leq 1$ のときには抽出率は63%以下であり，平衡に達せず拡散依存性交換になる。骨格筋毛細血管では，安静時には血流が少ないのでグルコースの $PS/\dot{Q}$ の値は約5 であるが，運動時には血流が増加するので値は ≤ 1 となる。

Renkin-Crone の式および図10.13b から，血流依存性や拡散依存性というのは一連の現象の両極端であることがわかる。両者の中間の状態（図10.13b の点3 と点5 の間）が存在し，その場合に血流量増加は，毛細血管内平均濃度を上昇させることによって溶質輸送を増やすことができる（Fick の拡散法則）が，完全な血流依存性交換のように血流量増加に比例して増やすことはできない。これは，溶質の静脈側濃度（C_v）が高くなるためである。こうした中間的な交換は，図10.13b の点4 と点5 の間における溶質移動量の増加によって示されている。

> **重要事項のまとめ 10.1**
>
> **毛細血管透過性ならびに血流量が溶質交換に影響を与える**
>
> - 透過性（P, cm/s）は単位膜面積（S, cm^2）当たりの，そして単位濃度差（ΔC, g/cm^3）当たりの拡散による溶質輸送量（J_s, g/s）である（$P = J_s/S \times \Delta C$）。
> - 溶質輸送量は毛細血管の拡散能力（PS, cm^3/s）と，血漿と組織の平均濃度差によって決まる：$J_s = PS \times \Delta C$。これは，Fick の拡散法則を膜全体について当てはめた式である。
> - 毛細血管透過性は，溶質の性質（脂質溶解性，分子の大きさ，荷電状態）と膜の細孔によって決まる。細孔半径はグリコカリックス中の線維空間に依存し，細孔面積は細胞間隙の中の細胞結合ストランドの解離状態（傍細胞経路）と窓により決定される。
> - 毛細血管の拡散能力（PS, cm^3/s）が血流量の5 倍以上であれば，溶質は毛細血管の出口に到達する前に，毛細血管外の組織液と平衡に達する。その場合，肺のガス交換のように，血流量が増すと溶質輸送量が増える（血流依存性交換）。
> - PS が血流量より小さい場合には（$PS/\dot{Q} < 1$），毛細血管出口までに溶質は血管周囲と平衡に達しない（拡散依存性交換）。抽出率は低く，血流が増加しても溶質交換は増えない。

血流量の増加は透過性上昇の引き金にもなり得る

ここまでは，血流量が溶質交換に及ぼす受動的，物理的な効果について述べた。しかし最近の研究により，血流量は非脂溶性溶質の内皮透過性を能動的に上昇させる効果をもつことがわかってきた。それについては次のセクションで述べることにする。というのは，その効果は生体が運動中に生じる需要の増加を満たすために溶質輸送量を調節する1 つの方法だからである。

10.11　溶質輸送の生理学的調節

毛細血管を横切る酸素や栄養素の輸送は，組織の需要と一致するのが理想である。運動中の骨格筋や心筋のように需要が増加する際には，輸送も増える必要がある。しかし，栄養動脈が動脈硬化で狭くなっていると，溶質の輸送が制限され，溶質輸送は増加した需要を満たすことができない。その結果，冠動脈疾患の患者では運動によって狭心症が起こるし，大腿動脈疾患の患者では運動中に下腿の痛みを生じる（間欠性跛行）。

骨格筋の酸素消費は運動中に20〜40 倍に増加するが，

それに見合う酸素輸送の増加は，通常3つのメカニズムによってもたらされる。
- 毛細血管がいっせいに開き，毛細血管床が一様に灌流される
- 血漿と組織の間の濃度差が大きくなる
- 局所の血流量が増える

その他の因子としては，細胞内の酸素分圧が低下したときに，筋ミオグロビンを通過する酸素拡散速度が速くなることや，グルコースのような非脂溶性小分子の場合には血流とともに毛細血管透過性が亢進することなどが関与する。

運動中の筋では毛細血管リクルートにより溶質輸送が改善される

骨格筋においてそれぞれの毛細血管は，その周囲の筋線維の円柱状部分(Krogh円柱，図10.14)に栄養を供給している。1本の毛細血管によって栄養される筋線維の数，すなわちKrogh円柱の半径は，解剖学的な毛細血管密度と，その時点で血流を流している毛細血管の割合によって決まる。可視的な粒子または色素を注入する実験により，安静時の骨格筋では，ある瞬間に1/2〜3/4の毛細血管は流れていないか，あるいは緩やかに流れていることがわかった。

それは，上流の細動脈が血管運動の収縮期になっていることによる(10.1)。安静時には比較的少数の毛細血管だけが勢いよく流れているので，それぞれの毛細血管は広い範囲の筋線維を栄養しなければならない。したがって，安静時の筋組織ではKrogh円柱の半径は大きい。

運動時には，収縮する筋線維から遊離される代謝産物によって，終末細動脈が拡張する(第13章13.7，代謝性充血)。それにより，勢いよく流れる毛細血管の数が増える。この過程を毛細血管リクルート *capillary recruitment* と呼ぶ。毛細血管リクルートは，物質交換のための毛細血管表面積(S)を増やすと同時に，Krogh円柱の半径を小さくし拡散距離(Δx)を短縮する(図10.14)。こうした変化により，酸素供給を筋組織に一様に行うことが可能となる。すなわち，安静時には不均一であった酸素供給が改善される(10.1)。そして$S/\Delta x$の上昇は，Fickの法則(式10.1)からわかるように，拡散による輸送量を大幅に増加する。

代謝による消費増加は濃度勾配を増大させる

活動する組織で代謝が亢進すると，グルコースや酸素の組織濃度が低下し，毛細血管内の血液と組織の濃度差が拡大する。例えば，毛細血管内外のグルコースの平均濃度差は，

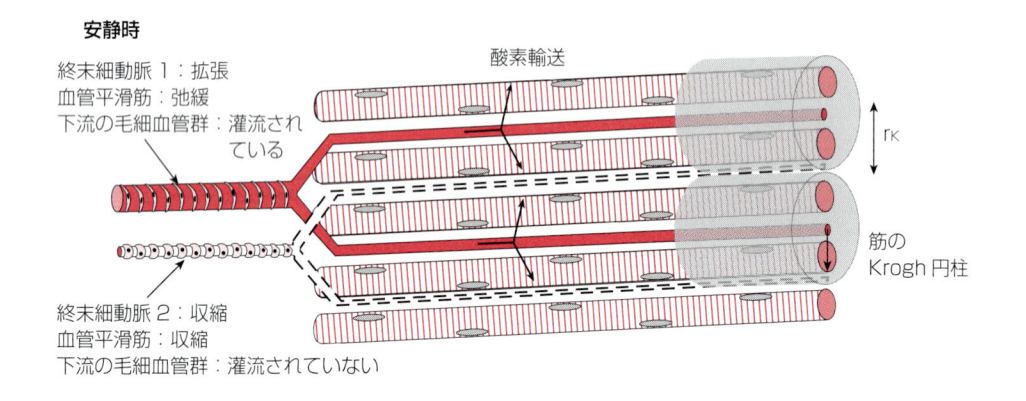

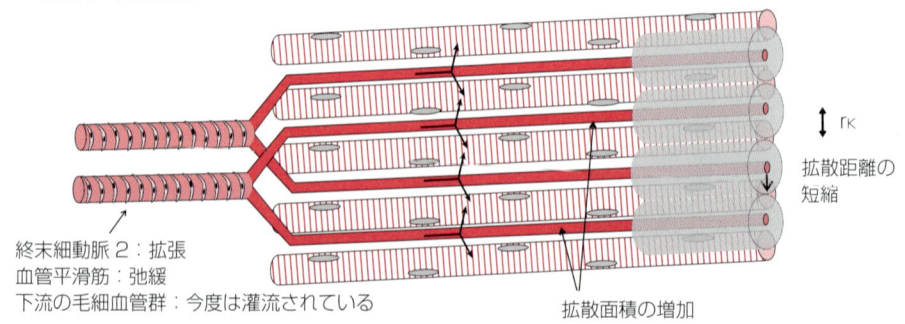

図10.14 筋のKrogh円柱と毛細血管リクルート。安静時の骨格筋では，終末細動脈2の収縮は，1つの毛細血管群(破線)の灌流を停めてしまう。そのため，流れている毛細血管は広い範囲の筋(Krogh円柱)に栄養を供給しなければならない。最大の拡散距離は，Krogh円柱の半径(r_K)に相当する。運動が始まり，代謝性因子により終末細動脈2が拡張すると，それまで閉じていた毛細血管が流れ始める。それによって，酸素供給の不均一が改善され，血液が流れている毛細血管の表面積が増加し，Krogh円柱の半径(r_K)，すなわち最大拡散距離が短縮される。

表 10.2 血液から 100 g の骨格筋へのグルコースの生体内輸送

	記号	単位	安静時	激しい運動時	運動時/安静時の比
グルコース消費量 [a]	J_s	μM/min	1.4	60	43×
動脈濃度	C_a	mM	5.0	5.0	—
静脈濃度	C_v	mM	4.44	4.0	0.9×
抽出率	E	%	11.2	20	1.8×
血流量	$\dot{Q}$	mL/min	2.5	60	24×
灌流毛細血管密度		数/mm²	250	1,000	4×
拡散能力 [b]	PS	cm³/min	5	20	4×
毛細血管内外の平均濃度差	ΔC [c]	mM	0.3	3	10×
血管周囲の平均濃度	C_i	mM	4.7	2	0.4×
Krogh 円柱半径	r_K	μm	36	18	0.5×

[a] グルコースや他の小さな代謝物の毛細血管における輸送は，ほとんど拡散によるのであって，水分濾過によるものではない．それは以下の事実から証明される．安静時の骨格筋は，組織100g当たりグルコースを1.4 mM/min消費する．正味の毛細血管濾過量は，組織100 g 当たり 0.005 mL/min であり，動脈血のグルコース濃度は 5 μM/mL であるから，濾過によるグルコース輸送量は 0.025 μM/min である．これはグルコースの総輸送量の 2%に過ぎない．

[b] 最近の研究によれば，PS 増大は，毛細血管リクルートに加えて，一部は血流増加に伴って生じる毛細血管透過性の亢進によるのかもしれない．

[c] ΔC は J_s/PS として算出される（式 10.3 参照）．

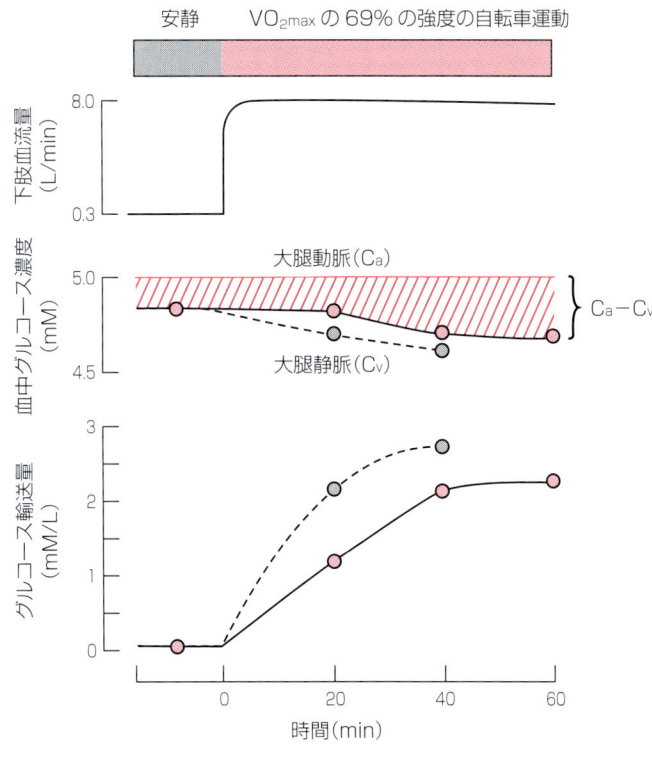

図 10.15 自転車運動中に生じる血液から筋へのグルコース輸送の増加．Fick の原理（溶質輸送量 = 血流量×動静脈濃度差）により計算された結果を示す．運動初期，筋は貯蓄してあったグリコーゲンと血液から抽出したグルコースの両方を用いる．貯蓄グリコーゲンが使い果たされると，血液からのグルコース抽出率$(C_a - C_v)/C_a$が高くなる．運動が終了する前にグリコーゲンが枯渇すると，グルコースの血管外への輸送量は増加する（破線とグレーの丸印）．VO_{2max} は最大酸素消費量を表す．(From data of Blomstrand E, Saltin B. Journal of Physiology 1999 ; 514 : 293-30)

安静時の約 0.3 mM から，激しい運動時には約 3 mM に拡大すると見積もられている（表10.2）．濃度差の拡大は，毛細血管リクルートによる拡散距離の短縮とあいまって，濃度勾配 $\Delta C/\Delta x$ を 10 倍以上大きくすることがある．

代謝活動に伴って血流量も増加する

骨格筋（図10.15），心筋（図15.4），脳（図15.15）をはじめとする多くの器官では，代謝率に比例して血流量が増加する．この代謝性充血は酸素とグルコースの供給を増加させ，毛細血管外との物質交換が血流依存性になるのを防ぐ．グル

コースのような栄養素は，血流が多いときには拡散依存性交換であるので，溶質輸送は溶質が毛細血管に届けられる速度(すなわち血流量)には制限されない。

血流量に反応して内皮透過性が亢進する

K^+，Na^+，尿素，蛍光物質の交換を測定した最近の研究により，血流の増加は毛細血管に運び込まれる溶質を増やすだけでなく，内皮透過性を急速に亢進させることがわかった。この血流に由来する透過性亢進は，一酸化窒素(NO)を介する内皮の能動的反応に起因する。この透過性亢進は，運動中の筋へのグルコース輸送の大幅な増加を助けている。

本章で紹介された様々な概念をまとめるために，需要の増加を満たすために溶質輸送を増やす方法について，2つの特殊例を最後に考えてみよう。

運動中の筋においてグルコース輸送を増加させる機序

ヒトの筋には約400gのグリコーゲン(重量にして1〜2%)が含まれており，運動初期にグルコースを供給する源となっている。運動が続くと筋のグリコーゲンが減り，血液から筋へのグルコース輸送が増える(図10.15)。25分間の自転車運動の間，下肢筋のグルコース消費量はその運動強度と比例する。動脈血の血漿グルコース濃度は，肝臓および他の組織におけるグルコース産生により一定に維持される。血液から運動中の筋へのグルコース輸送を増加する因子は，表10.2と図10.15にまとめられている。毛細血管リクルートはKrogh円柱の半径を小さくし，拡散距離(Δx)を短縮する。リクルートにより拡散面積(S)も大きくなる。そして，血流が毛細血管透過性(P)に及ぼす影響によって拡散能力(PS)はさらに増大する。組織のグルコース濃度の減少は毛細血管内外の濃度勾配を大きくし，その結果生じる輸送の増加によって抽出率と動静脈濃度差($C_a - C_v$)も増加する(図10.15)。血流増加は毛細血管へのグルコース供給を増やし，毛細血管内の平均血漿濃度の低下を防ぎ，それによって物質交換が血流による制限を受けるのを阻止している。Fickの原理(図10.8)から，運動中のグルコースの血管外への輸送量は，増加した血流量と増加した($C_a - C_v$)の積であることがわかる。

運動中の筋において酸素輸送が増加する機序

酸素は内皮細胞の中を素早く通過するので，毛細血管壁は酸素輸送に対して大きな抵抗にはならない。筋線維への酸素輸送の主な妨げとなるのは，およそ20 μmの血管外の経路であり，これは毛細血管壁の厚さ0.3 μmの60倍以上である。したがって，主な酸素濃度勾配は血漿と血管周囲

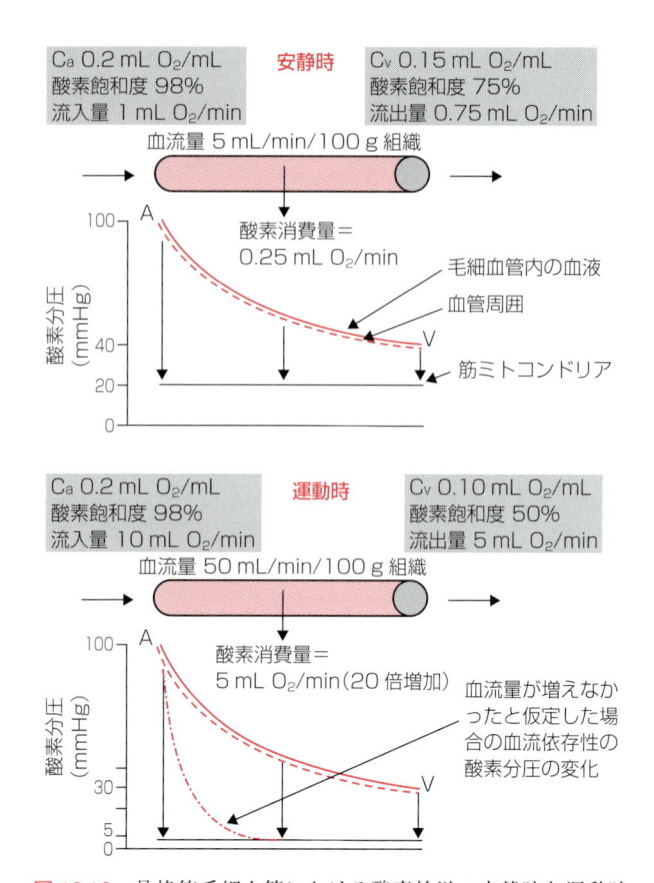

図10.16 骨格筋毛細血管における酸素輸送の安静時と運動時の比較。ミトコンドリアの酸素分圧は，ミオグロビンの酸素飽和度 oxygen saturation から推定した。運動中の筋の酸素需要量 $5\ mL\ O_2/min$ は，安静時の動脈による酸素供給量 $1\ mL\ O_2/min$ より多いことに注意が必要。もし血流量が増加しなければ，血中の酸素含量は毛細血管に入ったとたんにゼロに近づく(1点破線)。A：交換血管の動脈側(厳密には終末細動脈)，V：交換血管の静脈側。

の間ではなく，血管周囲と筋のミトコンドリアの間に存在する(図10.16a)。物質輸送は，図10.13aの曲線4のように血流依存性と拡散依存性の中間である。毛細血管出口における酸素分圧40 mmHg(安静時)は動脈血酸素分圧100 mmHgより低いが，ミトコンドリアの酸素分圧(安静時およそ20 mmHg)と平衡に達してはいない(図10.16a)。

運動時には，グルコースの項で述べたように，毛細血管リクルートが生じる。それにより，拡散面積が増大し，拡散距離が短縮する。酸素消費が増えるために，ミトコンドリアの酸素分圧は5 mmHg以下に低下すると考えられており，そのために動脈血と筋の間の濃度勾配 concentration gradient が大きくなる。したがって酸素抽出が増え，毛細血管出口の酸素分圧は15 mmHg程度に低下する。血流の増加によって毛細血管への酸素供給は増えるため，毛細血管出口の酸素分圧のさらなる低下は防がれる(図10.16下図)。もし血流が増えなければ酸素交換は血流によって大きく制限されることになるだろう。というのは，中等度の

運動により筋が消費する時間当たりの酸素量は，動脈が供給する酸素総量よりも多いからである。

運動中の筋で酸素輸送の速度を上げるもう1つの因子は，赤筋の細胞質に7g/kgくらい存在するミオグロビンの部分的脱酸素化である。血液と細胞質の間には大きな濃度勾配があるが，筋細胞の内部は拡散距離がかなり長いにもかかわらず，驚くほど酸素分圧が一様である。これはミオグロビンの輸送促進効果による。すなわち，部分的に脱酸素化したミオグロビンは細胞質内の酸素拡散速度を非常に速くするのである。なぜなら酸素分子は酸素が結合していないミオグロビンの酸素結合部位を，次から次と飛び跳ねて拡散するからである。これは，**促通拡散**と呼ばれる。

要 約

- 血液と組織の間の栄養素や水の交換に，細くて壁の薄い毛細血管の密なネットワークが役立つ。
- 酸素やグルコースのような溶質は**濃度勾配**に従って毛細血管の壁を**素早く拡散**する。一方，水は細胞間隙や窓を通って**圧勾配**に従って**ゆっくりと流れる**。
- **Fickの拡散の法則**によれば，拡散によって単位時間に輸送される溶質の量は，濃度勾配（濃度差/距離），拡散面積，溶質の拡散係数に比例する。
- 毛細血管のような**細孔をもつ膜**では拡散面積が限られ，細孔内の拡散が制限を受ける。それらの効果は，ひとまとめにして**膜透過性**というパラメータで表される。拡散による輸送量（J_s）は，透過性（P），膜面積（S），膜内外の濃度差（ΔC）の積に等しい（$J_s = PS \times \Delta C$）。
- 毛細血管透過性は，**微小構造**と**溶質の特性**によって決まる。毛細血管には，非脂溶性溶質の透過性が低いほうから順に3つのタイプ，連続型，有窓型，不連続型がある。溶質は3つのクラスに分類される。
  (i) 酸素，二酸化炭素，一般的な麻酔薬などの**脂溶性分子**は，内皮細胞膜のどこでも自由に拡散できる。したがって，毛細血管の透過は極めて速い。
  (ii) 塩分，グルコース，アミノ酸，多くの薬物などの**非脂溶性小分子**は，**細胞間隙や窓**などの水路を通って拡散する。この細胞間隙は狭いので，透過速度は脂溶性分子よりもかなり遅い。細胞間隙水路の入口は，半径4～5nm相当の**細孔**によって守られていて，血漿蛋白は撥ね返されて通れない。この細孔は，グリコカリックスと呼ばれる内皮を覆うポリマー間の小さな隙間である。**血液-脳関門**の毛細血管には，非常に密な細胞間結合が存在するので，グルコースやアミノ酸の輸送は，特殊なキャリア蛋白を介する促通拡散によって行われる。
  (iii) 血漿蛋白（半径4nm以上）のような**非脂溶性の大分子**は，限られた大きな細孔系を通ってゆっくりと輸送される。この輸送系の正体はいまだに不明であるが，小胞輸送と細孔チャネルの両方が関与しているようである。
- **溶質抽出率**（E）は，動脈血に含まれている溶質のうち，毛細血管を通過中に組織に出ていく割合を表す。$E = (C_a - C_v)/C_a$。ここで，C_aは動脈血漿濃度，C_vは静脈血漿濃度である。安静時のヒトの酸素抽出率は，約25%である。**血漿クリアランス**（mL/min）は，血漿流量と抽出率の積である。溶質輸送量（J_s）は，**Fickの原理**により，J_s＝血漿流量×$(C_a - C_v)$で表される。
- **溶質輸送量**は，運動時の筋組織などでは飛躍的に増加する。その機序は，(i)**組織における代謝物の消費による血液-組織間の濃度差（ΔC）の拡大**，(ii)細動脈の拡張による**毛細血管リクルート**によって生じる拡散面積の増加，拡散距離（Δx）の減少すなわちKrogh円柱の半径減少，そして部位による拡散不均一性の解消，(iii)**毛細血管血流量の増加**，以上の3因子が絡みあって生じる現象である。
- **血流増加の影響**は，溶質交換が血流依存性か拡散依存性か，あるいは**その中間か**による。毛細血管の拡散能力（PS）が血流量（$\dot{Q}$）の5倍以上であれば，毛細血管の出口に到達する前に，血液と血管周囲の間質液との間に平衡状態が生じる。そのような交換は血流依存性であり，肺毛細血管における酸素摂取のように，血流量が増えればそれに比例して輸送量も増加する。$PS/\dot{Q}$の比が1未満のときには，毛細血管の出口までに平衡状態に達せず，物質交換は拡散依存性になる（例えば，運動中の骨格筋におけるグルコース輸送）。その場合の輸送量は，溶質が毛細血管に運び込まれる速度（すなわち血流量）とは無関係である。

参考文献

■ 総説と書籍

Abbott NJ. Inflammatory mediators and modulation of blood-brain barrier permeability. Cellular and Molecular Neurobiology 2000 ; 20 : 131-47.

Duelli R, Kuschinsky W. Brain glucose transporters : relationship to local energy demand. News in Physiological Sciences 2001 ; 16 : 71-6.

Ellsworth ML, Ellis CG, Popel AS, Pittman RN. Role of microvessels in oxygen supply to tissue. News in Physiological Sciences 1994 ; 9 : 119-23.

Firth JA. Endothelial barriers : from hypothetical pores to membrane proteins. Journal of Anatomy 2002 ; 200 : 541-8.

Hudlicka O, Egginton S, Brown MD. Capillary diffusion distances—their importance for cardiac and skeletal muscle performance. News in Physiological Sciences 1988 ; 3 : 134-8.

Intaglietta M, Johnson PC. Functional capillary density : active and passive determinants. International Journal of Microcirculation 1995 ; 15 : 213-76.

Jürgens KD, Papadopoulos S, Peters T, Gros G. Myoglobin : just an oxygen store or also an oxygen transporter? News in Physiological Sciences 2000 ; 15 : 269-74.

Michel CC. Microvascular permeability, ultrafiltration and restricted diffusion. American Journal of Physiology 2004 ; 287 : H1887-8.

Tuma PL, Hubbard AL. Transcytosis : crossing cellular barriers. Physiological Reviews 2003 ; 83 : 871-932.

Wittenberg JB, Wittenberg BA. Myoglobin function reassessed. Journal of Experimental Biology 2003 ; 206 : 2011-22.

Wolf MB. A three-pathway pore model describes extensive transport data from mammalian microvascular beds and frog microvessels. Microcirculation 2002 ; 9 : 497-511.

■ 研究論文

See www.hodderplus.com/cardiovascularphysiology for a full list of Research papers for this chapter.

11章 血漿，間質，リンパ間の体液循環

11.1	体液移動に関する Starling の原理 183	11.8	リンパ液とリンパ系 198
11.2	毛細血管内圧とその調節 187	11.9	組織液バランスを乱す要因：起立と運動 202
11.3	毛細血管壁を横切る浸透：血漿膠質浸透圧 188	11.10	浮腫 204
11.4	血管外膠質浸透圧の大きさと動態 189	11.11	炎症による腫脹 206
11.5	間質マトリックスと間質液圧 191	●要約	210
11.6	組織液のバランス：濾過と再吸収 192	●参考文献	211
11.7	間質のコンプライアンスと流動性：浮腫の効果 196		

学習目標

この章を読み終わった時点で，あなたは次のことができるはずである。

- 毛細血管における体液移動に関わる因子を列挙し，Starling の式を用いてそれらの関係を述べることができる (11.1)。
- 「浸透に関する反発係数」を定義し，その重要性を説明できる (11.1, 11.3, 11.11)。
- 毛細血管内圧を決定する因子について概説できる (11.2)。
- ヒトの毛細血管内圧および血漿膠質浸透圧の一般的な値を述べることができる (11.2, 11.3)。
- 血管外の蛋白濃度が，濾過量によってどのように変化するかを示し，その重要性を説明できる (11.4)。
- Starling 力や体液移動が，毛細血管の長軸に沿ってどのように変わるか概説できる (11.6)。
- どのような場合に間質液が毛細血管内に吸収されるかを述べることができる (11.6)。
- 正常な組織は陥凹しないが，浮腫の組織は陥凹する理由を説明できる (11.7)。
- 間質の圧-容積関係を図示し，正常ならびに浮腫領域を示すことができる (11.7)。
- リンパ系の機能を列挙し，リンパ液の移動について概説できる (11.8)。
- 浮腫の原因を分類し，「安全域」を説明できる (11.10)。
- 炎症による腫脹を生じさせる変化を列挙できる (11.11)。

* * *

毛細血管内圧は毛細血管壁を通して，体液を間質腔へとゆっくり濾過する。体液は間質からリンパ系へと流れ出て，その後再び血流へと戻る。この体液の流れは通常は非常に遅いが，何時間にもわたる総移動量は相当な量になる。実際，血液は1日のうちに1回は血管外を循環する。ただし，血漿蛋白は例外である。したがって，血漿と間質の間の体液分布は，毛細血管やリンパ機能の変化によって，比較的早く異常が生じ得る。例えば，長時間の起立あるいは運動により毛細血管濾過量 *capillary filtration* が増えると，血漿量は20％程度減ることがあるし，心不全によって毛細血管濾過量が増えれば組織に過剰な水分が出ていく（浮腫）。そのような体液移動を理解するには，まず体液移動に関わる力を特定しなければならない。

11.1 体液移動に関する Starling の原理

毛細血管壁を通過する体液移動は，半透膜を介する血漿の限外濾過 *ultrafiltration* の過程である。言うなれば，水と電解質は血漿蛋白よりも容易に血管壁を通過し，その結果，蛋白濃度がかなり低い濾過液，すなわち間質液が産生される。この限外濾過を行うのは，毛細血管の内側を覆う生体ポリマー，すなわちグリコカリックス（糖衣）である（図9.5, 図10.10）。グリコカリックスのポリマー間の空間は小さな細孔系（半径4〜5 nm）としての役割を果たし，水と小分子の溶質は通すが，血漿蛋白を通すには狭すぎる。つまりグリコカリックスは半透膜であり，血漿の限外濾過液が血

11章 血漿，間質，リンパ間の体液循環

管外，すなわち間質腔に達する際に通る細胞間隙の入口を覆っている(図11.1b)。有窓型毛細血管には水分の通路として，細胞間隙に加えてグリコカリックスに覆われた窓 *fenestra* が存在する(図10.10，図10.11)。不連続型毛細血管では内皮細胞間に隙間があり，透過性はさらに高い(図10.2)。

血管内圧は濾過の駆動力となり，血漿膠質浸透圧はそれに対抗する

1850年にCarl Ludwigが指摘したように，血漿の限外濾過において主な駆動力となるのは毛細血管内圧 capillary blood pressure である。これに対抗する主な力は血漿蛋白による浸透圧 osmotic pressure であり，1896年に Ernest Starling によって示されたように，体液を毛細血管内に吸収するように働く。Starling は，イヌ後肢の組織内に等張食塩水あるいは血清を注入する実験を行い，等張食塩水は

(a) 従来の Starling の原理：濾過力 = $(P_c - P_i) - \sigma(\pi_p - \pi_i)$

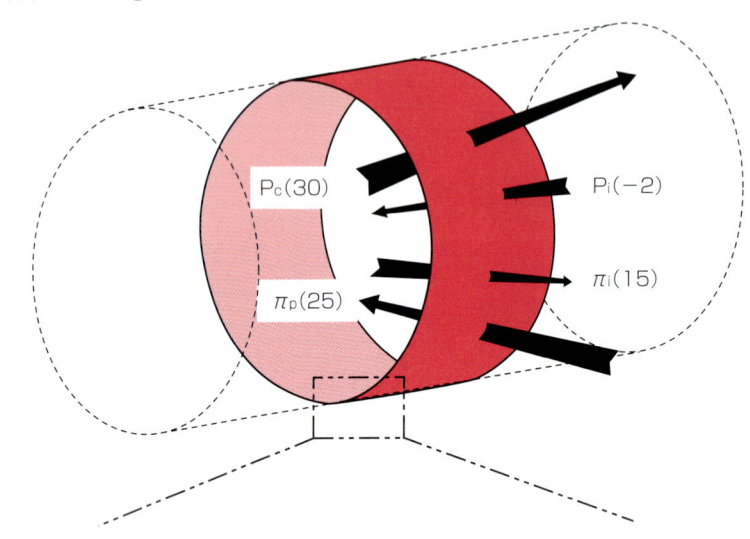

(b) 修正した Starling の原理：濾過力 = $(P_c - P_i) - \sigma(\pi_p - \pi_g)$

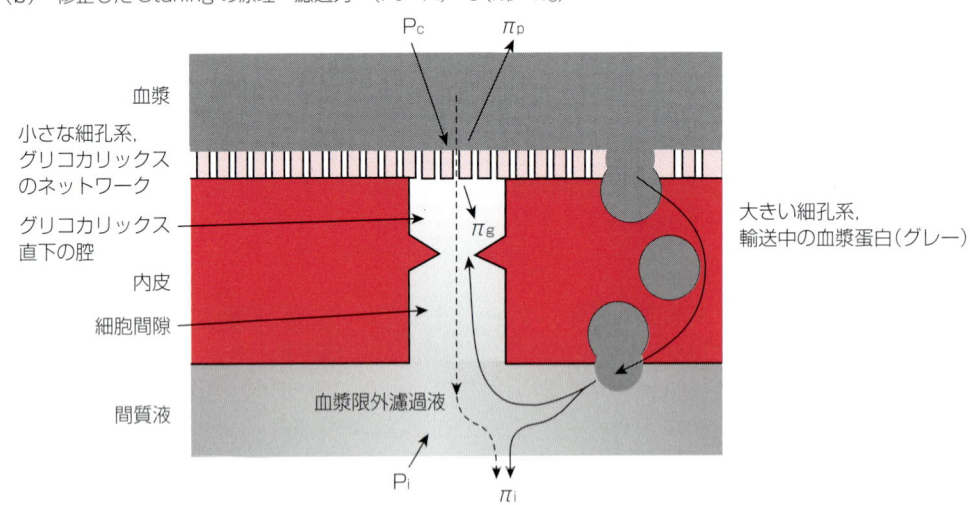

図11.1 a：毛細血管壁を通過する体液移動に影響を及ぼす4つのStarling力(従来の説)。圧力は大気圧(760 mmHg)を基準としている。したがって，$P_i = -2$ mmHg は絶対値が758 mmHgであることを示し，矢印の向きは内向きになっている。P_c：毛細血管内圧 (mmHg，心臓の高さのヒト皮膚)，P_i：間質液圧，π_p：血漿膠質浸透圧，π_i：間質液膠質浸透圧。(From Levick JR, Michel CC. Journal of Physiology 1978；274：97-109, reproduced with permission from Wiley-Blackwell；Bates DO et al. Journal of Physiology 1994；477：355-63) b：細胞間隙の断面図。グリコカリックス直下(膠質浸透圧 = π_g)に達する血漿蛋白の濃度勾配を示す。濃度はグレーの濃さで表されている。この濃度勾配は，血管外の血漿蛋白が上流に向かう拡散(実線)と，グリコカリックスの小さな細孔を通り抜けて合流した血漿濾過液による洗い出し(破線)の相反する流れの結果生じる(Adapted from Levick JR. Journal of Physiology 2004；557：704)。有窓部では π_g と π_i の差は大きくはない。これは小さな細孔を通って流出する量が少ないからである (Levick JR. Microvascular Research 1994；47：90-125)。

血中に吸収されるが(血液が希釈されることで確認できる)，血清は吸収されないことを発見した。この結果からStarlingは，毛細血管壁は半透膜であり，この膜を介して血漿蛋白(膠質 *colloid*)は水分を吸収する力，すなわち血漿膠質浸透圧を発揮すると結論づけた。これが，体液移動に関するStarlingの原理である。

コロイド浸透圧 colloid osmotic pressure (COP) と膠質浸透圧 *oncotic pressure* は，血漿蛋白による浸透圧を示す同義語である。浸透に関する知識が乏しい学生は，浸透圧とは押す力ではなく，吸引する力であることに注意すべきである(11.3)。血漿膠質浸透圧は，水を血管内にとどめるように働く唯一の力であるので，極めて重要である。Starlingのこの発見により，第一次世界大戦の際には，負傷した兵士が失った血漿の補充に人工コロイド溶液を用いるようになった。また近年は，尿素が結合したゼラチン溶液のような血漿代替液が開発されている。これらは「純粋な」基礎研究が実用的な恩恵を生み出した好例と言える。

体液移動の流量と方向は4つの力に支配されている

体液移動に関するStarlingの原理(第6章6.4で論じられているStarlingの法則と混同しないこと[訳注1])は，「毛細血管壁を通過する濾過量は，壁内外の静水圧差から，それに対抗する膠質浸透圧差を引いた値に比例する」ことを示している(図11.1a)。言い換えると，次のように表現できる。

毛細血管濾過量 ∝[静水圧(押す力) − 浸透圧(引く力)]

静水圧 *hydrostatic pressure* による押す力が浸透圧による引く力より大きければ，体液は血管内から間質へ出ていく。しかしその逆の場合には，濾過量は負の値となり，体液は間質から血管内に吸収される。そのような現象は出血後に認められる。

上記のことを式に表すのは容易であり，この式から単位時間に濾過される量(J_v)を予測することができる。静水圧による正味の押す力は，毛細血管内圧(P_c)から間質液圧(P_i)を引いた値に等しい。浸透圧による正味の引く力は，血漿膠質浸透圧(π_p)から，半透膜の下流側すなわちグリコカリックス下における体液の膠質浸透圧(π_g)を引いた値に相当する。よって，式は以下のようになる。

$$J_v \propto [(P_c - P_i) - (\pi_p - \pi_g)] \quad (式 11.1a)$$

ここで，P_c, P_i, π_p はいずれも測定が可能であるが，残念ながら π_g は今のところ測定できないので，計算で求めるしかない。しかし，間質液の膠質浸透圧(π_i)は測定可能であり，その間質液は細胞間隙(あるいは窓)を介してグリコカリックス下の体液と連結している(図11.1b)。それゆえ，これまで π_i が π_g の代わりに使われてきた(ただし注意が

必要なので，11.6を参照のこと)。これにより，伝統的に知られてきた以下の式が得られる。

$$J_v \propto [(P_c - P_i) - (\pi_p - \pi_i)] \quad (式 11.1b)$$

ここで比例に関わる因子は，毛細血管の表面積(S)と，壁の水透過性(L_p)に依存するので，上式はさらに以下のように書き直すことができる。

$$J_v = L_p S [(P_c - P_i) - (\pi_p - \pi_i)] \quad (式 11.1c)$$

ところが，この式でもまだ大切なことが1つ欠けている。つまり，内皮は不完全な半透膜であって，わずかに血漿蛋白が漏出するのである。これについては，以下に反発係数 *reflection coefficient* を用いて説明することにする。

反発係数は不完全な半透膜の性質を定量化する

ある溶質に対して膜が漏れを生じる場合，その溶質による浸透圧は完全には発揮されない(図10.7)。漏れのある膜を介する実効浸透圧($\Delta\pi_{effective}$)と完全半透膜を介して生じる理想浸透圧($\Delta\pi_{ideal}$)の比は，浸透圧に関する反発係数(σ)と呼ばれる。

$$\sigma = \frac{\Delta\pi_{effective}}{\Delta\pi_{ideal}} \quad (式 11.2)$$

血漿蛋白に対する内皮の σ は0.80〜0.95であるから，毛細血管壁において血漿膠質浸透圧の80〜95%が発揮される(この5〜20%の減少は，膜外の蛋白に起因するものではない。血管外蛋白の実効浸透圧も同様に，σによって小さくなる)。よって，式11.1で示された浸透圧の値は σ を乗じたぶんだけ小さくなる。これで，体液移動に関するStarlingの式が完成する。

$$J_v = L_p S [(P_c - P_i) - \sigma(\pi_p - \pi_i)] \quad (式 11.3)$$

後述するが，浮腫，炎症による腫脹，出血後の体液吸収などの病態の理解に，Starlingの式は欠かせない。しかしながら，π_i は π_g の大まかな代用であって，ある条件では両者の違いが重要な意味をもつ(11.6)。

Starlingの原理の主要な点は単一毛細血管で調べられた

毛細血管壁を通過する体液移動は，1926年に米国の医学生の Eugene Landis により，単一毛細血管を用いてはじめて測定された。毛細血管にはマイクロピペットが挿入され，下流はガラス棒で流れを止められた(図11.2a)。この

訳注1:「Starlingの心臓の法則」とはまったく別のものであることに注意。Ernest H. Starling は英国の生理学者であり，心臓の法則や体液移動に関する原理を発見した以外にも，セクレチンが膵液の分泌を促進することを発見し，ホルモンという概念をはじめて誕生させたことでも有名である。

遮断された毛細血管から濾過が起これば，その失われた水分はピペットから補給され，結果としてピペット内にあった赤血球が毛細血管内に入ってくる。反対に，間質液が毛細血管内に吸収されれば，赤血球はピペットに向かって押し戻される。このときの流量は赤血球速度から算出され，毛細血管内圧はマイクロピペットを通じて測定される。

　このLandisの赤血球法により，Starlingの式から予想されるように，毛細血管濾過量は毛細血管内圧(P_c)に比例して増加することが明らかになった(図11.2b)。図11.2bの直線の傾きは，内皮の水透過性を示す。この結果は，毛細血管壁が半透膜であることも証明している。というのは，毛細血管内圧が血漿膠質浸透圧に近い値のときに濾過量はゼロになり，毛細血管内圧が血漿膠質浸透圧よりも下がると移動方向が逆転して吸収になるからである。体液の再吸収については，後に考察する(11.6)。

ヒトの四肢では静脈圧が上昇すると濾過量が増加する

毛細血管濾過量は，ヒトの四肢や灌流された摘出臓器において，毛細血管内圧を上昇させたときに生じる，わずかな容積または重量の変化として測定することができる。ヒトの四肢で毛細血管内圧を上昇させるには，四肢の近位部(心臓に近い位置)に巻いた血圧計のカフを約40 mmHgまで膨らませ，遠位の静脈圧を上昇させればよい。血管内の血

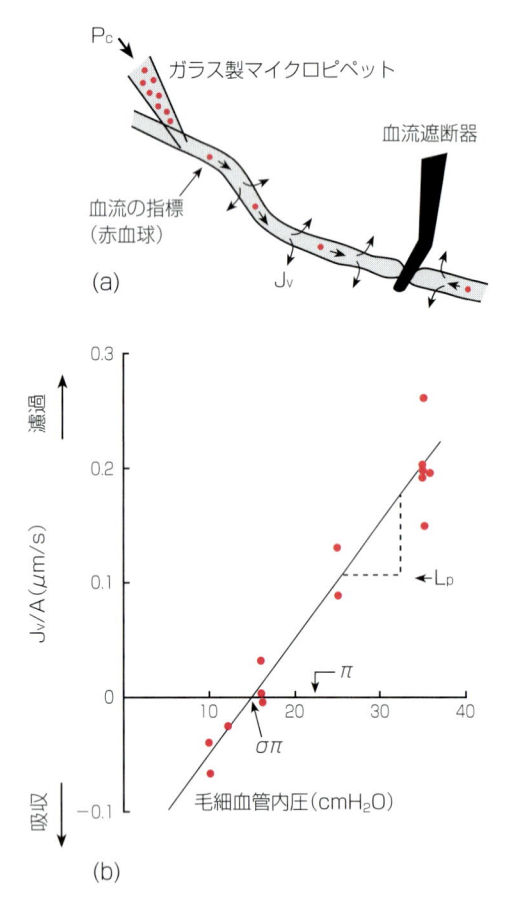

図 11.2　a：1本の毛細血管における体液移動を計測するLandis-Michelの赤血球法。遮断された毛細血管における濾過量(J_v)は，単位時間内に血管軸に沿って赤血球が移動した距離に，血管の断面積を乗じた値に等しい。計測は毛細血管内圧(P_c)を変えて数回行われた。b：初期の毛細血管壁単位表面積当たりの濾過量(J_v/A)は，毛細血管内圧が上昇すると増加する。この実験で用いた「血漿」は，膠質浸透圧(π_p) 22 cmH$_2$Oのアルブミン溶液である。濾過量がゼロになるx軸切片(毛細血管内圧) 15 cmH$_2$Oは，生体内におけるアルブミンの有効膠質浸透圧($\sigma\pi_p$)を示している。組織は持続的に生理食塩水で洗い流されているので，P_iとπ_iはおそらくゼロに近い値である。この直線の傾きは，内皮の水透過性(L_p)を表す。(From Michel CC. Journal of Physiology 1980；309：341-55, with permission from Wiley-Blackwell)

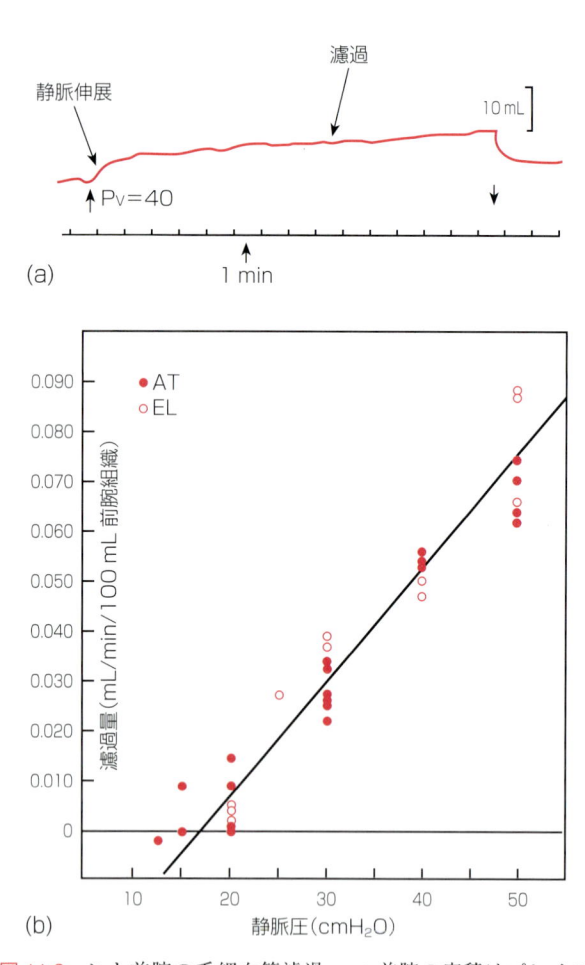

図 11.3　ヒト前腕の毛細血管濾過。a：前腕の容積はプレチスモグラフィで測定した(図8.5)。矢印は，上腕に巻いた静脈カフを40 cmH$_2$Oの圧まで膨らませた時点と，15分後に空気を抜いた時点を示す。初期の静脈が伸展する時期(約2分)の後，毛細血管からの濾過によって，ゆっくりと膨張している。b：種々の静脈圧における毛細血管濾過量。この直線の傾き(前腕の組織100 mL当たり0.003 mL/min/mmHg)は，毛細血管濾過能と呼ばれる。(From the classic study of Krogh A, Landis EM, Turner AH. Journal of Clinical Investigations 1932；11：63-95)

液量が一定になった後，毛細血管濾過の亢進によりカフを巻いた上下肢はゆっくり膨れ始める（図11.3a）。下肢の深部静脈血栓症は，このようにして下肢の浮腫を起こす。膨張する速度（すなわち濾過量）は，静脈圧に依存して直線的に増加する（図11.3b）。そして，その直線の傾き（すなわち**毛細血管濾過能**）は，単位容積の組織中の毛細血管面積と透過性の積の総和〔Σ(L_pS)〕に相当する。

この静脈圧が毛細血管濾過に及ぼす影響は，「毛細血管内圧は何によって決まるか？」という問題を提起する。次のセクションでは，その点について解説する。

11.2 毛細血管内圧とその調節

毛細血管内圧（P_c）は，4つのStarling力のなかで最も変動しやすく，また神経支配されている唯一の因子である。毛細血管内圧は，動静脈圧，血管抵抗，重力，そして流れの方向における位置などの影響を受ける。

毛細血管前後の血管抵抗の比が毛細血管内圧を調節する

毛細血管内圧は動脈圧と静脈圧の間であって，通常は動脈圧よりも静脈圧に近い。どちらにどの程度近い値をとるかは，毛細血管前の動脈抵抗（R_A）と毛細血管後の静脈抵抗（R_V）の比（R_A/R_V）に依存する（図11.4）。もしR_A/R_Vの値が大きければ，細動脈を通過する際の血圧低下が大きく，図8.16の血管収縮時の曲線のように，毛細血管に近づくにつれて内圧は大きく低下する。その結果，毛細血管内圧は細静脈圧に近い値となる。逆に炎症時のようにR_A/R_Vの値が小さければ，毛細血管内圧は高い（図8.16の血管拡張時の曲線）。R_A/R_Vの値は通常4程度とかなり大きいので，毛細血管内圧はふつうは低く，動脈圧より静脈圧の影響を4倍大きく受ける。それゆえ，動脈血圧が高くても浮腫は生じないが，静脈圧が高いと浮腫を生じるのである。

毛細血管内圧はR_A/R_Vにより調節されるので，交感神経性血管収縮神経は体液移動に影響を及ぼす。出血後に交感神経の働きにより細動脈が収縮すると，R_A/R_Vの値が大きくなり，毛細血管内圧は低下する。そうなると血漿膠質浸透圧が毛細血管内圧を上回り，間質液が血管内に吸収され，減少した循環血液を補う（第18章18.2）。R_A/R_Vによる毛細血管内圧の能動的な調節は，日常生活のなかで起立時にいつも起きている。そのことを次に述べる。

心臓の高さより下の毛細血管内圧の上昇は動脈系の血管収縮により抑制される

重力の影響により，動静脈圧は心臓から下方への垂直距離に依存して高くなり，起立位のヒトの足先では，動脈圧は180 mmHg，静脈圧は90 mmHg程度に達する（図8.2）。毛細血管内圧も足先では95 mmHgまで上昇し，このことが足や足首に浮腫がよく起こる原因であり，寝ていると仙骨上に浮腫が生じる原因でもある。しかし，毛細血管内圧は動静脈圧ほど急激には上がらない（図11.5）。というのは，局所の**静脈-細動脈反応** veni-arteriolar responseによって，R_A/R_Vの値が20～30に上昇するからである（図11.5上段右）。毛細血管前の抵抗（動脈抵抗）の大きな増加が，毛細

図11.4 ネコ骨格筋の抵抗血管による毛細血管内圧の調節。毛細血管床の静脈側末端に向けて圧測定が行われた。静脈圧（P_V）は7 mmHg，動脈圧（P_A）は100 mmHgであった。末梢血管抵抗（単位はPRU）は，主に毛細血管前の細動脈抵抗によって生じる。上段のイラストは，毛細血管前の抵抗（R_A）と毛細血管後の抵抗（R_V）の比が，毛細血管内圧（P_c）に及ぼす影響を示している。動脈から毛細血管中部までの血流量は（P_A-P_c）/R_A，毛細血管中部から静脈までの血流量は（P_c-P_V）/R_Vで表され，この両者は等しいので（P_A-P_c）/R_A =（P_c-P_V）/R_Vとなる。この式をさらに変形すると，ボックス内に記した，毛細血管内圧を示すPappenheimer-Soto Riveraの式が得られる。(Data from Maspers M, Björnberg J, Mellander S. Acta Physiologica Scandinavica 1990；140：73-83, by permission)

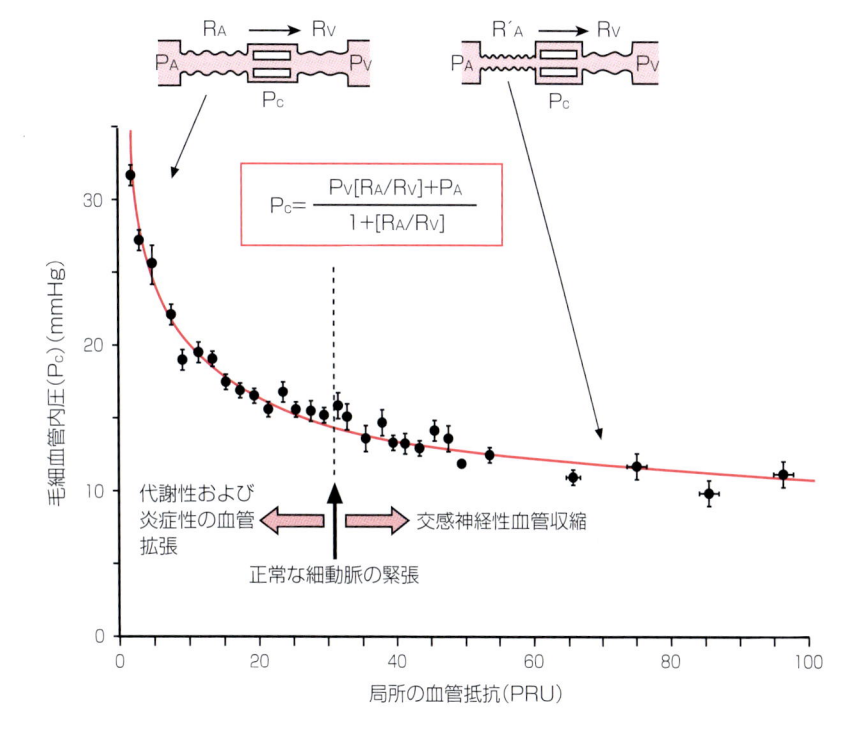

$$P_c=\frac{P_V[R_A/R_V]+P_A}{1+[R_A/R_V]}$$

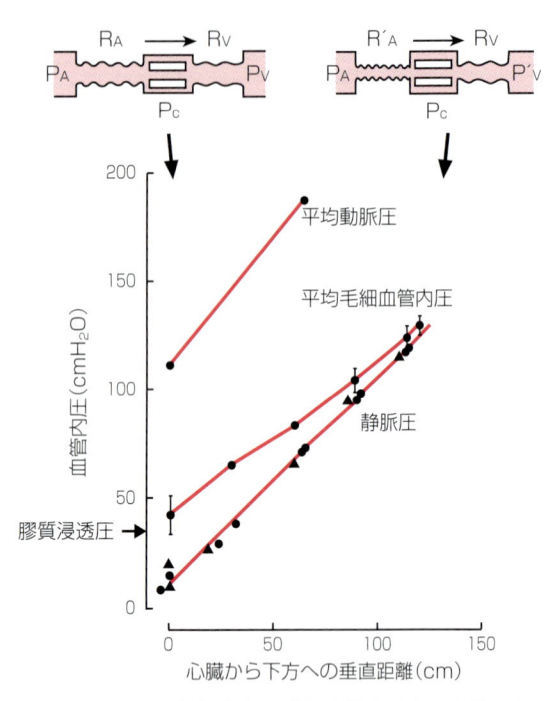

図11.5 ヒト足の爪郭部皮膚の毛細血管内圧を，心臓より下で足の高さを変えながら，微小穿刺法で測定した結果。膝窩動脈圧と足背静脈圧は，（重力の影響から）物理的に予測される値に沿って変化したが，毛細血管内圧は予測値より小さな変化にとどまった。上段のイラストは，血管収縮反応によって毛細血管内圧の上昇が抑制される様子を示している。この静脈-細動脈反応は筋原性のBayliss反応によって生じることもあるし，正常な交感神経支配を必要とすることもある。(From Levick JR, Michel CC. Journal of Physiology 1978；274：97-109, by permission)

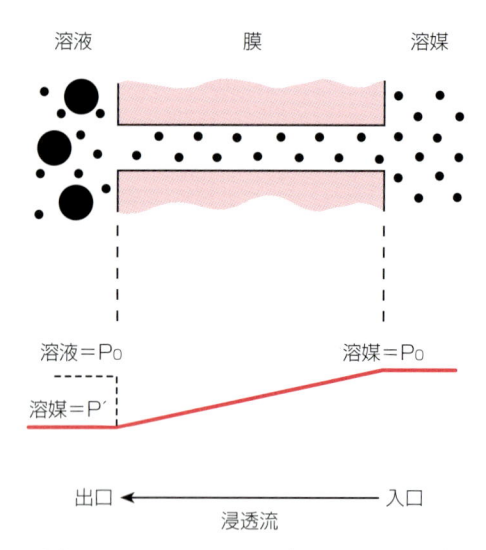

図11.6 大気圧 P_0 における，溶媒(右)から溶液(左)への浸透現象による流れ。溶液中では溶質の存在によって溶媒の分圧(P'：溶媒の自由エネルギー)が低下するので，P'はP_0より低い。この細孔を介して生じる圧勾配によって，溶媒が溶液中に浸透する。浸透は水力学的な流れであり，水の拡散ではない。〔After Mauro A. In：Ussing HH, Bindslev N, Lassen LA, Sten-Knudsen D (eds). Water Transport Across Epithelia. Copenhagen：Munksgaard, 1981：107-10, with permission from Wiley-Blackwell〕

血管内圧を静脈側の下限に近づけるのである。このようにして静脈-細動脈反応は体液濾過量の増加を抑制し，体位変換による浮腫の発生を防ぐ役割を果たしている。

毛細血管通過中の圧低下

心臓の高さのヒト皮膚毛細血管の内圧は毛細血管の(水力学的)抵抗により，動脈側末端では約32～36 mmHgであるのが，静脈側末端では12～25 mmHgに低下する。毛細血管内圧は，肺(約10 mmHg)や門脈系(腎尿細管周囲毛細血管：約14 mmHg，肝類洞：約6～7 mmHg)では，かなり低い。

次に，毛細血管濾過に対抗する主な力，すなわち血漿膠質浸透圧について考えなければならない。

11.3　毛細血管壁を横切る浸透：血漿膠質浸透圧

ある条件下では，間質液が浸透現象によって毛細血管内に吸収される(図11.2)。そこで次に，浸透現象の過程について考えることにする。

浸透とは，水分子が半透膜を通して溶質濃度の低い溶液から高い溶液に向かって流れる現象である

半透膜にある細孔の入口に働く総圧力は，連続した熱力学的な動きによって溶質分子と溶媒分子が入口に殺到する結果生じる(図11.6)。もし溶液が大気圧であるとするなら，溶媒と溶質が入口に殺到する圧の合計が大気圧に等しいということである。それゆえ，溶媒自体が生み出す圧は大気圧より低いはずである。これは，1気圧の混合ガスにおいて，それぞれのガス成分は1気圧より低い分圧を示すのと同じである。このようにして，溶質は溶媒の自由エネルギーを減らす(図11.6赤い線)。もし膜の反対側に純粋な溶媒，あるいは溶質濃度の低い溶液があったとすると，細孔の両端で溶媒のエネルギーレベルに差が生じる。すると，細孔を通して，溶質濃度の高い溶液に向かって水力学的な流れが起こる。これが浸透流 osmotic flow である。この流れは，溶質濃度が高い溶液側に圧をかけて自由エネルギーレベルを反対側と同じにすれば止めることができる。純溶媒から溶液への浸透流を止めるのに必要な静水圧を，その溶液の浸透圧という。このようにして浸透圧を測定できることが，この吸引効果が「圧力」と呼ばれる理由である。

浸透現象では，溶媒が水力学的な流れによって細孔を通り抜けることに注意する必要がある。いくつかの教科書に記載され一般的にも信じられている考えとは異なり，正味

の水移動は拡散によって生じるわけではない。半世紀前に行われた実験で，半径 r の細孔を通る浸透流は水力学的な流れに関する Poiseuille の法則（流量は r^4 に比例：第 8 章 8.7）に従うのであって，拡散に関する Fick の法則（流量は面積すなわち r^2 に比例：第 10 章 10.3）には従わないことが証明されている。

アルブミンは膠質浸透圧に非直線的に寄与する

大まかにいうと，種々の脊椎動物の血漿膠質浸透圧（π_p）は毛細血管の中間点における内圧と等しく，膠質浸透圧と毛細血管圧はヒトでは高く，両生類では低い。ヒトの血漿には 1 L 当たり 65～80 g の蛋白が含まれており，それによる膠質浸透圧は 21～29 mmHg である（図 11.7）。アルブミンは質量では血漿蛋白の半分を占め，膠質浸透圧の 2/3 を生み出している。アルブミンによる浸透圧は，van't Hoff の法則から予想される値よりもかなり高い（巻末資料 2「van't Hoff の法則」）。その理由の 1 つは，生理的な pH においてアルブミンが 17 の負電荷をもっていることにある。この負電荷が Na^+ を引き付け（Gibbs-Donnan 効果），それがアルブミンによる浸透圧の 1/3 を担っている。

膠質浸透圧と晶質浸透圧とはまったく異質である

血漿の総浸透圧は 5,800 mmHg 程度であり，非常に高い。しかし，その 99.6 % は 1 L に 300 mM 含まれている晶質 *crystalloid* で，主に塩化ナトリウム（NaCl）により生じている。晶質浸透圧は値は大きいが，毛細血管における水分移動には関与しない。なぜなら，間質液と血漿の塩分濃度はほぼ等しく，晶質に対する内皮の反発係数は約 0.1 に過ぎないからである。血漿の蛋白濃度はわずか 1 mM 程度に過ぎないが，25 mmHg 程度の浸透圧を生み出す。これは反発係数が高いことによる。したがって，血管内に体液を引きとめる役割を果たすのは血漿蛋白である。しかしながら次に示すように，晶質浸透圧が毛細血管における水分移動に影響を及ぼす状況が 2～3 ある。

アクアポリンは水に限定した透過性の低い細胞通過経路となる

内皮のグリコカリックス-細胞間隙経路は，水と晶質の両方に対して透過性の高い経路となる。それとは別に，連続型毛細血管の細胞膜には膜貫通型糖蛋白であるアクアポリン-1 *aquaporin-1* からなる透過性の低いチャネルが存在する。アクアポリン（水チャネル）は水は通すが晶質は通さず，主な役割は細胞容積の調節である。通常，アクアポリンは水透過性が低く，かつ毛細血管内外の晶質濃度の差が小さいため，毛細血管内外の水分移動にほとんど無関係である。しかし，間質液の晶質濃度が上昇するとアクアポリン経路を通る水の流れが重要になってくる。なぜなら，水しか通

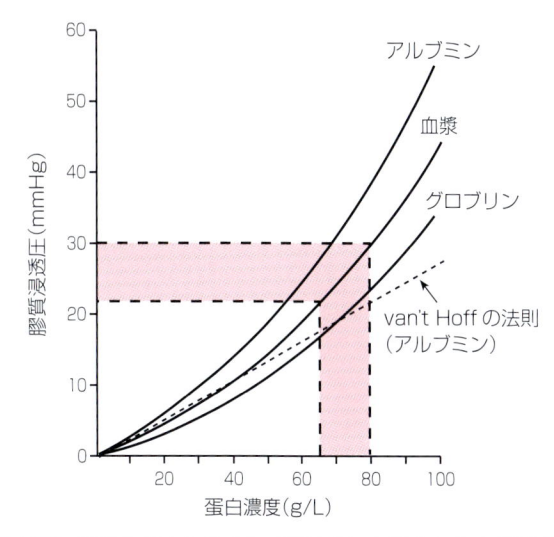

図 11.7 等張食塩水（pH 7.4, 37℃）中におけるヒト血漿蛋白の浸透圧。ピンク色の部分は正常領域を，破線はアルブミンについて van't Hoff の法則に従って予測した値を示す。実際の膠質浸透圧は，この予測値よりも大きな値であり，以下の多項式で表される（単位は mmHg）。
アルブミン：$\pi = 0.28C + 1.8 \times 10^{-3}C^2 + 1.2 \times 10^{-5}C^3$
血漿　　　：$\pi = 0.21C + 1.6 \times 10^{-3}C^2 + 0.9 \times 10^{-5}C^3$
グロブリン：$\pi = 0.16C + 1.5 \times 10^{-3}C^2 + 0.6 \times 10^{-5}C^3$
ここで，C（蛋白濃度）は g/L である。〔From Scatchard G et al., summarized by Landis EM, Pappenheimer JR. In：Hamilton WF, Dow P (eds). Handbook of Physiology 2, Circulation III. Washington：American Physiological Society, 1963：961-1034, by permission〕

さないアクアポリンにおいては，晶質は浸透圧を存分に発揮するからである（$\sigma = 1$）。間質液の晶質濃度は以下のような状況で高くなる。

- 運動中の筋は乳酸と K^+ を間質液中に遊離し，局所の晶質浸透圧を上昇させる。これによりアクアポリン-1 を通して血漿から間質に水を引き込み，その結果，運動中に筋が膨張し，血漿量は減少する（11.9）。
- 腎臓の外側髄質には，アクアポリン-1 が豊富な長い毛細血管（下行直血管）がある。それらのチャネルを通して，腎尿細管によって生み出された塩化ナトリウムの濃度差により水が移動する。
- 腎不全患者に腹膜透析 *peritoneal dialysis* を行う際には高濃度のグルコース液を腹腔に注入する。グルコースは晶質であり，浸透圧によって水分を血漿から腹腔に引き込むことにより，患者の血漿量を調節することが可能となる。塩化水銀は，アクアポリン-1 を阻害することにより，この水分移動を阻止する。

11.4　血管外膠質浸透圧の大きさと動態

血漿膠質浸透圧についてはすでに述べたので，次に，値は

小さいが無視できない血管外の膠質浸透圧について学ぶ必要がある．すでに指摘したように，半透性のグリコカリックスのすぐ外側には，細胞間隙または窓を通過した液体があり，この液体は間質液に連結している（図10.10，図11.1b）．濾過速度が遅ければ，間質液のアルブミンや他の漏れ出た蛋白が上流に向かって拡散し，グリコカリックス直下の液体の膠質浸透圧（π_g）に影響を与えることになる（11.6）．したがって，間質液の蛋白濃度，ならびにその濃度を変化させる因子について考えなければならない．

間質液の蛋白濃度ならびに膠質浸透圧は無視できない

「間質液の蛋白濃度ならびに膠質浸透圧は無視しても差し支えない」という誤った考えが，広く，そして時間経過とともに当然のように，信じられるようになった．このことは，多くの組織で当てはまらない．間質液の蛋白濃度の平均は20～30 g/L程度であり，間質液は体重の16％を占め，血漿蛋白質量の半分以上は血管外に存在する．間質液の成分は，リンパ節より手前のリンパ管および組織に埋め込んだウイック（灯心 wick）から採取した液体を使って測定されてきた．ヒト下肢のリンパ液は15～35 g/L，腸リンパ液は30～40 g/L，肺リンパ液は40～50 g/Lの蛋白を含んでおり，これらは血漿蛋白濃度の23％（下肢）～70％（肺）に相当する（表11.1）．この間質に存在する血漿蛋白は，グリコカリックス直下の腔に拡散し得るので，グリコカリックスの半透膜を隔てた膠質浸透圧の勾配を変化させ，体液移動に影響する（11.6）．それでは，間質液の蛋白濃度は何によって決まるのであろうか？

間質液の蛋白濃度および膠質浸透圧は濾過量の動的関数である

大量の間質液中に含まれる血漿蛋白濃度は，一定しているわけではない．間質液の蛋白濃度は，体液の移動量によって変化し，以下に述べるような単純な関係に従っている．血漿蛋白は大きな細孔系を通って，血漿から間質液へとゆっくり移動する．この移動は，主な濾過経路（細胞間隙や窓：図10.11，図11.1b）とは別の経路を介する．いま，大きな細孔系を通って血漿蛋白が時間 t の間に質量 m だけ移動し〔移動量（J_s）〕，同じ時間内に容量 V の水が小さな細孔を流れる〔流量（J_v）〕とすると，間質液の蛋白濃度（C_i）は**間質液希釈** interstitial dilution の観点から次の式で表される．

$$C_i = \frac{m/t}{V/t} = \frac{J_s}{J_v} \qquad （式11.4）$$

表11.1 ヒト皮下組織における Starling 力（mmHg）

	正常	うっ血性心不全
胸部		
血漿 COP	26.8	23.3
間質液 COP	15.6	10.5
間質液圧	−1.5	−1.4
足首		
血漿 COP（動脈）	26.8	23.3
間質液 COP	10.7	3.4（軽症浮腫）
間質液圧	0.1	0.4（軽症浮腫）

COP：膠質浸透圧．間質液 COP は，間質液をウイックにしみこませて測定した．間質液圧はウイック針で測定した．
(From Noddeland H, Omvik P, Lund-Johansen P et al. Clinical Physiology 1984；4：283-97)

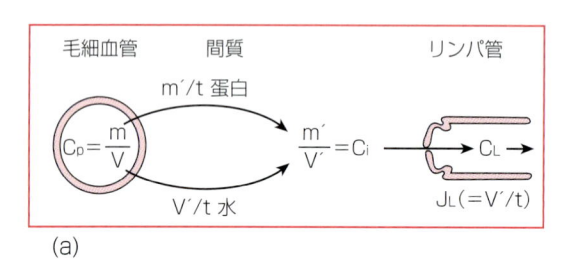

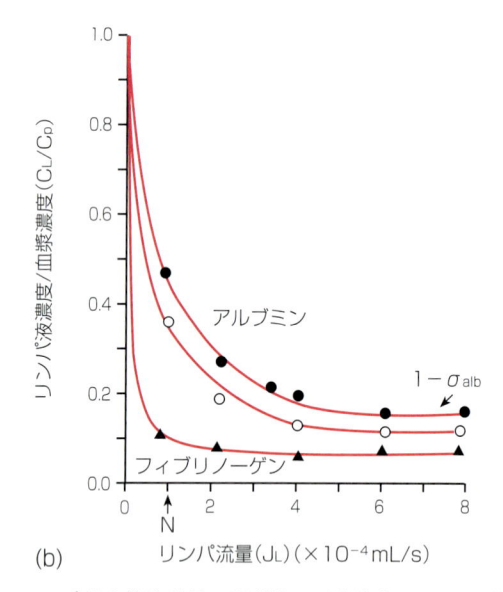

図11.8 毛細血管濾過量が間質液の蛋白濃度に及ぼす影響．a：ある時間に間質に入ってくる蛋白量（m'/t あるいは J_s）が，同じ時間内に入ってくる濾過液の量（V'/t あるいは J_v）によって希釈されるので，間質液の蛋白濃度（C_i）= J_s/J_v である．この間質液はリンパ液として流れ去る（$C_i = C_L$）．b：イヌの足において，濾過量がリンパ液濃度／血漿濃度比（C_L/C_p）に及ぼす影響．濾過量はリンパ流量（J_L）として測定した．濾過量は，静脈うっ血によって変化させた．N は正常値である．曲線は，アルブミン（●，半径3.55 nm），γ-グロブリン（○，半径5.6 nm），フィブリノーゲン（▲，半径10 nm）を示す．流量が多いときには，C_L/C_p は最小限（通過係数 $1-\sigma$）まで小さくなる．〔From Renkin EM et al. 1977, plotted by Curry FE. In：Renkin EM, Michel CC (eds). Handbook of Physiology, Cardiovascular System, Vol. IV, Part II, Microcirculation. Bethesda, MD：American Physiological Society, 1984：309-74, by permission〕

別の言い方をすれば，間質液の蛋白濃度は定常状態では，間質に入ってくる蛋白の速度を，入ってくる水の速度で割った値に等しいということになる（図11.8 上図）。したがって，間質液の蛋白濃度は，2つの持続的な流入速度によって支配される動的変数であり，そのうちの1つ J_v は毛細血管内圧によって変化する。毛細血管内圧が上昇すると，蛋白よりも水の移動量のほうが大きく増加する。これは小さな細孔が水だけを通し，蛋白を通さないからである。したがって，間質液の蛋白濃度は毛細血管濾過量に反比例する（図11.8 下図）。この現象は蛋白の洗い流し protein wash-down 効果と呼ばれることがある。逆に水の濾過量がゼロになると，大きな細孔を通って蛋白が間質に出ていき，間質液の蛋白濃度はいずれ血漿の蛋白濃度と平衡に達する。

11.1 では毛細血管周囲膠質浸透圧（膜のすぐ外側の膠質浸透圧）が濾過量の決定因子であることを学んだが（式11.3），ここでは，その毛細血管周囲膠質浸透圧が濾過量に依存していることがわかった（式11.4）。濾過量と毛細血管周囲膠質浸透圧の相互依存は重要であるので後述するが（11.6），その前に，第4の Starling 力である間質液圧について知っておかなければならない。

11.5　間質マトリックスと間質液圧

間質は液体と生体ポリマーからなる2相の多孔性物質である

間質（すなわち細胞外マトリックス）は組織の実質細胞の間に存在する複雑な物質であり，単に細胞を浸している液体のプールではない（図11.9）。コラーゲン線維が引っ張りに対する強さを生み，皮膚や太い動脈ではエラスチンが弾性を与えている（図1.11）。線維の間には，グリコサミノグリカン鎖 glycosaminoglycan chain (GAG) が含まれている。これは40 nm にも及ぶアミノ糖の長鎖ポリマーであり，負の硫酸基に富むものが多い（コンドロイチン硫酸，ケラタン硫酸，デルマタン硫酸，ヘパラン硫酸）。多数の硫酸基をもつGAGは，直線的なコア蛋白に繋がれていて，大きなブラシ形の分子であるプロテオグリカン proteoglycan を形成する。そして，多数のプロテオグリカンが，非常に長く硫酸基をもたないGAG，すなわちヒアルロナン hyaluronan（長さ約 5,000 nm，分子量200万〜300万 Da）に繋がっている。すべてのGAGはカルボキシル基（$-COO^-$）の形で負の電荷を有しており，ほとんどのGAGは硫酸基（$-SO_4^-$）ももっている。細胞接着の役割をするフィブロネクチンのような糖蛋白 glycoprotein が，構造をさらに複雑にしている。すなわち間質は，負に帯電した生体ポリマーの三次元ネットワークの固体相と，その間隙を満たす電解質と血漿蛋白の溶液である液体相からなっている

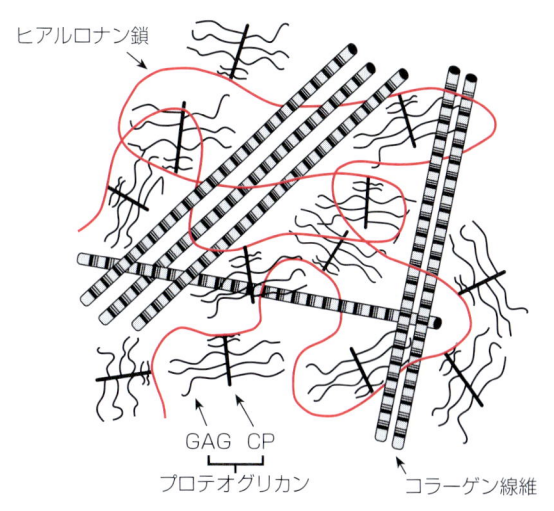

図11.9　間質マトリックスは，線維性生体ポリマーのネットワークになっており，その鎖の間の狭い空間に間質液が存在している。ヒアルロナン鎖が「糸」となって，その糸にプロテオグリカンという「真珠」が繋がれている（真珠の糸モデル string-of-pearls model）。その糸をヒアルロニダーゼで切断すると，間質の水透過性は約5倍増加する。GAG：硫酸グリコサミノグリカン鎖（長鎖：コンドロイチン硫酸，短鎖：ケラタン硫酸），CP：プロテオグリカンの核蛋白。ミクロフィブリルや糖蛋白（フィブロネクチンなど）は示していない。

るのである。

GAG は間質の透過性を低下させる：間質液は簡単には移動しない

GAGには主な役割が2つある。水を引き付け膨張することと，間質の透過性を決めることである。後者に関して，GAGマトリックスにおいて水と溶質はわずかな空間を占めるに過ぎない。GAGマトリックスの実効半径（すなわち平均水流半径）は，GAG濃度が非常に高い軟骨ではわずか3 nm と小さく，GAG濃度が非常に低い眼の硝子体では300 nm に達する。この空間は非常に狭いので，流れに対する抵抗は大きい。その結果，臍帯の Wharton 膠質（平均水流半径 30 nm）の例からもわかるように，間質はゲル様の堅さがある。この間質液の流動性の低さは，組織の形を一定に維持し，重力による間質液の移動を防ぎ，細菌が広がるのを抑止する。

GAG は間質を膨張させる

GAGは水を引き付けて膨張するので，間質が大きな容積を占める役割を果たしている。結合組織の断片，あるいは臍帯の Wharton 膠質（ほとんど純粋な間質）を生理食塩水に浸すと，間質マトリックスが生理食塩水を吸収して膨張する。この膨張は，生理食塩水の圧を大気圧よりかなり低くすることで止めることができる。このとき，GAGによる生理食塩水吸収を抑えるのに必要な陰圧（大気圧より低

い圧)を，ゲル膨張圧 gel swelling pressure という。浸透圧と同様に，この「圧」も吸引力であって，押す力ではない。ゲル膨張圧はGAGの浸透活動によって生じるものであり，その浸透は主にGAGの負電荷によって引き付けられるNa$^+$が原因である(Gibbs-Donnan効果)。生体内では，間質マトリックスは飽和状態に達していない。つまり，限外濾過によって血漿が毛細血管から間質に流入し続けているにもかかわらず，間質はまだ膨張する余地を残している。それは，リンパ系の働きにより水分が間質から除去され，間質液圧が大気圧以下(陰圧)になっているからである。

皮膚など，組織によっては，間質マトリックスが膨張しようとする傾向を線維芽細胞が抑制している。線維芽細胞は細胞膜の接点において，$\alpha_2\beta_1$インテグリンを介してコラーゲン線維に張力を及ぼしている。そして，張力の加わったコラーゲン線維が間質マトリックスの膨張を制限している。

間質液圧は大気圧以下であることが多い

間質液は流動性に乏しく，その圧を測定することは難しい。米国の生理学者 Arthur Guyton によってこの問題が最初に克服されたのは1960年であった。彼はイヌの皮下に，表面に穴のあいた中空のカプセルを埋め込んだ(図11.10)。数週間後，このカプセルは間質液で満たされ，その液体の圧は大気圧以下の約 $-5\,\mathrm{mmHg}$ であった。それまで間質液圧(P_i)は陽圧であると考えられていたので，この結果に関して大いに反論が起こった。その後，ウイック針やサーボ機構マイクロピペット法(図11.10)などの急性実験によって，皮膚，皮下組織，弛緩している筋，関節腔，硬膜外腔などでは，わずかな陰圧($-1\sim-3\,\mathrm{mmHg}$)であることが確認された。一方，腎臓($+1\sim+10\,\mathrm{mmHg}$)，心筋，安静時の唾液腺，骨髄，歯髄，屈曲時の関節では陽圧である。

間質液膠質浸透圧と同様に，間質液圧も一定の値ではなく，体液移動によって変化する。例えば小腸では，腸管内腔から水を吸収すると粘膜の間質液圧は $1\,\mathrm{mmHg}$ から $5\,\mathrm{mmHg}$ に上昇し，それによって粘膜にある有窓型毛細血管へと水分が移動する。唾液腺では逆に，唾液分泌により間質液圧は $3\,\mathrm{mmHg}$ から $-0.8\,\mathrm{mmHg}$ に低下し，それにより毛細血管濾過量が増え，唾液産生に必要な水分が組織に供給されるのである。間質液圧は線維芽細胞によっても影響される。線維芽細胞は，インテグリンを介してコラーゲン線維と結合することにより，間質マトリックスに対して緩やかな圧迫効果を現す。これに関しては，炎症について考察する際に再び論じることにする(11.11)。

11.6　組織液のバランス：濾過と再吸収

体液交換に関わる力がわかったら，次に容積に関するホメオスタシスの問題について考える。つまり，「間質はどのようにして血漿の限外濾過液の貯留を防ぐか？」という問題である。最も重要な因子は，リンパ系による間質液の吸引である。これについての説明とともに，長い間信じられてきたし現在もほとんどの教科書に執拗に記載されているが，最近20年の間に明らかに間違いである(後述)ことが証明されてきた因子，すなわち「動脈側の毛細血管で濾過された体液を静脈側の毛細血管で再吸収する」という誤解

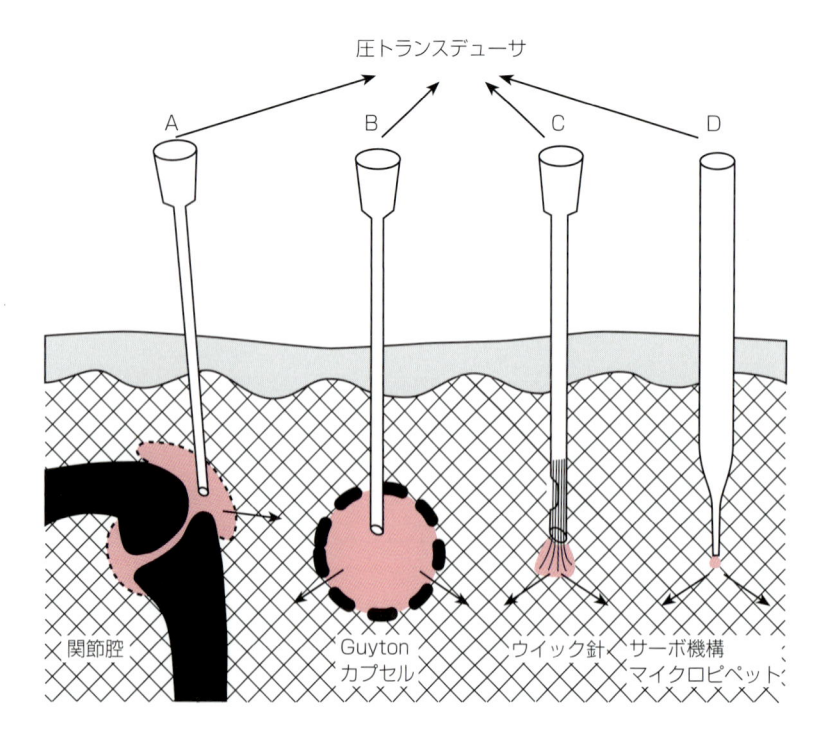

図11.10　間質液圧の測定。A：間質と連結する自由体液空間へのカテーテル挿入(例えば，関節腔や硬膜外腔)。B：Guytonの慢性カプセル法。C：Fadnes, Reed, Aukland の急性ウイック法。細い綿のフィラメントによって間質液圧が皮下針に伝えられる。D：急性マイクロピペット法。電導性の優れた1MのNaCl溶液で満たされたマイクロピペットをモーターで作動するポンプにつなぎ，このモーターによってピペット内の圧を，ピペット先端から液体が外にも中にも移動しない(流れ停止)圧まで変化させる。流れの停止は，電気抵抗によって知ることができる。これら4つの方法はすべて，少量の自由水(ピンク色)が間質液圧と平衡に達することを前提としている。矢印は，ピンク色で示された液体の圧がマトリックスの液体の陰圧に等しくなるまで，周囲の間質マトリックスに吸収されることを示している。

についても述べておこう。

毛細血管における濾過液をリンパ管が吸引する

ほとんどの組織においてリンパ液が産生される。実際，肺では毛細血管内圧が血漿膠質浸透圧より低いにもかかわらず，やはりリンパ液が産生される（後述）。通常，リンパ液が産生されるということは微小循環において血管内から間質に正味の体液濾過が生じており，その間質からリンパ管に体液が吸引されていることを示している。リンパ流量の血漿流量に対する比は，血漿が毛細血管を1回通過する間に血管外に出る水分の割合，すなわち**濾過率** filtration fraction を表す。濾過率は非常に小さく，ほとんどの組織で0.2〜0.3％程度である。しかし，ヒトで1日に微小循環を通過する血漿の総量は4,000 Lにも達するため，濾過率は小さくてもリンパ液の産生量は相当な量になり，1日当たりおよそ4〜8 Lである。腎糸球体や唾液腺のような有窓型毛細血管の微小循環，あるいは起立時の足では，濾過率は数百倍も高いことがある。例えば，腎糸球体毛細血管での濾過率は20％である。

濾過量は毛細血管の末梢にいくほど低下する

毛細血管内を血液が進むにつれて血管内圧は徐々に低下するので，濾過量も徐々に減少していく（図11.11）。血漿膠質浸透圧（25 mmHg）と比べて，動脈側の毛細血管内圧は高い（心臓の高さのヒト皮膚では約35 mmHg）が，静脈側の毛細血管内圧は低い（約15 mmHg）（図11.11上段左）。そのため従来から，「動脈側毛細血管は濾過を行い，静脈側毛細血管は濾過液を持続的に再吸収して，組織の腫脹を防いでいる」と理解されてきた。しかしこの解釈では，無視することができない間質の力が考慮されていない。Starlingの式（式11.3）によれば，濾過量がゼロになるのは，毛細血管内圧が，それに対抗する力の和 $\sigma(\pi_p - \pi_i) + P_i$ に等しくなるときである（ここでは，間質とグリコカリックス直下の蛋白濃度の差を無視することにする。これは，濾過量がゼロであれば拡散によって平衡に達するからである）。ヒトの皮膚，筋，腸間膜で測定された $\sigma(\pi_p - \pi_i) + P_i$ の値は約12.5 mmHgである。この値は静脈側の毛細血管内圧の約15 mmHgより低い。したがって，静脈側の毛細血管，さらには細静脈においても，小さいながら正の濾過圧が存在する（図11.11下段左）。図11.12は，12の組織における同様のデータを示している。すべての組織で，細静脈圧のほうが対抗する力の和 $\sigma(\pi_p - \pi_i) + P_i$ よりも高い。こうしたStarling力の値から，ほとんどの組織の流れの良い毛細血管では，動脈側から静脈側に至る全領域にわたって濾過が行われることがわかる。

静脈側の毛細血管は内圧が低下したとき一時的に体液を吸収する

静脈側の毛細血管は，通常は体液に対する正味の吸収力をもたないが，Starling力が変化すると一時的に間質液を吸収することがある。このことは，Starlingによる独創的な実験（11.1）と図11.12ならびに図11.13に示された研究によって証明されている。臨床的には，出血や他の**循環血液量減少性ショック** hypovolemic shock の際，血圧が低下し毛細血管前（すなわち動脈側）の血管収縮が生じると，毛細血管内圧が低下し，浸透圧により一時的に体液の吸収が生じるようになる（図11.11b）。しかし，この体液吸収は次第に停止してしまう。その理由は，(i)吸収された間質液が限外濾過されることにより，グリコカリックス直下の体液の膠質浸透圧（π_g）ひいては間質液の膠質浸透圧（π_i）が上昇

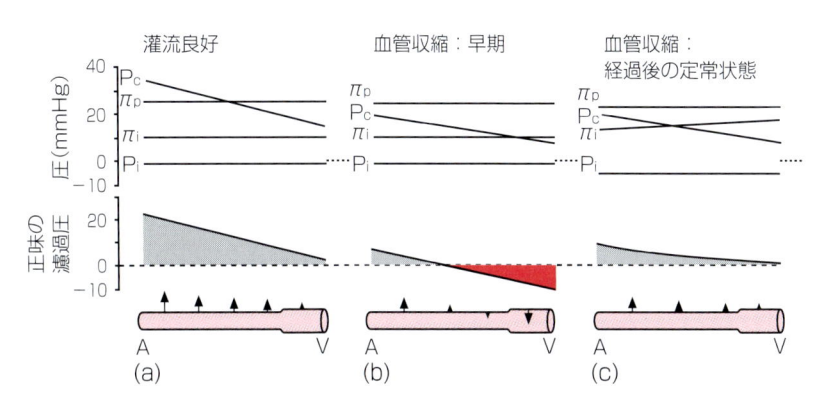

図 11.11 毛細血管の動脈側（A）から静脈側（V）までの圧勾配。影をつけた線は，心臓の高さの皮膚・筋・腸間膜で測定された4つのStarling力の合計〔$(P_c - P_i) - \sigma(\pi_p - \pi_i)$〕を示す。矢印はStarling力から推測される液体の動きを示す。π_i と π_g の違いを考慮しても，大雑把には似たようなパターンが予想される。a：灌流状態の良い毛細血管では，全長にわたって濾過が生じる。測定した π_i と P_i の値を無視すると，毛細血管の下流半分では吸収が生じるという誤った予測になることに注意しなければならない（Levick JR. Experimental Physiology 1991；76：825-57 のデータに基づく）。b：出血や動脈収縮によって P_c が低下した直後には，一時的に吸収が起こる。c：時間経過とともに π_i と π_g が上昇し，P_i が低下するので，吸収力は消失する。各記号は本文参照。

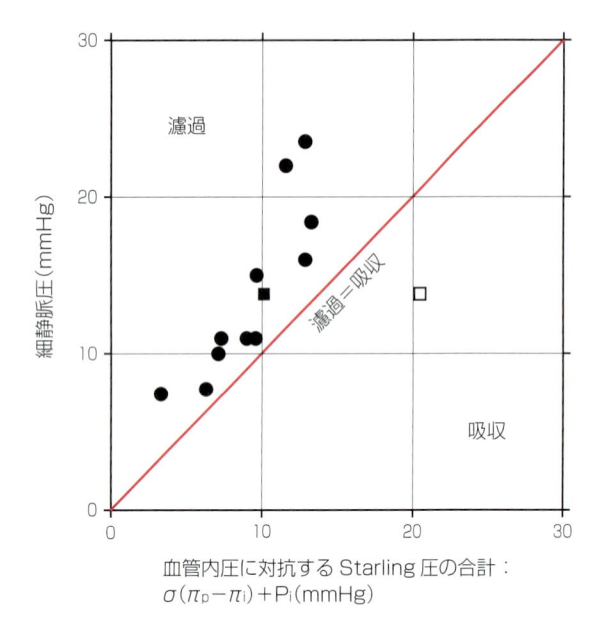

図11.12 12の組織における細静脈圧と正味の吸収方向に働くStarling圧の比較。細静脈であっても，わずかだが正味の濾過方向の力が働く。π_i と π_g の差を計算に入れると，正味の濾過力は小さくなる。12の組織には，筋，皮膚，関節，肺（左最下点），腸間膜（右最上点）を含む（いずれも●）。■は絶食させたラットの腸粘膜を示す。□は同じラットに水を飲ませた後に π_i が低下して P_i が上昇したことから，粘膜の毛細血管が吸収に転じたことを示す。こうした変化は，体液移動の方向が決まるうえで間質液の力が重要であることを示している。〔Data from many laboratories, reviewed in Levick JR, Mortimer PS. Fluid balance between microcirculation and interstitium in skin and other tissues; revision of classical filtration-reabsorption scheme. In: Messmer K (ed.). Progress in Applied Microcirculation. Basel: Karger, 1999: 42-62〕

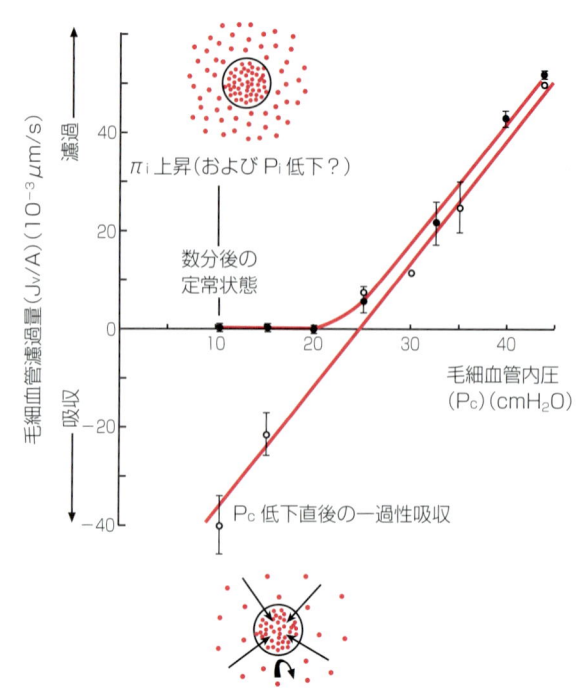

図11.13 毛細血管内圧を血漿膠質浸透圧（ここでは32cmH$_2$O）以下に低下させると，持続的ではないが一過性の吸収が生じることを示す。研究方法は図11.12と同じである。毛細血管内圧を細静脈レベルに下げると一時的な吸収（○）が生じたが，灌流圧を下げてから数分後には吸収が停止した（●）。下段のイラストは，水が吸収（長い矢印）される一方，血漿蛋白（赤い点）は毛細血管壁に撥ね返されることを示している。これによって，血管外の蛋白濃度が上昇する（上段のイラスト）。（Adapted from Michel CC, Phillips ME. Journal of Physiology 1987; 388: 421-35, with permission from Wiley-Blackwell）

する。(ii)体液が間質から吸収されれば間質液圧（P_i）が低下する。この血漿蛋白濃度と間質液圧の変化により，正味の吸収力は次第に消失し，吸収量が減少し，最後には通常のわずかな濾過に戻る（図11.11c）。

図11.13に示した画期的な研究によって，毛細血管内圧が血漿膠質浸透圧以下であっても，体液吸収は持続しないことが証明された。この研究では毛細血管内圧を細静脈圧のレベルに下げてそのレベルに維持して行われた。はじめのうちは一時的にStarlingの原理に符合する体液の吸収が起こったが，2～3分すると，近年取って代わった理論から予想されるように，吸収は停止した（後述のグリコカリックス-細胞間隙モデル参照）。

肺における体液交換では，すでに述べたように，肺の毛細血管内圧（約10 mmHg）が血漿膠質浸透圧（25 mmHg）よりかなり低いにもかかわらず，リンパ液（すなわち毛細血管濾過液）が産生される。肺毛細血管で濾過が行われるのは，肺では間質液の蛋白濃度が高く（血漿濃度の約70％），間質液膠質浸透圧が16～20 mmHgとなっているからである。その結果，毛細血管壁内外の膠質浸透圧の差は静水圧の差より小さい。したがって，肺の体液移動は図11.13に示された水平な線の部分に落ち着く。

静脈側の毛細血管は常時吸収状態にあるわけではない

静脈側の毛細血管は常時吸収状態にあるという昔ながらの考え方が，今もなお確立された事実のように広く伝えられている。その理由は，間質液の圧や膠質浸透圧などの値が不正確なためである。現在では以下のことによって，こうした考え方が間違いであることが証明されている。
- 同一の組織で4つのStarling力が測定された（図11.12）。
- 静脈側の毛細血管内圧で灌流した際の体液移動を測定した（図11.13）。
- 血管外の膠質浸透圧は濾過量に反比例することが，実験的，理論的に証明された（図11.8）。

したがって，長年信じられてきたこの定説は捨て去らなければならない。反証が多いにもかかわらず，この説が頑固に主張され続けていることは，反社会的でさえある。William Harveyは，独創的な著書である"De Motu Cordis

(『動物における心臓と血液の運動について』)"に次のように書いている。「私は，有害なものに対して寛大過ぎると多くのことに慣れてしまい，それが習慣として身についてしまうことを恐れる。広められた学説が深く根を張ると，それが長い間信じられてきたことに対する敬いを生じ，すべての人にその影響を及ぼすことになる」。

体液移動に関するMichel-Weinbaumのグリコカリックス-細胞間隙理論

Starlingの原理に基づく近年の考え方では，毛細血管壁は2層の膜であり，薄い半透膜であるグリコカリックスと，より粗い細孔を有する層である細胞間隙および窓からなっている。市販の多くの半透膜は同様の構造になっている。Michel-Weinbaumの理論（図11.1b，図11.14）によれば，(i)毛細血管内側のグリコカリックスは半透膜であるから，Starlingの式はグリコカリックス直下の膠質浸透圧(π_g)を取り込んで，次のようにしなければならない。

$$J_v = L_p S\left[(P_c - P_i) - \sigma(\pi_p - \pi_g)\right] \quad (式11.5)$$

(ii)グリコカリックス直下の低い蛋白濃度および浸透圧による吸引力勾配($\pi_p - \pi_g$)は，血漿の持続的な外向き限外濾過に依存する。濾過が減少あるいは停止すると，大きな細孔系を通って間質に至った蛋白はそこに蓄積され，間質の蛋白濃度は上昇する（図11.8）。細胞間隙の濾過の流れが遅い，またはゼロ，あるいは逆流する場合，間質の蛋白は細胞間隙を容易に拡散し，グリコカリックス直下に達してπ_gを増大させ，吸収力である($\pi_p - \pi_g$)を減少させる（図11.14破線）。したがって，このグリコカリックス-細胞間隙理論 *glycocalyx-cleft theory* によれば，毛細血管内圧が低いときに生じる吸収は図11.13で実験的に示されているように，時間とともに減少し停止すると予想される。

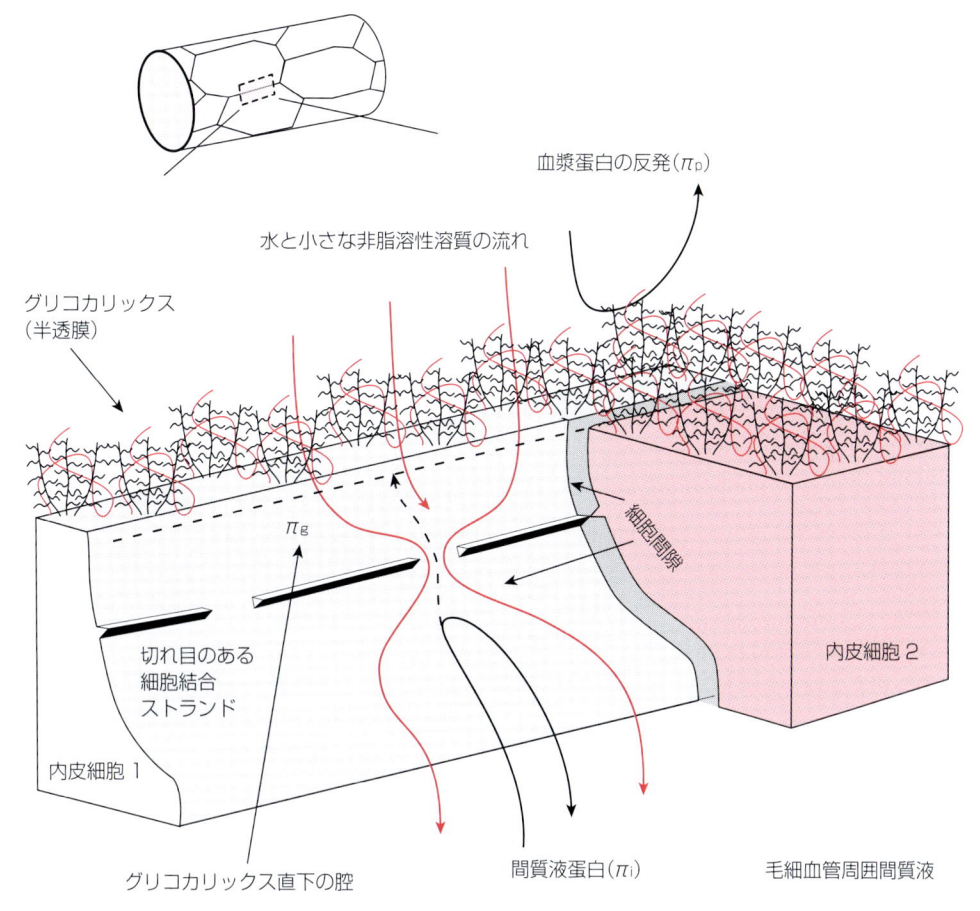

図11.14 連続型毛細血管における体液交換に関するMichel-Weinbaumのグリコカリックス-細胞結合破綻モデル。半透膜であるグリコカリックス直下の膠質浸透圧(π_g)は，間質液の膠質浸透圧(π_i)とは異なることがある。これは，間質の蛋白が拡散によって細胞間隙を内向きに流れるが，それに逆らって限外濾過液が外向きに流れるからである。特に細胞結合ストランドの狭い切れ目には，外向きの流れが集中する($\pi_g < \pi_i$)。逆に，間質液が吸収される際には間質液が細胞間隙を通って内向きに流れ，蛋白はグリコカリックスで撥ね返されるので，グリコカリックス直下に貯留する($\pi_g > \pi_i$)。(Based on Adamson et al. Journal of Physiology 2004；557：889-907, with permission from Wiley-Blackwell)

重要事項のまとめ 11.1

体液交換に関する Starling の原理

- 毛細血管濾過量は，4つの Starling 力に依存している。すなわち，毛細血管内圧と間質液圧の差，そしてそれに対抗する血漿膠質浸透圧と血管外膠質浸透圧（より正確にはグリコカリックス直下の膠質浸透圧）の差，である。
- 濾過量は，内皮細胞層の水透過性と浸透に関する反発係数にも影響される。
- ほとんどの組織で Starling 力は，静脈側の毛細血管や肺毛細血管においてさえ，正味の濾過力を形成する。これによって間質液が産生され，その間質液はリンパ液として運び去られる。
- 循環血液量減少や毛細血管前（すなわち動脈系）の血管収縮によって毛細血管内圧が低下すると，浸透圧による毛細血管内への吸収が一時的に起こる。吸収が一時的であるのは，体液の吸収により血管外膠質浸透圧が上昇することで間質液圧が低下するからである。
- 浮腫は，毛細血管内圧上昇（心不全など），血漿膠質浸透圧低下（栄養不良など），内皮の透過性亢進や反発係数低下（炎症など），あるいはリンパ液による水分除去の減少（乳房切除術後の上肢浮腫など）により生じる。

どのようにして正味の濾過量は少なく維持されるのか？

連続型毛細血管がリンパ液を産生する速度は非常に遅い。これは，正味の濾過量が少ないことを示している。例えば，背臥位のヒトの足では夜の間，組織 100 g 当たり 1 時間にわずか 0.22 mL しかリンパ液を産生しない。このように濾過量が少ない理由は，Starling 力の差が非常に小さい（約 1 mmHg 以下）ことによる。これには2つの因子が関わっており，1つは膠質浸透圧の勾配が小さいことであり，2つ目は血管運動である。

膠質浸透圧の勾配が小さいこと：π_g と π_i の違い　グリコカリックスの小さな細孔系は，基本的には蛋白を含まない限外濾過液を，細胞結合ストランド（結合鎖）の上流にあたるグリコカリックス直下の空間に送り込む。限外濾過された液体は，その空間から集まってストランドの切れ目を通り抜けなければならないので，湖から狭い峡谷を通って水が流れ出すように，局所的に速い流れを生み出す。間質液の蛋白はその流れに逆らい上流に向かって拡散し，グリコカリックス直下で浸透圧として作用する（図 11.14）。この上流に向かう拡散と，下流に向かう流れが競い合う結果，グリコカリックス直下の蛋白濃度は間質の濃度より低くなる。それによって，膜を介する真の浸透圧差（$\pi_p - \pi_g$）は，旧来使われてきた［$\pi_p - \pi_i$］より大きな値になる。これが，濾過量やリンパ液産生量が少ないことを説明する理由である。

この細胞間隙勾配モデルを支持する事実として，最近，濾過量の多い毛細血管周囲の間質の膠質浸透圧を上昇させても，濾過量に与える影響は旧来の Starling の式で予想されるよりもはるかに小さいことが判明した。これは濾過量が多い毛細血管では，π_g は π_i の約 10％ に過ぎないからである。正常の毛細血管内圧と濾過量の条件下では濾過流が緩やかであるので，拡散によって蛋白が上流に移動しやすく，π_g は π_i の約 70〜90％ になる。すなわち，こうした状況では π_g は π_i に近い値となる。

血管運動　細動脈が収縮と弛緩を繰り返す現象である。骨格筋のような組織では，血管運動は 1 分間に数回の頻度で周期的に起こる。毛細血管内圧は，部分的には細動脈の血管抵抗によって決まるので（図 11.4），各収縮相では毛細血管内圧が下がり，間質液が一時的に吸収される。こうした状況では，微小循環は図 11.11 における（a）と（b）の状態を行き来して，リンパ液の産生を減少させる。

独立した体液流入のある組織では体液吸収が持続することがある

水を飲んだ後の小腸粘膜の有窓型毛細血管では，体液の吸収が持続する（図 11.12 白い四角）。腎尿細管周囲の有窓型毛細血管やリンパ節の連続型毛細血管においても，同様に体液吸収が持続する。こうした体液吸収の持続は，その間質に独立した体液流入がある場合には可能である。すなわち，腸管腔あるいは腎尿細管から吸収される水や，輸入リンパ管によって運び込まれる水のように，毛細血管からの濾過とは異なる水源が存在する場合である。それらの体液の大部分は吸収されるが，残りの一部は間質腔を洗い流し間質の蛋白を運び去るので，蛋白は間質に蓄積されず，吸収力の勾配が消失するのを防ぐ。小腸粘膜では，吸収された水の 80％ は微小循環に吸収される。残り 20％ が間質を洗い流し，π_i を低下させ，P_i を上昇させて毛細血管内への吸収力を維持する。これにより，間質蛋白濃度と毛細血管吸収量の反比例関係を解消する。独立した水源のない他の組織で間質蛋白濃度が上昇すると，この反比例関係によって吸収は停止する。

11.7　間質のコンプライアンスと流動性：浮腫の効果

ヒトの間質には 10〜12 L の体液が含まれており，血漿（3 L）の予備貯水槽の役割を果たしている。出血によって血漿量が減ると，間質から体液を吸収して足りなくなった血漿を補う。逆に，腎臓による体液貯留あるいは過剰な輸

液によって血漿が多くなりすぎたときには，余分な体液が間質に漏出し，間質液量が増加する。間質液の容積と圧の関係，すなわち間質コンプライアンス曲線 interstitial compliance curve について以下に述べる。

間質コンプライアンスは通常小さいが，浮腫になると大きくなる

正常組織　臨床的に浮腫 edema がよく認められる皮下組織の間質では，圧-容積関係はS字状である（図11.15）。通常の間質では，間質液圧（P_i）は大気圧以下であり，体液の増減に敏感に左右される。すなわち，正常なコンプライアンス（単位当たりの圧変化を起こすのに必要な容積変化量）は小さい。これは，間質の水分含有量が変化するとグリコサミノグリカン濃度が変わり，その結果ゲルの膨張圧が変化するからである（11.5）。

浮腫状組織　間質の水分が急激に増えると，グリコサミノグリカンが希釈され，膨張圧は実質的にゼロになり，コンプライアンス曲線に及ぼす影響が消失する。この時点で間質液圧は大気圧に近くなる（表11.1）。急性の浮腫が生じた四肢では，過剰な水分の約98％は皮下にあり，その上を覆う皮膚を引き伸ばしている。皮膚はかなり伸縮性に富むので，水分容積が増えても P_i の上昇は比較的小さい。ということは，浮腫組織の圧-容積関係は勾配が小さく，そのような間質のコンプライアンスは正常の20倍にも大きくなる。逆に，四肢の筋コンパートメントのように弾性の乏しい線維性のカプセルに囲まれた組織では，圧-容積関係の勾配は急であり，浮腫によって P_i が高値になる。

浮腫における間質流動性の亢進を調べる圧痕テスト

組織により異なるが，重量比でいうと，正常な間質マトリックスの65〜99％は水が占めている。この間質にある水は，グリコサミノグリカンが間質の液体流動性を著しく制限しているため（11.5, 図11.9），容易には移動しない。間質の液体流動性は，水流抵抗となる固定された生体ポリマーの表面積（S）に対する間質の水分〔多孔性（ε）〕の割合によって決まる。この比 ε/S は平均水流半径 mean hydraulic radius と呼ばれ，3 nm（関節軟骨）〜300 nm（眼の硝子体）と様々である。浮腫時のように，組織の水分含有量が増えて平均水流半径が大きくなると，間質の流動性は劇的に増大する。これが皮下組織の浮腫の診察のために行う圧痕テスト pitting test の原理である。正常の皮膚に指で圧を1分間加えてから指を離した場合，圧痕はほとんど残らない。その理由は，正常組織では間質の液体流動性が低く，圧を加えても体液がほとんど移動しないからである。一方，浮腫が生じた組織では間質の液体流動性が高く，圧を加えることによって体液が素早く移動するので，指を離した後も組織に明らかな圧痕が残る（図11.16）。

間質における溶質の輸送と除外

酸素やグルコースのような小さな溶質は，間質にある負に帯電したプロテオグリカンの間を自由に拡散できる。アルブミンのような大きな分子は，間質マトリックス中で制限拡散や部分排除などの現象を示す。これらの用語の説明は第10章10.3を参照のこと。皮下組織や筋組織の間質では，

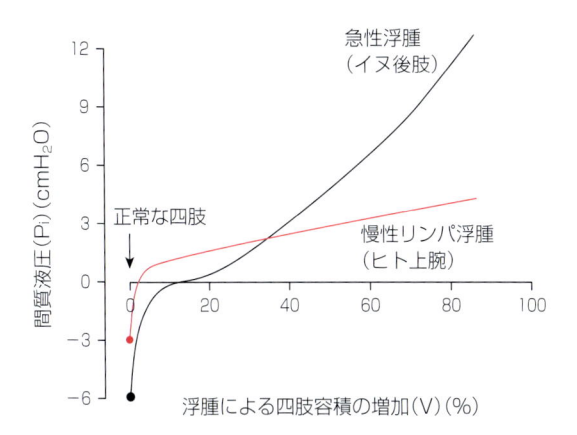

図 11.15　四肢皮下組織の間質コンプライアンス曲線。急な勾配の曲線は，生理食塩水を静脈投与して急性浮腫を起こしたイヌの後肢組織で観察された。圧は皮下に埋め込んだカプセル内で測定した。一定の膨張を負荷した後，時間経過とともに圧は低下した（クリープ現象）。慢性的に膨張したヒト上腕（乳癌手術によるリンパ浮腫）では，間質コンプライアンス曲線は平坦であった。ヒト皮下組織の間質液圧は，ウイック針を使って測定した。(Drawn from data in Bates, Levick and Mortimer. International Journal of Microcirculation Clinical & Experimental 1992；11：359-373, and Guyton, Taylor and Granger. Circulation Physiology II；Dynamics and control of the Body Fluids. WB Saunders：Philadelphia. 1975)

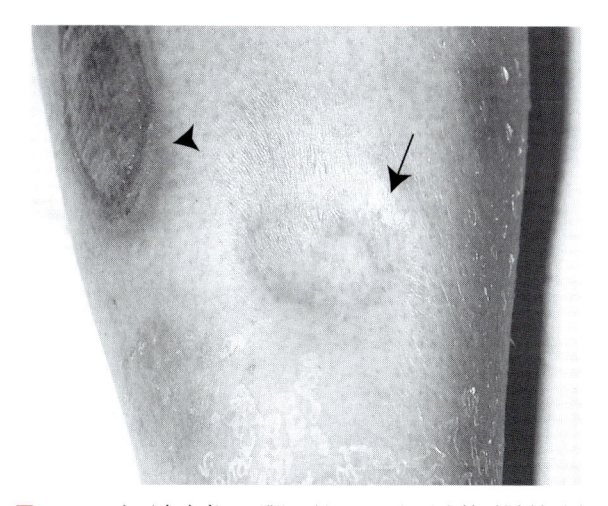

図 11.16　心不全患者の下腿に認められた圧痕性浮腫（矢印）。下肢を下に降ろすと浮腫は悪化した。水疱形成によって生じた皮膚障害（矢尻）に注意。下方が足首。(Courtesy of Professor P Mortimer, Department of Dermatology, St. George's Hospital, London)

図11.17 体重65kgのヒトにおける体液と血漿蛋白の血管外循環の推定値。(After Renkin EM. American Journal of Physiology 1986；250：H706-10, with permission from the American Physiological Society)

アルブミンは分子の大きさ(立体的排除 steric exclusion)や正味の負電荷(電気的排除 electrical exclusion)が原因で，20〜50％の水分から除外される。その結果，実効的な蛋白濃度，すなわち蛋白の質量を，排除されない水分量で除した値は，見かけの濃度(蛋白の質量を全水分量で除した値)より高い。蛋白は対流によって間質からリンパ系へと輸送される。つまり蛋白は，毛細血管濾過液の流れに沿って間質から洗い流される。

11.8 リンパ液とリンパ系

リンパ系 lymphatic system に関する知識は，17世紀のはじめ頃には，Aselli, Pecquet, Rudbeckius, Bartholin によって部分的に知られていたが，William Hunter が「リンパ管は全身に分布する吸収を行う管であり(中略)吸収を行うために全身に分散し，1つの大きな系を構成している」と結論を下したのは18世紀になってからであった。リンパ系の主要な機能は以下の3つである。

- **体液バランスの維持**　リンパ管は毛細血管濾過液と漏出した血漿蛋白を頸部の静脈に導き，血流に戻す。それによって体液と蛋白の血管外循環が完結し(図11.17)，組織容積のホメオスタシスが維持される。このリンパ機能が障害されると，その組織にはリンパ浮腫 lymphedema と呼ばれる重篤で治りにくい浮腫が発生する。
- **栄養機能**　消化された脂肪の小粒子(カイロミクロン chylomicron)が小腸粘膜で吸収されると，小腸のリンパ管，すなわち乳糜管に取り込まれて輸送される(図11.18)。この事実は，1627年に Aselli が発見した。
- **防御機能**　間質液がリンパ系に流れ込むとき，リンパ液 lymph は抗原，ウイルス，細菌，吸入した炭素粒子などの異物をリンパ節へ運び込む。これは効果的かつ経済的な免疫監視方法である(図11.18)。リンパ節は微粒子を食作用によって取り込む。喫煙者や炭鉱夫の肺のリンパ節が黒くなっている事実は，この作用によって説明される。細菌やウイルスの抗原はリンパ節のリンパ球を活性化し，そのリンパ球は輸出(節後)リンパ管に放出されて，血管内へと運ばれる。したがって，輸出リンパ液は輸入(節前)リンパ液より白血球数が多い。

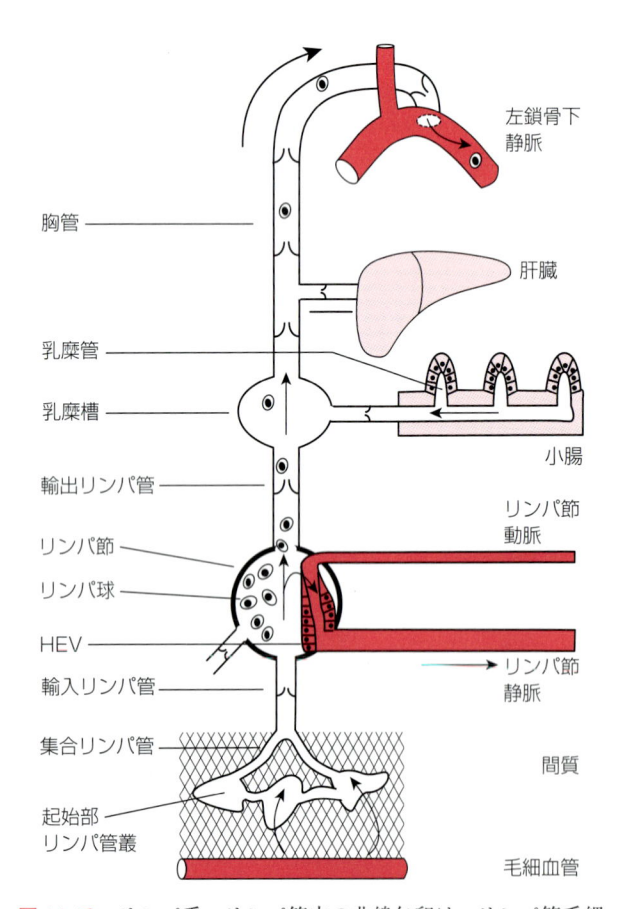

図11.18 リンパ系。リンパ節内の曲線矢印は，リンパ節毛細血管による体液吸収を示す。HEVは高内皮細静脈を表し，循環するリンパ球はここで再びリンパ節に入る。

遺伝子異常はリンパ管形成を障害することがある

胚形成の段階で静脈系からリンパ管が出芽し，間葉系のリンパ管芽細胞によって形成された表層のリンパ叢(ネットワーク)と結合する。これが，リンパ液が最終的に頸部の太い静脈に流れ込む理由である(図11.18)。リンパ管の成

長は，血管内皮増殖因子 C vascular endothelial growth factor（VEGF）-C ならびに転写因子である FOXC2 と PROX1 によって促進される。VEGF-C 受容体あるいは FOXC2 の遺伝子欠損は，異なるタイプの先天性リンパ浮腫の原因となる。

- VEGF-C はリンパ管の発達に不可欠であり，リンパ管内皮細胞にある VEGFR-3 というチロシンキナーゼ受容体に作用する。Milroy 病は VEGFR-3 遺伝子のヘテロ変異によって起こる，常染色体優性の先天性リンパ浮腫の一型である。この病気では末梢のリンパ叢が著しく未発達で，下肢にリンパ浮腫が生じる。
- FOXC2 は原始的なリンパ管が弁を備えたリンパ管に成熟するのを促進する転写因子である。FOXC2 の －/－ ノックアウトマウスでもリンパ系は発達するが，主要なリンパ管の弁が欠損している。また，微細なリンパ管は通常は内皮細胞のみからなる管であるが，このノックアウトマウスでは平滑筋を獲得する。睫毛重生リンパ浮腫は，FOXC2 遺伝子が機能を失うヘテロ点変異によって生じる常染色体優性の先天性リンパ浮腫の一型である。この病気ではリンパ管の弁が漏れやすく，下肢にリンパ浮腫が生じ，睫毛が二重に生える。下肢の静脈弁も漏れやすく，リンパ管と静脈の起源が同一であることを示している。
- PROX1 は転写因子であり，マウスでこの遺伝子をノックアウトするとリンパ系がまったく形成されず，出生前後に死亡する。

リンパ管の構造

■ 毛細リンパ管

起始部のリンパ管は，顕微鏡で観察できる程度の毛細リンパ管（直径 10 ～ 50 μm）であり，ほとんどの組織でこれらが吻合してネットワークを形成し，小腸絨毛では袋状の盲端になっている（図 11.18）。毛細リンパ管 lymphatic capillary の壁は 1 層の内皮細胞と不完全な基底膜でできている。内皮の細胞間隙は 14 nm 以上開いているものもあり，間質の蛋白や微粒子は容易にリンパ管の中に入ることができる。この細胞間隙は斜めになっていることから，フラップ弁のような働きをすると考えられており，リンパ液圧が低いときには間質からリンパ管内への体液流入を許し，局所的な組織の動きによりリンパ液圧が間質液圧より高くなったときには，閉じて流出を防ぐ（図 11.19）。壁の外側表面は，放射状のミクロフィブリルによって周囲の組織に繋がれている。このミクロフィブリルは，フィブリリンという蛋白からなり，**繋留フィラメント** anchoring filament と呼ばれている。膨化し浮腫状になった組織ではこの繋留フィラメントが張力を発生し，リンパ管を拡張する手助けをする。

■ 集合リンパ管と輸入リンパ管

リンパ管ネットワークのリンパ液は，集合リンパ管へと流れ込み，そこから太い血管に沿って走行する輸入リンパ管に送り込まれる。**半月弁** semilunar valve が存在し，リンパ液の流れを中心部に向かう方向に規定する。集合管から先

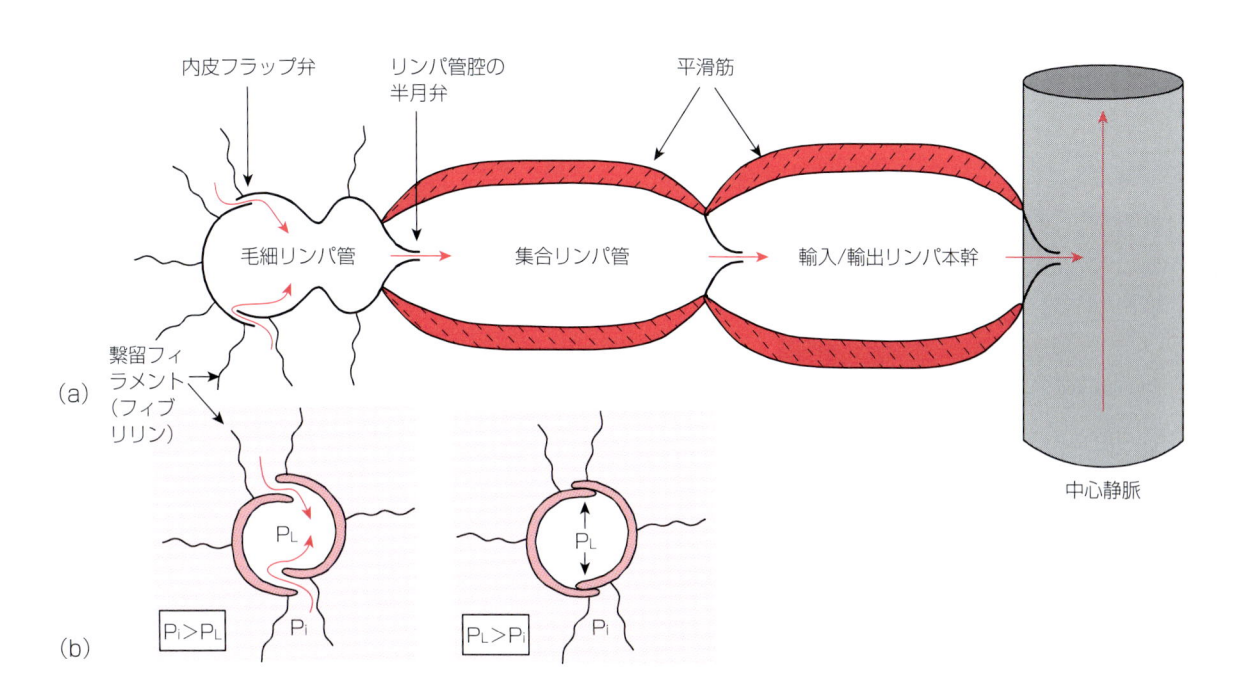

図 11.19 リンパ輸送機序。a：間質液は細胞間隙のフラップ弁を通って，圧勾配に従って起始部リンパ管に入る。筋性リンパ管は拍動することによりリンパ液を次々と送り，最終的には静脈系に戻す。b：起始部リンパ管の内皮結合部がフラップ弁として作動する様子を示した想像図（本文参照）。P_i：間質液圧，P_L：リンパ液圧。

のリンパ管では壁に平滑筋が存在し，能動的に収縮する．リンパ管平滑筋は，ヒトや反芻動物では豊富であるが，イヌやウサギでは乏しい．連続する2つの弁に挟まれた収縮単位をリンパ分節 lymphangion という．

■ リンパ節

下等な脊椎動物は，リンパ系を有しているが，リンパ節 lymph node はない．リンパ節は哺乳類，有袋動物，ある種の水鳥に発達している．リンパ液は，多数の輸入リンパ管を通って門 hilum からリンパ節に入る．リンパ節はリンパ球 lymphocyte と貪食細胞 phagocyte の塊であり，リンパ液が流れる洞のネットワークが張りめぐらされている．この洞は内皮の管で，その管には隙間があいており，ここでリンパ液とリンパ球が混じる．リンパ節の血管は酸素と栄養を供給し，毛細血管を流れた後，**高内皮細静脈** high-endothelial venule に流れる．この細静脈はリンパ球の流れに関与しており，循環するリンパ球の膜にあるL-セレクチンに対する受容体を発現する．この受容体に結合したリンパ球は，細静脈の細胞間隙を通り抜けて再びリンパ節に侵入する．こうしてリンパ球は，独特の経路(すなわち，輸出リンパ液→血液→リンパ節)を循環する．

■ 輸出リンパ管と胸管

下肢および内臓から流れてくるリンパ球を多く含んだ輸出リンパ液は，能動的なポンプ作用によって後部腹壁の太いリンパ管へ送られる．乳糜(脂肪食を摂取した後に小腸の乳糜管で産生される脂肪に富むリンパ液)は，リンパ管が袋状に拡張した乳糜槽 cisterna chyli に流れ込む．リンパ管の最終的な幹である胸管には，輸出リンパ液全体の3/4が集まり，頸静脈との結合部位で左鎖骨下静脈に流れ込む．胸管より細い頸リンパ本幹や右リンパ本幹は，頭部，頸部，右上半身からのリンパ液を頸静脈に流し込む．これらの部位よりもっと上流の部分で，リンパ管と静脈の間に細くて小さな吻合が存在することもある．脳には例外的にリンパ系が存在しないが，特殊な体液排出系が備わっている(第15章15.4)．

起始部のリンパ管は，絞り出し-反動メカニズムによって充満する

節前リンパ液の組成(水，塩分，希釈された血漿蛋白)を調べてみると，このリンパ液は単に間質液がリンパ毛細管に流れ込んだ液体であることがわかる．どのようにして充満されるのかは明確ではないが，おそらくスポイトの原理と似たものだろう．このピペットに水分を吸い込むためには，まずゴム球の中身を絞り出して空にする(第1期)．次に，弾性による反動を利用して液体を吸い上げる(第2期)．同様に，組織の動きによって起始部のリンパ管ネットワークが圧迫され，リンパ液を下流へと押し流す．このとき，細胞間隙の弁様の働きによりリンパ管内から間質への逆流は防がれる(第1期)．次に，組織による圧迫が解除されると，組織の弾性による反動と繋留フィラメントの働きでリンパ管内の圧が間質液圧以下に低下する．それによって細胞間隙の弁が開き，間質液がリンパ管内に流入して，リンパ管は再び膨らむ(第2期)(図11.20)．

リンパ流量は毛細血管濾過量と関連する

リンパ産生速度は間質液の圧および量に依存している．ある限界までは，間質液の圧や量が増加するほどリンパ流量も増える(図11.21)．間質液の圧や量は毛細血管濾過量に依存するので，これらの因子を介して，リンパ流量は毛細血管濾過量に左右されることになる．この両者の関係は重要であり，浮腫が生じないようにするには，リンパによる間質液の排出量が毛細血管濾過量に等しくなければならない．

リンパの流れには外因性と内因性のメカニズムが関与する

リンパの静脈側出口の圧(約3mmHg)は起始部リンパ管

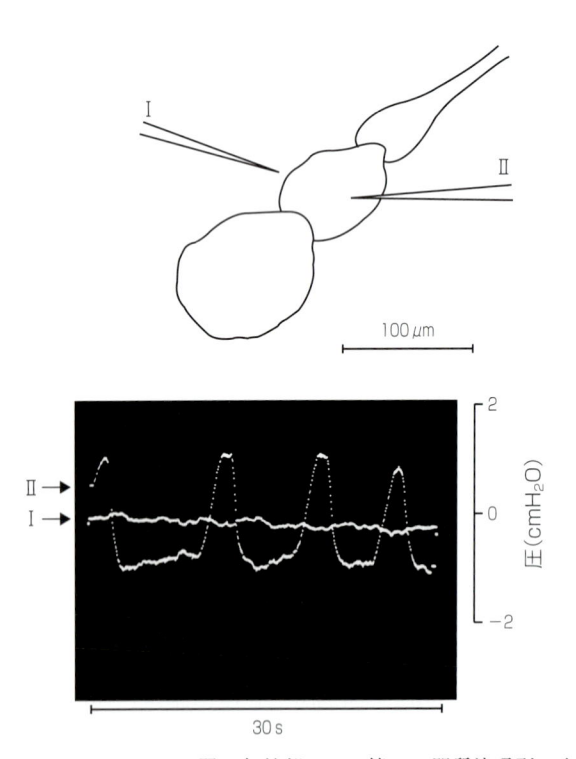

図 11.20 コウモリの翼の起始部リンパ管への間質液吸引．上図：間質-リンパ管内の圧勾配を記録するために，マイクロピペットを間質と収縮性リンパ管内に挿入した．下図：間質液圧(I)は，経過時間の43%でリンパ液圧(II)より高かった．これは，リンパ管が弛緩している間，リンパ液圧が大気圧より低い値に低下するためである．〔From Hogan RD. In：Hargens AR (ed). Interstitial Fluid Pressure and Composition. Baltimore, MD：Williams and Wilkins, 1981：155-63〕

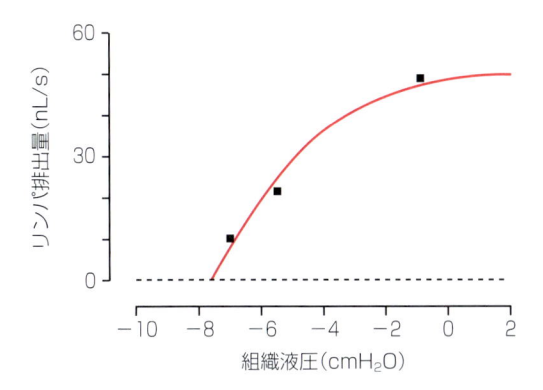

図11.21 組織液圧の上昇がウサギの胸膜腔，腹腔からのリンパ排出量に及ぼす影響。リンパ排出量が間質液圧と関連して変化することは，血管外に体液が貯留するのを防ぐうえで重要である。〔Based on data from Miserocchi G, Negrini D, Mukenge P, Turconi P, Del Fabbro M. Journal of Applied Physiology 1989；66：1579-85；and Miserocchi G, Negrini D. In：Crystal RG et al. (eds). The Lung. Philadelphia, PA：Lippincott-Raven, 1997, with permission of the American Physiological Society〕

内圧（約 0 mmHg）より高いので，リンパ液が受動的に引っ張られて排出されることはない。すなわち，リンパ液はポンプの働きにより押し出されるのである。集合リンパ管やそれより下流の太いリンパ管は，リンパ液を押し出すために平滑筋を備えている（内因性ポンプ）。しかし，ほとんどの組織の起始部リンパ管には平滑筋がないので，外因性ポンプが必要である。起始部リンパ管は筋性リンパ管と直列に配置されているので，全体としては内因性輸送と外因性輸送の両者が必要である。

■ 外因性輸送

収縮しないリンパ管における流れは，リンパ管を間欠的に圧迫する組織の動きによって生じる。その動きとは，骨格筋の収縮，腸蠕動，近隣の動脈拍動などである。外因性輸送は，麻酔下の動物の四肢を受動的に動かすと肢からのリンパ流量が著しく増えることの説明となる。

■ 内因性輸送

リンパ管の収縮は，1869 年に Heller によってはじめて記載された。ヒト下肢のリンパ管のように，輪走する平滑筋が豊富なリンパ管は，1 分間に 8〜15 回程度の頻度で自発性の周期的な収縮を行う（図 11.22a）。少数のリンパ分節からなる部分は小さな心臓が直列に繋がっているような動きを示し，そのポンプ周期は心周期と極めてよく似ている。ところどころに縦方向に連なるペースメーカー細胞群 *pacemaker cells* があり，これらの細胞からの刺激によって

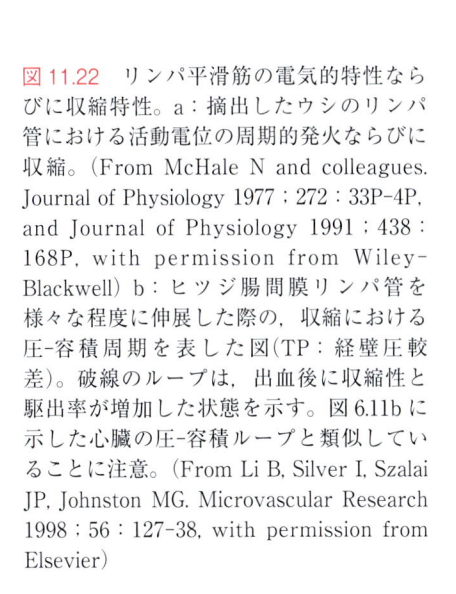

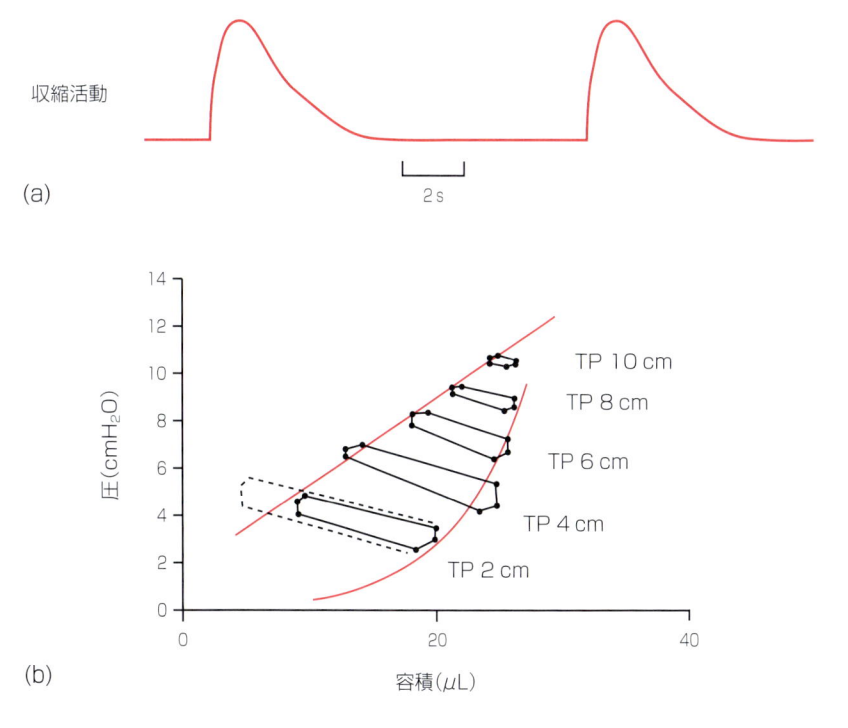

図11.22 リンパ平滑筋の電気的特性ならびに収縮特性。a：摘出したウシのリンパ管における活動電位の周期的発火ならびに収縮。(From McHale N and colleagues. Journal of Physiology 1977；272：33P-4P, and Journal of Physiology 1991；438：168P, with permission from Wiley-Blackwell) b：ヒツジ腸間膜リンパ管を様々な程度に伸展した際の，収縮における圧-容積周期を表した図（TP：経壁圧較差）。破線のループは，出血後に収縮性と駆出率が増加した状態を示す。図 6.11b に示した心臓の圧-容積ループと類似していることに注意。(From Li B, Silver I, Szalai JP, Johnston MG. Microvascular Research 1998；56：127-38, with permission from Elsevier)

周辺の輪走平滑筋に活動電位が発生し、その結果、周期的な収縮が起こる。心臓と同様にリンパ管のペースメーカー細胞にも奇異性 funny 電流(I_f)とT型Ca^{2+}チャネルが存在する。平滑筋細胞の活動電位は、L型Ca^{2+}チャネルと速いNa^+チャネルによって生み出される。心室と同様に、拡張充満期には上流(末梢側)の弁は開き、下流(中心側)の弁は閉鎖している。そして、等容性収縮期(すべての弁が閉鎖)、駆出期(下流の弁は開放、駆出率は約25%)、そして等容性弛緩期(すべての弁は閉鎖)が続く。したがって、各収縮セグメントは心室と類似の圧-容積曲線を描くことになる(図11.22b)。ヒト四肢のリンパ管は、40〜50 mmHgの圧まで抵抗に逆らってリンパ液を押し出すことができる。これはヘビやクモの咬毒に対処するうえで重要なことであり、能動的なリンパ輸送によって毒が身体中に回るのを防ぐには、圧迫帯の圧を40〜50 mmHg以上にする必要がある。

リンパ管収縮は充満圧、交感神経、血管作動物質によって調節される

リンパ管は伸展により収縮頻度が増加し、1回拍出量も(程度は低いが)増大する。この機序により、リンパ管セグメントは、末梢から流入する量が増えると拍出量を増すことができる。摘出したリンパ管標本では、拡張期充満圧が約4〜8 cmH_2Oのときに拍出量が最大になる。この圧より高くなると1回拍出量は減少し始める。

太いリンパ管は、外側のノルアドレナリン作動性交感神経と内側のペプチド作動性神経によって支配されている。交感神経刺激ならびに循環アドレナリンは、ともに収縮頻度を増加させる。出血後にはリンパ管の収縮頻度と駆出率が約40%上昇し、血液が不足している循環系に間質液を補充するのを後押しする(図11.22b 破線のループ)。炎症の化学メディエーターであるサブスタンスPはリンパ管の収縮を刺激し、一方、一酸化窒素(NO)はそれを抑制する。

リンパ節はリンパ液の一部を吸収する：節後リンパ液と節前リンパ液

イヌやヒツジの四肢から流れてくるリンパ液をリンパ節前後で比較すると、リンパ節後の蛋白濃度はリンパ節前の2倍に達することがある。これは主に、リンパ節の毛細血管による水分の吸収が原因である。したがって、節後リンパ液の組成は間質液の組成を正しく反映しておらず、また節後リンパ液の流量は毛細血管濾過量より少なく、節後リンパ液の流量からの計測では毛細血管濾過量を実際より少なく見積もってしまう。そこで我々は、胸管リンパ流量から算出したヒトの体液移動量を見直し、上方修正した(図11.17)。しかし、ヒトのリンパ節で節前リンパ液から吸収される割合は正確にはわかっておらず、リンパ節内の毛細リンパ管内圧は体位によって変わるので、おそらく体位にも依存するであろう。

リンパ流量や組成は組織によって異なる

ヒトの胸管を流れる節後リンパ液は1日平均1〜3Lであり、そのうち30〜50%は肝臓からのリンパ液である(表11.2)。肝臓の毛細血管内皮は不連続型であるので、肝臓からのリンパ液には血漿蛋白が特に多く含まれている。胸管リンパ流量に占める割合が次に高いのは腸管からのリンパ液であり、特に食後は多い。肺と腎臓からのリンパ流量もかなり多い。四肢からのリンパ流量は、運動の強度によって大きく異なる。リンパ液に含まれる血漿蛋白の濃度は組織によって異なり、蛋白分子の大きさや荷電、毛細血管の透過性、反発係数、ならびに毛細血管濾過量に依存して変化する(図11.8, 図11.23)。

脳は、例外的にリンパ系が欠如している。脳の間質液は脳脊髄液と接しており、その脳脊髄液はくも膜顆粒と呼ばれる特殊な構造を通って脳静脈洞に吸収される。脳脊髄液の一部は、嗅神経周囲の神経鞘に沿って流れ、篩板を通り抜け、鼻粘膜下のリンパ管に到達する。

11.9 組織液バランスを乱す要因：起立と運動

循環血漿量が減少してしまうほど毛細血管濾過量が増える生理状態が2つある。それは、起立(立位)と運動である。

起立は下方の組織に膨化を生じ、血漿量を減少させる

立っているとき、あるいは座っているとき、心臓より下方のすべての毛細血管では血管内圧が上昇する(図11.5)。それによって濾過量は増加し、特に一番下方の組織で顕著である。例えば足は、長距離の飛行や長時間の映画の間、靴紐を緩めていないと1時間に30 mL程度の速度で膨化す

表11.2 ヒトの節後リンパ液の流量と成分

	流量[a]	L/P[b]
胸管	1〜3L/日	0.66〜0.69
肝臓	30〜49%	0.66〜0.89
胃腸	約37%	0.50〜0.62
腎臓	6〜11%	0.47
肺	3〜15%	0.66〜0.69
四肢および頸部	<0%	0.23〜0.58

[a] 胸管総流量に対するパーセンテージとして表示。
[b] 血漿(P)に対する節後リンパ液(L)蛋白濃度比。
(From Joffey JM, Courtice FC. Lymphatics, Lymph and the Lymphomyeloid Complex. London：Academic Press, 1970)

図 11.23 低蛋白血症が体液交換に及ぼす影響。a：血漿透析（血漿分離交換法）によりヒツジの血液から毎日蛋白を除去した（血液を採取し，細胞，水，電解質を戻す）。それにより，血漿蛋白濃度（P）は徐々に低下した（白い棒グラフの頂点）。b：四肢の節後リンパ液の蛋白濃度（L，赤い棒グラフ）の低下が血漿蛋白濃度の低下より著しかったため，L/P 比は減少した。c：定常状態における毛細血管濾過量として測定したリンパ流量は，2倍以上に増加した。浮腫を防ぐために2つの安全因子が作用していることがわかる。すなわち，間質液の蛋白希釈〔血管外の膠質浸透圧（π$_i$）を低下させる〕と，リンパ排出量の増加である。(From Kramer G et al. In：Renkin EM. American Journal of Physiology 1986；250：H706-10, with permission from the American Physiological Society)

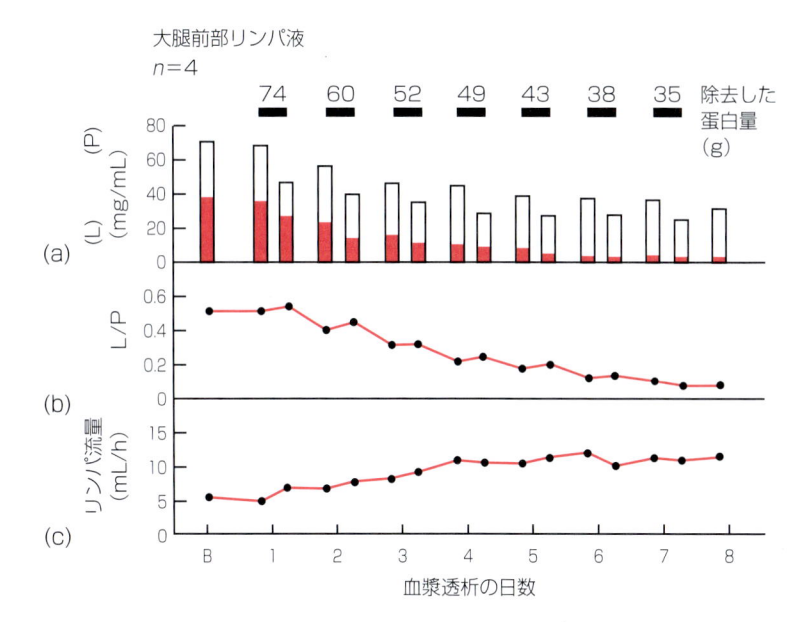

る。15〜40分立っていると，下方の組織で血漿の限外濾過が増え，血漿量は6〜20%減少し，同時に血液濃縮が生じて血漿膠質浸透圧は上昇する。大学生が講義や読書などで8時間座っている実験では，血漿膠質浸透圧は25 mmHg から 29 mmHg に上昇した。もし以下の代償機構が働かなければ，それらの変化はもっと大きいであろう。

- **体位変換による血管収縮** 毛細血管前（動脈側）の血管収縮が強く起こり，R$_A$/R$_V$ が大きくなるので，毛細血管内圧の上昇を抑制する（図 11.5）。この下方組織における血管収縮は局所反応であり，筋原性反応（第13章13.2）や静脈-細動脈反応（第15章15.3）により引き起こされる。

- **局所的な血液濃縮** 体位変換による血管収縮により，下方の組織では血流量が減少する（図 8.6）。一方，毛細血管内圧が上昇するので濾過量は増す。これらの結果，濾過率は心臓の高さでは 0.2〜0.3% であるが，起立時の足では 20〜27% と大きく増加し，局所の血液濃縮 *hemoconcentration* によって静脈側毛細血管では血漿膠質浸透圧が 35〜44 mmHg まで上昇する。したがって，動脈側より血管透過性の高い静脈側毛細血管において，濾過が抑制される。

- **毛細血管濾過能の減少** 終末細動脈の収縮は毛細血管の流れを一時的に停止させてしまうことがあり，そうなると毛細血管濾過能が低下する。しかし，ヒトの四肢でそのようなことが起こるか否かは，はっきりとはわかっていない。

- **筋ポンプ** 立位で動的な運動を行うと，動かしている下肢では静脈圧が低下する（図 8.26）。それによって，毛細血管内圧が低下し，濾過量が減少する。下肢の動きによってリンパ輸送も促進される。

運動により骨格筋が膨張し，血漿量が減少する

トレーニングジムで激しい運動をすると，骨格筋が膨張し張った状態になることに気がつく。同様にロッククライミング中には，健康度とは関係なく，指先を使って険しい岩場を登っている間に前腕の筋が膨張し腫れ上がる。筋の容積が一時的に 20% 増えることも稀ではない。その原因は以下の通りである。

- 間質の浸透圧上昇が主な原因である。収縮する筋細胞からは K$^+$ や乳酸など小分子の溶質が遊離され，それらが局所の間質液浸透圧を 7〜10%（20〜30 mM/L）上昇させる。これは晶質浸透圧の 380〜580 mmHg の上昇に匹敵する（巻末資料2「van't Hoff の法則」）。この晶質浸透圧の上昇は内皮のアクアポリンを隔てて生じ，特に，骨格筋の連続型毛細血管において強く現れる。アクアポリンの透過性は低いが，間質の浸透圧上昇が著しいので毛細血管濾過量はかなり増加する。アクアポリンは水のみを通すチャネルであるから，運動中の骨格筋では静脈血液の塩分濃度が上昇する。運動中には，クレアチンリン酸の分解と乳酸産生により筋細胞内の浸透圧も増加する。したがって，細胞内も膨張し，筋組織全体の膨張の一因となる。

- 運動中の骨格筋では，血管拡張により血流量が増加するばかりでなく，R$_A$/R$_V$ の値が小さくなる。これによって毛細血管内圧は上昇し，結果として濾過量が増加する（図 11.4）。

- 運動中の骨格筋では，閉じていた毛細血管が開く（**毛細血管リクルート** *capillary recruitment*）ので，酸素輸送が増えるばかりでなく，毛細血管濾過能が亢進し，濾過量増加の一因となる（図 10.14）。

激しい自転車運動のように，大きな骨格筋群を多数動員

するような長時間続く強度の運動の間には，骨格筋の容積は 1,100 mL も増えることがあり，血漿は約 600 mL（20%）減少する．この血漿量減少を緩和するために，運動を行っていない組織において間質から血管内に水分を吸収する機構が働く．

11.10 浮　腫

浮腫は間質液が過剰に貯留した状態である．臨床的な浮腫は，皮下組織（末梢浮腫），肺（肺水腫），腹腔（腹水），あるいは他の体腔（関節腔，胸膜腔，心膜の滲出液）に発生する．炎症の際には，どの組織にも浮腫が発生することがある．

　皮下組織の浮腫では，間質コンプライアンス曲線は平坦な部分に達する（図 11.15）．したがって，間質の水分が増えても間質液圧はほとんど上昇しないので，毛細血管濾過や組織の容積膨張を防ぐような力として働かない．間質の容積が 2 倍（10% 程度の四肢膨張に匹敵）になるまで，皮下の浮腫は判別できないことが多い．末梢浮腫は，不快感，四肢の動きの悪さ，細胞の栄養悪化（拡散距離の延長による）などを引き起こし，蜂巣炎，潰瘍，水疱などの原因となることがある（図 11.16）．

　肺水腫は左心不全の結果生じる．左心不全では，左室の充満圧が上昇し，それによって肺静脈圧も高くなる（第 18 章 18.5）．うっ血して浮腫状になった肺は，膨らむことが難しく，呼吸困難 dyspnea（換気することが難しい状態）を起こす．最重症例では，間質に貯まった水分が肺胞に溢れ，酸素交換が障害されて致命的となることがある．

浮腫の原因
毛細血管濾過量がリンパ排出量より多い状態が長く続くと，浮腫が生じる．この関係を式に表すと次のようになる．

　　組織膨張量＝毛細血管濾過量－リンパ排出量

この関係式から浮腫の原因は，毛細血管濾過量の増加，あるいはリンパ排出量の減少，またはその両者ということになる．毛細血管濾過量は Starling の原理（式 11.3）によって決まるから，その式に関わる因子によって，理論的には浮腫を以下のように分類することができる．

毛細血管内圧上昇
静脈圧が慢性的に上昇すると毛細血管内圧（P_c）が高くなる．これは以下の浮腫の場合に起こる．
● 心不全
● 過剰輸液
● 深部静脈血栓症
● 心臓より下方の組織：足首あるいは臥位における仙骨部
右心不全では心臓の高さの皮膚の静脈側毛細血管内圧は 20 〜 40 mmHg（正常値：12 〜 15 mmHg）になると記録されている．その結果生じる浮腫液の蛋白濃度は，間質液希釈によって低値（1 〜 10 g/L）を示す（図 11.8）．

血漿膠質浸透圧低下
血漿蛋白濃度が 30 g/L 以下に低下すると，血漿膠質浸透圧（π_p）の低下によって毛細血管濾過量が増加するので，臨床的な浮腫が発生する．この場合も，浮腫液の蛋白濃度は低く（1 〜 6 g/L），間質液の膠質浸透圧も低い．この間質液浸透圧低下とリンパ流量増加（図 11.23）によって浮腫が重症になるのを防いでいる．低蛋白血症は，以下の原因で生じることがある．
● 栄養不良（蛋白の摂取不足）
● 腸疾患（吸収不全と蛋白喪失）
● ネフローゼ症候群〔糸球体の限外濾過機能の破綻による尿中へのアルブミン漏出（>20 g/日）〕
● 肝不全（アルブミン，フィブリノーゲン，α グロブリン，β グロブリンの合成障害）．肝不全はアルコール性肝硬変によって生じることが多い．肝硬変に付随する線維化により門脈圧が亢進し，それによって腹腔内の毛細血管内圧が高くなる．したがって，浮腫は主に腹膜腔に生じる（腹水）．

毛細血管透過性の亢進（$L_p\uparrow$，$\sigma\downarrow$，$P_{protein}\uparrow$）
炎症では内皮細胞間に大きな隙間ができグリコカリックスが壊れるので（図 10.11），毛細血管のバリア機能が大いに低下する．水透過性（L_p）や蛋白透過性（$P_{protein}$）が亢進し，蛋白の反発係数（σ）が低下する．こうした変化により激しい浮腫が生じ，間質液の蛋白濃度は 30 g/L 以上に上昇する．11.11 に，関連するシグナル伝達経路について述べる．

リンパ機能不全
リンパ系は血漿から漏れた蛋白を循環系に戻す唯一の手段であるため，リンパ排出の障害は間質に水と蛋白の両方の貯留を引き起こす．したがってリンパ浮腫の特徴は，間質の蛋白濃度が 30 g/L 以上に増加することである．慢性的なリンパ浮腫は，徐々に線維性組織や脂肪組織の間質への沈着を促進するので，長期間続くリンパ性浮腫は容易には陥凹しない（屈強な非陥凹性浮腫 brawny non-pitting edema）．欧米諸国におけるリンパ機能不全の最も多い原因は，癌の外科手術や放射線治療によるリンパ節の障害である（図 11.24）．稀な原因として，Milroy 病や睫毛重生リンパ浮腫（前述）などにより四肢のリンパ管発達が障害されて起こる特発性リンパ浮腫 idiopathic lymphedema がある．しかし世界中で最も多い原因となると，蚊により伝染する線虫感染のフィラリア症である．線虫は四肢や陰嚢におけるリンパ機能を阻害して著しいリンパ浮腫を引き起こし，

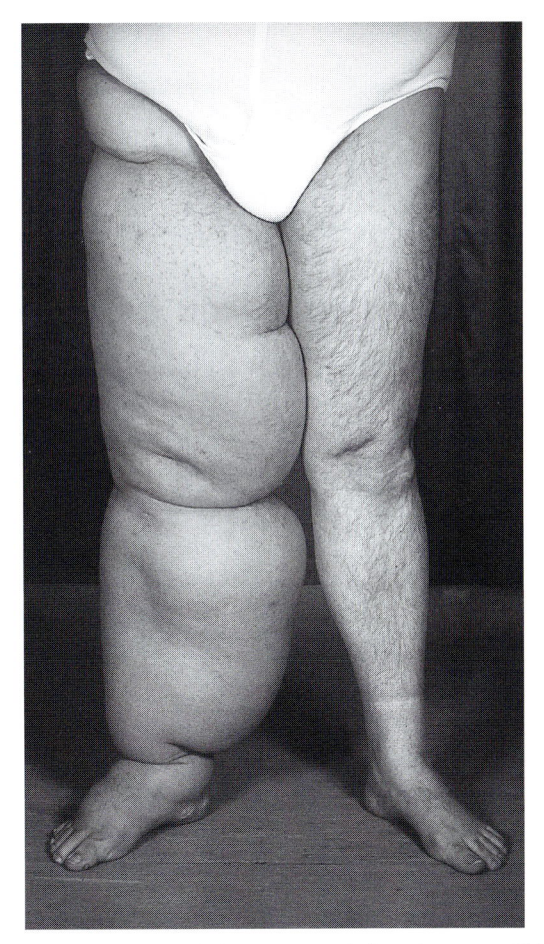

図 11.24 精巣癌の手術によって発生したリンパ浮腫。(Courtesy of Professor P Mortimer, Department of Dermatology, St. George's Hospital, London)

角化したゾウのような皮膚になる(象皮病)。

浮腫は安全領域の限界を越えたときにだけ起こる

浮腫は血漿膠質浸透圧あるいは静脈圧が約 15 mmHg 変化するまでは発生しないということを,臨床家はずっと以前から知っていた。したがって,浮腫の発生に対して 15 mmHg の安全領域が存在するといえる。この安全領域は,毛細血管濾過量の増加を緩和する 3 つの因子によるものである。すなわち,濾過量が増加する際に生じる血管外膠質浸透圧の低下,間質液圧の上昇,そしてリンパ流量の増加である(図 11.25)。

- **血管外膠質浸透圧の低下** 毛細血管濾過量の増加は,血管外の蛋白濃度を減少させ(図 11.8),血管外の蛋白が上流に拡散して細胞間隙のグリコカリックス直下に達するのを妨げる(図 11.14)。したがって,グリコカリックス直下の膠質浸透圧(π_g)は低下し,血管内への吸収力($\pi_p - \pi_g$)は大きくなり(図 11.25),これによって毛細血管濾過量は減少する。この緩和メカニズムは,肺のように通常の血管外蛋白濃度が高い組織(π_i は約 18

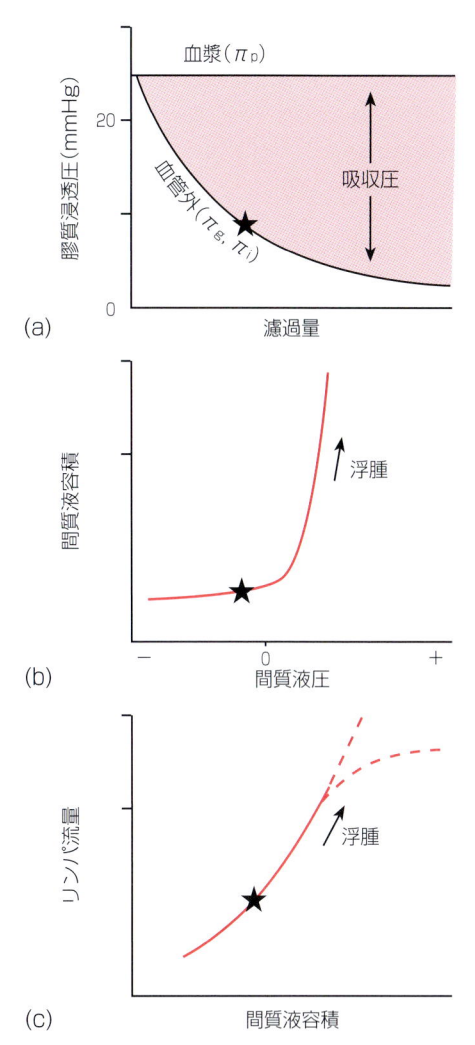

図 11.25 浮腫を防ぐ3つの安全因子。星印は正常状態を表す。a:毛細血管濾過量が増えると,濾過に抵抗する膠質浸透圧較差($\pi_p - \pi_g$)が大きくなる。これは,間質およびグリコカリックス直下の血管外蛋白濃度が低下するからである。b:正常な皮下組織では,水分が貯留すると間質液圧は顕著に上昇する。しかし浮腫が生じると,間質のコンプライアンスは非常に大きくなり,水分がそれ以上貯まっても,大気圧以上の領域では間質液圧はそれほど上昇しない(この図は,図 11.15 を縦に回転したものと同じである)。c:間質の水分が増えるとリンパ排出量が増加することにより,浮腫発生を防ぐ。破線は,動かさない組織ではリンパ流量が限界に達するが,運動する四肢のような組織では限界がないことを示している。(After Taylor AE, Townsley MI. News in Physiological Science 1987;2:48-52, with permission from the American Physiological Society)

mmHg)において最も有効である。

- **間質液圧の上昇** ふだんから十分な水分を含んでいる組織では,間質液の容積がわずかでも増えると間質液圧が比較的大きく上昇する(図 11.15,図 11.25)。それによって,毛細血管壁内外の圧力差($P_c - P_i$)が低下する。通常の P_i が -2 mmHg であるとすると,臨床的な浮腫は P_i が +1 mmHg 程度に達したときに現れる。つまり,

P_i の変化は 3 mmHg の安全領域を生み出している。一方，浮腫に陥った間質では，濾過液が多量に貯留しても P_i はそれ以上あまり上昇しない。

- **リンパ流量の増加**　間質液圧や間質容量が増加すると，リンパ排出量が増えて，浮腫の発生を抑制する（図11.21，図11.25）。例えばネコの腸では，静脈圧が30 mmHg 上昇するとリンパ流量は20倍に増える。しかし，毛細血管濾過量の増加にリンパ流量の増加が対応できる限界があり，その限界を越えると浮腫が発生する。

11.11　炎症による腫脹

炎症の明らかな特徴は，組織の腫脹，発赤，発熱，疼痛，機能低下，ならびに白血球の遊走である。組織の腫脹は蛋白が豊富な浮腫によるものであり，極めて急激に生じる。その例として，水疱，皮疹，関節腫脹，胸膜・心膜・腹膜の滲出液，脳浮腫などが挙げられる。この腫脹を悪化させる基本的な変化は，内皮バリアに裂孔が形成されることである。

化学メディエーターが細静脈で裂孔形成を始める

外傷，感染，虚血，アレルギーなどによって組織が傷害されると，その組織の細胞から様々な前炎症性化学物質が放出される。それらの物質のなかには，ヒスタミン，ブラジキニン，プロスタグランジン，セロトニン，トロンビン，サブスタンス P，血小板活性化因子，スーパーオキシド，ロイコトリエン，そして種々のサイトカイン *cytokine* が含まれる。サイトカインであるインターロイキン1β や TNF-α は，単球/マクロファージ，線維芽細胞，内皮細胞から分泌される前炎症性化学物質であり，白血球の粘着や遊走を促進する（図9.11）。

炎症に関連する化学メディエーターの多くは，まず**毛細血管後細静脈** *postcapillary venule* に発現する受容体に作用し，内皮細胞間に裂孔を形成する（図11.26，図11.27）。この裂孔は，通常は隙間のないグリコカリックスに穴をあけ，半透膜としてのバリア機能を失わせる。そのため，水と血漿蛋白が急激に漏れて組織に出ていく（図11.28）。炎症の刺激が強いほど漏れが生じる場所が多くなる。虚血-再灌流障害（第6章6.12）では，グリコカリックスが傷つくことにより，裂孔を形成せずに透過性が高まることがある。炎症を薬理学的に調べる際によく使われる**皮膚青色試験**は，蛋白透過性の亢進を利用している。この試験では，ラットの血漿中に Evans ブルー色素を注入する。この色素は循環血漿中のアルブミンに結合するので，正常な皮膚では組織中にほとんど漏出しない。ところが，炎症性物質が皮膚に注入されると，色素-アルブミン結合体が漏出し，皮膚に青い斑点が生じる。

刺激物質に対する炎症反応は，2つの段階を示すことが多い。最初の10～30分の間に，一時的であるが透過性が大きく亢進し，その後透過性は下がる（図11.26，図11.28）。その後，数時間続く第2の透過性亢進が起こる。ヒスタミン，セロトニン，ブラジキニンは一時的な透過性亢進を惹起するだけであるが，トロンビンや VEGF は持続的な上昇の原因となる。

血管外に漏出した体液は高濃度のフィブリノーゲンを含有する

炎症時にはバリア機能が失われるので，浮腫液には高濃度（≧30 g/L）の血漿蛋白が含まれる。この浮腫液を**滲出液** *exudate* と呼び，心不全や静脈血栓症などの際に生じる蛋白濃度の低い（≦15 g/L）**漏出液** *transudate* とは区別する。炎症時に滲み出す蛋白の1つは，**フィブリノーゲン** *fibrinogen* である。血管外で不溶性のフィブリン血栓ができると，腹膜炎や腹部手術の後に起こる腸の癒着などの重篤な合併症が発生する。

正味の濾過力と透過性がともに増加する

化学刺激物質は Starling の原理に関与するほぼすべての因子に影響を与えるので，滲出現象は速く，かつ激しい（式11.3，式11.5）。

- **毛細血管内圧（P_c）**　多くの炎症誘発物質は細動脈拡張を誘起するので，炎症組織には発赤や発熱が生じる。この血管拡張により R_A/R_V が小さくなり，それによって毛細血管濾過圧が上昇する（図11.4）。
- **間質液圧（P_i）**　組織が膨張すると P_i は約 2 mmHg に上昇し，効果は小さいが濾過を抑制する。しかし皮膚や皮下組織では，P_i は浮腫液が貯留して上昇するに先立って炎症開始時に一時的に低下し，さらに大きな陰圧となる。この不思議な効果は，線維芽細胞によってもたらされる。線維芽細胞は通常，α2β1 インテグリン *integrin* を介して付着している周囲のコラーゲン線維にわずかな張力を及ぼしている。この張力によって間質マトリックスをわずかに圧縮し，それらが膨張するのを抑制している（11.5）。炎症開始時にその線維芽細胞によるゲル圧縮が解放されると P_i が数 mmHg 低下し，それが炎症初期の膨張速度を速くする。熱傷の場合には P_i はさらに劇的に低下し，一時的に -30 mmHg となる。このため，熱傷では血漿の血管外への移動が極めて速い。この大きな吸引力は，熱のためコラーゲンがゲル状（水溶性で膨張圧が大きい）に変性することによって生じる。
- **血管外膠質浸透圧（π_i, π_g）**　内皮にできた間隙を通って血漿蛋白が漏れると，間質の蛋白濃度が高くなる。

11.11 炎症による腫脹

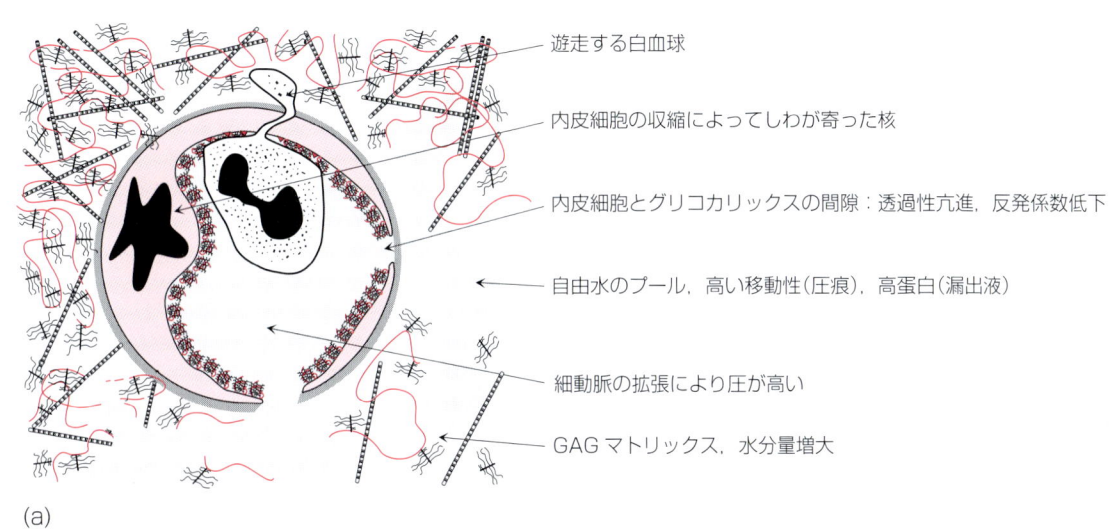

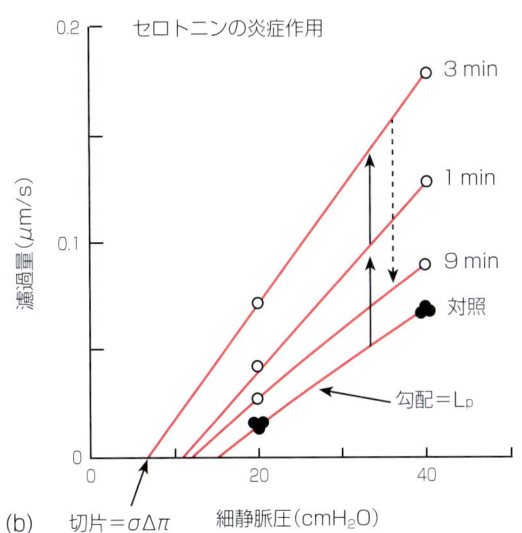

(a) 図中ラベル：
- 遊走する白血球
- 内皮細胞の収縮によってしわが寄った核
- 内皮細胞とグリコカリックスの間隙：透過性亢進，反発係数低下
- 自由水のプール，高い移動性(圧痕)，高蛋白(漏出液)
- 細動脈の拡張により圧が高い
- GAGマトリックス，水分量増大

(b) セロトニンの炎症作用
濾過量 (μm/s) 対 細静脈圧 (cmH₂O)
3 min, 1 min, 9 min, 対照
勾配＝L_p
切片＝$\sigma\Delta\pi$

図11.26 a：急性炎症組織の毛細血管後細静脈における裂孔形成，浮腫ならびに白血球遊走。b：炎症誘発物質であるセロトニンが1本の細静脈の透過性に及ぼす影響(ラット)。水透過性は増加し[直線の勾配(L_p)]，浸透圧に関する反発係数は減少する[濾過量がゼロになる切片($\sigma\Delta\pi$)]。セロトニンは持続的に注入されたが透過性亢進は一時的で，9分後には基準値に向かって低下した。GAG：グリコサミノグリカン。(Adapted from Michel CC, Kendall S. Journal of Physiology 1997；501：657-62, with permission from Wiley-Blackwell)

そのため毛細血管内外の膠質浸透圧の差が小さくなり，濾過量が増える。

● **浸透圧に関する反発係数(σ)** グリコカリックスのバリアが障害されるとσの値が0.4程度に低下するので，残存する膠質浸透圧較差の効果も小さくなる。σの値が減少するのは，濾過量-圧関係のx軸切片が左方に移動すること(図11.26)，および血漿中の大きな分子が血管外に漏出すること(図11.28)から明らかである。

● **毛細血管壁の水透過性(L_p)** P_c，P_i，π_i，σの変化は，細静脈における正味の濾過駆動力(式11.3と式11.5の[ ]内)を大いに増加させる。この濾過駆動力増大の効果は，裂孔形成によって壁の水透過性が大きくなると何倍にも増幅される。L_pはおよそ7倍まで大きくなることがある。L_pが増大することは，濾過量-圧関係の勾配が急になることからわかる(図11.26)。

以上5項目の変化を合計すると，体液の血管外移動量は50～100倍増加することになる。この急激な血漿成分の漏出と，周囲を囲む白血球による血流阻害によって，微小

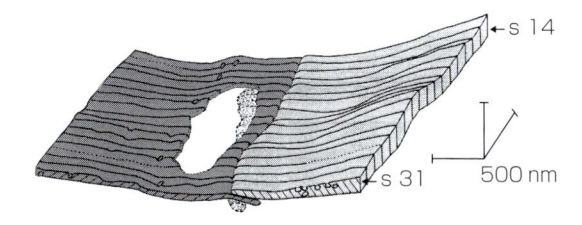

図11.27 軽度の熱傷によってカエル内皮に生じた炎症性裂孔の三次元構成図。この裂孔は細胞貫通型であり，左の細胞を貫通している。貫通部位は細胞間結合に近いが，一致していない。裂孔を通して，下にある第3の細胞が見えている(グレーの点描)。(Based on 18 serial electron-micrograph sections by Neale CR, Michel CC, with permission from Wiley-Blackwell)

血管は濃縮された赤血球によって栓をされた状態になる(うっ血 stasis)。

内皮の裂孔は細胞間に生じることも，細胞を貫通することもある

炎症時には幅1μmにも及ぶ裂孔が毛細血管後細静脈の内

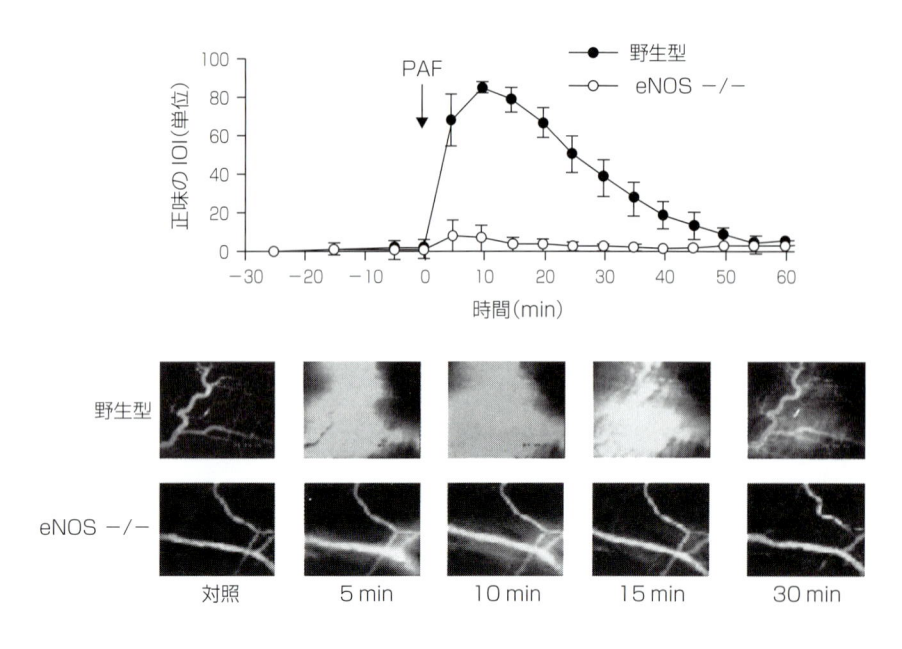

図11.28 野生型のマウスに、炎症誘発物質である血小板活性化因子（PAF）を3分間作用させて精巣挙筋の細静脈に生じさせた透過性亢進。静脈投与した蛍光標識したデキストラン（77,000 Da）は、下段の画像をもとに積分した光強度（IOI）に示されるように、炎症発生直後に血管から漏出した。eNOS −/− ノックアウトマウスでは、透過性亢進は著しく抑制された。このことから、NOが炎症のシグナル伝達経路に重要な役割を果たすことがわかる。(From Hatakeyama T, Pappas PJ, Hobson RW, Boric MP, Sessa WC, Duran WN. Journal of Physiology 2006 ; 574 : 275-81, with permission from Wiley-Blackwell)

皮に生じ、同時にグリコカリックスの層も壊される。細静脈の裂孔は、2つの内皮細胞間の結合が解離して細胞間に生じる場合と、内皮細胞に直接穴があいて細胞間隙の近くで細胞を貫通する場合とがある（図11.27）。ヒスタミン、セロトニン、サブスタンスP、血小板活性化因子は主に細胞間間隙を形成し、一方、VEGF、熱傷、圧負荷、乾癬、脳脊髄炎は細胞貫通間隙を誘導することが多い。

生体化学反応カスケードが裂孔形成を誘導する

ヒスタミン、ブラジキニン、セロトニン、トロンビンなどの炎症メディエーターは、細胞骨格を再構築し、裂孔形成に至る多数のシグナル伝達経路を刺激する。メディエーターが異なれば、刺激される経路も異なる。ヒスタミンなど多くのメディエーターはNO経路（後述）を介して働くが、ブラジキニンは活性酸素種を介して作用する。シグナル伝達経路は、次に述べるように細胞間結合を緩め、内皮細胞の収縮を引き起こす。

■ 細胞質 Ca^{2+} 増加がシグナル伝達経路の初期段階である

ヒスタミンのようなアゴニストは、G_q 蛋白を介してホスホリパーゼCに連結する内皮の受容体を活性化する。ホスホリパーゼCは、イノシトール三リン酸（IP_3）とジアシルグリセロール（DAG）という2つの化学メッセンジャーを産生する。IP_3 は内皮の Ca^{2+} 貯蔵庫からの遊離を促進し、ストア作動性 Ca^{2+} 流入 store-operated Ca^{2+} entry（SOC）を引き起こす（図9.7）。DAGは受容体作動性 Ca^{2+} 流入チャネル receptor-operated Ca^{2+} entry channel（ROC）を活性化する。これにより、細胞外の Ca^{2+} が細胞内に流入し、細胞質 Ca^{2+} 濃度は1分以内に4〜10倍に増加する（図11.29）。DAGはプロテインキナーゼC protein kinase C（PKC）も刺激する。このPKCは、ある種の炎症反応において関与が指摘されているMAPキナーゼカスケードを活性化する（図11.30）。細胞外 Ca^{2+} の流入は炎症反応に不可欠である。Ca^{2+} 流入が抑制された場合は、水透過性の変化も同様に抑制される（図11.29）。しかし、Ca^{2+} 流入は裂孔形成を直接開始させるものではない。というのは、NO産生阻害により、細胞内 Ca^{2+} は増加しても、透過性は変化しなくなるからである（図11.28）。したがって、Ca^{2+} はNO産生を介して作用するに違いない。

■ NO、cGMP、cAMPがシグナル伝達経路を維持する

細胞質 Ca^{2+} が増加すると Ca^{2+}-カルモジュリン複合体が増え、内皮のNO合成酵素活性（eNOS：第9章9.4）を刺激する。少量のNOは（毒性活性酸素のスカベンジャー作用によって）透過性を低下させることがあるが、大量のNOは炎症を引き起こす（図11.28）。NOは可溶性グアニル酸シクラーゼを活性化し、cGMP（サイクリックグアノシン一リン酸）産生を促進する。cGMPは透過性を亢進させるメッセンジャーであり、ホスホジエステラーゼ2およびプロテインキナーゼG（PKG）を活性化する（図11.30）。ホスホジエステラーゼ2は動脈よりも細静脈の内皮に豊富に存在するので、炎症反応は細静脈に限局して起こる。ホスホジエステラーゼ2は、バリア機能を強化する作用をもつ抗炎症性のメッセンジャーであるcAMPを分解する。cAMP濃度が低下すると透過性が高まる。逆に、イソプロテレノールやテルブタリンなどのβ作動薬のようにcAMP濃度を上昇させる刺激物質は、裂孔形成や炎症を抑制する。cAMPの抗炎症作用は2つの経路によってもたらされる。（i）cAMPはプロテインキナーゼAを活性化し、ミオシンの収縮を抑制する（第9章9.7）。（ii）cAMPはEpac（cAMP

11.11 炎症による腫脹 209

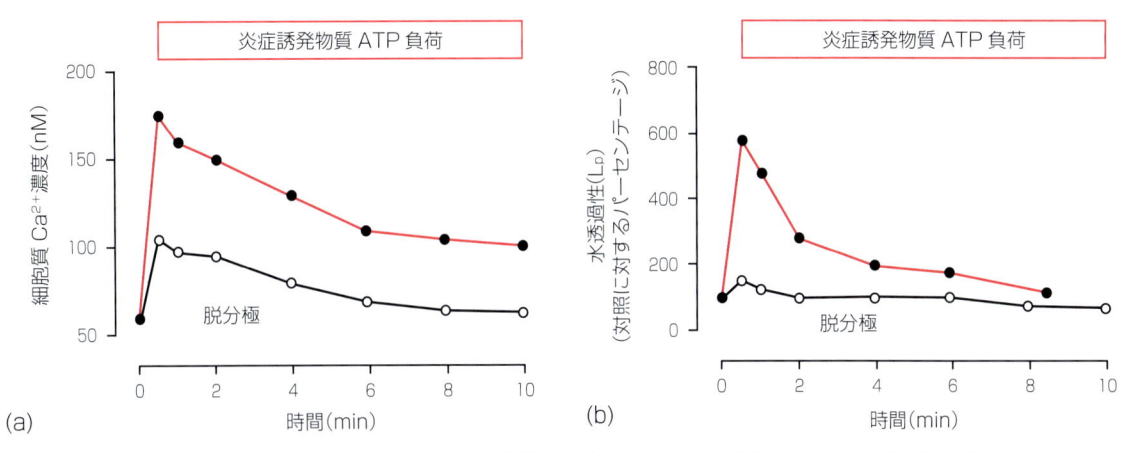

(a) 　　　(b)

図11.29 炎症誘発物質であるATPにより生じたカエル細静脈の炎症反応おいて，細胞内遊離Ca²⁺(a)と水透過性(b)の変化が平行して生じている．哺乳類で炎症を誘発するヒスタミンはカエルでは作用しないため，ATPを用いた．高K⁺溶液(○)による内皮細胞の脱分極は，このCa²⁺濃度と水透過性の変化をともに抑制した(本文参照)．(Redrawn from work of He P, Zhang X, Curry FE. American Journal of Physiology 1996；271：H2377-87 with permission from the American Physiological Society)

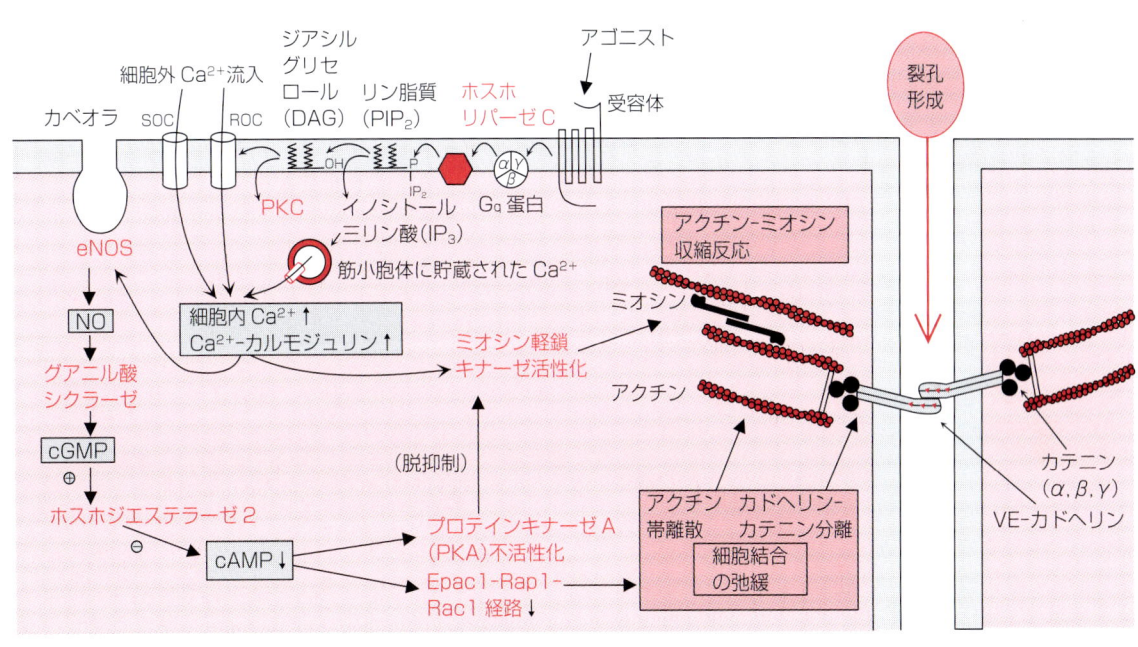

図11.30 炎症における内皮裂孔形成に至るシグナル伝達経路を単純化した模式図．グレーの枠内は主なセカンドメッセンジャー，赤字は酵素を示す．Epac：cAMPによって活性化される交換蛋白，PIP₂：ホスファチジルイノシトール二リン酸，PKC：プロテインキナーゼC〔これは，ある種の炎症で関与が指摘されているMAPキナーゼカスケード(図には示していない)を活性化する〕，Rap1・Rac1：アクチンの安定性を促進する小さなGTPase，ROC：受容体作動性Ca²⁺流入チャネル，SOC：ストア作動性Ca²⁺流入チャネル，VE：血管内皮．

によって活性化される交換蛋白 exchange protein activated by cAMP）を刺激し，細胞結合ストランドやアクチン細胞骨格を安定化させる経路を活性化する．そのためcAMP濃度の低下は，細胞間結合を緩めることと内皮収縮(退縮 retraction)によって裂孔形成を促進する．生体の細静脈では，収縮開始に関わるミオシン軽鎖キナーゼ(下記参照)の阻害薬を投与しても炎症反応は抑制されないので，細胞間結合の緩みのほうがより重要な因子として働くようである．一方，培養内皮細胞では能動的収縮が重要な役割を果たす．培養内皮細胞は研究に多用されるが，誤った結論に導く研究モデルとなる可能性がある．

■ 細胞間結合は結合蛋白の再配置によって緩む
主な膜貫通蛋白である血管内皮(VE)-カドヘリンが結合部から他の部位へ拡散により移動すると，細胞間に裂孔が形成される(図9.3)．1つのVE-カドヘリン結合の持続時間はわずか0.5秒に過ぎないので，カドヘリンは細胞膜内を拡散することにより素早く消散することがある．しかし通

常は，この拡散はカドヘリンがカテニンに付着することにより防がれており，そのカテニンはアクチン細胞骨格によって局在部位が決まっている。炎症時には，この錨の役を担っているF-アクチン帯が切断されるとともに，VE-カドヘリンやβ-カテニンのリン酸化状態が変化して，細胞間結合が弱まり解離が促進される。cAMPやEpacの活性低下が，F-アクチンや結合蛋白の変化を引き起こすようである。

■ 内皮細胞の収縮が裂孔形成に関与することがある

内皮収縮は当初，炎症が生じている細静脈で核にしわが寄ることから推論された仮説であったが，培養細胞に炎症が起こると確かに内皮収縮が生じる。この収縮過程は心臓とは異なり，平滑筋の収縮と似ている（第12章）。内皮細胞のCa^{2+}-カルモジュリン複合体はミオシン軽鎖キナーゼ myosin light chain (MLC) kinase を刺激し，このためアクチン-ミオシン間の収縮反応を活性化する。MLCキナーゼはcAMPによって活性化されるPKAにより抑制されるので，炎症時のcAMP濃度の低下は弱くなった細胞結合部に加わる張力を増大する（図11.30）。

細胞貫通間隙は，アクチン-ミオシン間の収縮反応のため細胞が薄くなることにより生じると考えられている。細胞が薄くなると空胞や小胞が融合して細胞を貫き，窓，細胞貫通間隙，グリコカリックスの亀裂などを生み出す。

サイトカイン，VEGF，白血球は長期間持続する透過性亢進を引き起こす

ここまでの説明は，急性炎症に関して述べたものである。関節リウマチ，乾癬，癌などの慢性的に炎症が生じている組織では，微小血管の透過性が数カ月あるいは数年という長期にわたって亢進し，持続的にサイトカインが産生されることにより維持される。この慢性的な透過性亢進には，かつて血管透過性因子として知られていたVEGFが一因となっている。慢性的な透過性亢進には白血球も関与するが，内皮を通って白血球が遊走すること（第9章9.8）自体が透過性を亢進するわけではない。というのは，白血球が通過した後，内皮はすぐに元に戻って密閉されるからである。炎症によって刺激された白血球は，強力なロイコトリエンや血小板活性化因子などの前炎症性化学物質を遊離することにより，透過性を亢進する（第13章13.5）。スーパーオキシド，過酸化水素，エラスターゼ（強力な蛋白分解酵素）など他の白血球産物は，内皮を直接傷害し，その透過性を高める。

関節リウマチなどの慢性炎症を抑制するために，ステロイド steroid（糖質コルチコイド）がよく使われる。ステロイドは，白血球の遊走，サイトカイン産生，裂孔形成，ならびに血管拡張を抑制する。

要 約

- ヒトでは1日に約4〜8Lの毛細血管濾過量が，血漿量ならびに間質液量に影響し，血管外に漏出した血漿蛋白や抗体をリンパ系へと洗い流す役割を果たしている。濾過率は，連続型毛細血管では低く（0.2〜0.3%），有窓型毛細血管では高い（腎糸球体で20%）。

- 毛細血管壁の内面は**半透膜のグリコカリックス**によって覆われている。このグリコカリックスは，細胞間隙や窓の部位にも及んでいる。グリコカリックスは血漿蛋白を撥ね返すので，蛋白は膠質浸透圧（COP）を生み出す。**Starlingの原理**によれば，単位表面積当たりの濾過量は，壁の水透過性（L_p）に，壁に加わる圧の合計を乗じた値に等しい。壁に加わる圧は，壁内外の静水圧較差〔毛細血管内圧（P_c）－間質液圧（P_i）〕から，有効なCOP較差（σ）×〔血漿COP（$π_p$）－間質液COP（$π_i$，より正確にはグリコカリックス直下のCOP（$π_g$））〕を減じた値に相当する。蛋白反発係数（σ）は0.8〜0.95である。

- 心臓の高さにおける**ヒト毛細血管内圧**（P_c）は，入口では約35 mmHgだが，出口では約12 mmHgに低下する。P_cは，動脈圧，静脈圧，ならびに細動脈の血管抵抗によって決まる。細動脈の血管抵抗は交感神経によって調節されている。下方の組織（足首，仙骨部）では重力の影響で毛細血管内圧は大きく上昇するので，浮腫が起こりやすい。

- **ヒト血漿COP**（$π_p$）は21〜29 mmHgである。アルブミンは正味の負の荷電によりNa^+を引きつけるので（Gibbs-Donnan効果），量から予測されるより大きな影響をCOPに及ぼす。

- **間質液COP**（$π_i$）は血漿から漏出した蛋白により生じる圧であり，血漿COPの1/3程度であることが多い。間質液の蛋白濃度や$π_i$は固定した値ではなく，濾過量が増えると低下して濾過量を減少させる。逆に，出血の後に間質液が毛細血管に吸収されると$π_i$やグリコカリックス直下の$π_g$は上昇し，結局，毛細血管への吸収は停止する。

- **間質液圧**（P_i）は多くの組織で大気圧よりやや低く，浮腫

になると約2mmHgまで上昇する。グリコサミノグリカンが存在するため，間質の液体流動性は通常低い。浮腫組織ではグリコサミノグリカンが希釈されるため，液体流動性が高くなる（臨床における圧痕テスト）。間質の圧-容積曲線（コンプライアンス曲線）は生理的な状態では急勾配であるが，浮腫組織では平坦である。

■ Starling力は静脈側毛細血管であっても，従来の教えとは異なり，一般的には**濾過**を起こす。循環血液量の減少，動脈収縮，あるいはその両者により毛細血管内圧が低下すると，毛細血管は一時的に間質液を**吸収**するようになる。しかし，π_iやπ_gが上昇しP_iが低下すると，吸収は止まる。毛細血管への吸収が持続するのは，間質に別の独立した液体の流れが存在する組織（水吸収中の腸，腎尿細管周囲毛細血管，リンパ節）だけである。

■ **起立**時には下方の組織では毛細血管内圧が高くなるので，濾過量が増加し，血漿量が減少する。**運動**によっても血漿量が減少するが，これは活動中の筋から遊離される乳酸やK^+などの物質が，内皮細胞にある水しか通さないアクアポリンを隔てて浸透圧を生み出し，筋組織への濾過を促進するからである。

■ **リンパ系**は血管から漏出した蛋白や体液を循環系に戻すことにより，組織容積のホメオスタシスに貢献している。収縮しない起始部リンパ管内の流れは，外部からの圧迫によって生じる。一方，収縮性を有するより太いリンパ管は，能動的にリンパ液を輸送する。このポンプ作用はリンパ管の伸展や交感神経活動によって促進される。リンパ液の一部は，リンパ節の毛細血管によって再吸収される。残りのリンパ液は，輸出リンパ管（主に胸管）を介して頸部の静脈に注ぎ込む。先天性疾患，手術後，感染症（フィラリア症）などでリンパ輸送が障害されると，蛋白濃度の高い**リンパ浮腫**が生じる。

■ **臨床的な浮腫**は，毛細血管濾過量がリンパ排出量より多くなると発生する。毛細血管濾過の増加は，蛋白濃度の低い浮腫（漏出液の蛋白濃度<15 g/L），あるいは蛋白濃度の高い浮腫（滲出液の蛋白濃度>30 g/L）を生じる。前者の原因は，毛細血管内圧上昇（重力による下方組織の浮腫，心不全，深部静脈血栓症）あるいは血漿COP低下（栄養不良，腸疾患，肝不全，ネフローゼ症候群）である。後者は炎症により生じる。

■ **炎症による腫脹**は，水および血漿蛋白に対する細静脈の透過性が亢進することにより生じる（$L_p\uparrow$，$\sigma\downarrow$）。さらに，血管拡張（$P_c\uparrow$），初期の間質液圧の低下（$P_i\downarrow$，特に熱傷），血漿蛋白漏出（$\pi_i\uparrow$，$\pi_g\uparrow$）により，正味の濾過駆動力が上昇する。

■ 炎症による透過性亢進は，細静脈の内皮およびグリコカリックスに**裂孔**（細胞間間隙，細胞貫通間隙）が形成されることによる。ヒスタミン，ブラジキニン，トロンビンなどの炎症メディエーターは，内皮の細胞質Ca^{2+}濃度を上昇させ，NO，cGMP，cAMPが関与する経路を活性化する。それによって細胞間結合が緩み，裂孔が形成される。その際，内皮細胞の収縮が裂孔形成の手助けを行うことがある。また，IL-1β，TNF-αなどのサイトカインの刺激によって**白血球**が周囲に集まり，血管外への遊走が始まる。刺激を受けた白血球は，内皮や組織に障害を及ぼす物質（活性酸素，蛋白分解酵素など）を遊離する。

参考文献

■ 総説と書籍

Alitalo K, Tammela T, Petrova T. Lymphangiogenesis in development and human disease. Nature 2005；438：946-53.

Aukland, K. Why don't our feet swell in the upright position? News in Physiological Sciences, 1994；9：214-19.

Aukland K, Reed RK. Interstitial-lymphatic mechanisms in the control of extracellular volume. Physiological Reviews 1993；73：1-78.

Aukland K. Arnold Heller and the lymph pump. Acta Physiologica Scandinavica 2005；185：171-80.

Comper WD. Extracellular Matrix. Amsterdam：Harwood Academic Publishers, 1996.

Curry FE. Microvascular solute and water transport. Microcirculation 2005；12：17-31.

Levick JR. Flow through interstitium and other fibrous matrices. Quarterly Journal of Experimental Physiology 1987；72：409-38.

Levick JR. Revision of the Starling principle：New views of tissue fluid balance. Journal of Physiology 2004；557：704.

Mehta D, Malik AB. Signaling mechanisms regulating endothelial permeability. Physiological Reviews 2006；86：279-367.

Michel CC. Starling：The formulation of his hypothesis of microvascular fluid exchange and its significance after 100 years. Experimental Physiology, 1997；82：1-30.

Sabolic I, Brown D. Water channels in renal and nonrenal tissues. News in Physiological Sciences 1995；10：12-7.

Varani J, Ward PA. Mechanisms of neutrophil-dependent and neutrophil-independent endothelial cell injury. Biological Signals 1994；3：1-14.

Weinbaum S, Tarbell JM, Damiano ER. The structure and function of the endothelial glycocalyx layer. Annual Review Biomedical Engineering 2007；9：121-67.

Wiig H, Rubin K, Reed RK. New and active role of the interstitium in control of interstitial fluid pressure：Potential therapeutic consequences. Acta Anaesthesiologica Scandinavica 2003；47：111-21.

Zawieja D. Lymphatic biology and the microcirculation: Past, present and future. Microcirculation 2005; 12: 141-50.

■ 研究論文

See www.hodderplus.com/cardiovascularphysiology for a full list of Research papers for this chapter.

12章 血管平滑筋：興奮，収縮，弛緩

12.1	概要	213	12.6 血管運動（律動性収縮）	227
12.2	血管平滑筋細胞の構造	214	12.7 生理的血管拡張メカニズム	228
12.3	収縮の特徴とCa^{2+}の役割	216	●要約	230
12.4	血管のイオンチャネル	218	●参考文献	231
12.5	交感神経刺激から収縮反応まで	223		

学習目標

この章を読み終わった時点で，あなたは次のことができるはずである．
- 血管収縮の超微細構造的な基礎の概略を述べることができる（12.2）．
- 血管平滑筋細胞の収縮と心筋細胞の収縮を対比して説明できる（12.1，12.3）．
- 血管緊張の調節における，Ca^{2+}チャネル，K$^+$チャネル，Cl$^-$チャネルの役割の概略を述べることができる（12.4）．
- 興奮-収縮連関における，ミオシン軽鎖キナーゼ，ミオシン軽鎖ホスファターゼ，ホスホリパーゼC，イノシトール三リン酸，ジアシルグリセロールの役割を説明できる（12.5）．
- 脱分極依存性の収縮と脱分極非依存性の収縮の違いを説明できる（12.5，12.7）．
- 持続性収縮におけるCa^{2+}感受性亢進の役割とそのメカニズムを説明できる．
- 交感神経活動がどのように血管収縮を引き起こすかを説明できる（12.6）．
- 血管拡張を媒介する4つのメカニズムの概略を述べることができる（12.7）．

* * *

12.1 概要

動脈や細動脈，細静脈，静脈の中膜は，主に血管平滑筋細胞 vascular smooth muscle（VSM）cell で構成されている．血管平滑筋細胞は長さ20〜60 μm，中心部の幅約4 μmの紡錘形の細胞で，血管の周りをらせん状に取り巻いている（図1.11）．必要に応じてそれらの収縮張力（緊張，トーヌス tonus/tone）が変化し，血管の収縮や拡張を引き起こす．血管によって収縮の調節の仕方も著しく異なるため，教師にとっても学生にとってもやっかいな対象である．とは言うものの，ほとんどすべての血管に当てはまる2つの原則がある．つまり，(i) 収縮張力は主に細胞質のCa^{2+}濃度によって支配されており，また，(ii) 収縮張力はCa^{2+}に対する感受性の変化によっても調節されている．一方で，以下に示すような，心筋の収縮とはっきり異なる重要な特徴をもつ．
- 膜の脱分極は血管平滑筋の収縮を引き起こす場合と引き起こさない場合がある．多くの血管では，活動電位は収縮を生じない（心筋および骨格筋では異なる）．血管の種類によって，活性化に3つのタイプが認められる．(i) 活性化に際して段階的で持続的な脱分極を示すが，活動電位は発生しない．これが段階的，持続的な収縮を引き起こす理由でもある（図12.1）．(ii) 一部の血管では，血管平滑筋細胞は脱分極した状態の頂点で活動電位を発生する．これは収縮張力の単収縮的な増加を引き起こす（図12.2a, b）．(iii) 太い血管においては，収縮は生化学的経路によって引き起こされ，膜電位の変化はほとんどない．随伴する膜電位の変化は二次的なものであり，収縮の原因ではない（図12.2c）．(i)と(ii)のパターンは**電気機械連関** electromechanical coupling と呼ばれており，(iii)は**薬物機械連関** pharmacomechanical coupling と呼ばれている．
- ミオシンの活性化が収縮を引き起こす．心筋の収縮は，Ca^{2+}がアクチンフィラメント上のトロポニンに結合して起こる．これに対して，血管平滑筋の収縮は主にミオシンフィラメントの活性化によりもたらされる．血管平滑筋のミオシンアイソフォームは，リン酸化酵素であるミオシン軽鎖キナーゼ myosin light chain（MLC）

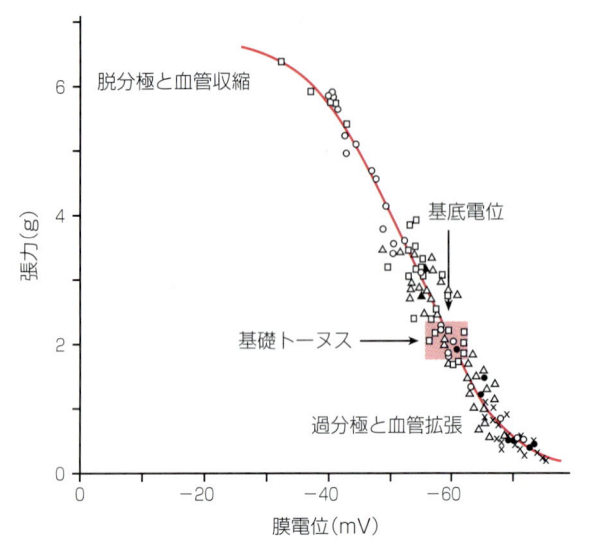

図12.1 摘出イヌ頸動脈における収縮張力（トーヌス）の膜電位依存性。膜電位は細胞外H^+（△），細胞外K^+（□），細胞外Ca^{2+}（●），ノルアドレナリン（○），酸素分圧（×）の影響を受けて変化する。ピンクの囲みで強調した部分は静止時（基底状態）における膜電位と張力を示す。(Data from Siegel G et al. Journal of Vascular Medicine and Biology 1991；3：140-9)

kinaseによって活性化され，MLCキナーゼそれ自身は細胞質のCa^{2+}濃度が上昇すると活性化される。
- 活動張力（トーヌス）はCa^{2+}濃度だけではなく，Ca^{2+}感受性によっても調節されている。心臓において，アドレナリンなどのアゴニストは細胞質のCa^{2+}濃度を上昇させることによって収縮力を増加させるのに対し，血管平滑筋では，アゴニストはCa^{2+}濃度の上昇と，収縮装置のCa^{2+}に対する感受性を亢進させることによって収縮力を増加させる。
- 収縮の持続時間は非常に長くなり得る。心筋の1回の収縮時間が約300 msであるのに対して，多くの血管は生涯を通じて基礎トーヌスと呼ばれるいくらか収縮した状態にある。血管の拡張はトーヌスの減少の結果として生じ，収縮はトーヌスの増加の結果として生じる。

これらの特徴を理解するために，我々は血管平滑筋の構造と，イオンチャネルの多彩な発現やシグナル伝達経路を考慮しなければならない。過度の反復を避けるため，第3章で紹介した電気生理学的基礎を読者がよく理解しているものとして記述する。

12.2 血管平滑筋細胞の構造

アクチン-ミオシンフィラメントが収縮装置を形成する

心臓と同様に，収縮は太いミオシンフィラメント *myosin filament*（2.2 μm×0.315 μm）と，それに重なる平行な細いアクチンフィラメント *actin filament*（1.5 μm×0.037 μm）の

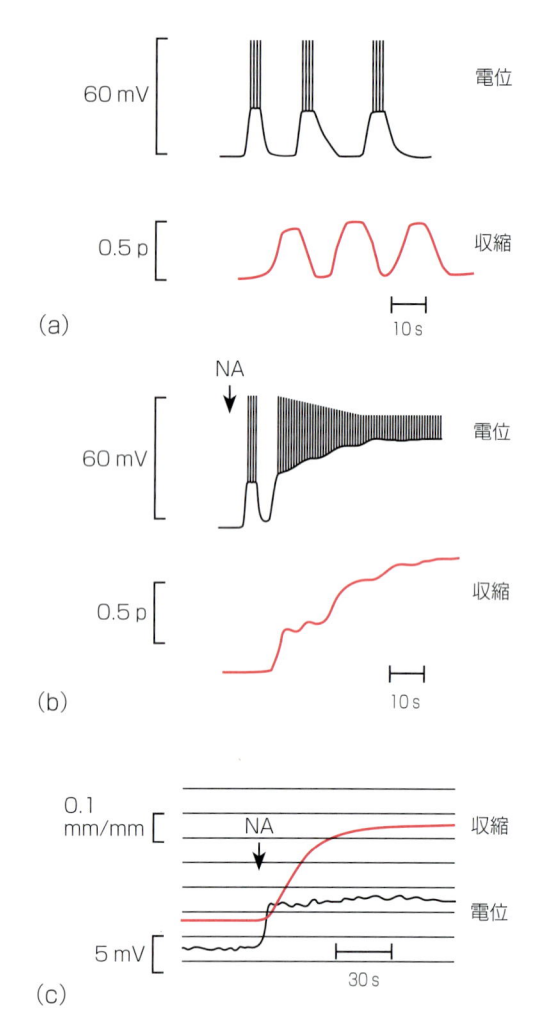

図12.2 血管平滑筋の多様な特性。a：上段—自発的活動性のあるモルモット門脈における膜電位で，自動能を示している。規則的な遅い脱分極が活動電位の群発のトリガーとなっている。下段—膜の脱分極に続いて収縮が生じる(p：張力)。b：門脈のノルアドレナリン(NA)に対する反応で，さらなる脱分極依存性の収縮を示している。c：ヒツジ頸動脈のノルアドレナリンに対する反応。活動電位はみられず，持続的な収縮はわずかな脱分極には依存していない（脱分極非依存性収縮）。〔(a) and (b) From Golenhofen K, Hermstein N, Lammel E. Microvascular Research 1973；5：73-80, with permission from Elsevier. (c) From Keatinge WR, Harman CM. Local Mechanisms Controlling Blood Vessels. London：Academic Press, 1980, by permission〕

クロスブリッジ（連結橋）形成に依存する（図12.3）。しかしながら，類似している点はここまでである。平滑筋の細いフィラメントは心筋のそれより長く，大幅に短縮することが可能であり，また心筋のCa^{2+}感受性調節蛋白であるトロポニンを欠いている。血管平滑筋の細いフィラメントでは，トロポニンはカルデスモン，カルポニンという蛋白に置き換えられている。ミオシンもまた心筋のそれとは異なり，リン酸化されたとき，すなわちMLCキナーゼという酵素によってリン酸基が加えられたときにのみ収縮に関

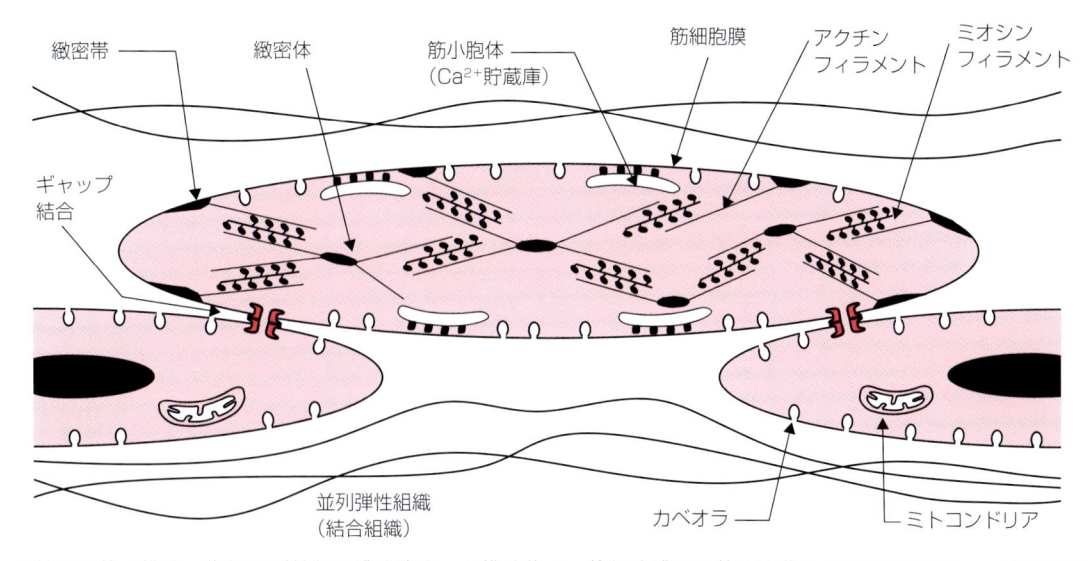

図12.3 血管平滑筋の構造。微細で断続的な濃く染まった構造物が，筋細胞膜下の筋小胞体から細胞膜に向かって伸びており，Ca^{2+}放出チャネルと考えられている。したがって，細胞膜下の領域では細胞質全体よりも高いCa^{2+}濃度となるであろう。中膜の全般的な構成および平滑筋-内皮細胞間ギャップ結合は図1.11を参照のこと。(Based partly on Gabella G. Physiological Reviews 1984；64：455-77, with permission of the American Physiological Society)

与する。したがって血管平滑筋の収縮は，細いフィラメントの活性化ではなく，太いフィラメントの活性化に主に依存している。

　血管平滑筋には，心筋においてフィラメントを整列させているZ線もない。その代わりに，アクチンフィラメントの一端は，細胞膜の内側面にある**緻密帯** dense bandと細胞質中の**緻密体** dense bodyに付着している。これらの構造物は，Z線の蛋白と同じαアクチニンからなる。緻密体は細胞を横切るようには整列していないため，血管平滑筋は心筋や骨格筋にみられる横紋を欠く。第3のフィラメントである中間径フィラメントは，細胞骨格の一部として働いている。つまり，種々の緻密体と緻密帯を連結し，細胞が全体として収縮できるようにしているのである。血管の中間径フィラメントは，主にデスミンとビメンチンという蛋白からなる。

血管平滑筋の筋小胞体は2種類のCa^{2+}放出チャネルをもつCa^{2+}貯蔵庫である

血管平滑筋の滑面小胞体，すなわち，筋小胞体(SR)は，放出可能なCa^{2+}を貯蔵している。SRの発達が比較的不十分であるため(細胞容積の1～4%)，特に細い抵抗血管においてはCa^{2+}の貯蔵は大きいものではない。実際に，抵抗血管における持続的な血管収縮には，SRから放出されるCa^{2+}だけではなく，細胞外からのCa^{2+}の流入が必要である。したがって，ニフェジピンなどのCa^{2+}チャネル遮断薬は抵抗血管を拡張させる作用をもつ。SRは細胞膜(筋細胞膜)から約15 nmの距離に近接して存在しており，ノルアドレナリンなどのアゴニストの刺激によるCa^{2+}の放出を容易にしている。細胞膜上のアゴニスト受容体の活性化は，可溶性因子であるイノシトール三リン酸(IP_3)産生のトリガーとなり，IP_3は，IP_3受容体とCa^{2+}放出チャネルが連結している(IP_3-Ca^{2+}放出チャネル)近くのSRに素早く拡散する。このようにしてIP_3はSRに貯蔵されたCa^{2+}を放出させる。これによりCa^{2+}濃度は局所的にではなく細胞全体にわたって上昇し，これにより血管のトーヌスは増加する。

　SRの膜にもまた，心筋細胞と同様にリアノジン受容体 ryanodine receptor (RyR)という第2のCa^{2+}放出チャネルがある。基底状態においてRyRは，Ca^{2+}スパーク Ca^{2+} spark と呼ばれるCa^{2+}の短い突発的・自発的な放出を行っている。Ca^{2+}スパークは，細胞膜下の領域のCa^{2+}濃度を局所的に(全体的にではない)上昇させるのみである。これは近くの細胞膜のCa^{2+}依存性K^+チャネルを活性化し，過分極を導く(第12章12.4)。つまり，RyRのCa^{2+}スパークは収縮を引き起こさない。

ギャップ結合はイオン電流を伝える

血管平滑筋はイオン透過性の，電気的に伝導性のあるギャップ結合 gap junction (同一細胞性ギャップ結合)によって互いに連結されている(図12.3)。ギャップ結合(ネクサス)は，心臓でもみられるようにコネキシンという蛋白で構成されている。6つのコネキシン分子が半管(コネクソン)を形成し，隣接する細胞と半管の端と端でつながり，2つの細胞の細胞質が連結されている。これにより，イオン電流が脱分極を細胞から細胞へと伝達することが可能になっている。しかし，その伝播は減衰性であり，血管

の走行方向にわずか1mm程度しか広がらない。

中膜の最も内側の筋細胞は，内皮細胞ともギャップ結合を形成している。この異細胞間ギャップ結合 heterocellular gap junction（平滑筋-内皮細胞間ギャップ結合 myoendothelial gap junction）は，血管の裏打ちをしている内皮細胞から血管平滑筋に過分極のシグナルを伝える（第9章9.5「内皮由来過分極因子」）。

カベオラ

細胞の表面にはカベオラ caveola と呼ばれる，非常に小さなフラスコ型の小窩による陥入がかなりの程度みられる。カベオラは無数にあるため，膜の総面積を約75%増加させている。それぞれのカベオラの細胞質表面には，カベオリン-1という縞状の蛋白の層があり，細胞膜はコレステロールとスフィンゴミエリンに富んでいる。カベオラの機能についてはようやく明らかになり始めたところである。カベオラは，β受容体や，G蛋白，L型 Ca^{2+} チャネル，K_{ATP} チャネル，そしてアデニル酸シクラーゼやプロテインキナーゼ $C\alpha$ などのシグナル伝達経路蛋白を高密度に含有していることから，生化学的経路が統合された"シグナロゾーム signalosome"（情報伝達小体）であると考えられている。

12.3 収縮の特徴と Ca^{2+} の役割

通常，抵抗血管や太い動脈は基礎トーヌスと呼ばれる，ある程度収縮した状態にある。緊張を増加（血管収縮：下記）または減少（血管拡張：12.7）させる調節機構が存在する。血管収縮は細胞を脱分極させること，つまり実験室では等張性のKClによって，また，より生理的には以下の物質によって引き起こすことができる。

- ノルアドレナリンを放出する交感神経性血管運動線維
- アドレナリン（α受容体に対する作用），アンジオテンシンII（AT_1 受容体），バソプレッシンなどの循環ホルモン
- エンドセリン（ET_A，ET_B 受容体），セロトニン（$5HT_{2A}$ 受容体），ヒスタミン（H_1 受容体），トロンボキサンなどの傍分泌 paracrine 物質

上記では受容体の型を特定しているが，これはアゴニストが違う型の受容体に結合すると，細胞内の異なるシグナル伝達経路との関連により，反対の効果を示すからである。例えばアドレナリンは，α受容体に結合すると血管収縮を引き起こすが，β受容体に結合すると血管拡張を引き起こす。同様に，ヒスタミン H_1 受容体は血管収縮を生じるが，H_2 受容体は血管拡張を引き起こす。血管収縮については図12.2，図12.4，図12.9に示すが，以下のような特徴をもっている。

血管の収縮はゆっくりであるが持続的である

- **収縮の速度** 血管平滑筋は，心筋細胞でみられる短い単収縮ではなく，ゆっくりとした持続的な収縮を生じるように進化してきた（図12.4a）。短縮速度は横紋筋の約1/10と遅く，これはミオシンのクロスブリッジの形成と解離が，血管平滑筋では横紋筋よりもかなりゆっくりと起こるからである。
- **短縮の程度** 横紋筋線維は筋長の約1/3程度しか短縮できないが，血管平滑筋は筋長の1/2もしくはそれ以上短縮することができる。血管平滑筋の短縮率が大きいのは，横紋筋に比べてアクチンフィラメントがより長く，ミオシンフィラメントの構造が違うためである。心筋のミオシンフィラメントの配列（図3.3，図6.3）

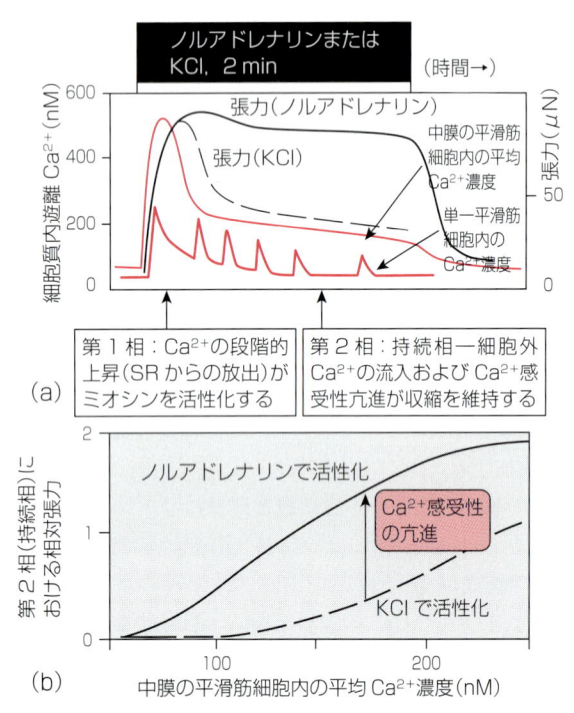

図12.4 ウサギ腸間膜動脈における収縮と細胞質内遊離 Ca^{2+} 濃度の関係。a：ノルアドレナリン刺激による収縮はよく持続している（黒い実線）のに対して，脱分極をきたす細胞外KCl濃度上昇の効果は持続しない（黒い破線）。中膜全体を通じての平滑筋細胞内の平均 Ca^{2+} 濃度（上の赤い実線）は，個々の平滑筋細胞における数百にも及ぶ非同期的な Ca^{2+} ウェーブ（下の赤い実線）の平均である。初期のSRによる一過性の Ca^{2+} 放出（第1相）の後，Ca^{2+} ウェーブの頻度と程度は減少し細胞内の平均 Ca^{2+} 濃度を下げるが，それでもノルアドレナリンによる収縮は維持されている（持続相）。これはノルアドレナリンによって活性化した経路が Ca^{2+} に対する感受性を亢進させることを示している。b：第2相における収縮力の細胞質内平均遊離 Ca^{2+} 濃度に対する依存性。ノルアドレナリンはその関係を急勾配にしており，Ca^{2+} 感受性の亢進を示している。(Based on Ito T, Kajikuri J, Kurigama H. Journal of Physiology 1992; 457: 297-314, with permission from Wiley-Blackwell, and Wier WG, Morgan KG. Reviews of Physiology, Biochemistry and Pharmacology 2003; 150: 91-139)

とは異なり，フィラメントの一側にあるミオシンの頭部はすべて同じ方向を向いており，反対側の頭部はすべて逆の方向を向いている(図12.3)。

- **収縮力** 収縮力は上に挙げたアゴニストによって調節されている。
- **収縮の持続時間** 血管の収縮が持続的であることは注目すべきことであり，多くの細動脈や動脈は一生を通じて緊張を保っている。このことは血圧を維持するうえで極めて重要であり，また単純な緊張の減少による血管拡張の必須条件でもある。トーヌスの高い血管では，それぞれの筋細胞は持続的に収縮しており，特殊なラッチ(掛け金)状態(下記)により過剰なATPの消費を回避している。トーヌスの低い血管では，個々の筋細胞はCa^{2+}ウェーブ(図12.4a)を伴った非同期的な収縮-弛緩のサイクルを繰り返している。

収縮はCa^{2+}-カルモジュリンによって媒介されミオシンのリン酸化が導かれる

すでに述べたように，血管収縮は主に細胞質全体のCa^{2+}濃度に依存しており(図12.4)，Ca^{2+}濃度上昇は以下のようにミオシンフィラメントを活性化させる。

■ ミオシン軽鎖キナーゼはミオシンを活性化する

細胞質内のCa^{2+}濃度の上昇は，Ca^{2+}-カルモジュリン複合体 Ca^{2+}-calmodulin complex の形成を引き起こす。カルモジュリンはトロポニンCに類似の細胞質中の蛋白で，4個のCa^{2+}を結合する。Ca^{2+}-カルモジュリン複合体は，ミオシン軽鎖(MLC)キナーゼという酵素を活性化する。軽鎖は，アクチンとのクロスブリッジ形成に関与するミオシン頭部の構成成分であり，血管のミオシンは(横紋筋のミオシンとは違って)軽鎖がリン酸化されている場合にのみクロスブリッジを形成することができる。MLCキナーゼはリン酸基をATPからMLCに移動させ，ミオシン頭部がアクチンとクロスブリッジを形成できるようにする。横紋筋における場合と同様に，ミオシン頭部は回転して張力を発生させるが，クロスブリッジは心筋では素早く解離するのに対して，血管平滑筋ではくっついたまま緊張状態にあり，固定された状態が長時間持続する(下記の「ラッチ状態」を参照)。

■ ミオシン軽鎖ホスファターゼはミオシンを不活性化し弛緩を引き起こす

リン酸基はミオシン軽鎖ホスファターゼ myosin light chain (MLC) phosphatase という酵素(図12.7)によって除去される。細胞内のCa^{2+}濃度が低下すると，MLCキナーゼの活性が低下し，拮抗するMLCホスファターゼが優位となり，MLCを脱リン酸化する。脱リン酸化されたMLCは新たにクロスブリッジを形成することができないため，ホスファターゼは事実上ミオシンのスイッチを切る。既存のクロスブリッジが解離し，新たなクロスブリッジは形成されないため，平滑筋細胞が弛緩して血管は拡張する。MLCホスファターゼの活性化の亢進によって，低酸素による血管拡張(図13.5)のように細胞質のCa^{2+}濃度の低下がほとんどない場合の血管弛緩は，MLCホスファターゼの活性亢進によって説明できるだろう。

血管張力を経済的に維持するための遅いクロスブリッジの周期(ラッチ状態)

血管平滑筋に横紋筋の1/300のエネルギー消費で張力を維持する能力がなければ，全身の血管トーヌスを維持するためのエネルギーコストは相当なものになるだろう。これはクロスブリッジの持続時間の相違により可能となる。骨格筋線維のクロスブリッジの持続時間はとても短いため，急速なクロスブリッジの形成と解離を繰り返すことによってのみ張力が維持されるが，クロスブリッジ1周期当たり1分子のATPを消費する。血管平滑筋においては，クロスブリッジはより長く持続するため，張力を維持するためのATPの消費はずっと少なくて済む。これがラッチ状態 latch state と呼ばれているものである。平滑筋は事実上，二枚貝の貝柱と同様の方法で，クロスブリッジ状態にロックされる。このようにして血管平滑筋は，少ないATP消費で張力を長時間，疲労することなく維持できるのである。

細胞質内の遊離Ca^{2+}濃度は流入と除去の割合に依存する

血管平滑筋の緊張を調節している細胞質内の遊離Ca^{2+}濃度は，ほぼ100〜350 nMの範囲にあり(図12.4b)，3つの要素によって決定されている(図12.5)。

1. **細胞外のCa^{2+}** 細胞膜のCa^{2+}透過性チャネルを通して平滑筋細胞に流入する。このチャネルは機能的に，電位依存性Ca^{2+}チャネル，受容体作動性チャネル(ROC)，そしてストア作動性陽イオンチャネル(cat-SOC)の3つのタイプに分類される(12.4)。電位依存性Ca^{2+}チャネルは，基底状態でも低いながらもある程度の開口確率をもち，基礎トーヌスを生み出す少量の細胞外Ca^{2+}を流入させている。

2. **貯蔵されたCa^{2+}** 平滑筋細胞がノルアドレナリンによって刺激されると，IP_3依存性Ca^{2+}放出チャネルを介して，SRから放出される。放出されたCa^{2+}は，Ca^{2+}ウェーブ Ca^{2+} wave として細胞を横切って広がる。それと同時に，細胞膜のcat-SOCが活性化され，細胞外のCa^{2+}の流入が増加する。

3. **Ca^{2+}-ATPaseポンプ** 細胞膜およびSRの膜にあるポンプで，細胞質から持続的にCa^{2+}を汲み出している。

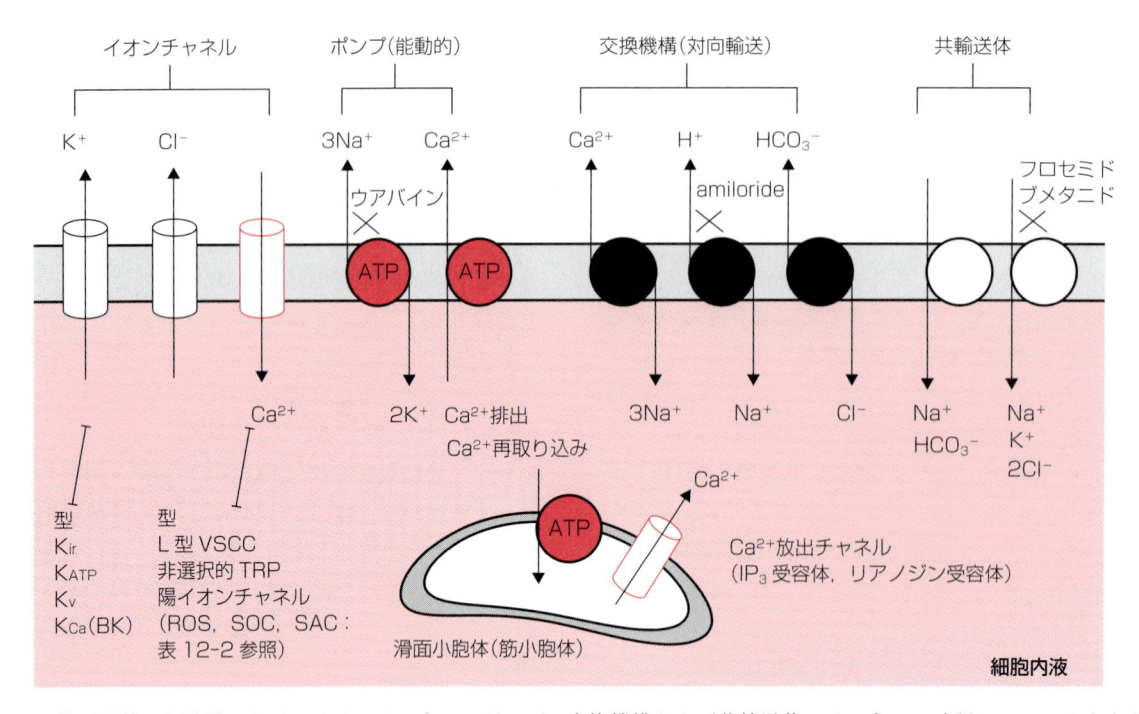

図12.5 血管平滑筋の細胞膜におけるイオンチャネル，ポンプ，交換機構および共輸送体。チャネルの略語については本文を参照。×印は輸送を遮断する薬物であることを示す。Na^+-HCO_3^-共輸送体およびNa^+-H^+交換機構は，持続性収縮の間の細胞内アシドーシスの解消に働く。Na^+-K^+-$2Cl^-$共輸送体およびHCO_3^--Cl^-交換機構は高い細胞内Cl^-濃度をもたらし，Cl^-の電気化学勾配に影響を及ぼす（本文参照）。

SRへの取り込みはCa^{2+}の再取り込み *Ca²⁺ sequestration*，細胞外への輸送はCa^{2+}の排出 *Ca²⁺ expulsion* と呼ばれる。Ca^{2+}の排出には，細胞膜のNa^+-Ca^{2+}交換機構も関与している（図12.5）。基底状態では，Ca^{2+}チャネルを介して少量ではあるが持続的なCa^{2+}の流入があるため，細胞膜のCa^{2+}ポンプは持続的にCa^{2+}を排出しなければならない。さもなければ，Ca^{2+}が細胞内に蓄積してしまうだろう。

Ca^{2+}チャネルと膜電位は血管平滑筋の収縮に影響を及ぼす主要な因子であるため，我々は次に，血管平滑筋細胞膜の様々なイオンチャネルについて考えていこう。

12.4　血管のイオンチャネル

ここでは血管収縮という試合に参加する選手たちを紹介する。基礎トーヌスのある圧力のかかった動脈においては，平滑筋細胞の膜電位は-50〜$-60\,mV$（図12.1）と心筋細胞よりも大きく脱分極した状態であるが，これはイオンチャネルの集団の違いに帰する。血管平滑筋の細胞膜には，かなりややこしいが，4つのタイプのK^+透過性チャネルと，4つのタイプのCa^{2+}透過性チャネル，1つのクロライド（Cl^-）透過性チャネルがある（図12.5, 図12.6）。これらのチャネルは血管や組織によって発現の程度が異なるため，血管平滑筋の電気的な振る舞いは極めて多様である（図12.2）。心筋の電気生理学において非常に重要な電位依存性Na^+チャネルは，血管平滑筋ではほとんど役割を担っていない。重要なチャネルは以下の通りである。

K^+チャネルは陰性の膜電位を形成する

すべての細胞と同様に，血管平滑筋細胞の細胞内K^+濃度は，細胞膜のNa^+-K^+ポンプ（図12.5）により高く保たれている。細胞膜にはまた，約50,000個のK^+チャネルがあって，その大部分はどの瞬間においても開口しており，電気化学勾配に従って小さな外向きK^+電流が流れている（表12.1）。あとに残された陰性の荷電は，陰性の静止電位を形成する。また，Na^+-K^+ポンプは，2つのK^+と交換に3つのNa^+を排出することによって，膜電位に$-11\,mV$程度寄与している。

膜電位$-50\,mV$に対して，K^+のNernst平衡電位（E_K）は$-90\,mV$であることから，細胞膜は明らかに他のイオン，とりわけNa^+（TRPチャネルの恒常的活性，下記参照）とCl^-〔Cl_{Ca}チャネル（Ca^{2+}感受性Cl^-チャネル）〕に対しても基礎的な透過性をもっている。これらのイオンの化学勾配と平衡電位を表12.1に示した。電気化学勾配に従ったNa^+の流入とCl^-のわずかな流出によって，浅い膜電位が説明できる。

K^+チャネルの状態（開/閉）の理解は重要である。なぜなら，これにより膜電位が決定され，さらには電位依存性

Ca^{2+} チャネル，そして血管の緊張が調節されるからである．例えば低酸素は，K^+ チャネルの開口確率を増加させて過分極（より陰性の電位）を生じ，結果として電位依存性 Ca^{2+} チャネルを閉じる．そのため Ca^{2+} 流入が減少して，低酸素性血管弛緩反応に関与する（図 12.1 の×印）．

血管平滑筋に発現している K^+ チャネルの 4 つの主なタイプは，内向き整流 K^+ チャネル（K_{ir}），その生化学的な類縁体である ATP 依存性 K^+ チャネル（K_{ATP}），電位依存性 K^+ チャネル（K_v）およびその類縁体である Ca^{2+} 依存性 K^+ チャネル（K_{Ca}）である（表 12.2）．これらの性質は著しく異なっており，以下に述べるように，血管の振る舞いに対してそれぞれ異なる形で関与している．

内向き整流 K^+ チャネル（K_{ir}）は細胞外 K^+ を感知し，運動する筋肉，心筋，脳の血管拡張に寄与する

内向き整流 K^+ チャネル *inward rectifier K^+ channel*（K_{ir}）の構造は図 3.12（上段左）に示してある．このチャネルは細胞外の K^+ 濃度のセンサーとして働き，5〜25 mM の範囲で，細胞外 K^+ 濃度の上昇によって開口確率が増加する唯一の K^+ チャネルである．K^+ の透過性が増加すると，膜電位は E_K に向かってシフトし，過分極，したがって血管拡張を引き起こす．これは，運動する筋肉，心筋，脳の活動領域（図 15.15）など，代謝活動の増加によって局所の間質中の K^+ 濃度上昇がみられる部位で重要である．結果として起こる血管の過分極や血管拡張は，需要に応じた血流の増加を促進する（代謝性充血：第 13 章 13.4）．これに対して，非常に高濃度の非生理的な細胞外 K^+ 濃度は，膜電位を生じさせる K^+ 濃度勾配を消滅させるため，平滑筋細胞を脱分極させる．脱分極は Ca^{2+} チャネルを活性化し，収縮を引き起こす（図 12.4）．

ATP 依存性 K^+ チャネル（K_{ATP}）は虚血を感知し，低酸素性血管拡張に寄与する

ATP 依存性 K^+ チャネル *ATP-dependent K^+ channel*（K_{ATP}）は，K_{ir} 蛋白の 4 つのサブユニットからなり，それぞれのサブユニットは ATP やスルホニルウレア系薬剤に対して感受性のあるスルホニルウレア受容体によって取り囲まれている（図 3.12 上段右）．チャネルの開口確率は，重度の虚血でみられるような細胞内 ATP の低下，また，中等度の虚血でみられる ADP，GDP，アデノシン，H^+ の上昇によって増加する．K_{ATP} チャネルはこのように血管トーヌスと組織の酸素状態との関連づけに役立っている．つまり，虚血および低酸素は K_{ATP} チャネルの開口確率を増加させ，血管の過分極や血管拡張，そして酸素輸送の増加をもたらす（図 12.1 の×印）．このチャネルには，ADP に対する感受性を強調したヌクレオチド二リン酸依存性チャネル *nucleotide diphosphate-dependent K^+ channel*（K_{NDP}）という別

表 12.1 血管平滑筋のイオン組成

イオン	細胞内液 (mM)	細胞外液 (mM)	Nernst 平衡電位 (mV) [d]
K^+	165	5	−89
Na^+	9	137	+69
Ca^{2+}	0.0001 [b]	1.2 [c]	+124
Cl^- [a]	54	134	−23
HCO_3^-	7.3	15.5	−19
H^+	8.7×10^{-8} (pH 7.06)	4.0×10^{-8} (pH 7.40)	−20

[a] Cl^- 濃度は血管平滑筋では異常に高い．
[b] 弛緩した状態．
[c] 血漿中の全 Ca^{2+} は約 2.5 mM であるが，非結合イオンの形をとるのは 1.2 mM のみ．
[d] 第 3 章 3.3 を参照．

の名前もある．

正常でも，つまり低酸素でない状態でも，プロテインキナーゼ A の基礎活性によるリン酸化のため，いくらかの K_{ATP} チャネルは開いている（12.7）．したがって，K_{ATP} の遮断薬であるグリベンクラミドは部分的な脱分極と血管収縮を引き起こす．反対に，K_{ATP} を活性化する薬物であるニコランジルは血管拡張を引き起こす．ニコランジルは硝酸薬に似た血管拡張薬で，狭心症の治療に用いられている．

電位依存性 K^+ チャネル（K_v），および Ca^{2+} 依存性 K^+ チャネル（K_{Ca}/BK）は静止電位に寄与し，血管攣縮を防いでいる

電位依存性 K^+ チャネル *voltage-activated K^+ channel*（K_v）はヘテロ四量体である（図 3.12）．K_v は脱分極によって活性化され，したがって，活動電位後の再分極をもたらす．これはまた基底の膜電位形成にも寄与している．

Ca^{2+} 依存性 K^+ チャネル *Ca^{2+}-activated K^+ channel*（K_{Ca}/BK）は K_v の特殊な型であり，脱分極と同様，細胞内の Ca^{2+} によって活性化される．血管平滑筋は，内皮細胞にみられる小および中コンダクタンスアイソフォーム（SK, IK）とは異なる，大コンダクタンス K_v アイソフォーム（BK）を発現している．基底状態において BK チャネルは，自発的な SR の Ca^{2+} スパーク（前述）によって間欠的に活性化されており，膜電位に関与する自発的一過性外向き電流 *spontaneous transient outward current*（STOC）を発生している．BK チャネルは血管の興奮性を低下させ，血管攣縮 *vasospasm* を防いでいる．これは，Ca^{2+} が平滑筋細胞に流入すると BK が活性化され，膜電位はより陰性となり，電位依存性 Ca^{2+} チャネルの開口確率を低下させるためである．同様の理由により，BK の密度の高い血管は，BK 遮断薬であるイベリオトキシンやカリブドトキシン（サソリ毒の成分）で処理した場合を除いて，活動電位を発生しない．BK チャネルをノックアウトしたマウスでは血管トー

表 12.2 血管平滑筋の筋細胞膜におけるイオンチャネル

チャネル	特性	役割
K+透過性チャネル		
内向き整流 K+チャネル（Kir）(2T)[a]	・細動脈で発現 ・基底の膜電位で開口 ・開口確率は K_o^+ で増加 ・Ba^{2+} でブロック	・基底の膜電位を形成する外向き電流の一部 ・運動筋，心筋，脳の間質のK+が血管拡張を媒介
ATP依存性 K+チャネル（KATP/KNDP）(2T, Kirの特殊型)[b]	・低ATP，高ADP，GDP，アデノシンA_1受容体，H+濃度上昇で開口 ・α_2受容体で抑制 ・グリベンクラミドでブロック→収縮 ・ジアゾキシド，ピナシジル，クロマカリム，ニコランジル，CGRP，VIPで活性化→拡張	・運動や低酸素による代謝状態に基づいて血管トーヌスを調節 ・基礎PKA活性により低い基礎開口状態 ・cAMP-PKAによる血管拡張では開口確率が上昇
電位依存性（遅延整流）K+チャネル（Kv）(6T)[c]	・$-30\ mV$以上の脱分極でゆっくり開口 ・4-アミノピリジンでブロック	・抵抗血管で基底の膜電位を形成する外向き電流の一部 ・活動電位の再分極
Ca^{2+}依存性 K+チャネル（KCa/BK）(6T, Kvの特殊型)	・細胞内 Ca^{2+} 濃度上昇と脱分極で開口が促進 ・大コンダクタンス型（BK）は太い動脈の平滑筋で強く発現〔内皮の小・中コンダクタンスアイソフォーム（SK, IK）では異なる〕 ・テトラエチルアンモニウム（TEA），イベリオトキシン，カリブドトキシン，エタノールでブロック	・基底の膜電位と再分極に関与 ・もし豊富に発現していればBKは活動電位を抑制 ・例えば筋原性収縮におけるブレーキとなる ・NOの作用に関連
選択的 Ca^{2+} 透過性チャネル		
電位依存性 Ca^{2+} チャネル（VSCC）	・主にL型〔大きい（large）コンダクタンス，長い（long）開口〕 ・抵抗血管で豊富 ・ジヒドロピリジン（例えばニフェジピン）でブロック	・活動電位，段階的な電気機械連関，Baylissの筋原性反応などを生じる内向き電流
非選択的陽イオン透過性 TRP チャネル（Ca^{2+} チャネル）		
受容体作動性チャネル（ROC）（TRPC蛋白，例えばTRPC3, TRPC6）	・Ca^{2+}，Na^+，K^+に対する選択性は低い ・α_1受容体や他のG_q蛋白共役型受容体が活性化されたときにジアシルグリセロールによって活性化 ・ニフェジピンに感受性なし	・ノルアドレナリン，アンジオテンシン，バソプレッシン，セロトニン，ヒスタミンによる薬物機械連関を媒介 ・関連するチャネルが遅い興奮性接合部電位（EJP）における脱分極電流（I_{cat}）に関与
ストア作動性陽イオンチャネル（cat-SOC）（TRPC1蛋白）	・IP_3 がSRのCa^{2+} を放出すると活性化	・SRのCa^{2+} が放出されると細胞外Ca^{2+} を細胞内に流入させる
伸展活性化陽イオンチャネル（SAC）（TRPV？）	・伸展により活性化 ・内向きのNa^+，Ca^{2+} 電流→脱分極→VSCCの活性化	・伸展（筋原性反応）に対する平滑筋の収縮反応 ・血流の自己調節
Cl−透過性チャネル		
Ca^{2+} 活性化 Cl−チャネル（ClCa）	・開口状態は細胞内Ca^{2+} 濃度 $>200\ \mu M$ で促進	・遅いEJPを形成する内向き電流 $I_{Cl(Ca)}$（陰イオンの流出）に関与 ・膜電位を調節 ・血管運動に寄与

[a] 2T：1つのαサブユニット当たり2つの膜貫通ヘリックス．4つのαサブユニットが1つの透過性チャネルを組み立てる．
[b] 八量体：4つの$K_{ir}6.1$ のαサブユニットが孔を形成し，4つのスルホニルウレア受容体のサブユニット（SUR2B）がそれらを取り囲む．ATPや薬物に対する感受性を与える．
[c] 6T：1つのαサブユニット当たり6つの膜貫通ヘリックス．各αサブユニットはKCNA遺伝子によって生成されたKv蛋白である．4つのαサブユニットが透過性チャネルを組み立てる．チャネルはヘテロ四量体である．つまり，異なるKvのαアイソフォーム，例えば$K_v1.2/1.5$（ラット脳動脈），$K_v1.3/1.6$（マウス脳動脈），$K_v1.5/1.6$（ウサギ軟膜動脈）が混在する．
CGRP：カルシトニン遺伝子関連ペプチド，GDP：グアノシン二リン酸，TRPC：canonical型一過性受容器電位，TRPV：vanilloid型一過性受容器電位，VIP：血管作動性腸ポリペプチド．

ヌスと血圧が上昇する．反対に，ヒト BK の機能獲得型の変異は拡張期高血圧を予防する．したがって，BK の機能は我々の高血圧罹患に影響を及ぼしていると思われる．

電位依存性 Ca^{2+} チャネル（VSCC）は脱分極依存性の収縮を媒介する

電位依存性 Ca^{2+} チャネル voltage-sensitive Ca^{2+} channel（VSCC：voltage-operated, voltage-gated, あるいは voltage-dependent Ca^{2+} channel とも呼ばれる）は 2 価の陽イオン（Ca^{2+} と Ba^{2+}）に対する選択性が高く，その開口確率は脱分極によって増加する．その結果，多くの血管において張力は膜の脱分極の大きさにより段階的に増加する（図 12.1）．主要な VSCC は L 型 Ca^{2+} チャネルである（図 4.3）．それらの開口確率は膜電位に応じて連続的，段階的に変化するため，基底電位である $-50 \sim -60$ mV では開口確率は低いが，開口しているチャネルが数は少ないながら確実に存在する．このことは，いくつかの TRP チャネルとともに，基底状態において少量の細胞外 Ca^{2+} が平滑筋細胞に流入することを可能にしている．結果として，細胞質内 Ca^{2+} 濃度は低いが，血管の基礎トーヌスを保つには十分量のミオシン頭部の活性化を引き起こす．

L 型 Ca^{2+} チャネルは太い動脈よりも，細動脈や終末動脈でより豊富に発現しているため（1 つの平滑筋細胞当たり約 1,000），血管収縮に対する関与は細い抵抗血管において最も著しい．多くの細動脈や細い動脈は L 型 Ca^{2+} チャネルを豊富に発現しているため，これらの血管は交感神経刺激によって Ca^{2+} に依存した活動電位を発生する（図 12.6a）．内向きの Ca^{2+} 電流である I_{Ca-L} が活動電位の上行脚を発生させる．ジヒドロピリジンであるニフェジピンは，L 型 Ca^{2+} チャネルを抑制し，抵抗血管の血管拡張を引き起こす．このため，ニフェジピンは臨床的に高血圧の治療に用いられている．

Ca^{2+} 透過性 TRP チャネルは脱分極非依存性の収縮を媒介し，アゴニスト起因性の電気的興奮に関与する

動脈の平滑筋細胞の膜電位を等張の KCl 溶液によって消失させた場合でも，細胞外溶液に Ca^{2+} を加えればノルアドレナリンにより収縮が生じる．このことは，血管平滑筋は古典的な電位依存性チャネルではなく，むしろアゴニスト受容体によって活性化される，細胞外 Ca^{2+} を流入させるチャネルを発現しているということを示している．このチャネルは受容体作動性チャネルと呼ばれ，TRP 蛋白（下記）で構成されていることが最近示された．

受容体作動性チャネル receptor-operated channel（ROC）は陽イオンを透過するチャネルであり，Ca^{2+} を Na^+ の 3〜5 倍程度多く透過させる．アゴニスト投与からチャネル活性化までの 0.1〜1.0 秒の時間差は，比較的ゆっくりとした生化学的経路によりチャネルが活性化されることを示している（図 12.6b）．アゴニストが G 蛋白共役型受容体に（例えば，ノルアドレナリンが α_1 受容体に）結合すると，活性化された受容体は，三量体である G_q 蛋白を $G_q\alpha$，$G_q\beta\gamma$ 成分に分割し，これによって膜結合酵素であるホスホリパーゼ $C\beta$ phospholipase $C\beta$（PLCβ）が活性化される．PLCβ は，膜の脂質であるホスホイノシトール二リン酸をイノシトール三リン酸 inositol trisphosphate（IP_3）と脂溶性のジアシルグリセロール diacylglycerol（DAG）に分解し，細胞質中に放出する（図 12.6）．DAG は ROC を活性化し，細胞外 Ca^{2+} の流入と収縮を導く．この薬物機械的収縮 pharmacomechanical contraction では，ROC による透過電流によりわずかな脱分極は引き起こされるものの，膜の脱分極を必要としないことに注意してほしい（図 12.2c）．このような脱分極非依存性の収縮は太い動脈の特徴でもあり，これらの血管では相対的に電位依存性 L 型 Ca^{2+} チャネルが少ない．

I_{cat} TRP チャネルは，ROC に関連する陽イオン透過性チャネル cation-conducting channel であり，細動脈におけるノルアドレナリン起因性電気的興奮に関与している．受容体-G_q-PLCβ-DAG 経路が TRP チャネルを活性化し，陽イオン（Ca^{2+}, Na^+）の内向き電流（I_{cat}）を生じさせる．I_{cat} 電流は Cl^- 電流（下記）とともに興奮性接合部電位を発生し，細動脈の血管平滑筋における活動電位のトリガーとなる（図 12.6a）．

常時発現している TRP チャネルの活性により，刺激されていない血管においても，DAG の基礎レベルに応じた低い背景電流がみられる．DAG は，ホスホリパーゼ D が膜の脂質であるホスファチジルコリンに働いて生成される．結果として生じる小さな内向きの陽イオン電流は，静止時の血管平滑筋の比較的浅い静止電位の形成に関与する．

一過性受容体電位蛋白 transient receptor potential（TRP）protein は，光に対してほんの一時的にしか反応しない視細胞をもつショウジョウバエの変異体より発見された．哺乳類の TRP チャネルは 4 つの TRP 蛋白の環からなり，K_v（図 3.12 中段）と同様にそれぞれ 6 つの膜貫通ヘリックスをもつが，電位感受性をもたらす S4 のアルギニン荷電を欠いている．哺乳類には 28 個の異なる TRP 蛋白があり，ホモもしくはヘテロ四量体チャネル（TRP 蛋白種が混在）を形成する．したがって，TRP チャネルは非常に多様であり，ROC, cat-SOC, SAC なども TRP チャネルである（表 12.2）．

血管平滑筋のストア作動性チャネルは，Ca^{2+} 選択性の高い Ca^{2+} 放出活性化 Ca^{2+} チャネル calcium-release activated calcium（CRAC）channel（第 9 章 9.3）とは異なり，選択性の

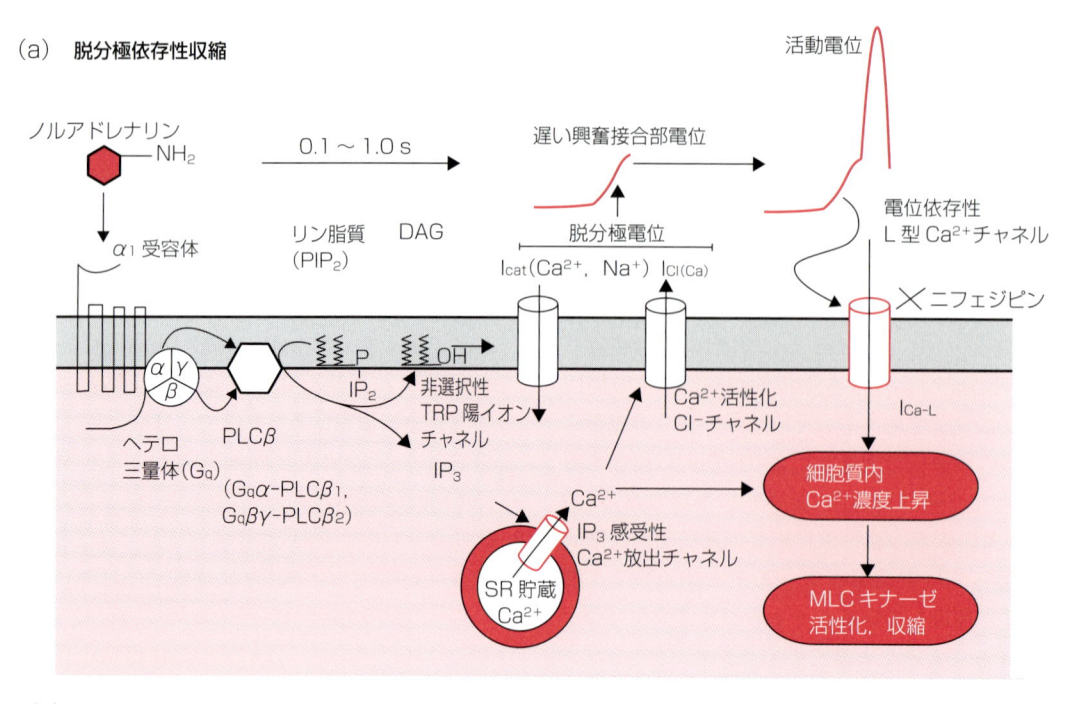

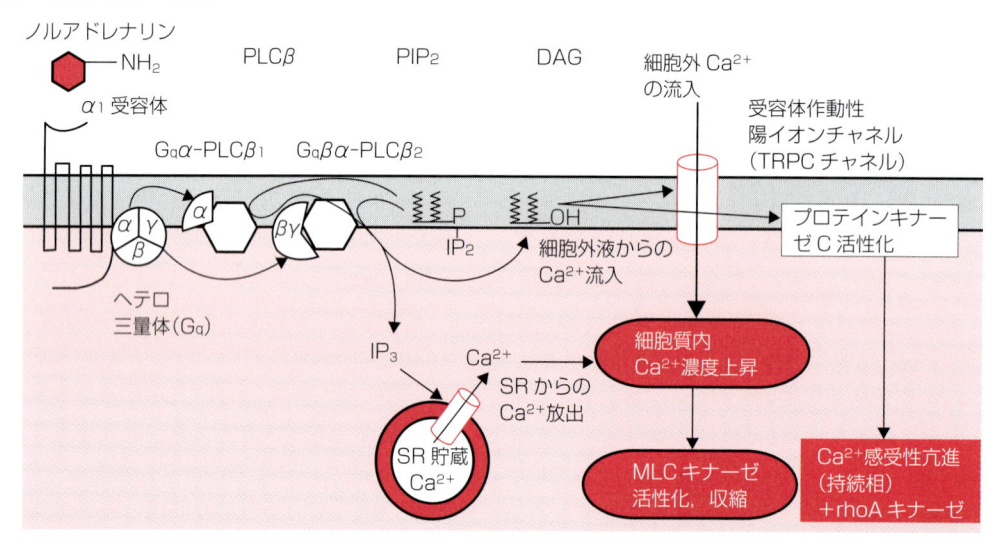

(a) 脱分極依存性収縮

図 12.6 α_1受容体が脱分極依存性および脱分極非依存性の収縮を引き起こす経路。ヒスタミンH_1受容体，セロトニン，アンジオテンシンII，バソプレッシンなどの受容体も同様に収縮に関連している。a：細い動脈（抵抗血管）および門脈はL型Ca^{2+}チャネルを豊富に発現している。電気的な脱分極がCa^{2+}チャネルを活性化し，収縮を導く。b：太い動脈の収縮はしばしば膜電位に依存しない。受容体作動性TRPC (transient receptor potential, canonical subtype) チャネルや，筋小胞体（SR）からのCa^{2+}放出，およびそれに続くCa^{2+}感受性亢進などによって媒介される。DAG：ジアシルグリセロール，IP_2：イノシトール二リン酸，IP_3：イノシトール三リン酸，PIP_2：ホスファチジルイノシトール二リン酸，PLCβ：ホスホリパーゼCβ，I：電流，MLCキナーゼ：ミオシン軽鎖キナーゼ。

低い陽イオン透過性TRPチャネル（cat-SOC）である。cat-SOCは，受容体-G_q-PLCβ経路によって産生されたIP$_3$がSRの貯蔵Ca^{2+}を放出することにより活性化される。このように，受容体の活性化はROCおよびcat-SOCの両者の活性化を通じて収縮を導く。

伸展活性化チャネル stretch-activated channel (SAC) は，血管壁の伸展により活性化される機械感受性のTRPチャネルである。これらは自己調節の基礎である筋原性反応としての，伸展による血管の収縮反応に寄与している（第13章13.2，13.6）。

Cl⁻チャネルはアゴニスト起因性の電気的興奮に寄与する

電気的に興奮性のある平滑筋細胞は，I_{cat} TRPチャネルだけではなく，細胞質のCa^{2+}によって活性化されるCl⁻透過性チャネル（ClCa，図12.6a）も発現している。血管平滑

筋の細胞内 Cl^- 濃度は，Na^+-K^+-$2Cl^-$ 共輸送体および Cl^--HCO_3^- 交換機構(図12.5)のために著しく高く，約 54 mM である(表12.1)。結果として Cl^- 平衡電位は -20 mV となっている(表12.1)。したがって，Cl^- チャネルが開くと，基底の膜電位が -50 mV であることから Cl^- が細胞外に追い出され(ニューロンにおける Cl^- 流入とは逆)，膜電位を Cl^- 平衡電位に向かって脱分極させる。Cl^- 電流は I_{cat} とともに，アゴニスト誘発性の興奮性接合部電位(下記)を発生する。基底状態ではいくつかの Cl^- チャネルが開口しており，比較的脱分極した電位に保っている。

血管平滑筋細胞はこのように，様々な形で活性化されるイオン透過性チャネルを無数に発現している。次のセクションでは，イオンチャネルの活性化を通して，受容体の活性化がどのように平滑筋細胞の収縮を導くかという筋道を整理してみる。

12.5　交感神経刺激から収縮反応まで

血管トーヌスの最も重要な生理的制御因子は交感神経による血管収縮機構であり，交感神経はほとんどすべての動脈を支配している。交感神経線維は，平滑筋細胞の $α_1$ 受容体を活性化するノルアドレナリン(第14章14.1)を遊離する。アンジオテンシンII，バソプレッシン，セロトニン，トロンボキサン，エンドセリンなど，他の多くの血管収縮性アゴニストは，α 受容体と類似する経路のトリガーとなる G 蛋白共役型受容体を活性化する。

交感神経性接合部軸索瘤はノルアドレナリンと ATP を遊離する

交感神経の軸索の終末部は，外膜-中膜の境界部を走行しており，1 線維当たり約 1,000 個の一連の膨張部位がみられ，**接合部軸索瘤** junctional varicosity (図1.11，14.2)と呼ばれている。平滑筋細胞 1 個当たり 6 つまでの軸索瘤があり，軸索瘤から最も近接した平滑筋細胞までの距離は約 75 nm である。それぞれの軸索瘤には約 500 個の小さな中心部が濃く見える小胞があり，膜や少数の大きな小胞の近くにまとめられている。小胞内にはノルアドレナリンと ATP とが様々な割合で混在しており，活動電位が到達するとそれらが遊離される。

伝達物質の遊離は素量的である

交感神経性の活動電位が軸索瘤に到達すると，脱分極により軸索瘤の膜にある N 型 Ca^{2+} チャネルが活性化され，神経内の Ca^{2+} 濃度が上昇する。Ca^{2+} は 1 つの小胞の内容が接合部間隙へ放出されるトリガーとなる。神経伝達物質はこのように，個別の，ひと塊り(**素量**)として遊離される。

しかしながら，軸索瘤は 100 回の活動電位のうち約 1 回しか素量を遊離しない。遊離されたノルアドレナリンは狭い神経筋間隙を通って拡散し，血管平滑筋のアドレナリン受容体に結合する。ATP は血管における P_{2x} プリン作動性受容体 purinergic receptor に結合する。

アドレナリン受容体はそれぞれタイプ，アゴニスト親和性，細胞内情報伝達経路，効果が異なる

アドレナリン受容体はそれらが調節しているイオンチャネルと直接連結しているのではなく，代謝的な経路を介して作用する。このような受容体は代謝調節型 metabotropic と呼ばれている。アドレナリン受容体には 2 つの主要なタイプとして，α 受容体と β 受容体がある。両者とも G 蛋白共役型受容体であるが，それらは異なる細胞内情報伝達経路に連結しており，α 受容体は血管収縮を，また，β 受容体は血管拡張を誘発する。すべてではないが，ほとんどの組織において，α 受容体が優勢である。α および β 受容体には以下のようなサブタイプがある。

- **$α_1$ 受容体**　全身のほとんどの血管に豊富に分布しており，アドレナリンよりもノルアドレナリンに対する親和性が高い。活性化された受容体は G_q-$PLCβ$-IP_3-DAG カスケード(図12.6，図12.7)のトリガーとなり，細胞膜の陽イオンおよび Cl^- に対する透過性を増加させる。結果として起こる脱分極は血管収縮を導く(下記)。

- **$α_2$ 受容体**　皮膚の血管および接合部軸索瘤(図14.2)に豊富にあり，$α_2$ 受容体はノルアドレナリンよりもアドレナリンに対する親和性が高い。この受容体は $α_1$ 受容体とは異なる G 蛋白(G_i)と連関しているため，別の細胞内情報伝達経路を介して作用する。G_i 蛋白は血管拡張経路であるアデニル酸シクラーゼ-cAMP 経路(12.7)を抑制する。最終的な効果としては K_{ATP} チャネルの透過性を低下させ，脱分極と血管収縮を導く。

- **$β_1$ 受容体**　心臓のペースメーカー細胞および心筋に存在し，アドレナリンよりもノルアドレナリンに対する親和性が高い。これは G_s 蛋白と連関しており，アデニル酸シクラーゼ-cAMP 経路を刺激し，心拍数と収縮力の増加を導く(図4.9)。

- **$β_2$ 受容体**　多くの血管では $α_1$ 受容体が数で勝るが，心筋・骨格筋・肝臓の動脈には $β_2$ 受容体が豊富に存在し，ノルアドレナリンよりもアドレナリンに対する親和性が高い。$β_1$ と同様に $β_2$ は G_s 蛋白と連関しており，アデニル酸シクラーゼ-cAMP 経路を刺激する。これは血管拡張を導く(12.7)。

まとめると，ノルアドレナリンはアドレナリンよりも強力に $α_1$ および $β_1$ 受容体を活性化し，アドレナリンは $α_2$ および $β_2$ 受容体を活性化することにおいてノルアドレナ

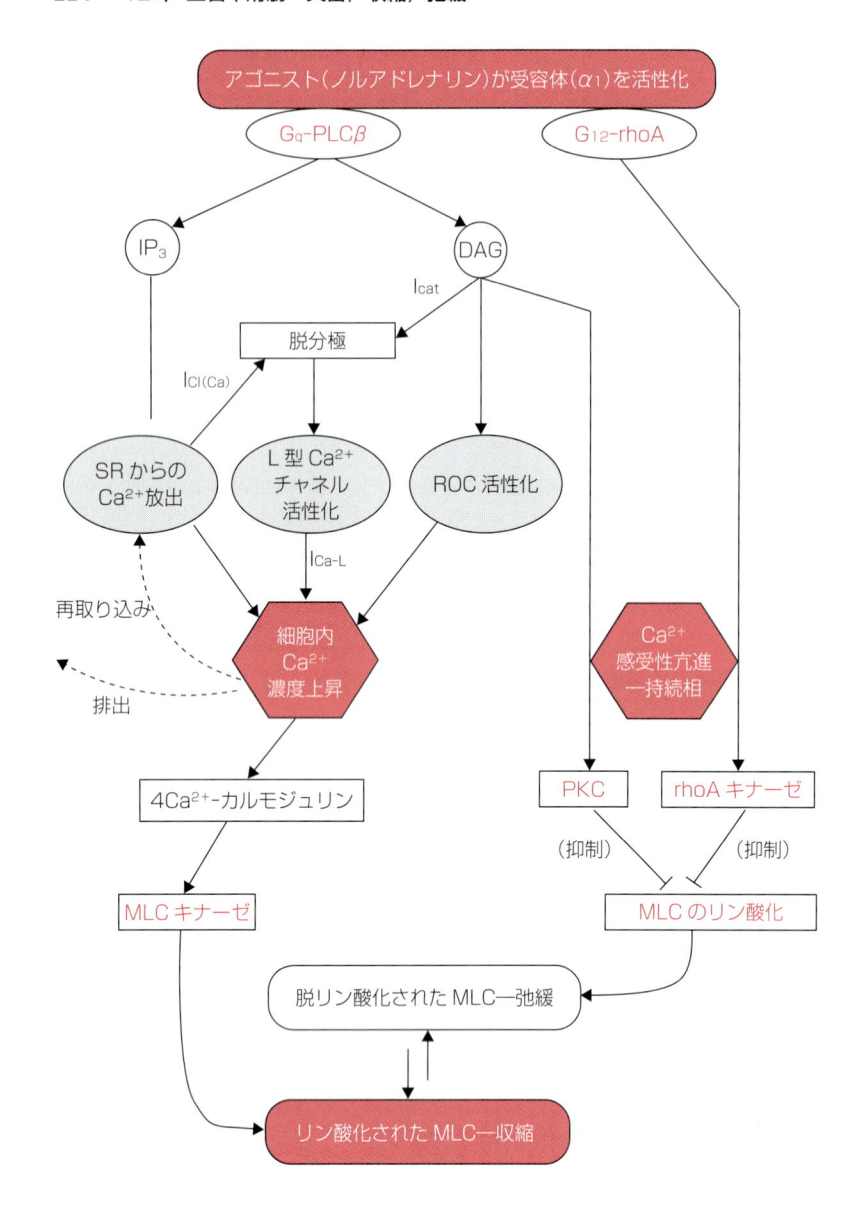

図12.7 ノルアドレナリンによる収縮を調節する経路。血管のタイプ，組織およびアゴニストによりそれぞれの経路の重要性が異なる。略語は図12.6と同様。

リンよりも強力である．この後は，広範に分布し生理的に最も重要な受容体である α_1 受容体により活性化される経路に絞って述べることとする．

α_1 受容体はホスホリパーゼ C-IP_3-DAG 経路を活性化する

α_1 受容体は，三量体の膜 GTPase である G_q 蛋白と連関している．活性化された受容体は，三量体をその構成サブユニットである $G_q\alpha$ と $G_q\beta\gamma$ に分割する．これらはそれぞれ，膜結合酵素であるホスホリパーゼ C (PLC)β_1 および β_2 を活性化する（図12.6，図12.7）．ホスホリパーゼ C は，膜のリン脂質であるホスファチジルイノシトール二リン酸 (PIP_2) を，イノシトール三リン酸とジアシルグリセロールという2つのメッセンジャー分子に分割する．

イノシトール三リン酸 (IP_3) は，SR の Ca^{2+} 放出チャネルを活性化し，Ca^{2+} を放出させる．その効果は SR の分布に依存する．もし SR が乏しく，細胞膜に近接していれば，増加した遊離 Ca^{2+} の大部分は細胞膜下のスペースに限局し，Ca^{2+} 活性化 Cl^- チャネルを活性化する．結果として起こる脱分極電流 $[I_{Cl(Ca)}]$ は，ゆっくりと立ち上がる興奮性接合部電位（下記）に関連する．太い動脈の平滑筋細胞のように SR が豊富に存在する場合は，SR からの Ca^{2+} 放出が細胞質全体の Ca^{2+} 濃度を上昇させて収縮を起こす．

もう1つのメッセンジャー産物であるジアシルグリセロール (DAG) は，I_{cat} TRP チャネルを活性化させる．脱分極電流である I_{cat} は $I_{Cl(Ca)}$ とともに，ゆっくりと立ち上がる興奮性接合部電位を作り出す．DAG と Ca^{2+} は，Ca^{2+} 感受性の亢進に関与するプロテインキナーゼ C をも活性化する（下記）．

α_1 受容体は膜の脱分極を引き起こす

交感神経線維によるノルアドレナリンと ATP の放出は，

複雑な電気的，機械的な反応を引き起こす。問題を単純化するため，はじめに単離血管平滑筋細胞にマイクロピペットでノルアドレナリンのみをパルス投与したときの効果を考えてみよう（図12.8）。α_1 受容体の活性化から G_q-PLCβ-DAG/IP$_3$-Ca^{2+} 経路が作用を発現するまで 0.1〜1.0 秒の時間がかかる。その後，ゆっくりとした脱分極すなわち遅い興奮性接合部電位 excitatory junction potential（EJP）が発生する。遅い EJP は I_{cat}（DAG活性化TRPチャネル）および $I_{Cl(Ca)}$（Ca^{2+}活性化Cl$^-$チャネル）（図12.6a）によって生じる。もし EJP が十分に大きく，かつ平滑筋細胞に豊富な電位依存性 Ca^{2+} チャネル（VSCC）があれば（例えば，細動脈の平滑筋細胞のように），活動電位の発生が確実となる。つまり，EJP により活性化された VSCC がさらなる脱分極を引き起こし，それがさらに VSCC を活性化し，これが繰り返される（正のフィードバック）。急速に増加した内向き電流 I_{Ca-L} が活動電位の上行脚を形成する（図12.8）。活動電位の振幅はまちまちで，10〜100 ms 持続する。結果として付随する一過性の細胞質 Ca^{2+} 濃度上昇は短い単収縮を引き起こす。再分極は K_v，K_{Ca}，K_{ir} チャネルを介した K$^+$ の流出によりもたらされる。

収縮は膜の脱分極に依存する場合と依存しない場合がある

α_1 受容体の活性化は，上記のように活動電位を介した収縮のトリガーとなるが，脱分極に依存しない経路による収縮も引き起こし得る。それぞれの血管における各イオンチャネルの発現状態によって，3通りの方法で収縮が引き起こされる。

- **活動電位によって誘発される収縮**（図12.2a, b）　細動脈，細い動脈，一部の静脈などでは VSCC が豊富にあるため，強い交感神経刺激が VSCC を介した活動電位のトリガーとなり得る。活動電位発生中の細胞外 Ca^{2+} の流入は細胞内 Ca^{2+} 濃度を上昇させ，単収縮を引き起こす。これは電気機械連関と呼ばれている。
- **段階的で持続的な脱分極によって誘発される収縮**（図12.1）　多くの血管において，ノルアドレナリンは段階的で持続的な脱分極を引き起こすが，活動電位は生じない。脱分極は G_q-PLCβ-DAG/IP$_3$ 経路（図12.6a）を介して活性化される I_{cat} および $I_{Cl(Ca)}$ によってもたらされる。脱分極は VSCC を活性化し，持続的な収縮を導く。これもまた電気機械連関である。
- **膜電位とは関連のない収縮**（図12.2c, 図12.6b）　太い動脈の平滑筋細胞では，ROC は豊富にあるが VSCC は少ないことがしばしばある。ノルアドレナリンは細胞質内の Ca^{2+} 濃度を，一部は DAG により活性化された ROC によって，また一部は IP$_3$ が触媒する SR からの Ca^{2+} 放出によって上昇させる。ROC 電流は小さな，

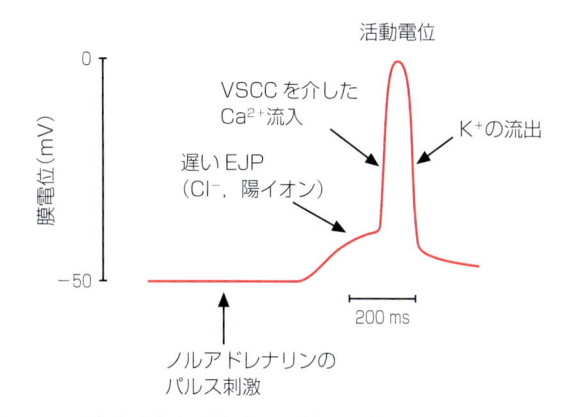

図 12.8　活動電位を発生する血管平滑筋細胞の，マイクロピペットより投与された短いノルアドレナリンのパルス刺激に対する反応（交感神経性小胞，図12.9参照）。EJP：興奮性接合部電位，VSCC：電位依存性 Ca^{2+} チャネル。（Courtesy of Professor WA Large, Department of Pharmacology, St. George's Hospital Medical School, London）

同時発生的な脱分極を引き起こす場合もあるが，収縮は膜の脱分極によって起こるのではない。この型の活性化は薬物機械連関と呼ばれる。

交感神経刺激は速い EJP と遅い EJP を生じ，脱分極依存性/非依存性の両方の収縮を引き起こす

血管平滑筋に対するノルアドレナリン単独の影響を踏まえて，ノルアドレナリンと ATP の両者を放出する，より複雑な交感神経刺激の場合を考えてみよう。交感神経刺激は同じ平滑筋細胞において，脱分極非依存性および脱分極依存性の両者の収縮を引き起こし得る。この反応は細い動脈を中等度の強さで交感神経刺激したときにみられる（図12.9a）。局所の交感神経線維が短時間刺激された場合，平滑筋細胞の電気的な反応には 2 つの成分がある。1 つは，15 ms ほどの非常に短い潜伏時間の後，小さく，急速に立ち上がる 10 mV の持続の短い（1秒）脱分極，つまり速い興奮性接合部電位（速い EJP）である。これに続いて，ノルアドレナリンによる遅い EJP（図12.8）と同様の，ゆっくりと立ち上がり，より長く持続する脱分極が起こる。2 つの電気的反応は何によって引き起こされるのだろう？

速い EJP は，P$_{2X}$ プリン作動性（ATP）受容体の阻害薬で消失するため，交感神経由来の ATP がトリガーとなることは明らかである（その根拠については図14.3を参照）。代謝調節型のアドレナリン受容体とは異なり，P$_{2X}$ 受容体はイオンチャネル型 ionotropic 受容体である。つまり，受容体は陽イオン透過性チャネルと直接連結しているが，これは 1 つの巨大分子（リガンド開口型 ligand-gated チャネル）の一部分なのである。そのため，チャネルの活性化は非常に速い。チャネルが活性化されると Ca^{2+} および Na$^+$ が流入し，小さな脱分極電流を生じる。遅い EJP はプラ

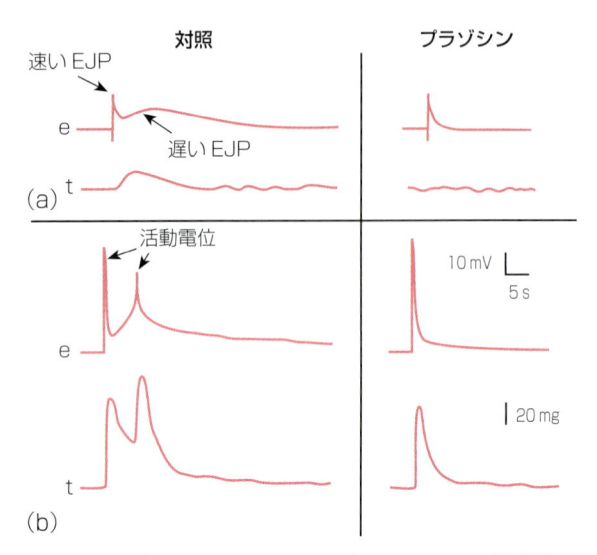

図12.9 細胞内微小電極によって記録されたラット尾動脈における収縮張力(t)と膜電位(e)の同時記録。それぞれの枠において, α遮断薬であるプラゾシンの非投与(左)および投与(右)下で血管周囲の神経を外部パルスにより単回刺激した。a：中等度の刺激は，速い興奮性接合部電位(速い EJP, ATP 媒介性)および遅い EJP（ノルアドレナリン媒介性）を発生させた。収縮は遅い EJP に先行し，プラゾシンでブロックされた（脱分極非依存性収縮）。b：より強い刺激では，より大きな速い EJP や遅い EJP が生じる。それぞれが活動電位のトリガーとなり，単収縮を伴う（脱分極依存性収縮）。より遅い電位および収縮のみプラゾシンでブロックされた。(From Cheung DW. Pfluger's Archiv 1984；400：335-7, with kind permission from Springer Science and Business Media)

ゾシンのような α_1 受容体遮断薬で消失することから，明らかにノルアドレナリンによるものである（図12.9a 右）。これは先に述べたように，I_{cat} と $I_{Cl(Ca)}$ によって発生する（図12.6a）。

図12.9a でみられる機械的反応，つまりゆっくりとした収縮は，よく考えると不可解である。その収縮は遅い EJP によって引き起こされるのではない。なぜならば，収縮は遅い EJP よりも前に始まっているからである。また，この収縮は速い EJP によって引き起こされるものでもない。なぜなら，プラゾシンは収縮は消失させるが，速い EJP は消失させないからである（図12.9a 右）。実は，このゆっくりとした収縮は，α_1 受容体による ROC の活性化を介した**脱分極非依存性収縮** depolarization-independent contraction の一例である。

交感神経に対する刺激がより強くなると，速い EJP はより大きくなり，活動電位あるいは単収縮のトリガーとなるのに十分な VSCC を活性化する（図12.9b）。ゆっくりとした脱分極もまた大きくなり，別の活動電位のトリガーとなり，基礎にあるゆっくりとした収縮にさらに単収縮が加わる。これらの単収縮は**脱分極依存性収縮** depolarization-dependent contraction の例であるが，基礎にあるゆっくりとした収縮は脱分極非依存性収縮を反映している。両方の機序による収縮が同一の平滑筋細胞で起こり得る。しかし，交感神経刺激に対する電気的反応のパターンは共通するものとはいえ，すべての血管が上記のように反応するわけではなく，その反応性は血管によって大きく異なるということに注意する必要がある。

細胞内遊離 Ca^{2+} は血管収縮の間に 2 つの位相を示す

血管平滑筋に Ca^{2+} 感受性の蛍光色素を負荷すると，細胞質の遊離 Ca^{2+} 濃度は，刺激によって 2 つの異なる位相を示すことがわかる。一過性の初期相においては，約 0.1 μM から約 1 μM へと細胞質内 Ca^{2+} 濃度の急速な増加がみられる。これは血管壁全体にわたって，すべての平滑筋細胞で同期して起こり，その直後から張力の増加がみられる（図12.4a）。30～60秒後に始まる**持続性の第2相**（持続相）では，細胞内 Ca^{2+} 濃度は，基礎レベルよりは高いものの低いレベルに後退する。ただし，収縮力はよく保たれている。第 2 相の間，特にトーヌスの低い細い動脈の平滑筋細胞において，個々の平滑筋細胞は間欠的で非同期的な Ca^{2+} ウェーブを示す場合もある（図12.4a）。第 2 相の Ca^{2+} 濃度は，基礎トーヌスの高い血管のほうが安定している傾向がみられる。2 つの相が生じる経路は以下の通りである。

初期相は筋小胞体からの Ca^{2+} 放出と細胞外 Ca^{2+} の流入によるものである

初期相にみられる平滑筋細胞の遊離 Ca^{2+} の大幅な増加は，特に太い動脈においては SR に貯蔵された Ca^{2+} の放出の結果であり，また細い動脈や細動脈では細胞外 Ca^{2+} の流入により促進されたものである（図12.7）。太い動脈では SR がよく発達しているため，初期の一過性の細胞内 Ca^{2+} 濃度上昇のほとんどは貯蔵 Ca^{2+} の放出によって説明される。この放出は主に受容体によってもたらされる IP_3 の産生により触発される。貯蔵 Ca^{2+} は，近接する細胞膜のストア作動性 TRP チャネルを介して流入する細胞外 Ca^{2+} によって補填される（容量性 Ca^{2+} 流入）。より細い抵抗血管や細動脈では，細胞外の Ca^{2+} の流入がより重要である。これは，細い抵抗血管には SR が乏しく VSCC が豊富にある傾向があるためである。VSCC は I_{cat} および $I_{Cl(Ca)}$ によりもたらされる脱分極によって活性化される。活性化された VSCC あるいは ROC を介した細胞外 Ca^{2+} の流入もまた，細胞内 Ca^{2+} 濃度を上昇させる。

血管収縮の最初の 30～60 秒の位相をまとめると，アゴニストと受容体の複合体が $PLC\beta$-IP_3-DAG 経路を活性化する。IP_3 は SR に貯蔵された Ca^{2+} を放出し，これにより細胞内の Ca^{2+} が上昇し，脱分極電流である $I_{Cl(Ca)}$ を活性化する。DAG は脱分極電流である I_{cat} を活性化する。

I_{cat} と $I_{Cl(Ca)}$ による脱分極は細胞膜の VSCC の開口確率を増加させ，細胞外 Ca^{2+} を流入させる．DAG もまた細胞膜の ROC を活性化し，細胞外 Ca^{2+} を流入させる．その後，4つの Ca^{2+} とカルモジュリンの複合体が MLC キナーゼを活性化し，MLC がリン酸化され，それによってミオシン頭部がアクチンフィラメントとクロスブリッジを形成することができるようになる．その後，クロスブリッジの首振りによって短縮あるいは張力発生が起こる．

第2相は細胞外 Ca^{2+} の流入と Ca^{2+} 感受性の亢進によって維持される

第2相(持続相)では，中膜全体にわたる細胞内平均 Ca^{2+} 濃度は，一過性のピーク値よりも低下する．また，血管によっては，個々の平滑筋細胞が間欠的な Ca^{2+} ウェーブを発生する(図12.4a)．それぞれの Ca^{2+} ウェーブは IP_3 による SR からの Ca^{2+} 放出により発生する．Ca^{2+} ウェーブの間，細胞膜のポンプは Ca^{2+} を排出するので，SR 貯蔵の充填のためには VSCC と cat-SOC を介した細胞外 Ca^{2+} の流入が必要となる．持続相において細胞外 Ca^{2+} の流入が重要であることは，ニフェジピンおよび cat-SOC 遮断薬によって弛緩を生じることから明らかである．

持続相では，細胞内平均 Ca^{2+} 濃度が低下するにもかかわらず，血管収縮はよく保たれる(図12.4a)．したがって，何か別のメカニズムが働いていることになる．このメカニズムは Ca^{2+} 感受性の亢進 *Ca^{2+} sensitization* である．つまり，持続相においては同じレベルの Ca^{2+} で収縮効果が増加するということである．

持続的な Ca^{2+} 感受性の亢進は rhoA キナーゼおよび PKC によって媒介される

Ca^{2+} 感受性の亢進は G 蛋白共役型受容体によって活性化されるキナーゼ類によってもたらされる(図12.7)．キナーゼ類は，他の蛋白をリン酸化することによりその活性を変化させる酵素の大きな一群である．Ca^{2+} 感受性の亢進の主たる原因となるキナーゼは rhoA キナーゼである．G_{12} 蛋白と共役するアゴニスト-受容体複合体が，単量体の GTPase であり rhoA キナーゼを活性化する rhoA を活性化する．rhoA キナーゼは，ミオシン頭部の脱リン酸化の原因となってミオシンモーターのスイッチを切る酵素である MLC ホスファターゼを抑制する．これによって，Ca^{2+}-カルモジュリンの低下にもかかわらず，MLC キナーゼと MLC ホスファターゼの動的バランスはリン酸化の方向にシフトする．

Ca^{2+} 感受性の亢進は，一部の血管では DAG および細胞内 Ca^{2+} によって活性化されるプロテインキナーゼ Cα (PKCα)によっても促進される(図12.6b)．PKC は，rhoA と同様に MLC ホスファターゼを抑制する CPI-17 蛋白を

重要事項のまとめ 12.1

血管平滑筋細胞のトーヌスの調節

- 能動的な血管張力(トーヌス)は持続的である．トーヌスは，交感神経性伝達物質であるノルアドレナリン，循環ホルモン(アドレナリン，アンジオテンシンⅡ，バソプレッシン)，その他の局所因子〔例えば，NO，内皮由来過分極因子(EDHF)，エンドセリン，低酸素，ヒスタミンおよびその他のオータコイド〕などによって調節されている．
- トーヌスは主に細胞質内 Ca^{2+} 濃度に依存する．Ca^{2+}-カルモジュリン複合体は，ミオシン頭部をリン酸化するミオシン軽鎖(MLC)キナーゼを活性化してクロスブリッジの形成に働く．もし Ca^{2+} 濃度が低下すれば，恒常的に活性のある MLC ホスファターゼによる脱リン酸化が弛緩を引き起こす．
- G_q 蛋白共役型受容体(例えば $α_1$ 受容体)を活性化するアゴニスト(例えばノルアドレナリン)は，細胞質内 Ca^{2+} 濃度を3つの方法で上昇させる．
  (i) G_q 活性化 PLCβ は IP_3 を産生する．IP_3 は SR に貯蔵された Ca^{2+} を放出し，ストア作動性 Ca^{2+} チャネル(cat-SOC)を活性化する．
  (ii) PLCβ は DAG を産生する．DAG は受容体作動性 Ca^{2+} チャネル(ROC)を活性化する．
  (iii) IP_3 と DAG は電位依存性 L 型 Ca^{2+} チャネル(VSCC)を活性化する脱分極電流のトリガーとなる．
- トーヌスはまた，MLC ホスファターゼを抑制して細胞の Ca^{2+} 感受性を亢進させる rhoA キナーゼおよびプロテインキナーゼ C によっても調節されている．
- 血管の弛緩は細胞質内の遊離 Ca^{2+} 濃度の低下，あるいは，Ca^{2+} 感受性の低下によってもたらされる．遊離 Ca^{2+} 濃度は過分極によって誘発された VSCC の閉鎖(例えば，代謝性充血や EDHF)，cAMP 活性化プロテインキナーゼ A (例えば，アドレナリンで活性化された $β_2$ 受容体)や cGMP 活性化プロテインキナーゼ G (例えば，NO，勃起不全治療薬)などで低下し得る．

活性化する．PKC はまた，クロスブリッジ形成を促進するアクチンフィラメント上の調節蛋白である*カルデスモン caldesmon* をリン酸化する MAP キナーゼ経路のトリガーとなる．これによって，一部の血管で MLC のリン酸化が低下するにもかかわらず交感神経刺激による緊張が維持される理由を説明できるかもしれない．

12.6 血管運動(律動性収縮)

ほとんどの動脈や静脈は安定した血管トーヌスを示すが，

多くの細動脈(例えば，骨格筋，皮膚。図15.10c)は，終末軟膜動脈や門脈(図12.2a)と同様に血管運動 vasomotion と呼ばれる律動的な収縮を示す。細動脈の血管運動は最終の毛細血管の濾過率を減少させる助けとなっているのかもしれない(第11章11.6)。中膜全体における細胞内 Ca^{2+} 濃度の，同期的な振動によってこのような血管運動が1分間に何度も生じる(持続的に収縮した血管の平滑筋細胞では，これとは異なり非同期的な振動となる)。この振動は主に IP_3 による SR からの周期的な Ca^{2+} 放出によるものであり，これは $I_{Cl(Ca)}$ が平滑筋細胞を脱分極させたときに活性化される VSCC によって増大する。弛緩相は SR ポンプによる Ca^{2+} の再取り込み，および Ca^{2+} 活性化 BK 電流による再分極のためである。平滑筋細胞間の同期化は，おそらく同一細胞間ギャップ結合，また血管によっては血管運動は内皮依存性であることから平滑筋-内皮細胞間ギャップ結合によって，調節されている。門脈では異なるメカニズムが働いているようである。つまり，平滑筋細胞の自発的な脱分極が活動電位のトリガーとなり，それによって VSCC が開口し，Ca^{2+} の変動を引き起こしている。

12.7　生理的血管拡張メカニズム

ここまでは血管の収縮について述べてきた。しかしながら血管の主な機能は，特に抵抗血管においては，運動する筋肉や心筋への血流を増やすために拡張することである。血管拡張 vasodilation は能動的過程ではなく，単純に持続的な収縮張力の減少，すなわち弛緩であり，これは4つのメカニズムによってもたらされる。

- 過分極
- アデニル酸シクラーゼ-cAMP-プロテインキナーゼA (PKA)経路
- グアニル酸シクラーゼ-cGMP-プロテインキナーゼG (PKG)経路
- Ca^{2+} 感受性の低下

　最初の3つのメカニズムは，細胞内 Ca^{2+} 濃度を低下させることにより血管拡張を引き起こし，これは MLC キナーゼの活性を低下させる。これにより，もともとある MLC ホスファターゼの活性が優勢となり，ミオシンモーターのスイッチが切れる。4番目の血管拡張メカニズムである Ca^{2+} 感受性の低下は，細胞内 Ca^{2+} 濃度の低下がほとんどない場合にも血管拡張を引き起こす。

過分極は，細胞外 K^+，内皮由来過分極因子，低酸素およびニューロペプチドによる血管拡張を媒介する

過分極は VSCC を閉じ，細胞質内の遊離 Ca^{2+} 濃度の低下と血管拡張を引き起こす(図12.1)。以下にその例を挙げる。

- 骨格筋の収縮，心筋の収縮，脳の活動　これらは局所の間質液における K^+ 濃度を上昇させる。血管外の K^+ は血管における K_{ir} 活性を増加させ(12.4)，過分極と血管拡張を導く。これは組織における代謝活動に血流を見合うようにするためのメカニズムの1つである(代謝性充血：第13章13.4)。
- 内皮由来過分極因子 endothelium-derived hyperpolarization factor (EDHF)　平滑筋細胞を過分極させて血管拡張を誘発する。EDHF の本態(例えば，K^+，エポキシエイコサトリエン酸)については第9章9.5で概説した。栄養動脈においては，血管拡張は内皮の過分極が平滑筋-内皮細胞間ギャップ結合を介して平滑筋細胞に伝達されることによる(第13章13.7)。
- 低酸素 hypoxia　もしそれが重度であれば，平滑筋細胞の K_{ATP} チャネルを活性化し(12.4)，過分極や細胞内 Ca^{2+} 濃度の低下，そして低酸素性血管拡張を導く。しかしながら，多くの動脈においては Ca^{2+} 感受性の低下が低酸素性血管拡張の基礎となる主要なメカニズムであり，細胞内 Ca^{2+} 濃度の減少はほとんどみられない。
- 感覚神経ニューロペプチド sensory nerve neuropeptide　カルシトニン遺伝子関連ペプチド calcitonin gene related peptide (CGRP)，血管作動性腸ポリペプチド vasoactive intestinal polypeptide (VIP) などがあり，炎症時に放出されて過分極を引き起こし，炎症時の血管拡張に関与している(第14章14.4)。
- K_{ATP} 活性化薬　ジアゾキシド，ピナシジル，およびクロマカリムなどがあり，平滑筋細胞の過分極を介して血管拡張を誘発する。

cAMP-PKA 介在性の血管拡張は $β_2$ 受容体によって触発される

循環血液中のアドレナリンは骨格筋，心筋，肝臓の抵抗血管を拡張する。これは，これらの組織に $β_2$ 受容体が多く発現しているからである(他のほとんどの組織では $α_1$ の密度が $β_2$ を上まわっているため，アドレナリンは血管収縮を引き起こす)。$β_2$ 受容体は，三量体の膜 GTPase である G_s と共役しており，これは膜結合型のアデニル酸シクラーゼを活性化する(図12.10)。他の多くの生理的血管拡張物質，例えばアデノシン adenosine (A_{2A} 受容体)，プロスタサイクリン prostacyclin (EP_4 受容体)，ヒスタミン histamine (H_2 受容体)，血管作動性腸ポリペプチド，カルシトニン遺伝子関連ペプチドなども同様に G_s 共役型受容体を活性化する。これら G_s 共役型受容体によるアデニル酸シクラーゼの活性化は，ATP からサイクリックアデノシン一リン酸(cAMP)への変換を触媒する。cAMP はリン酸化酵素であるプロテインキナーゼA protein kinase A (PKA) を活性化する。PKA は複数の作用により血管の弛

12.7 生理的血管拡張メカニズム 229

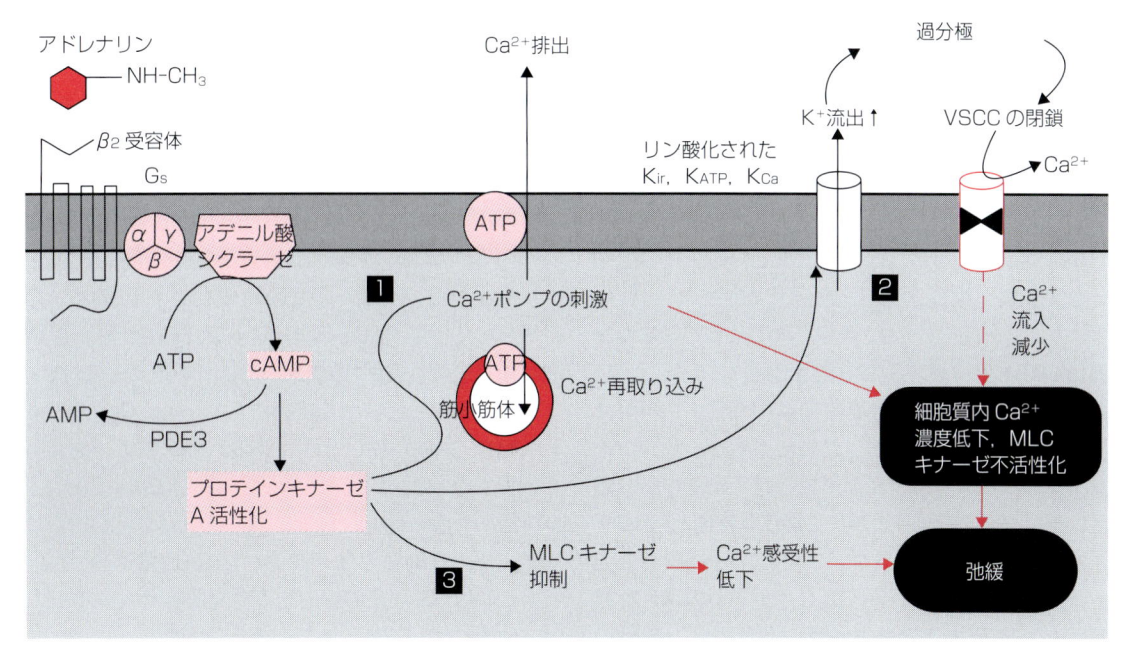

図 12.10 アドレナリンにより活性化されたβ₂受容体が血管拡張をもたらす経路。アデノシン A₂A 受容体，ヒスタミン H₂ 受容体，血管作動性腸ポリペプチド(VIP)受容体およびカルシトニン遺伝子関連ペプチド(CGRP)受容体は同じようにアデニル酸シクラーゼと連関しており，血管拡張を生じる。アデニル酸シクラーゼはフォルスコリンという薬物で直接活性化され得る。AMP：アデノシン一リン酸，PDE3：ホスホジエステラーゼ 3。その他の略語は本文を参照。(After Ushio-Fukai M et al. Journal of Physiology 1993；462：679-96, with permission from Wiley-Blackwell)

緩を誘発する(図12.10)。

- PKA は，通常は Ca²⁺-ATPase ポンプのブレーキとして働いている蛋白であるホスホランバン *phospholamban* をリン酸化し，このブレーキ効果を減少させる。これにより PKA は，SR および筋細胞膜の Ca²⁺ ポンプ活性を刺激し，細胞内遊離 Ca²⁺ 濃度の低下を導く。
- PKA は K$_{ir}$，K$_{ATP}$，および K$_{Ca}$ チャネルをリン酸化し，これらの開口確率を増加させる。結果として起こる過分極は VSCC を閉鎖させ，結果として細胞外 Ca²⁺ の流入を減少させる。
- PKA はリン酸化することによって MLC キナーゼを抑制する。これは同じ Ca²⁺ 濃度におけるミオシンの活性化減少，つまり Ca²⁺ 感受性低下をもたらす。

PKA の活性化物質である cAMP は，ホスホジエステラーゼ 3 *phosphodiesterase 3* という酵素によって持続的に分解されている(図12.10)。ミルリノン，シロスタゾールなどホスホジエステラーゼ 3 を抑制する薬物は，細胞内の cAMP を上昇させ，血管を拡張させる。

cGMP-PKG 介在性の血管拡張は NO によって誘発される

一酸化窒素 *nitric oxide* (NO)，ニトログリセリンのような硝酸薬(狭心症の軽減のために広く用いられている)，およびホルモンである心房性ナトリウム利尿ペプチド(ANP)は，細胞内のサイクリックグアノシン一リン酸 *cyclic guanosine monophosphate* (cGMP)濃度を上昇させることによって血管拡張を引き起こす。NO はグアニル酸シクラーゼを活性化し，これがグアノシン三リン酸からの cGMP 産生を触媒する(第 9 章 9.4，図 9.10)。cGMP は PKA と似た作用をもつプロテインキナーゼ G *protein kinase G* (*PKG*)を活性化するが，これはホスホランバンのリン酸化により Ca²⁺-ATPase ポンプの抑制を解除し，SR による Ca²⁺ 再取り込みと Ca²⁺ の排出を導き，また，Ca²⁺ 感受性を低下させる。このようにして NO は血流誘発性血管拡張，炎症性血管拡張，エンドトキシンショック，性的な勃起をもたらす(第 13 章)。cGMP を増加させる薬物であるシルデナフィル(バイアグラ®)による勃起不全の治療については第 13 章 13.3 で述べる。

低酸素状態の動脈では Ca²⁺ 感受性が低下する

多くの動脈において低酸素は，細胞内の遊離 Ca²⁺ 濃度がほとんど低下しないにもかかわらず血管拡張を引き起こす(図13.5)。この血管拡張は，おそらくは rhoA キナーゼの抑制を介して，ミオシンのリン酸化が減少することによってもたらされる(図12.7)。

要 約

- 血管平滑筋は円周方向に走る紡錘形の細胞である。平滑筋細胞間，および平滑筋細胞と内皮間はギャップ結合によって電気的に連結している。収縮装置は，太いミオシンフィラメントと細いアクチンフィラメントが互いの間隙に入り込むように構成されている。後者は細胞質の緻密体および細胞膜の緻密帯に固定されている。

- 収縮は主に，細胞内の Ca^{2+} 濃度上昇によって**ミオシン軽鎖(MLC)キナーゼ**を活性化する Ca^{2+}-カルモジュリン複合体が形成されることで始まる。MLC キナーゼはミオシン頭部をリン酸化し，これによってミオシンとアクチンのクロスブリッジが形成されて収縮が引き起こされる。クロスブリッジが長く持続すること(ラッチ状態)によって，比較的少ないエネルギー消費で血管トーヌスが維持されている。MLC キナーゼの活性が低下すると，**MLC ホスファターゼ**による脱リン酸化によって弛緩が導かれる。

- 細胞膜の **K^+ チャネル**は外向き電流を流し，約 −50mV の基底電位を形成する。内向き整流(K_{ir})，ATP 依存性(K_{ATP})，電位依存性(K_v)，および Ca^{2+} 活性化(K_{Ca}/BK)の各チャネルすべてがこれに関与している。常時活性のある一過性受容体電位(TRP)チャネルを介した内向きの陽イオン電流は，比較的脱分極した基底電位を形成している。

- 細胞膜の**電位依存性 L 型 Ca^{2+} チャネル**(VSCC)は，膜の脱分極に伴って開口確率を増加し，細胞外 Ca^{2+} の流入と収縮を引き起こす。**脱分極依存性収縮**は，細い動脈，すなわち抵抗血管で顕著である。これは，このような血管が VSCC を強く発現しているためである。

- **交感神経の活動**は抵抗血管の収縮を引き起こす。接合部軸索瘤は ATP およびノルアドレナリンを遊離し，これらはそれぞれ，血管平滑筋における**速い，あるいは遅い興奮性接合部電位**(脱分極)を引き起こす。ノルアドレナリン性 $α_1$ 受容体は PLCβ と G_q を共役し，IP_3 と DAG を産生する。DAG は陽イオン透過性 TRP チャネル(I_{cat} 電流)を活性化し，IP_3 は SR に貯蔵された Ca^{2+} を放出して Cl^- チャネル($I_{Cl(Ca)}$ 電流)を活性化する。I_{cat} および $I_{Cl(Ca)}$ による脱分極は，遅い興奮性接合部電位(EJP)を発生させる。もし EJP が大きく，細動脈と同様に VSCC が豊富にあれば，VSCC の活性化は **Ca^{2+} 介在性活動電位**と単収縮を発生させる。

- **脱分極非依存性の収縮**は太い動脈で起こり得る。$α_1$ や H_1 などの G_q 蛋白共役型受容体が PLCβ-IP_3-DAG 経路を活性化すると，IP_3 は SR (太い動脈では豊富に存在する)に貯蔵された Ca^{2+} を放出し，同時に DAG は細胞外 Ca^{2+} を細胞内に流入させる**受容体作動性陽イオンチャネル**(ROC)を活性化する。

- 持続性収縮の間，はじめに SR からの放出による細胞質内 Ca^{2+} 濃度の一過性の上昇があり，それより低いがやや上昇した Ca^{2+} 濃度の持続がこれに続く。収縮は(i) VSCC，ROC，SOC (ストア作動性チャネル)を介した持続的な **Ca^{2+} の流入**，および(ii) Ca^{2+} に対する**感受性の亢進**，によって維持されている。Ca^{2+} 感受性の亢進は，rhoA キナーゼとプロテインキナーゼ C (PKC) による MLC ホスファターゼの抑制によってもたらされる。

- 一部の細動脈では律動的な収縮(**血管運動**)がみられ，これは SR からの規則的で自発的な Ca^{2+} の放出による Ca^{2+} ウェーブによって引き起こされる。

- **血管拡張**は通常，**細胞質内 Ca^{2+} 濃度の低下**によって MLC キナーゼが不活性化され，MLC ホスファターゼが優位となり，ミオシンモーターのスイッチが切れることによってもたらされる。さらに，**Ca^{2+} 感受性の低下**も血管拡張に関与する。細胞質内 Ca^{2+} 濃度は以下の 3 つのメカニズムによって低下する。

- **過分極**：VSCC の開口確率を低下させ，血管拡張を導く。活動中の骨格筋や，心筋，脳の血管では，間質液の K^+ 濃度の上昇により，K_{ir} チャネルの開口確率が上がり，過分極を導く。これは代謝性充血に関連する。内皮由来過分極因子(K^+，エポキシエイコサトリエン酸)もいくつかのニューロペプチドと同様に，平滑筋細胞の過分極と血管拡張を引き起こす。

- **cAMP-PKA**：$β_2$ 受容体，アデノシン A_{2A} 受容体，ヒスタミン H_2 受容体などの G_s 蛋白共役型受容体は，アデニル酸シクラーゼ-cAMP-プロテインキナーゼ A (PKA)経路を活性化する。PKA は Ca^{2+}-ATPase ポンプを刺激して細胞質内 Ca^{2+} 濃度を低下させ，また K^+ チャネルをリン酸化して脱分極を引き起こし，VSCC の閉鎖を導く。また，PKA は MLC キナーゼを不活性化する。これが，アドレナリンにより心筋や骨格筋の血管拡張を生じる過程である。

- **cGMP-PKG**：NO，硝酸薬，心房性ナトリウム利尿ペプチド(ANP)は，グアニル酸シクラーゼ-cGMP-PKG 経路を活性化する。PKG は PKA と似た作用をもつ。NO は血流依存性拡張，炎症や勃起における血管拡張を媒介する。

参考文献

■ 総説と書籍

Albert A, Large WA. Signal transduction pathways and gating mechanisms of native TRP-like cation channels in vascular myocytes. Journal of Physiology 2006；570：45-51.

Bény J-L, Koenigsberg M, Sauser R. Role of myoendothelial communications in arterial vasomotion. American Journal of Physiology 2006；291：H2036-8.

Cohen AW, Hnasko R, Schubert W, Lisanti MP. Role of caveolae and caveolins in health and disease. Physiological Reviews 2004；84：1341-79.

Haddock RE, Hill CE (2005) Rhythmicity in arterial smooth muscle. Journal of Physiology 2005；566：645-56. (Vasomotion)

Hirst GDS, Edwards FR. Sympathetic neuroeffector transmission in arteries and arterioles. Physiological Reviews 1989；69：546-604.

Ledoux J, Werner ME, Brayden JE, Nelson MT. Calcium-activated potassium channels and the regulation of vascular tone. Physiology 2006；21：69-79.

Li P-L, Lee HC, Nelson MT, Meininger GA, Van Breemen C. Novel Ca^{2+} signalling mechanisms in vascular myocytes：Symposium overview. Acta Physiologica Scandinavica 2003；179：339-52.

Jackson WF. Potassium channels in the peripheral microcirculation. Microcirculation 2005；12：113-27.

Mulvany MJ, Alkjaer C, Arner A, Hellstrand P. Vascular smooth muscle (symposium). Acta Physiologica Scandinavica 1998；164：339-644.

O'Donnell ME, Owen NE. Regulation of ion pumps and carriers in vascular smooth muscle. Physiological Reviews 1994；74：683-722.

Quayle JM, Nelson MT, Standen NB. ATP-sensitive and inwardly rectifying potassium channels in smooth muscle. Physiological Reviews 1997；77：1165-216.

Somlyo AP, Somlyo AV. Ca^{2+} sensitivity of smooth muscle and non-muscle myosin II：Modulation by G proteins, kinases and myosin phosphatase. Physiological Reviews 2003；83：1325-58.

Taggart MJ. Smooth muscle excitation-contraction coupling：A role for caveolae and caveolins? News in Physiological Science 2001；16：61-5.

Wier WG, Morgan KG. α_1-Adrenergic signaling mechanisms in contraction of resistance arteries. Reviews of Physiology, Biochemistry and Pharmacology 2003；150：91-139.

■ 研究論文

See www.hodderplus.com/cardiovascularphysiology for a full list of Research papers for this chapter.

13章 血管の調節Ⅰ：内因性調節

13.1	血管の調節とその役割の概略	233	13.7 代謝性(機能性)充血	243
13.2	血圧の変化に対する筋原性反応	234	13.8 虚血後(反応性)充血	246
13.3	内皮による調節	236	13.9 虚血-再灌流障害	246
13.4	代謝性血管作動因子による調節	238	● 要約	247
13.5	オータコイドによる調節	240	● 参考文献	248
13.6	血流による自己調節	241		

学習目標

この章を読み終わった時点で，あなたは次のことができるはずである。
- 圧の変化に対する細動脈の筋原性反応の概略を述べ，その重要性を説明することができる(13.2)。
- 循環系におけるNOの主な役割を列挙することができる(13.3)。
- 代謝性充血の意義を述べ，推測されるメディエーターの名を挙げることができる(13.4)。
- ヒスタミン，ブラジキニン，セロトニン，血小板活性化因子，プロスタサイクリン，トロンボキサンなどのオータコイドの概要を簡潔に述べることができる(13.5)。
- 血圧と灌流圧の図を描くことにより自己調節を説明できる。また，2つめの図を描くことによって，代謝性充血により自己調節がどのような影響を受けるかを示すことができる(13.6)。
- 運動時における拡張が動脈樹に沿ってどのように協調しているかを説明することができる(13.7)。
- 虚血後の充血がどのようにして起こるかの概略を述べることができる(13.8)。
- 虚血-再灌流障害の基礎を説明することができる(13.9)。

* * *

13.1 血管の調節とその役割の概略

血管平滑筋によって発揮される張力は血管緊張(トーヌス)と呼ばれている。血管トーヌスは血管径を調節し，したがって，そこを通る血流を調節している。トーヌスの増加は血管収縮を引き起こし，局所の血流を減少させる。反対にトーヌスの低下は，血圧によって弛緩した血管が押し広げられることによって血管拡張を引き起こす。このように血管トーヌスは血管拡張(トーヌスの減少)の必須の前提条件であり，骨格筋のように血流を大いに増加(充血)させることができる組織においては，基底状態における血管トーヌスは高い。

動脈は，持続的な交感神経性血管収縮神経の活動がブロックされても，ある程度の血管トーヌスを維持している。これを基礎トーヌスといい，一般的に静脈では低い。基礎トーヌスは持続的に血管を収縮させる要因〔恒常的に活性のある平滑筋細胞の一過性受容器電位(TRP)チャネル，筋原性反応，エンドセリン〕の結果であり，一部は持続的に血管を拡張させる要因〔一酸化窒素(NO)，内皮由来過分極因子(EDHF)〕によって相殺されている。生体内における血管トーヌスは，交感神経線維の持続的な血管収縮活性によって一般的には基底レベルよりも上にある。

血管トーヌスを調節する過程をさらに探究する前に，まず前章までのキーポイントをまとめて，様々な役割を要約してみよう。

血管トーヌスは，局所の血流，動脈圧，毛細血管濾過率，中心静脈圧を調節している

- 組織における局所の血流は，抵抗血管の半径(r)の変化により変動する。rの小さな変化であっても，Poiseuilleの法則(第8章8.7)によりr^4となるため，血流の抵抗に大きな影響を及ぼす。このことから組織は広い範囲にわたって血流を変化させることができる。皮膚，骨格筋，外分泌腺ではそれぞれ，体温調節，運動，体液の分泌の需要に見合うように，血管拡張により血流を20倍に増加させることができる(図13.1)。各組織における最

13章 血管の調節Ⅰ：内因性調節

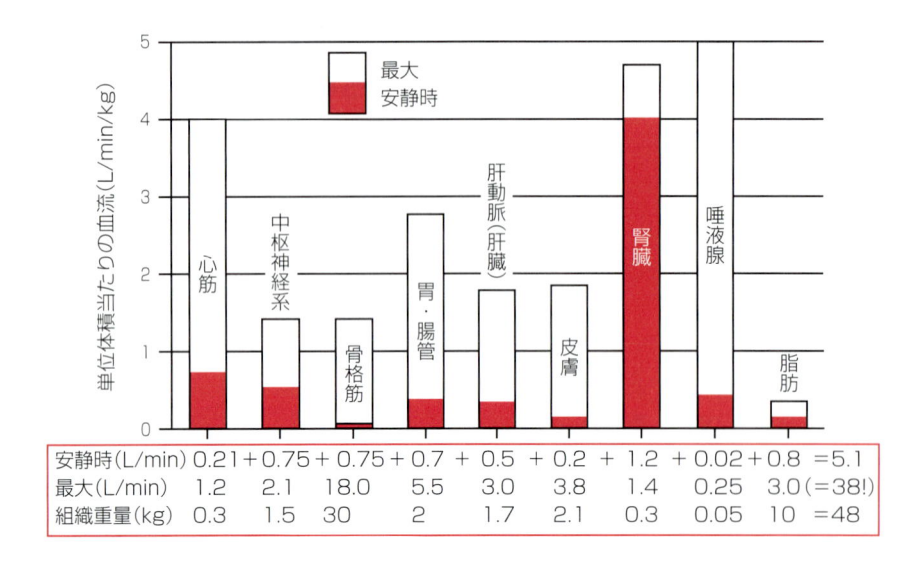

	心筋	中枢神経系	骨格筋	胃・腸管	肝動脈（肝臓）	皮膚	腎臓	唾液腺	脂肪	
安静時(L/min)	0.21 +	0.75 +	0.75 +	0.7 +	0.5 +	0.2 +	1.2 +	0.02 +	0.8	= 5.1
最大(L/min)	1.2	2.1	18.0	5.5	3.0	3.8	1.4	0.25	3.0	(=38!)
組織重量(kg)	0.3	1.5	30	2	1.7	2.1	0.3	0.05	10	=48

図 13.1　70 kgのヒトの各組織における安静時から最大時までの幅広い血流の変動。38 L/minという値は最大心拍出量を超えているため，すべての組織で同時に最大血流となることはない。(Data from Mellander S, Johansson B. Pharmacological Reviews 1968；20：117-96, by permission)

大の血流量は非常に多いため，全組織の最大血流量を同時に達成することは，心臓の最大の拍出量を超えてしまい不可能である。
- 動脈圧は総末梢抵抗と心拍出量によって決まる（第8章8.5）。抵抗血管のトーヌスを連続的に調整することによって，起立など通常の動作における動脈圧の調節が可能になっている。出血などの急激な血液量減少時に，血管収縮は血圧を維持する助けとなる。
- 毛細血管血流および毛細血管圧は局所細動脈のトーヌスによって調節されている。運動中の筋における血管拡張は，灌流の均一性と灌流する毛細血管の表面積を大きくし，溶質の交換を増加させる（図10.14）。細動脈のトーヌスはまた，毛細血管圧を調節し，それにより体液の交換や血漿量をも調節している（図11.4）。
- 中心静脈圧は末梢静脈および細静脈のトーヌスによって調節されている。末梢静脈の収縮は血液を中心静脈に移行させ，心充満圧と1回拍出量を増加させる（心臓におけるStarlingの法則，第6章6.6）。

上述の要約から，血管トーヌスの変化は，局所レベルでは組織灌流，栄養や水の交換を，また個体のレベルでは，動脈圧，血漿量，中心静脈圧，1回拍出量を調節していることがわかる。

血管トーヌスは内因性および外因性のメカニズムによって調節されている

血管トーヌスの調節は2種類，つまり内因性と外因性の過程に分類される（図13.2）。内因性の調節とは，完全に臓器または組織内の因子による調節のことである。外因性の調節とは，臓器外に由来する因子による調節のことである。内因性の調節因子には以下のものが含まれる。
- 動脈圧におけるBaylissの筋原性反応
- 内皮からの分泌物（NO，EDHF，プロスタサイクリン，エンドセリン）
- 活動している組織から産生される血管作動性代謝産物（例えばアデノシン）
- オータコイド（ヒスタミンなどの血管作動性傍分泌物質）
- 温度（主に皮膚において重要：第15章）

多くの主要な反応，とりわけ血流の自己調節，機能性および反応性の充血，炎症性血管拡張，動脈の血管攣縮は，純粋に内因性調節により生じる。

外因性調節は以下によってもたらされる。
- 血管運動神経（主に交感神経系）
- 血管作動性ホルモン（アドレナリン，アンジオテンシンⅡ，バソプレッシンなど）

調節の階層性

血管の調節過程には階層性がある。最も低いレベルはBaylissの筋原性反応による内因性調節である。中間のレベルは内皮からの分泌物，血管作動性代謝産物，オータコイドによる筋原性反応の修飾である。これら2つのレベルでの調節により局所組織の需要に対応している。例えば，腎臓の血流の定常性（筋原性反応）や運動中の筋肉における充血（血管作動性代謝産物）である。最も高いレベルの調節は外因性の因子（第14章）によってなされ，出血時の交感神経による末梢血管収縮のように，すべての動物種において需要に見合うよう内因性調節を修飾ないし無効化する。

13.2　血圧の変化に対する筋原性反応

動脈は以下のように，壁内外圧差の変化に対して能動的に反応する。

13.2 血圧の変化に対する筋原性反応

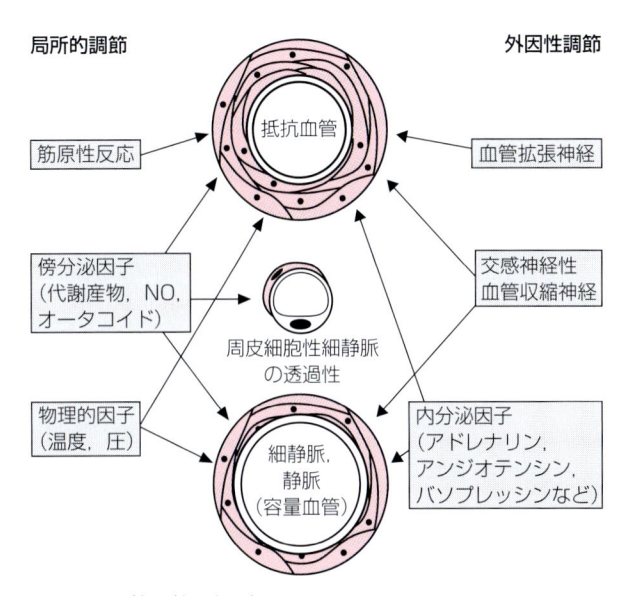

図13.2 血管調節の概要

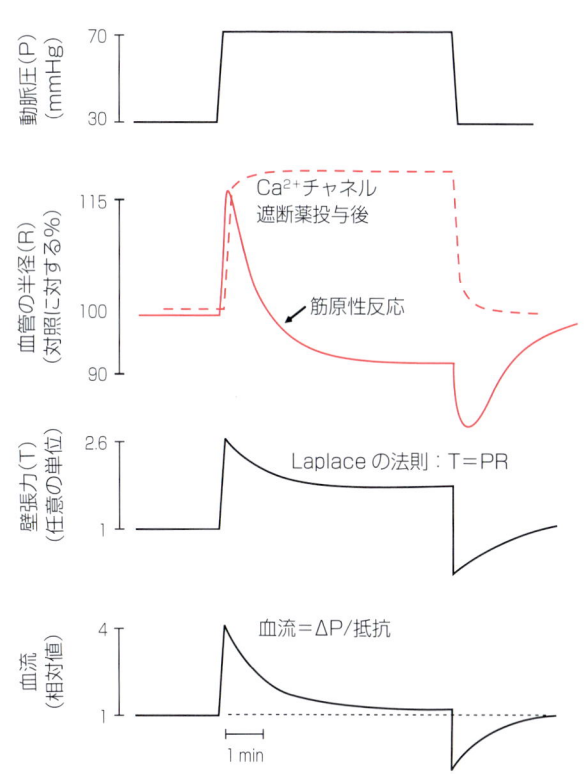

図13.3 内圧(P)を上昇させたときの摘出ラット脳動脈の径の変化。はじめの受動的な伸展の後，能動的な収縮が続く(Baylissの筋原性反応)。この反応はL型Ca^{2+}チャネル遮断薬のニモジピンによって消失する。Laplaceの法則(式8.8)から計算される壁張力(T)は増加し，持続的な収縮を可能にしている。(Based on McCarron JG, Crichton CA, Langton PD, MacKenzie A, Smith GL. Journal of Physiology 1997；498：371-9, with permission from Wiley-Blackwell, and Carlson BE, Secomb TW. Microcirculation 2005；12：327-38, with permission from Taylor & Francis Group)

動脈は血圧が上昇すると収縮する：Baylissの筋原性反応

筋原性反応 myogenic response は，1902年にErnest Starlingの義理の兄弟であるSir William Baylissによってはじめて報告された。動脈または細動脈において血圧が急に上昇すると，その圧力は最初は血管を膨張させる。しかし数秒以内に全身の細動脈および動脈のほとんどが，長く持続する収縮，すなわち筋原性反応を起こす(図13.3)。反対に，圧の低下は血管トーヌスの低下および血管拡張のトリガーとなる。筋原性反応は，(i) 基礎トーヌスに寄与しており，(ii) 動脈圧が変化しても組織の血流と毛細血管濾過圧を安定させるという，重要な機能である(自己調節：第13章13.6)。筋原性反応は，脳・腎臓・心筋の血管ではよく発達しているが，皮膚血管では発達していない。

筋原性反応は脱分極とCa^{2+}によって媒介される

動脈の平滑筋細胞を伸展させると，約$-40\,mV$まで脱分極する。これによりL型Ca^{2+}チャネルが活性化し，細胞内遊離Ca^{2+}濃度を上昇させて収縮を導く。筋原性反応は，Ca^{2+}チャネル遮断薬(図13.3)と同様に，ガドリニウム(TRPチャネル遮断薬)，Cl^-チャネル遮断薬，amiloride〔上皮型Na^+チャネル(ENaC)遮断薬〕によって阻害されることから，この脱分極は伸展活性化チャネル，すなわちTRP陽イオンチャネル，容量制御性Cl^-チャネル，ENaC様チャネルに起因する。

上述の経路は初期の筋原性血管収縮を推進する。より長期にわたっては，プロテインキナーゼCやrhoAキナーゼによるCa^{2+}感受性の亢進がその反応を維持する助けとなる(図12.7)。脱分極は，血管収縮物質である20-ヒドロキシエイコサテトラエン酸 20-hydroxy-eicosatetraenoic acid (20-HETE) によって引き起こされるK_{Ca}チャネルの活性低下によって持続する。20-HETEは，P450酵素であるω-ヒドロキシラーゼによってアラキドン酸から産生される。

筋原性反応によって血管が細くなると内皮のずり応力が増加し，内皮を刺激してより多くのNOやEDHFを産生する。これらの血管拡張物質は過剰な筋原性収縮を防ぐ助けとなる。

壁張力は筋原性反応を持続させる

筋原性反応の不可解な特徴は，血管壁が最初に一時的に伸展されるだけだということである。持続的な収縮の間，血管の周囲径と平滑筋細胞の長さは実際には収縮初期より小さくなっているが，反応はよく持続している(図13.3)。しかしながら，圧が上昇することによって壁張力は増加している(Laplaceの法則：第8章8.7)。したがってこの反応は，膜のイオンチャネルおよびプロテインキナーゼと連結する膜インテグリンに作用する張力によって媒介されると考え

られる。

外部からの圧力は血流を障害し褥瘡を引き起こす

血管の外側に圧力が加わると，血管が圧迫され血流は減少する。この現象は心室収縮期における壁内冠動脈に起こり，心筋の灌流は一時的に障害される（図15.5）。骨格筋においても同様に，収縮している間は筋肉内の圧力が270〜570 mmHgにも達するため，血流が障害される（図13.8）。座ったり，膝をついたり，横たわったりすると，皮膚の血管は圧迫される。これが長引くと，寝たきりの高齢者や麻痺のある患者でみられるように，皮膚の栄養障害を生じて，臀部や踵に**褥瘡** pressure ulcer（床ずれ）と呼ばれる重度の潰瘍が引き起こされる。これらは看護ケアを上手に行うことによって，すなわち皮膚の圧迫を軽減するために定期的に患者の体位を変えることによって避けることができる。

13.3　内皮による調節

内皮は血管収縮物質であるエンドセリン，および血管拡張物質であるNO，EDHF，プロスタサイクリン（PGI₂）を産生する。これらは傍分泌 paracrine 作用物質であり，隣接する平滑筋細胞に局所的に作用する。それらの産生と役割については第9章9.4および9.5で述べている。ここではNOとエンドセリンによる血管調節に絞って述べることとする。

血管調節におけるNOの主な役割は次のようなものである。

- 基礎トーヌスの連続的な調節
- 妊娠時における基礎トーヌスの減少
- 運動時の筋に対する導管動脈の血流誘発性血管拡張
- コリン作動性副交感神経線維に媒介される血管拡張
- 生殖器の勃起における血管拡張
- 炎症やエンドトキシンショックにおける血管拡張

ずり応力によるNO産生は基礎的な血管トーヌスを修飾する

内皮によるNO産生に対する通常の主たる刺激は，血流によってもたらされる**ずり応力** shear stress であり，持続的なNO産生の約60〜80％を占めている。他の刺激としては，循環血中のインスリン insulin やエストロゲン estrogen がある。血流量を一定に保ったまま血液の粘性（したがって，ずり応力）を上げると血管拡張が起こることから，明らかに血流量ではなくずり応力が刺激になっている。ずり応力は内皮のグリコカリックス（糖衣）によって感知され，PI₃キナーゼ-プロテインキナーゼB（PKB）経路が活性化される（図9.10）。これが**内皮型NO合成酵素** endothelial NO synthase（eNOS）の活性を上昇させる。NOは局所的な血管拡張を引き起こすため，これによってずり応力は低下する。このように，ずり応力依存性のNO産生は，内皮におけるずり応力の安定化を助ける負のフィードバック回路を形成している。

NOは明らかに連続的に産生されており，ヒトにおける末梢抵抗に影響している。それは，NOS阻害薬であるN-モノメチル-L-アルギニン（L-NMMA）が前腕の血流を減少させることから明らかである（図13.4）。NOS阻害薬はまた腎血流量を約半分に低下させるが，これは他のほとんどの組織に対する効果よりも大きい。このように，ヒトにおける血管トーヌスは，NO（また，EDHF，プロスタサイクリンも）によって媒介される持続的な血管弛緩反応と，TRPチャネル活性，筋原性反応，エンドセリン，交感神経性血管運動活性，循環血中のホルモンなどによって媒介される持続的な血管収縮反応とのバランスの結果である。

妊娠中は高いエストロゲン濃度がNOの産生を刺激し，全身的な血管拡張を導く。これは血管新生による子宮と胎盤の血管床の増大とともに，末梢抵抗を大きく減少させる。結果として，心拍出量は50％増加するにもかかわらず，血圧は低下する。

ずり応力によって刺激されたNO産生は運動時の太い動脈の拡張を引き起こす

摘出した太い動脈に液体を流した場合，流量を増加させると血管拡張が引き起こされる。この血流誘発性の拡張はずり応力によって媒介され，NO分泌阻害薬によって抑制さ

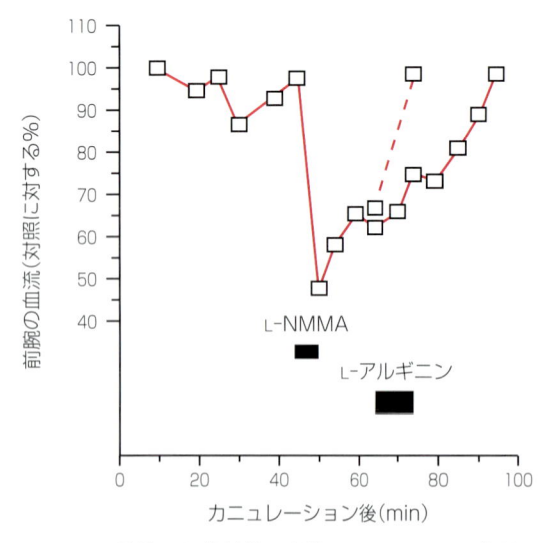

図13.4　ヒト前腕の血管抵抗の調節におけるNOの役割。NO産生を阻害するL-NMMAを上腕動脈に注入した。血流の50％低下は，正常では血管拡張物質であるNOが持続的に産生されていることを示している。この抑制はNOの基質であるL-アルギニンによって回復する（破線）。(After Vallance P, Collier J, Moncada S. The Lancet 1989；ii：997-1000, with permission from Elsevier)

れる。血流誘発性の拡張は細い動脈でも起こり，これには EDHF がその反応に関与していると思われる。血流誘発性血管拡張は，運動中のヒトの動脈にみられる。例えば，ヒトの上腕動脈の直径は，前腕の運動時に 10％以上増加する。運動の開始時に，まず活動中の筋の細い抵抗血管が拡張し（代謝性血管拡張：第13章13.4），血管抵抗を低下させる。これによって，その筋に血流を供給している導管動脈の血流が増加する。結果として起こる動脈のずり応力の増加が NO 分泌を刺激する。このようにして，筋肉内の血管拡張性代謝産物が分泌される部位からかなり離れているにもかかわらず導管動脈は拡張する。

　図1.10 および図8.16 における圧プロフィールは，導管動脈の抵抗が安静時の血管抵抗のほんの一部でしかないことを示している。それでは，運動時の太い動脈の拡張には実際に価値があるのだろうか？　答えは「イエス」であり，これには2つの理由がある。第1は，拡張は太い血管における内皮のずり応力の増加を減弱させる。第2に，ひとたび運動中の筋における抵抗血管の拡張が下流の抵抗を低いレベルに減少させると，上流にある導管動脈の抵抗が全血管抵抗の大きな部分を占めることになり，血流誘発性の動脈拡張が起こらなければ血流の増加が制限されるであろう。つまり，内皮由来の NO は導管動脈の抵抗と細動脈の抵抗とを結合しているのである。

神経由来 NO は勃起における血管拡張を媒介する

陰茎の勃起はらせん動脈と海綿体の平滑筋の拡張によってもたらされ，陰核の勃起も同様の機序による。この拡張は NO 作動性副交感神経線維，すなわち**神経型 NO 合成酵素** neuronal nitric oxide synthase（nNOS）を含む神経線維によって誘発され，NO が産生される（第14章14.2）。NO はグアニル酸シクラーゼ-cGMP-PKG 経路を介して血管拡張を引き起こす（図9.10）。男性のインポテンスは，cGMP 分解酵素であるホスホジエステラーゼ5を阻害するシルデナフィル（バイアグラ®）などの薬物によって治療することができる。これは血管の cGMP 濃度を上昇させ，それによって NO 作動性線維の活動の結果としての勃起効果を増幅させることができるからである。

内皮由来 NO は炎症時の血管拡張に関与する

炎症組織によくみられる発赤と発熱は，血管拡張によって引き起こされる。血管拡張の一部は NO 産生の増加によるものである。ブラジキニン，トロンビン，サブスタンス P など種々の炎症性オータコイドは，eNOS を活性化することにより血管拡張を引き起こす。加えて，炎症性サイトカインが第3のアイソフォームである**誘導型 NO 合成酵素** inducible nitric oxide synthase（iNOS）を誘導する。

誘導型 NOS はエンドトキシンショックに寄与する

エンドトキシンショック endotoxin shock とは細菌感染によって引き起こされる，重篤で難治性の低血圧である。エンドトキシンは細菌のリポポリサッカライドで，循環血中の単球や組織マクロファージによるインターフェロンγなどのサイトカイン cytokine の分泌を刺激する。サイトカインは数時間にわたって iNOS（NOS-II）の転写-翻訳を誘導する。iNOS は細胞質中の酵素であるという点で，恒常的に発現している eNOS とは異なり（eNOS はカベオリンと結合している），Ca^{2+}-カルモジュリンによる活性化は必要ではなく，eNOS よりもかなり速い速度で NO を産生する。血管平滑筋細胞や，マクロファージ，内皮細胞などによる iNOS の誘導は全身的な血管拡張と低血圧をもたらす。残念ながら，iNOS の阻害薬によるエンドトキシンショックの治療は，今のところ生存率を有意に改善していない。

硝酸薬は NO を放出してその効果を発揮する

ニトログリセリン，ニトロプルシドナトリウム，硝酸イソソルビドなどの薬物は，狭心症治療のための血管拡張薬として長い間使われてきた。硝酸拡張薬は現在では内皮由来 NO と同様に作用することが明らかになっており，静脈拡張薬および太い動脈の拡張薬として非常に有効である。その治療効果は，一部は末梢静脈の拡張を介した中心静脈圧の低下によるものであり，また一部は，動脈の拡張（コンプライアンスの増加）や脈波の反射（第8章8.4）の減少を介した収縮期血圧の低下によるものである。両者の変化は心臓の1回仕事量，したがって酸素需要を減少させる。

エンドセリンは基礎トーヌスおよび病態の発生に関与する

内皮はまた血管収縮ペプチドであるエンドセリンを常時分泌している。動脈および静脈の平滑筋細胞上にあるエンドセリンに対する ET_A および ET_B 受容体は，ホスホリパーゼ C phospholipase C（PLC）-ジアシルグリセロール diacyl glycerol（DAG）経路を活性化し，これが TRPC（transient receptor potential, canonical subtype）非選択的陽イオンチャネルを活性化することで細胞質内遊離 Ca^{2+} 濃度を上昇させる（図12.6b）。エンドセリンはいったん結合するとその状態を保つため，血管収縮や静脈収縮は2〜3時間持続する。

■ 生理的役割

正常での血漿中のエンドセリンレベルは低いにもかかわらず，$ET_{A/B}$ 受容体拮抗薬であるボセンタンは血圧をわずかに低下させる。同様に，エンドセリン産生抑制薬であるホスファラミドンは，ヒトの前腕の動脈およびラット冠動脈

の拡張を引き起こす。これらの所見はエンドセリンが抵抗血管の基礎トーヌスにわずかではあるが関与していることを示している。

■ 病的役割

低酸素はエンドセリンの産生を刺激するため，標高の増加とともに血漿中のレベルは上昇し，高所性肺高血圧に寄与すると考えられる。血漿エンドセリン濃度は妊娠時の急性高血圧である子癇前症でも上昇する。エンドセリンの本態性高血圧に対する関与は小さい（第18章）。心不全においては，血漿エンドセリン濃度が上昇し，心不全に特徴的な腎臓および末梢の血管収縮に関与している。したがって，エンドセリン拮抗薬のボセンタンは心不全患者の末梢血流を有意に増加し，静脈を拡張させて血圧を下げる。くも膜下出血，脳梗塞，脳外傷では脳脊髄液中のエンドセリン含量が上昇し，脳血管攣縮を引き起こす。脳血管攣縮はボセンタンによって緩解する。

13.4　代謝性血管作動因子による調節

18世紀の名高い解剖学者であるJohn Hunterが指摘したように，血流は必要としているところに流れる。心筋，骨格筋，あるいは脳の神経細胞の代謝活動が増加すると，数秒以内に代謝が活発な領域への血流が大きく増加する（図13.1，図13.7，図13.8）。代謝によってもたらされるこの血流増加は，**機能性充血** functional hyperemia または**代謝性充血** metabolic hyperemia，あるいは代謝性血管拡張と呼ばれる。代謝性充血は刺激に応じて漸増するため，酸素の運搬は酸素需要に比例して増加する（図15.4）。代謝性充血は活動している細胞から遊離される血管拡張物質によって生じる。このことは，溶液中の心筋細胞に対する刺激頻度を上昇させるほど，その溶液による血管拡張効果が増大するという実験によって証明された。代謝性の血管拡張因子は活動中の組織内の抵抗血管に局所的に作用する。感受性は遠位の細い抵抗血管ほど，近位の太い血管よりも高い（図13.9）。しかしながら，1世紀に及ぶ研究にもかかわらず，どの因子が代謝性充血の原因となっているかはいまだ正確にはわかっていない。K^+，H^+（アシドーシス），低酸素，アデノシン，ATP，PO_4^{3-}，高浸透圧，過酸化水素などはすべて組織の活動性が上がると間質中に増加し，それぞれに血管拡張効果がある。それらの相対的な重要性は，その時点での状態や組織により異なるようで，例えばK^+と二酸化炭素（CO_2）は脳血管において特に重要な制御因子であるが，横紋筋においてはK^+とアデノシンが重要と考えられる。

間質中のK^+

筋が収縮したり，脳の神経細胞の活動性が上がると，活動電位に伴う外向きの再分極電流が細胞内のK^+を細胞外に移動させる。活動中の骨格筋では運動の早期の段階でも，間質中のK^+濃度が4 mMから9 mMへと2倍以上に上昇する。これが血管平滑筋細胞の脱分極性$3Na^+$-$2K^+$ポンプを刺激し，K_{ir}チャネルの活性を増加させる（第12章12.4）。結果として起こる過分極が血管拡張をもたらす（第12章12.7）。間質中のK^+濃度の上昇は，特に脳においては，早期の時点で最も顕著であり，その後の新たな定常状態に近づくにつれ減衰する。したがって，間質中のK^+濃度は代謝性充血における後期の持続相に対してよりも，急速に起こる初期相（最初の数秒）に大きく関与していると思われる。

アシドーシス

代謝活動が増加すると，より多くのCO_2（溶液中では炭酸を形成）や乳酸が産生されるため，局所的なアシドーシス acidosis を生じる。アシドーシスが血管拡張を引き起こすことは，1880年にWH Gaskellによって発見された（図12.1）。脳血管は特にCO_2に敏感であるため，動脈血中のPCO_2は脳血流の重要な調節因子である（図15.13）。しかしながら，骨格筋や心筋の血管は弱い反応しか示さないことから，運動性充血に対するアシドーシスの関与はおそらく少ない。アシドーシスは過分極および内皮からのNO放出によって血管弛緩を引き起こす（巻末資料2）。

低酸素

低酸素 hypoxia は局所的に，あるいは反射を介して，血管に影響を及ぼす。ここでは局所的効果について解説することとし，虚血により誘発される反射については第18章で述べる。低酸素の影響は体循環と肺循環とでは異なる。

■ 低酸素は全身の抵抗血管を拡張する

動脈血中の酸素分圧（PaO_2）は通常は100 mmHg（13 kPa）である。骨格筋，心筋，または脳をPaO_2が40 mmHg（5 kPa）以下の血液が流れると，細動脈は拡張する（図13.5）。このように低酸素は局所的な血管拡張効果をもち，血流の増加によって酸素含量の低下を補うようになっている。単離された血管平滑筋細胞でさえも低酸素性弛緩を示すことから，これは内皮またはNOに依存的なものではない。低酸素性血管拡張は，複数のメカニズムによって媒介され，それは血管により異なっている（巻末資料2）。一部の血管では，低酸素はK_{ATP}チャネル，そしておそらくK_{ir}チャネルを活性化し，過分極誘発性のCa^{2+}濃度低下と弛緩を導く（図12.1）。しかし他の血管においては，Ca^{2+}濃度はほとんど変化せず，その代わりにCa^{2+}感受性が低下する（図13.5）。脱感受性化はおそらくrhoAキナーゼの低

酸素性抑制のためであり，ミオシン軽鎖のリン酸化の減少を導く（図12.7）。

低酸素は血管拡張を引き起こすが，運動中の筋肉や心筋の細動脈には酸素含量の正常な血液が流れており，しかも酸素は細動脈壁を自由に透過するため，血管平滑筋細胞は持続的な筋収縮（これは灌流を障害する）の間を除いては環境的な低酸素状態にはなりにくい。しかしながら，筋線維それ自身の酸素消費が増加するため低酸素となり，血管拡張物質であるアデノシンが産生されるようになる（下記）。

■ 低酸素は肺血管および全身の太い動脈を収縮させる

低酸素は全身の細動脈を拡張させるが，肺血管は収縮させる。低酸素による肺血管収縮は，正常な生理的に有益な反応であるが（第15章15.5），高地では問題をもたらすことがある。低酸素はまた，交感神経線維を刺激してノルアドレナリンを放出させることで，冠動脈などの太い体循環の動脈における血管攣縮のトリガーとなることがある（巻末資料2「低酸素血症と血管緊張」）。

アデノシン

血管拡張物質であるアデノシンは，運動中の骨格筋における代謝性充血の持続相の約20〜40％に関与していると思われ，心筋における充血にも寄与している。アデノシンは活動中の心筋や骨格筋において，外酵素（細胞外に露出している酵素）であるAMP 5'-ヌクレオチダーゼにより細胞外のアデノシン一リン酸（AMP）が脱リン酸化されることによって形成される。ATPの分解産物であるAMPは運動や全身の低酸素状態によって増加し，細胞外液中に放出される。アデノシンは血管平滑筋細胞のA_{2A}受容体に結合するが，これはG_s-アデニル酸シクラーゼ-cAMP血管拡張経路に連結している（図12.10および巻末資料2）。

心筋の代謝率，冠血流量および冠静脈中のアデノシン含量との間にきれいな相関があることが報告されている。アデノシンデアミナーゼの注入によって実験的に心筋のアデノシンを分解すると，代謝性充血はおよそ半分となる。同様に，骨格筋や脳の代謝性充血は，アデノシン受容体遮断薬であるフェニルテオフィリンの投与によって著明に減弱する。しかしながら，充血のかなりの部分はそれでも持続しており，アデノシンだけが代謝性充血を媒介しているのではないことは明らかである。

一方で，腎臓ではアデノシンA_1受容体はG_i蛋白と共役しているため，アデノシンは腎臓の輸入細動脈の血管収縮のトリガーとなる。これは糸球体濾過率 glomerular filtration rate を安定させるためのフィードバックシステムの一部になっている（尿細管-糸球体フィードバック）。

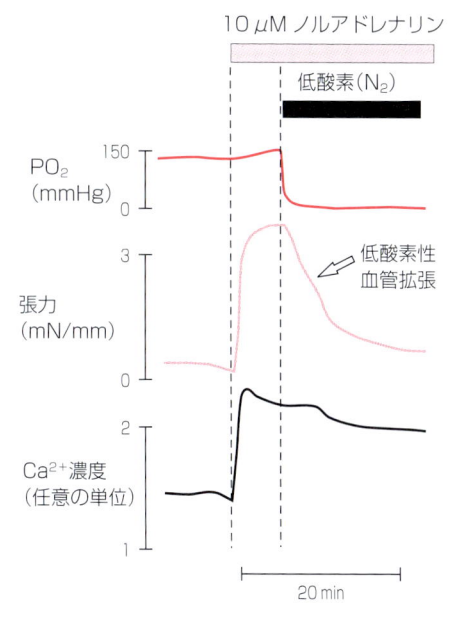

図13.5 急性の低酸素に対する摘出ラット腸間膜動脈の血管拡張反応。血管拡張はトーヌスの低下を生じるため，最初にノルアドレナリンによってトーヌスを発生させてある。この血管における低酸素性血管拡張では，Ca^{2+}の低下はほとんど，もしくはまったくみられず，この拡張はCa^{2+}感受性の低下によるものである。一部の動脈では，過分極によるL型Ca^{2+}チャネルの閉鎖のため，低酸素により細胞内遊離Ca^{2+}が減少する。(Adapted from Bruce J, Taggart M, Austin C. Microvascular Research 2004；68：303-312, with permission from Elsevier)

リン酸イオンと高浸透圧

運動時の間質におけるリン酸または浸透圧の上昇は，ともに血管拡張を誘発する。**無機リン酸イオン**は，クレアチンリン酸とATPの分解に続いて，活動中の筋肉から間質液中に放出される。この変化は，K^+と乳酸（強い運動では30 mM，通常は0.6 mM）の集積とともに，運動初期に間質液の浸透圧を上昇させる。その結果，活動中の筋肉から流出する静脈血の浸透圧は4〜40 mOsm/L上昇する。

過酸化水素

過酸化水素（H_2O_2）は細胞膜を自由に透過でき，膜を過分極させる血管拡張物質である。これはミトコンドリアのスーパーオキシドジスムターゼ superoxide dismutase によって，スーパーオキシド（O_2^-）から生成される。ミトコンドリアによるスーパーオキシドの産生は酸素消費が増すと増加する。心筋および骨格筋ではH_2O_2の産生と代謝性充血の程度との間にきれいな相関があることが報告されている。

要約すると，単独の代謝性血管拡張物質では，代謝性充血が急速に発生し持続するという特性を説明することはできない。多くの因子が寄与していると思われるが，詳細は1世紀以上にわたる研究にもかかわらず現在も解明されていない。

個々の血管拡張物質の作用メカニズム

それぞれの代謝性血管拡張物質がどのように作用するかをもっと知りたいと考える読者もいるだろう。また、すでに頭の中がかなり混乱しているように感じている読者もいるかもしれない。一般的には多数の経路が関与しており、巻末資料2に簡潔な解説を載せた。

13.5 オータコイドによる調節

オータコイド autacoid（auto- 自己の，-akos 治療薬）とは有機の，傍分泌の血管作動性化学物質，つまり局所で産生・放出され，周囲の血管平滑筋細胞に局所的に作用する物質である。オータコイドは主に炎症や出血などの病的現象に関与しており，ヒスタミン，ブラジキニン，セロトニン，プロスタグランジン，トロンボキサン，ロイコトリエン，血小板活性化因子(PAF)などが含まれる。主要なオータコイドについて以下に概略を示す。

ヒスタミン

ヒスタミン histamine はヒスチジンというアミノ酸の脱炭酸によって形成される。特に外界と接触する組織，すなわち，皮膚，肺，腸管などで好塩基球や組織肥満細胞にある顆粒中に貯蔵されている。ヒスタミンは炎症における化学メディエーターの1つであり，外傷やアレルギー反応（蕁麻疹，アナフィラキシー，喘息）に際して放出される。毛細血管後細静脈のヒスタミン H_1 受容体は G_q-PLC 経路と連関しており，細静脈の透過性の亢進を生じる（図11.30）。動脈の平滑筋細胞の H_2 受容体は G_s-アデニル酸シクラーゼ経路と連関しており，血管拡張をきたす（図12.10）。このように，ヒスタミンは細動脈を拡張し細静脈の透過性を亢進させるが，これは炎症に特有の反応である。皮膚のヒスタミンは瘙痒，つまり軽度の炎症における穿痛感，および Lewis の三重反応（第14章14.4）も誘発する。その原因となる H_1 受容体は抗ヒスタミン薬のメピラミンで抑制される。

ブラジキニン

ブラジキニン bradykinin はアミノ酸9個からなるペプチドであり，その元となる血漿蛋白であるキニノーゲンから，カリクレインという酵素によって切断される。カリクレインは炎症により活性化される。ブラジキニンはヒスタミンと同様に血管拡張と細静脈の透過性亢進を誘発し，それによって炎症における充血と腫脹に関与している。ブラジキニンはまた，痛みを生じさせる最も強力なオータコイドである。内皮は恒常的にブラジキニン B_2 受容体を発現しており，これは G_q もしくは G_i に関連する。これに対して，B_1 受容体は炎症によって誘導される。受容体の活性化は内皮を刺激して，一部の組織ではNOを，また他の組織ではプロスタサイクリンを，そしておそらくヒトの皮膚ではEDHFを産生する。これらの作動物質は局所的に作用して血管拡張を引き起こす。

セロトニン

セロトニン〔5-ヒドロキシトリプタミン 5-hydroxytryptamine (5-HT)〕はトリプトファンヒドロキシラーゼによって腸管の腸クロム親和性細胞，血管内皮細胞，一部の中枢神経細胞で，アミノ酸であるトリプトファンから合成される。循環中のセロトニンは，血小板内に高い濃度で集積する。少なくとも7つの型のセロトニン HT 受容体が存在する。主な効果として血管収縮，細静脈の透過性亢進および疼痛を引き起こす。

- **血小板のセロトニン**　血管壁が傷害されると血小板はコラーゲンと接触し，血小板内のセロトニン（sero- 血清，-tonin 血管緊張）を血清中に放出する。動脈壁平滑筋細胞の $5HT_{2A}$ 受容体は PLC-IP_3 経路と連関しているため（図12.6），結果として強い血管攣縮が起こり，出血を遅らせたり停止させたりする。しかしながら，この有益なメカニズムはアテローム性動脈硬化のある冠動脈では障害を引き起こし得る。もし動脈硬化性プラークの表面が裂けると，コラーゲンが露出して血小板が活性化されるため，放出されたセロトニンがトロンボキサンや PAF（下記）とともに冠動脈攣縮 coronary vasospasm および狭心症を引き起こす。

- **腸クロム親和性（銀親和性）細胞**　腸管粘膜の腸クロム親和性（銀親和性）細胞は全身のセロトニンの約90%を含有している。ここでセロトニンは腸管運動を調節している。銀親和性細胞は，ときにカルチノイド腫瘍を生じて大量のセロトニンを循環血中に放出し，高血圧発作や下痢を引き起こす。

- **中枢神経細胞のセロトニン**　セロトニンは中枢神経系における神経伝達物質であり，その拮抗薬であるリゼルグ酸ジエチルアミド(LSD)は幻覚を生じる。セロトニンは，頭蓋内の太い血管の近くの神経細胞や，血管周囲の神経線維にもみられる。脳出血に引き続くセロトニンの放出は，脳血管の $5HT_{1D}$ 受容体を活性化し，脳動脈攣縮 cerebral artery vasospasm とそれによる脳梗塞（出血性脳卒中 hemorrhagic stroke）をきたす。反対に，血管性頭痛や片頭痛の原因となる過剰な脳血管拡張は，選択的 $5HT_{1D}$ 受容体拮抗薬であるスマトリプタンで治療できる。

- **肺高血圧**　肺動脈性肺高血圧[訳注1]の病態はほとんど解明されておらず，慢性に経過し右室不全をきたす。

訳注1：最近まで原発性肺高血圧症と呼ばれていた特定疾患。

一部の型については，セロトニンの影響で起こる肺動脈平滑筋細胞の増殖によるものであることを示すエビデンスが増加しつつある。

プロスタグランジンとトロンボキサン（エイコサノイド，プロスタノイド）

プロスタグランジン prostaglandin とトロンボキサン thromboxane は，細胞膜の炭素数 20 の不飽和脂肪酸であるアラキドン酸 arachidonic acid から合成される血管作動物質である。アラキドン酸はエイコサテトラエン酸 eicosatetraenoic acid（eicosa- 20 炭素鎖，tetra- 4 つの二重結合）であることから，これらの物質はエイコサノイド eicosanoid と呼ばれる。エイコサノイドの産生における律速段階は通常，ホスホリパーゼ A_2 による膜のリン脂質からのアラキドン酸の形成である。プロスタグランジンおよびトロンボキサンに至るアラキドン酸から下流の経路には，常時発現している酵素であるシクロオキシゲナーゼ 1 cyclooxygenase 1（COX1）が，また，炎症組織においては誘導型の COX2 が関与する。抗炎症性ステロイド steroid はホスホリパーゼ A_2 を阻害して COX の産生を抑制する。非ステロイド系抗炎症薬 nonsteroidal anti-inflammatory drug（NSAID：アスピリン，イブプロフェン，インドメタシン）は COX1・2 の抑制薬である。

プロスタグランジンは血管内皮細胞，線維芽細胞，マクロファージ，および白血球によって合成される。プロスタグランジン F の系列（PGF）は主に血管収縮性である。重要な E の系列（つまり PGE_2）およびプロスタサイクリン prostacyclin（PGI_2）は血管拡張物質である（図 9.8）。これらは反応性充血（後述），発汗に関連した皮膚の血管拡張，および，例えば関節炎など炎症における血管拡張と腫脹に関与している。これら自身は炎症性ではないが，PGE_2 と PGI_2 はヒスタミンとブラジキニンの催炎症作用を増強し，侵害受容性 C 線維（痛みの受容器）の感受性を増加させる。そのため，NSAID は関節炎における炎症性腫脹と疼痛の軽減に有効である。PGI_2 は内皮によって連続的に産生されているが，血小板凝集を抑制し，したがって抗血栓作用も有している（第 9 章 9.5）。

トロンボキサン A_2 は血小板において COX によって合成される。強力な血管収縮物質であるとともに，血栓形成を強力に促進する。出血の際，流れ出た血小板からトロンボキサンとセロトニンが放出され，続いて起こる血管収縮が出血を止める助けとなる。冠動脈のアテロームはときに血小板を不適切に活性化するため（セロトニンの項を参照），結果としてトロンボキサンとセロトニンが洪水のように放出され，冠動脈攣縮と安静時の狭心症を引き起こす。トロンボキサンは，血管内における器質的な凝血塊を形成する血栓症 thrombosis においても重要な役割を果たす。つまり，放出されたトロンボキサンが血小板の凝集を引き起こすが，これは血栓症における最初の段階となる。低用量のアスピリンは，血小板の COX を抑制し，トロンボキサン含量を減少させるので，血栓症を防ぐ助けとなる。低用量のアスピリンは内皮の COX にはあまり影響しないので，抗凝集因子である PGI_2 の産生は続き，結局は血栓症を防ぐように作用する。このため，冠動脈アテローム性硬化のある患者には低用量のアスピリンが予防的に投与される。

ロイコトリエン

ロイコトリエン leukotriene は血管作動性のエイコサノイドであり，白血球において 5-リポキシゲナーゼ 5-lipoxygenase（LOX）の作用によりアラキドン酸から産生される。これらは白血球の接着-遊出および細静脈の透過性亢進を引き起こすことによって，炎症反応，例えば喘息における気管支の炎症に関与している。これらの細静脈における裂孔形成作用は，ヒスタミンのそれよりも 1,000 倍強力である。ロイコトリエンはまた，組織によって血管の収縮または拡張を引き起こす。

血小板活性化因子

血小板活性化因子 platelet activating factor（PAF）は，多核白血球やマクロファージのような活性化された炎症性細胞によって産生される血管作動性の脂質である。これはアシル PAF からホスホリパーゼ A_2 によって産生される。この名称は血小板凝集を促進する能力に由来するが，実際には平滑筋に対する効果が主体である。喘息患者においては気管支収縮を引き起こし，またアテローム性硬化のある冠動脈の血管攣縮にも関連していると思われる。PAF は炎症における細静脈の透過性亢進にも関わっている。

13.6　血流による自己調節

上に述べた内因性のメカニズム，すなわち，筋原性反応，内皮からの分泌，血管拡張性代謝産物およびオータコイドなどによって，外因性の神経やホルモンの助けなしに，いくつかの主要な循環反応を説明することができる。これらの内因性反応の最も重要なものは，以下に述べる血流の自己調節，代謝性充血，虚血後（反応性）充血である。

自己調節により，圧が変化しても血流はほぼ一定に保たれる

心筋，脳，腎臓，骨格筋および腸管における灌流圧と血流の関係は注目すべきものである。なぜなら，生理的範囲内での灌流圧の変化は定常状態の血流にほとんど影響を及ぼさないからである。言い換えれば，圧に対して血流をプロットすると，生理的な圧の範囲内では血流量はほぼ平坦であ

る．これは自己調節 autoregulation と呼ばれる現象である（図13.6a，図13.7，図8.21）．一見すると，このことは流量が灌流圧に比例するとしている物理学の法則（第1章1.5，第8章8.7）に従っていないように思えるが，これらの法則では抵抗血管が能動的に収縮するという反応が考慮されていない．動脈圧の上昇は，はじめは確かに流量を増加させるが，30～60秒以内に細動脈が収縮反応を示す．これにより血管抵抗が増加し，血流を以前に近いレベルまで減少させる．反対に，動脈圧が低下すると血管拡張が起こり，抵抗を減少させて血流を回復させる．このように，血管径の能動的な変化によって血流はほぼ一定に保たれる．自己調節といってもその範囲には限度があり，重度の低血圧では脳や心筋，腎臓の灌流量が減少する．肺循環（当然予期される！）や皮膚循環では自己調節は働かない．

自己調節の有用性は，その上限と下限の間の範囲内において，刻々と変化する動脈圧の変動から臓器の灌流を保護するということにある．例えば脳では，脊椎麻酔によって引き起こされる低血圧の間，自己調節によって血流が維持される．心筋では，冠動脈のアテローム性硬化による狭窄のため灌流圧が低下している下流への血流を維持する．腎臓においては，灌流量と糸球体毛細血管圧を一定に維持することにより，糸球体濾過率を安定させる．このことから，我々は自己調節の第2の主要な機能，すなわち毛細血管圧の安定化について気づかされる．

自己調節は毛細血管圧を安定化させる

自己調節は組織の灌流だけではなく，毛細血管圧 capillary blood pressure や体液の代謝回転 fluid turnover をも安定化させる（図13.6b）．摘出した骨格筋標本をポンプで灌流した場合，ポンプの圧を30 mmHgから170 mmHgに上げても，毛細血管圧は2 mmHgしか上昇しない．これは細動脈の自己調節による収縮が，毛細血管前後の抵抗比（R_A/R_V）を上昇させるためである．毛細血管圧は R_A/R_V に反比例している（図11.4）．動脈圧が上昇したときに，抵抗 R_A の増加によって圧降下が大きくなることにより，毛細血管圧が大幅に上昇するのを防いでいる．このような機構によって，動脈圧が高いときに組織が浮腫をきたすのが防がれている．毛細血管圧の自己調節は腎糸球体において極めて重要であり，老廃物の除去のために実質的に一定の糸球体濾過率を保証している．

自己調節は主に筋原性反応によるものである

自己調節の基礎となるメカニズムは，筋原性反応（図13.3），血管拡張物質の洗い流し，および腎臓においては尿細管-糸球体フィードバックである．血管拡張物質の洗い流しとは，動脈圧が上昇したときに一過性に増加した血流による，組織からの血管拡張性代謝産物の除去のことである．間接的なエビデンスであるが，筋原性のメカニズムは脳・腸管・肝臓・脾臓において優勢であり，腎臓の自己調節にも寄与していることが示唆されている．例えば，脳および腎臓における自己調節は，筋原性反応の持続に関与する血管収縮物質である20-HETEの形成をブロックすることにより著明に障害される．

腎臓においては，自己調節のおよそ半分は筋原性反応によっており，残り半分が尿細管-糸球体フィードバック tubuloglomerular feedback と呼ばれる特異な局所的メカニズムによるものである．糸球体の血圧が上昇すると，尿細管濾過が増加してより多くの体液と塩分を腎尿細管に送る．NaClはHenle係蹄の上行脚の緻密斑細胞によって感受されるが，これは傍糸球体装置 juxtaglomerular apparatus

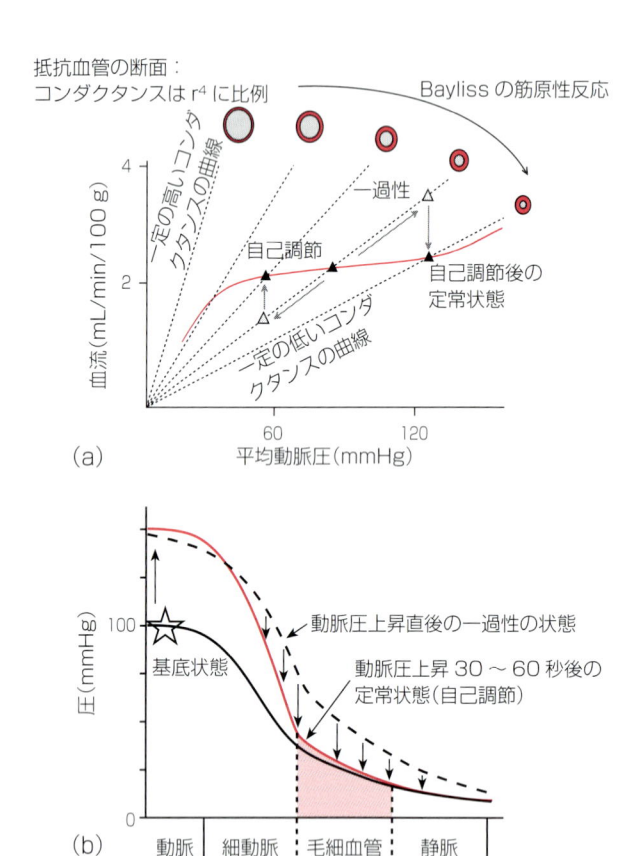

図13.6 灌流された摘出骨格筋における血流(a)および毛細血管圧(b)の自己調節．a：Poiseuilleの法則（一定のコンダクタンスのライン：グレーの矢印）で規定されるように，一過性の血圧の上昇/下降は，血流を一過性に増加/減少させる．その後，筋原性反応により抵抗血管の半径が能動的に変化し，新たな等コンダクタンスのラインが形成され，血流は定常状態にあった以前のレベルの近くにまで回復する（垂直なグレーの矢印）．b：破線は，灌流圧を対照の100 mmHg（☆）から変化させた直後の，自己調節による効果が出る前の一過性の状態を示している．続いて30～60秒にわたり，細動脈の収縮/拡張により，血流と毛細血管圧が以前と同様の定常状態の値になるよう再調整される（赤の実線）．〔(a) Drawn partly from data of Jones RD, Berne RM. Circulation Research 1964；14：126〕

と呼ばれる複合体中に，糸球体に隣接して存在する。緻密斑の活性化は，アデノシンおよびメサンジウム A_1 受容体を介して隣接する輸入細動脈の収縮を導き，糸球体毛細血管の血圧を以前のレベルまで低下させる。

自己調節された血流は代謝性因子や交感神経活動によって変化する

自己調節とは，血流量が変化しないということを意味するのではなく，動脈圧の生理的変化をそのまま反映するものではないということを意味している。とはいえ，代謝や交感神経活動は，自己調節のレベルをリセットすることにより，血流を変化させることができる。図 13.7 は，どのようにして自己調節と血流の変化が共存しているかを示している。心仕事量の増加は冠血流を増加させるが（代謝性充血），同等の心仕事量の範囲内では圧-流量関係は比較的平坦にとどまっている。言い換えれば，代謝性の血管拡張因子は，自己調節が働くレベルをより高いところにリセットするが，新たなレベルに応じた自己調節により血流が調整されるのである。

13.7　代謝性（機能性）充血

骨格筋，心筋，脳においては，血流は組織の代謝率に応じてほぼ直線的に増加するため，定常状態の血流量は酸素消費量をほぼ直接的に反映している（図 13.7，図 15.4）。この需要と供給のきれいな際立った連関を代謝性充血（あるいは，機能性充血，能動性充血，代謝性血管拡張）という。筋肉が充血するはじめの数秒間の血管拡張は，骨格筋が収縮することによる間欠的な圧迫に反応した筋原性弛緩によるものと思われる。その後の持続相における連関はおそらく，すでに 13.4 に述べた代謝性血管拡張因子，すなわち，間質中の K^+，アシドーシス，アデノシン，ATP，リン酸，高浸透圧，H_2O_2 によってもたらされる。これらの因子のほとんどは，抵抗血管に直接作用するだけではなく，交感神経線維からのノルアドレナリン放出を抑制する（神経調節，図 14.2）。eNOS や COX の阻害薬を用いた研究では，NO とプロスタグランジンも骨格筋の充血に 20〜33％程度関与することが示されている。虚血性動脈疾患のある四肢においては，ブラジキニンも関与している。これらの複数の因子の作用により，激しい運動中の骨格筋の血流は 20 倍以上に増加する（図 13.1）。

代謝性充血は，血管拡張神経ではなく，完全に内因性因子によって媒介されているということは極めて重要である。そしてまた，混乱を避けるために強調するが，血流増加を自動的に調節する代謝性充血は，圧の変化にかかわらず血流を一定に保つ自己調節とは別のものである。2つの大いに異なる現象が共存することは，図 13.7 に示した。

重要事項のまとめ 13.1

血管調節の階層性

- 血管トーヌスは3つの階層で調節されている。
- 底層：調節の最も基本的な形は自己調節である。抵抗血管が血圧の変化に反応し，特に脳・心筋・腎臓では，動脈圧が変化しても血流はほとんど変化しないようにしている。自己調節は多くの組織において，Bayliss の筋原性反応によって媒介されている。
- 中層：自己調節を受けた血流は，組織中で産生された内因性の血管作動物質によって増加または減少する。これらには代謝性血管拡張因子（アデノシン，K^+，CO_2，乳酸，リン酸，高浸透圧，H_2O_2），内皮の分泌物（NO，EDHF，プロスタサイクリン，エンドセリン），炎症を媒介するオータコイド（ヒスタミン，ブラジキニン，PAF，ロイコトリエン），血管攣縮を引き起こす物質（セロトニン，トロンボキサン）などがある。
- 上層：調節における最も高いレベルは，交感神経性および副交感神経性の血管運動神経や，循環中のホルモン（アドレナリン，アンジオテンシン II，バソプレッシン）による外因性調節である。これによって脳による特定の臓器の血圧や血流の調節が可能となる。

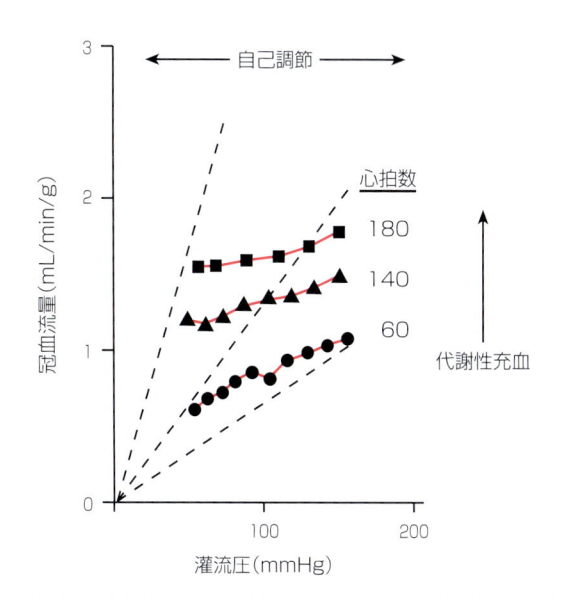

図 13.7　イヌの冠血流量に対する灌流圧と代謝活動の特徴的な効果。破線は一定のコンダクタンスにおける理論上の圧-流量曲線であり，最も急峻な曲線は最も高いコンダクタンスをもつ。任意の一定の代謝速度，すなわち心拍数においては，圧が上がるにつれ圧-流量曲線が低いコンダクタンスの曲線にシフトするため，灌流圧の増加に比べて血流は少ししか増加しない。これが自己調節である。任意の同じ灌流圧においては，血流は代謝速度（心拍数）とともに上昇する。これが代謝性充血である。〔Data from Laird. In：Holland A, Noble M (ed). Cardiac Metabolism. Chichester：Wiley, 1983：257-78〕

骨格筋の血流はリズミカルな運動の間，変動する

筋の収縮が繰り返される運動の場合，運動する筋肉の内部を流れる平均血流量は増加するが，収縮中には筋肉によって血管が圧迫されるため，実際には収縮相の血流は低下する（図13.8）。収縮中のヒト骨格筋内の血管の外側にかかる圧は270〜580 mmHgにもなる。同じように，心筋の血流は収縮の開始時に急激に低下する（図15.5）。骨格筋および心筋における充血のほとんどは弛緩相の間に起こる。筋肉中のミオグロビンは，灌流の乏しい収縮中に使う酸素をわずかだが蓄えることができる。

運動の開始時における酸素負債は運動後の充血によって償還される

先に示したように，運動時の充血には2つの相がある。運動開始後数秒以内に中等度の血流増加があるが（図13.8），完全な持続的な増加が起こるには数分かかる。収縮が始まるとすぐに筋肉はより多くの酸素を必要とするため，最初の数分は血流と酸素の供給が需要に追いつかず，筋肉はその代わりとして高エネルギーのクレアチンリン酸に頼らなければならない。この代謝的な不足あるいは酸素負債 oxygen debt は，ある時点で余分な酸素摂取によって償還されなければならない。この酸素負債はひとたび血流が酸素消費量と直線的に相関する定常状態に達すれば，それ以上増大しなくなる。運動をやめても充血はすぐには終結せず，何分もかけて徐々に減衰する（図13.11）。これを運動後充血 post-exercise hyperemia と呼ぶ。運動後充血は代謝性の負債を素早く償還し，数分にわたって持続することにより筋肉のpHや温度を基底状態まで回復させる。

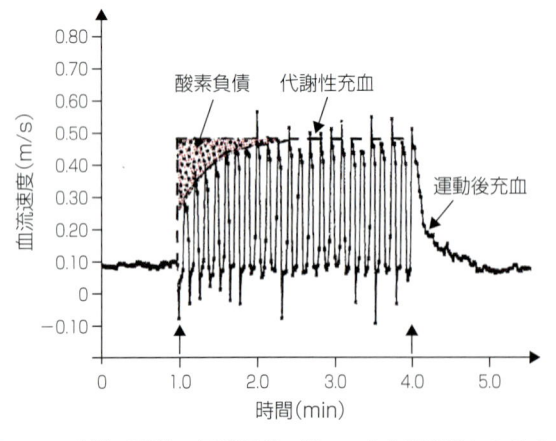

図13.8 大腿四頭筋の反復運動の間のヒト大腿動脈における血流の振動性の増加（代謝性充血）。血流は超音波Doppler法にて測定した。酸素負債を作り出す，充血における比較的ゆっくりとした初期相に注目。運動後充血の間に栄養的な負債を償還する。(From Walloe L, Wesche J. Journal of Physiology 1988；405：257-73, with permission from Wiley-Blackwell)

充血は静的な等尺性運動によって障害される

重い重量を保持するような静的な等尺性運動の間に筋肉を流れる血流は，動的な運動中ほど著しくは増加しない。これは筋肉内の圧力が持続的に増加しているため，抵抗血管の拡張が制限されることによる。したがって，血流は酸素消費量と釣り合わず，大きな酸素負債が急速に蓄積する。そのため乳酸の嫌気的産生が増加し，筋肉の急速な疲労をもたらす。

動脈樹全体は協調した拡張を生じる

骨格筋を栄養する動脈樹を図13.9に示す。主な導管動脈とその主要な分岐である栄養動脈における抵抗は，安静時には比較的小さく，細い抵抗血管の抵抗の30%以下である。代謝性充血の間，抵抗血管の抵抗は通常の1/20にまで低下し得る。このような状態では，導管動脈や栄養動脈の抵抗は，これらの動脈も同様に拡張しない限り血流の増加をひどく制限してしまう。幸いなことに，抵抗血管の代謝性血管拡張は，局所の導管動脈および栄養動脈を拡張させるメカニズムのトリガーとなる（下記）。このように，細動脈，終末動脈，栄養動脈，導管動脈の協調した拡張が運動性充血に寄与している。

導管動脈や栄養動脈は一般的に活動筋の外側に位置しており，抵抗血管を拡張させる代謝性因子が届く範囲を越えている。それではどのようにして拡張が引き起こされるのであろうか？ そのメカニズムは以下の3つである。

● 終末動脈と細動脈，すなわち抵抗血管の代謝性血管拡張
● 細い栄養動脈の上行性(伝導性)血管拡張
● 太い導管動脈の血流誘発性血管拡張

これらのメカニズムが各タイプの血管にそれぞれどの程度の効果を及ぼすかを図13.9に示した。

栄養動脈の上行性(伝導性)血管拡張は内皮によって媒介される

栄養動脈とは径が0.5 mmまでの血管で，終末抵抗動脈と主要な動脈性供給血管，つまり導管動脈(例えば，上腕動脈の枝)の間に位置する血管である。栄養動脈は上行性もしくは伝導性の血管拡張という奇妙な特性をもつ。すなわち，筋内の細動脈網が血管作動性代謝産物により，また実験的にはブラジキニンやアセチルコリンなどの血管拡張物質によって拡張されると，その拡張が上流に向かって急速に広がっていく。その結果，何mmも上流にある栄養動脈が，たとえそれが筋肉の外側にあったとしても，ほぼ30秒以内に拡張する。上行性血管拡張は内皮をリング状に障害することによって途絶するが，これはこの拡張が内皮による伝導に依存していることを示している（図13.10）。以下のように，速い伝導と遅い伝導の2つのメカニズムが働いている。

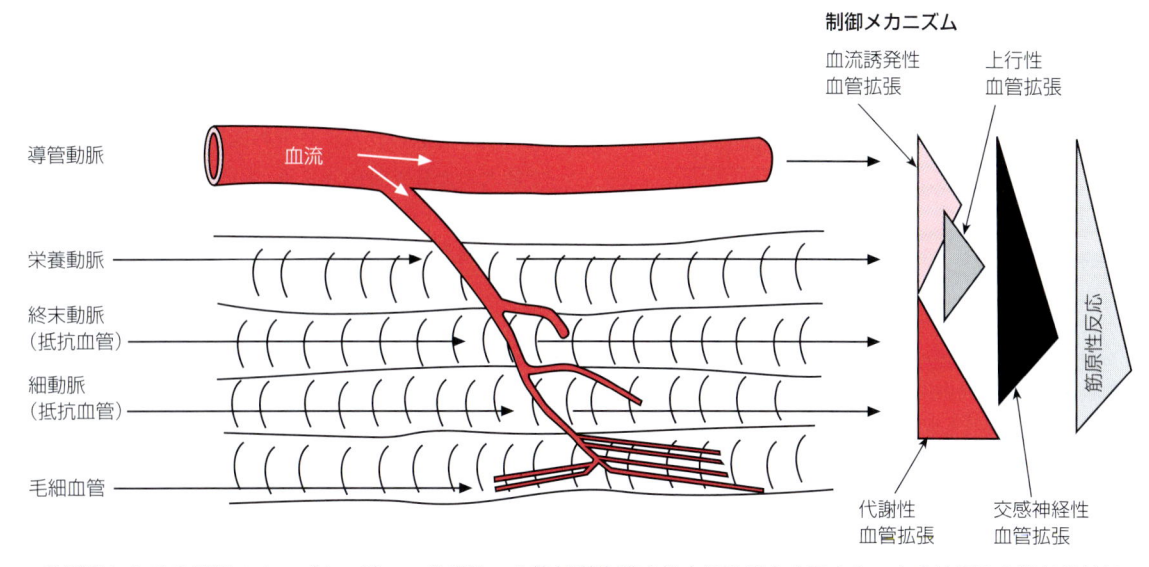

図13.9　動脈樹における制御メカニズムの違い．代謝性の血管拡張物質は終末細動脈を支配する．交感神経性血管収縮神経はより上流の抵抗血管を支配する．上行性(伝導性)血管拡張には，動脈樹を栄養動脈までさかのぼる内皮による電気的伝達が必要である．NOが媒介する血流誘発性血管拡張は導管動脈や近位の栄養動脈において重要となる．〔Adapted from Brown MD. In：Jordan D, Marshall J (eds). Cardiovascular Regulation. London：Portland Press, 1995：113-26, © Portland Press Ltd.〕

速く伝導される電気機械的反応　活動中の組織における代謝性血管拡張物質は，一部には細胞内 Ca^{2+} 濃度を上昇させて小・中コンダクタンス K_{Ca} チャネル(SK, IK：第9章9.3)を活性化させることにより，また一部にはアデノシンによって媒介される内皮細胞の K_{ATP} チャネルの活性化によって，局所の内皮細胞の過分極を引き起こす．内皮細胞の過分極は，内皮細胞同士のギャップ結合を通って1秒に数 mm の速度で近位部に急速に伝導され(図9.7)，また，平滑筋-内皮細胞間ギャップ結合(図1.11，図9.1，図9.7)を介して栄養動脈の血管平滑筋細胞に伝導される．内皮依存性の血管の過分極は，血管平滑筋細胞のL型 Ca^{2+} チャネルの閉鎖を引き起こし，上流の栄養動脈の血管拡張を生じる．

遅く伝導される薬物機械的反応　アゴニストによって引き起こされる内皮細胞内での Ca^{2+} 放出は，Ca^{2+} 放出の上行性ウェーブのトリガーとなり，内皮細胞から内皮細胞へとゆっくりと伝播されていく．上行性の内皮細胞の Ca^{2+} ウェーブは，内皮からのNOやプロスタサイクリンの産生の上行性ウェーブを引き起こし，これは上流の血管拡張を維持する助けとなる．

導管動脈の血流誘発性拡張はNOによって媒介される

ヒトの上腕動脈は，前腕の運動中に10%以上拡張することができる．抵抗血管は代謝性血管拡張を起こすため，導管動脈を流れる血流は増加する．これは動脈内皮におけるずり応力を増加させてNOの産生を刺激し，導管動脈を拡張させる．このように，導管動脈の拡張は下流の代謝性充

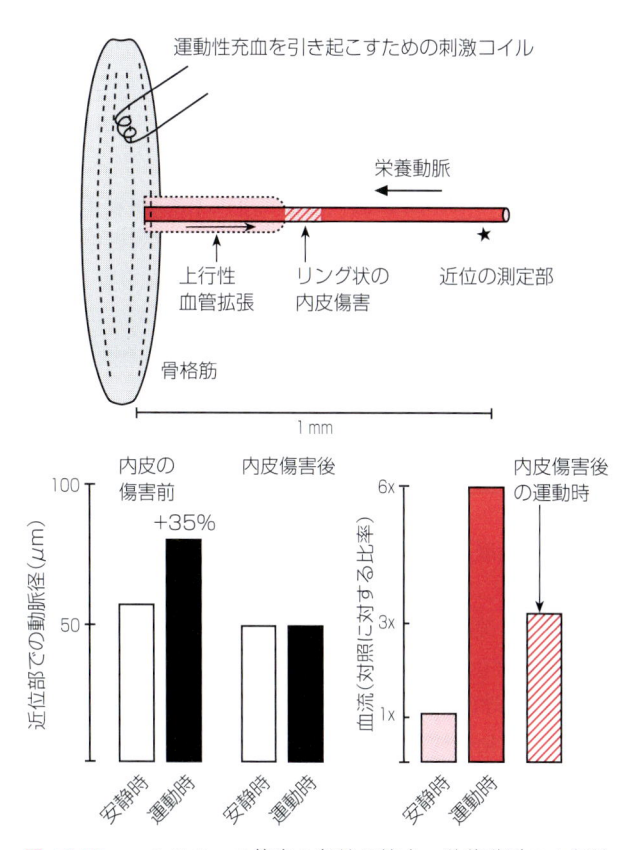

図13.10　ハムスターの筋肉の収縮に続く，栄養動脈の上行性(伝導性)血管拡張．代謝性充血は血流を6倍に増加させた．内皮をリング状に除去すると，上行性血管拡張はこの部位で停止し，代謝性充血は47％減少した．(Adapted from Segal SS, Jacobs TL. Journal of Physiology 2001；536：937-46, with permission from Wiley-Blackwell)

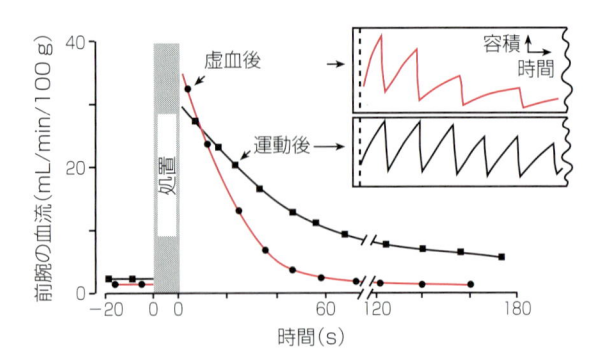

図13.11 静脈圧迫プレチスモグラフィを用いて測定した医学生の前腕の血流。120秒間血流を遮断した後にカフを減圧すると虚血後充血を生じた（赤い曲線）。黒い曲線は30秒間前腕を激しく動かした後の充血を示し、血流は運動終了後もより長く増加したままである。右上の図はプレチスモグラフィで測定したときにみられる典型的な前腕の容積の変動である。静脈圧迫プレチスモグラフィについては図8.5を参照のこと。

血がトリガーとなって自動的に生じる。

運動中の筋肉における血流増加のまとめ

組織の代謝活動の増加は、その組織を栄養する動脈系の協調した拡張を誘発する。主要な現象は組織内の局所細動脈の拡張であり、これはアデノシン、K^+、H^+、リン酸、高浸透圧、H_2O_2のような局所的な血管作動性因子による。末梢の代謝性血管拡張は、栄養動脈の伝導性血管拡張（内皮の過分極による）や、導管動脈の血流依存性血管拡張（内皮からのNOによる）のトリガーとなる。後者の変化はいずれも、充血を十分に生じるうえで必須である。実際に、ある研究において、上行性の血管拡張をブロックすると運動性充血は50％減少することが示されている。

13.8 虚血後（反応性）充血

組織への動脈血の供給はときに外部からの圧迫によって、自然に（例えば、椅子の背の上に腕を乗せていたときの上腕動脈の圧迫）、または血圧測定や手術によって妨害される。血流はもはや組織の酸素需要をまかなえない、虚血 ischemia と呼ばれるレベルにまで低下するかもしれない。圧迫が取り除かれると組織の血流は、最初は通常より何倍も増加し、その後は指数関数的に減衰する（図13.11）。これを虚血後充血または反応性充血という。これは皮膚で明らかであり、ある期間圧迫してそれを解除すると、皮膚は明るいピンク色に紅潮する。これは他のほとんどの組織においても起こる。その意義は、虚血組織への酸素や栄養の供給を急速に回復させ、集積した老廃物を洗い流すことにある。

反応性充血のメカニズムは完全にはわかっていない。30秒以下の短い動脈閉塞の後の反応性充血は、おそらく主に筋原性反応によるものである。つまり、上流の動脈閉塞が抵抗血管の圧を低下させ、それらの筋原性拡張を引き起こすのである。より長い閉塞の後は、血管拡張性代謝産物が集積すると思われる。ヒトの四肢においては3分間の閉塞で最大の血管拡張が起こり、開放後に最大限の充血が続き、これは約60秒以上かけて指数関数的に減衰する。さらに長い閉塞では、充血の指数関数的な減衰相が始まる前に、虚血後の充血が最大限のプラトーに達したまま持続する。局所麻酔薬は皮膚における反応性充血を大いに低下させるが、この反応には感覚神経からの血管拡張性神経ペプチドの放出が関与している（第14章14.4）。ある組織においては充血はCOX阻害薬のインドメタシンで減少することから、プロスタグランジンが関係あるとされている。NOの役割は小さく、ときに無視できるほどであると思われる。

13.9 虚血-再灌流障害

外科医は、例えば四肢の整形外科的手術、大動脈瘤の修復、臓器移植（腎臓、心肺、肝臓）などの間、末梢組織への血液の供給を1時間以上にわたり遮断することがある。動脈のクランプを解放したとき、数分間の閉塞に引き続く活発な反応性充血が起こらず、しばしば充血が弱く、数分のうちに血流が異常に低いレベルに低下する。これを no reflow 現象と呼ぶ。さらに、血流が再開されたすぐ後に、組織は細胞障害の生化学的、構造的な徴候を示す。これを虚血-再灌流障害 ischemia-reperfusion injury と言い、腸管・肝臓・心臓で最も顕著である。これはまた、心筋梗塞や脳梗塞の壊死組織の周縁部組織の生存に影響を与える。

驚くことに、虚血-再灌流障害の大部分は再開された血液供給によって引き起こされる。例えば、3時間の虚血の後の1時間の再灌流は、4時間の虚血よりも大きな組織障害を起こす。血液の構成要素うち、何が障害を引き起こすのであろうか？　白血球を含まない血液による再灌流は再灌流障害を減弱させ、また低酸素素血での再灌流は同様に障害を減弱させる。このように白血球と酸素の両者が再灌流障害に関与している。第3の因子として、特に心臓においては、虚血後のCa^{2+}過負荷がある（第6章6.12）。

白血球の接着が再灌流障害に寄与する

実験室での知見では、白血球-内皮接着分子に対する抗体により再灌流障害が減弱する。虚血が遷延している期間中、微小血管の内皮細胞はセレクチンなどの表面接着分子を発現し始める。再開された血流によって白血球が流れてくると、それらは粘着性のある内皮に接着する（図9.11）。白血球は赤血球よりも約100倍固いため、接着した白血球は物理的に微小血管の灌流を障害する。内皮細胞の虚血性腫脹によって状況はさらに悪化する。その結果、no reflow 現

象が生じる。さらに接着した白血球は，組織障害にも強く関与する。それらはロイコトリエンやPAFを放出して炎症を引き起こし，強力な組織プロテアーゼであるエラスターゼを放出し，スーパーオキシドアニオンを産生して組織を障害する。

酸素フリーラジカルもまた再灌流障害に寄与する

再開された血流中の酸素も組織障害に大いに関与する。いくつかの酸素分子は，虚血組織に達するとフリーラジカル，すなわち外殻に不対電子をもつ反応性の高い粒子に変換される。酸素フリーラジカル oxygen free radical とは，スーパーオキシド($O_2^-\cdot$)，ヒドロキシラジカル($OH\cdot$)，NOとの反応を介してのパーオキシナイトライト($ONOO^-$)である。フリーラジカルは脂質やアミノ酸と反応して細胞膜や酵素に障害を与える。

再灌流の間の酸素フリーラジカルは，2つの供給源に由来する。1つは，接着し活性化された白血球である。白血球はスーパーオキシドラジカルを産生するNADPHオキシダーゼ(ニコチンアミドアデニンジヌクレオチドリン酸オキシダーゼ nicotinamide adenine dinucleotide phosphate oxidase)を含有している。これらの本来の役割は病原体を殺すことであるが，再灌流障害では組織が損傷される。

もう1つの供給源は，心筋や腸管粘膜に豊富に存在する酵素である組織キサンチンデヒドロゲナーゼ xanthine dehydrogenase である。腸管絨毛には特に高濃度のキサンチンデヒドロゲナーゼがあり，再灌流障害に対して非常に感受性が高い。虚血の間，Ca^{2+}によって活性化されたプロテアーゼが，キサンチンデヒドロゲナーゼをキサンチンオキシダーゼ xanthine oxidase に変換する。それと同時に，この酵素の基質であるヒポキサンチンが，それ自身もATPの分解産物であるアデノシンが分解されて産生される。再灌流された酸素がこの代謝的に変化した組織に達すると，ヒポキサンチンはキサンチンオキシダーゼによって酸化されてキサンチンとなり，この反応の経過中に無害な酸素分子がスーパーオキシドやH_2O_2に変換される。このように，再灌流は有毒なラジカルの産生を爆発的に増加させる。

酸素フリーラジカルのスカベンジャーであるスーパーオキシドジスムターゼによって再灌流障害が減弱することから，再灌流におけるそれらの役割が確認できる。再灌流障害はまた，多くの組織においてキサンチンオキシダーゼの阻害薬であるアロプリノールによっても抑制される。冠動脈バイパス手術の間，再灌流後の心室機能を改善するために，アロプリノールを灌流再開に先だって投与することがある。

細胞質のCa^{2+}過負荷も心筋の再灌流障害に関与する

心臓における再灌流障害は，虚血の期間中に心筋細胞にCa^{2+}を過負荷することによってさらに悪化する。これについては第6章6.12の「心筋の虚血-再灌流障害というパラドックス」で述べている。

要　約

- 詳細は複雑であるが，血管の調節は階層性の3つの制御システムで示すことができ，それぞれが下位の階層を無効化もしくは修飾することができる。
- **最も低いレベルの調節はBaylissの筋原性反応**，つまり血圧の上昇に反応した血管収縮である。筋原性反応は，抵抗血管における基礎トーヌス，および**自己調節**に関与する。自己調節とは，動脈圧が変化したときにも血流量と毛細血管圧をほぼ一定に維持する機能である。自己調節機序は脳・心筋・腎臓の血管でよく発達している。
- 2番目のレベルの調節は，**局所の血管作動物質**によるものである。組織の代謝率が増加したときに放出される，アデノシン，CO_2，乳酸，K^+，リン酸，高浸透圧，H_2O_2のような作動因子が局所の細動脈を拡張させる。結果として起こる**代謝性充血**は，特に脳・心筋・骨格筋において，組織の血流を酸素消費と関連づけている。栄養動脈の**上行性(伝導性)血管拡張**のため，上流の血管が充血の制限となることはない。また，NOによって媒介される導管動脈の**血流誘発性血管拡張**により，主要な動脈が栄養動脈への血流を制限しないようになっている。
- 短時間の灌流の減少(数秒〜数分)は，筋原性反応および代謝産物の集積による**虚血後(反応性)充血**を引き起こす。より長い虚血(1時間)の後には，白血球の接着，有毒な酸素ラジカルの産生，および(心筋においては)細胞質のCa^{2+}過負荷によって，**no reflow現象**や**再灌流障害**が起こることがある。
- **内皮由来NO**は，特に妊娠時において，持続的な血管拡張性の影響を及ぼして基礎トーヌスを低下させている。NOは導管動脈における血流誘発性血管拡張，ブラジキニンやサブスタンスP，アセチルコリンの血管拡張作用を媒介する。誘導型NO合成酵素はエンドトキ

シンによる低血圧に関与する。NO 作動性副交感神経線維は血管拡張を誘発して生殖器を勃起させる。
- **オータコイド**とは，ヒスタミン，ブラジキニン，セロトニン，プロスタグランジン，トロンボキサン，ロイコトリエン，PAF などの傍分泌の血管作動物質を言う。オータコイドは主に，炎症（ヒスタミン，ブラジキニン，プロスタグランジンによる血管拡張）および出血（セロトニン，トロンボキサンによる血管収縮）などの病的状態において，局所の血管トーヌスを修飾する。
- **最も高いレベルの調節**は神経内分泌系によるもので，これは個体の利益のために，血管系を中枢性および反射性調節のもとで調整している（第 14 章参照）。

参考文献

■ 総説と書籍

Berry CE, Hare JM. Xanthine oxidoreductase and cardiovascular disease: Molecular mechanisms and pathophysiological implications. Journal of Physiology 2004; 555: 589-606. (Ischaemia-reperfusion injury)

Canty JM, Iyer VS. Hydrogen peroxide and metabolic coronary flow regulation. Journal of the American College of Cardiology 2007; 50: 1279-81.

Clifford PS, Hellsten Y. Vasodilatory mechanisms in contracting skeletal muscle. Journal of Applied Physiology 2004; 97: 393-403.

Granger DN, Korthuis RJ. Physiological mechanisms of postischemic tissue injury. Annual Review of Physiology 1995; 57: 311-32.

Gustafsson F, Holstein-Rathlou N-H. Conducted vasomotor responses in arterioles: Characteristics, mechanisms and physiological significance. Acta Physiologica Scandinavica 1999; 167: 11-21.

Hill MA, Davis MJ. Coupling a change in intraluminal pressure to vascular smooth muscle depolarization: Still stretching for an explanation. American Journal of Physiology 2007; 292: H2570-2. (Bayliss myogenic response mechanisms)

Marshall JM. The integrated response to hypoxia: From circulation to cells. Experimental Physiology 1999; 84: 449-70.

Melkumyants AM, Balashov SA, Khayutin VM. Control of arterial lumen by shear stress on endothelium. News in Physiological Sciences 1995; 10: 204-10.

Moncada S, Higgs EA. The discovery of nitric oxide and its role in vascular biology. British Journal of Pharmacology 2006; 147 (Suppl. 1): S193-201.

Roman RJ. P-450 metabolites of arachidonic acid in the control of cardiovascular function. Physiological Reviews 2002; 82: 131-85.

Schubert R, Lidington D, Bolz SS. The emerging role of Ca^{2+} sensitivity regulation in promoting myogenic vasoconstriction. Cardiovascular Research 2008; 77: 8-18.

■ 研究論文

See www.hodderplus.com/cardiovascularphysiology for a full list of Research papers for this chapter.

14章 血管の調節 II：神経とホルモンによる外因性調節

14.1	交感神経性血管収縮神経	*250*	14.8	レニン-アンジオテンシン-アルドステロン系（RAAS） *263*
14.2	副交感神経性血管拡張神経	*255*	14.9	ナトリウム利尿ペプチド *265*
14.3	交感神経性血管拡張神経	*256*	14.10	静脈の調節の特徴 *265*
14.4	侵害受容性C線維による血管拡張	*257*	●	要約 *267*
14.5	循環の内分泌性調節	*259*	●	参考文献 *268*
14.6	アドレナリンとノルアドレナリン	*260*		
14.7	バソプレッシン（抗利尿ホルモン）	*261*		

学習目標

この章を読み終わった時点で，あなたは次のことができるはずである．
- 脳幹から血管と副腎髄質への交感神経の経路を図で示すことができる（14.1）．
- 交感神経性血管運動神経伝達を担っている神経伝達物質と受容体の名前を正しく言うことができる（14.1）．
- 交感神経性血管収縮神経の主な機能を説明することができる（14.1）．
- 副交感神経性血管拡張神経（14.2）と交感神経性血管拡張神経（14.3）の分布，機能，神経伝達物質を説明することができる．
- 感覚性軸索反射の意味を説明することができる（14.4）．
- アドレナリンとノルアドレナリンの心血管系に対する影響の類似点と相違点を説明することができる（14.6）．
- アンジオテンシンII，バソプレッシン，心房性ナトリウム利尿ペプチドの産生，機能，調節を概説することができる（14.7〜14.9）．
- 静脈の調節の重要性と主なメカニズムを述べることができる（14.10）．

*　　　*　　　*

前章では，運動時の骨格筋や心筋での代謝性血管拡張のように，臓器そのものに由来するメカニズムである血管緊張の内因性調節 intrinsic regulation に焦点を当てた．しかし，局所性のメカニズムは局所の需要に応じて働くだけである．一方，血圧のホメオスタシス維持のような個体全体の需要に応じたり，特別な臓器（例えば勃起組織）の感覚性の調節に応じるため，中枢神経系は求心性の感覚情報を受け，血管運動神経やホルモンを介して調節を行っている．これは組織にとっては，外部から神経やホルモンによる調節を受けることになるため，**外因性調節** extrinsic regulation と呼ばれる．外因性調節とは一般的に，反射弓の遠心性経路を介した血管運動調節のことである．それらの反射弓の感覚入力の求心性経路については，第16章で説明する．

外因性調節には，次の3種類の自律神経性血管運動神経が関与している．
- 交感神経性血管収縮神経
- 副交感神経性血管拡張神経
- 交感神経性血管拡張神経

上記の血管収縮や血管拡張という言葉は，神経活動の増加による効果を意味することに注意してほしい．同時に，**血管収縮神経の活動が減弱することで血管拡張が生じる**ことも忘れないでほしい．血管拡張には，必ずしも血管拡張線維は必要ではない．暖かい手の皮膚の紅潮は，交感神経性血管収縮神経活動が減弱したために生じた血管拡張の例である．様々な自律神経性血管運動神経のなかで，交感神経性血管収縮神経は最も広範囲に分布しており生理学的に最も重要である．交感神経の活動というと，学生はすぐに緊張や拡大を連想するだろうが，**交感神経性血管運動神経の大部分は血管収縮線維である**ことを覚えておいてもらいたい．

14.1 交感神経性血管収縮神経

交感神経系は，球脊髄路，節前線維，節後線維からなる

交感神経性血管収縮神経系 sympathetic vasoconstrictor には，脳幹の延髄に始まる3つのニューロンの経路が含まれる。延髄の前交感神経ニューロンは，球脊髄線維（軸索）を脊髄に送る（図14.1）。球脊髄路は，胸髄から腰髄（T1〜L3）の灰白質である中間外側核の交感神経節前線維とシナプスを形成する。

■ **コリン作動性節前線維は交感神経節でニコチン受容体を活性化する**

緊張性放電を示す興奮性および抑制性の球脊髄線維は，局所の脊髄への入力とともに，脊髄にある節前線維の出力を調節する。そこからの軸索，すなわち交感神経節前線維は，脊髄神経の前根そして白交通枝を通り，椎傍の左右の交感神経幹へと入っていく（図4.5）。この軸索は，節後線維とシナプス形成する前に，いくつかの分節間で交感神経幹の中を上行したり下行したりする。一部の軸索は副腎髄質に到達してはじめてシナプス結合したり，あるいはもっと遠くの交感神経節（例えば，腹腔神経節，下腹神経節）でシナプス結合する。節前線維の多くはコリン作動性であり，**節後線維の受容体はニコチン受容体** nicotinic receptor である。それらはヘキサメトニウム hexamethonium で阻害され，喫煙で刺激される。喫煙は血管収縮と血圧上昇を引き起こす。喫煙による血管収縮は，一酸化窒素（NO）の効果を減じることによって増強される（重要事項のまとめ14.1）。

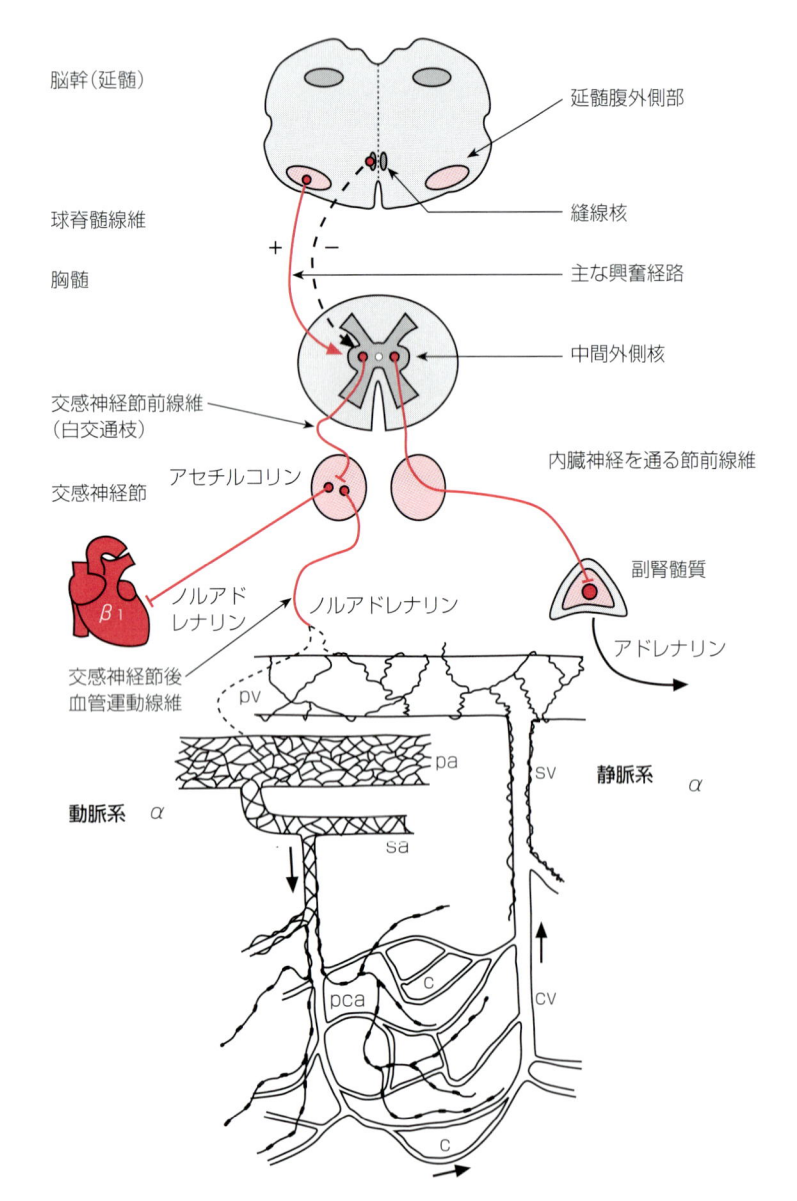

図14.1 心血管系への交感神経性神経支配。α，βは優位な受容体を示す。下行性経路（球脊髄線維）の一部は，交感神経性に中間外側核の神経細胞を興奮させる。他の球脊髄線維は，中間外側核の神経細胞を抑制する。pa：一次性流入動脈，pv：一次性流出静脈，sa：細動脈，sv：細静脈，pca：前毛細血管，c：毛細血管，cv：集合細静脈。（Adapted from Furness JB, Marshall JM. Journal of Physiology 1974；239：75-88, with permission from Wiley-Blackwell）

14.1 交感神経性血管収縮神経

■ ノルアドレナリン性節後線維が血管壁を神経支配する

交感神経節後線維は，灰白交通枝 grey rami communicantes を通って脊髄神経へ無髄の軸索を送っており，他の機能を担う神経とともに末梢神経として各臓器に分布している。一部の線維はこのような経路を通らず，大きな血管に直接に到達している。節後線維は血管の筋層（中膜）の外縁に沿って走行する神経枝として終止しているが，静脈では中膜に貫入している。ほとんどの細い動脈や終末抵抗血管は豊富な神経支配を受けている。一方，細動脈は神経支配をあまり受けておらず（図14.1），主に内因性のメカニズムにより調節されている（図13.9）。静脈への神経支配も同様であるが，動脈に比べて密度は低く，骨格筋の静脈はほとんど交感神経の支配を受けていない。

終末膨大部はノルアドレナリンのパケット（ひと塊り）を放出する

終末の軸索の形状はひとつながりのビーズのようになっている（図1.11）。それぞれのビーズ（膨大部）は高密度の小胞を多く含んでおり（図14.2），各小胞は1 mol 相当の濃縮されたノルアドレナリン noradrenaline（米国の教科書ではノルエピネフリン norepinephrine）と ATP で満たされている。ノルアドレナリンは，アミノ酸のチロシンから2つの中間産物〔ジヒドロキシフェニルアラニン dihydroxyphenylalanine（DOPA）とドパミン dopamine〕を経て合成される。活動電位が軸索に沿って広がると数千の膨大部のほんの一部が小胞を放出する。すなわち，貯蔵されているノルアドレナリンのほんの一部が1回の活動電位ごとに放出される。

小胞の放出（開口分泌 exocytosis）は，活動電位が軸索の N型 Ca^{2+} チャネルを活性化することで生じる膨大部内での Ca^{2+} 濃度上昇によって引き起こされる。Ca^{2+} は，小胞の膜上の蛋白（シナプトブレビン）を活性化する。小胞が膨大部表面の膜に接近して存在している場合は，シナプトブレビンは表面の膜の蛋白であるシンタキシンに結合する。この結合により2つの膜が癒合し，小胞の内容物が放出される。グアネチジン guanethidine は交感神経終末に局所麻酔薬として働き，開口分泌を阻害する。グアネチジンは，以前は高血圧の治療に使われていた。反対に，アンフェタミン amphetamine は交感神経が興奮したときと類似の効果をもっている。アンフェタミンはノルアドレナリンを小胞から細胞質内へと放出させ，細胞質中のノルアドレナリンは細胞外液へと流出する。

重要事項のまとめ 14.1

喫煙と血管系

- 節後線維のニコチン受容体への刺激は，交感神経性の血管収縮を増強する。
- 喫煙により活性化された白血球は，酸化的過程でフリーラジカルを産生する。NO は，酸素フリーラジカルと反応して有害なパーオキシナイトライト（過酸化亜硝酸塩）を産生し，NO を減少させる。
- 交感神経活動の上昇は，NO の有益な作用を低下させるとともに，喫煙誘導性の血管収縮を起こす。
- 喫煙誘導性の血管収縮は，血圧を上昇させ，冠動脈と皮膚血管の血流量を減少させる。
- NO とプロスタサイクリンの濃度低下は，血小板凝集を助長し，アテローム性動脈硬化と血栓の進展を促す。
- 細動脈の壁は厚くなるが，これは高血圧に加えて，NO の筋細胞の増殖に対する抑制効果がなくなるためと思われる。

図14.2 交感神経性の神経筋伝達。ノルアドレナリンは神経筋接合部後の $α_1$ 受容体に結合する。$α_2$ 受容体は一般的に神経筋接合部からより離れた場所に存在する。神経筋接合部前の $α_2$ 受容体や多くの内因性血管拡張因子の受容体は cAMP の産生を阻害し，Ca^{2+} チャネルの開口を減じて小胞の放出を減少させる（負の反応）。アンジオテンシン受容体は活動電位による伝達物質の放出を促進する（正の反応）。ATP は一部の交感神経線維で共同神経伝達物質として働く。図中のそれぞれの大きさは等比率ではない（膨大部：長さ 2 μm × 幅 1 μm，軸索：幅 0.1 〜 0.5 μm，筋細胞：中央の幅 4 μm）。

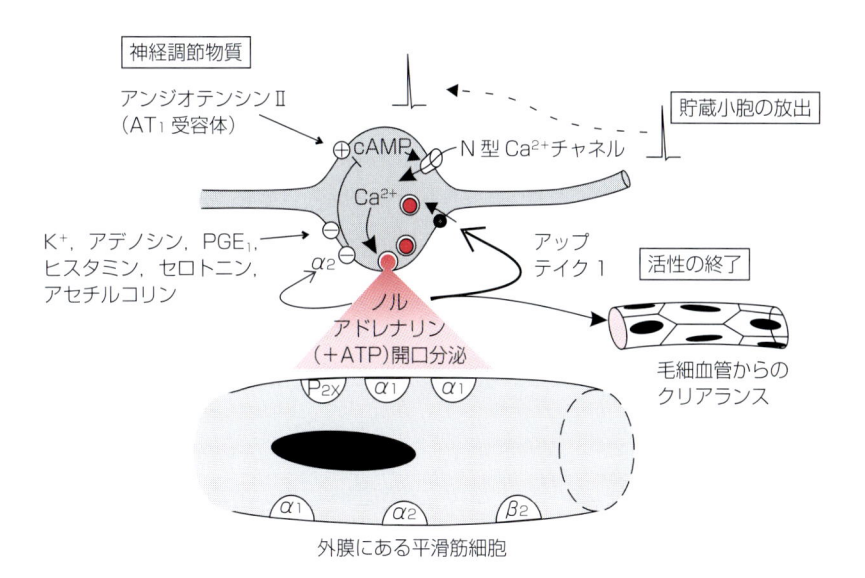

表 14.1 心血管の交感神経性神経伝達の薬理

受容体	サブタイプ	主な存在部位：作用	アゴニスト：有効性の比較	拮抗物質	拮抗物質が治療に用いられる疾患
α		血管平滑筋：血管収縮	ノルアドレナリン(NA), アドレナリン(Ad) NA＞Ad	フェントラミン フェノキシベンザミン エルゴタミン	・Raynaud 病の血管攣縮 ・急性高血圧（褐色細胞腫） ・片頭痛
	$α_1$	多くの血管の神経筋接合部後の受容体：G_q, PLC, IP_3 と DAG 増加を介する血管収縮	NA＞Ad フェニレフリン	プラゾシン ドキサゾシン テラゾシン	・本態性高血圧
	$α_2$	1. 交感神経膨大部の自己受容器：NA の放出抑制 2. ヒト皮膚血管や細動脈より遠位の筋血管の神経筋接合部後受容体：G_i を介する血管収縮	Ad＞NA クロニジン	ヨヒンビン rauwolscine	—
β		1. 洞結節, 心筋：心拍数と心収縮力の上昇 2. 心臓・骨格筋・肝臓の細動脈：血管拡張	NA, Ad イソプロテレノール	プロプラノロール オキシプレノロール アルプレノロール	・狭心症（心仕事量抑制） ・高血圧
	$β_1$	洞結節, 心筋：G_s, アデニル酸シクラーゼ, cAMP 上昇を介する心拍数と心収縮力の上昇	NA＞Ad ドブタミン（急性心不全で使用）	アテノロール メトプロロール practolol（毒性）	・狭心症（心仕事量抑制） ・高血圧（心拍出量減少） ・不整脈
	$β_2$	心臓・骨格筋・肝臓の細動脈, 細気管支の平滑筋：G_s, cAMP 上昇を介する血管拡張	サルブタモール テルブタリン		

PLC：ホスホリパーゼ C, IP_3：イノシトール三リン酸, DAG：ジアシルグリセロール。

ノルアドレナリンは血管の α 受容体を活性化させて血管収縮を起こす

放出されたノルアドレナリンは神経筋接合部の空隙に沿って急速に拡散し, 血管平滑筋の細胞膜上の α 受容体と結合することで血管収縮を起こす（図 12.9）。アドレナリン受容体の分類を表 14.1 にまとめた。$α_1$ 受容体はほとんどの血管に存在し, G_q 蛋白を活性化させて, 脱分極依存性または脱分極非依存性の経路を介して血管収縮を引き起こす（図 12.6）。$α_2$ 受容体は G_i 蛋白共役型で, 限られた場所にのみ存在する。$α_2$ 受容体は, 神経筋接合部前の交感神経膨大部上にも存在する。また, 神経筋接合部後の受容体として広範囲に分布する $α_1$ 受容体とともにヒトの皮膚や四肢の抵抗血管にも存在する。$α_1$ 受容体と $α_2$ 受容体は安静時のヒト四肢に対して, 交感神経性の血管抵抗変化にほぼ同等の影響を及ぼす。$α_2$ 受容体は温度変化に対する皮膚血管の反応に強く関与している（第 15 章 15.3）。

ノルアドレナリンは放出後早期に除去される

ノルアドレナリンの効果は次の 3 つの経過により終わる。(i) ノルアドレナリンの約 80％は, アップテイク 1 uptake 1 [訳注1] と呼ばれる Na^+-Cl^--アミン共輸送によって交感神経膨大部中に再び取り込まれる。アップテイク 1 は Na^+ の濃度勾配によって駆動する。レセルピンは以前は降圧薬として用いられたが, 膨大部中でノルアドレナリンの小胞への取り込みを阻害してノルアドレナリンを枯渇させる。コカインや三環系抗うつ薬（デシプラミンなど）のような気分を高揚させる薬物は, そうした作用のほかにアップテイク 1 を阻害する作用もあるため, 心臓の細胞外液中のノルアドレナリン濃度が上昇して頻脈や不整脈を起こす場合がある。(ii) ある程度のノルアドレナリンは, 毛細血管の血流中にも拡散していく。ヒトの血漿中のノルアドレナリンの多くは, このように交感神経から溢れ出したものである。(iii) 少量のノルアドレナリンは, 神経筋接合部後の細胞内酵素であるカテコール-*O*-メチルトランスフェラーゼにより分解される。

訳注 1：アップテイク 1 は最初につけられた名前であり, 現在はノルエピネフリン輸送体 norepinephrine transporter (*NET*) と呼ばれる。

表 14.2　血管周囲の神経線維の主な共同神経伝達物質[a]

交感神経性血管収縮神経	ノルアドレナリン（NA） アデノシン三リン酸（ATP） ニューロペプチド Y（NPY）
副交感神経性血管拡張神経	アセチルコリン（ACh） 血管作動性腸ポリペプチド（VIP） 一酸化窒素（NO）
感覚性血管拡張線維（C 線維）	サブスタンス P（SP） カルシトニン遺伝子関連ペプチド（CGRP） ATP

[a] 共同神経伝達物質の割合は組織ごとに異なる。
〔From Burnstock G. Acta Physiologica Scandinavica 1988：133 (Suppl 571)：53-7〕

ノルアドレナリンの放出は局所代謝産物とアゴニストによる修飾を受ける

放出されるノルアドレナリンの量は，交感神経のインパルスの頻度だけでなく，膨大部の化学的な環境にも依存している。これは神経調整 neuromodulation として知られているプロセスである（図 14.2）。アデノシン，H^+，K^+ のような代謝性血管拡張物質は，ノルアドレナリンの放出を抑制することでその物質自身の血管拡張効果を増大させている。多くの血管拡張性オータコイドも同様の作用をもっている。ノルアドレナリン自身も神経筋接合部前の $α_2$ 受容体（自己受容体）に結合し，さらなる開口分泌を阻害して小胞からの過剰な放出を予防している。抑制性の G_i 蛋白共役型 $α_2$ 受容体は，膨大部の cAMP のレベルを低下させ，軸索の N 型 Ca^{2+} チャネルの開口を抑制する。一方，ホルモンであるアンジオテンシン II はノルアドレナリンの開口分泌を促進し，それによってアンジオテンシン II 自身の直接の血管収縮作用を増幅させる。

ATP とニューロペプチド Y は交感神経性の神経筋伝達に関与する

α 遮断薬であるフェントラミンやフェノキシベンザミンは，多くの静脈や肺動脈での交感神経性血管収縮反応を完全に遮断する。しかしながら，他の多くの動脈ではこの遮断効果は部分的である。このことから，交感神経膨大部での共同神経伝達物質 co-transmitter，すなわちプリンである ATP と，ペプチドであるニューロペプチド Y が発見されるに至った（表 14.2）。共同神経伝達物質がどれだけ効果があるかは，組織によって異なる。

一部の太い動脈や細い動脈では，ATP がノルアドレナリンとともに放出される。ATP は，神経筋接合部後の P2x プリン受容体を活性化する。このイオンチャネル型受容体 ionotropic receptor は，イオンチャネル蛋白の一部である（酵素の経路を活性化する代謝調節型 metabotropic の α 受容体では異なる）。P2x 受容体にリガンドが結合する

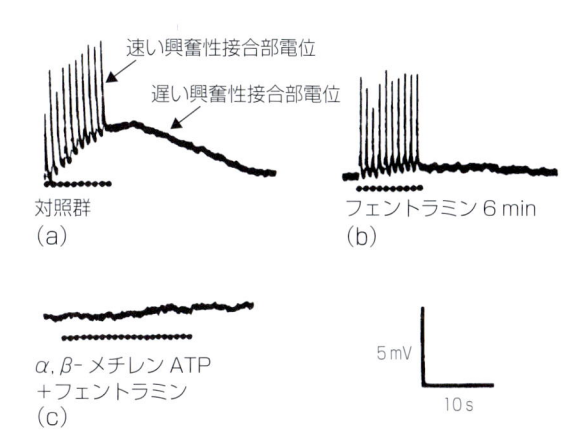

図 14.3　交感神経線維が支配しているラット尾動脈においてノルアドレナリンと ATP が共同神経伝達物質として働いている証拠。a：交感神経を繰り返し刺激したとき（一連の細かい黒丸）の筋細胞内の電位変化。これは，遅い興奮性接合部電位（スパイクの下の基線）の上の速い興奮性接合部電位（スパイク）を示している。電位のスケールが示しているように，このスパイクは活動電位ではないことに注意。b：α 遮断薬のフェントラミンは，遅い興奮性接合部電位を消してしまい基線を平坦化する。c：α,β-メチレン ATP によるプリン受容体の脱感作は速い興奮性接合部電位を消してしまう。(After Sneddon P, Burnstock G. European Journal of Pharmacology 1984：106：149-52, with permission from Elsevier)

と陽イオンのコンダクタンスが増加するが，一部の受容体は Na^+ よりも Ca^{2+} に対する選択性が強い。陽イオンの電流は，平滑筋細胞の速くて短い脱分極，すなわち速い興奮性接合部電位 fast excitatory junction potential を引き起こす（図 14.3，図 12.9）。

ニューロペプチド Y neuropeptide Y（NPY）は，交感神経の節後線維の細胞体で合成され，軸索に沿ってゆっくりと骨格筋，腎臓，唾液腺，脾臓，鼻粘膜の交感神経末端へと運搬される。NPY は，ノルアドレナリンとともに大型の暗調の小胞に貯蔵されているようである。主にストレスに伴う高頻度の交感神経活動などによってノルアドレナリンとともに放出される。高頻度の交感神経の活動は，NPY を含む小胞を膨大部表面の膜に接近させるのに十分な程度に神経内の Ca^{2+} 濃度を上昇させる。NPY は ATP に比べゆっくりした持続の長い脱分極を生じ，神経筋接合部後の膜のノルアドレナリンに対する感受性を高める（神経調整効果）。

交感神経線維は緊張性放電を行っている

交感神経性血管収縮線維は持続性にインパルスを送っている。ただし，安静時のヒトでの平均頻度は低く（0.5〜1 インパルス/s），最大でも 8〜10 インパルス/s に過ぎない。その活動は一様ではなく，骨格筋の血管ではバースト状（突発的）であったり，皮膚血管では不規則であったりする。それでもやはり，この緊張性放電は安静時の血管緊張の維

持にはたいへんに重要であり，交感神経性血管運動活動の低下，あるいは薬理学的な阻害により血管拡張が生じる。交感神経活動を抑制すると，安静時の骨格筋の血流量は2～3倍（血管の基礎緊張は持続するので，この値は最大の値よりはるかに低い）に増加する。

交感神経は臓器ごとに独立して作用する

それぞれの臓器（皮膚，骨格筋，腎臓など）への交感神経の作用は，延髄腹外側部の個別の神経細胞群によって調節されているらしく（臓器別の構成），3種類に分類される。すなわち，圧に感受性のあるもの，温度に感受性のあるもの，グルコースに感受性のあるものである。圧に感受性のある交感神経は，骨格筋，腎臓，内臓などに分布し，主に血圧センサー（圧受容器）によって調節されている（第16章）。温度に感受性のある交感神経性血管収縮神経は主に皮膚に分布し，視床下部の核心温センサーや情動によって主に調節されている。グルコースに感受性のある交感神経線維は副腎髄質に分布し，低血糖や運動によって活動が高まり，アドレナリンの放出を刺激する。

すべての交感神経性血管運動神経が全体として同一方向に作用するということは，特定の環境下（出血時など）では起こり得るが，頻回に起こるものではない[訳注2]。例えば，ストレスに対するヒトの驚愕反応では，皮膚への交感神経性血管収縮線維の作用は増加するが（皮膚は青白くなる），同時に骨格筋への交感神経性血管収縮線維の活動は減少する（血管拡張を引き起こす）。このように，交感神経系の作用はすべての臓器で同一方向に働くわけではなく，精巧に分類されており，需要に応じて臓器（地域）ごとに調節されている[訳注3]。

交感神経活動の低下は血管拡張を引き起こす

血管収縮神経の本来の役割として血管収縮のことを思い起こすのは当然であるが，交感神経活動の低下によって血管拡張が引き起こされることも重要である。実際，交感神経支配を切断したウサギの耳介には紅潮が生じる。これは1851年に，名高いフランスの生理学者Claude Bernardが交感神経性血管運動システムを発見する端緒となった。以下に，ヒトにおいて交感神経活動の低下を介して生じる血管拡張の例を2つ挙げる。

- 血圧が上昇すると，動脈圧受容器反射のため広い範囲で交感神経活動が低下する（第16章16.2）。その結果として生じる血管拡張は，血圧を正常な方向に戻すように働く。
- 運動中に体温が上昇すると，視床下部の体温調節中枢が皮膚への血管収縮神経の活動を抑制する。その結果，皮膚の血管が拡張し，体温を下げるように働く。

交感神経活動の亢進は，末梢抵抗の上昇，局所血流量の減少，体中心部の血液量増加をもたらす

交感神経性血管運動神経の活動が亢進したときの末梢臓器への作用を次に挙げる。

- **臓器血流量**　局所の抵抗血管の収縮により減少する（図14.4図中c）。
- **臓器血液量**　局所の静脈の収縮により減少する（図14.5）。これにより，消化管と肝臓から28 mL/kgの血液を，皮膚から15 mL/kgの血液を，中心静脈に絞り出すことになる。骨格筋の静脈では，有効な神経分布を欠いているにもかかわらず7.5 mL/kgの血液量低下をきたす。これは上流の抵抗血管が収縮するため局所の静脈圧が低下することによる（図14.4図中a）。
- **毛細血管圧**　抵抗血管が収縮することによって毛細血管圧は低下する（図11.4，図11.11bで説明した）。これにより，Starlingの原理に従って間質液が血漿中に移動する（図14.4図中b）。
- **総末梢抵抗** total peripheral resistance（TPR）　関与している臓器の数や血管収縮の程度に比例して増加する。多くの臓器に対する交感神経活動の全体的な増加は（例えば，立ち上がったとき），TPRを上昇させる。このことは，低下した血圧を元に戻すように働く。これは血圧＝心拍出量×TPRであるからである。実際，正常状態でも病的状態でも，TPRの調整を介した血圧調節は交感神経性血管運動システムの主要な機能である。この目的のために，交感神経活動は動脈の圧受容器を介する反射によって調節されている（第16章）。

全体的な交感神経活動の亢進は，循環血液量の減少（例えば，出血）に対する生体の防御機構の主たるものである。末梢の血流量を減らして血液を中心静脈へ移行させ，間質液の吸収を増やし，そしてTPRを上昇させることは，心拍出量や血圧の保持に必要な，生命維持のための一連の反応である（第18章18.2）。

交感神経活動は血圧の動揺に関わっている

骨格筋への交感神経作用は，呼吸周期に応じて増減する。左室の拍出量も吸気で低下するように，呼吸周期とともに増減している（第2章2.5 II音の分裂）。これに伴って，平均血圧は吸気では数mmHg下降し，呼気で上昇する〔Traube-Hering波（第8章8.5），12～14サイクル/min〕。

訳注2：出血時でもすべての臓器で交感神経が興奮するわけではない。脳血管を支配する交感神経は脳血流量を一定にするために興奮しないことが，訳者らにより明らかにされている。

訳注3：これは交感神経の地域性反応，あるいは交感神経の不均一性の反応と呼ばれており，その発見に日本の研究者が果たした役割は大きい。

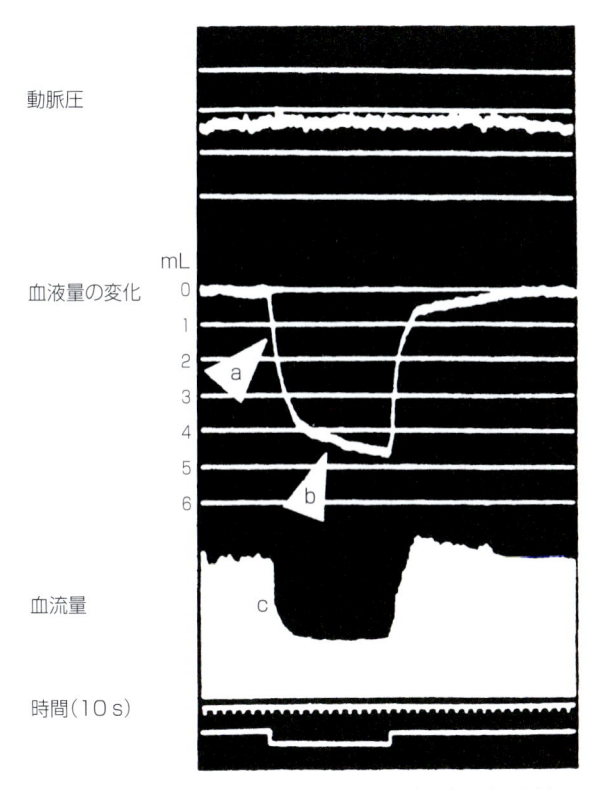

図14.4 交感神経刺激（2インパルス/s，最下段の矩形波）によるネコ後肢での3つの効果。a：容量血管の収縮によって生じる血液量の減少を示している（骨格筋の静脈は交感神経の直接的な影響をほとんど受けていないので，静脈圧の低下は抵抗血管の収縮に伴う二次的なものである）。b：抵抗血管が収縮することで毛細血管圧が減少したため，毛細血管での間質液の吸収が増加し，組織血液量の低下が緩やかになることを示している。c：抵抗血管が収縮することで血流量が減少することを示している。〔From Mellander S. Acta Physiologica Scandinavica 1960；50 (Suppl)：176, with permission from Wiley-Blackwell〕

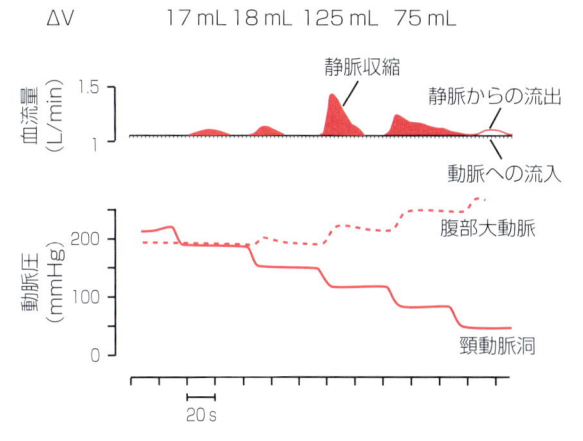

図14.5 交感神経活動亢進によるイヌ内臓静脈の能動的な血管収縮。頸動脈洞を全身から単離しその圧を段階的に下げていくと，反射的に交感神経活動は上昇する。その間に内臓の動脈流入量と静脈流出量を測定した。流出量が一過性に流入量を上回っていることは，静脈収縮が生じていることを示している。交感神経を介して末梢抵抗が増加するたびに，反射により大動脈圧が上昇している。ΔV：静脈から押し出された血液量。(After Hainsworth R, Karim F. Journal of Physiology 1976；262：659-77, with permission from Wiley-Blackwell)

ヒトの血圧も，呼吸周期よりもゆっくりした周期（約6サイクル/min）で動揺しているようである。これはMayer波と呼ばれ，交感神経性の血管運動緊張の周期的変化によるもので，動脈圧受容器反射の共振によって作り出される。

14.2 副交感神経性血管拡張神経

広範囲に分布する交感神経性血管収縮線維と同様に，少数の特殊な臓器の動脈や抵抗血管には血管拡張線維が分布している。血管拡張線維は，副交感神経，交感神経，そして感覚神経の中に存在する。ここでは，これら3つのうち，副交感神経性血管拡張神経について述べる。

副交感神経系は長い節前線維と短い節後線維によって構成されている

副交感神経性血管拡張神経は，交感神経性血管収縮神経に比べてより限局した領域に分布しており，緊張性放電を示さず，臓器の機能が血流の増加を必要としたときにのみ活動する。

副交感神経節前線維は，交感神経節前線維よりもかなり長い。副交感神経節前線維は，中枢神経系から出て神経支配する臓器の近くまで伸びている。中枢神経系からは2つの流出路を通って出ていく。1つは脳神経（例えば，迷走神経）であり，もう1つは仙髄から出る骨盤神経である。脳神経からの副交感神経節前線維は，脳血管，冠動脈，唾液腺，膵外分泌腺，消化管粘膜に分布する。仙髄からのものは，生殖器，膀胱，結腸に伸びている。皮膚や骨格筋は，副交感神経の神経支配を受けていない。

末梢臓器の中で，非常に長い節前線維が非常に短い**節後線維**とシナプスをつくる。短い節後線維の軸索は抵抗血管を神経支配する。交感神経の終末と同様に，副交感神経の軸索にも神経伝達物質の小胞を含んだ複数の膨大部がある。副交感神経の小胞は小型で明るく，アセチルコリンを含んでいる。

副交感神経性血管拡張線維による血管拡張はアセチルコリンとNANC伝達物質により行われる

副交感神経節後線維の終末からは古典的な神経伝達物質であるアセチルコリン acetylcholine が放出され，これが血管拡張を引き起こす（図9.8左上，図14.6a）。アセチルコリンは血管内皮にあるムスカリンM_3受容体を活性化し，それが内皮のG_q蛋白-ホスホリパーゼC-カルシウム（G_q-PLC-Ca^{2+}）経路を活性化するトリガーとなり，NO産生を

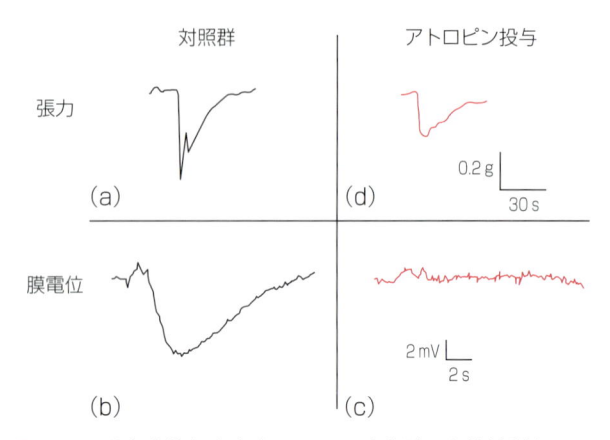

図 14.6 副交感神経を介するウサギ舌動脈の血管拡張（ノルアドレナリン作動性線維はグアネチジンで抑制されている）。a：血管周囲の神経を刺激したときの機械的反応。動脈の拡張が観察される。b：それに相当する膜電位の変化。平滑筋細胞の過分極がみられる（基線は−51 mV）。c：アトロピンによって電気刺激への反応が完全になくなっている。このことは電気刺激に対する反応が真にコリン作動性であることを示している。d：一方で、血管拡張はアトロピンによりわずかに抑制されるだけである。これは非コリン性の血管拡張物質（おそらくVIP）も放出されていることを示している。(From Brayden JE, Large WA. British Journal of Pharmacology 1986；89：163-71, with permission from Wiley-Blackwell)

刺激する（図9.10）。NOは平滑筋細胞へと拡散していき弛緩を引き起こす。一方、アセチルコリンは内皮を除去した血管では収縮を引き起こす（図9.8 右上）。この理由は、平滑筋細胞にもムスカリンM3受容体が存在し、それがGq-PLC経路を介してCa^{2+}濃度を上昇させるからである。正常の血管では内皮の効果が優位に働いている。

ムスカリン受容体の遮断薬であるアトロピン atropine は副交感神経性血管拡張を抑制するが、ときには不完全な抑制しか起こさない（図14.6d）。これは、一部の臓器で副交感神経線維が非アドレナリン性・非コリン性伝達物質 non-adrenergic, non-cholinergic（NANC）transmitter も放出するからである。NANC 伝達物質には、**血管作動性腸ポリペプチド** vasoactive intestinal polypeptide（VIP）、**サブスタンス P** substance P、**一酸化窒素** nitric oxide（NO）がある。NOは勃起組織にあるNO作動性 nitridergic 副交感神経の終末線維により産生され、また大脳動脈、側頭動脈、腸間膜動脈、冠動脈でも産生されるようである。

唾液腺や膵臓では血管拡張が基礎となって分泌が生じる

顎下腺（唾液腺）の血流量は、鼓索神経の中を走る副交感神経の活動により10倍にも上昇する。灌流が増えるので唾液分泌に必要な水分が供給される。これにより唾液腺は自分と同じ重量の水分をちょうど1分で分泌することができる。この血管拡張は、一部はアセチルコリンによって、一部はVIPとサブスタンスPによってなされている。膵臓においては、アセチルコリンではなくVIPが主な副交感神経の伝達物質であるようだ。このような線維はペプチド作動性 peptidergic と呼ばれている。消化器の粘膜下組織での節後線維の伝達物質は主にアセチルコリンであり、血管内皮細胞にNOを産生させることにより血管拡張を起こす〔これは、この血管拡張が主に内皮由来NO合成酵素 endothelial nitric oxide synthase（eNOS）の阻害物質である N-モノメチル-L-アルギニン（L-NMMA）によって抑制されることからわかる〕。

副交感神経性血管拡張は生殖器で勃起を引き起こす

仙髄の副交感神経線維は勃起神経を形成しており、生殖器の勃起組織（陰茎や陰核）の血管を支配する。そのため、これらの血管運動神経は種の保存のために真に必須な神経である！ 陰茎では、海綿体の真中を走る動脈がらせん抵抗血管（らせん動脈 helicine artery）のもとになっており、らせん動脈が海綿体静脈洞に血液を送る。副交感神経活動は抵抗血管を大きく拡張させ、これによって海綿体は膨張する。この膨張は海綿体の外側にある白膜間で静脈の流出を圧迫する。通常の状態とは反対のことが生じるが、流入路の抵抗は流出路の抵抗より小さくなる。したがって、海綿体の静脈洞は高い圧の血液で満たされ、膨張と勃起が生じる。交感神経性血管収縮作用が低下するので、血管拡張は増強される。性的興奮がない状態では、陰茎動脈と海綿体平滑筋の交感神経αアドレナリン作動性の緊張により勃起は起こらない。

副交感神経による勃起はアトロピンによって阻害されることはないが、NOSの阻害薬で阻害される。これはこの副交感神経線維がコリン作動性ではなく、主にNO作動性であることを示している。軸索にはNOSを含んでおり、電気刺激でNOを産生する。シルデナフィル sildenafil（バイアグラ®）は、ヒトの勃起不全の治療薬であるが、これはcGMPを分解する酵素であるホスホジエステラーゼ5 phosphodiesterase 5 を阻害することで、NO-cGMP回路の生化学的効果を増強する（図9.10）。この薬の一般的な副作用は脳血管の拡張のため起こる血管性頭痛である。

副交感神経性のVIPも勃起時の血管拡張に関与している可能性がある。VIPも陰茎の副交感神経中に存在し、骨盤神経（勃起神経）を刺激すると陰茎の静脈血の中に出現してくる。

14.3　交感神経性血管拡張神経

繰り返し強調するが、多くの交感神経性血管運動線維はノルアドレナリン作動性で、血管収縮を引き起こす。しかし、

表 14.3 交感神経性血管収縮神経と交感神経性血管拡張神経の対比

特徴	交感神経性血管収縮神経	交感神経性血管拡張神経
主な神経伝達物質	ノルアドレナリン（および ATP）	アセチルコリン（および VIP）
分布	多くの臓器・組織	ヒトでは汗腺のみ，非霊長類の骨格筋
緊張性放電？	あり	なし
中枢性調節	脳幹	視床下部
動脈圧受容器反射の関与	強く関与	無視できる
血圧維持における役割	非常に重要	重要でない
効果の持続時間	多くはよく持続	一過性

一部の動物種や臓器では，限られた領域への分布であるが，血管拡張を引き起こす交感神経コリン作動性線維（アセチルコリンを放出する）が存在する。

交感神経コリン作動性線維は発汗と皮膚血管拡張をもたらす

ヒトの汗腺は，交感神経コリン作動性線維（発汗運動線維）の支配を受けており，これにより発汗と皮膚血管拡張を起こす。この線維はアセチルコリンを放出し，アセチルコリンは血管内皮を刺激してプロスタサイクリン〔シクロオキシゲナーゼ 1 cyclooxygenase 1 (COX1) を介して〕と内皮由来過分極因子 endothelium-derived hyperpolarizing factor (EDHF)，そして多少の NO も産生させる（第 9 章 9.5）。発汗刺激に関わる血管拡張はアトロピンによって部分的にしか抑制されないので，NANC 伝達物質も血管拡張に関与しているに相違ない。VIP はそのような因子の 1 つである可能性があり，汗腺に近い血管運動線維の中に存在する。

霊長類以外の動物の筋肉では，交感神経コリン作動性線維は驚愕反応時の血管拡張をもたらす

霊長類とは異なり，ネコ，イヌ，ヤギ，ヒツジなどでは，骨格筋の小動脈は交感神経コリン作動性血管拡張神経の支配を受けており，その刺激により骨格筋の血流量が増加する。交感神経コリン作動性線維の活動は視床下部で調節されており，交感神経性血管収縮線維と違って緊張性放電は示さない（表 14.3）。交感神経コリン作動性線維は動脈圧受容器反射には関与しておらず，精神的ストレス，恐怖，危険により誘発される心血管系の一連の変化，すなわち驚愕反応[訳注4]の一部分としてのみ活性化される（第 16 章 16.8）。このコリン作動性血管拡張は運動に先立って筋肉の血流量を増やすが，微小血管の透過性を亢進させる。これはコリン作動性線維が，細動脈よりもやや太い直径 0.1～0.2 mm の動脈に主に分布しているからであろう。それと比較して，代謝性充血は細動脈に大きく影響し（図 13.9），血流量を増加させると同時に毛細血管に働き透過性を上昇させる。特に強調したいが，局所の代謝性因子は情動反応ではない正常な運動に伴い機能的充血を引き起こす。これは，交感神経性血管拡張神経にはできない。

ヒトの筋肉ではアドレナリンとその他のメカニズムが驚愕反応時の血管拡張に関与する

暗算のような急性の精神的ストレスは，ヒト前腕の血管拡張を引き起こす（図 14.7）。これはウシでは生じない。ヒトの驚愕反応は以前には交感神経コリン作動性神経によると考えられていたが，最近の報告では次のように考えられている。(i)霊長類では筋肉の血管への交感神経コリン作動性神経支配がない（皮膚の血管では異なる）。(ii)電気生理学的な方法で調べると，ヒトの筋肉の交感神経活動はストレスによって増加するのではなく，減少する。(iii)腋窩神経を遮断しても，ストレスに対するヒト前腕の血管拡張反応を阻止できない。しかしながら，β遮断薬はこの反応を有意に減少させる。これは血中のアドレナリンがこの反応に一部関わっていることを意味している。交感神経による副腎髄質の刺激により，驚愕反応の間に血漿中のアドレナリン濃度は 2 倍になる。さらに理由を挙げるとすると，筋肉への交感神経性血管収縮作用が低下することであるが，これだけでは筋肉の血流量の大幅な増加を説明することはできない。（一部の研究ではアセチルコリンのムスカリン受容体の阻害薬であるアトロピンがヒトのストレスによる血管拡張を抑制したとされるが，まだよくわかってはいない。）

14.4 侵害受容性 C 線維による血管拡張

C 線維による逆行性刺激は皮膚血管の拡張をもたらす

感覚神経に皮膚血管拡張を引き起こす奇異な能力があることは，20 世紀のはじめに William Bayliss によって発見さ

訳注 4：原本にある alerting response を驚愕反応と訳した。しかし，他の循環生理学の本では防衛反応 defense response という用語がよく用いられており，防衛反応で生じる骨格筋の血管拡張が交感神経コリン作動性血管拡張神経によると著されている。alerting response という用語を使っている循環生理学の教科書は非常に珍しい。

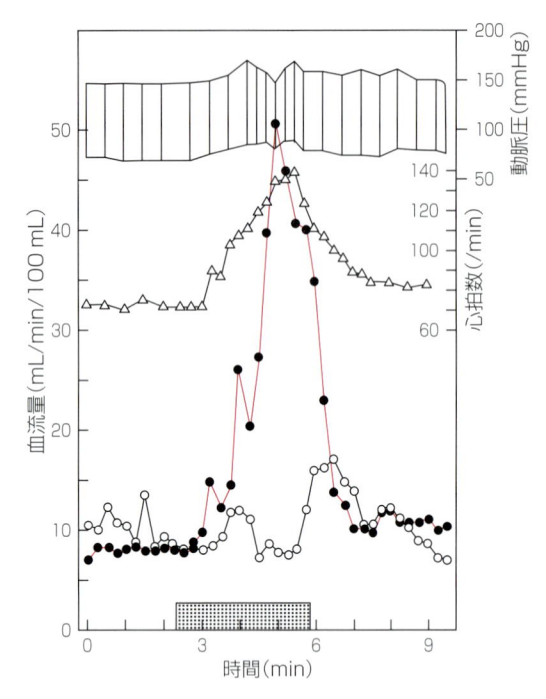

図14.7 ヒトの驚愕反応を示す古典的な論文からの例。横軸の長方形で示された時点で，被験者は装置の故障により血液が漏れ，出血は最悪の状態であると信じこまされている（!）。前腕の血流量の増加は，激しい運動による増加量とほぼ同じである。しかし，それは交感神経性血管収縮神経の緊張がなくなったときに生じる最大血流量をはるかに超えている。●：主に筋肉に行く前腕の血流量。○：主に皮膚に行く手の血流量。△：心拍数。(From Blair DA, Glover WE, Greenfield ADM, Roddie LC. Journal of Physiology 1959；148：633-47, with permission from Wiley-Blackwell)

れた。彼は，脊髄神経の後根を逆行性に（感覚神経が中枢に情報を伝えるのとは逆方向に活動電位を送ること）刺激したとき，この刺激で皮膚血管が拡張することを発見した。逆行性の電気活動は，帯状疱疹 herpes zoster〔帯状ヘルペスによる後根の炎症で，潜伏していた水痘帯状疱疹ウイルス（チキンポックスウイルス）が再活性化したもの〕による特徴的な帯状の皮膚充血に関与していると考えられる。

C線維による血管拡張はLewisの三重反応の一部である

侵害受容性 nociceptive（有害性を感知すること）感覚線維（すなわちC線維 C-fibre）が運動機能をも担っていることは，1927年に発表されたLewisの三重反応として示されている。Sir Thomas Lewis は，引っ掻き傷のような軽度の外傷に対するヒト皮膚の反応には3つの要素があることに気づいた。

- **局所の紅斑**　引っ掻き傷に沿った局所の紅斑は局所の血管拡張によって生じており，その血管拡張は活性化された細胞からのK$^+$と炎症ホルモンの放出により起こる。

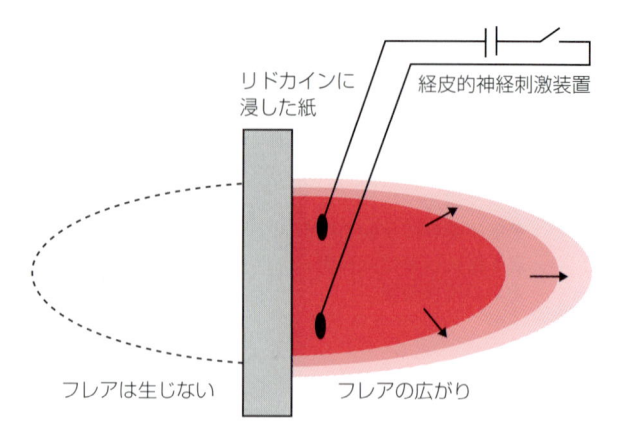

図14.8 ヒトの皮膚でのC線維を介する血管拡張を示す模式図。侵害受容性C線維は，経皮的電気刺激により刺激されている。フレアの広がりはレーザーDoppler画像解析装置で記録されている。フレアは感覚を麻痺させる麻酔薬であるリドカインによって抑制される。(Based on Schmelz M, Petersen LJ. News in Physiological Sciences 2001；16：33-7, with permission from American Physiological Society)

- **局所の腫脹**　引っ掻き傷に沿った局所の腫脹（みみず腫れ）は，微小血管の損傷で生じる炎症性浮腫によって起こる。
- **発赤の拡大**　発赤の拡大（フレア）とは，傷の両側2〜3 cmに徐々に広がる赤い領域のことである。ヒトとラットではこの反応が生じるが，他の多くの動物種では生じない。フレアが感覚線維によって引き起こされるということは注目に値する。これは，感覚神経を切除したりリドカインなどの局所麻酔薬によってフレアが消えることで確認できる（図14.8）。フレアは非常に速く広がるので，液性の物質の拡散で生じるという説明は成り立たない。Lewis は，次に述べるように，C線維の感覚性軸索反射によって生じると示唆している。

C線維の感覚性軸索反射が発赤の拡大（フレア）を引き起こす

フレアは，侵害受容性C線維によって起こる。外傷はC線維の活動電位の引き金になり，その活動電位は求心性に伝導するだけでなく，軸索側枝を下降し，傷から最大で約1 cm 離れた血管へと逆行性に到達する（図14.9）。軸索側枝終末に活動電位が到達すると，血管拡張性ニューロペプチドが放出される。ニューロペプチドにはサブスタンスPが含まれており，それが内皮のニューロキニン1 neurokinin 1（NK1）受容体を活性化してNO産生を刺激する。また，カルシトニン遺伝子関連ペプチド calcitonin gene related peptide（CGRP）も含まれており，これは血管の平滑筋細胞のcAMP回路を活性化する（図12.10）。CGRPは非常に作用が強く，その効果は何時間も持続する。肥満細胞からのヒスタミン histamine も，少なくともラットの

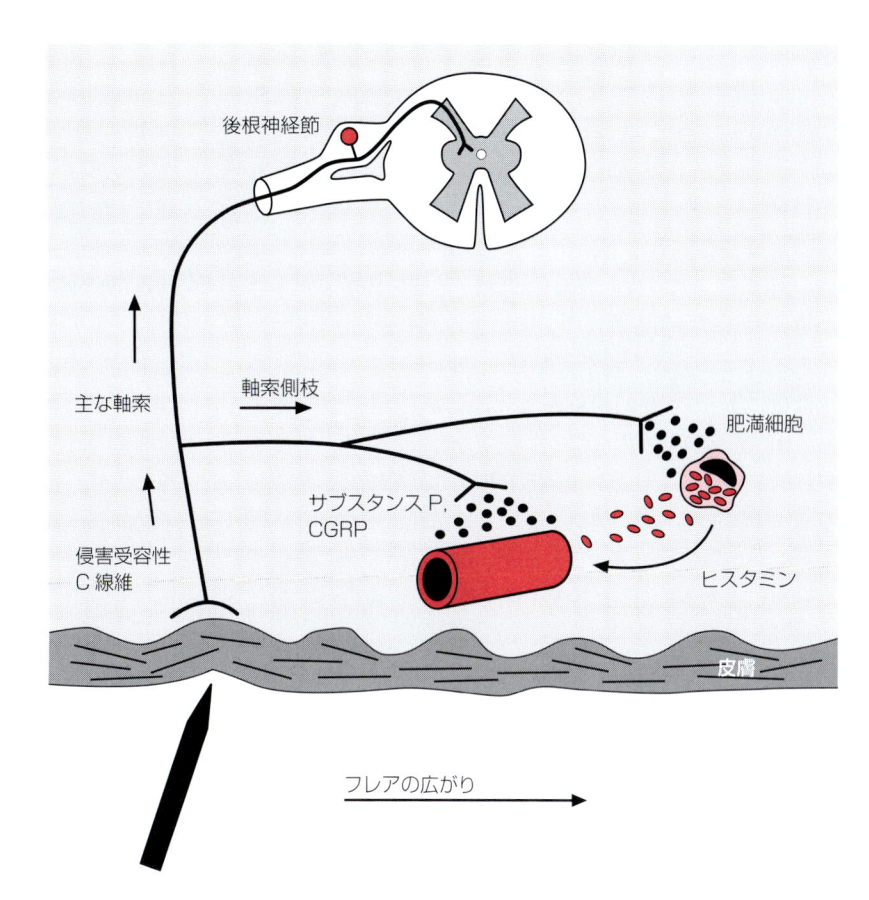

図 14.9 引っ掻き傷に対する感覚性軸索反射とフレアの広がり。血管拡張が生じるのは，侵害受容性C線維の軸索側枝からサブスタンスPとカルシトニン遺伝子関連ペプチド（CGRP）が放出されるためである。ラットの皮膚や，おそらくヒトの皮膚の病的状態においては，肥満細胞の近くに終止している軸索側枝からのヒスタミン顆粒放出（フレアを増大させる）も引き金になっている。(After Foreman JC. Allergy 1987；42：1-11 with permission from Wiley-Blackwell)

皮膚やヒトの皮膚の状態によってはフレアに関係している。多くのサブスタンスPを含んだ線維は，NK1受容体をもつ肥満細胞に終止している。この受容体が活性化することで，肥満細胞がヒスタミン顆粒を放出し，それが血管拡張であるフレアを悪化させる。

C線維の逆行性活動は神経因性炎症につながる

C線維の逆行性の刺激は，血管拡張を生じるだけでなく静脈の過度の透過性亢進も生じる。それはサブスタンスPやヒスタミンが静脈の内皮に作用するからである（第11章11.11）。その結果起こる血漿の滲出と高蛋白浮腫は，神経因性炎症 neurogenic inflammation と呼ばれる。神経因性炎症は，ラットの皮膚や滑膜性の関節で生じさせることができる。健康なヒトの皮膚ではみられないが，皮膚科の疾患で皮膚が感作されているときには神経因性炎症がみられる。

14.5 循環の内分泌性調節

多くのホルモンは心臓や循環系に影響を与えている。アドレナリン，バソプレッシン，アンジオテンシンなどのホルモンは一般に，急性の生理的な心血管系の調節には自律神経ほど重要ではない。しかし，ホルモンは，出血性低血圧や移植心のような病的な状態では，主要な調節因子となる。心血管系に作用する主なホルモンは，アドレナリン，バソプレッシン，アンジオテンシン，心房性ナトリウム利尿ペプチドであるが，それらについては14.6〜14.9で述べる。アドレナリンを除いて，他のホルモンは尿細管の機能を調節して細胞外液の量をコントロールする。上記のほかに特に心血管系に影響をもつホルモンとして，インスリン，サイロキシン，エストロゲン，リラキシンがあり，ここではこれらについて簡単に述べる。

インスリン

インスリン insulin は血管内皮細胞を刺激してNOを産生させる。そのため，インスリンは血管拡張機能と抗血栓作用をもっている。インスリンはまた，血管平滑筋の成長と増殖を抑える。これらの重要な抗アテローム性の効果は，インスリンを欠いているかインスリン抵抗性のある糖尿病の患者では減弱している。このことは，糖尿病の患者でみられるアテローム性動脈硬化，虚血性心疾患，四肢虚血の高い発症率と関係している。糖尿病はこれらの疾患の主要な危険因子である。

サイロキシン

サイロキシン thyroxine は，心筋細胞に高密度のβ_1受容体

を発現させることで心収縮性を増強する。甲状腺機能亢進症では基礎代謝量が上昇し，それにより血管拡張，総末梢抵抗の減少，頻脈，1回拍出量の増加を引き起こす。

エストロゲン

卵胞ホルモンである 17β-エストラジオールは，女性の泌尿生殖器系（子宮，腟，腎臓），乳腺，心臓，皮膚など多くの臓器で血管拡張を起こす。この急性の血管拡張作用は，一部にはプロテインキナーゼ B の経路を介する eNOS の活性化によって（図 9.10），また一部は血管の平滑筋細胞の K_{Ca}/BK チャネルの活性化によってもたらされる。妊娠時には高値のエストロゲン estrogen により妊娠中期の特徴的な血圧下降を呈する。エストロゲンは閉経前の女性での冠動脈疾患の発生率を減少させるが，これはおそらく遺伝子の発現により NOS とプロスタサイクリンの産生が増加していることによる。

リラキシン

リラキシン relaxin は，妊娠から分娩にかけて，卵巣の黄体で分泌されるペプチドホルモンである。リラキシンは，子宮，乳腺，心臓の血管拡張を引き起こし，エンドセリンによる血管収縮を減少させるように働く。

14.6　アドレナリンとノルアドレナリン

副腎は腎臓の上部に位置している。その外側部分である副腎皮質は，コルチゾールやアルドステロンのようなステロイドホルモンを分泌する。その内側部分である副腎髄質（副腎の重量の 10％）は，クロム親和性細胞を含み，そこからアドレナリン adrenaline（エピネフリン epinephrine）やノルアドレナリン noradrenaline（ノルエピネフリン norepinephrine）のようなカテコールアミン catecholamine を分泌する。ノルアドレナリンは，N-メチルトランスフェラーゼ N-methyltransferase によってメチル化され，アドレナリンとなる。アドレナリンは，ヒトでは副腎髄質から分泌されるカテコールアミンの約 80％を占める。これに対して，潜水する哺乳動物では潜水中の筋肉の収縮に関与しているノルアドレナリンが主に産生される。

　副腎の血管は，皮質髄質門脈系 cortico-medullary portal system で構成されている（第 1 章 1.8 門脈系）。このシステムによって，皮質のコルチゾールを豊富に含んだ血液が髄質の多くのクロム親和性細胞へと運ばれる。髄質では，高濃度のコルチゾールにより N-メチルトランスフェラーゼの発現が誘導され，これによりアドレナリンが産生される。他のクロム親和性細胞は髄質動脈から直接血液の供給を受けており，そこでは N-メチルトランスフェラーゼがさほど発現しておらず，ノルアドレナリンが分泌される。

　ヒトの副腎髄質からは主にアドレナリンが分泌されるが，安静時の血漿アドレナリン濃度（0.1〜0.5 nM）は血漿ノルアドレナリン濃度（0.5〜3.0 nM）より低い。比較的高いノルアドレナリン濃度は，主に緊張性放電を示す交感神経性血管運動神経の終末から溢れ出たものであり，このためノルアドレナリン濃度は交感神経活動の指標として使われる（図 14.2）。例えば，立位では交感神経活動が上昇するためノルアドレナリン濃度はほぼ 2 倍になるが，血漿アドレナリン濃度はほとんど変化しない。循環血液中のカテコールアミンの半減期はわずか数分に過ぎないので，循環血液中の濃度は素早く調節を受ける。カテコールアミンは，神経以外の組織で取り込まれカテコール-O-メチルトランスフェラーゼにより，また神経終末で取り込まれモノアミンオキシダーゼ monoamine oxidase により分解される。

ストレス時には交感神経節前線維によってアドレナリンの分泌が刺激される

副腎髄質のクロム親和性細胞は胎芽形成時に交感神経節後線維から分化する。これは副腎髄質が内臓神経の中の交感神経節前線維の神経支配を受けていることからも説明できる（図 14.1）。したがって，交感神経活動はアドレナリンの分泌を調節する。アドレナリンの分泌は主に 4 つのストレスで起こる。

- 運動
- 驚愕（恐れ-驚き-闘争への驚愕反応）
- 低血圧
- 低血糖

　運動中，血漿中のアドレナリン濃度は 5 nM に，ノルアドレナリン濃度は 10 nM と上昇する。ノルアドレナリンの上昇は，一部には交感神経活動が増加したため溢流したものである。

アドレナリンは代謝にも心血管系にも影響を及ぼす

アドレナリンの心血管系への影響は，生理的濃度では自律神経や内因性調節に比べて低い。したがって，ここでは詳しく述べないが，アドレナリンの代謝への影響は心血管系への影響と同じくらいに重要であることを強調したい。アドレナリンは，骨格筋ではグリコーゲン分解 glycogenolysis を，脂肪組織で脂肪分解 lipolysis を引き起こす。こうしてグルコースを血液中に放出させる。アドレナリンは心血管系に対して，次のような影響を及ぼす。

- 心収縮性の増加と心拍数の増加　　心臓の $β_1$ 受容体の活性化を介して生じる（第 4 章 4.5）。
- 動脈と静脈の収縮　　皮膚や消化管のように α 受容体が優位な臓器で生じる。アドレナリンはいつも血管拡張を起こすと多くの学生が信じているが，これは正しくはない。

- **心筋，骨格筋，肝臓における血管拡張** これらの臓器にはアドレナリンと親和性の高い β_2 受容体が豊富に存在するため，血管拡張が生じる（表 14.1）。β_2 受容体は，血管拡張機構の G_s-アデニル酸シクラーゼ-cAMP 経路に組み込まれている（図 12.10）。プロプラノロールを投与して β 受容体を遮断すると，アドレナリンは α 受容体も活性化させるため骨格筋でも血管収縮を起こす。ノルアドレナリンは β 受容体よりも α 受容体に高い親和性をもっているので，筋肉で血管収縮を起こす。

  心筋の血管拡張は冠動脈の灌流を改善するので，心停止の際の救急処置としてよく注射される。ただし，その効果は比較的小さい。

アドレナリンとノルアドレナリンは循環に対して異なる影響を与える

上記のように，アドレナリンとノルアドレナリンは最も大きな臓器（体重の約 40％）である骨格筋に対して，生理的濃度では反対の作用をもつ。したがって，これらのホルモンの全身循環への効果はかなり違ってくる（図 14.10）。

ノルアドレナリンの静脈内投与では広範囲にわたる血管収縮が生じ，それは総末梢抵抗と動脈圧を大きく上昇させる。上昇した血圧は動脈圧受容器反射に働き，心臓への交感神経作用を抑制し，副交感神経作用を促進する。このことが，ノルアドレナリンのペースメーカー細胞や心筋への直接の刺激効果を相殺する。その結果，心拍数や心拍出量は低下する。

対照的に，アドレナリンを静脈内投与すると，骨格筋の血管拡張が他の臓器の血管収縮を上回るので，総末梢抵抗は減少する。平均血圧はほとんど変化しない（図 14.10）。したがって，アドレナリンによって心臓を刺激しても動脈圧受容器反射はあまり働かず，心拍出量は著明に増加する。

副腎髄質のクロム親和性細胞の珍しい腫瘍として**褐色細胞腫**があるが，これはアドレナリンとノルアドレナリン両者のカテコールアミンの混合物を分泌し，高血圧をきたす。高血圧は，フェントラミンなどの α 遮断薬で治療することができる。

14.7 バソプレッシン（抗利尿ホルモン）

バソプレッシン vasopressin は血管収縮性のニューロペプチドで，視床下部の視索上核と室傍核の大細胞性神経細胞で合成され（図 14.11），下垂体茎を通って下垂体後葉へ入るニューロンの軸索に沿って運搬される。活動電位が到達すると，軸索終末から Ca^{2+} 依存性に血液中へのバソプレッシンの分泌が生じる。バソプレッシンの循環血液中での半減期はわずか約 5 分であるため，血中濃度は急速に調整される。バソプレッシンの分泌は，2 種類の求心性入力によっ

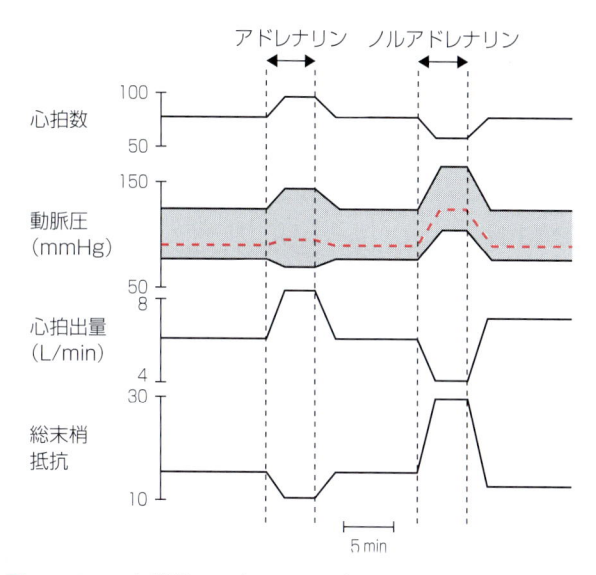

図 14.10 ヒト静脈にアドレナリンとノルアドレナリンを投与したときの対照的な効果。赤い破線は平均血圧を示す。説明は本文を参照。アドレナリン投与による初期の一過性の血圧低下は，ここには示されていない。(From classic monograph, Barcroft H, Swan HJC. Sympathetic Control of Human Blood Vessels. London：Edward Arnold, 1953, by permission)

て調節される。1 つは中枢性の浸透圧受容器 osmoreceptor からの入力であり，もう 1 つは心血管系の圧受容器 baroreceptor からの入力である。

浸透圧受容器はバソプレッシンを介して利尿を調節する

浸透圧受容器は，視床下部の前外側部に存在する血漿浸透圧に感受性のあるニューロンである。終板脈絡器官と脳弓下器官に位置しており，それらの部位では好都合なことに血液-脳関門を欠いている。つまり，これらの部位の毛細血管の内皮は有窓である。この浸透圧受容器は，血漿浸透圧が 280〜285 mOsm 以上[訳注5]に上昇することによって興奮する（例えば，脱水状態）。コリン作動性の軸索が浸透圧受容器から伸び，近くの大細胞性神経細胞とシナプス結合している。そして大細胞性神経細胞を刺激することで，バソプレッシンが分泌される。血漿浸透圧が 2％上昇することは血液量が 10％低下するのと同じ刺激効果をもっており，バソプレッシンの分泌は血液量よりも血漿浸透圧の影響を大きく受ける。浸透圧受容器は室傍核の小細胞性神経細胞へも投射している。小細胞性神経細胞は交感神経活動に影響を与えるため，水の喪失はバソプレッシン濃度を上昇させるのと同時に，血管収縮性交感神経活動を増加させる。

訳注 5：285 mOsm 以下では，バソプレッシン濃度は検出感度レベル以下である。

正常ではバソプレッシンの血漿濃度は低く，主な役割は血漿の量と浸透圧の安定を維持するために腎臓からの水の排出量を調節することである。抗利尿ホルモン antidiuretic hormone（ADH）というバソプレッシンの別名は，この役割に由来している（利尿とは尿を産生すること）。バソプレッシンは腎臓の集合管にある高親和性の V_2 受容体を刺激し，水の再吸収を増加させて脱水を予防する。生理的な浸透圧（約 294 mOsm）では循環バソプレッシン濃度は腎臓の量-反応曲線の中間に近い値であり，水の排泄量は循環バソプレッシン濃度の変化によって増減する。

心血管系の圧受容器は血液量減少時にバソプレッシンの分泌を刺激する

バソプレッシンの分泌は，出血や激しい脱水のような血液量の減少や血圧低下によっても刺激される。第 16 章で詳しく述べるが，心臓や動脈の圧受容器は血液量や動脈圧に関する情報を脳幹に送っている。その情報は脳幹から抑制性のシナプスを介して大細胞性神経細胞へと伝わる。抑制のステップが 1 つ介在していることで，心血管系の圧受容器からのシグナルが低下してバソプレッシンの分泌が増加することになる（図 14.11）。血液量が 10% 以上減少すると，バソプレッシンの分泌は急激に増加していく。バソプレッシンは末梢血管の収縮も引き起こす。しかし，これには抗利尿作用の発現よりも高い濃度のバソプレッシンが必要とされる。それは，血管の V_1 受容体は腎臓の V_2 受容体よりも親和性が低いからである。親和性の低い血管の V_1 受容体は G_q-PLC 経路とともに血管収縮を起こす（図 12.6）。

バソプレッシンによる血管収縮は，血液量が減少した患者の動脈圧を維持することに役立ち，また，そのような患者に特徴的な蒼白な皮膚にも関係している。一方で，脳血管と冠動脈ではバソプレッシンは内皮細胞を刺激して NO を介する血管拡張を引き起こす。このように血液量減少のため心拍出量が限られた状況では，バソプレッシンは脳と心臓を守るように血液を再配分する。同時に，体液を維持するために尿の産生は最小限に抑えられる。もしバソプレッシンがなかったら，尿崩症や Brattleboro ラットのように，脱水や出血時に血圧が異常に低下してしまう。

さらに，嘔気はバソプレッシン分泌を強く刺激する。嘔気や嘔吐によって，バソプレッシンの濃度は抗利尿作用に必要とされる濃度の 50 倍にもなることがある。その結果起こる血管収縮のため，患者の顔色は蒼白となる。救急医療では門脈圧亢進による食道静脈瘤の出血を止めるため，血管収縮作用を狙ってバソプレッシンが用いられることがある。

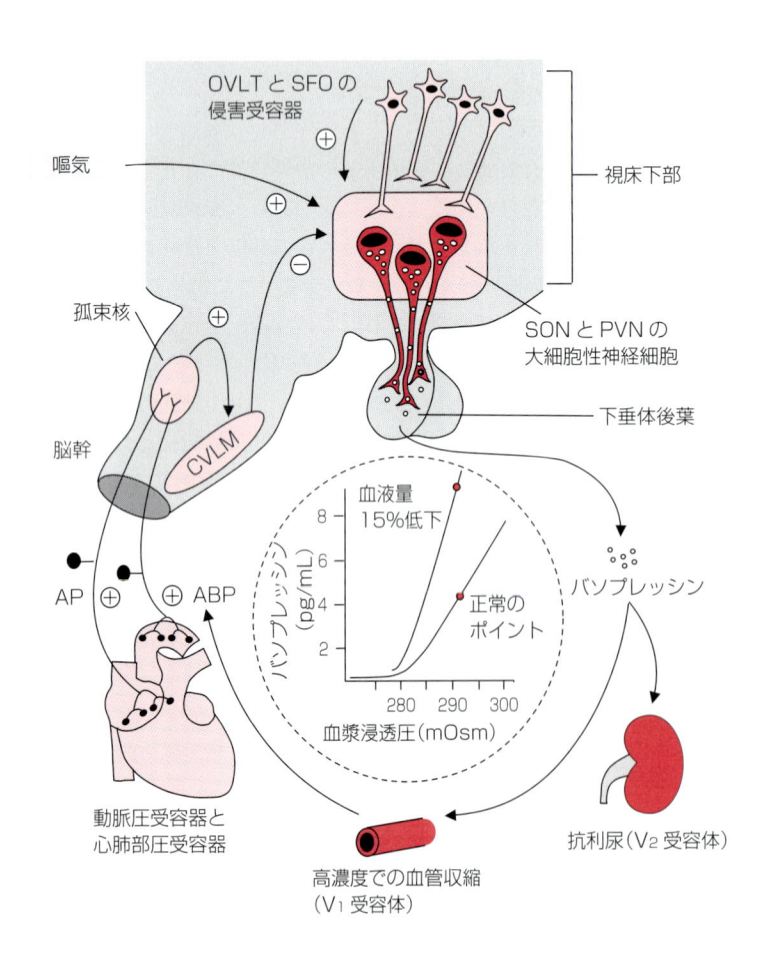

図 14.11　バソプレッシン分泌の調節。動脈圧受容器と低圧の心肺部圧受容器からの影響は動物種によって異なる。グラフは，バソプレッシンが血漿浸透圧に対する感受性増加と血液喪失のため上昇することを示している。ABP：動脈圧。抵抗血管の緊張により調節されている。AP：心房圧。腎臓の細胞外液量調整により調節されている。OVLT：終板脈絡器官，SFO：脳弓下器官，SON：視索上核，PVN：室傍核，CVLM：延髄尾側腹外側部。

14.8 レニン-アンジオテンシン-アルドステロン系（RAAS）

アンジオテンシンⅡ angiotensin II は血管収縮性のペプチドであり，血圧低下により産生が増加する。その役割は，細胞外液量と血圧を維持することである。これは主に3つの作用を介してなされる。(i) アンジオテンシンⅡは，副腎皮質からのアルドステロン aldosterone の分泌を刺激する。アルドステロンは腎臓での塩分と水の貯留を促進して，細胞外液と血漿量を維持する。アルドステロンは生命にとって，なくてはならないものである。(ii) アンジオテンシンⅡは，直接作用として，あるいは交感神経活動を刺激して，広範囲の血管収縮を起こす。そのため，末梢抵抗が増加し血圧が上昇する。(iii) アンジオテンシンⅡは，口渇の感覚を刺激し，水分摂取を促進する。

アンジオテンシンⅡの循環血液中での半減期は約20分で，肝臓で不活性化される。正常では循環血液中のアンジオテンシンの濃度は低い。このため，アンジオテンシンに対する阻害薬は，健康なヒトではわずかに血圧を下降させるだけである。しかし高血圧患者では，アンジオテンシンの阻害薬は大きく血圧を低下させる。一般的に，循環血液量低下，心不全，高血圧といった病的な状態において，アンジオテンシンは重要な意義をもつ。

アンジオテンシンⅡの産生にはレニンと血管内皮のACEが関わっている

アンジオテンシンの産生は，レニン renin が腎臓の血流中に分泌されることで始まる（図14.12）。レニンは，蛋白分解酵素で，傍糸球体細胞 juxtaglomerular cell （juxta-は近いという意味）と呼ばれる腎臓の輸入細動脈の壁の特殊な細胞で合成・貯蔵・分泌される。血漿中のα_2グロブリンであるアンジオテンシノーゲン angiotensinogen に働き，アンジオテンシンⅠと呼ばれる10個のアミノ酸からなるペプチドに分解する。アンジオテンシンⅠはほとんど生体に作用しないが，内皮細胞の表面にある細胞外酵素 ectoenzyme（ecto-は表面の意味）であるアンジオテンシン変換酵素 angiotensin converting enzyme （ACE）によってさらに分解を受け，非常に活性の高い8個のアミノ酸からなるペプチドであるアンジオテンシンⅡが生じる。アンジオテンシンⅡへの変化は主に，静脈中のアンジオテンシンⅠがはじめて出会う広く内皮を有する場所，つまり肺で起こる。カプトプリル，エナラプリル，ramiprilat などのACE阻害薬は，アンジオテンシンⅡの産生を阻止する。しかし，ACEは正常では循環血液中のブラジキニン bradykinin も分解するので，ACE阻害薬の使用によりブラジキニンの濃度が上昇し，副作用である空咳の原因となる。これらの副作用は，アンジオテンシンⅡ受容体拮抗薬 angiotensin II receptor blocker （ARB）であるロサルタンなどの使用により

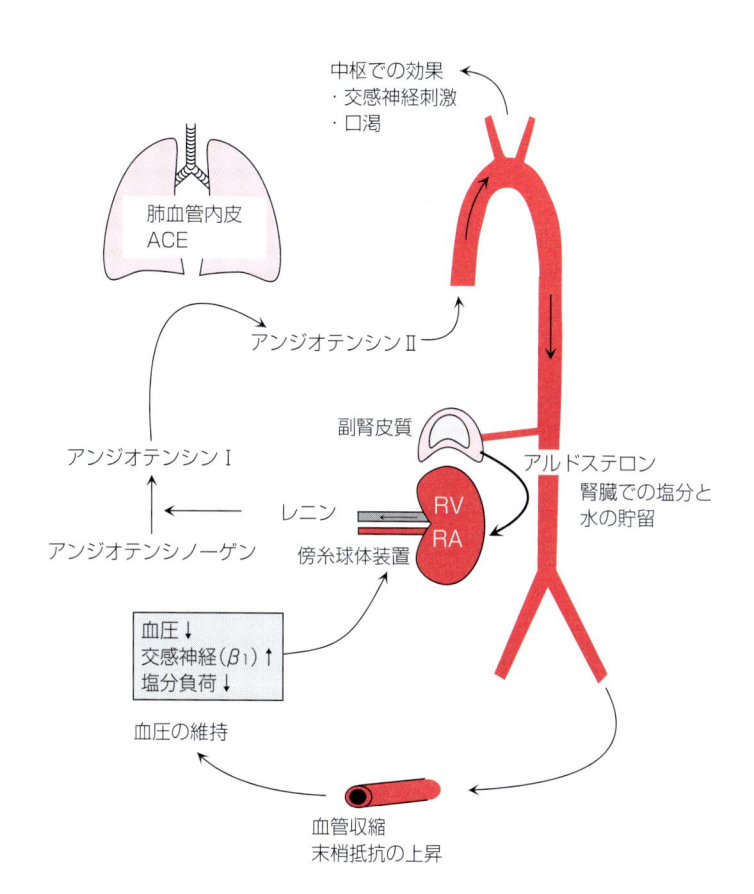

図14.12　レニン-アンジオテンシン-アルドステロン系。中枢での効果は，交感神経を刺激し，動脈圧受容器反射の感受性を減少させ，口渇を起こすことである。ACE：アンジオテンシン変換酵素，RA：腎動脈，RV：腎静脈。

避けることができる[訳注6]。一部のアンジオテンシンIIからはアミノペプチダーゼによってもう1つアミノ酸が切り離され，7個のアミノ酸からなるペプチドであるアンジオテンシンIIIが作られる。

アンジオテンシンIIはアルドステロンを分泌することで血圧を維持する

生理的濃度のアンジオテンシンIIとアンジオテンシンIIIは，副腎皮質の最外層（球状層）でステロイドホルモンであるアルドステロンの分泌を促進する。1時間あるいはそれ以上かけて，アルドステロンは腎臓の遠位曲尿細管でK^+やH^+をNa^+と変換することで，Na^+の再吸収量を増加させる。この反応が遅いのは，Na^+-K^+ポンプを合成しそれを基底膜に挿入する上皮型Na^+チャネル（ENaC）を合成し，それを尿細管細胞の管腔膜に挿入するという段階を経るためである。尿細管内の液体からNa^+が再吸収される際には，浸透圧のためにNa^+とともに水も受動的に再吸収される。このような方法で，レニン-アンジオテンシン-アルドステロン系（RAAS）は血漿量と血圧を維持している。副腎皮質からアルドステロンの分泌ができなくなると，高度の低血圧と高カリウム血症が生じる。これはAddison病と呼ばれる致命的な状態である。反対に，副腎の腫瘍でアルドステロン分泌が過剰になると，塩分と水の貯留および高血圧をまねく（Conn症候群）。

アンジオテンシンIIは直接の血管収縮作用によっても血圧を維持する

アンジオテンシンIIは，血管の平滑筋のAT_1受容体にも結合する。AT_1受容体はG_q-PLC-ジアシルグリセロール経路に組み込まれており，脱分極非依存性・依存性の血管収縮のトリガーとなる（図12.6，図12.7）。このアンジオテンシンIIの持続的な血管収縮作用は末梢抵抗の維持，つまり血圧の維持に寄与しているが，正常の基礎値ではその貢献はあまり大きくない。しかし，血液量減少，ショック，心不全，高血圧ではアンジオテンシンII濃度が上昇し，生体機能の維持に大きく貢献する。血液量の減少，ショック，心不全においては，アンジオテンシンIIは皮膚・内臓・腎臓の血管を強く収縮させる。またショックや腎動脈狭窄では，糸球体輸出細動脈を収縮させて糸球体毛細血管圧と濾過量を維持している（図1.5）。すべてではないが多くの高血圧患者ではレニンとアンジオテンシンII濃度が上昇しており，ACE阻害薬（カプトプリル，エナラプリル，ramiprilat）やAT_1受容体拮抗薬（ARB：ロサルタン）が高血圧治療薬として有効である。

訳注6：ARBはACEを介さずにアンジオテンシンII受容体を直接遮断するので，ブラジキニンを増加させない。
訳注7：高血圧により伸展される。

アンジオテンシンIIは，血液量減少やショックの際に心臓の収縮性を高める。これは，次に述べるように，心筋の活動電位のプラトー相でのCa^{2+}電流を増強したり，交感神経活動を刺激したりするためである。

アンジオテンシンIIは末梢性にも中枢性にも交感神経活動を増幅することで血圧を維持し，口渇をもたらす

アンジオテンシンIIは末梢抵抗を上昇させるが，それは血管への直接作用だけでなく，脳幹や交感神経節，交感神経終末に働いて交感神経性の血管収縮を増加させることにもよる。アンジオテンシンIIは脳幹の最後野に拡散するが，ここには血液-脳関門がないとされている。最後野にはアンジオテンシン受容体が豊富にみられ，その活性化により交感神経節前線維の活動が増加する。さらに，交感神経節の節後線維上のAT_1受容体も交感神経の興奮を促進する。交感神経終末の膨大部にも同様にAT_1受容体があり，この受容体にアンジオテンシンが結合することによって活動電位に伴うノルアドレナリンの放出が促進される（神経調整 neuromodulation，図14.2）。心不全ではアンジオテンシンII濃度が上昇しており，そのため交感神経活動が亢進し，体液の貯留が生じ（アルドステロンによる），心室充満圧が上昇する（第18章 18.5）。

交感神経を活性化する作用に加えて，アンジオテンシンIIIが視床下部に作用し口渇（血液量減少の患者では一般的にみられる症状）を引き起こす。水を摂取することで，血液量減少患者の血漿量が増加することになる。

負のフィードバック機構がRAASを調節する

循環血液中のアンジオテンシンII濃度は，傍糸球体細胞が分泌するレニンの量に依存している。レニンの開口分泌は様々な因子によって調節されており，血液量減少時に血圧を維持する負のフィードバック機構ができている。

- **低血圧** 糸球体輸入細動脈の傍糸球体細胞は伸展[訳注7]によって抑制されるので，低血圧ではRAASが直接的に活性化される。腎動脈狭窄の患者では，狭窄部より下流では圧が低下し，それがRAASを活性化して血圧が上昇する。
- **腎交感神経活動** 低血圧によって腎交感神経活動とアドレナリンの上昇が起こると，傍糸球体細胞に存在する$β_1$受容体が刺激される。その結果，細胞内cAMPが上昇し，レニンの分泌を刺激して低血圧を是正するように働く。
- **緻密斑における塩分濃度の低下** 緻密斑における塩分濃度の低下はレニンの産生を促す。緻密斑とは，傍糸球体細胞に直近の尿細管（Henle係蹄の上行脚）の塩分を感知する細胞集団であり，傍糸球体装置の一部となっ

ている。低血圧と交感神経活動の亢進は糸球体濾過量を減少させ，緻密斑に到達する塩分の量が減少する。このことが緻密斑を刺激し，RAASを活性化させる。その結果アルドステロンが上昇し，遠位尿細管でのNa⁺と水の再吸収が亢進して細胞外液量が維持されるように働く。

- 心房性ナトリウム利尿ペプチド　心房性ナトリウム利尿ペプチド(ANP)とアンジオテンシンⅡは，ともにレニンの分泌を抑制する。ANPによるナトリウム利尿は，一部にはRAASが抑制されることによる。

14.9 ナトリウムチド利尿ペプチド

ナトリウム利尿ペプチド natriuretic peptide はその名の示す通り，腎臓での塩分の排出を刺激する。塩分貯留についてRAASとバランスをとるように働いており，このため高血圧を抑制する作用がある。したがって，遺伝子組み換えによりナトリウム利尿ペプチドの受容体を不活性化したマウスは高血圧となる。ナトリウム利尿ペプチドには，心房性ナトリウム利尿ペプチド atrial natriuretic peptide (ANP)，脳性ナトリウム利尿ペプチド brain natriuretic peptide (BNP：ただし，脳より心房・心室の細胞での産生のほうが多い)，C型ナトリウム利尿ペプチド(内皮型) C-type natriuretic peptide (CNP)の3つの種類がある。正常では主にANPが循環血液中でみられるが，心不全では心室からBNPが多量に分泌される。ANPとBNPは，心室充満圧の上昇に反応して特定の心筋細胞で合成される。これらは以下にまとめたように，血漿量を減少させ，心室充満圧を正常へと戻し，血圧を降下させるなど，複数の作用を発揮する。

- ナトリウム利尿ペプチドは，抵抗血管をある程度拡張させる。
- ナトリウム利尿ペプチドは，腎臓での塩分と水の排泄を増加させる(ナトリウム利尿と水利尿)。それは次の3つのメカニズムによっている。(i)糸球体輸入細動脈の拡張は糸球体濾過量を増大させる。(ii)近位および遠位尿細管でのNa⁺の再吸収を抑制する。(iii)レニンとアルドステロンの分泌を抑制する。
- ナトリウム利尿ペプチドによる血漿量の低下は，その利尿作用で説明できる量を上回っている。その理由は，ナトリウム利尿ペプチドが血漿から間質腔への水分の輸送を引き起こすためである。これは，一部は前毛細血管が拡張して毛細血管濾過圧が上昇すること，一部は細静脈の透過性が2倍に増加することによる。

ナトリウム利尿ペプチドは，血管の平滑筋細胞・内皮・尿細管上皮の受容体に結合することによって上記の反応を引き起こす。それぞれの受容体は，細胞質でのグアニル酸シクラーゼ活性を有する膜貫通型の蛋白である。したがって，受容体が活性化されると細胞内のcGMPが上昇し，それが血管拡張を引き起こし(第12章12.7)，静脈の透過性を亢進する(図11.30)。

血漿中のANP濃度は，正常状態では非常に低い。全身を水中に浸して中心静脈圧を上昇させ，ANP濃度を2〜4倍にした場合でも，腎臓での排出にはそれに一致した変化がほとんどみられない。しかし心不全においては，循環血液中のナトリウム利尿ペプチドの値は10〜30倍に上昇し，特に心室から産生されるBNPは200倍にも達する。これはおそらく，心不全時の細胞外液蓄積を軽減するのに役立っている(第18章)。BNPは心不全のバイオマーカーとして使われており，高値の患者の予後は悪い。

14.10 静脈の調節の特徴

静脈系は無視されることが多いので「循環系のシンデレラ」と呼ばれる[訳注8]。しかしながら，末梢の静脈(容量血管 capacitance vessel)の調節は重要である。それは，末梢静脈が末梢と胸郭内との血液配分を調節しており，そのため心室充満圧と1回拍出量を調節するからである。

静脈系の部位による違い

静脈系には，機能的に異なる4つの区画がある(図14.13)。大静脈・右心・肺血管から構成される胸郭内の区画は，本質的には受動的である。中心部の血液量は心室充満圧を規定し，これは1回拍出量に影響する(Starlingの心臓の法則)。これ以外の3つの末梢区画は，それぞれ異なる特徴をもっている。

■ 内臓の静脈

消化管・肝臓・脾臓の静脈は，安静時には全血液量の約20%を貯留している。これらの静脈は交感神経性血管収縮神経の支配を受けており，α受容体が発現している。運動中や低血圧の際には，交感神経活動亢進とアドレナリン濃度上昇のため内臓静脈の収縮が起こる(図14.5)。そのため，血液は内臓から中心静脈へと移動し，循環ストレス下で心室充満圧を維持するのに役立つ。

■ 骨格筋の静脈

骨格筋内の静脈は，ほとんど神経支配を受けていない。静脈内の血液量は，主に筋ポンプと姿勢(重力)の影響を受けている。これらの静脈は交感神経による直接的な調節はほとんど受けないが，静脈内の血液量は間接的に交感神経性血管運動神経の活動の影響を受けている。細動脈の収縮は

訳注8：シンデレラは継子扱いされているが，隠れた美人であるという意味。

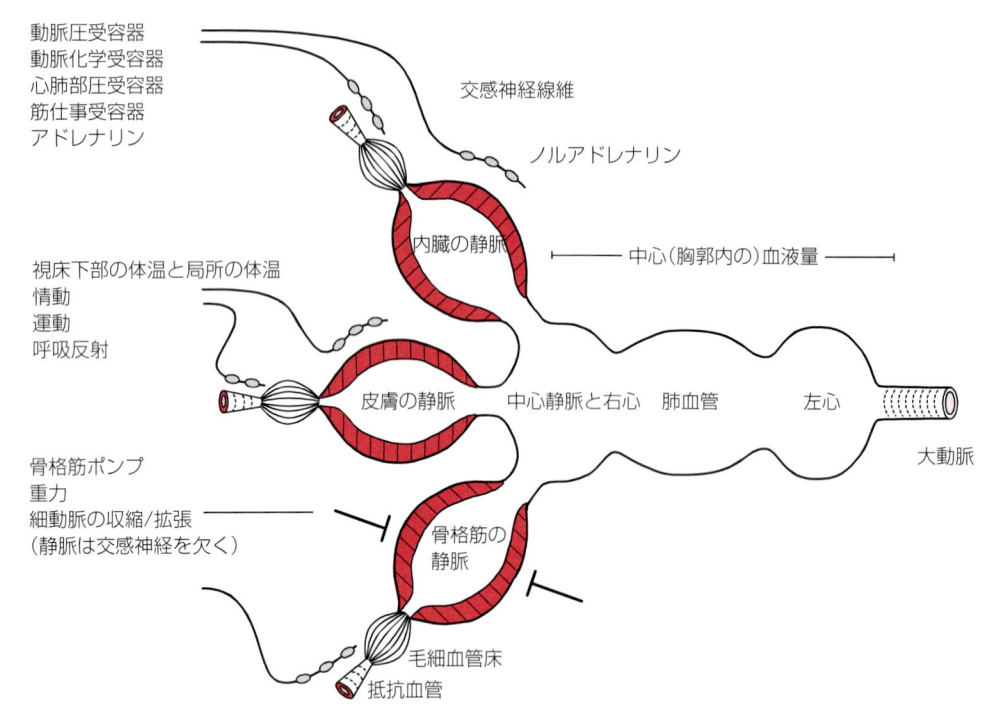

図 14.13　静脈系の部位による違い。末梢の静脈，特に内臓の静脈の収縮によって中心静脈の血液量と心室充満圧が変化する。様々な異なる静脈の血管床を調節している因子を左側に記した。

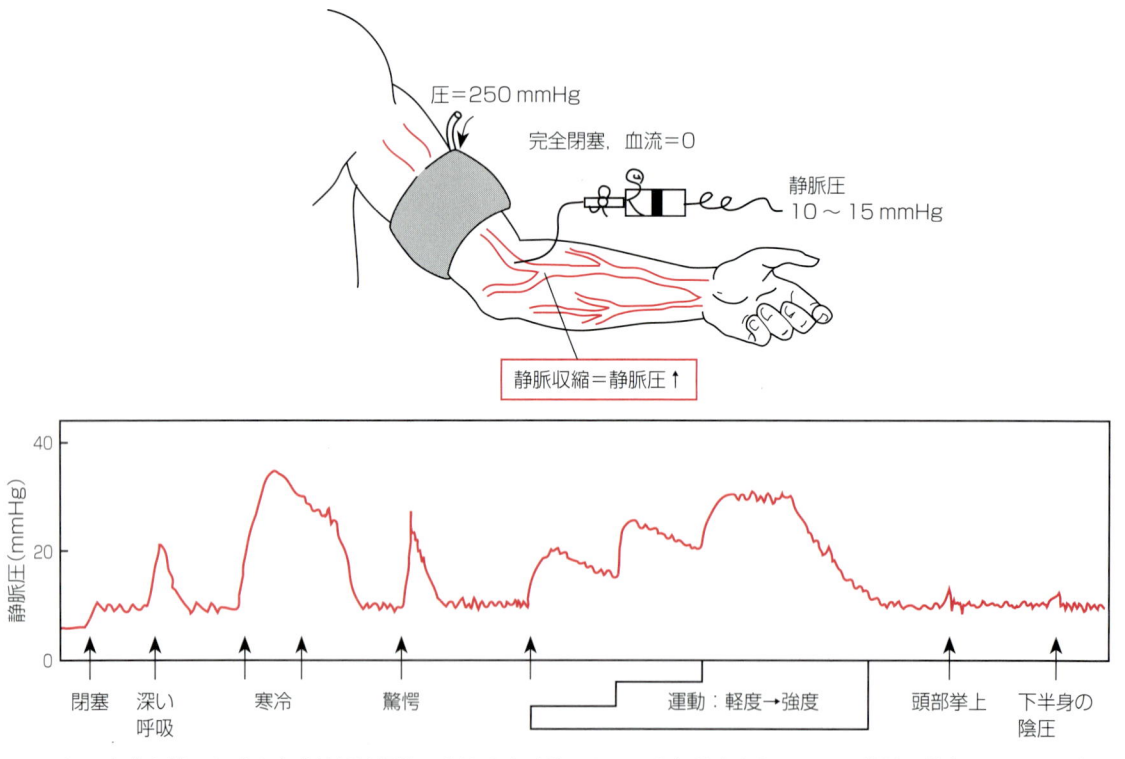

図 14.14　ヒトの皮膚血管における交感神経性調節。血流は血圧計のカフにより阻止されている。静脈に貯留している血液の圧が上昇するということは，静脈収縮を起こしていることを表している。（After Rowell LB. Human Circulation Regulation during Physical Stress. New York：Oxford University Press, 1986, with permission from Oxford University Press）

静脈圧を減少させるため，静脈は弾性反発力により細くなり，血液を中心部へ移行させるのである（図14.4図中a）。

■ 皮膚の静脈

皮膚の静脈には，交感神経性ノルアドレナリン線維が豊富に分布している。深部体温が高くなれば，皮膚の交感神経活動が低下し，皮膚の血管拡張と紅潮をきたす。反対に，寒冷下や低血圧時には皮膚の交感神経活動が増加し，皮膚の血管が収縮して皮膚は蒼白となる。皮膚の交感神経活動は，情動ストレス，深い吸気，運動によっても増加する（図14.14）。

静脈と動脈の調節の比較

静脈と抵抗血管（細動脈）は，多くの刺激に対しては同じように反応する。例えば皮膚では，静脈も動脈も低血圧で収縮する。一方で，次に述べるような違いもみられる。

- ほとんどの細静脈や静脈は安静時には交感神経活動がない状態であり，**基礎トーヌス**がほとんどない（ただし，門脈では多くの動物種で収縮性活動がみられる）。
- 静脈は一般的に，伸展に対してほとんど筋原性反応を示さない（例外もある）。
- 静脈と細動脈は発現している受容体に違いがあるので，アゴニストに対して異なる反応を示す可能性がある。例えば，アンジオテンシンIIは，静脈に対しては直接的な影響をほとんど示さないが，細動脈に対しては強力な作用を発揮する（しかし心不全の患者では，アンジオテンシンIIは交感神経との相乗効果で間接的に働き，強力な静脈収縮を生じる）。ニトログリセリンは，細動脈よりも静脈に対する強い血管拡張作用をもつ。狭心症を緩和する効果の一部は，静脈を拡張して心室充満圧を低下させ，心仕事量を減少させることによる。

要 約

- 血管の緊張は，3層のヒエラルキー構造の各層が，相互に作用しながら調節している。最下段の調節はBaylissの筋原性反応であり，自己調節 autoregulationメカニズムの仮説の1つとなっている。次の段階での調節は，内因性（局所で産生される）血管作動物質による調節である。これには内皮からの分泌物，代謝性血管拡張物質，オータコイドなどがある。最も高位の調節は，**神経内分泌性**の調節であり，個体として全体に益するように血管は中枢からのコントロール下に置かれている。

- 皮膚・筋肉・腎臓・腸を支配している**交感神経性血管収縮神経**は，緊張性に放電している。終末の膨大部からノルアドレナリンが放出され，α受容体を活性化させて血管緊張を上昇させる。血圧を安定化させ，組織灌流を調節し，血漿と間質腔の水分量を調節するため，各臓器の抵抗血管を支配している交感神経の活動は臓器ごとに放電パターンが異なっている。中心血液量と心臓流入圧を維持するために，内臓と皮膚の静脈を支配している交感神経はそれぞれ異なる放電パターンを示す。交感神経活動は，脳幹から胸髄の節前線維へと下行する球脊髄線維によって調節されている。

- **副交感神経性血管拡張神経**は脳神経から，または仙髄からの脊髄神経となって伸びている。脳神経から出るものは，唾液腺・膵臓・腸を神経支配し，分泌のための血管充血を起こす。仙髄から出るものは，生殖器（勃起組織）・膀胱・結腸を神経支配する。主な副交感神経性の作動物質は，アセチルコリン，血管作動性腸ポリペプチド，NOである。

- 皮膚の**侵害受容性C線維**は，外傷に対するLewisの三重反応の1つである発赤の拡大（フレア）を引き起こす。これは軸索反射であり，サブスタンスP，カルシトニン遺伝子関連ペプチド，肥満細胞からのヒスタミンが関与している。C線維は神経因性炎症も引き起こす。

- アドレナリン，アンジオテンシンII，バソプレッシンなどの**ホルモンによる調節**は，血圧の維持に寄与しており，特に循環血液量減少性ショックのようなストレスの強い状態では強く関与する。

- **アドレナリン**は，運動，驚愕反応，低血圧，低血糖に反応して副腎髄質から分泌される。交感神経節前線維の活性化が分泌のトリガーとなる。アドレナリンは，グルコースを血中に放出させ，心拍出量を増加し，骨格筋でβ受容体を介した血管拡張を生じる。また，皮膚や消化管，他の多くの臓器ではα受容体を介して血管収縮を起こす。

- **アンジオテンシンII**は，肺において内皮のACEがアンジオテンシンIに作用することで産生される。アンジオテンシンIは，腎臓の血漿中で酵素であるレニンによってつくられる。レニンは，低血圧，交感神経活動の上昇，低塩分負荷などに反応して，腎臓の傍糸球体細胞から分泌される。アンジオテンシンIIはアルドステロンの分泌を刺激する。さらに，直接的に，また交感神経活動を亢進させて，血管収縮を起こす。アンジオテンシ

ンはこのようにして血漿量と血圧を維持する。
- **バソプレッシン**（抗利尿ホルモン）は，視床下部の大細胞性神経細胞で産生され，下垂体後葉から分泌される。その分泌は，高浸透圧（中枢性浸透圧受容器）と低血圧（心血管系の圧受容器）により刺激される。血管収縮性の作用は，循環血液量減少性ショックの際の血圧維持に役立つ。
- **心房性ナトリウム利尿ペプチド**は，伸展に反応して心房から分泌される。軽度の利尿作用と，血管拡張と透過性亢進を介した微小血管での濾過増強作用があり，その結果，血漿量を減少させる。心不全では血中濃度が高値になる。

参考文献

■ 総説と書籍

Brock JA, Cunnane TC. (1993) Neurotransmitter release mechanisms at the sympathetic neuroeffector junction. Experimental Physiology 1993；78：591-614.

Burnstock G. ATP as a neurotransmitter. Trends in Pharmacological Sciences 2006；27：166-76.

Elser M, Jennings G, Lambert G, Meredith I, Horne M, Eisenhofer G. Overflow of catecholamine neurotransmitters to the circulation：source, fate and functions. Physiological Reviews 1990；70：963-82.

Fitzsimons JT. Angiotensin, thirst and sodium appetite. Physiological Reviews 1998；78：583-686.

Folkow B, Nilsson H. Transmitter release at adrenergic nerve endings：Total exocytosis or fractional release? News in Physiological Sciences 1997；12：32-6.

Hainsworth R. The importance of vascular capacitance in cardiovascular control. News in Physiological Sciences 1991；5：250-4.

Holmes CL, Landry DW, Granton JT. Vasopressin and the cardiovascular system part 2. Critical Care 2004；8：15-23.

Huang A, Kaley G. Gender-specific regulation of cardiovascular function：oestrogen as key player. Microcirculation 2004；11：9-38.

Jänig W. Pre- and postganglionic vasoconstrictor neurons. Annual Reviews of Physiology 1988；50：525-39.

Lehr H-A. Microcirculatory dysfunction induced by cigarette smoking. Microcirculation 2000；7：367-84.

Lundberg JM, Pernow J, Lacroix JS. Neuropeptide Y：Sympathetic cotransmitter and modulator? News in Physiological Sciences 1989；4：13-17.

Marshall JM. The venous vessels within skeletal muscle. News in Physiological Sciences 1991；6：11-15.

Mather K, Anderson TJ, Verma S. Insulin action in the vasculature：Physiology and pathophysiology. Journal of Vascular Research 2001；38：415-22.

Monos E, Berczi V, Nadasy G. Local control of veins：Biomechanical, metabolic and humoral aspects. Physiological Reviews 1995；75：611-66.

Persson PB, Skalweit A, Thiele BJ. Controlling the release and production of renin. Acta Physiologica Scandinavica 2004；181：375-81.

Potter LR, Abbey-Hosch S, Dickey DM. Natriuretic peptides, their receptors, and cyclic guanosine monophosphate-dependent signaling functions. Endocrine Reviews 2006；27：47-72.

Simonsen U, Garcia-Sacristan A, Prieto D. Penile arteries and erection. Journal of Vascular Research 2002；39：283-303.

Schmelz M, Petersen LJ. Neurogenic inflammation in human and rodent skin. News in Physiological Sciences 2001；16：33-7.

Wallin BG, Fagius J. Peripheral sympathetic neural activity in conscious humans. Annual Reviews in Physiology 1988；50：565-76.

Wiers WG, Morgan KG. α_1-adrenergic signaling mechanisms in contraction of resistance arteries. Reviews of Physiology, Biochemistry and Pharmacology 2003；150：91-139.

■ 研究論文

See www.hodderplus.com/cardiovascularphysiology for a full list of Research papers for this chapter.

15章 臓器循環の特殊性

15.1	冠循環	269	15.4 脳循環 283
15.2	骨格筋循環	275	15.5 肺循環 288
15.3	皮膚循環	278	● 参考文献 294

学習目標

本章では，各セクションに「重要ポイント」として学習目標と要約を記載する。

*　　　　　*　　　　　*

血管緊張（トーヌス）の調節を行っている因子は非常に多い（第12～14章）。しかし本章で説明するように，どの因子がより重要な役割を果たしているのかは，臓器によって異なる。例えば，二酸化炭素は脳血流量の調節には重要であるが，皮膚血流量には重要ではない。本章ではまた，各臓器特有の機能を支える循環の特殊性が，どのようにして発揮されるのかを説明する。例えば，皮膚の主な機能の1つは体温調節であるから，皮膚循環は熱交換に特化した循環になっている。本章に示した5つの特殊な領域の循環——心筋，骨格筋，皮膚，脳，肺——は，臨床的に重要であるという理由と，他の循環と対照的な特徴を有するという理由から選んでいる。内臓循環は，第17章17.5「摂食・消化と腹部内臓循環」に簡単に記載した。ここでは，各セクションの記載を次のような書き方に統一している。

● 最初に，組織特有の機能を果たすために，その組織の循環に課せられた**特別な役割**について述べる。
● その特別な役割を遂行するための手助けとなる適応について，「**構造適応**」と「**機能適応**」の項目で述べる。
● 臓器や組織特有の血管の問題について述べる。
● 最後に，各循環の**検査法**について概要を述べる。

15.1 冠循環

ヒト安静時の冠血流量：70～80 mL/min/100 g
激しい運動（最大心仕事量）での冠血流量：
　　300～400 mL/min/100 g

左右の冠動脈は，大動脈弁の直上で Valsalva 洞と呼ばれる大動脈の膨大部から分岐する（図1.4，図1.6）。左冠動脈 *left coronary artery* の分枝は主に左室と心室中隔を栄養し，右冠動脈 *right coronary artery* は主に右室に血流を供給する（図15.1）。ただし，この領域分布には個人差がある。冠静脈血流の約95%は**冠静脈洞** *coronary sinus* を通って右房に戻る（図1.4）。残りは前冠状静脈と Thebesius 静脈を経由して心房・心室に戻る。Thebesius 静脈 *Thebesian vein* の一部は左心側に流れ込むため，動脈血のわずかな脱酸素化（飽和度は約97%）の一因となる。冠循環は身体の中で最も短い循環であり，安静時のヒトでは平均循環時間はわずか6～8秒である。

特別な役割

● 安静時であっても心筋の基礎的需要を満たすために，冠循環は大量の酸素を供給しなければならない（安静時のヒトでは約 $8\,\text{mL}\,O_2/\text{min}/100\,\text{g}$）。この量は安静時の骨格筋の20倍である。
● 運動時には心臓の仕事量増加に見合う酸素供給を行わなければならない（5倍以上）。すなわち，冠血流量は心臓の仕事量に伴って変化しなければならない。

構造適応

心筋の毛細血管密度は非常に高く，ほぼ心筋細胞1個につき毛細血管1本が存在する（3,000～5,000本/mm^2，図15.2）。そのため内皮表面積が大きく，最大拡散距離が約 $9\,\mu\text{m}$ と短いので（心筋細胞の幅は約 $18\,\mu\text{m}$），酸素や栄養素の心筋細胞への輸送は容易に行われる。心筋細胞内に存在するミオグロビン *myoglobin* （3.4 g/L）は，酸素輸送を促進する（第10章10.11）。運動トレーニングは，心室筋重量の増加に伴って冠動脈の太さを増し，細動脈や毛細血管の数を増やす。

機能適応

■ **基本的に血流量が多く，酸素抽出率（抜き取り率）が高い**

心筋は代謝需要が高いので，組織の単位重量当たりの血流

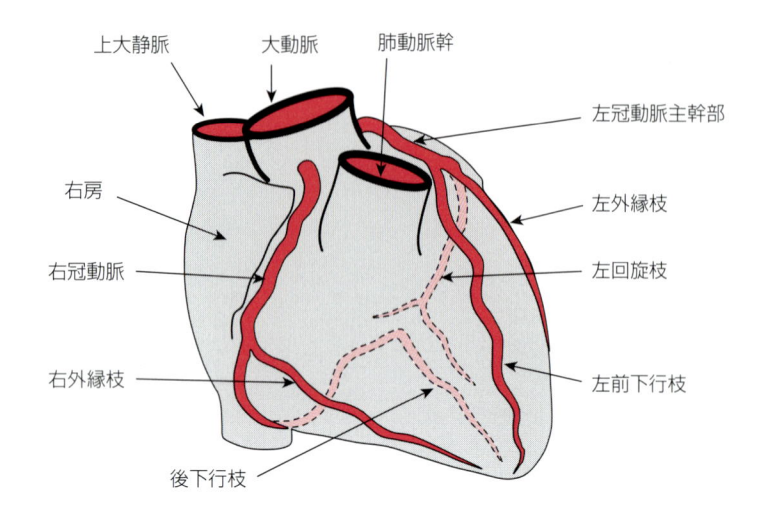

図15.1 ヒトの冠動脈（前面）

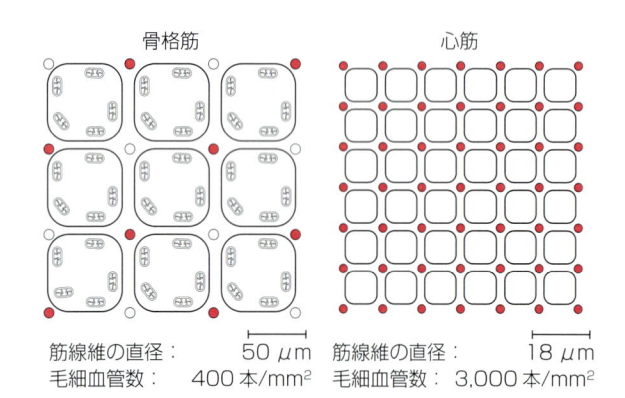

図15.2 骨格筋と心筋における毛細血管密度（数/面積），同じ拡大。どちらの組織にも，1つの筋線維当たり1本程度の毛細血管（●）があるが，心筋線維のほうが小さいので毛細血管密度は高く，したがって拡散距離は短い。骨格筋の○は休止中の筋における，その瞬間に血液が流れていない毛細血管を示す。〔From Renkin EM. In：Marhetti G, Taccardi B (eds). International Symposium on Coronary Circulation. Basel：Karger, 1967：18-30〕

骨格筋　筋線維の直径： 50 μm　毛細血管数： 400本/mm²
心筋　筋線維の直径： 18 μm　毛細血管数： 3,000本/mm²

量は身体全体の平均値の約10倍である[訳注1]。内皮における一酸化窒素（NO）産生がこの豊富な血流量の維持に寄与しており，内皮型NO合成酵素（eNOS）を抑制すると血流量は60%減少する。血流量が多いにもかかわらず，心筋は需要を満たすために酸素の65～75%を血液から抽出しなければならない（安静時の全身の平均抽出率は25%）。

訳注1：ここまで通読してきた熱心な読者は，この部分の記載に疑問をもたれるかもしれない。なぜなら，第1章1.4に「腎臓の血流量がこれだけ多いということは，どこか他の組織が酸素需要に見合うだけの血流配分を受けられないでいる，ということを意味する。そしてこのような臓器の一例として，驚くべきことに心臓（心筋組織）が挙げられる」とあるからである。しかし，これはどちらも間違いではない。ここに記載されているように，心筋組織単位重量当たりの血流量は全身の平均値の約10倍である。ところが，心筋組織の酸素消費量は全身のそれの20倍以上ある。したがって，やはり心筋組織は酸素需要に見合うだけの血流を配分されていないことになる。

この高い抽出率により，酸素含量は195 mL/L（動脈血）から50～70 mL/L（冠静脈洞）まで低下する（図15.3）。激しい運動時には抽出率が90%に上昇することがある。脂肪酸の抽出率も高いが（40～70%），グルコースの抽出率は通常低い（2～3%）。このことは，心筋にとって脂肪酸が好ましい栄養素であることを示している。

■ 代謝性充血が血管調節の主要な因子である

心臓の仕事量が増加する際に必要となる酸素の不足分は，抽出率の上昇ではなく，主に冠血流量の増加によって供給される。これは通常の心臓の仕事量でも，すでに抽出率が高いからである。冠血流量と心筋仕事量は明らかに一致し，仕事量が軽度から中等度の範囲では，心筋の酸素消費とほぼ平行して血流量が増加する（図15.4）。一方，仕事量が高度になると，血流量に加えて抽出率も上昇する。これは代謝性充血の典型的な例である（第13章13.7）。

需要と供給の見事な一致は，心筋がその仕事量に比例して血管拡張物質を遊離することによる。しかしながら，その血管拡張物質は広く研究されてはいるものの，いまだに謎につつまれている。1つの可能性は，ATPの分解により生じるアデノシン adenosine である（第13章13.4）。アデノシンは血管のA_{2A}受容体に結合し，G_s-アデニル酸シクラーゼ-cAMP経路を活性化する（図12.10）。しかし，アデノシン阻害薬が心筋充血に及ぼす影響は様々で，ほとんど影響がないものから，血流が50%程度減少する例まであることがわかった。過酸化水素（H_2O_2）の産生，間質のK^+やH^+などの増加といった他の因子も，抵抗血管拡張に関与する。より上流の冠動脈拡張は，内皮のずり応力刺激によって産生されるNOの働きで生じる（図13.9）。

冠循環には，自己調節 autoregulation もよく発達している（図13.7）。その働きにより，血圧が変化しても心筋の血流量は安定している。したがって，血圧が50 mmHg程度に低下しても血流量は減少しない。心筋の仕事量が増加す

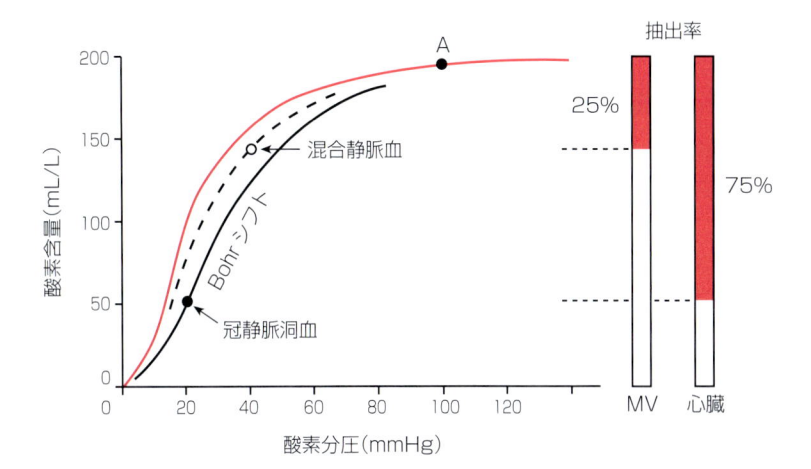

図15.3 動脈血（PCO_2 40 mmHg），混合静脈血（PCO_2 46 mmHg），冠静脈洞血（PCO_2 58 mmHg）の酸素解離曲線。二酸化炭素は解離曲線を右に移動させ（Bohrシフト），それにより心筋組織への酸素供給を促進する。A：ヒト安静時の動脈血，MV：混合静脈血。

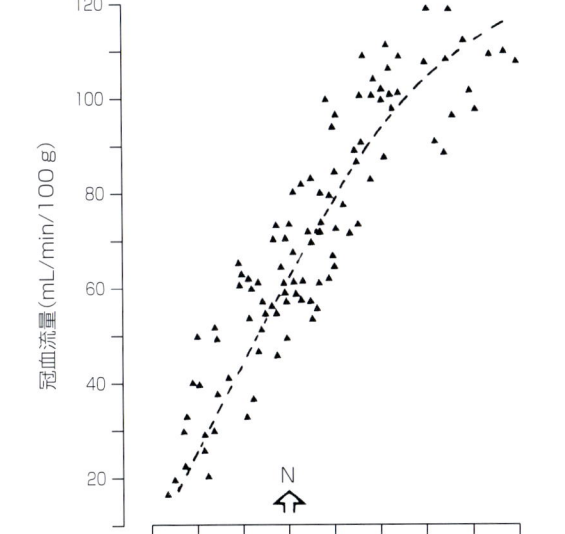

図15.4 イヌ心筋の酸素消費量として計測した心臓の仕事量が冠血流量に及ぼす影響。心臓の仕事量は，アドレナリンまたは脱血により変化した。N：正常の安静状態。〔From Berne RM, Rubio R. In：Berne RM, Sperekalis N (eds). Handbook of Physiology, Cardiovascular System, Vol. 1, The Heart. Bethesda, MD：American Physiological Society, 1979：873-952, by permission〕

ると，代謝性血管拡張物質が自己調節機構をリセットし，血流量がより増加するように働く。

■ 交感神経性血管運動神経の活性が安静時の血管トーヌスを維持する

交感神経性血管収縮線維は心筋の動脈や細動脈を支配しており，緊張性の放電が$α$受容体を介して冠血管のトーヌスと血管抵抗の維持に関与している。運動時には心臓の交感神経活動が亢進し，$β_1$受容体を介する頻拍や収縮力増強が心臓の仕事量を増加させる。仕事量の増加は代謝性血管拡張を誘起し，これが同時に生じる$α$受容体刺激による血管収縮を凌駕する。したがって，交感神経刺激は心筋血流量を減少させるのではなく，通常は増加させる。

■ アドレナリンは冠血管を拡張させる

驚愕反応 alerting response，運動，血液量減少などの際には，アドレナリン分泌が増加する。これにより心筋細胞にある$β_1$受容体が刺激されて心臓の仕事量が増し，冠血管平滑筋にある$β_2$受容体が活性化されて血管拡張が生じる（図12.10）。したがって，アドレナリンは冠血流量を増加させる。この機構により，運動開始前，すなわち強力な代謝性充血が始まる前に，冠血流量を増加させることができる（フィードフォワード feedforward 調節）。

■ 虚血性血管拡張は冠動脈疾患による障害を軽減する

心筋が虚血に陥ると，顕著な血管拡張が生じる。この血管拡張は，一部はATPが強力な血管拡張物質であるアデノシンに分解されることによる。また，ATP/ADP比の低下が血管平滑筋のK_{ATP}チャネルを活性化し，過分極が生じて血管拡張がさらに増強される（表12.2）。冠動脈狭窄部の下流で生じる虚血性血管拡張は，狭心症患者の安静時の冠血流量を維持するのを助ける（重要事項のまとめ15.2）。また，心筋梗塞部の周辺に生じる虚血性血管拡張は，梗塞範囲の拡大を抑制するのに役立つ。

特有の問題
■ 心筋収縮が冠血流の妨げとなる

冠動脈系のおよそ2/3は壁内，すなわち心室筋の中を走行する。壁内の血管は収縮期に圧迫される。特に，等容性収縮期には冠動脈圧は最低（約80 mmHg）となり，左室壁内の応力は最大（約240 mmHg）となるので，強く圧迫される。この時点で冠動脈血流は一時中断したり，逆流することさえある（図15.5）。十分な血液が流れるのは拡張期だけである。通常の心拍数の場合，冠血流量の約80％は拡張期

重要事項のまとめ 15.1

虚血性心疾患の疫学

- 冠動脈アテローム性硬化症の主な危険因子
  - 高コレステロール血症（高LDL）
  - 高血圧
  - 喫煙
  - 糖尿病
  - 肥満
- 虚血に関連する急性のイベント（梗塞，不整脈）は，安静時と比べて強度の運動時には約9倍起こりやすい。その原因として，カテコールアミンによる不整脈，機械的ストレスによるアテローム性プラークの破綻，運動時の血液凝固能亢進が挙げられる。
- しかし，健康な生活を送る人が症状を伴う虚血性心疾患を発生するリスクは，不健康な生活をする人の約半分である。定期的に中程度の動的運動を行うことで，心疾患のリスクを減らすことができる。

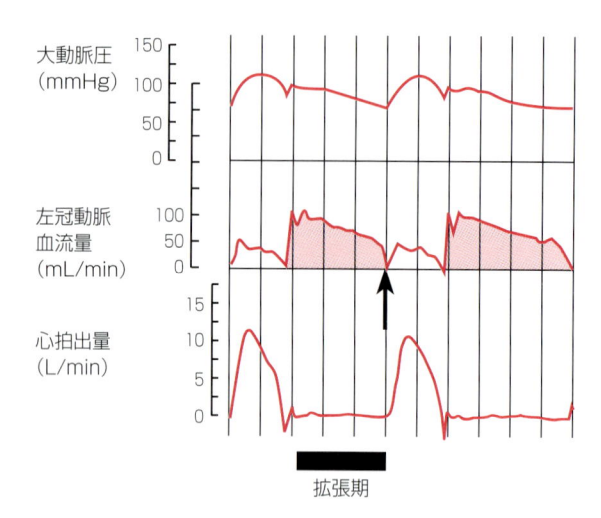

図15.5 イヌの覚醒時に電磁流量計により記録された左冠動脈血流量。収縮期の開始（矢印）に伴い血流が急に減少することに注意。ほとんどの血流は拡張期（影を付けた部分）に流れている。時間を示す線の間隔は0.1秒である。(After Khouris EM, Gregg DE, Rayford CR. Effect of exercise on cardiac output, left coronary flow and myocardial metabolism in the unanesthetized dog. Circulation Research 1965；17：427-37)

に流れる。それゆえ，冠循環の灌流圧となるのは主に**拡張期血圧** diastolic blood pressure であって，収縮期血圧ではない。脈波が反射して戻ってくるタイミングの違いにより，拡張期圧あるいは収縮期圧のどちらかが増大されるので，このタイミングが心臓の仕事量に対する冠血流量の比に影響する（図8.10）。心不全におけるβ遮断薬の有効性の一部は，徐脈にすることにより拡張期を延長し，冠循環が良好な時間を延長することによる。

大動脈弁狭窄症 aortic valve stenosis では，駆出に対する抵抗が大きいため，特に運動時に左室壁の収縮期応力がさらに大きくなる。そのため収縮期の心筋灌流はさらに悪化し，狭心症様の胸痛や運動時の虚脱を引き起こす（症例問題「心雑音のある高齢男性」参照）。

■ ヒト冠動脈は機能的終末動脈でありアテローム性硬化を起こしやすい

冠動脈は，**アテローム** atheroma（アテローム性動脈硬化 atherosclerosis）の好発部位である。第9章9.10にはアテロームの病理の概略が，重要事項のまとめ15.1には危険因子が，そして表17.4には動脈硬化との違いが述べられている。簡単にまとめると，アテロームはコレステロールに富み，内膜下にできて冠動脈の内腔を狭窄するプラークであり，血流量を減らし，運動時に虚血性の痛み（狭心痛）を引き起こす。アテロームはまた，器質化した凝血塊である動脈血栓の引き金となり，血栓が生じると冠動脈を閉塞して心筋梗塞が生じる。

ヒト冠動脈は機能的な終末動脈であるので（すなわち，吻合が機能していない），1本の冠動脈の枝が狭窄しただけでも重大な影響が生じる。このことはすべての動物種に当てはまるわけではなく，イヌは動脈-動脈吻合は比較的発達しているので心筋梗塞になりにくい（図15.6上図）。ヒトでも，冠血管の末梢部に動脈-動脈吻合が存在はするが，その吻合血管の径はわずか20～350 μmしかなく，そこを通る血流量は少ない。したがって，上流で閉塞が生じると，その末梢部では組織灌流量が正常の数%に減ってしまい，心筋虚血が生じる（図15.6下図）。

■ 血栓による冠動脈の突然の閉塞は心筋梗塞（心臓発作）を起こす

アテローム性硬化のある冠動脈が血栓により急に閉塞することが，欧米における最も多い死因である。閉塞血管の下流に生じる虚血心筋領域を**心筋梗塞** myocardial infarct という（図1.2）。梗塞部位では，間質に貯留したK^+，H^+，アデノシンやその他の因子が侵害受容器を刺激する（第16章16.3）。それが帯状に圧迫するような胸痛を引き起こし，痛みはしばしば上腕や頸部に放散する。心筋の収縮性は低下し（第16章6.12），**急性心不全** acute cardiac failure となる。痛みとショックによって交感神経が活性化される。不整脈もよく起こる（第13章3.9，第4章4.7，第5章5.8）。これらの病態生理的変化は図6.22にまとめられている。残存する冠血流量はとても少なく，心筋細胞は2～3時間後に死滅し始める（**壊死** necrosis）。障害される領域（例えば下壁，後壁）は，冠動脈のどの枝が閉塞したかによって決まる。心外膜下（外層）の心筋よりも心内膜下（内層）の心筋が障害

されることが多い。それは，収縮期の壁応力は心内膜下の心筋のほうが大きく，低圧で灌流される心内膜の組織血流を遮断しやすいからである。

心筋梗塞の診断は，特徴ある病歴，心電図変化（図5.11b），心筋細胞から血中への生化学的マーカーの流出（第6章6.14），心エコー，核医学検査に基づいて行われる。以下のような治療が行われる。

- 酸素投与
- モルヒネ：痛みを緩和し，不整脈を生じる交感神経活動を抑制するため。
- ストレプトキナーゼのような線溶薬：血栓を溶解するため。
- 低用量のアスピリン：血小板血栓のさらなる形成を抑制するため。
- β遮断薬：心臓の仕事量を減らし，不整脈のリスクを減じるため。ACE阻害薬も心臓の仕事量を減らす。
- スタチン：血液中の脂質を下げるため。

■ **慢性的な冠動脈狭窄は狭心症の原因となる**

太い動脈は細動脈と比べて，血流抵抗に及ぼす影響は無視できる程度であるのが普通である。たとえアテロームによる高度な狭窄であっても，その成長がゆっくりであれば安静時の血流に及ぼす影響は小さい。それは，上流部における抵抗が増加しても，下流部の抵抗減少によって打ち消されるからである。この仕組みは，下流部における動脈形成 distal arteriogenesis（増殖因子の影響で，下流の細い動脈が増殖したり，径が太くなったりする）が一部関与し，また一部は血管拡張性の代謝産物の蓄積や（第13章13.4），下流部の圧低下に対する筋原性反応（第13章13.2，13.6）によって生じる下流部の血管拡張が関与する。

以上述べた代償機構は，安静時の血流を確保するのには十分であることが多い。しかし運動時には，狭窄を起こした動脈の抵抗が変化しないため，増加した心筋の酸素需要を満たすだけの血流を増やすことができない。この場合，たとえ下流の抵抗血管（細動脈）が代謝因子や虚血因子によって最大限の拡張をしたとしても，上流部の狭窄が血流に対する総抵抗を決める主因子となってしまう（例として，重要事項のまとめ15.2を参照）。それゆえ，運動は局所の心筋虚血を悪化させ，侵害受容器を刺激し，押しつぶされるような胸痛を起こす。これは安静にすると消失する痛みであり，狭心症 angina pectoris と呼ばれる。狭心症の場合，**運動負荷心電図検査** exercise ECG test を行うと運動中に急性にST低下が生じ，安静にすると元に戻る（図5.11a）。

狭心症を起こす他のトリガーは，精神的ストレスや寒冷である。**精神的ストレス** mental stress は，冠動脈を支配する交感神経の活動を高め，アテロームのある冠動脈を収縮させる。その結果，局所的な虚血が生じて狭心症が起こる。

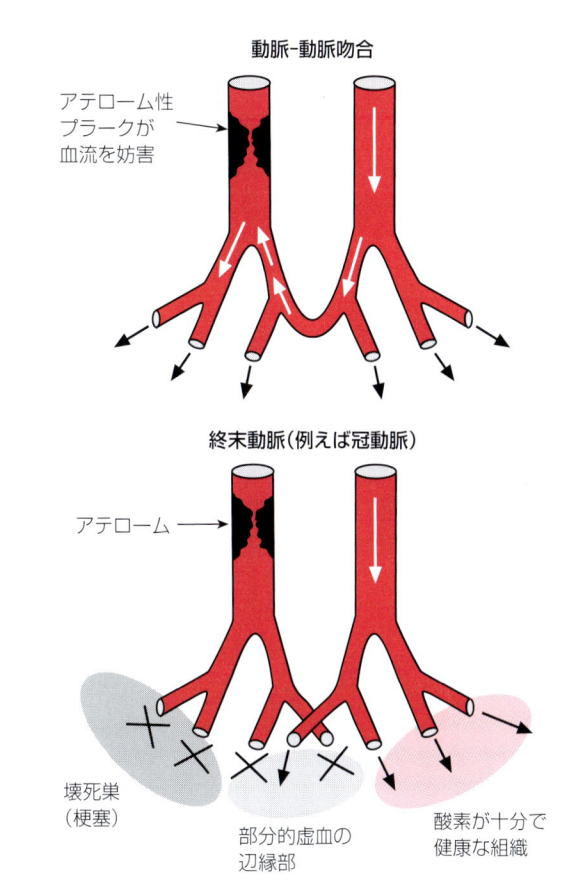

図15.6　動脈-動脈吻合は，動脈閉塞が生じた後の梗塞発生に影響する。下図：ヒト，ヒヒ，ウサギ，ブタの冠動脈は，機能的終末動脈である。ブタ心臓で主要な血管を結紮すると，下流の血流量は0.6％に低下する。上図：イヌの冠循環は，動脈-動脈吻合が発達している。イヌの主要な冠動脈を急に結紮しても，心筋血流量は約16％程度にまで低下するが，その程度はブタと比べて軽い。

ストレス負荷心電図検査 stress ECG test を行うと，可逆性のST低下が認められる（図15.7）。著名な解剖学者であるJohn Hunterはかつて，自分のストレス誘発性狭心症になぞらえて，「私の人生は，私を悩ませることに心を決めたごろつきどもの慈悲のうえに成り立っているようなものである」と述べた。そして実際にHunterは，ストレスの多い医学委員会の会合の最中に死亡した。強い寒冷も反射性の交感神経による冠動脈収縮を起こし，狭心症を誘発したり運動誘発性狭心症を悪化させたりする。

狭心症には3つの型がある。**安定（労作性）狭心症** stable angina は運動によって誘発される狭心症であり，あるレベル以上の運動を行うと発症することが予測できる。**不安定狭心症** unstable angina も運動によって誘発されるが，時間経過とともに軽度の労作であっても発症するようになっていく[訳注2]。**異型狭心症** variant angina（安静時狭心症，

訳注2：不安定狭心症はそのメカニズムから，現在は心筋梗塞とともに急性冠症候群として位置づけられている。

重要事項のまとめ 15.2

運動誘発性狭心症

- 直列につながる血管の抵抗は各血管の抵抗の合計である。健康な冠動脈の抵抗(R)を1ユニット，冠抵抗血管の抵抗を19ユニットとすると，総冠血管抵抗は20ユニットになる。

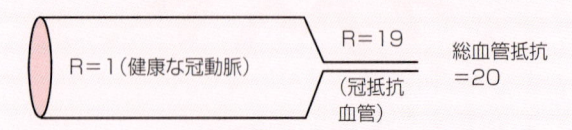

- 運動時に心筋の抵抗血管が代謝性に拡張すると，それらの血管の抵抗は例えば4ユニットに減少する。すると，冠循環の総血管抵抗は5ユニットになる。このとき，冠血流量は4倍(20/5)に増加し，増加した酸素需要を満たすことができる。

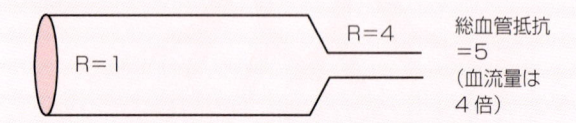

- 冠動脈が高度に狭窄し，安静時の抵抗が10ユニットの場合を考えてみよう。下流部における動脈形成ならびに拡張によって，下流の血管抵抗は19ユニットから10ユニットに減少する。すると，**安静時**の総冠血管抵抗は20ユニットのままであり，安静時血流量は正常である。

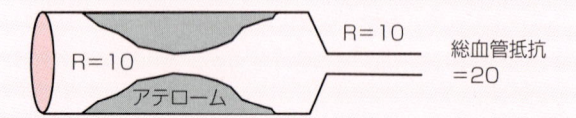

- この患者が運動を行うと，冠抵抗血管に予備の血管拡張作用が働き，下流の血管抵抗が健常人の場合より低い3ユニットまで減少するとしよう。それでも総血管抵抗は，狭窄部の抵抗が主因として働き13ユニットになる。その結果，心筋血流量は約1.5倍(20/13)にしか増えない。これでは心筋の酸素需要増加を満たすことができないので，運動時には虚血が生じ狭心症が起こる。

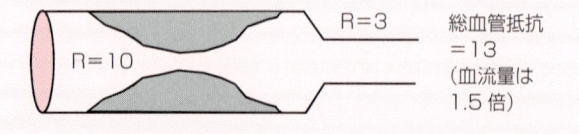

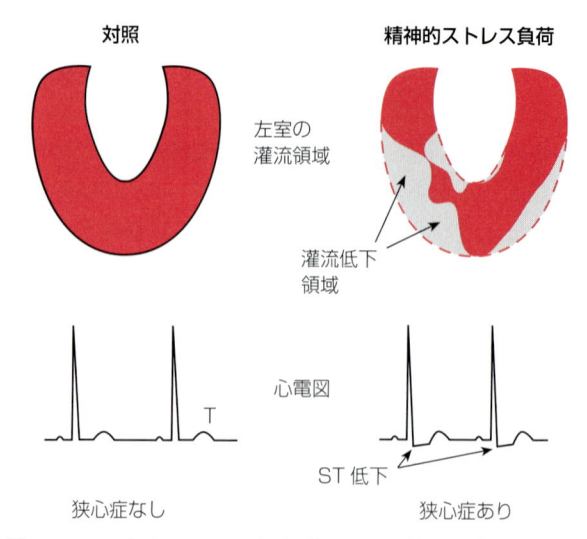

図 15.7 ルビジウム-82 の取り込みによる核医学検査を用いて描いたヒト左室の心筋灌流(模式図)。元素周期律表でカリウムの近傍に位置するルビジウムは，健常な心筋に取り込まれる。対照は，リラックスしている患者の一様な心筋灌流(赤い部分は灌流がある)と正常な心電図。この患者にストレス負荷試験(暗算)を行うと，心臓の仕事量増加と交感神経性の冠動脈収縮により狭心症が起こり，心筋灌流の低下(赤くない欠損領域)とST低下(虚血)が認められた。運動負荷試験でも同様の変化が得られた。狭心症の場合は，安静にすると欠損領域は解消されるが，心筋梗塞の場合には解消されない。ルビジウムではなくタリウム-201 もしくはテクネチウム-99m が用いられることがある。(Redrawn from Deanfield JE, Shea M, Kensett M et al. Lancet 1984；2：1001-5, with permission from Elsevier)

Prinzmetal 狭心症)は頻度が少なく，冠動脈攣縮 *vasospasm*(アテローム性硬化のある冠動脈の強く持続的な収縮，スパスム)によって安静時に生じる。通常はアテロームによって活性化された血小板から放出されるセロトニンとトロンボキサンによって，動脈硬化プラークの下流に生じることが多い。異型狭心症が心筋への酸素供給の低下によって生じるのに対し，運動誘発性狭心症は心筋の酸素需要の増加によって生じる。

治療は生理学的原理に基づいて行われる。精神的ストレスは避けなければいけない。以下に示す薬物治療や外科的治療が行われる。

- ニトロ系血管拡張薬 *nitrodilator drug*(硝酸薬)は効果が現れるのが速く，また予防にも使える。ニトログリセリン *glyceryl trinitrate* は体静脈や太い動脈を拡張するが，狭窄した冠動脈は拡張しない。また，細動脈や末梢血管抵抗に及ぼす効果もあまり大きくはない。静脈の拡張作用によって，心臓の充満圧(前負荷)が減少する。太い動脈が拡張することにより脈波の伝播速度が遅くなり，反射波の到達が遅れるので，収縮期血圧(後負荷)が低下する(図 8.10)。前負荷と後負荷の減少は，心臓の仕事量と酸素需要を軽減する。ニトロ系血管拡張薬

は，狭窄部を迂回する側副血行路を拡張することもある。ニコランジルは，ニトロ系血管拡張薬であると同時に K_{ATP} チャネル開口薬（過分極）でもあり，静脈を拡張する。これにより心臓の仕事量を減らすため，狭心症の予防になる。

- β遮断薬 *β adrenergic blocker*，例えばプロプラノロール（非選択的），アテノロールやメトプロロール（$β_1$ 選択的）などは，心筋の収縮性と心拍数を減らすことにより酸素需要を減少させる。心拍数を 60/min 以下にとどめれば，狭心症を予防できることが多い。Ca^{2+} チャネル遮断薬 *Ca^{2+} channel blocker*（ニフェジピン，アムロジピン）も同様に心臓の仕事量と酸素需要を減らす。新しい変時作用薬である ivabradine は心臓ペースメーカー細胞の脱分極電流 I_f を抑制し心拍数を減らすので，酸素需要が減る。このような薬物は，しばしば重篤な狭心症を起こす患者で予防的に使用される。
- 狭心症の原因となる因子（重要事項のまとめ 15.1）を取り除かなくてはならない。例えば，高コレステロール血症を改善するためにスタチンを服用する。
- 低用量のアスピリンは血小板凝集を抑制するので，血栓の進行を防ぐための予防薬として用いられる。
- 血管形成術 *angioplasty*（経皮的冠動脈インターベンション）は，バルーンカテーテルを用いて冠動脈の狭窄部を拡張する侵襲的手技である。その後，細いチューブ（ステント *stent*）を挿入し，血管の開存を確保する。冠動脈バイパス術 *coronary bypass* は，より侵襲性が強い外科的治療であり，重症例に対して行われる。その場合，閉塞部位に伏在静脈あるいは内胸動脈をグラフトとして移植する。

ヒト冠循環の検査

冠静脈洞熱希釈法 *coronary sinus thermodilution* は，冠血流を定量的に測定する方法であり，第 7 章 7.2 に記載した。冠動脈造影法 *coronary angiography* は，アテロームによる血管閉塞部位を特定し，狭窄度を評価するために行われる。動脈に放射線不透過物質（造影剤）を注入し，X線を用いて撮像する。電子ビーム CT *electron beam computed tomography*（*EBCT*）は，アテロームに関連する石灰化を評価できるので，将来発生するかもしれない虚血性心疾患の予知に役立つ。γ線スキャン（核医学検査 *nuclear imaging*）は心筋灌流の分布を評価する。タリウムやルビジウム[訳注3]などのγ線放射アイソトープを循環血中に注入し，心筋に取り込まれたアイソトープをγカメラを用いて撮像する。K^+ と同じように，タリウムやルビジウムは Na^+-K^+ポンプによって心筋細胞内に取り込まれる。灌流が十分でない部位はアイソトープ取り込みが行われず，画像上の欠損領域として示される。

重要ポイント 15.1

冠循環

特別な役割
- 心筋への大量の酸素供給を維持する。
- 心臓の仕事量増加に比例して酸素供給量を増やす。

機能適応
- 酸素抽出率が高い（安静時でも 60% 以上）。
- 代謝性血管拡張が主な血流調節因子である。
- 自己調節機構がよく働いている。
- 血管平滑筋には $β_2$ 受容体が多いので，アドレナリンは血管を拡張する。

特有の問題
- 冠血流は収縮期に心室壁の応力（ストレス）によって阻害される。大動脈弁狭窄は冠血流を悪化させる。
- ヒトの冠動脈は機能的終末動脈であるので，血栓が生じると梗塞が発生する（心臓発作）。
- アテロームによる慢性閉塞があると運動誘発性狭心症が起こる。
- アテロームに交感神経性血管収縮が重なるとストレス誘発性狭心症が起こる。
- アテロームの下流に冠動脈攣縮が生じると異型（安静時）狭心症が起こる。

ヒトにおける検査
- 冠動脈造影法は狭窄を起こした血管部位を特定する。
- 冠静脈洞熱希釈法は冠血流の絶対量を測定できる。
- 核医学検査では心筋灌流の分布がわかる。
- 負荷（運動負荷）心電図検査は潜在性の虚血を評価できる（検査施行中の ST 低下）。

15.2 骨格筋循環

安静時の筋血流量，姿勢筋（緊張性）：15 mL/min/100 g
安静時の筋血流量，律動筋：3〜5 mL/min/100 g
最大筋血流量，律動的運動時，運動習慣のない人：
　250 mL/min/100 g
最大筋血流量，律動的運動時，持久性運動選手：
　400 mL/min/100 g

骨格筋循環と冠循環は共通する点が多く，ともに代謝性充血が重要な役割を担う点に注目すべきである。しかし重要な相違点もあり，血圧の反射性調節に骨格筋循環の仕組みが大きな役割を果たす。

訳注 3：このほかに，テクネチウムなどが用いられる。

特別な役割

- 骨格筋循環は，運動時には筋の仕事量の増加に応じて，供給する酸素とグルコースの量を増やさなければならない。すなわち，運動強度に見合った血流量の変化が不可欠である。
- 骨格筋は体重の約40%を占め，骨格筋の血管抵抗が総末梢抵抗に占める割合は大きい。したがって，血圧の調節に及ぼす影響も大きくなる。

構造適応

骨格筋の毛細血管密度は，それぞれの筋の機能に適応している。姿勢筋(抗重力筋) postural muscle (ヒラメ筋など)は，持続的に活動する筋であり，酸化によりエネルギーを産生し，持続性収縮をする遅筋(赤筋)線維を多く含む。そのため，相動筋よりも毛細血管の密度が高い。律動筋 phasic muscle (前腕，腓腹筋)は，主にグリコーゲン分解によってエネルギーを産生する速筋(白筋)線維からなる。持久性トレーニング endurance training は，増殖因子の働きを介して毛細血管新生を促す。筋線維当たりの毛細血管数はそれぞれの筋線維のミトコンドリア数に比例して増加する。動脈も同様に適応し，持久性トレーニングを積んだ骨格筋では，最大血流量は400 mL/min/100 g まで増加することができる。

機能適応

■ 安静時の血管トーヌスは高い

血管拡張は血管トーヌスが低下することによって生じるので，血管が拡張するには前もって血管トーヌスが存在していなければならない。安静時の骨格筋の抵抗血管が高いトーヌスを保っていることは，活動時の筋では血管のコンダクタンス(抵抗の逆数：流れやすさ)が50〜100倍増加することから明らかである。交感神経を除神経してもコンダクタンスは2倍にも達しないからことから，この安静時の血管トーヌスの起源は主に非神経性の調節である。

■ 骨格筋の血管抵抗は血圧調節に関与する

ヒト骨格筋の動脈は，交感神経性血管収縮神経の緊張性支配を豊富に受けている。上流部の血管(栄養動脈から細動脈の第1分枝まで)には主にα_1受容体が存在しているのに対し，それより下流の細動脈第2，第3分枝にはα_2受容体が発現している。筋の交感神経活動は，血圧を感知する圧受容器 baroreceptor からの反射によって調節されており(第16章)，血圧が下がると(例えば起立時や循環血液量減少時)骨格筋交感神経活動は高まる。激しい出血時には活動が最大(平均6〜10インパルス/s)に達し，それにより生じる血管抵抗の上昇は筋血流量を正常の1/5程度に減少させて動脈圧の維持に貢献する。

運動時には抵抗血管が拡張するが，交感神経性血管収縮神経の緊張性活動は続いており，圧受容器反射によってα_1受容体が豊富な栄養血管と上流部の抵抗血管のトーヌスを増加させる。これによって，総末梢抵抗が過度に低下するのを防ぐ。この調節機構が作動しなければ，激しい運動(例えばクロスカントリースキー)を行う際に大量の筋で起こる血管拡張によって，動脈圧は低下してしまうだろう。豊富なα_2受容体を有する終末細動脈は，運動性充血の際には拡張し，交感神経刺激に対して反応しなくなる(機能性交感神経遮断 functional sympatholysis)。

■ 代謝性血管拡張は活動筋の血流量を増加させる

筋血流量は運動の開始から約1秒以内に増加し始め，40秒程度で一定のレベルに達する(図13.8)。律動筋では血流の増加は50倍に達し，心拍出量の80〜90%を占める(安静時は18%)。もし身体のすべての筋で同時に血管が最大限に拡張すると，必要となる血流量が心臓の拍出能力を越えてしまう。骨格筋の血流量増加は，運動時に生じるわずかな血圧上昇によるのではなく，ほぼすべて筋血管抵抗の低下による。持続相の血流増加は，抵抗血管の代謝性血管拡張 metabolic vasodilation によるものであり，それが上流の栄養血管に伝わって生じる上行性拡張 ascending dilation，太い動脈の血流依存性血管拡張 flow-induced dilation が加担する(図13.9)。急激に起こる初期相は，一部は静脈に対する筋ポンプ作用(後述)，一部は圧迫に対する筋原性反応によって増加するが，4秒後くらいからは収縮筋から遊離されるK^+が関与する。

心筋と同様に，酸素供給は需要と密接に関連しており，血流量は筋の代謝量にほぼ比例して増加する。代謝性血管拡張物質は，いまだに確定されていない。最初の1分は，活動電位の再分極の際に起こるK^+の流出により，運動強度に比例して局所の間質液K^+濃度が上昇する。間質液K^+濃度はへとへとになるような激しい運動では11 mMに達するが，この濃度は血管平滑筋を弛緩させて最大血管拡張を生じるのに十分な濃度である。おそらくこのK^+濃度上昇と，間質液の浸透圧上昇(20〜30 mOsmの上昇)，無機リン，アデノシン，および酸(収縮筋から遊離される)が運動初期の血流増加の主な原因であろう。NOとプロスタグランジンもある程度これに関与する。

運動が続くと，上昇した間質液のK^+濃度と浸透圧は，元のレベルまでは戻らないが減少するため，他の因子が血管拡張を維持しなくてはならなくなる。アデノシンの間質液濃度は運動強度に比例して増加し，阻害薬を用いた研究によれば，持続性血管拡張の40%まではアデノシンが担っていることが示された。酸素消費が増えると，血管拡張作用をもつH_2O_2のミトコンドリアでの産生も増加する。

骨格筋循環には，ほかに2つの特殊な適応が認められる。

アドレナリンによる$β_2$受容体を介した血管拡張（第14章14.6）と，驚愕反応の際に交感神経性コリン作動性刺激により生じる血管拡張（第14章14.3）である。ただし，後者は霊長類以外の動物だけに認められる。

■ 活動中の骨格筋では血流のある毛細血管が増加することによって溶質交換が改善される

安静時の骨格筋では，終末細動脈は間欠的・非同期的に収縮する（血管運動）。その結果，ある瞬間によく流れている毛細血管は，全体の1/2〜1/3程度である。（図15.2左図）。代謝性充血の際には，細動脈の拡張により血液が流れる毛細血管の割合が増える（毛細血管リクルート，図10.14）。これによって，ガス交換に有効な表面積が増し，血管外における拡散距離が短くなる。

■ 酸素抽出率上昇：酸素負債と乳酸蓄積

安静時の骨格筋における拡散勾配（動脈血酸素分圧 arterial PO_2 100 mmHg，細胞内酸素分圧 intracellular PO_2 20 mmHg程度）により，骨格筋を灌流する血液から25〜30％の酸素が抽出される。運動時には筋細胞内のPO_2が低下するので酸素抽出率が上昇し，80〜90％に達することもある（図10.16）。激しい運動時には筋細胞内のPO_2があまりにも低くなるため，筋細胞の代謝は嫌気的解糖に切り替わり乳酸が産生される。間質に放出された乳酸は筋の代謝受容器を刺激し，その結果，運動性昇圧反射が起こる（第16章16.6）。血漿乳酸濃度は，安静時の0.5 mM（血漿 pH 7.4）から，激しい運動時には20 mM（pH 6.9）まで増加する。産生される乳酸量は酸素供給の不足，すなわち**酸素負債** oxygen debt を表す生化学的指標である。この酸素負債は数Lに達する場合もある。このため運動が終了した後も血流量は数分間増加したままである（図13.8，図13.11）。この**運動後の血流増加** post-exercise hyperemia は，筋に酸素を再供給し，蓄積した乳酸を洗い流すために必要である。血中の乳酸は，心臓では取り込まれてエネルギー源となり，肝臓ではグリコーゲンの再合成に使われる。

■ リズミカルな運動の際には静脈の筋ポンプが血流を促進する

運動性充血は主に血管コンダクタンスの上昇によって起こるが，リズミカルな運動の場合には，特に下腿では，深部静脈の間欠的な圧迫によっても促進される。静かに立っている成人では，重力によって下腿の動脈圧・静脈圧はともに約70 mmHg上昇し，それぞれ165 mmHg，80 mmHgに達する（図15.8）。安静時の下腿骨格筋において血液を駆動する圧較差は，165−80＝85 mmHgである。歩行，ランニング，サイクリングでは，下腿の筋ポンプが働き静脈圧を約35 mmHgに下げるので（図8.26），圧較差は

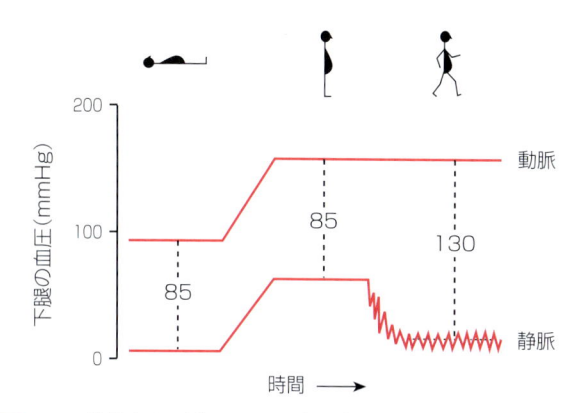

図15.8 体位および筋ポンプが全圧（血圧＋静水圧）と下腿の血流を駆動する圧較差に及ぼす影響。

130 mmHgに増える。つまり圧較差50％の増加である。その結果，運動開始直後に血流が増加し，代謝性血管拡張が間に合わない時期の血流確保に役立つ。

特有の問題

■ 骨格筋の収縮は筋内を走行する血管を圧迫する

筋が最大収縮の30〜70％以上の力で収縮するとき，筋内に発生する応力（ストレス）が血管を圧迫する。したがって，リズミカルな運動の最中に，血流は周期的に変化する（図13.8）。持続的収縮の場合は，血流は顕著に抑制される。ミオグロビンに蓄えられる酸素は5〜10秒の筋収縮に必要な量に過ぎないので，筋はすぐに**低酸素** hypoxia に陥り，嫌気性解糖に切り替わって乳酸が産生されるようになる。そうなると，すぐに疲労してしまい，わずかな距離であっても，重いスーツケースを持ち上げて運ぶときに誰もが経験する状態になる。

■ 活動中の骨格筋は毛細血管濾過が増加することで膨張する

運動中の筋では毛細血管床における体液移動が増加するので，筋組織が膨張し，激しい運動をしたときにみられる「パンパンに膨らんだ」状態となる。この体液移動を生み出す力については第11章11.9に記載した。全身運動の際には，活動している筋組織中に体液が移動するため血漿量が10〜15％減少することがある。

■ 虚血性の下肢動脈疾患は間欠性跛行の原因となる

下肢の主な動脈はアテローム性硬化の好発部位であり，特に糖尿病患者や喫煙者では慢性的な狭窄をきたす。同様のことが心臓でも議論されており，重要事項のまとめ15.2に記載した。病初期は，虚血による下肢痛は歩行時にのみ起こり，休息することで緩解する（間欠性跛行）。重篤な症例では，安静時にも慢性の痛みが出現し，**動脈性潰瘍** arterial ulcer や**壊疽** gangrene に進行する。壊疽を起こして

しまうと下肢の切断が必要になる。

ヒト筋血流の測定
ヒト四肢の軟部組織は主に骨格筋からなる。四肢の血流量は，静脈圧迫プレチスモグラフィ venous occlusion plethysmography（図 8.5, 図 13.11），あるいは主要な動脈の Doppler 流速計測法 Doppler velocimetry（図 13.8）により評価する。足関節-上腕血圧比 ankle-brachial pressure index（ABPI）は，動脈の開存度の指標となる（第 8 章 8.5）。局所の毛細血管灌流量は，Kety の放射性アイソトープクリアランス法 radioisotope clearance method により測定できる（図 8.6）。

重要ポイント 15.2

骨格筋循環

特別な役割
- 骨格筋の仕事量に比例して酸素や栄養素の供給量を増加させる。
- 血圧調節に関与する。骨格筋は体重の 40％を占める。

構造適応
- 毛細血管密度が高く，特に姿勢筋（抗重力筋）で高い。

機能適応
- 代謝性血管拡張により運動強度に応じて血流量が増加する。
- ストレス下ではアドレナリンにより血管拡張が起こる。
- 運動時に毛細血管リクルートによって溶質の運搬が促進される。
- 筋ポンプ作用は血流を駆動する局所の圧較差を増加させる。
- 運動強度が増加すると酸素抽出率が上昇する。
- 交感神経による圧受容器反射の一端を担う。

特有の問題
- 骨格筋血流は機械的圧迫により阻害され，特に等尺性収縮の場合に顕著である。
- 激しい運動時には毛細血管濾過が増えることにより筋組織が膨張し，「パンパンに膨らんだ」状態になる。
- 下肢のアテローム性動脈硬化により生じる虚血は，間欠性跛行，動脈性潰瘍，壊疽の原因となる。

ヒトにおける検査
- 静脈圧迫プレチスモグラフィにより四肢の血流量を測定する。
- Doppler 流速計測法と足関節-上腕血圧比から血管の開存度を臨床的に評価できる。
- Kety の放射性アイソトープクリアランス法により局所の毛細血管灌流量を測定できる。

15.3　皮膚循環

温度平衡時（27℃）の血流量：10～20 mL/min/100 g
最小血流量：1 mL/min/100 g
最大血流量：150～200 mL/min/100 g

皮膚は，ヒトでは体温調節を行う器官であり，その血流量は 100 倍以上も変化する。成人の皮膚表面積は約 1.8 m²，重量は 2～3 kg，厚さ（表皮と真皮の合計）は 1～2 mm である。表皮には血管がないが，真皮には豊富に存在する（図 15.9）。骨格筋や心筋とは違って皮膚の代謝量は比較的少なく，また安定しているので，必要な酸素はわずかな血流量と，空気から表皮表層（100 μm 程度まで）への直接拡散とで賄える。皮膚血流量の主な調節因子は，代謝量ではなく体温である。

特別な役割
■ **皮膚血流は，核心温の調節を行う**
ヒトの核心温 core temperature（脳，胸腹部内臓の温度）は，37.0～37.5℃ 程度に維持されている。これは，体内での熱産生に見合った熱放散が皮膚を通して行われるからである。熱放散が行われる主な部位は，ヒトでは皮膚であるが，毛皮をもつ多くの動物では舌である。温度平衡環境（裸のヒトの場合は 27～28℃）では，皮膚温は約 33℃ である。体熱は 3 つのプロセスで逃げていく。すなわち，放射，伝導-対流，蒸散である（図 15.9）。

- 放射 radiation によって失われる熱は，周囲の温度と皮膚温の差に比例する。そして皮膚温は，皮膚血流が運ぶ熱の量によって決まる。
- 伝導-対流 conduction-convection の過程で，皮膚は伝導によって周囲の空気を暖め，暖められた空気は対流（空気の流れ）によって運び去られる。伝導により失われる熱の量は，皮膚温が上昇すると増えるので，このプロセスもやはり皮膚血流量に依存する。
- 汗の蒸発 evaporation（蒸散）によって 1 g 当たり 2.4 kJ の熱量が消費される（気化熱）。そして，その水分も熱も血流によって皮膚に運ばれる。

したがって，熱放散に関わる 3 つの物理的プロセスのすべてにおいて鍵となる因子は皮膚血流量である。皮膚自体は恒温ではなく変温 poikilothermic であり，極端な場合には，短時間であれば組織の障害をこうむることなく皮膚温は 0～45℃ の範囲で大きく変化する。

■ **皮膚血管は環境に対する防御機構に関与する**
皮膚が行うもう 1 つの大きな役割は，環境に対する生体防御である。皮膚血管は，外傷に対する Lewis の三重反応 Lewis triple response を介してその役割を果たす。

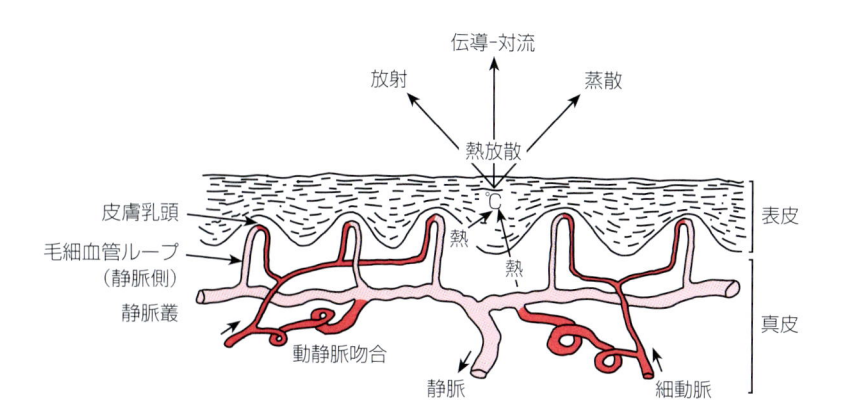

図 15.9 ヒトの末端部皮膚（例えば手指，耳朶）における血管構築と熱の流れ。末端部以外の四肢や体幹の皮膚には動静脈吻合がない。皮膚乳頭の下部にある静脈叢の赤血球量と酸素化が皮膚の色に影響する。

さらに感情によって皮膚の色が変化することにより，非言語コミュニケーションに関与する。

構造適応
■ 四肢には動静脈吻合が豊富にある

末端部あるいは無毛部の皮膚は特殊であり，真皮内に動静脈吻合 arteriovenous anastomosis (AVA) と呼ばれる細動脈-細静脈間の（毛細血管を経由しない）直接連結が豊富に存在する（図 15.9）。AVA はコイル状で，壁に平滑筋を有する，太さ約 35 μm 程度の血管であり，1930 年に RT Grant によりウサギの耳ではじめて発見された。ヒトでは表面積/体積比が大きい露出部の皮膚（手指，足趾，手掌，足底，口唇，鼻，耳介）に認められる。AVA は基礎トーヌスがほとんどなく，ほぼ完全に交感神経性血管収縮神経に支配されている。この交感神経の活動は視床下部の体温調節中枢 hypothalamic temperature-regulating center の影響を受けている。AVA は周囲の温度に直接反応し，暑いと拡張，寒いと収縮する。

温度平衡環境では末端部の皮膚を支配する交感神経活動が活発であり，AVA は収縮していて，そこを流れる血流量は少ない。一方，四肢や体幹の皮膚の交感神経は通常は活動性が低い。したがって，交感神経切除あるいは局所神経ブロックによる皮膚血流量の増加は，体の中心部よりも末端部のほうが著しい。核心温が 37.5℃ を超えると，視床下部の働きにより血管収縮神経が抑制されて AVA が拡張する。それによって，真皮の静脈叢へ流れ込む抵抗の少ないシャントが開き，皮膚血流量が増加し，皮膚に運ばれる熱が増える（図 15.9）。運ばれた熱は容易に静脈壁を通り抜けるので，皮膚温が上昇し，熱放散が増加する。寒い環境では逆に，AVA は収縮し，熱を保存する。「AVA の拡張は熱放散を増加させる」ということを繰り返し強調することが大切である。というのは，これとは反対のことが学校の生物の教科書にいまだに記載されているからである。

■ 四肢の静脈-動脈対向流による熱交換機構によって熱が保存される

クジラのひれ足や水鳥の足には，複雑な対向流熱保存機構が備わっている。冷たい足から戻ってくる冷えた静脈血は，主動脈の周囲を取り巻く深部静脈に導かれる。すると，熱は温かい動脈血から冷たい静脈血へと伝わり，足にはすでに冷やされた動脈血が運ばれてくるので，周囲への熱放散は少なくなる。効果は小さいが，同じことがヒトの四肢でも起こっている。

機能適応

皮膚血流量は環境温と核心温の両方に影響される。

■ 皮膚血管のトーヌスは環境温に逆相関する

皮膚の細動脈，細静脈，小静脈は局所を温めると拡張し，冷やすと 10 〜 15℃ の範囲では収縮する（図 15.10a）。皮膚の色は真皮静脈叢の血液の量と酸素含量に左右され，温かいときには紅潮し（酸素化された血液が拡張した静脈叢に流入する量が増える），冷たいと青白くなる。温かいときに生じる血管拡張は熱放散を促し，一方，冷たいときに生じる血管収縮は熱を保存し，核心温のホメオスタシスに貢献する。局所の温熱反応と寒冷反応のメカニズムは，以下のように異なる。

温熱による血管拡張は，一部は eNOS の活性亢進による。また，30℃ 以上になると感覚神経 C 線維からサブスタンス P やカルシトニン遺伝子関連ペプチド（CGRP）が分泌される（図 14.9）。そのため，温熱による紅潮は局所麻酔で抑制できる。

寒冷による血管収縮は，α_2 受容体遮断薬（ヨヒンビン，rauwolscine）や交感神経阻害によって著しく抑制されるので，交感神経の緊張性活動により皮膚の血管平滑筋にある α_2 受容体を介して起こることがわかる。寒冷により，平滑筋の Golgi 装置から細胞膜へより多くの α_2 受容体が輸送されるので，交感神経の伝達物質であるノルアドレナリンに対する親和性が上昇したように見える。また，eNOS

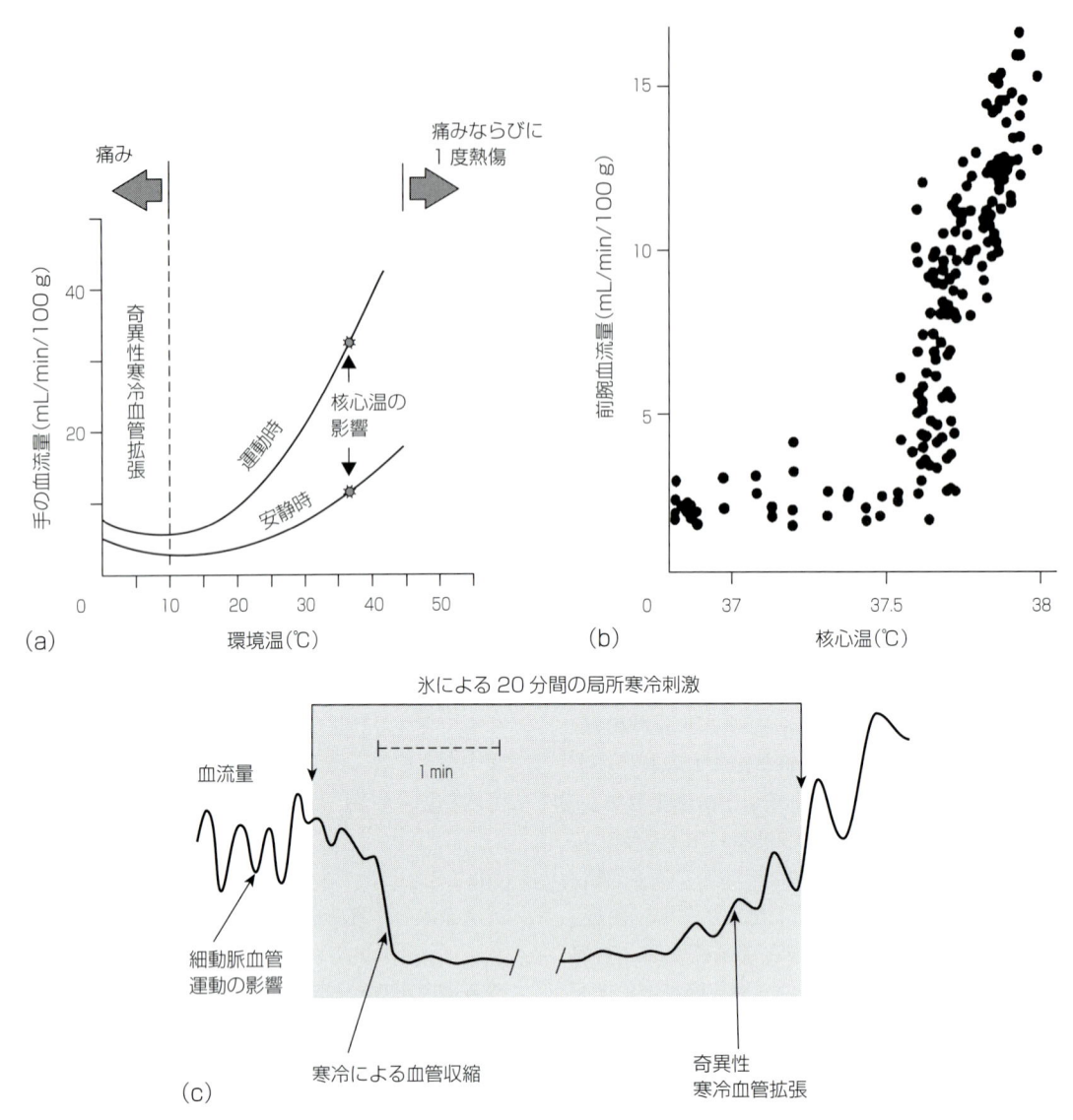

図 15.10 外部温度（環境温）ならびに内部温度（核心温）が皮膚血流量に及ぼす影響。a：内部温度が低いとき（安静時）あるいは高いとき（運動時）に，手を様々な温度の水に浸したときの反応。10℃以下では，奇異性寒冷血管拡張が生じることに注意。b：下肢の運動によって核心温を上昇させたときの前腕血流量の反応を，プレチスモグラフィで記録した。血流増加は皮膚の血管拡張によるものであり，キセノンクリアランス法による測定では筋血流量は減少した。c：ヒト下腿皮膚の寒冷による血管収縮をレーザー Doppler 血流計で記録した。10〜20分後に奇異性寒冷血管拡張に転じている。正常温度環境における動脈トーヌスの周期的変化は，血管運動を示す。〔(a) After Greenfield ADM. In：Hamilton WF, Dow P (eds). Handbook of Physiology, Cardiovascular System, Vol. III, Part 2, Peripheral Circulation. Bethesda, MD：American Physiological Society, 1963：1325-52. (b) from Johnson JM, Rowell JB. Journal of Applied Physiology 1975；39：920-4, with permission of the American Physiological Society. (c) based on Van den Brande P, De Coninck A, Lievens P (1997) International Journal of Microcirculation 17：55-60〕

の活性は低下する。これらの変化によって，寒冷による血管収縮が生じる。

　一側の手を冷たい水に浸すと，反対側の手にわずかな反射性血管収縮 reflex vasoconstriction が生じる。これは，一部は脊髄交感神経性反射，また一部は冷えた血液が視床下部の温度センサーを刺激したことによる。顔面への寒冷刺激では，末梢の血管収縮と，脈波の反射波の増強による収縮期血圧の上昇を起こし，これによって狭心症が悪化したり，心臓発作や寒冷死が増加することが立証されている。

■ 著しい寒冷環境は逆に血管拡張を引き起こす

10℃あるいはそれ以下の温度の水に手を浸すと，はじめは寒冷による血管収縮が起こるが，5〜10分経過すると血管が拡張し（奇異性寒冷血管拡張 paradoxical cold vasodilation），手は紅潮し，痛みが消える（図 15.10c）。これは AVA の豊富な部位に認められる反応であり，凍りつくような寒さによって手や鼻が冷たく赤くなる原因となる。この現象は，寒冷によりノルアドレナリン作動性の神経伝達が麻痺し，プロスタサイクリンのような血管拡張物

質の遊離が起こるためである。寒冷血管拡張は北極地方のイヌイットやノルウェー人の漁師に発達していて，長時間の寒冷に曝されたときに皮膚の障害を防ぐ効果がある。寒冷曝露がさらに続くと，しばらくしてから再び血管収縮が起こる。長時間の寒冷曝露では，皮膚血管は15～20分周期で収縮と拡張を繰り返す。これを**ハンティング反応** *hunting reaction* という。

■ 核心温は皮膚交感神経活動に強く影響する

核心温の上昇（例えば運動時）は，前視床下部にある温受容器によって感知され，脳幹の前交感神経線維に投射される。それによって，皮膚への血管運動性や発汗刺激性神経の活動が高まり，皮膚血管拡張と発汗が起こる（図15.10b，図15.11）。この温度感受性 *thermosensitive* 交感神経経路（感情にも反応する）は，血圧を調節する圧感受性 *barosensitive* 交感神経経路とは異なる神経によって伝達される（第16章）。皮膚の細動脈では，圧感受性線維の支配は比較的少ない。末端の皮膚では，体温調節性血管拡張は主にAVAを支配している**交感神経性血管収縮神経** *sympathetic vasoconstrictor* の活動低下によって生じる。一方，非末端部（四肢，体幹，頭皮）では，血管拡張は発汗と密接に関連しており，主に**交感神経性コリン作動性血管拡張神経** *sympathetic cholinergic vasodilator* の活動亢進による。この神経活動は，局所神経ブロック（図15.11），あるいはコリン作動性神経からの伝達物質遊離を阻害するボツリヌス毒素によって抑制される。阻害薬を用いて行った薬理学的研究によれば，そのような神経作用を発揮する物質はアセチルコリン，**血管作動性腸ポリペプチド** *vasoactive intestinal polypeptide*（VIP），NOなどである。VIPとnNOS（神経型NOS）は両者とも皮膚のコリン作動性神経ならびに汗腺に存在する。

上記の反応は精密に調節されていて，血流を大きく変化させる（図15.10b）。**寒冷ストレス** *cold stress* により，全身の皮膚血流量は総計20 mL/minまで減少する。これによって，皮下脂肪の断熱作用で核心温を維持している。**温熱ストレス** *heat stress* では，成人の皮膚血流量は7～8 L/minにも達することがある。このときの心拍出量は約13 L/minに増加し，その半分以上は皮膚に流れる。このとき，内臓，腎臓，骨格筋循環で代償的に起こる血管収縮によって血圧が維持される。

■ 皮膚循環は動脈圧ならびに中心静脈圧の調節に関与する

血圧が低下すると（例えば血液量減少，急性心不全，他の臨床的ショック状態など），皮膚では強い静脈収縮および細動脈収縮が起こり，ショック状態の患者にみられる特徴的な青白く冷たい皮膚になる。この血管収縮は，アンジオテンシン，バソプレッシン，アドレナリン，そして交感神経活動の亢進によってもたらされる。その結果生じる皮膚血管抵抗の増加は動脈圧の維持に役立ち，一方，静脈収縮は中心静脈圧の維持を支える。皮膚血管収縮の重要性が認識されたのは，第一次世界大戦中であった。負傷後素早く救出され毛布で暖められた（皮膚血管拡張が生じた）人のほうが，救出に時間がかかり反射性血管収縮が長時間続いた人よりも，出血で死亡する率が高かったのである。

運動開始時には交感神経による皮膚血管収縮が生じるが，核心温が上昇すると血管拡張に転じる。暗算などのように驚愕反応（**防御反応** *defence response*）を起こす刺激は，一過性の皮膚静脈および細動脈の収縮を引き起こす（図14.14）。深い吸気にも同様の効果がある。

■ 起立時には皮膚の静脈-細動脈反応が起こる

手や足を心臓の高さより下に下げると，皮膚の抵抗血管に

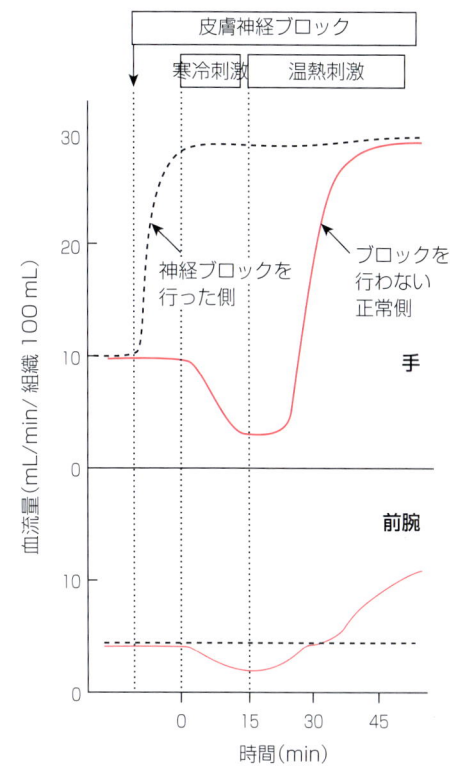

図15.11 手と腕の皮膚血流量調節の差異。破線は，局所麻酔で交感神経ブロックを行ったときに，手では著明な反応が生じるが，腕では異なることを示す。次に，下肢を冷水に浸して核心温を下げた後に，温水で上昇させた（上肢は室温に維持した）。その結果，手では通常の温度において交感神経による動静脈吻合の血流抑制が強いため，温めたときの血管拡張はこの抑制が解除されることによって生じることが判明した。体幹に近い腕では，交感神経性の血管トーヌスはわずかであり，血管拡張は交感神経性コリン作動性神経の活動による。〔After Roddie IC. In：Shepherd JT, Abboud FM (eds). Handbook of Physiology, Cardiovascular System, Vol. III, Part 1, Peripheral Circulation. Bethesda, MD：American Physiological Society, 1983：285-317〕

顕著な収縮が生じる（図8.6，11.5）．実際，下垂した足の皮膚血流量は2/3も減少する．この反応は，起立時に中心部の動脈血圧の維持に働き，また下肢に浮腫が生じるのを防ぐ．この細動脈収縮は，足を下垂することによって生じる静脈うっ血が引き金となって起こる（静脈-細動脈反応 veni-arteriolar response）が，そのメカニズムは，あまりよく解明されていない．Baylissの筋原性反応が関与しているかもしれないが，それ以外に局所の神経線維も加担しているようである．なぜなら，局所麻酔薬によってこの反応は消失するからである．以前考えられていた「静脈-細動脈反応は交感神経性の軸索反射である」という説は，現在では疑問視されている．というのは，α遮断薬であるフェントラミンを十分量投与しても，この反応を抑制できないからである．

■ 皮膚循環は精神状態を反映する鏡？

詩人や劇作家は，皮膚の色が感情によって変化することを昔から強調してきた．皮膚の色は血管トーヌスによって強く影響され，ピンク色になるか青白くなるかは皮膚乳頭の下部にある静脈叢の赤血球量と酸素化によって決まる．我々の皮膚は，動揺すると紅潮し（血管拡張），恐れやストレスによって青ざめる（驚愕反応による血管収縮）[原注1]．

赤面は，必要に応じて再現することができないので，あまりよく理解されていない．FolkowとNeilは，古典的な教科書"The Circulation"で次のように述べている．「習慣的に赤面を起こす被検者であっても，研究室の中では侮辱しようが下品な冗談を言おうが赤面させることはできない．しかし，実験装置を外して御礼を述べると，ひどく赤面するものである」．赤面するときには，しばしば精神性発汗を伴い，それはおそらく顔，頸，上胸部を支配するコリン作動性交感神経の働きによると思われる．感情刺激は胃腸粘膜の充血を起こすことがある．

原注1：ジュリエットは見るからに赤面していた．彼女の乳母はロミオの求婚を告げて，こう述べた．
　　夫となる方が，お嬢様を妻に迎えようとお待ちですよ．
　　ほらほら，その頬っぺには抑えきれないほど血が上って，これでは
　　あの方が何を言われても，お嬢様の頬っぺは真っ赤におなりでしょう．
　　　　　　　　　　　（「ロミオとジュリエット」第2幕第5場）
防御反応あるいは驚愕反応は，正反対の効果を現す．ソールズベリーがリチャード王に，王の軍隊が逃亡したことを告げると，王の顔は青ざめ，泣きながらこう言った．
　　2万人の兵士たちの熱い血が，わが頬を
　　勝利の色に染めていたが，それも今は失せてしまった．
　　また同じだけの血が戻ってくるまで，この頬が
　　死人のように青ざめていても不思議ではない．
　　　　　　　　　　　　　（「リチャード2世」第3幕第2場）

■ 外傷により皮膚血流量は増える

外傷に対する皮膚血管の反応は，Lewisの三重反応に要約されている（図14.8，図14.9）．血流量と毛細血管透過性がともに増し，それによって傷害部位への白血球と免疫グロブリンの輸送が促進される．

特有の問題

■ 圧迫により潰瘍が発生する

皮膚は，座ったり寄りかかることによって長時間圧迫される．圧誘発性血管拡張（不快感を与えない程度の外圧によって生じる血管拡張）が生じて，虚血に陥るまでの時間が延長されるため，他の組織に比べ虚血に対する耐性は優れている．圧誘発性血管拡張は，局所麻酔薬によって抑制されることから，皮膚の感覚神経から遊離される血管作動性ペプチド（例えばCGRP）によって引き起こされるようである．圧迫が続けば不快感が増し，通常は体を動かす．それによって圧迫は解除され，虚血後（反応性）充血 post-ischemic (reactive) hyperemia が起こり，しばらくの間，皮膚血流量が増加する．このとき生じる皮膚の紅潮は，白人では一目でわかる．そのメカニズムについては第13章13.8を参照のこと．

高齢であったり，衰弱や麻痺がある，あるいは昏睡状態にある患者は，皮膚の圧迫を解除するための自発的な体位変換がほとんどできない．定期的に（他動的に）体位を変えることによって，かかとや臀部などに加わる圧迫を解除しなければ，数日〜数週間のうちに皮膚に虚血性の壊死が起こり，深部に至る圧潰瘍（褥瘡）pressure ulcer（床ずれ bed sore）が生じる．皮膚は加齢とともに薄く弱くなるので，高齢者は特に床ずれを起こしやすい．老人病棟で床ずれの発症率が低ければ，看護が行き届いている証である．

■ 皮膚血管拡張は，暑さのもとでの失神や熱疲労に関与する

暑さで皮膚静脈が拡張すると中心静脈圧が低下する．これは体位性失神 postural fainting の誘因となり，暑い日に直立不動で立っている警備兵などによくみられる．抵抗血管の拡張により毛細血管濾過圧が上昇すると組織が膨張する．そのため，暑い日には指輪がきつく感じられることがよくある．暑い環境で激しい運動を行うと，熱疲労 heat exhaustion を起こすことがある．皮膚の血管拡張（熱放散のため）と骨格筋の血管拡張が同時に起こると末梢抵抗が著しく低下し，一方，発汗，運動中の筋組織への濾過，および皮膚静脈拡張のために血漿量と心臓充満圧は減少する．すると心拍出量の減少と末梢抵抗の過度の低下が同時に起こり，動脈圧低下と虚脱状態が生じる（熱疲労）．

■ 寒冷はRaynaud病の原因となる

寒いときには，奇異性寒冷血管拡張を生じて皮膚組織の障

害を防ぐ。しかし Raynaud 病の患者の場合（通常は女性）には，手指の血管に非常に強い持続性の血管収縮が起こる。それにより手が極端に白くなって痺れ，指先にうずきや痛みを感じ，その局所組織は虚血に陥る。

重度の湿疹や乾癬があると，寒冷に対する正常な皮膚血管収縮反応が炎症性の血管拡張のため阻まれてしまう。すると体温調節が不安定になり，ときとして入院が必要になる。

ヒト皮膚血流量の測定

- レーザー Doppler 血流計 laser Doppler flowmeter は，実際には真皮表層の赤血球の流れを計測しており，瞬時に半定量的に測定することができる。
- サーモグラフィ thermography（赤外線カメラで体表温度を可視化する）は，皮膚血流量の間接的な指標として用いられている。しかし，表皮の温度には皮膚血流だけでなく，環境温や皮膚の厚さも影響する。
- 静脈圧迫プレチスモグラフィ（図 8.5）を 1 本の指に適用すれば，測定される血流の大半は皮膚血流である。
- Kety の放射性アイソトープクリアランス法は，栄養血管の血流を測定する（図 8.6）。

15.4　脳循環

脳全体の平均血流量：55 mL/min/100 g
灰白質の基準血流量：100 mL/min/100 g

ヒトの脳の重量（約 1.5 kg）は体重の 2% に過ぎないが，安静時には心拍出量の 14% が脳に流れ，酸素の約 20% が脳で消費される。脳血流の大半は神経細胞が豊富な灰白質（脳重量の 40%）に流れ，白質（主に髄鞘を伴った軸索路）への血流量はわずかである。脳の細動脈の特徴は，短くて血管壁が薄いことである。そのため脳では抵抗に占める太い血管の割合が極端に大きく（40〜50%），自律神経支配は少ない。

特別な役割

■ 酸素供給の確保が最大の役目

灰白質は酸素代謝量が非常に高く（約 7 mL O_2/min/100 g），そのため頸静脈血の温度は約 0.3℃ 上昇する。酸素需要が高いため，灰白質は低酸素には極めて敏感である。脳虚血が生じると数秒後には意識が消失し，約 4 分以内に不可逆性の神経障害が発生する。したがって脳循環の最大の役割は，他のすべてを犠牲にしてでも脳への酸素輸送を維持することである。

> **重要ポイント 15.3**
>
> ### 皮膚循環
>
> **特別な役割**
> - 体温調節を行う。
> - 皮膚の傷害に反応する。
>
> **構造適応**
> - 末端の皮膚（手指，手掌，足趾，口唇，鼻，耳）にある動静脈吻合は，熱を放散するために拡張する。
>
> **機能適応**
> - 主な調節因子は交感神経であって，代謝性充血ではない。
> - 視床下部の中枢性温度受容器は，末端部皮膚（動静脈吻合）の交感神経性血管収縮線維と，非末端部皮膚の交感神経性血管拡張線維の活動を調節する。
> - 寒冷環境は動静脈の収縮を起こし（α_2 受容体を介する），続いて奇異性寒冷血管拡張を生じる。温熱刺激は血管を拡張する。
> - 圧受容器反射によって起こる皮膚の動静脈収縮は，低血圧や急性心不全の際に循環を維持する役割を果たす。
> - 静脈-細動脈反応は灌流される皮膚の血流量を減少させる。
> - ストレスは皮膚血管の収縮を，精神的動揺（恥ずかしさ）は拡張を誘起する。
> - Lewis の三重反応は傷害部位の皮膚血流量を増加し，免疫グロブリンが血管外に出るのを促進する。
> - 圧迫の後に起こる反応性充血は組織への栄養供給を急速に回復させる。
>
> **特有の問題**
> - 長時間の圧迫により圧潰瘍（床ずれ）を生じる。
> - 暑熱負荷により組織膨張と静脈拡張が起こり，体位性低血圧を悪化させて失神の原因となる。熱性皮膚血管拡張に激しい運動が加わると熱疲労を起こす。
> - 寒冷環境が持続すると Raynaud 病患者の手指の血管収縮が悪化する。
>
> **ヒトにおける検査**
> - レーザー Doppler 法は赤血球の流れを評価する。
> - Kety の放射性アイソトープクリアランス法では，局所の皮膚血流量を測定できる。

■ 局所の脳血流量は神経活動の変化に対応している

多くの神経機能は，視覚の受容は後頭葉皮質という具合に，局在がはっきりと分かれている。局所の神経活動が活発になると，放射性ラベルしたグルコースや酸素の取り込みが増加することから明らかなように，その部位の代謝量が増える。例えば，網膜に光を当てると，後頭葉の視覚皮質の代謝量が増大する。したがって，脳血管は各部位への血流

量を調節することによって局所の酸素需要の変化に対応しなければならない。

構造適応

■ Willis 輪は動脈供給の安全性を確保する

椎骨動脈と内頸動脈が頭蓋内に入り，視交叉の周囲で吻合して輪（Willis 輪）を形成する（図 15.12）（この輪を描くために Thomas Willis に雇われた若い助手 Christopher Wren は，のちにロンドンのセントポール大聖堂の設計を行った）。前大脳動脈，中大脳動脈，後大脳動脈は，Willis 輪から起始する。この血管構築は，若年者であれば頸動脈が閉塞した場合に脳血流量を維持するのに役立つが，高齢者になるとこの吻合の効果は少なくなる。主な脳動脈は分枝して軟膜動脈になり，脳表面を走行する。軟膜動脈の圧は低く，体動脈圧の 50 % 程度である。これは，上流に対する下流の血管抵抗比が小さいからである。軟膜動脈から派生する小動脈は脳実質を貫通し，短い細動脈に分枝する。

■ 毛細血管の密度が高いことにより効果的な酸素輸送が可能である

灰白質には断面 1 mm² 当たり約 3,000 ～ 4,000 本の毛細血管があり，これは心筋と同程度である。毛細血管が多いため酸素拡散の表面積が広くなり，また毛細血管外の拡散距離が 10 μm 以下と短くなる。脳の毛細血管は例外的に内皮細胞結合が強く，これによって血液-脳関門が形成され，非脂溶性物質の通過を制限している（後述）。

機能適応

脳血流量は，血管運動神経やホルモンの働きではなく，主に自己調節と呼ばれる内因性機構や機能的充血によって調節されている。

■ 灰白質は基礎血流量が極めて多い

灰白質への（単位重量当たりの）血流量は非常に多く（100 mL/min/100 g），身体全体の平均値の 10 倍以上である。同様に，酸素抽出率（約 35 %）も平均以上である。

■ 脳の灌流圧は脳幹による他臓器の循環調節によって補償されている

他の組織と同様に，脳血流量も血管コンダクタンスと動脈圧によって決まる。しかし他の組織とは異なり，脳への血液供給は生命維持に直結しない他臓器への供給を制限することによって維持される。つまり脳はわがままな臓器ということになるが，そのことは生命維持のうえでは合理的である。必要が生じると（例えば急な血液量減少，臨床的なショック状態），心臓を除く末梢組織の血流を交感神経性血管収縮によって減少させることで，脳の動脈圧を上げて血流量を増加させる。脳はまた，自律神経の働きを介して心拍出量の調節も行う。

■ 脳は自己調節機構によって低血圧時の脳血流量を維持する

血流量減少を防ぐもう 1 つの安全機構は自己調節であるが，脳にはこの機構もよく発達している（図 15.13）。動脈圧が低下すると，脳の抵抗血管は拡張して血流を維持する。しかし下限である約 60 mmHg を下回ると，脳血流量は急激に減少する。そのため，重度の低血圧では錯乱や失神をきたす。自己調節の範囲の上限は約 150 ～ 160 mmHg である。

■ 脳血管は動脈血二酸化炭素や低酸素によって拡張する

脳の抵抗血管は動脈血二酸化炭素に対して非常に敏感である（図 15.13）。高二酸化炭素血症 hypercapnia になると脳血管が拡張し，窒息状態での酸素供給を助ける。この血管拡張には，一部は内皮からの NO が，また一部は炭酸による

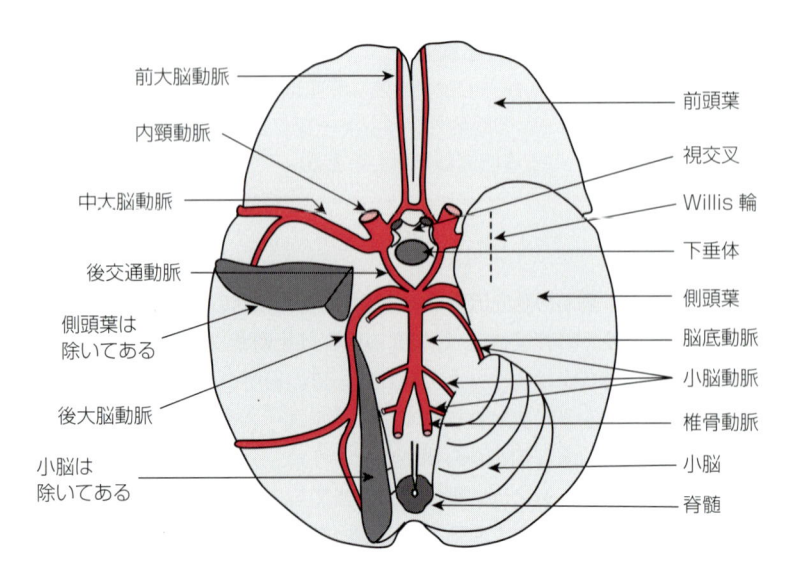

図 15.12　ヒトの Willis 輪と主要脳動脈。脳を下から見た図。血流は脳底動脈と内頸動脈を通って Willis 輪に達する。

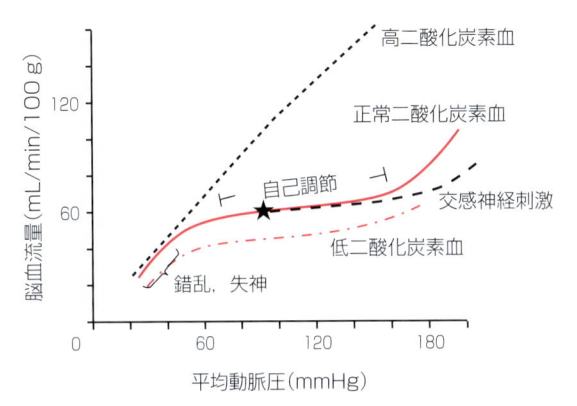

図15.13 正常な動脈血二酸化炭素分圧における脳血流量の自己調節（赤い実線）。★は正常の作動点を示す。自己調節機構が働いている範囲では，動脈圧10 mmHgの変化に対して，血流量はわずか6%しか変化しない。動脈血のCO_2が増加すると脳血管拡張が生じ（上部の破線），過換気によってCO_2が減少すると血管収縮が生じて，めまいが起こる。局所の交感神経刺激は，動脈圧が高いときのみ血流に影響する（下の黒い破線）。〔After Heistad DD, Kontos HA. In：Shepherd JT, Abboud FM (eds). Handbook of Physiology, Cardiovascular System, Vol. III, Part 1, Peripheral Circulation. Bethesda, MD：American Physiological Society, 1983：137-81, by permission〕

血管平滑筋のpH低下が関与している。低二酸化炭素血症 hypocapnia では逆に，脳血管は収縮する。過換気により動脈血二酸化炭素分圧（arterial PCO_2）が15 mmHgに低下すると（PCO_2の正常値は40 mmHg），血管収縮によって脳血流量は半分に減少する。この血流量減少は，網膜（発生学的には脳の延長）で観察することができる。したがって，成人のパニックによる**過換気** panic hyperventilation や，子どもが遊びに夢中になっているときに起こす過換気では，視覚障害，めまい，さらには失神をきたすほどに脳血流量が減少することがある。昔から知られる対処法として，紙袋（プラスチック袋は不可）で顔を覆って呼吸させる，つまり呼出した二酸化炭素を再吸入させる方法がよく使われる。

脳局所の低酸素では，一部アデノシン産生を介して脳血管の拡張が生じる。しかし，全身の低酸素になると換気が促進され，その結果生じる低二酸化炭素血症により脳血管は収縮する。この相反する効果のため，全身の低酸素がヒトの脳血流量に及ぼす影響は小さい。

■ **局所の神経活動は局所の代謝性充血を起こす**

一側の眼に光を当てると，対応する後頭葉皮質と外側膝状体に血流増加と温度上昇が生じる。すなわち，脳血管には，よく発達した機能性・活動性・代謝性の充血が認められる。神経活動の亢進に伴う血流増加は，脳の他の多くの部位にも認められる（図15.14）。機能性充血には間質液のK^+濃度が一部関与している。神経活動初期の間質液K^+濃度は，

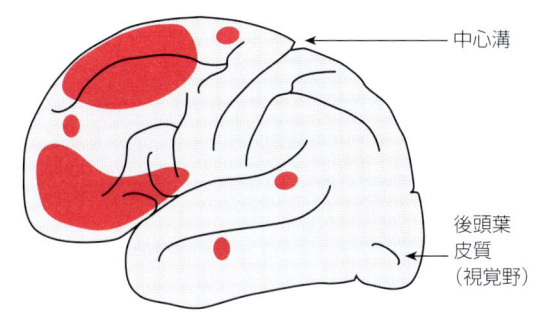

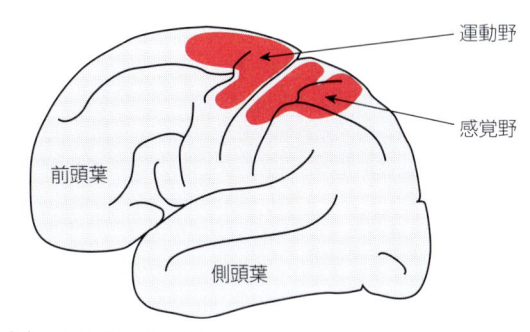

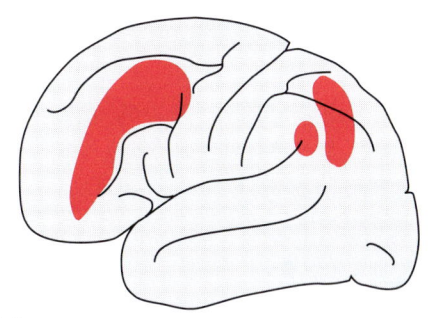

図15.14 キセノン-133を用いて撮像したヒト大脳皮質の機能性/代謝性充血の模式図。赤い部分は，血流量が平均より20%増加したことを示す。a：安静にしてぼんやりしている被検者における前頭葉の血流量増加。b：反対側の手を自発的に動かしたときに，上部の運動野，運動前野，感覚野の手の領域に生じた血流量増加。c：思考テストを行った際に前中心野，後中心野に認められた血流量増加。（Data from Ingvar DH. Brain Research 1976：107：188-97, and Lassen NA, Ingvar DH, Skinhoj E. Scientific American 1978：239：50-9）

再分極におけるK^+の外向きの流れによって上昇する（図15.15）。しかし，このK^+濃度上昇は持続しない。その後の血管拡張を維持する因子は，間質のアデノシンと星状膠細胞の活性化である。間質のアデノシンは強力な血管拡張物質であり，電気刺激や低酸素血症に迅速に反応し，その後も作用が継続する。星状膠細胞は神経細胞と血管の間に存在しており，神経活動により刺激されると考えられている。刺激された星状膠細胞内のCa^{2+}が増加すると，エポキシエイコサトリエン酸（EET，第9章9.5）などの血管拡張物質を血管の近傍に放出する。これにより，局所の抵

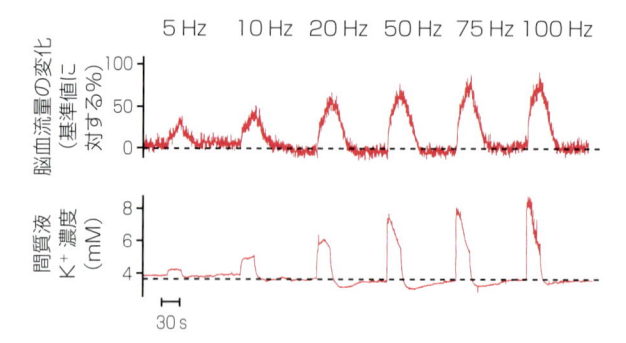

図15.15 神経活動がラット脳血流量に及ぼす影響。代謝性充血の例をレーザーDoppler法で調べたもの。同時に、イオン感受性電極を用いて、間質液のK$^+$濃度を測定した。図中に示した刺激頻度で神経細胞に対して遠隔操作の電気刺激を行っている。(From Caesar K, Akgören N, Mathiesen C, Lauritzen M. Journal of Physiology 1999；520：281-92, by permission)

抗血管や上流の軟膜動脈が拡張する(神経血管連関 neurovascular coupling)。

■ 脳外の動脈は感覚神経と運動神経の両方の支配を受けている

脳内の細動脈に対する神経支配は少ないが、脳表の動脈は侵害受容性C線維、副交感神経性血管拡張神経、交感神経性血管収縮神経の支配を受けている。

血管周囲の侵害受容性C線維 nociceptive C-fiber は豊富に存在し、おそらく髄膜炎や片頭痛、脳卒中の激しい痛みを含む血管性頭痛 vascular headache を伝える経路となっている。これらの感覚線維は運動性機能も有している。これは、皮膚で血管拡張反応に関与することが知られているカルシトニン遺伝子関連ペプチド calcitonin gene related peptide (CGRP) やサブスタンスP substance P などの血管拡張性の神経伝達物質を含有しているからである(第14章14.4)。C線維による血管拡張は、髄膜炎、てんかん、片頭痛の頭痛期などに起こる充血に関わっていると思われる。

副交感神経性血管拡張神経 parasympathetic vasodilator fiber はアセチルコリンとVIPを含んでおり、やはり血管性頭痛における血管拡張に関与しているようである。

交感神経性血管収縮神経 sympathetic vasoconstrictor fiber はノルアドレナリンとニューロペプチドYを分泌するが、脳血管にはα受容体が乏しいので、ノルアドレナリンの作用は小さい。ニューロペプチドY neuropeptide Y は脳交感神経のシナプス小胞に多量に存在し、おそらく脳血管収縮において主要な役割を果たしている。しかしヒトでは、交感神経刺激による最大効果が発揮されたとしても、脳の血管抵抗は37％上昇するだけである(骨格筋では500％増加する)。交感神経の主な働きは、動脈圧の急激な上昇時に血液-脳関門の破綻を防ぐことかもしれない。

■ 脳の毛細血管は強固な血液-脳関門を形成する

酸素、二酸化炭素、全身麻酔薬などの脂溶性分子は、脳毛細血管を通って自由に拡散するが、血漿の塩分やL-グルコース、マンニトール、カテコールアミン、アンジオテンシンなど非脂溶性溶質は、脳のほとんどの部位で毛細血管壁を透過することができない(脳以外のほとんどの組織では透過できる)。この非脂溶性溶質に対する血液-脳関門 blood-brain barrier は、静脈内に注入したイオン性色素がほとんどの組織内に移動したにもかかわらず神経系と精巣はまったく染色されなかったという単純な観察から発見された。

血液-脳関門の機能は以下の通りである。
- 神経伝達物質でもあるカテコールアミンのような血漿の溶質が、精巧な神経回路の妨げとなることを防ぐ。
- 脳脊髄液や脳間質液のpHやK$^+$濃度の厳密な調節を保つ。
- 脳実質からシナプス伝達物質が洗い流されるのを防ぐ。

J Barcroftは、その著書"Architecture of Physiological Function"で以下のように雄弁に述べている──「安定していない環境下で高度な知的発達を期待することは、粗野な無線が発する雑音の中で音楽を聞き分ける、あるいは嵐の大西洋で水面のさざ波模様を探すようなものである」。

血液-脳関門は、特殊な内皮細胞結合によって構築されている(第10章10.8)。カドヘリン-10、クラウジン-1、オクルージン、ならびにZO-1・2によって構成される多重結合鎖が、間隙のないシールを細胞間に形成している(図9.3)。さらに、カベオラ-小胞系も非常に少ない。こうした特殊構造はおそらく星状膠細胞によってもたらされており、この細胞の「足」は脳毛細血管外表面の80％以上を覆っている。

一部の特殊な部位では、血液-脳関門がもともと欠如している。そのような場所では、血漿の溶質が脳内の受容体に到達することができる。脳室周囲部の毛細血管は有窓型のため、塩分が終板と脳弓下器官にある浸透圧受容器に作用し、アンジオテンシンIIは脳弓下の口渇中枢に達することができる。延髄外側の最後野では、アンジオテンシンIIは前交感神経細胞に働き、血液中の催吐薬は嘔吐中枢に作用する。血液-脳関門が破綻する病態については、「特有の問題」の項で記述する。

■ 脳毛細血管内皮は代謝産物およびK$^+$輸送のための特殊なキャリアを発現する

神経の主なエネルギー源はD-グルコース〔デキストロース($C_6H_{12}O_6$)〕であり、神経における酸素/グルコース消費の比は、ほぼ6：1である。立体異性体であるL-グルコース

は血液-脳関門を透過できないが，D-グルコースは促通拡散 *facilitated diffusion* によって血液-脳関門を速く通過することができる。D-グルコースは，内皮細胞膜に存在するキャリア蛋白である GLUT-1 に可逆的に結合する。その結果生じるグルコースの取り込みは，飽和現象や立体特異性などキャリア依存性輸送の典型的な特徴を示す。この輸送機構は受動的であり，神経細胞の消費によって生じるグルコースの濃度勾配により駆動される。脳血管内皮には，アデノシン，代謝性酸 *metabolic acid*（乳酸，ピルビン酸），中性アミノ酸 *neutral amino acid*（例えばフェニルアラニン），負電荷アミノ酸 *anionic amino acid*（例えばグルタミン酸），正電荷アミノ酸 *cationic amino acid*（例えばアルギニン）などのキャリアが発現している。

　脳血管内皮にはまた，K^+ の能動輸送機構 *active K^+ transport* が備わっている。神経細胞の電気的活動が高まって間質液 K^+ 濃度が上昇すると，内皮の外面にある Na^+-K^+ ATPase が間質から K^+ を汲み出す。間質の K^+ ホメオスタシスは，神経細胞の静止電位にとって極めて重要である。この脳血管内皮による能動的役割は，骨格筋の血管内皮と比べて 5 ～ 6 倍多く存在するミトコンドリアによって支えられている。

■ 脳組織からの体液排除は特殊な非リンパ経路による

脳にはリンパ系がない。その代わりに，脳の間質液は脳脊髄液 *cerebrospinal fluid*（CSF）と連絡していて，脳脊髄液は 2 つの特殊な経路を通って脳から出ていく。(i) 脳脊髄液は，頭蓋の静脈洞壁にあるくも膜顆粒 *arachnoid granulation* を通って，静脈系に直接移動する。(ii) 脳脊髄液の一部は，嗅神経の神経鞘に沿って流れ，篩板を通って頭蓋から出ていき，嗅粘膜のリンパ管に吸収される。

特有の問題
■ 血液-脳関門の破綻
重度の急性高血圧，脳出血，脳虚血（脳卒中），低酸素症（高地），炎症（髄膜炎，多発性硬化症）など多くの病的状態で内皮の結合蛋白に異常が生じると，血液-脳関門が破綻する。それに伴って生じる透過性亢進により脳浮腫が発生し，脳機能が低下して痙攣発作を起こすこともある（例えば子癇）。こうした変化は，糖質コルチコイドの投与や炎症メディエーターの受容体阻害薬によって改善されることがある。

■ 起立により一過性の脳血流低下とめまいが生じることがある

立位あるいは上半身を起こした体位では，重力は下向きに働くが，それが脳血流量に直接影響することはない。なぜなら，脳循環は U 字状サイフォンを逆さにした状態となり，頸動脈や椎骨動脈に及ぼす重力の影響は，頸静脈・椎骨静脈・脳脊髄液に及ぼす重力の影響によって相殺されるからである（図 8.2，図 8.25 下図）。しかし立ち上がるときには，心拍出量の低下を介して脳血流量が一過性に減少する。つまり，下肢への血液貯留により中心静脈圧が低下するので心拍出量が減少し（Starling の法則），一過性の体位性低血圧が生じる。この低血圧は，すぐに圧受容器反射（第 16 章）によって改善するが，一時的なめまい，あるいは失神（体位性失神，第 17 章 17.1）をきたすほど脳血流量が減少することもある。起立している間，心臓より上に位置する内頸静脈は虚脱する。これは重力の影響で内圧が大気圧以下に下がるためである（図 8.20）。その結果，この静脈血の大半は椎骨静脈叢にシャントされる。

■ 占拠性の病巣は Cushing 反射を引き起こす

他の臓器と異なり，脳は頭蓋という硬い構造の中に収められている。そのため，脳腫瘍や脳出血のように大きな空間を占拠する病巣は，頭蓋内圧を上昇させ，脳幹を大孔の中に押し下げる。大孔は頭蓋骨底部にある開口部で，正常であれば脊髄が通っている。脳幹には血管運動中枢があり，圧迫が加わるとその活動が刺激される。それによって末梢の血管作動性交感神経活動が高まるので，動脈血圧が上昇する（Cushing 反射）。この血圧上昇は，頭蓋内圧の上昇に抗して脳血流量を維持する助けとなる。その一方で，血圧上昇は圧受容器反射を介して徐脈を起こす。徐脈と急性高血圧が併存する場合，神経内科医は頭蓋内に大きな占拠性の病巣があると考える。

■ 頸動脈・脳動脈のアテローム性硬化は血栓・塞栓による脳卒中を誘発する

脳卒中（脳梗塞）の約 80 ％ は，内頸動脈あるいは主要脳動脈のアテローム性プラーク上に形成される血栓 *thrombus*，または剥離した血栓が下流の狭くなった血管を閉塞する塞栓 *embolism* が原因である。内頸動脈の血栓は，解剖学的に近接している中大脳動脈（図 15.12）にしばしば塞栓を起こす。血栓塞栓症 *thrombo-embolism* は閉塞した動脈の支配領域内の灰白質に梗塞を生じるので，特徴的な神経障害パターンを呈する。例えば，左中大脳動脈（通常は優位半球であり，言語中枢が含まれる）の閉塞は，右側の片麻痺，感覚消失と失語症，すなわち言語に関する技能（話す，理解する，読む，書く）の喪失をもたらす。

■ 脳出血後の血管攣縮は脳虚血をもたらす

脳卒中の約 20 ％ は脳出血が原因である。くも膜下出血 *subarachnoid hemorrhage* はくも膜下の脳表面における出血である。この病気は脳血管障害の約 10 ％ を占め，しばしば Willis 輪の囊状（いちご状）動脈瘤の破裂が原因で起こ

る。脳内出血 intracerebral hemorrhage は，脳実質内の出血である。この出血の多くは，高血圧患者において微小動脈瘤（Charcot-Bouchard 動脈瘤）が破裂することが原因となる。脳出血は脳動脈攣縮 cerebral artery vasospasm のトリガーとなることがあり，この攣縮は脳虚血を生じるほどの脳血流量減少を誘発する。血管攣縮に関与する因子には，血小板や血管周囲の神経から遊離されるセロトニン，交感神経のシナプス小胞から分泌されるニューロペプチドY，エンドセリン-1，Ca^{2+} 感受性亢進などが含まれる。血管攣縮の治療には通常は Ca^{2+} チャネル遮断薬のニモジピンが用いられ，この薬物は脳血管に対する選択性がある。エンドセリン ET_A 受容体拮抗薬も血管攣縮を改善する。

■ 脳血管拡張は片頭痛の原因となる

片頭痛 migraine 症例の約20％は，視野に波状の線が明滅する（閃輝暗点）といった視覚的前駆症状を伴う。この症状は，以前は視覚路の血管収縮が原因とされていたが，現在では過分極して抑制された皮質部位が周囲に広がっていく神経現象（皮質拡延性抑制 cortical spreading depression）と考えられている。激しい頭痛 headache は，内頸動脈など脳外の太い動脈の拡張や，血管周囲の炎症と関連する。血管性頭痛は，血管周囲の侵害受容性C線維によって伝えられるが，この血管拡張は血管周囲の神経線維からのサブスタンスPとCGRPの遊離が原因とされ（頸静脈のCGRP濃度が上昇する），さらに血管収縮物質であるセロトニンの局所的な枯渇が関与している（セロトニン代謝物の尿中排泄量が増える）。脳血管にはセロトニン $5HT_{1D}$ 受容体があり，その受容体作動薬であるスマトリプタンは片頭痛の治療に有効である。

侵害受容器が豊富な脳動脈以外の主要な組織は硬膜で，髄膜炎の際に生じる激しい頭痛に関与する。

ヒト脳血流量の測定

- 頸動脈造影法 carotid angiography は，内頸動脈に放射線不透過物質（造影剤）を注入してX線で主要脳動脈を撮像する。この方法により，脳動脈の開存度，動脈瘤，腫瘍による血管の変位を知ることができる。
- 経頭蓋 Doppler 流速計測法 transcranial Doppler velocimetry は，主要な脳動脈の血流を評価する。
- SPECT single photon emission compound tomography は，脂溶性の高エネルギーγ線放出アイソトープを動脈内注入してγカメラで脳を撮像することにより，局所の脳血流量を評価する。

15.5 肺循環

ヒト安静時の血流量（心拍出量）：4～6 L/min
運動選手でない人が運動したときの最大血流量：
　20～25 L/min

肺循環 pulmonary circulation は，以下の点で体循環と大きく異なる。

重要ポイント 15.4

脳循環

特別な役割
- 多量の酸素を必要とし酸素消費量が多く，低酸素に対して脆弱な灰白質に対する，大量の酸素供給を維持する。
- 局所の活動に伴い，その部位の酸素供給を増加させる。
- 神経周囲の環境を精密に維持する。

構造適応
- 主要動脈の吻合によって Willis 輪を形成する。
- 高い毛細血管密度がガス交換を容易にする。
- 内皮のタイト結合が血液-脳関門を形成する。

機能適応
- 細動脈の血管抵抗が低いため血流量が多い。
- 脳血管自身は圧受容器反射の支配を受けず，交感神経支配をわずかに受けるのみである。
- 血圧が低下すると自己調節機構が作動する。
- 二酸化炭素の増加や窒息状態で強い血管拡張を生じる。
- 神経活動に反応して局所の著明な代謝性充血が起こる。この反応は，間質の K^+，アデノシン，星状膠細胞の神経血管連関などによる。
- 血液-脳関門はD-グルコースやアミノ酸の促通拡散のためのキャリアを備え，神経の活動に適した環境を提供する。

特有の問題
- 血液-脳関門が破綻（細胞結合からの漏出）すると，重度の高血圧患者では脳浮腫が生じる。脳出血，脳卒中，高地における低酸素，炎症性疾患などによっても血液-脳関門が破綻する。
- 圧受容器反射が障害されると，体位性失神を起こす。
- 空間占拠病巣（腫瘍，出血）により，延髄の虚血と Cushing 反射が起こる。
- 頸動脈や脳動脈のアテローム性硬化は，血栓・塞栓による脳卒中を誘発する。
- くも膜下出血／脳動脈瘤からの出血により血管攣縮が起こり，二次的に脳虚血を生じることがある。
- 血管拡張は頭痛あるいは片頭痛を誘発する。

ヒトにおける検査
- 頸動脈造影
- 経頭蓋 Doppler 流速計測法
- キセノン-133 SPECT

- 圧は低く，流量は多い．これは，肺の血管抵抗が小さいためである．
- 血流の自己調節機構は欠如していて，血管の基礎トーヌスは低い．
- 交感神経性血管運動神経はほとんど働かない．
- 代謝性血管拡張は働かず，肺胞の血流量は代謝需要をはるかに上回る．
- 肺高血圧が生じると，壁が薄い（約3 mm）右室の機能不全が生じやすい．

肺胞は肺循環によって，代謝に必要な量よりはるかに多い血流供給を受けている．気管支は，それとは別に**気管支循環** bronchial circulation によって体循環系の動脈血を供給されている．気管支静脈の血液の一部は，肺静脈に流れ込む（図1.5）．これに加えてThebesius静脈が左室に流れ込むことにより，動脈血の酸素飽和度 oxygen saturation は約97％に下がる．

特別な役割

肺の役割はガス交換であるから，肺循環は，(i)血液が気体相と平衡しなければならない．(ii)各肺胞の換気に比例して血流量を分配しなければならない．すなわち，局所のガス供給に一致した血流配分を行わなければならない．肺の血管内皮が担う第2の役割は，アンジオテンシンIやブラジキニンなど循環中のペプチドを，酵素の働きで修飾することである．

構造適応

■ 毛細血管密度が高く拡散距離が極めて短いため，効率的なガス交換が行われる

肺胞壁の毛細血管密度は，他の組織に比べ飛び抜けて高い．周囲の毛細血管との間を隔てる組織はごくわずかなので，血液は肺胞表面をあたかも連続的な面であるかのように流れていく（図15.16）．さらに，血漿と肺胞ガスを隔てる内皮-肺胞上皮層は極めて薄い（約 0.3 μm）．短い拡散距離と広い毛細血管表面積（ヒトの両肺での合計は 90〜126 m^2）は，非常に速い酸素輸送を可能にしている．したがって，酸素輸送の限界は主に血流量，すなわち心拍出量によって決まる（**血流依存性交換** flow-limited exchange）．

■ 多数の短い細動脈の存在が血流抵抗を小さくしている

体循環に比べて，肺の動脈・細動脈は短く，かつ壁が薄いので，流れに対する抵抗が小さい．そのため圧較差が小さく，右室の壁が薄くても（約3 mm），肺循環を駆動するのには十分である（表15.1）．細動脈の抵抗が小さいために，肺毛細血管圧は拍動性であり，毛細血管圧を決定する毛細血管前後の抵抗比は約1と小さい（体循環では約4）．この比が1であるということは，肺の毛細血管圧は動脈圧と静脈圧の中間値であることを意味する．肺毛細血管圧が低いということは，すなわち非常に薄い肺胞膜に加わる機械的ストレスが小さいということである．

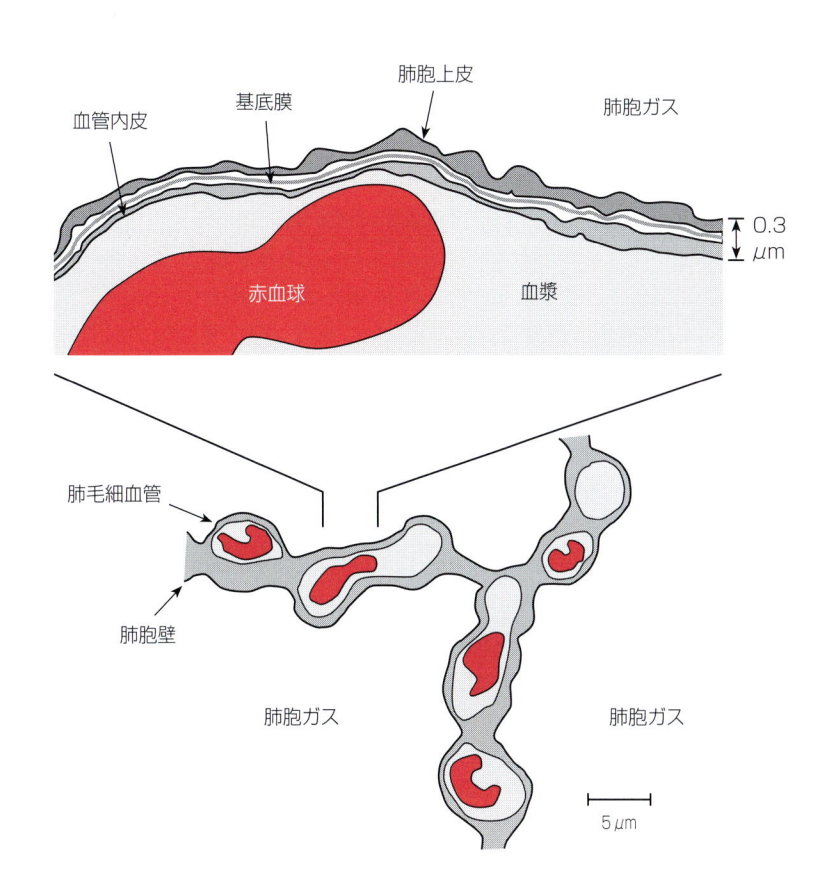

図15.16 電子顕微鏡像を参考にして描いた肺胞壁の微細構造と肺毛細血管の模式図．組織量に対する血液量の割合が高いこと，血漿と肺胞ガスを隔てる膜が極めて薄い（約 0.3 μm）ことに注意．

表15.1 ヒト肺循環の血管内圧の標準値

	肺動脈(mmHg)			肺毛細血管 (mmHg)[a]	肺静脈 (mmHg)
	収縮期	拡張期	平均		
安静時					
背臥位	25	12	17[b]	13	9
立位	22	9	14	9	5
激しい運動時					
立位[c]	40	24	30	18	6

[a] 毛細血管前後の血管抵抗の比(R_A/R_V)が約1であるので(体循環では4)，肺毛細血管圧は肺動脈圧と肺静脈圧の中間である．図11.4のPappenheimer-Soto-Riveraの式を参照のこと．
[b] 肺高血圧は安静時の平均肺動脈圧≧25 mmHg である．
[c] 最大に近い強度のトレッドミル運動，心拍出量17.5 L/min，酸素消費量2.35 L/min．
〔Nichols WW, O'Rourke MF (eds). McDonald's Blood Flow in Arteries, 5th edn. London：Arnold, 2005：307-20. Stickland MK, Welsh RC, Haykowsky MJ et al. Journal of Physiology 2004；561：321-9. Caro et al. The Mechanics of the Circulation. Oxford University Press, 1978〕

機能適応

■ 通過時間が短いにもかかわらず血液ガスは平衡に達する

安静時のヒトでは，肺毛細血管に含まれる血液量は約100 mL，肺血流量(心拍出量)は約5,000 mL/minである．したがって，血液が肺毛細血管を通過するのに要する時間は100/5,000分，すなわち約1秒である．このように通過時間 transit time は短いが，血液ガスが肺胞ガスと平衡に達するのには，1秒は十分すぎる時間である(図10.13 曲線1〜3)．

運動時に右室の拍出量が増えると，通過時間は短くなる．このとき，肺血管内圧も上昇し(図15.17)，血管が押し広げられるので，肺毛細血管内の血液量が1.5倍増加する．通過時間は［血液量(mL)／血流量(mL/s)］であるから，血液量増加は通過時間の短縮を0.3秒以内にとどめる．その結果，短くなった通過時間でも，血液ガスは肺胞ガスと平衡に達するか，あるいはそれに近い状態に達することができる．毛細血管床の出口までに平衡に達するのであるから，ガス交換は血流依存性であり(第10章10.10)，酸素の取り込み量は肺血流量に直接比例する(Fickの原理：第7章7.1)．

持久運動の選手は，激しい運動の際に非常に多量の血液を拍出する．そのため，動脈血 PO_2 と酸素飽和度は著明に低下する．競争馬でも同様のことが起こるが，すべての哺乳類で同じというわけではない．ヒトでも運動選手でなければ，激しい運動時の酸素飽和度低下は軽微である(図15.17)．酸素飽和度が低下する理由は，肺通過時間が短くなりすぎて，十分なガス平衡が達成できなくなるためである(拡散依存性交換 diffusion-limited exchange，図10.13 曲線4)．それに加えて，小さな要因ではあるが，毛細血管を通らない動静脈シャントが開くことが関与するかもしれない．

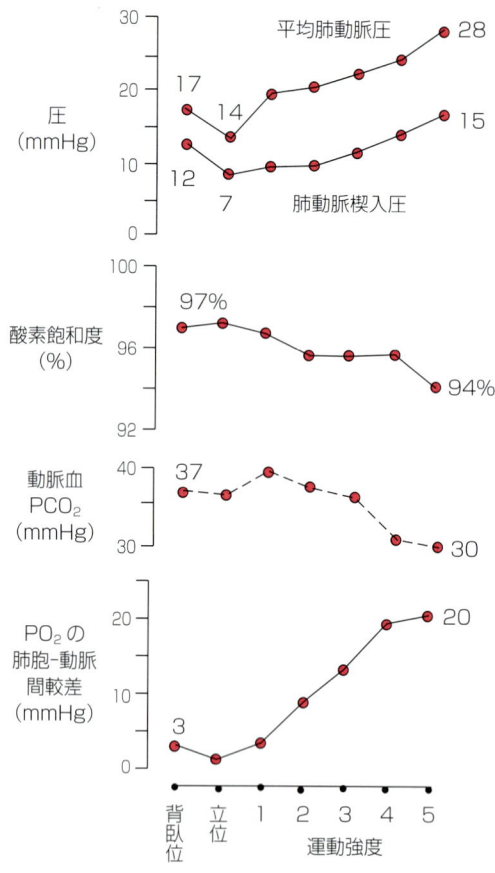

図15.17 運動選手ではない健常人における，肺血管内圧と酸素飽和度に及ぼす起立と運動の影響．肺動脈楔入圧は，静脈圧の臨床的指標である(本文参照)．起立により肺血管内圧は低下し，運動により上昇する．強度の運動は，動脈血 PCO_2 の低下からわかるように，換気亢進を起こしているにもかかわらず，動脈血の酸素飽和度を低下させた．酸素飽和度の低下は，通過時間の短縮(拡散制限)，換気血流比($\dot{V}/\dot{Q}$)の不一致(換気血流不均等)，動静脈シャントが原因である．動静脈シャントの存在は，ヒトの剖検で確認されている．(Data from Stickland et al. Journal of Physiology 2004；561：321-9)

■ 低酸素性肺血管収縮が局所の換気血流比を最適に調節する

局所の低酸素は，体循環では血管拡張を起こすが（第13章13.4），肺循環では血管収縮を生じる〔低酸素性肺血管収縮 hypoxic pulmonary vasoconstriction（HPV）〕。HPVの役目は，正常でも異常な状態であっても，肺全体の肺胞換気血流比（$\dot{V}/\dot{Q}$）を最適かつ一様に維持することである。効率のよい酸素化を行うためには，各肺胞が同じ $\dot{V}/\dot{Q}$ 比（安静時0.8：肺胞換気4 L/min，心拍出量5 L/min）である必要がある。HPVは背臥位のヒトにおいて肺全体の $\dot{V}/\dot{Q}$ 比を維持するのに役立つ（起立時の変化は「特有の問題」で述べる）。もし一群の肺胞で，気道の狭窄あるいは粘液などで換気が悪く低酸素になると，その肺胞に血流を送る抵抗血管がHPVを起こす（図15.18）。それにより，その部位の肺胞血流量（$\dot{Q}$）が減少し，肺胞換気量（$\dot{V}$）の低下と歩調を合わせる。そして，血流を低酸素に陥った肺胞から他の部位に迂回させることにより，十分に酸素化されていない血液が動脈血に混入する量を減らす。したがって，HPVは体循環系の血管で生じる低酸素性血管拡張とは反対の反応であるが，両者とも局所の要求という観点からは理にかなった反応である。

HPVのメカニズムについては様々な議論があり，いまだに定説に至っていない。諸説を巻末資料2の「低酸素症と血管トーヌス」に要約している。

■ 肺血管の圧-容積関係ならびに圧-流量関係は受動的であり，自己調節は働かない

肺循環は血管が豊富で伸展性に富んでおり，背臥位のヒトでは全血液量の12〜16％（約600 mL）がここに含まれている。起立すると下肢に血液貯留が生じ，肺の血液量は約20％減少して肺血管内圧が3〜4 mmHg低下する（表15.1，図15.17）。胸腔内圧を低下させる強い吸気を行うと，肺血液量は一時的に1 Lくらいまで増加する。反対に，胸腔内圧を上昇させる強い呼気（Valsalva法：第17章17.2）では300 mL程度まで減少する。

肺の血管抵抗は体循環の血管抵抗の約1/6であり，安静時の肺動脈圧は収縮期でもわずか22〜25 mmHg，拡張期は9〜12 mmHgである（表15.1）。摘出した灌流肺標本の圧-流量関係は，受動的でわずかに伸展性を示す管の特徴を顕著に示す。その曲線は，圧上昇とともにわずかに急勾配になる。これは，血管が伸展されると，血管コンダクタンスが大きくなるためである（図15.19a）。この特徴は，脳・心臓・腎臓など自己調節機構が発達している臓器と対照的である。自己調節は，肺では逆効果となってしまう。というのは，自己調節が働くと，圧の上昇に伴う血流増加

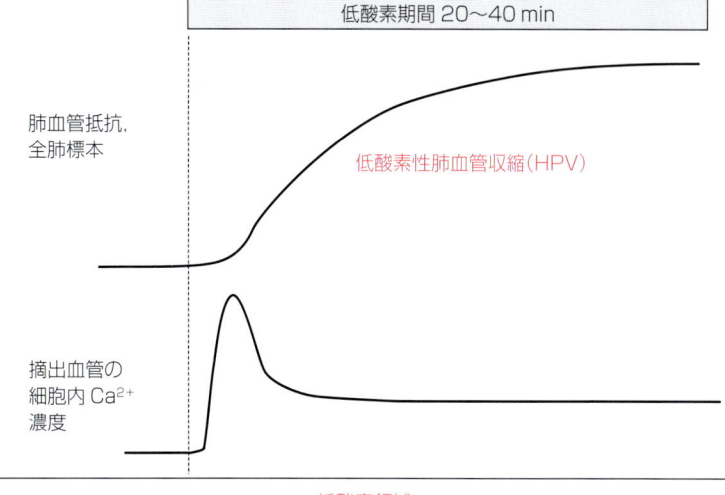

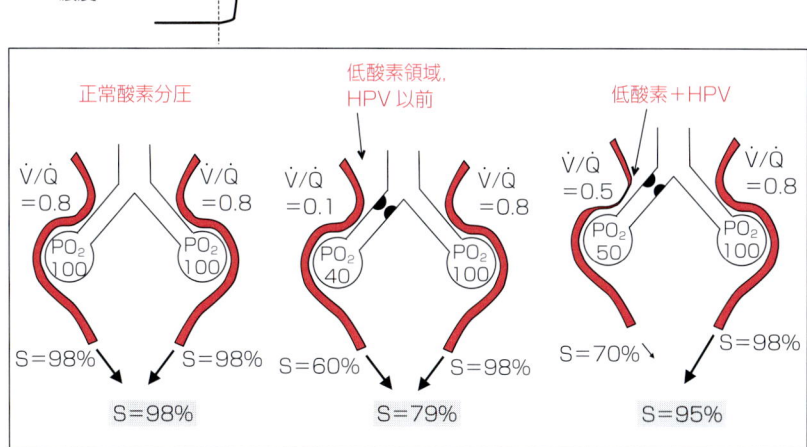

図15.18 上図：低酸素状態にしたときに，摘出灌流肺標本に生じた低酸素性肺血管収縮（HPV）。中図：低酸素に曝露されたラット摘出肺動脈標本における血管平滑筋の細胞内 Ca^{2+} 濃度の変化。下図：局所の肺胞低酸素およびHPVがガス交換に及ぼす影響。HPVは換気血流比（$\dot{V}/\dot{Q}$）が極端に低下するのを防ぎ，それにより混合動脈血の酸素飽和度（S）を維持する。PO_2 の単位はmmHg，矢印の大きさは血流量の多寡を表している。(Based on Robertson TP, Aaronson PI, Ward JPT. American Journal of Physiology 1995；268：H301-7, with permission from the American Physiological Society)

■ 運動は肺動脈圧と血流量を増加させる

運動時に右室からの拍出量が増加すると，肺動脈圧は上昇する（図15.17，表15.1）。背臥位で運動している若年成人では，圧勾配（肺動脈圧－左房圧）の変化に伴い，血流量はほぼ直線的に増加する（図15.19bの真ん中の線）。持久運動の選手の圧-流量関係は勾配が急である。なぜなら，トレーニングを積んだヒトの肺血管はコンダクタンスが大きく，すなわち単位当たりの圧によって流れる血流量が多いからである（図15.19bの左の線）。逆に，高地では圧-流量関係は平坦になる。これは，慢性的な HPV により血管コンダクタンスが小さくなるからである（図15.19bの右の線）。

■ 運動時の肺血管内圧上昇は肺尖部の血流量を増加し，酸素輸送能力を高める

立位や座位のヒトでは，安静時の肺尖部は重力の影響により血流量が少ない（図15.20）。運動時には肺動脈圧の上昇が肺尖部の血流量を著しく改善し，肺の酸素輸送能力を増加させる。この姿勢で激しい運動を行うと，平均肺動脈圧は 30 mmHg 程度まで上昇する（安静時は約 14 mmHg）。

■ 毛細血管圧は低いので，肺胞膜に加わる機械的ストレスは小さく，体液濾過量は少ない

すでに述べたように，肺毛細血管圧 pulmonary capillary pressure は，上半身を起こした体位のときには心臓の高さでわずか 9 mmHg 程度である。そのため肺胞上皮-血管内皮膜に加わる張力が小さく抑えられ，この極めて薄い膜構造の破裂を未然に防いでいる。毛細血管圧は血漿膠質浸透圧よりはるかに低いが，それでも肺毛細血管では濾過が行われている（図11.12最下点）。これは肺間質液の膠質浸透圧が高いためである（表11.2）。

毛細血管を濾過した液体は，肺胞上皮のイオンチャネルやポンプの働きによって肺胞内や気道内に貯留することなく，肺リンパ液 lung lymph となって運び去られる。気道上

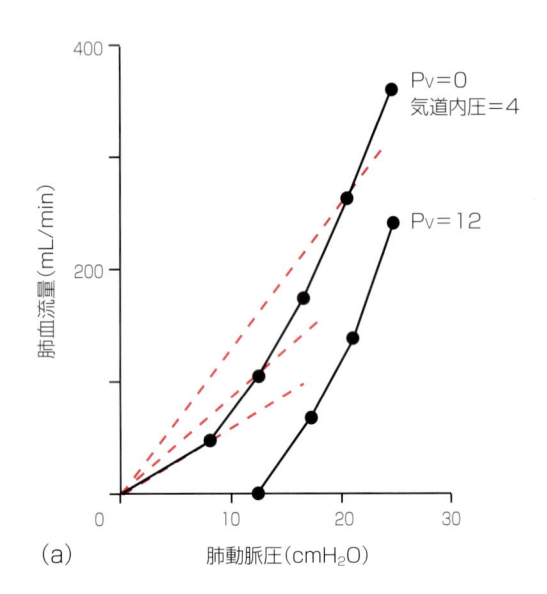

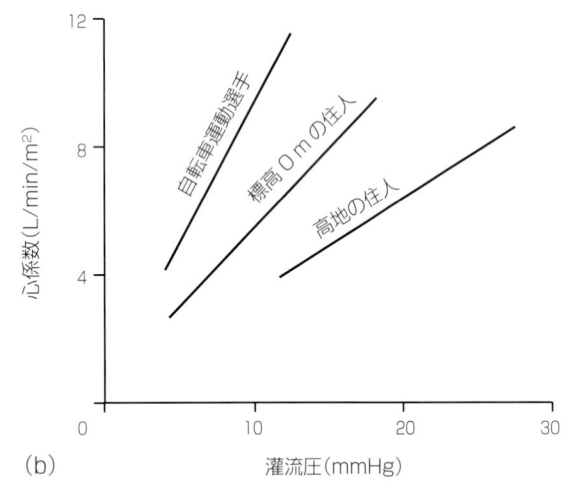

図15.19 肺循環の圧-流量関係。a：血漿を灌流したネコ肺標本。静脈圧（Pv）は 0 cmH$_2$O または 12 cmH$_2$O，気道内圧は 4 cmH$_2$O に設定した。赤い破線はコンダクタンスが一定の場合を示す。実際には，肺血管コンダクタンスは肺動脈圧の上昇に伴って増加する。したがって，右心の拍出量を4倍にするために肺動脈圧が4倍に上昇する必要はない。b：背臥位で運動しているときのヒトにおける関係。灌流圧は肺動脈圧から左房圧を引いた差である。気道内圧は大気圧である。〔(a) From Banister RJ, Torrance RW. Quarterly Journal of Experimental Physiology 1960；45：352-7, with permission from Wiley-Blackwell. (b) from Grover RF et al. Pulmonary circulation. In：Shepherd JT, Abboud FM (eds). Handbook of Physiology, Cardiovascular System, Vol III, Peripheral Circulation. Bethesda, MD：American Physiological Society, 1983：103-36, by permission〕

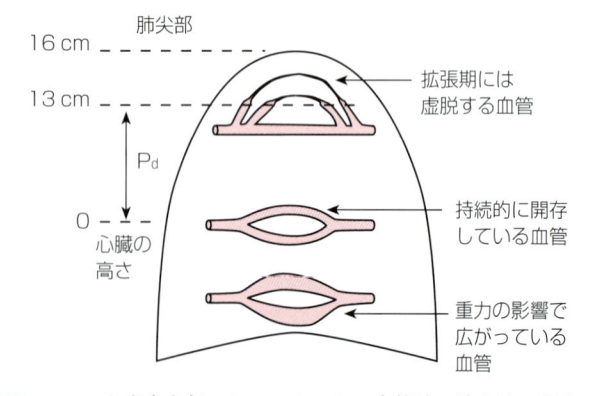

図15.20 上半身を起こしているヒトの安静時の肺血流の配分。左のスケールは，心臓からの垂直方向の距離を示す。拡張期の肺動脈圧（P$_d$）は，心臓の高さで 13 cmH$_2$O（約 9 mmHg）であり，心臓より 13 cm 上方ではゼロ（大気圧）に低下する。それより高い位置の血管は収縮期にのみ血流がある。血流量は，右心に放射性アイソトープを注入し，体外からγカウンターを用いて測定した。

皮は，気道内腔側に amiloride 感受性の Na^+ 透過性チャネル（ENaC）を，また側底部に Na^+-K^+ ポンプを有している。これらのチャネルによって Na^+ が気道内腔から吸収される際に，浸透現象によって水も一緒に移動する。ENaC の働きをもたないマウスは，出生直後に肺水腫で死亡する（胎児では対照的に，Cl^- ポンプの働きで水分が気道内に流れ込む。それが出生を期に，Na^+ による水分汲み出しに切り替わる）。

肺水腫 pulmonary edema は，間質に過剰な体液が貯留して生命を脅かす病態であり，左室機能不全，僧帽弁狭窄，高地曝露，敗血症などで生じる。臨床症状は，咳，呼吸困難，捻髪音（気道の摩擦音）などで，最重度の患者ではピンク色の泡沫痰，動脈血の酸素飽和度低下を伴う。原因は，肺胞上皮-血管内皮バリアの破綻，肺胞上皮の Na^+ クリアランス障害（例えば，高地で生じる低酸素症），そして血行動態の異常（肺毛細血管圧亢進，心原性浮腫）などである。左房圧が 20 mmHg 以上になると，毛細血管圧は肺水腫を起こすのに十分なレベルに上昇する。それ以下の圧上昇では肺水腫は起こらないが（第 11 章 11.10），呼吸困難 dyspnea（呼吸苦）が生じる。呼吸困難は，肺静脈圧上昇によって肺血管が膨らむこと（肺うっ血 pulmonary congestion）が原因となり，肺が硬くなって膨張することが困難になる。

■ 肺血管内皮は血液中の血管作動物質を修飾する

血液は，肺を通過する間に表面積が 90～126 m^2 に及ぶ内皮に触れる。このように表面積が大きいため，内皮の細胞外酵素が血液中を循環する血管作動物質を化学的に修飾することが可能になる。アンジオテンシン変換酵素（ACE）は，アンジオテンシンⅠをアンジオテンシンⅡに変え，ブラジキニンを分解する。そのほかの多くの血管作動物質（セロトニン，プロスタグランジン E，ロイコトリエン）も，肺血管内皮によって除去される。

特有の問題
■ 起立によって血流配分に垂直方向の勾配が生じる

ヒトが上半身を起こした体位をとると，肺の血流配分は重力の影響を受ける。平均肺動脈圧は，心臓の高さで約 14～15 mmHg であるが（表 15.1），重力が加わると肺底部では約 21 mmHg に上昇し，肺尖部では約 3 mmHg に低下する。肺底部では圧が高いので血管が押し広げられ，血管コンダクタンスが大きくなり，血流量が増える（図 15.20）。逆に肺尖部の血管は，心臓より約 16 cm 上方に位置するのに対し，拡張期の血圧は 13 cmH_2O（9 mmHg，表 15.1）しかないので血流は途絶する。したがって肺尖部は，安静時には収縮期にしか血液が流れない（図 15.20）。肺尖部の平均血流量は，肺底部の約 1/10 である。すでに述べたように，効果的にガス交換を行うためには，肺全体の換気血

重要ポイント 15.5

肺循環

特別な役割
- 呼吸ガスの交換。
- 血液循環するペプチドを酵素的に修飾する。特に，アンジオテンシンⅠをアンジオテンシンⅡに変換する。

構造適応
- 毛細血管密度が極めて高く，拡散距離が非常に短い。
- 細動脈が短く血管抵抗が小さいので，低い灌流圧でも多量の血流（右室拍出量）を流すことができる。

機能適応
- 通過時間 0.3～1.0 秒でも，血液ガスと肺胞ガスの平衡は達成できる。
- 低酸素性肺血管収縮は局所の血流量と肺胞換気量のバランスを調節する。
- 血流量は灌流圧に比例して増加する。自己調節機構は働かない。
- 毛細血管圧が低いので，膜に加わるストレスは小さく，濾過量は少ない。
- 内皮の酵素は循環血液中の血管作動性ペプチドの修飾・分解を行う。

特有の問題
- 立位では肺尖部の血流量は少ないが，運動時には改善される。
- 運動選手で肺血流量が著しく増えると，通過時間<0.3 秒となり，動脈血の酸素化が不十分になる。
- 慢性の低酸素症は，慢性的な血管収縮を起こす。その結果生じる肺高血圧は，他の型の肺高血圧と同様に右心不全を誘発する。
- 肺塞栓症は心拍出量の急激な減少および虚脱状態を起こすことがある。
- 肺胞-内皮膜は極めて薄い（0.3 μm）。僧帽弁狭窄症では，肺毛細血管圧上昇により膜に加わるストレスが増大し，水分漏出が生じる。

ヒトにおける検査
- 酸素摂取を利用した Fick の原理を用いて肺血流量（心拍出量）を測定できる。
- 標識物質希釈法や熱希釈法でも肺血流量を測定できる。
- 肺動脈楔入圧は肺細静脈圧の指標となる。

流比（$\dot{V}/\dot{Q}$）が一様な値（約 0.8）であることが望ましい。肺胞換気量（$\dot{V}$）も肺底部のほうが肺尖部より大きいが，その勾配は肺胞血流量（$\dot{Q}$）の勾配を打ち消すほどには大きくない。それゆえ立位のヒトの $\dot{V}/\dot{Q}$ は，肺尖部のほうが肺底部より大きい。この $\dot{V}/\dot{Q}$ の不一致（換気血流不均等 $\dot{V}/\dot{Q}$ mismatch）は，立位での血液酸素化の効率にわずかながら

悪影響を与える。

■ 肺高血圧は右心不全を誘発する
HPVは局所の$\dot{V}/\dot{Q}$の不一致を是正するのに有効ではあるが，肺全体が低酸素に陥ると有害な効果をもたらす。これは低地の住人が高地に行ったときなどにみられる。慢性の低酸素症は肺血管抵抗の上昇をまねき，慢性肺高血圧の原因となる。慢性肺高血圧は，安静時の平均圧が25 mmHg以上と定義されている。右室壁は厚さが3 mm程度しかないので，慢性的な後負荷（肺動脈圧）増加には耐えられない。その結果，低酸素性慢性肺高血圧は登山者の右心不全の原因となる。肺高血圧は低地でも起こるが，その原因はよくわかっていない。セロトニンの影響で肺動脈の平滑筋が増殖することが原因となった症例の報告がいくつかある。

■ 肺塞栓は右心からの拍出を障害する
下肢の深部静脈血栓（動かないでいる間に生じることが多い）あるいは骨盤内静脈血栓（手術後など）が剥がれ，右心を通って肺動脈内に入り，その分枝を塞栓することがある。そうすると肺の血管抵抗が高くなり，肺動脈圧が上昇し，右室の後負荷が増大する。動脈圧の上昇は1回拍出量を減少させる（図6.11bループ3）。したがって肺塞栓は右室の拍出量を著しく減じ，それにより左室の拍出量も低下して虚脱状態に陥る。

■ 肺胞-内皮膜に強いストレスが加わると破裂を起こす
血液と肺胞ガスを隔てる膜は極めて薄い（約0.3 μm）。そのため，毛細血管圧が低くても，単位厚さ当たりに加わる張力（ストレス）はかなり大きい。このストレスはおそらく，主に基底膜のIV型コラーゲンによって支えられている。そしてこの基底膜は厚さが50 nmほどしかない（図15.16）。僧帽弁狭窄症 mitral valve stenosis の患者のように肺毛細血管圧の上昇によってこのストレスが増加すると，基底膜が破れて肺水腫が生じ，重症例では肺胞出血 alveolar hemorrhage を起こす。この出血の例として最も劇的なのは，競走馬のサラブレッドである。競走馬は心拍出量を300 L/min以上に増加することが可能であり，そのときの肺動脈圧は120 mmHg，左房圧は70 mmHgにも上昇する。その結果，レースを走ることで肺胞出血が起こるのである。ヒトでは幸いなことに，激しい運動時にも肺動脈圧はそれほど大きく上昇しない（表15.1）。

ヒトにおける検査
肺の血流量測定は，もちろん右室拍出量を測定することにほかならない。この測定は，Fickの原理 Fick's principle，標識物質希釈法 indicator dilution method，熱希釈法 thermal dilution method を用いて行うことができる（第7章）。肺微小血管内圧は，臨床的には肺動脈からカテーテルを挿入し，その先端が細くなった動脈分枝を閉塞して下流の流れを堰き止めることにより測定することができる。この血流が止まった血管内の圧（肺動脈楔入圧 pulmonary artery wedge pressure）は，その下流の最も近くで血液が流れている血管（通常は細静脈）の内圧に等しい。

参考文献

■ 総説と書籍
冠循環

Duncker DJ, Bache RJ. Regulation of coronary blood flow during exercise. Physiological Reviews 2008；88：1009-86.

Helisch A, Schaper W. Arteriogenesis：The development and growth of collateral arteries. Microcirculation 2003；10：83-97.

Kuo L. Coronary vasodilatation and KATP channels：independence from NO. News in Physiological Sciences 1997；12：246-7.

Mary DASG. Reflex effects on the coronary circulation. Experimental Physiology 1992；77：243-70.

Nichols WW, O'Rourke MF (eds). The coronary circulation. In：McDonald's Blood Flow in Arteries, 5th edn. London：Arnold, 2005：321-38.

骨格筋循環

Joyner MJ. Exercise hyperaemia：Are there any answers yet? Journal of Physiology 2007；583：817. (Introduction to a series of symposium articles).

Joyner MJ. Feeding the sleeping giant：Muscle blood flow during whole body exercise. Journal of Physiology 2004；558：1.

Intaglietta M, Johnson PC (eds). Functional capillary density：Active and passive determinants. International Journal of Microcirculation 1995；15：213-76.

Marshall JM. The roles of adenosine and related substances in exercise hyperaemia. Journal of Physiology 2007；583：835-45.

Rowell LB. Human Cardiovascular Control. New York：Oxford University Press, 1993.

Shepherd JT. Circulation to skeletal muscle. In：Shepherd JT, Abboud FM (eds). Handbook of Physiology, Cardiovascular System, Volume III, Part 1, Peripheral Circulation. Bethesda, MD：American Physiological Society, 1983：319-70.

Wittenberg BA, Wittenberg JB. Transport of oxygen in muscle. Annual Review of Physiology 1989；51：857-78.

皮膚循環

Braverman IM. Ultrastructure and organization of the cutaneous microvasculature in normal and pathological states. Journal of Investigative Dermatology 1989；93 (Suppl.)：2S-9S.

Johnson JM. How does skin blood flow get so high? Journal of Physiology 2006；577：768.

Johnson JM. Mechanisms of vasoconstriction with direct skin cooling in humans. American Journal of Physiology 2007；292：H1690-1.

Roddie LC. Circulation to skin and adipose tissue. In：Shepherd JT, Abboud FM (eds). Handbook of Physiology, Cardiovascular

System, Volume III, Part 1, Peripheral Circulation. Bethesda, MD：American Physiological Society, 1983：285-317.

脳循環

Bradbury MWB. The blood-brain barrier. Experimental Physiology 1993；78：453-72.

Duelli R, Kuschinsky W. Brain glucose transporters：Relationship to local energy demand. News in Physiological Sciences 2001；16：71-6.

Faraci FM, Heistad DD. Regulation of the cerebral circulation：role of endothelium and potassium channels. Physiological Reviews 1998；78：53-74.

Goadsby PJ. Vasoactive peptides in migraine and cluster headaches. In：Edvinsson L, Uddman R (eds). Vascular Innervation and Receptor Mechanisms. New York：Academic Press, 1993：415-24.

Heistad DD. What's new in the cerebral microcirculation? Microcirculation 2001；8：365-75.

Juul R, Edvinsson L. Perivascular peptides in subarachnoid haemorrhage. In：Edvinsson L, Uddman R (eds). Vascular Innervation and Receptor Mechanisms. New York：Academic Press, 1993：399-414.

Saez JC. Astrocytes as connexin-dependent signaling cells for local blood flow regulation. American Journal of Physiology 2008；294：H586-7.

肺循環

Aaronson PI, Robertson TP, Knock Ga et al. Hypoxic pulmonary vasoconstriction：mechanisms and controversies. Journal of Physiology 2006；570：53-8.

Bahkle YS. Pharmacokinetic and metabolic properties of the lung. British Journal of Anaesthesia 1990；65：79.

Butler J. The bronchial circulation. News in Physiological Sciences 1991；6：21-5.

Leach RM, Treacher DF. Clinical aspects of hypoxic pulmonary vasoconstriction. In Control of the Pulmonary Circulation. Physiological Society Symposium. Experimental Physiology 1995；80：865-75.

Lumb A (ed.). Nunn's Applied Respiration Physiology, 6th edn. Oxford：Elsevier, 2005.

Maina JN, West JB. Thin and strong! The bioengineering dilemma in the structural and functional design of the blood-gas barrier. Physiological Reviews 2005；85：811-44.

Nichols WW, O'Rourke MF. The pulmonary circulation. In：Nichols WM, O'Rourke MF (eds). McDonald's Blood Flow in Arteries, 5th edn. London：Arnold, 2005：307-20.

Olver RE, Walters DV, Wilson S. Developmental regulation of lung liquid transport. Annual Review of Physiology 2004；66：77-101.

■ 研究論文

See www.hodderplus.com/cardiovascularphysiology for a full list of Research papers for this chapter.

16章 心血管受容器，反射，中枢性調節

16.1	動脈圧受容器	*298*	16.7 中枢性経路：延髄の役割	*309*
16.2	圧受容器反射	*301*	16.8 中枢性経路：高位中枢の役割	*311*
16.3	心臓と肺動脈の受容器	*304*	16.9 中枢性調節の概要	*313*
16.4	ヒトにおける心臓の受容器による反射	*305*	● 要約	*314*
16.5	動脈圧の長期的調節：腎性調節	*306*	● 参考文献	*315*
16.6	興奮性入力：筋運動受容器，動脈化学受容器，肺伸展受容器	*307*		

学習目標

この章を読み終わった時点で，あなたは次のことができるはずである。
- 動脈圧受容器の位置と特性の概要を説明できる（16.1）。
- 循環血液量減少時の圧受容器反射の効果と役割を述べることができる（16.2）。
- 静脈-心房伸展受容器の特性と役割の概要を説明できる（16.3, 16.4）。
- 虚血性胸痛の神経性起源について述べることができる（16.3）。
- ヒトにおける中心静脈圧（CVP）と体液量増加時の反射性反応の概要を述べることができる（16.4）。
- 長期的な血圧調節における腎臓の役割について説明できる（16.5）。
- 末梢動脈の化学受容器の位置を示し，役割を説明できる（16.6）。
- 肺伸展受容器によって誘発される循環反応を説明できる（16.6）。
- 運動時の筋運動受容器の役割の概要を述べることができる（16.6）。
- 心血管系調節における延髄の役割を列挙することができる（16.7）。
- 驚愕反応（警戒反応）とセントラルコマンドの定義を述べることができる（16.8）。
- 吸気が迷走神経活動を介して心拍の調節にどのような影響を及ぼすかを説明できる（16.9）。

*　　　　　*　　　　　*

循環を調節する交感神経と副交感神経の活動は，脳によって調節されている。そして，脳は循環系の内外に存在する神経性受容器からの情報をもとに調節を行っている（ここでいう受容器 *receptor* とは，感覚神経終末にあるものを指し，細胞膜上の薬物結合分子のことではない）。感覚神経による中枢への求心性刺激と運動神経による遠心性刺激は，心血管系の反射を介してループを描くようにつながっている（図16.1）。体循環系の特定の部位にある圧受容器（動脈圧受容器）と心臓にある圧受容器（心肺部圧受容器）が受容器として主要な役割を果たしている。これらの圧受容器からの求心性神経線維は，血圧や心臓への血液貯留の情報を脳幹に伝え，情報はここで筋受容器や動脈化学受容器，あるいは他の受容器からの情報と統合される。この情報の統合と反応の適切な処理は，脳幹や視床下部，小脳，大脳皮質をつなぐネットワークを介しても行われている。さらに，脳幹の前交感神経線維および副交感神経線維は，適切な循環反応を開始できるように調整される。

圧受容器による反射は，ほとんどの場合，血圧を安定化するように作用する。例えば血圧の上昇に伴う圧受容器の反応は，徐脈と末梢血管の拡張を起こし，血圧を元のレベルに戻す（降圧反射）。これは負のフィードバック *negative feedback* の一例であり，誘発因子（血圧）の変化による受容器の反射が，その因子を元の値（セットポイント *set point*）に戻すように抑制反応を起こす。一方，動脈や筋における化学受容器からの反射などは活性化反応を起こし，血圧を安定時よりさらに上昇させる（昇圧反射 *pressor reflex*）。さらに，脳は反射を介さない変化も誘発する。例えば，運動を開始しようとするとき，セントラルコマンド *central command* と呼ばれる大脳皮質からのシグナルにより，運動開始とほぼ同時に心拍数の上昇が起こる。この反応は，フィードバック調節 *feedback* に対してフィードフォワード調節 *feedforward* と名付けられている。

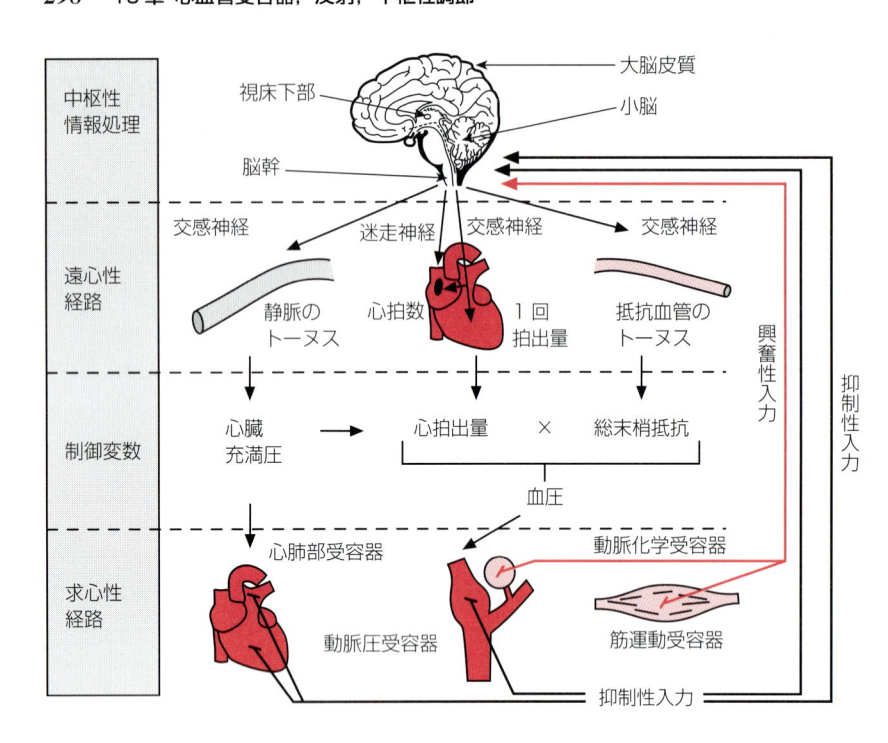

図16.1 循環における神経性反射調節。「抑制」と「興奮」は心拍出量と血圧に対する全体としての効果を示す。抑制性の反射は降圧であり，興奮性の反射は昇圧である。

16.1 動脈圧受容器

圧受容器 baroreceptor の baro- は圧力を意味する。圧受容器は，点状に散在する感覚神経線維終末であり，ミトコンドリアに囲まれ有髄性あるいは無髄性の求心性軸索につながっている。圧受容器は動脈の外膜にあり，主に頸動脈洞と大動脈弓の2つの部位に位置している（図16.2）。

頸動脈洞は内頸動脈の基部に位置する壁の薄い膨らみで，頸動脈洞の圧受容器からの求心性神経は頸動脈洞神経である。頸動脈洞神経は舌咽神経 glossopharyngeal nerve（第Ⅸ脳神経）に合流して上位ニューロンが存在する錐体神経節 petrous ganglion につながる。すべての求心性ニューロンと同様に，錐体ニューロン petrous neuron も双極性である。この中枢性軸索は舌咽神経を介して脳幹に入り，孤束核 nucleus tractus solitarius につながっている。

大動脈弓の圧受容器は主に大動脈弓横行部に存在する。大動脈弓からの神経線維，あるいはいくつかの動物種に認められる減圧 depressor 神経は，迷走神経 vagus nerve（第Ⅹ脳神経）を介して節状神経節 nodose ganglion の感覚神経線維につながる。この中枢性軸索も同様に脳幹の孤束核につながっている。冠動脈の圧受容器（少なくともイヌには存在する）とその圧受容器反射は，頸動脈洞における圧受容器反射と同様の効果を有する。

圧受容器は伸展受容器である

圧受容器は，伸展 stretch によって反応する機械受容器 mechanoreceptor である。血圧の上昇は，動脈壁を伸展させ，その壁の変形は受容器終末を興奮させる。頸動脈洞の壁は比較的薄く，その直径は心拍ごとに15％増減する。もしこの膨張を妨げると圧受容器は血圧変化に反応して作用することができなくなる。

圧受容器には静的な感受性と動的な感受性がある

動脈圧受容器は，血圧変化の大きさ（静的感受性 static sensitivity）だけでなく血圧変化の速度（動的感受性 dynamic sensitivity）にも反応する。実験的に頸動脈洞を急速に拡張（血圧上昇）させると，各圧受容器の神経線維が一斉に高頻度の活動電位を発生する（血圧変化に対する動的反応）。その後，発生頻度は徐々に減少（適応）して一定になるが，このインパルス頻度は上昇した血圧に対応したレベル（静的反応）に固定される（図16.3 線維1）。この適応は，おそらく動脈壁の拡張による受容器自体の機械的な変形によるものかイオンチャネル自体の適応によるもの，あるいはその両者によるものである。

反対に，血圧が低下した場合，圧受容器の神経活動が一時的に鎮静化（動的オフ反応 dynamic off response）し，その後，減少した血圧に対応した低頻度（静的オフ反応 static off response）の活動を再開する（図16.3 線維2）。圧受容器におけるこれらの動的感受性の作用により，生体では圧受容器からの活動電位は血圧の収縮期に増加し，拡張期には鎮静化する（図16.3 線維3）。

A線維はC線維よりも閾値が低く感受性が高い

動脈の圧受容器からの神経線維には，A線維とC線維の2種類があり，髄鞘形成・伝導速度・閾値に違いがある。圧受容器の閾値は，軸索の活動電位が誘発される最低血圧に

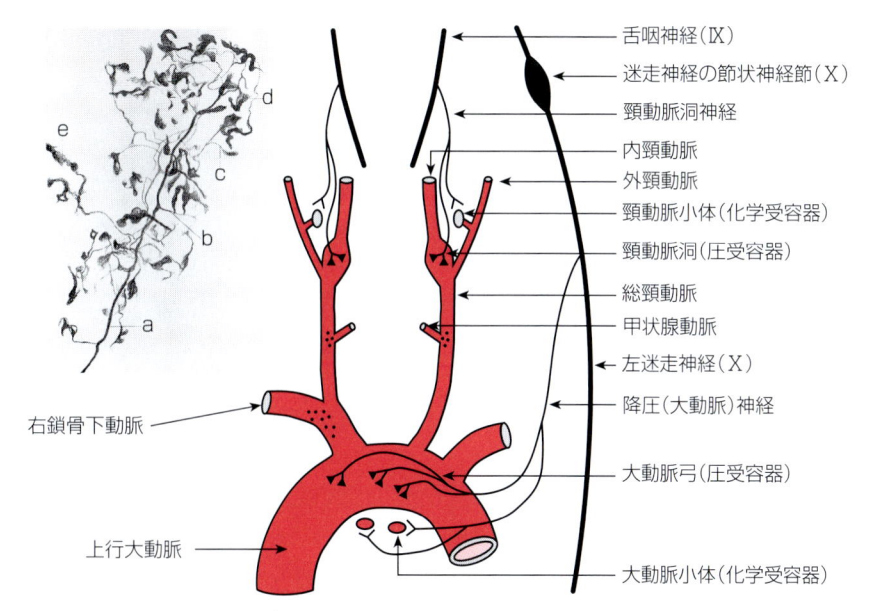

図16.2 動脈系における主な反射発生部位。圧受容器の部位は小さい点で示した。右側の迷走神経は示してない。写真はヒトの頸動脈洞における単一の圧受容器終末。(From Abraham A. Microscopic Innervation of the Heart and Blood Vessels in Vertebrates Including Man. Oxford：Pergamon Press, 1969, with permission from Elsevier)

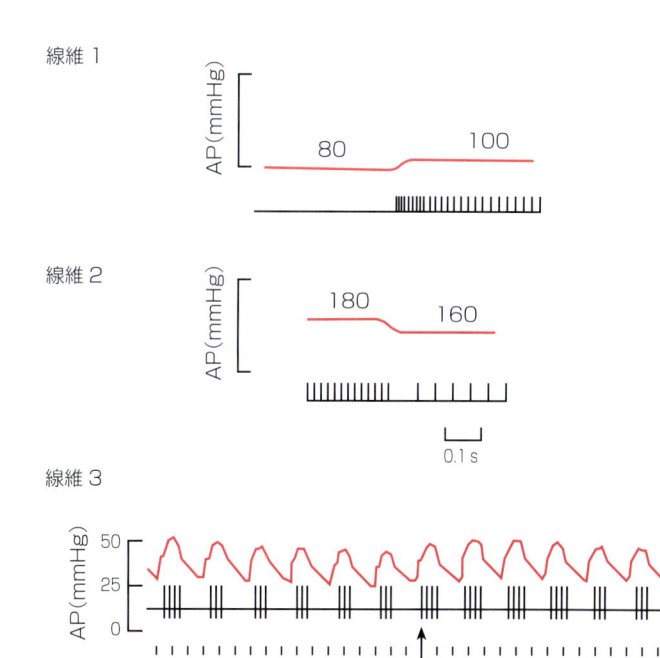

図16.3 圧受容器からの求心性神経の発火特性。線維1，線維2：ネコ頸動脈洞の有髄性求心性神経の活動電位。無拍動性の動脈圧(AP)の上昇(線維1)と低下(線維2)。線維3：通常の拍動性血圧下でのウサギ大動脈の単一圧受容器の発火電位。脈圧が高いときには1回の脈に対し4つのインパルスが発生し(矢印)，脈圧が低いときには3つのインパルスが発生する。発火の間隔は0.1秒。(Fibres 1 and 2 after Landgren S. Acta Physiologica Scandinavica 1952；26：1-34, with permission from Wiley-Blackwell. fibre 3 from Downing SE. Journal of Physiology 1960；150：210-13, with permission from Wiley-Blackwell)

よって決まっている。

A線維 *A-fiber* は太く伝導速度が速い，30〜90 mmHgの低い閾値をもつ有髄性の線維である(図16.4a)。A線維は，通常の血圧レベルで心拍ごとにインパルスの発火が起こっている。C線維より数が少ない。

C線維 *C-fiber* は数多く存在し，細く伝導速度が遅い，70〜140 mmHgと高い閾値の無髄性の線維である。通常の血圧レベルでは1/4程度のC線維しか活動していない。興奮は心拍に合わせて起こっているが，その頻度は低い。

圧受容器における神経線維のインパルス頻度は，平均血圧が閾値以上に上昇すると増加する。血圧上昇に伴ってインパルス頻度が増加する，その傾きを神経線維の感受性 *sensitivity* と呼ぶ。A線維は，作用範囲の中央値で比べると，C線維より2〜3倍感受性が高い(図16.4a)。さらに，A線維はC線維より興奮頻度が高い。

血圧上昇によりA線維の活動が飽和状態になるとC線維が重要な役割を果たす

血圧が高いレベルに上昇すると，A線維の活動は最大頻度(飽和状態)に到達する。一方，C線維はそのレベルの血圧にも反応してインパルス頻度を増加させることができる(図16.4a)。つまり，閾値の高いC線維は，血圧が高い状態での情報伝達に重要である。これに対して，通常の血圧レベルでの血圧変化の情報伝達ではA線維が重要な役割を果たし，これには低い閾値をもつ約25%のC線維も関与している。

多線維神経束は漸増反応を起こすことによってより広い範囲の情報を伝えることができる

頸動脈洞神経と大動脈弓神経には，多くのA線維とC線維が含まれている。血圧が上昇すると，すでに活動していた神経線維の活動頻度が上昇するだけではなく，それまで興奮していなかった閾値の高い神経線維も活動を始める(漸増反応 recruitment)。この漸増反応のため，多神経線維束は単一神経線維に比べ調整範囲が大きく，より広範囲の血圧変化の情報を脳幹に伝えることができる。

圧受容器は平均血圧だけでなく脈圧の情報も伝達する

頸動脈洞の圧受容器は平均血圧の情報だけでなく，血管径の振幅の大きさ，つまり脈圧の情報も伝達する。平均値に対する圧の変動が大きいほど，圧受容器の平均の活動は大きくなる(図16.4b)。このため，圧が拍動している流れのほうが，一定の圧の流れよりも圧受容器の反射に対し大きな作用を示す(図16.4c)。この理由としては，圧受容器の動的感受性の作用，各心臓収縮時に起こる他の神経線維の漸増反応の作用，血圧の情報に対する脳幹神経細胞の漸進的な適応による作用などが考えられる。脈圧の情報は，特に平均血圧があまり低下せずに脈圧の低下(1回心拍量の低下による)が起こる立位や中等度の出血の際に重要である(図18.2)。

頸動脈洞と大動脈弓の圧受容器は同様の特性をもっている

頸動脈洞のA線維は，大動脈弓のA線維に比べわずかに閾値が低い。しかし，感知する領域がほぼ同じであるため，これらの圧受容器と誘発される反射もほぼ同様のものである。どちらの部位の圧受容器も，ヒトの心拍数に対して強い作用を示すが，大動脈弓の圧受容器のほうが血管運動神経に対してより強力な作用を示す。それでは，圧受容器を介する反射によって何が起こるのだろうか？

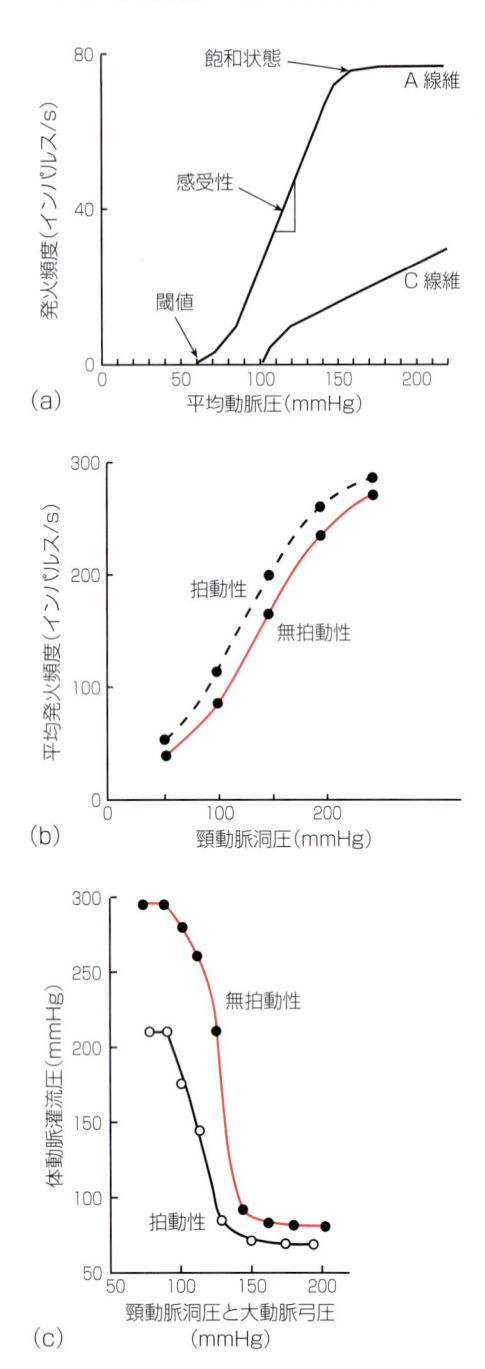

図16.4 麻酔下のイヌの圧受容器に対する動脈圧の影響と体血圧の反射性変化。a：血圧上昇時の単一のA線維とC線維の反応。b：頸動脈洞神経における複数の線維からの平均発火頻度。拍動性血圧は高い活動性を起こす。c：圧受容器部分への液体注入による血管圧の上昇は，全身血圧の反射性降圧(徐脈と末梢血管拡張によって起こる)の誘因となる。拍動性はこの降圧反射を増強する。〔From (a) Coleridge HM, Coleridge JCG, Schultz HD. Journal of Physiology 1987；394：291-313. (b) Korner PI. Physiological Reviews 1971；51：312-67, with permission from the American Physiological Society. (c) Angell-James JE, De Burgh Daly M. Journal of Physiology 1970；209：257-93, with permission from Wiley-Blackwell〕

16.2 圧受容器反射

圧受容器反射は，血圧を安定させるために心拍出量と総末梢血管の緊張（トーヌス）を調節する。ここでは，はじめに突然の血圧上昇時に起こる圧受容器反射について述べ，その後に臨床的に重要である循環血液量減少などで起こる血圧低下に伴う反応について述べる。

急激な血圧上昇は降圧反射を引き起こす

1886年，LudwigとCyonは，大動脈神経を電気刺激すると心拍数と血圧が低下すること（降圧反射 depressor reflex）を報告した。その後Heringが，頸動脈洞神経の電気刺激でも同様の反応が起きることを報告した（図16.5）。日常の生活において，血圧の急激な上昇は圧受容器を興奮させ，迷走神経と舌咽神経を介して脳幹に刺激を伝え，多シナプス性の中枢経路を活性化させる。これらの反応は，心臓に対する迷走神経（副交感神経）活動を亢進させるとともに，心臓と全身血管に対する交感神経活動を抑制して下記の作用を示す（図16.6）。

- 血管運動に対する交感神経活動が低下すると，末梢血管が拡張し総末梢抵抗が減少する。ヒトにおいては，血圧が150/90 mmHgを超えて急速に上昇すると，全身の血管運動に対する交感神経活動は完全に停止する。
- 心臓交感神経活動の低下と迷走神経（副交感神経）活動の上昇は，徐脈と心収縮力低下を起こし，これらの作用により心拍出量を減少させる。

平均血圧は心拍出量と総末梢抵抗の積であるため，上記の反応により上昇した血圧は正常のレベルに戻る（図16.1）。このように，圧受容器反射は急激な血圧上昇に対して緩衝的な役割を果たしている。この緩衝反応は瞬時に起こり，圧受容器への刺激から徐脈開始までの時間は0.5秒，血管拡張開始までの時間は1.5秒である。

上室頻拍の患者の治療において，頸動脈洞反射の知識は重要である。下顎角の下方にある頸動脈洞をマッサージすることにより，圧受容器を刺激する。これにより圧受容器反射が起こり，副交感神経活動を亢進させ頻脈を改善することができる。

循環血液量の減少は多くの代償性反応を引き起こす

急速な循環血液量の減少は，一般的には大量出血による血液の喪失によって起こる（第18章18.2）。これは生命に危険を及ぼす緊急事態であり，循環血液量の減少に対する反射は臨床的な救命においても生物の進化においても重要な反応である。循環血液量の減少は1回拍出量と脈圧を低下させ，重篤な場合には平均血圧も低下させる。圧受容器からの求心性シグナルが低下することにより，下記のような

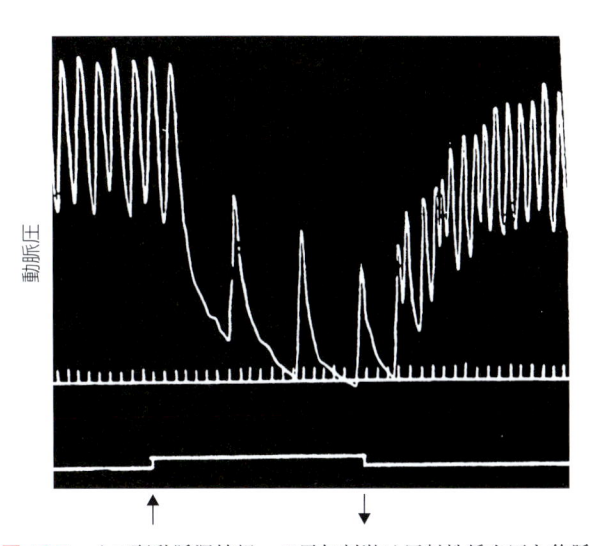

図16.5 イヌ頸動脈洞神経への電気刺激は反射性低血圧と徐脈を引き起こす。この図は，1923年に頸動脈の圧受容器反射を発見したHeringの古典的なカーボンを塗ったドラムを使用した記録。1目盛りは0.2秒。↑の時点で神経刺激を開始し，↓の時点で終了している。(From Hering. Die Karotissinusreflexe auf Herz und Gefässe. Dresden：T. Steinkopf, 1927)

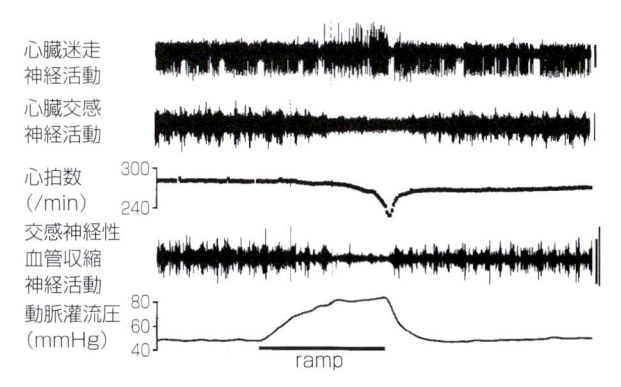

図16.6 ラットの頸動脈および大動脈に人工的に液体を灌流し，動脈圧を上昇させたときの反応（最下段の図）。心臓迷走神経活動亢進，心臓交感神経活動低下，心拍数の低下を示す。交感神経性血管収縮神経活動は低下している（交感神経幹，第12胸髄レベル）。(Adapted from Simms AE, Paton JFR, Pickering AE. Journal of Physiology 2007；579：473-86, with permission from Wiley-Blackwell)

反応が生じる。

- 心臓交感神経活動の亢進と迷走神経（副交感神経）活動の低下により，頻脈と心筋収縮性の上昇が起こる。これらの反応により，心拍出量の減少が改善される。
- 血管運動に対する交感神経活動の亢進は，末梢抵抗血管の収縮を起こす。これにより起こる総末梢抵抗の上昇により，平均血圧は維持される方向に向かう。ヒトでは，内臓循環・腎臓・前腕筋の末梢血管が頸動脈洞の圧受容器反射による反応に強く関与しており，皮膚血管の関与は小さい。

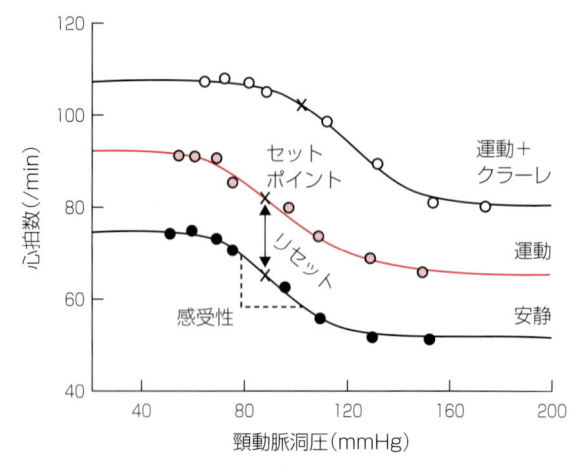

図16.7 ヒトにおける自転車運動時の圧受容器反射のリセット（赤い曲線）。反射を評価するために、頸部の周囲に吸引カラーを使用して頸動脈洞を膨張させている。×は、運動時のセットポイントの上昇を示しているが、感受性（曲線の傾き）は変化していない。クラーレ毒によって部分的な神経筋遮断を行った後では、同じレベルの運動を遂行するためにはより強いセントラルコマンドが必要となり、曲線をさらに上方にリセットする。これは運動時のリセットにセントラルコマンドが関与していることを示している。(Based on Gallagher KM, Fadel, PJ, Strømstad M et al. Journal of Physiology 2001；533：861-70, with permission from Wiley-Blackwell)

- 血管運動に対する交感神経活動の亢進は、内臓静脈系の血管収縮も引き起こし、腸管や肝臓から中心静脈に血液を移動させる（図14.5, 図14.13）。細動脈の収縮は局所の静脈圧を低下させ（図14.4）、血中のアドレナリンやバソプレッシン、アンジオテンシンが広範囲の静脈収縮を起こすため、神経支配の乏しい骨格筋の静脈からも血液が移動する。この静脈血の移動により、中心静脈圧の回復とそれに伴う1回拍出量の増加（Starlingの法則）に向かう。
- 内臓交感神経活動の亢進は、副腎髄質からのアドレナリン分泌を促進する。アドレナリンは、心臓を刺激しグリコーゲン分解を高める。
- 交感神経活動による毛細血管前抵抗血管の収縮は、毛細血管圧を減少させ、徐々に間質液の浸透圧性吸収が開始される。これは枯渇した循環血漿量の回復を助ける（図11.4, 図11.11b）。
- 腎臓交感神経活動の亢進は、レニン-アンジオテンシン-アルドステロン系を活性化する（図14.12）。循環血中のアンジオテンシンIIは、全身の血管収縮に働く。また、アルドステロンは腎臓における塩分と水分の保持に作用し、長期的な循環血液量の回復に働く。
- 霊長類における圧受容器の活動性低下は、下垂体後葉からのバソプレッシン（抗利尿ホルモン）の分泌促進をもたらす（図14.11）。バソプレッシンには、抗利尿作用に加え末梢血管収縮作用がある。

急性の循環血液量減少により引き起こされる圧受容器反射は、このように心臓を刺激し、総末梢抵抗を上昇させ、中心静脈圧の低下を抑制し、血漿量の一部を回復させ、腎臓における水分保持を促進する（第18章18.2）。これらの反応はいずれも、動脈圧と脳循環を維持するように働く。初期に起こる血圧回復の3/4は、総末梢抵抗の上昇によるものと推定されている。

圧受容器反射の増幅率と設定は変化する

動物実験では、圧受容器が存在する部分の血管を拡張し心拍数と全身血圧の反応を測定することによって、圧受容器反射の特性を評価できる（図16.4c）。ヒトの場合では、血管収縮薬のフェニレフリンの静脈注射あるいは皮膚の上からの吸引により頸動脈洞を拡張させたうえで、血圧と心拍数の変化を測定することによって圧受容器反射の特性を評価できる。これらの手法を用いることで、圧受容器反射の増幅率と設定を示す刺激-反応曲線を描くことができる（図16.7）。増幅率 *gain*（感受性）は反応曲線の最大傾斜部位の傾きで示される。血管壁の弾性は加齢や慢性高血圧で低下するため、増幅率も低下する。セットポイントとは、反射によって維持する基準の圧であり、以下に挙げるような中枢神経系の神経間の相互作用（中枢性リセット *central resetting*）や受容器周囲の物理的変化（末梢性リセット *peripheral resetting*）によって変化する。

■ 中枢性リセット

運動の間、脳の高位（セントラルコマンド）および運動筋からの求心性の情報により、圧受容器反射が高い血圧で作用するようにリセットされる（図16.7 真ん中の曲線）。硬膜外麻酔により筋からの求心性刺激を遮断した後に、電気刺激（セントラルコマンドではない）によって大腿四頭筋を運動（筋収縮）させても、圧受容器反射のリセットは起こらない。圧受容器反射のリセットの程度は運動強度に比例し、これにより反射性の心拍数抑制を起こすことなく血圧を上昇させることができる。運動継続中は圧受容器反射が起こっているにもかかわらず、血圧は新しいセットポイントに維持される。

ヒトでは呼吸によっても別のかたちの中枢性調節の変化が起こり、吸気に伴う頻脈である洞性不整脈の原因となる（図5.4a）。吸気を調節する脳幹は心臓迷走神経を抑制し、圧受容器からのシグナルに対する応答を一時的に抑制する（図16.17）。結果として起こる迷走神経活動の低下のため、吸気時に頻脈が生じる。

■ 末梢性リセット

血圧上昇が一定時間以上持続すると、数時間〜数日かけて

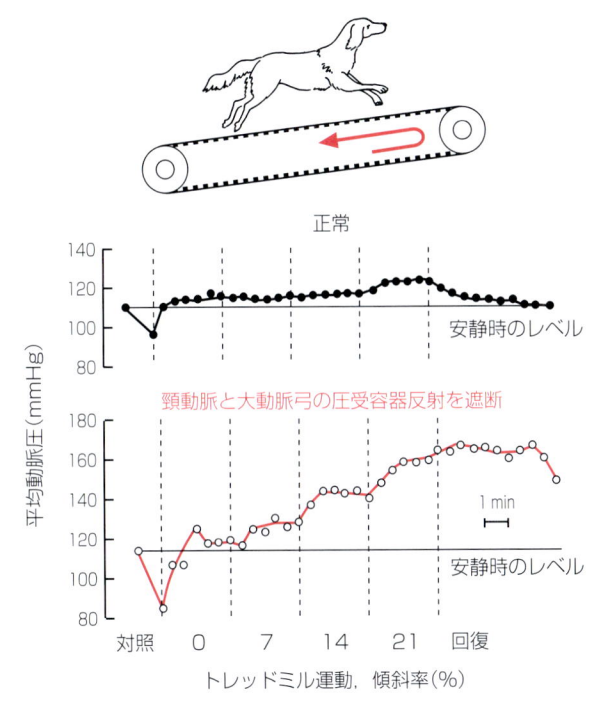

図 16.8　傾斜が次第に急になるスロープでのイヌの歩行運動は，通常では動脈圧を軽度上昇（平均 12 mmHg 上昇）させるのみである。頸動脈洞と大動脈弓の反射を遮断すると，運動時の動脈圧はより大きく上昇する（平均 51 mmHg 上昇）。(Data from Walgenbach SC, Donald DE. Circulation Research 1983；52：253-62)

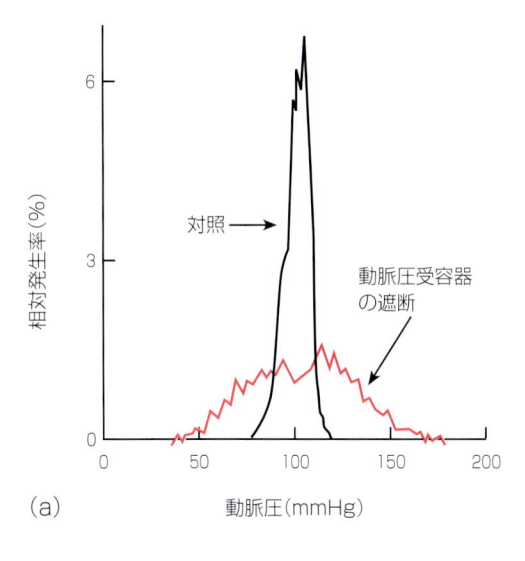

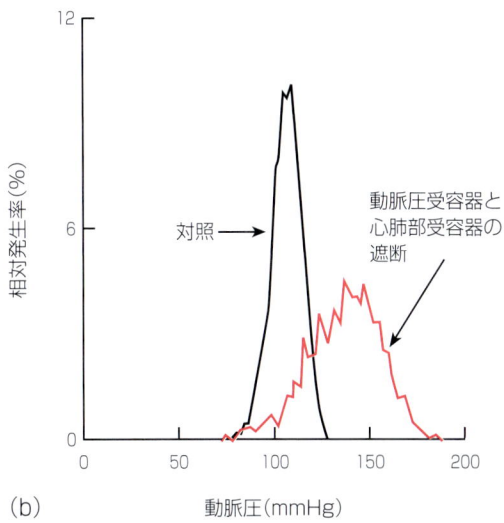

図 16.9　動脈圧レベルと安定性に対する圧受容器の関与。a：正常のイヌにおいて，一定時間における動脈圧の変動範囲は狭い（コントロール）。持続的に動脈圧受容器を遮断した数日後，平均動脈圧はわずかに上昇する。しかし，動脈圧の変動性は著明に上昇する。すなわち，動脈圧の安定性は低下する。b：動脈圧受容器と同時に心肺部受容器を遮断した場合，動脈圧の不安定性が増すとともに平均動脈圧が著明に上昇する。〔(a) From Cowley AW, Liard JF, Guyton AC. Role of the baroreceptor reflex in daily control of arterial blood pressure and other variables in dogs. Circulation Research 1973；32：564-78. (b) Persson PB, Ehmke H, Kirchheim HR. News in Physiological Sciences 1989；4：56-9, by permission〕

圧受容器の閾値が高い圧にシフトする。これにより刺激-反応曲線が右方へシフトし，完全にリセットされるわけではないが，刺激-反応曲線の急勾配部を受容器が最も効果的に機能する位置に調節する。末梢性リセットには，反射が効果的に作用する範囲を広げることができる利点がある。欠点は，圧受容器が長時間にわたって正確な血圧を確実に脳に伝えられないことである。これは，末梢性リセットが起こると，以前の血圧が正常であった場合とは異なり，血圧が高くても，もはや圧受容器は興奮せず，したがって中枢にもその情報は伝わらない。

　頸動脈洞を神経支配し圧受容器の活動亢進をもたらす交感神経線維は，この長時間にわたる圧受容器からの情報の不正確さを増幅する。このように血圧の絶対値について正確な情報を伝えることができないため，圧受容器反射のみでは長時間に及ぶ十分な血圧コントロールは行えないと考えられる。動脈系の圧受容器の主な役割は，数秒～数分という短時間の血圧を安定化することにあると考えられる。

圧受容器反射は短時間の血圧変化に対するホメオスタシス維持に作用している

実験動物において圧受容器からの入力を遮断すると，血圧は極めて不安定になる。例えば，健常なイヌに 21°の斜面を歩かせると，血圧は 10 mmHg 上昇する。しかし圧受容器からの入力を遮断すると，同様の運動で血圧は 50 mmHg も上昇する（図 16.8）。つまり，圧受容器の主な役割は血圧変化に対する短時間での緩衝作用である。

　イヌの圧受容器の神経を切断すると，最初の 2～3 日は非常に高い血圧になるが，その後は正常なときより広い範囲での変動は認めるものの，平均血圧は正常より 11 mmHg 高いレベルに落ち着く（図 16.9a）。平均血圧が

正常血圧に近いレベルに戻ったということは，長時間の経過の間に圧受容器以外の因子が血圧調節に作用したことを意味する。それでもなお，平均血圧のわずかな上昇が継続するということは，部分的なリセットがあるにしても，圧受容器が長時間の血圧調節にも関与していることを示している。

16.3　心臓と肺動脈の受容器

心臓と肺動脈には求心性線維が豊富に分布しているが，その約80％は細い無髄性線維である（図16.10）。心肺の求心性神経は，主に次の4つの受容器に分布している。

1. **心室化学感受性神経**　大部分が無髄線維であり，胸痛を伝える。これらの求心性神経は，遠心線維と求心線維が混在する混合神経 mixed nerve である。心臓交感神経と迷走神経に合流する。
2. **有髄の静脈-心房伸展受容器**　体・肺静脈が左右の心房に開口する部分に，有髄性の求心性迷走神経が分布している。この線維は中心血液量に関する情報を伝える。
3. **無髄の心臓機械受容器**　心室，心房，肺動脈に分布する無髄の神経である。迷走神経と心臓交感神経の両方に刺激を伝えている。
4. **冠動脈圧受容器**　他の動脈の圧受容器と同様の作用をもち，迷走神経に刺激を伝えている。この受容器による反射は，左室の機械受容器による反射の数倍の効力がある。

心臓の求心性神経を切断する実験により，動脈の圧受容器と同様に，心肺の受容器からの求心性神経は，心拍や末梢抵抗に対し持続的抑制的な効果をもつことがわかっている。冠動脈への veratridine 注入により心臓の受容器を非選択的に刺激すると，反射性徐脈，血管拡張，低血圧（Bezold-Jarisch 反射）を起こす。しかし，このような大雑把で非生理的な実験では，他の受容器が違う反応を起こしていることをわからなくしてしまう。

心室の化学感受性神経が虚血に伴う胸痛を伝える

ほとんどが無髄で左室に分布する心室化学感受性神経の神経終末は，化学受容器として働く。これらの神経終末は，アデノシン，ブラジキニン，プロスタグランジン，ヒスタミン，セロトニン，血小板放出トロンボキサン，乳酸，K^+，活性酸素によって活性化される。これらは筋細胞の虚血により遊離される物質である。軸索は主にC線維で，一部は Aδ 線維よりなり，心臓交感神経と迷走神経として神経線維を形成している。化学感受性交感神経線維は，狭心症や心臓発作の痛みを伝えることが知られている。これは，外科的にこの経路を遮断すると80％以上の症例で慢性胸痛が消失することからも判断できる。この求心性交感神経は，体性求心性ニューロンと一緒に頸髄の脊髄視床路を上行する。つまり，このニューロンは，心臓の侵害受容器と体性求心性神経の両方からの入力情報を受けていると言える。このことが，胸痛が胸壁から肩や腕に放散する（関連痛 referred pain）理由である。この興奮性反射効果が交感神経を活性化し（催不整脈性 arrhythmogenic に働く），頻脈と血圧上昇を起こす。

有髄性の静脈-心房伸展受容器は心房の充満をモニターする

ヒトにおけるデータはないが，動物において静脈-心房受容器の神経線維は，非冠動脈性のものとしては最も興奮性が高い求心性神経である。この受容器は心内膜に点状に広がっており，動脈圧受容器と似た作用をもち，太い有髄性の求心性迷走神経に刺激を送る。この受容器の活動性は拍動性で，心房収縮期に同期する（A波，タイプAパターン）か，心房の充満（V波，タイプBパターン）により起こる（図16.10）。心腔内の血液量の増加が静脈-心房受容器を伸展し，興奮頻度を上昇させる。このため，静脈-心房受容器は中心静脈圧と心臓の充満の情報を伝える。実験的に静脈の心房への開口部で小さなバルーンを膨張させると，頻脈と利尿（尿量増加）の2つの反射が誘発される。

この頻脈は特殊であり，迷走神経の活動抑制がないまま，右房の洞結節に対する交感神経活動の選択的な増加によって誘発され，血液を静脈系から動脈系へ移動させる。1915年に発見された Bainbridge 反射は，大量の生理食塩水を静脈に急速に注入したときに起こる頻脈である。この反応は，一部は静脈-心房伸展受容器により，一部は右房のペースメーカー細胞の伸展によって起こる。

利尿とナトリウム利尿（塩分排泄の増加）は，血漿量の調節とそれに伴う動脈拡張度の調節を行う負のフィードバックを形成している。利尿は，一部は腎交感神経活動の低下により起こる腎動脈の拡張によって，一部はバソプレッシン（抗利尿ホルモン）やアンジオテンシン，アルドステロン，心房性ナトリウム利尿ペプチド（ANP）などの血中濃度の変化によって起こる。

無髄性の心臓機械受容器は過度の膨張に反応する

細い無髄の心臓性神経線維は数は少ないが，機械受容器であり左室と心房に分布している。この無髄の左室機械受容器は，心臓が膨張した場合に興奮する。同様に，無髄の心房機械受容器は，例えば吸気時のV波などの高い圧で心房が充満されたときにのみ反応する。圧受容器と同じく，この無髄の心臓性機械受容器は徐脈や末梢血管拡張などの降圧反射を誘発する。動物実験ではこの反応は弱く，おそらくそれほど重要な反応ではない。しかし，ヒトの場合は次に示すように動物実験とは異なっている可能性がある。

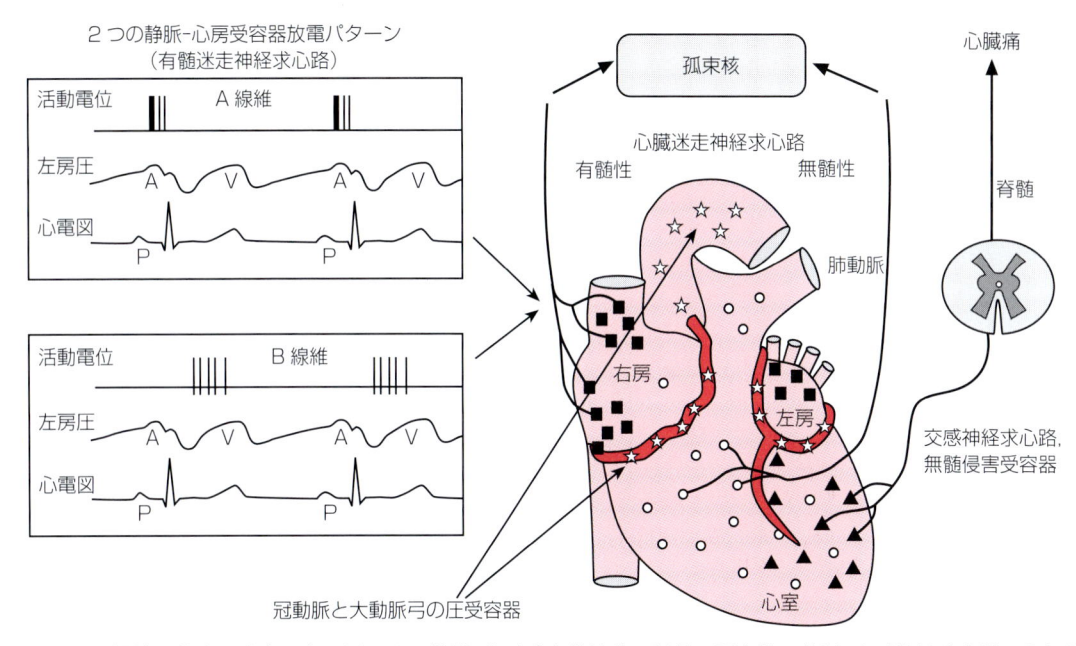

図 16.10 心肺求心性神経終末の分布。左の図はイヌ静脈-心房受容器活動の記録。■有髄の静脈-心房伸展受容器，○無髄の機械受容器，☆動脈圧受容器，▲侵害化学受容器。(Based on Kappagoda CT, Linden RJ, Sivananthan N. Journal of Physiology 1979；291：393-412, with permission from Wiley-Blackwell)

16.4 ヒトにおける心臓の受容器による反射

心臓の機械受容器とその反応について我々がもっている知識のほとんどは，動物実験から得られている。ヒトの場合は，心臓からの求心性神経線維が切除されている心臓移植患者での反応を調べることにより，ヒトにも中枢性容量受容器 central volume receptor（心房伸展受容器，左室機械受容器）があることが示されている。

ヒトにおける心臓性容量受容器反射は末梢血管トーヌスを調節する

下肢を心臓より高い位置に挙上すると，胸郭内の静脈圧と血液量が上昇し，それに伴い血圧が軽度上昇する。これに対し，血圧上昇の程度に応じて皮膚と骨格筋の血管が拡張する（図16.11）。逆に，下半身に陰圧をかけることにより胸郭内の血液量を減少させると，血中のノルアドレナリンが上昇し，レニン-アンジオテンシン-アルドステロン系 renin-angiotensin-aldosterone system（RAAS）を刺激して，筋と内臓の血管収縮が起こる。また，血圧低下による圧受容器反射が起こらない程度に下半身に軽い陰圧をかけた場合にも，この反応は起こる。さらに，心室の除神経を伴う心臓移植患者においては，この反応のほとんどが抑制される。このことから，おそらくヒトの左室機械受容器は，末梢抵抗の調節に重要な役割を果たしている（実験動物では役割は小さい）。

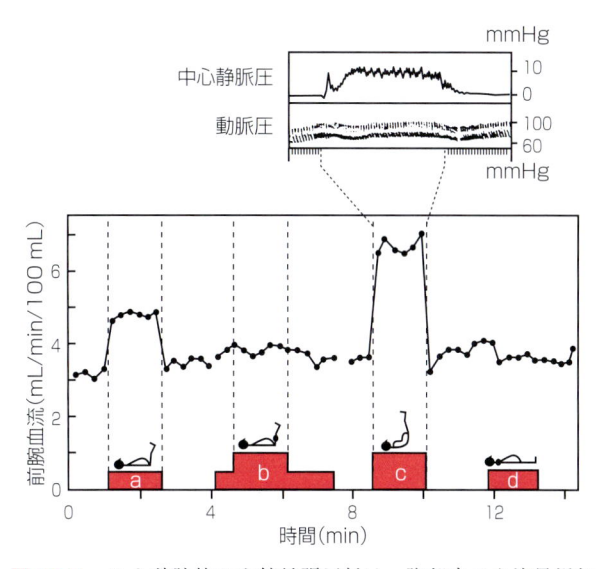

図 16.11 ヒト前腕筋の血管拡張反射は，胸郭内の血液量増加によって誘発される。a：胸郭内の血液量は下肢挙上によって増加する。b：下肢は挙上するが，大腿部の周囲にカフを巻き180 mmHgの空気圧をかけて血液の胸郭内への移行を防いでいる。前腕の血流量は変化しない。c：下肢と体幹下部を挙上させ，中心静脈圧をさらに上昇させる（上の挿入図）。これは，血管拡張反射を増強する。d：頸動脈洞の膨張を抑制するために，頸部の周囲にカフで30 mmHgの空気圧をかける。前腕部血流の反射性変化はごくわずかである。(From Roddie IC, Shepherd JT, Whelan RF. Journal of Physiology 1957；139：369, with permission from Wiley-Blackwell)

16.5 動脈圧の長期的調節：腎性調節

すでに述べたように，動脈圧受容器反射は数秒〜数分間の短時間で作用する血圧調節が主体である．さらに数日〜数週という長期間の平均血圧を維持するには，正常の血液量を維持する必要がある．なぜなら，血液量は心室充満圧，心拍出量（Starling の法則）さらに動脈圧（第8章 8.5）に影響するからである．血液は主に赤血球と血漿で構成されており，ともに腎臓の影響を受けている．つまり，腎臓は長期間の血圧調節に重要な役割を果たしている．例えば，実験的に腎機能が低下した場合のようにイヌの細胞外の塩分量を増加させると，血漿量の増加と平均血圧上昇をきたす（図 16.12）．

赤血球量を調節するために，腎臓は造血ホルモンであるエリスロポエチン erythropoietin を分泌する．血漿量を調節するために，腎臓は RAAS を介して塩分の排出量を調節する（図 14.12）．細胞外液量と細胞外 Na^+ 量は厳密にバランスしている（図 16.12a）．なぜなら，浸透圧受容器-バソプレッシン系 osmoreceptor-vasopressin system が等張性を維持しているからである（図 14.11）．もちろん，血漿は細胞外液を構成する要素の1つである．このため副腎不全によりアルドステロン分泌が低下する Addison 病では，血漿からの Na^+ の喪失により細胞外液量の低下を起こし，生命に危険を及ぼすほどの低血圧をきたす．

それでは，どのような経路を介して血行動態の情報が腎臓に伝えられているのだろうか？ その機序は，次の2つに分類される．(i) 心臓伸展受容器と動脈圧受容器が胸郭内の血液量と動脈圧をモニターし，腎機能を調節するホルモンの分泌調整を行っている．(ii) 動脈圧は，圧ナトリウム利尿と言われるメカニズムを介して腎排泄機能に直接影響を与えている．

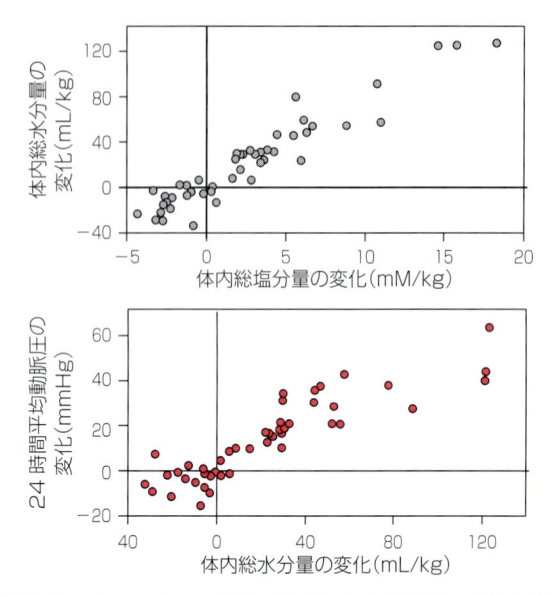

図 16.12 イヌにおいて腎臓の塩分と水分保持量の変化が長期間の動脈圧（24 時間以上での平均動脈圧）に与える影響．実験的に腎灌流圧を上行大動脈圧から独立して変化させることにより，レニン-アンジオテンシン-アルドステロンの循環量を変化させ，塩分と水分の保持を起こさせる．上図：水分保持は，塩分保持に密接に関係している（主に Na^+, 一部は K^+）．下図：動脈圧の上昇は，体内水分量の増加に密接に関係しており，おそらく Frank-Starling 機構を介している．（Data redrawn from Seeliger, Wronski, Ladwig et al. Clinical and Experimental Pharmacology and Physiology 2005 ; 32 : 394-9, with permission from Wiley-Blackwell）

心臓および動脈の受容器による反射は腎臓による細胞外液量調節に影響する

血漿は細胞外液を構成する要素のなかで，心臓・血管の受容器によってその量と圧が感知される唯一の構成要素であり，これが調節されることによって細胞外液量が正常域に維持される．心肺伸展受容器と動脈圧受容器は，下肢を水中に浸水させることで実験的に刺激することができる．この水圧は，胸郭内に約 700 mL の血液を移動させ（図 8.24），心室拡張期容積を約 180 mL に増加させ，血圧を約 10 mmHg 上昇させる．これらの刺激は，上昇した充満圧と血圧を低下させるための利尿を誘発する．この利尿は，**腎動脈の拡張**（腎交感神経の選択的な抑制），バソプレッシンの減少，RAAS の活性低下，ANP の上昇によって誘発される．同様に，無重力空間にいる宇宙飛行士では静脈血が下肢から胸郭内へシフトし，利尿反応が誘発される．このため，宇宙飛行士が地球に戻ったときには，体内の血漿量が減少し圧受容器の反応性が低下しており，立位不耐性（起立性低血圧）の原因となる．つまり，正常の心室充満圧と血圧を維持するために，心臓・血管の受容器が腎臓からの体液排出を調整している．これらの反応は，次に述べるように血圧の長期的調節に重要な役割を果たしている．

心臓・血管の圧受容器は尿細管に作用するホルモンの分泌を調節している

腎臓からの塩分と水分排泄を調節しているすべてのホルモンの血中濃度は，次に述べる心臓・血管の受容器の影響を受けている．

塩分と水分の保持に働く RAAS の作用は，動脈圧上昇により，一部は輸入細動脈の受容器への刺激を介して，一部は圧受容器反射による腎交感神経活動の低下を介して抑制される（図 14.12）．RAAS の抑制はナトリウム利尿と利尿を起こし，細胞外液量を減少させて上昇した血圧を正常に戻す．反対に，血圧が低下した場合は RAAS が活性化し，塩分と水分の保持を促進して血圧を回復する．

水分保持を促進する抗利尿ホルモン antidiuretic hormone（ADH，すなわちバソプレッシン）は，血漿浸透圧が上昇したときに分泌される（図 14.11）．これは，血漿の等張性

を維持するために水分排泄とNa⁺排泄がバランスするように作用している。バソプレッシンの分泌は，胸郭内血液量と動脈圧の低下によっても，霊長類では動脈圧受容器の活性低下，その他の種では静脈-心房受容器の活性低下を介して促進される。結果として起こる体液保持は，細胞外液量と血圧を正常化するように働く。

塩分排泄と利尿を促進する心房性ナトリウム利尿ペプチド atrial natriuretic peptide (ANP)は，心房の拡張に反応して分泌される。これは，胸郭内血液量を腎臓による排泄機能に直接関連づけるメカニズムである。しかし，生理的な濃度でのANPの作用は強くはない(第14章14.9)。

圧ナトリウム利尿：腎動脈圧の上昇は塩分と水分の排泄を直接増加させる

圧ナトリウム利尿 pressure natriuresis とは，腎動脈圧の上昇に伴って塩分と水分の排泄が増加することをいう。腎動脈圧の上昇が，糸球体毛細血管圧や糸球体濾過率に及ぼす影響は少ない。なぜなら，これらについての厳密な自己調節が働いているためである。しかし，腎動脈圧の上昇は十分な自己調節がない腎髄質毛細血管圧の上昇をもたらすと考えられる。髄質毛細血管圧の上昇は腎臓間質液の圧を上昇させ，尿細管からの再吸収を阻害する。このため利尿とナトリウム排泄が起こる。強力なRAASの作用に対する圧ナトリウム利尿の意義については議論がある。

心臓と動脈の受容器はともに長期間の血圧のホメオスタシスに関与している

要約すると，心臓機械受容器と動脈圧受容器は，腎臓からの塩分と水分を排泄し血漿量を調節するアンジオテンシン，アルドステロン，バソプレッシン，ANPの血中濃度を調節している。このため，これらの心臓・血管の受容器とその中枢性経路は，腎臓の圧ナトリウム利尿の補助を受けて，長期間の平均血圧調節に重要な役割を果たしていると言える。もし，一部の受容器からの入力が遮断されても，血圧は長期間のうちにわずかに上昇する程度である(図16.9a)。このことは心臓移植患者にとって，心室機械受容器からの入力を失っても血圧調節への影響が少ないという利点となる。つまり，一部の受容器が，欠落した受容器の作用を代償していることは明らかである(Comroeの原理に示されていることだが，その作用が必要なものであるなら，身体にはそれを行う方法が2つ以上備わっている)。心臓と動脈の受容器を両方とも遮断してしまうと，レニン-アンジオテンシン-アルドステロン濃度が高いまま持続し，持続的な高血圧の状態となる(図16.9b)。

> **重要事項のまとめ 16.1**
>
> **動脈圧の調節**
> - 平均血圧は，総末梢抵抗と心拍出量によって決まる。動脈圧受容器反射はこの2つの因子を調節して，動脈圧を数秒〜数分で安定化させる。
> - 動脈圧の上昇は動脈圧受容器を刺激する。これにより，反射性に交感神経活動の低下と心臓迷走神経活動(副交感神経活動)の上昇が引き起こされる。続いて末梢血管拡張と徐脈が起こり，上昇した動脈圧を低下させて，元の血圧に戻す(降圧反射)。
> - 反対に，循環血液量が低下すると圧受容器への刺激が低下し，交感神経活動の反射性の上昇が起こり，血圧維持に働く。
> - 圧受容器のセットポイントは，セントラルコマンドと筋からの求心性刺激(代謝性受容器)によって上昇する。これにより，運動中には血圧が高く維持される。
> - 長期間における血圧のホメオスタシスの維持は，細胞外液量の腎性調節によって行われる。腎性排泄は2つのメカニズムを通して血圧によって制御される。(i)腎排泄調節ホルモン(バソプレッシン，アンジオテンシンⅡ，アルドステロン，ANP)の血中レベルは，心血管系受容器によって調節される。(ii)圧ナトリウム利尿により，腎動脈圧上昇時に腎臓からの塩分と水分の排泄が促進される。

16.6　興奮性入力：筋運動受容器，動脈化学受容器，肺伸展受容器

動脈圧を安定化する降圧反射と同様に，運動中や低酸素などの状況下で心血管系を刺激する興奮性の反射がある。興奮性の反射は血圧を上昇させる(昇圧反射 pressor reflex)が，それはいくつかの感覚受容器によって引き起こされる。
- 筋運動受容器(代謝受容器と機械受容器)
- 動脈化学受容器
- 肺伸展受容器
- 外的感覚受容器

骨格筋の運動受容器は運動による昇圧反応と頻脈を生じる

運動により動脈圧は上昇し(運動昇圧反応)，心拍数も増加する。この反応は，一部は大脳皮質からのセントラルコマンドによって起こり，一部は骨格筋収縮により受容器の神経終末が刺激されて生じる運動受容器反射によって起こる(筋紡錘は心血管調節には関与していない)。運動受容器には，機械受容器と化学的感受性のある代謝受容器がある。

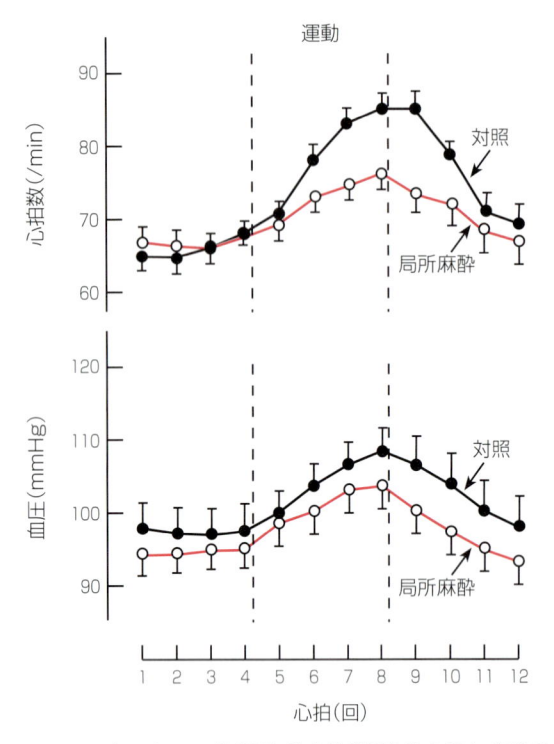

図16.13 ヒトにおいて筋運動受容器（機械受容器と代謝受容器）からの反射は運動時の頻脈と昇圧反応を生じる。腋窩神経と橈骨神経の局所麻酔によって運動機能は維持したまま筋からの求心性神経活動を遮断すると，自発的に最大筋力で4秒間行ったハンドグリップでの反応は抑制された。運動開始時に心臓が速やかに反応していることに注目されたい。(From Lassen A, Mitchell JH, Reeves DR, Rogers HB, Secher J. Journal of Physiology 1989；409：333-41, with permission from Wiley-Blackwell)

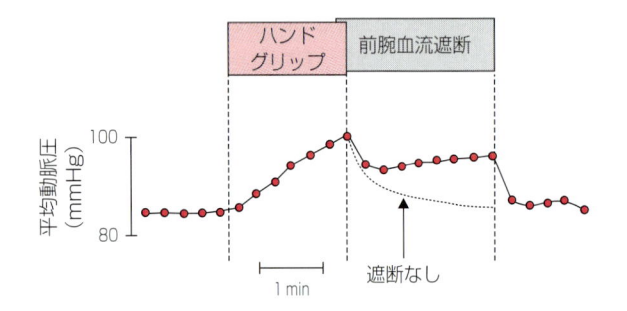

図16.14 ヒトの筋代謝受容器は運動時の昇圧反応に作用している。等尺性のハンドグリップは血圧を上昇させる。運動時に上腕部に巻いたカフの空気圧を収縮期血圧まで上昇させて血液の灌流を遮断すると，運動終了後にも上腕部の圧迫を解除するまで，部分的に血圧上昇が維持される。〔Data from Rusch NJ, Shepherd JT, Webb RC, Vanhoutte PM. Circulation Research 1981；48 (Suppl. 1)：118-25, by permission〕

筋機械受容器は局所の圧や筋収縮によって刺激され，主に細い有髄の軸索（Ⅲ群）によって伝えられる。この反応は，主に心拍数に作用する。迷走神経活動を抑制する作用をもち，セントラルコマンドを補完して運動開始後数秒以内に素早く心拍数を上昇させる（図16.13）。

筋代謝受容器は，主に化学感受性のある無髄の軸索（Ⅳ群）終末である。この受容器反射は，交感神経性血管運動神経を興奮させ，運動性の昇圧反応を生じる。さらに，高度に活性化すると心筋収縮力を増加させる。ヒトにおける筋代謝受容器反射の存在は，1937年にAlamとSmirkが行った独創的な実験によって証明された（図16.14）。被験者は前腕の運動（等尺性ハンドグリップ）を行い，運動終了直前に空気圧式のカフで上腕部を圧迫し前腕部の循環血流を遮断した。これにより，運動終了後も前腕部に局所の代謝性化学物質が蓄積しているため刺激が持続し，昇圧反応は部分的に持続（頻脈は回復）した。次に，カフの空気圧を解除して前腕部の血流を再開し，蓄積した代謝性化学物質を洗い流すと昇圧反応は完全に回復した。

代謝受容器は，収縮した筋線維によって放出される多くの化学物質〔ATP，K^+，$H_2PO_4^-$，プロスタグランジンE_2，ブラジキニン，20-ヒドロキシエイコサテトラエン酸（20-HETE），わずかであるがアデノシンや，酸感受性イオンチャネル acid-sensing ion channel（ASIC）に作用する乳酸〕に反応する。これらの物質は，動的運動時よりも局所の血流が遮断される等尺性（静的）運動で多く蓄積する（第15章15.2）。結果的に，代謝受容器は局所の灌流低下，言い換えれば酸素の需要と供給の不均衡を感知して反応し，動的運動時よりも等尺性運動時に強い昇圧反射を示す（図17.6）。この反射による交感神経性血管収縮は，活動筋自体の血流を抑制することなく血圧を上昇させる。なぜなら，局所においては代謝性産物による血管拡張作用のほうが優位に働いているからである（第15章15.2）。さらに，血圧上昇は収縮筋における筋内血管の圧迫を緩和するように作用するため，特に等尺性運動時に好都合である。この作用により，最大筋力の50％までの等尺性筋収縮であれは筋血流を維持できる。しかし，これ以上の力の等尺性筋収縮では，局所血流は遮断される。

ヒトでの実験では，局所麻酔によって運動神経の機能を維持したまま代謝受容器と機械受容器を遮断することができる。これにより，運動時の昇圧，頻脈をかなり抑制することができるが，完全になくすことはできない（図16.13）。この運動による昇圧反応は，心不全や高血圧を悪化させる。

動脈化学受容器反射は無呼吸やショック状態での血圧調節に働く

動脈化学受容器は呼吸ガスレベルをモニターしており，動脈血の低酸素血症（低 PO_2），高二酸化炭素血症（高 PCO_2），アシドーシス，高カリウム血症によって興奮する。動脈化学受容器は主に頸動脈洞と大動脈弓の近傍にある血管に富んだ小結節である**頸動脈小体**（頸動脈洞ではない）と**大動脈小体**にある（図16.2）。頸動脈小体は血流が豊富（約20 mL/

g/min)であり，この部位の静脈血のガスレベルは動脈血に近い。大動脈小体はやや血流が少なく，そこに存在する化学受容器は血液の化学的変化とともに低血圧や貧血によっても刺激される。これらの化学受容器の求心線維は，圧受容器の求心線維とともに第Ⅸ，Ⅹ脳神経（舌咽神経，迷走神経）に含まれている。

通常，動脈化学受容器は肺胞換気量を調節しているが，無呼吸（低酸素血症と高二酸化炭素血症）とショック状態における循環反射の調節にも重要な役割を果たしている。動脈化学受容器反射は以下の心血管系の変化を起こす。

- **末梢抵抗の上昇**　骨格筋，腎臓，内臓の血管床における交感神経性血管運動の亢進による。
- **内臓静脈の収縮**　交感神経活動の亢進により起こる。この反応は，中心静脈圧と1回拍出量の調整に作用している。
- **血圧上昇**　上記の2つの作用により起こる。
- **頻脈**　呼吸増加により二次的に起こる。もし，人工呼吸器により一定の頻度で呼吸しているときに化学受容器が刺激されると，化学受容器反射によりわずかな徐脈が起こる。しかし，自発呼吸下では，化学受容器反射は深く速い呼吸を促進し，肺の伸展受容器を刺激する。これは，肺膨張反射（下記）を誘発し，化学受容器反射による徐脈を覆す著明な頻脈を誘発する。

動脈化学受容器反射による心血管系への作用は，下記の状況において特に重要である。

1. **無呼吸（低酸素血症と高二酸化炭素血症の合併）**　動脈化学受容器を強く刺激し，反射性に交感神経活動と血圧を上昇させる。血圧の上昇と脳循環系の高二酸化炭素性血管拡張によって，脳血流の増加とそれによる酸素供給改善が起こる（図15.13）。閉塞性の睡眠時無呼吸では，気道閉塞を繰り返すことにより化学受容器反射を誘発し夜間高血圧を起こす。
2. **ショック状態**　血液量減少（大量出血など），低血圧，循環不全の結果として起こる症候群（一連の症状と徴候を示す病態，第18章18.2）である。ショック状態になると頸動脈小体と大動脈小体の血流が低下し，その影響は血管の少ない大動脈小体において特に著しい。化学受容器は，うっ血性低酸素とショック状態に伴う動脈血の代謝性アシドーシスによって興奮する（図18.3）。この化学受容器反射は，低血圧性ショックの患者に過呼吸を誘発し，交感神経性血管運動を亢進させて末梢抵抗を上昇させ，動脈圧の上昇を補助する。これは特に，圧受容器反射では対応できないほど血圧が低下したときに重要な反射である。ほとんどの圧受容器の神経線維が約70 mmHg以下の血圧では反応しなくなるのに対し，動脈化学受容器の血圧上昇反応は血圧70 mmHg以下でも持続する。重篤な出血時における化学受容器反射の重要性はイヌを用いた実験で確認されており，化学受容器の神経を切断すると血圧が急速に低下し，死亡率が著明に上昇する。
3. **潜水反射**　潜水反射 diving reflex における徐脈と末梢血管拡張に対する動脈化学受容器の重要な役割については，第17章17.6で述べる。

肺伸展受容器は頻脈反射を起こす

肺機械受容器は吸気によって刺激される。肺機械受容器の求心線維は，無呼吸などに際して脳幹の迷走神経（副交感神経）線維を抑制し，反射性に頻脈を起こす。肺機械受容器反射は，脳幹の吸気性ニューロンにより強力に促進され，心臓迷走神経線維をさらに抑制する。つまり，毎回の吸気は肺伸展受容器反射と心臓迷走神経線維の中枢性抑制に関与している。これは，洞性不整脈，つまり吸気相の心拍数増加の原因となっている（図5.4a）。突然の深い吸気は，皮膚における反射性の動静脈の血管収縮を誘発し，この反射は吸息性あえぎ反射 inspiratory gasp reflex と呼ばれ（図14.14），交感神経の機能を評価する際に使いやすい反射である。

外界からの刺激も感覚受容器を介して心拍数と血圧に影響を与える

心血管系の調節に強く関与していない受容器によって心血管系の反応が誘発されることがある。**身体の痛みは頻脈と高血圧の原因となる**。激しい内臓の痛みが，徐脈や低血圧，失神の原因になることもある。外気温の低下は血圧上昇の原因となり，また，感受性の高い患者では左室仕事量が上昇し，狭心症の発作を誘発することがある。**特殊感覚刺激**もまた，心血管系に影響を与える。突然の大きな音や，突進してくる牛が視界に入ったときなどの驚愕反応（警戒反応）は瞬時に頻脈を起こす。性的な刺激は頻脈と高血圧を誘発する（図8.13）。冷水による顔面への刺激は，強い徐脈を誘発する（潜水反射：第17章17.6）。

16.7　中枢性経路：延髄の役割

1854年，フランスの著名な生理学者である Claude Bernard は，頸髄の切断により末梢血管拡張と突然の40 mmHg 程度への血圧低下が起こることを報告した。このことは，通常状態において脳からの持続性の興奮性信号により，脊髄神経と交感神経性血管運動神経に緊張性放電を維持させていることを示している（図14.1）。この交感神経への興奮性刺激は，脳幹の最も尾側にある延髄より出ている（図16.5）。しかし，延髄が心血管系の調節に関与している唯一の部位というわけではなく，その経路は完全には

明らかにされていないものの，視床下部，辺縁系，中脳中心灰白質，小脳，大脳皮質なども関与していることがわかっている。

延髄の背側部に血管運動中枢が存在するという伝統的な考え方があるが，現在は支持されていない。近年の見解では，血管運動中枢には延髄の多くの部位が横断的に関与しており，さらに延髄より上位の中枢も関与しているという考えが支持されている。

孤束核はすべての心臓・血管の受容器からの信号を受けてそれを統合する

延髄の背側部に，孤束核と呼ばれるニューロンが集まった細長い形をした神経核が存在する（図16.15，図16.16）。圧受容器，心肺求心性神経，筋機械・代謝受容器，動脈化学受容器，肺伸展受容器などすべての心臓・血管の受容器からの求心性神経は，この孤束核に投射されている。そのため，孤束核を破壊すると持続的な高血圧が起こる。筋運動受容器は外側網様核と橋（中脳）の中脳中心灰白質にも投射しており，運動時の昇圧反射に関与している。

感覚情報の処理は孤束核で開始される。それぞれのニューロンは多くの入力情報を受けており，したがってその出力は様々な信号の影響を受けていることになる。これは感覚統合 sensory integration と呼ばれている。次に述べるように，この感覚統合は孤束核を介して他の部位に中継されている。

孤束核は統合された求心性の情報を他の部位に中継する

孤束核は感覚情報を視床下部や小脳，延髄の他の部位に中継している（図16.15）。延髄内部では，多シナプス性の経路を介して迷走神経性心臓運動ニューロンを制御している疑核 nucleus ambiguus が孤束核より投射を受けている。そのほか，延髄尾側腹外側部 caudal ventrolateral medulla （CVLM）に位置する交感神経活動を調節する延髄尾側降圧部位も投射を受けている（図16.6）。視床下部では，視索上核と室傍核のバソプレッシン産生性大細胞性神経細胞と，室傍核 paraventricular nucleus の交感神経調節性小細胞性神経細胞が投射を受けている（図16.15）。小脳では室頂核と，運動時に重要である小脳虫部皮質が投射を受けている。

疑核は迷走神経（副交感神経）を介して持続的刺激を心臓に伝えている

心拍数を調整している迷走神経（副交感神経）線維の細胞体は，主に脳幹の疑核に存在し，わずかに背側運動核にも存在している（図16.15，図16.16）。これらの迷走神経性の神経核は，心臓抑制性中枢 cardio-inhibitory center として知られている。これらの核の活動性は，孤束核，吸気性ニューロン，視床下部からの情報により調節されている。

延髄吻側部昇圧部位は緊張性前交感神経出力を脊髄に送っている

麻酔薬のペントバルビタールを延髄吻側腹外側部 rostral

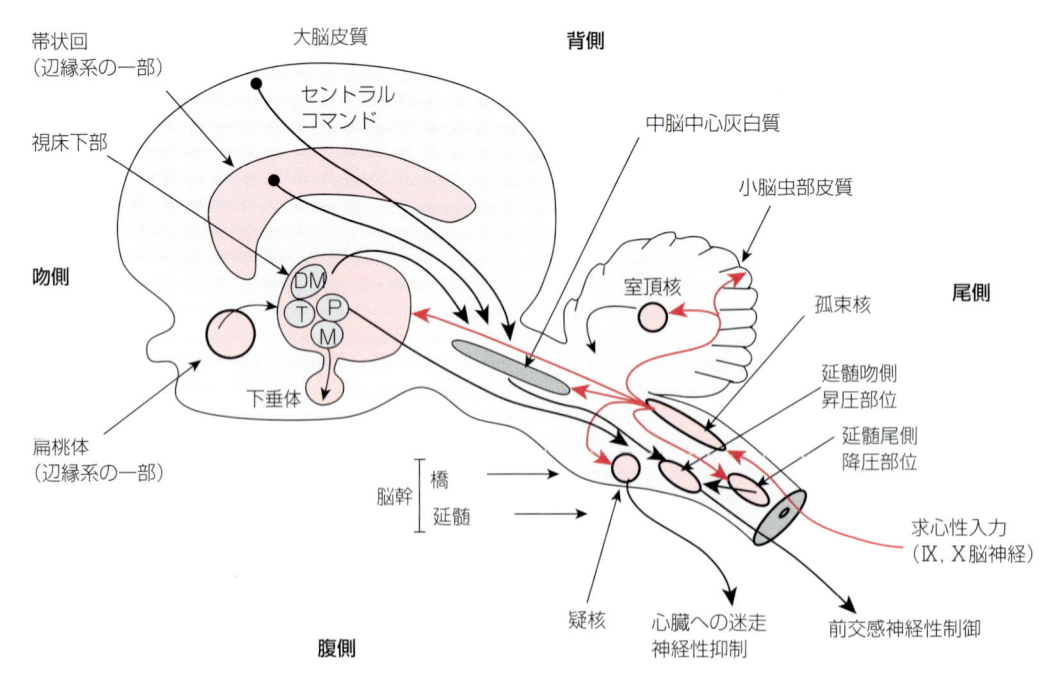

図16.15 ネコの脳における心臓・血管系を調節している神経経路。DM：視床下部の背内側核と脳弓周囲部（驚愕反応），M：視床下部の視索上核と室傍核の大細胞性神経細胞（バソプレッシン合成），P：視床下部室傍核の小細胞性神経細胞（交感神経活動の調整），T：前視床下部の体温調節中枢。

16.8 中枢性経路：高位中枢の役割 *311*

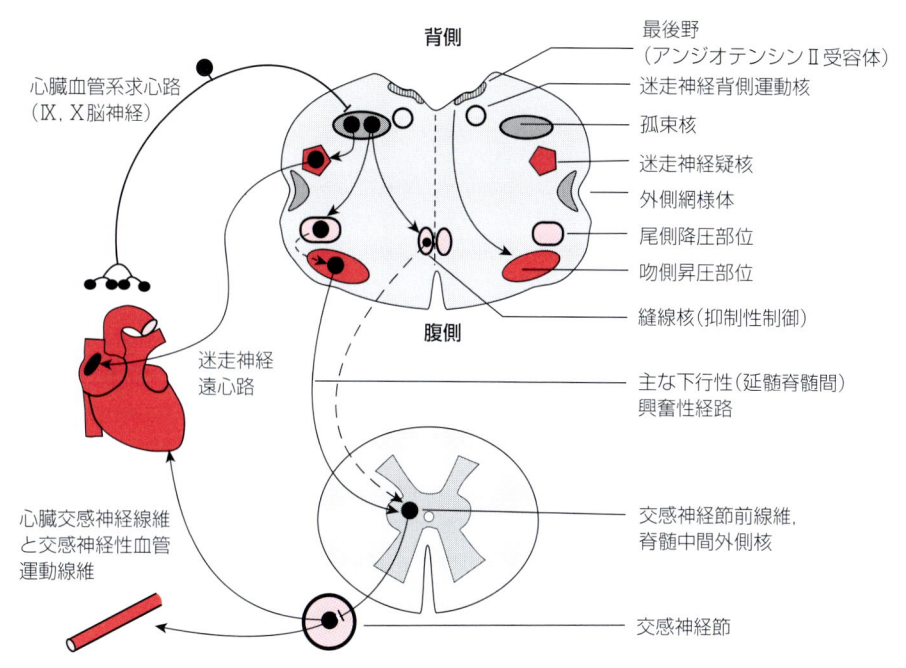

図16.16 延髄の横断図．水平面における心血管系神経核の相対的位置と反射経路を示している．破線は抑制性経路を示している．それぞれの神経核は吻側尾側の異なるレベルにあるため，実際は解剖学的に1断面ですべての神経核を示すことはできない．

ventrolateral medulla（RVLM）の表面に投与すると，血圧の急激な低下が起こる．同様のことが頸髄の切断によっても起こる．また，この部位を刺激すると血圧の上昇が起こる．このことは，延髄吻側部の昇圧部位にある血管運動線維が持続的な刺激を脊髄に送っていることを示している．これらのニューロンはグルタミン酸作動性（興奮性）であり，約70％はアドレナリン作動性（C1ニューロン）でもある．この昇圧ニューロンは，腎交感神経を調節するニューロンや，心臓や筋交感神経を調節するニューロンなどが支配臓器ごとに区分されていると考えられている．このことが，異なる器官の交感神経活動を独立して調節することを可能にしている．昇圧ニューロンは，脊髄の背外側神経索を下行する**延髄脊髄神経線維**を胸髄の圧受容性交感神経節前線維に送り，緊張性，興奮性の刺激を与えている（図16.6）〔これに対して，温度感受性の脊髄交感神経線維は，延髄吻側腹内側部 *rostroventral medial medulla*（RVMM）を介して視床下部により調節されている〕．脊髄交感神経線維は，脳幹正中線近くにある**縫線核** *raphe nucleus* から下行性の抑制性入力も受けている．この縫線核は，孤束核からの興奮性の刺激を受けている．

延髄吻側部の昇圧ニューロンの緊張性放電は，孤束核により間接的に調節を受けている．孤束核は，興奮性の刺激をCVLMにある**延髄尾側降圧部位** *caudal vasodepressor area* に投射している．さらに，この延髄尾側降圧部位は，γアミノ酪酸 *γ-aminobutyric acid*（GABA）を介して延髄吻側昇圧部位に緊張性の抑制性入力を伝えている（図16.6）．

第4脳室底（延髄の背面）にある**最後野** *area postrema* には血液-脳関門が欠如している．ここでは，静脈内に投与された催吐薬やアンジオテンシンⅡが最後野のニューロンに作用することができ，その活動を亢進させる．最後野からRVLMへの投射は，血管運動性の前交感神経性出力を増加させる．このため，循環しているアンジオテンシンⅡが増加すれば，血管運動性交感神経活動が増加する（図14.12）．

16.8 中枢性経路：高位中枢の役割

脳の高位中枢のいくつかの部位は，特徴的な組織化された心血管系反応を誘発している（図16.15）．ここでは高位中枢，すなわち辺縁系，視床下部，小脳，大脳皮質の心血管系反応への関与について述べる．

脳の高位中枢は驚愕反応（警戒反応）を体系化している

驚愕は，突然起こる音や危険など非日常的な刺激によって瞬時に生じる定型的な反応パターンであり，野生の中で生き残るための重要な生体反応である．驚愕反応には，行動的反応（イヌやネコでは頭を上げ耳を立てる）と行動を起こす準備としての心血管系反応がある．驚愕反応は，1929年にCannonによって最初に報告された．防御反応 *defense response*，恐怖-闘争-逃走反応 *fear-fight-flight response* とも呼ばれることがあるが，ヒトにおいては，メトロノームの

リズムに合わせて暗算を行うなどの軽度の刺激によっても心血管系反応を誘発することができるため，警戒反応 alerting response という表現が適しているとも考えられる。ヒトにおける心血管系の驚愕反応は図14.7と図14.14に示しているが，下記の反応が含まれる。

- 頻脈と心拍出量の増加
- 骨格筋における血管拡張
- 交感神経を介した皮膚・内臓・腎臓循環の血管収縮，同時に起こる皮膚の静脈収縮
- 圧受容器反射の中枢性抑制によって起こる血圧上昇

骨格筋の血管拡張は，血中のアドレナリンや骨格筋の血管収縮性神経活動の減少，また霊長類以外の多くの動物ではコリン作動性交感神経活動により起こる（第14章14.3）。

脳の刺激実験から，驚愕反応は脳の一連の高位中枢に沿って分布する広範なニューロン群の相互作用により誘発されることがわかっている。このニューロン群は，辺縁系（情動行動パターンの起源）の一部である扁桃体，視床下部の背内側核と脳弓周囲部，橋の中脳中心灰白質の3つの区域に位置している（図16.15）。中脳中心灰白質を電気刺激すると，驚愕反応特有の心臓・血管反応を誘発し，意識のある動物においては，よだれを垂らし，うなり声をあげ，毛を逆立てて，恐怖と激しい怒りの表情を発現させる。高位中枢は大脳皮質からの入力の影響も受けており，その出力は孤束核や迷走神経性心臓運動ニューロン，延髄吻側部昇圧ニューロンにも作用して，驚愕反応に特徴的な頻脈や昇圧反応を誘発する。

高血圧の人は，健常の人に比べ精神負荷テストにおける腎血管収縮が強く，負荷を繰り返すことによって生じる慣れ反応が小さい。このことは，過剰な驚愕反応が臨床的な高血圧症（神経原性高血圧）への進展に関与していることを示している。

辺縁系は死にまね反応を統合している

フクロネズミや他の多くの成熟前の個体は，危険に直面したときに「死んだふり playing dead response」をする。このとき，驚愕反応とは逆の反応である強い徐脈と低血圧を引き起こす。この反応は，辺縁系の帯状回より起こる（図16.15）。ヒトの耐え難い精神的刺激に対する反応としての情動性失神（卒倒 swooning）は死にまね反応と同様の反応の表現であり，生命を脅かす状況を回避するための虚脱反応であると考えられている。

視床下部は体温調節，バソプレッシン分泌，圧受容器反射，交感神経活動に作用する

視床下部の背内側核と脳弓周囲部〔上記の驚愕反応を参照〕に加え，以下に示す視床下部のいくつかの部位が心血管系の調節に関与している。

- 体温調節領域
- バソプレッシン産生性大細胞性神経細胞
- 室傍核の交感神経調節性小細胞性神経細胞（図16.15）

前視床下部の体温調節領域は，体表面と核心部の温度受容器からの情報を受けている。ここからの出力は交感神経性血管拡張と皮膚における発汗を調節しており（第15章15.3），その一部はRVMMニューロンを介している。

視索上核と室傍核の大細胞性神経細胞はバソプレッシンを合成する。この神経細胞には主に，孤束核-CVLMの経路を介した圧受容器からの情報と，局所の浸透圧受容器からの浸透圧情報の2つが入力される（図14.11）。大細胞性神経細胞は，下垂体を介したバソプレッシン産生の調節に作用している。

大細胞性神経細胞だけでなくグルタミン酸作動性小細胞性神経細胞も含んでいる室傍核は，交感神経活動を調節している。圧受容器と静脈-心房受容器からの情報は，孤束核を介して小細胞性神経細胞に伝えられる。小細胞性神経細胞は，RVLMと脊髄に投射して交感神経活動を調整する。例えば心不全患者では，小細胞性神経細胞の活動上昇は腎臓および心臓の交感神経活動を過剰に増強し，心不全を悪化させる。小細胞性神経細胞はまた，静脈-心房容量受容器からの情報により腎交感神経線維の活動を選択的に調整する。

小脳は運動時の心臓・血管の変化を調節している

小脳の主な機能は運動を調節することであるが，運動における心血管系の変化についても調節を行っている。筋肉からの求心性情報は，孤束核に中継される場合と同様に，外側網様核を中継し小脳室頂核とそれに関連した小脳虫部皮質に投射される（図16.15と図16.18）。イヌにおける実験では，小脳室頂核を破壊すると運動時の頻脈と昇圧の程度が減少する。実験動物において小脳虫部皮質を刺激すると，運動時において観察される特有の反応である腎臓の血管収縮と筋の血管拡張が認められる。これらの結果は，小脳から延髄の心血管系部位への投射が，運動時の心血管系反応の協調した調節に関与していることを示している。

大脳皮質は運動時にセントラルコマンドを送り出す

運動時の心血管系の急速な反応を説明するために，1913年にKroghとLindhardは，大脳皮質は筋の運動を誘発するだけでなく，脳幹への大脳皮質照射 cortical irradiation を介して心血管系の反応を引き起こしているという仮説を立てた（図16.15）。これは，現在ではセントラルコマンド仮説と呼ばれるものである。この仮説は，前頭葉前部皮質や島皮質，帯状皮質など大脳皮質のいくつかの部位への電気刺激で多様な心血管系の反応が起こることにより支持されている。さらに，麻酔薬を用いて前腕筋の運動神経を麻

痺させた後にハンドグリップ運動を行おうと意識すると，すぐに心拍と血圧が上昇する。また，運動を意識するように求められた（実際には運動はしない）人の中脳中心灰白質から電位を記録すると，心拍と血圧の変化と同期した電位の変化を示す。したがって中脳中心灰白質の役割は，筋運動受容器からも情報を受けて，運動筋からフィードバックされる情報と大脳皮質からのフィードフォワード情報を統合していると考えられている。

16.9　中枢性調節の概要

図16.17と図16.18は，中枢性の心血管系経路（心臓に対する迷走神経の調節経路，心臓と末梢血管への交感神経の調節経路）の概観を極めて簡略化して示したものである。

心臓に対する迷走神経刺激の調節

2つの主な経路が，圧受容器からの入力と迷走神経性運動ニューロンを関連づけ，心拍数の抑制に働いている。1つめの経路は延髄内にあり，おそらく介在ニューロンを介した，孤束核と迷走神経性運動ニューロンをつなぐ潜時が短い経路である（図16.17）。もう1つの経路は，孤束核から視床下部降圧部位（背側前視床下部）を経由して迷走神経運動ニューロンにつながる潜時が長い経路である。

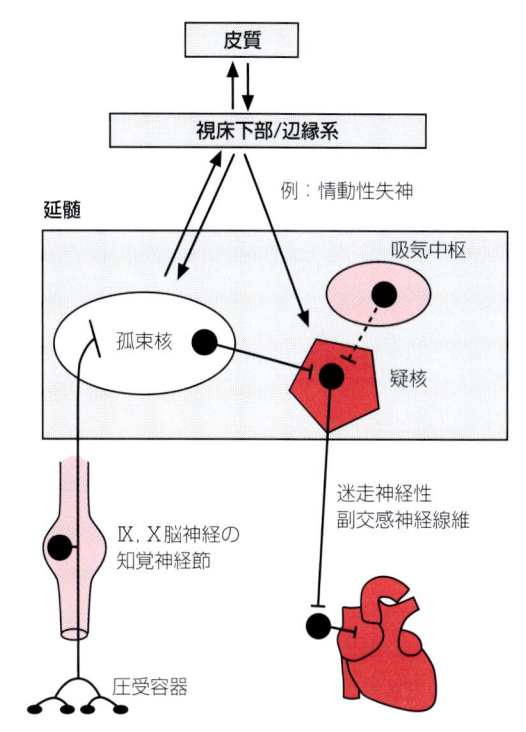

図16.17　圧受容器反射が心臓への迷走神経（副交感神経）作用を調節する中枢性経路。吸気性抑制（破線）は，洞性不整脈を誘発する。筋運動受容器（運動性昇圧反射）と顔面（潜水反射）からの入力は示していない。(Based on Spyer KM. Journal of Physiology 1994；474：1-19, with permission from Wiley-Blackwell)

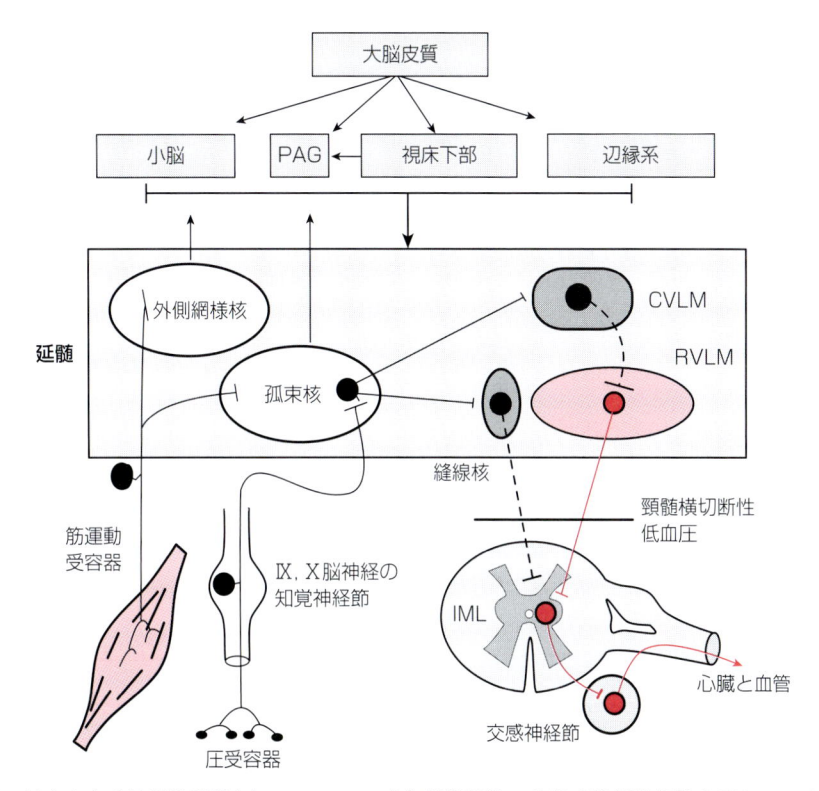

図16.18　心臓と血管に対する交感神経性調節（赤いニューロン）と制御経路。破線は抑制性経路を示している。興奮性動脈化学受容器は示してない。CVLM, RVLM：延髄の尾側腹外側部と吻側腹外側部で，それぞれ尾側降圧部位と吻側昇圧部位，IML：交感神経節前線維である胸髄の中間外側核，PAG：中脳中心灰白質。

迷走神経核は脳幹の吸気中枢からも重要な投射を受けている。吸気の間，吸気性ニューロンは迷走神経性心臓運動ニューロンの過分極を誘発する。これは圧受容器反射のゲーティング gating と呼ばれ，吸気の間は圧受容器反射に対する迷走神経の反応性を低下させる。この結果，迷走神経活動が低下し，洞性不整脈と呼ばれる吸気に同期して起こる頻脈の原因となっている。この吸気性の頻脈は，吸気時の肺血管容量の増大によって起こる左室1回拍出量の低下を補っている。

交感神経活動の調節

圧受容器からの入力刺激を受けた孤束核からの出力刺激は，脊髄の交感神経線維を抑制する。しかし，その孤束核と脊髄交感神経線維の間の中継経路は迷走神経の経路と比べ複雑であり，十分には解明されていない（図16.18）。1つの経路は，視床下部の室傍核を介する経路である。もう1つは，孤束核から延髄尾側の降圧部位を経由し，延髄吻側の昇圧部位の緊張性活動を抑制する経路である（図16.19）。この経路による刺激が続いている間は，延髄吻側昇圧ニューロンの緊張性活動は鎮静化される。このため，圧受容器反射は，延髄吻側昇圧部位から脊髄の交感神経節前線維への下行性興奮刺激を抑制する。この脊髄神経は，脳幹の縫線核から伸び，圧受容器反射によって活性化される延髄脊髄神経線維によっても抑制される。

脊髄損傷患者の血圧は変動しやすい

脊髄の交感神経節前線維の活動性は，主に延髄から脊髄へ下行する興奮性・抑制性の神経線維と，それより少ないが脊髄局所への入力刺激の程度によって決められている。Claude Bernard が証明したように，頸髄の横切断により急速な低血圧が起こることから，この下行性の情報は通常は興奮性であることがわかる。しかし，**脊髄の横切断後数週間にわたって血圧が徐々に改善すること**が Sherrington

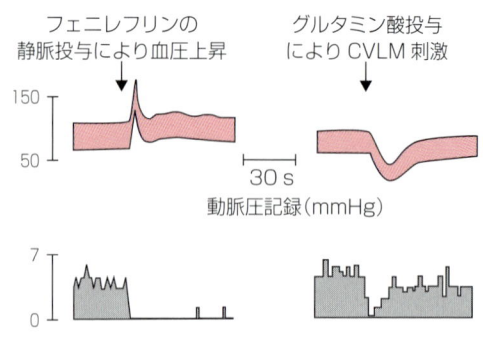

図 16.19 延髄吻側腹外側部（RVLM）における血管収縮性前交感神経ニューロンの反射性調節。左：フェニレフリンの静脈投与により血圧を上昇させると，圧受容器反射により RVLM の抑制が起こる。右：グルタミン酸（興奮性神経伝達物質）投与により延髄尾側腹外側部（CVLM）の尾側降圧部位を刺激すると，RVLM は抑制され，脊髄交感神経活動と血圧の低下が起こる。ここに示した反応過程は圧受容器反射をモデル化している。(After Blessing WW. News in Physiological Sciences 1991；6：139-41, with permission from the American Physiological Society)

らによって報告されている。これは，脳幹部からの制御が遮断されると，局所の脊髄神経が交感神経節前線維の興奮性を徐々に引き上げるためである。局所の脊髄神経は，頸髄損傷患者における交感神経反射の程度も制御している。例えば頸髄損傷患者では，膀胱充満や胃痛は反射性の血圧上昇の原因となる。脊髄損傷患者は，圧受容器反射による迷走神経を介した心拍数調節は可能であるが，**圧受容器反射**による**血管運動の調節は障害されている**。その結果，四肢を下垂させたときに局所の血管においてみられる筋原性の収縮反応（図8.6と図11.5）や，腎動脈圧の低下に伴うアンジオテンシン産生などの代償作用は起きているが，血圧が極めて変動しやすく，起立性低血圧を起こしやすくなっている。

要 約

- 心拍数，心収縮力，血管緊張，血圧は，心血管系反射によって調節されている。この反射には，**降圧性**（血圧低下：圧受容器反射など）と**昇圧性**（血圧上昇：動脈化学受容器反射，筋代謝受容器反射など）がある。心臓・血管の受容器からの求心性刺激は脳幹を中継し，心臓と血管に対する自律神経活動を制御している。
- 頸動脈洞と大動脈弓の壁にある**動脈圧受容器**は，脈圧と平均血圧の動的な変化に感受性のある伸展受容器である。有髄で低閾値の A 線維と，無髄で高閾値の C 線維が，舌咽神経と迷走神経を介して動脈圧受容器から延髄に投射している。圧受容器の興奮は，徐脈，および抵抗血管といくつかの末梢静脈の収縮性低下により，降圧反射を誘発する。
- **循環血液量の減少**が起こると，圧受容器の興奮性が低下して，頻脈，心収縮力の増加，動静脈の血管収縮，間質液の血管内吸収，腎臓による体液保持（RAAS とバソプレッシンによる）が誘発される。これらの反応は血圧の維持に働く。

- **圧受容器反射**は，数秒〜数分で**血圧を安定化**する負のフィードバックの作用をもつ．「リセット」により，運動時（中枢性リセット）や高血圧（末梢性リセット）において圧受容器が以前より高い圧で反応するようになる．
- **心臓受容器**はいくつかのタイプに分類される．**心室の化学感受性神経**は虚血性の胸痛を伝える．**有髄の静脈-心房伸展受容器**は動脈拡張をモニターしており，心臓の拡張と細胞外液量を減少させるために頻脈反射と利尿を起こす．左室，心房，肺動脈にある**無髄の機械受容器**は，降圧反射（血管拡張）を誘発する．この反応は，イヌでは弱いが，ヒトにおいては重要な反応である．
- ヒトにおいて，**細胞外液量とそれに伴う中心静脈圧の上昇**は，心肺と動脈の圧受容器活動を増加させる．この反応は，皮膚，筋，腎臓の血管拡張を起こし，バソプレッシン分泌とレニン-アンジオテンシン-アルドステロン産生を減少させる．また，心房の拡張は ANP の分泌を促進する．
- **長期間の動脈圧のホメオスタシス**は，腎臓による細胞外の塩分と水分量の調節によって維持されている．腎臓における塩分と水分の排泄は，アルドステロン，バソプレッシン，圧ナトリウム利尿によって調節されている．アルドステロンとバソプレッシンの血中濃度は，圧受容器と心肺部受容器によって反射性に調節されている．
- **筋代謝性受容器**は，運動筋によって局所的に放出される化学物質によって刺激されるIV群の化学受容器である．この受容器は，III群の**筋機械受容器**とともに，運動時昇圧反射（血管収縮と頻脈）を起こす．これらの運動受容器は，運動，特に等尺性運動における心血管系反応の誘発を補助している．
- 頸動脈小体と大動脈小体にある**末梢動脈性化学受容器**は，低酸素，アシドーシス，無呼吸，高カリウム血症，低灌流によって刺激される．この受容器は，換気の促進に加え，末梢血管収縮を介して高血圧を誘発する．この作用は，重度の出血や無呼吸における血圧維持を担っている．**肺伸展受容器**からの反射は随伴性の頻脈を誘発する．
- 上記の求心性入力は，脳幹（延髄）の**孤束核**を中継している．その後，視床下部，小脳，延髄の他の部位に投射し，(i)**疑核**の迷走神経性心臓運動ニューロンの活動と，(ii)延髄の**吻側昇圧部位**からの前交感神経興奮性出力を調節している．
- 高位中枢は反応の調節を行っている．**高位中枢の防御系**は，闘争や逃走に備えるための驚愕反応（頻脈，筋血管拡張，内臓・腎臓・皮膚の血管収縮）を誘発する．**視床下部体温調節部位**は，皮膚交感神経活動を制御している．**大脳皮質**は，運動開始時に急速に心拍数と血圧を上昇させる「セントラルコマンド」の作用をもつ．

参考文献

■ 総説と書籍

Andresen MC. Nucleus tractus solitarius—gateway to neural circulatory control. Annual Reviews of Physiology 1994；56：93-116.

Biaggioni I. Autonomic/metabolic interactions modulating the exercise pressor reflex：the puringergic hypothesis. Journal of Physiology 2007；578：5-6.

Brooks VL, Sved AF. Pressure to change? Re-evaluating the role of baroreceptors in the long-term control of arterial pressure. American Journal of Physiology 2005；288：R815-818.

De Burgh Daly M. Peripheral Arterial Chemoreceptors and Respiratory-Cardiovascular Integration. Oxford：Oxford Medical Publications, Oxford University Press (Monographs of The Physiological Society No. 46), 1997.

Eckberg DL, Fritsch JM. How should human baroreflexes be tested? News in Physiological Sciences 1993；8：7-12.

Eckberg DL, Sleight P. Human Baroreflexes in Health and Disease. Oxford：Oxford University Press, 1992.

Foreman RD. Mechanisms of cardiac pain. Annual Review of Physiology 1999；61：143-67.

Green AL, Paterson DJ. Identifying neurocircuitry controlling cardiovascular function in humans using functional neurosurgery：Implications for exercise control. Experimental Physiology 2008；93：1022-8.

Guyenet PG. The sympathetic control of blood pressure. Nature Reviews Neuroscience 2006；7：335-46. (Central sympathetic-regulating pathways)

Hainsworth R. Reflexes from the heart. Physiological Reviews 1991；71：617-58.

Joyner MJ. Baroreceptor function during exercise：resetting the record. Experimental Physiology 2006；91：27-36.

Marshall JM. Peripheral chemoreceptors and cardiovascular regulation. Physiological Reviews 1994；74：543-94.

Marshall JM. Cardiovascular changes associated with behavioural alerting. In：Jordan D, Marshall J (eds). Cardiovascular Regulation. London：Portland Press, 1995：37-60.

Smith JA, Mitchell JH, Garry MG. The mammalian exercise pressor reflex in health and disease. Experimental Physiology 2006；91：89-102.

Spyer KM. Central nervous system mechanisms contributing to cardiovascular control. Journal of Physiology 1994；474：1-19.

Wallin BG, Elam M. Insights from intraneural recordings of sympathetic nerve traffic in humans. News in Physiological Sciences 1994；9：203-7.

Williams JL, Barnes KL, Brosnihan KB, Ferrario CM. Area postrema：A unique regulator of cardiovascular function. News in Physiological Sciences 1992；7：30-34.

■ 研究論文

See www.hodderplus.com/cardiovascularphysiology for a full list of Research papers for this chapter.

17章 心血管系の協調した応答

17.1	体位（起立）	*318*	17.6 潜水反射	*327*
17.2	Valsalva 手技	*319*	17.7 加　齢	*327*
17.3	運　動	*320*	17.8 睡眠と驚愕反応	*330*
17.4	トレーニング効果	*325*	●要約	*330*
17.5	摂食・消化と腹部内臓循環	*326*	●参考文献	*332*

学習目標

体位
- 起立により心拍出量が減少する機序を説明できる。
- 起立時のめまいを防止する反射を説明できる。

Valsalva 手技
- いきみにより心拍出量と血圧が変化する機序を説明できる。

運動とトレーニング
- 運動中に肺での酸素取り込みが増加する機序を説明できる。
- 運動中に1回拍出量と心拍数が増加する機序を説明できる。
- 活動筋と血液の間で物質交換が促進される仕組みを説明できる。
- 静的運動と動的運動での血圧応答の違いを述べることができる。
- 運動時の心血管調節におけるセントラルコマンドと末梢反射の役割を説明できる。
- 心血管系に対する持久力トレーニングの効果を列挙できる。

摂食
- 摂食により引き起こされる心拍出量，腹部内臓血流，四肢血流の変化を説明できる。

潜水反射
- 潜水反射の3つの特徴を列挙し，その応答を引き起こす求心路を説明できる。

加齢
- 動脈硬化の定義を述べることができる。
- 加齢により平均血圧，収縮期血圧，拡張期血圧がどう変化するのかを説明できる。
- 加齢による心機能の変化を説明できる。

睡眠と驚愕反応
- 睡眠時と驚愕（ストレス）時の心血管系の反応を対比させて述べることができる。

＊　　　＊　　　＊

心血管系の個々の構成要素についてはこれまでの章で述べてきた。しかし，ジグソーパズルと同じように，それらの要素が互いにどのように作用し合って心血管系全体としての機能を果たしているかを理解することが重要である。本章では，日常生活でみられる事象に対し，心血管系を構成する多くの要素がどのように協調して働き，応答しているかを解説する。これらの応答に共通しているのは，統合による適応原理である。すなわち，いくつかの小さな応答が統合されることで，大きな応答が形成される。例えば，激しい運動時には酸素需要が高まり，肺での酸素取り込みは12倍になる。これは，1回拍出量が1.5倍に，心拍数が3倍に，そして動脈血と静脈血の酸素濃度較差が3倍に増加することにより達成される。本章と次章では，このような統合による適応の多くの例を示す。

17.1 体位（起立）

起立時には血圧が低下する

起立時には，循環系の長軸方向と重力の方向が一致するため静脈血が下方にシフトすることにより，ヒトの循環系に大きな変化が起こる．すなわち，重力により下肢静脈の血管壁内外の圧差は10倍に増加し（図8.2，図11.5），静脈は拡張して下半身の血液量が約 500 mL 増加する（図8.24）．そのため，起立後の約15秒で胸郭内の大血管の血液量が20%減少し，中心静脈圧は 5〜6 mmHg（臥位）からほぼ 0 mmHg（立位）へと低下する．その結果，心臓の充満が減少して Frank-Starling 機構（図6.10b）により1回拍出量が 30〜40%減少する（70 mL から 45 mL へ）．これにより脈圧も減少し，もし代償機構が働かなければ平均血圧が低下する．

通常，起立による血圧低下は圧受容器反射により直ちに補正されるが（下記），この血圧低下により一時的に脳血流が減少し，数秒間のめまいや視覚の異常が生じるなど，健康な人でも立ちくらみを起こすことがある．起立性低血圧の症状は，**暑熱環境**（皮膚血管拡張により中心静脈圧が低下した状態）や**長期臥床**により悪化する．薬物（α遮断薬など），自律神経障害，無重力環境から帰還した宇宙飛行士などでは，圧受容器反射の働きが障害されており，起立性低血圧が重篤化して起立性失神を起こすこともある．

神経内分泌反射は平均血圧を速やかに回復させる

健康な人では，起立により動脈圧受容器および心肺部圧受容器領域の興奮が低下すると，平均血圧を元の値近くに戻す反射が速やかに起きる（図17.1）．頸動脈洞圧受容器 *carotid sinus baroreceptor* の興奮レベルは，脈圧と頸動脈洞内の平均圧の低下によって低下する．頸動脈洞圧が低下するのは頸動脈洞が頭蓋底の基部にあり，起立時には心臓よりも約 25 cm 上に位置することになるためである（図8.2）．心肺部圧受容器 *cardiopulmonary mechanoreceptor* の興奮レベルは心腔内の血液量の減少によって低下する．この情報が延髄の孤束核に伝わり，脳が重力の状況を把握することで心臓迷走神経活動を抑制し，交感神経を刺激して以下のような反応を生む．

- 心拍数が 15〜20/min 増加する（図17.2）．
- 反射により心収縮性は増加し，腹部内臓血管は収縮するが，1回拍出量は減少したままである．したがって，立位をとっている間は脈圧も減少したままとなる（図17.2）．
- 1回拍出量の減少により心拍出量も減少するが，反射性に頻脈が生じるため，その減少は20%程度に抑えられる．
- 交感神経活動亢進により，骨格筋・腹部内臓・腎臓などの末梢抵抗は 30〜40%増加する．
- 平均動脈圧は，末梢抵抗の増加によって元の値に戻るだけではなく，臥位での血圧よりも 10〜14 mmHg 程度高くなる（図17.2）．

これら一連の応答は通常，起立後1分以内に起こる．その後30分程度にわたって下半身の毛細血管濾過圧が上昇することにより血漿量は 12〜13%（375 mL）減少する（第11章11.9）．そのため，収縮期血圧は低下し，頻脈となる．血漿量減少を代償するために，腎交感神経活動増加を介し

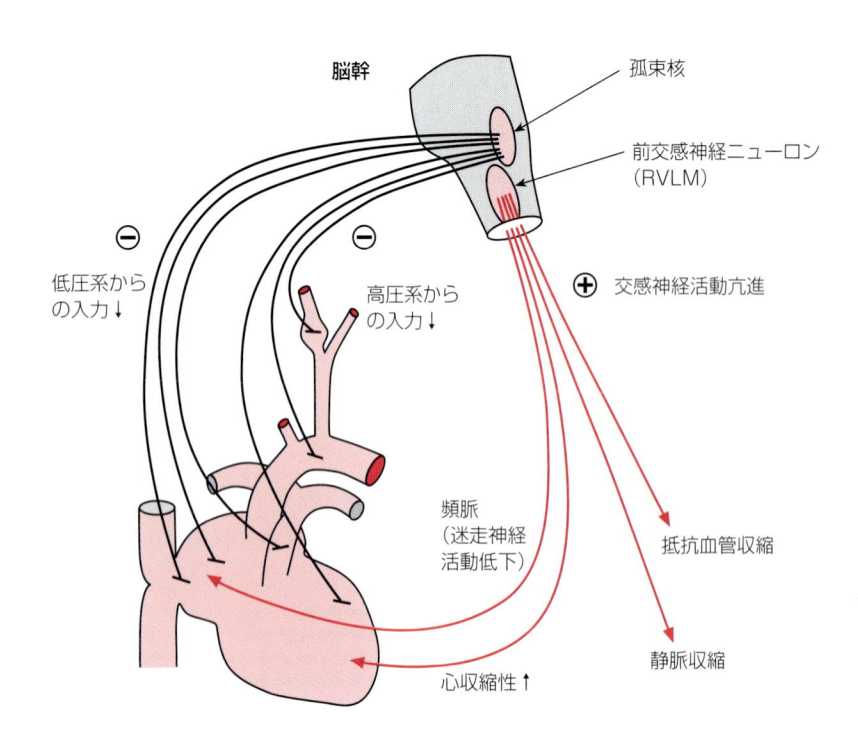

図 17.1 ヒトにおける起立時の反射的交感神経応答．RVLM：延髄吻側腹外側野（延髄の昇圧部位）．

たレニン-アンジオテンシン-アルドステロン系 renin-angiotensin-aldosterone system（RAAS）の活性増加、さらに反射性のバソプレッシン vasopressin の分泌増加により、水と塩分の排泄が減少する。

以上述べたように、神経内分泌系の応答は脳の灌流圧を安全域に保つように働く。しかし、これらの調節にもかかわらず、起立時の脳血流量は 10〜20% 減少する。この減少は、起立時の換気増加による動脈血 PCO_2 低下、重力の影響による頸静脈の虚脱、交感神経活動亢進による脳血管収縮などによって、脳血管抵抗が増加するためである。

17.2 Valsalva 手技

Valsalva は 18 世紀のイタリアの生理学者である。その名を冠した Valsalva 手技 *Valsalva maneuver* は、古めかしい特別な生理学的検査手技ではなく、誰もが経験している日常的な現象である。Valsalva 手技とは声門を閉じて呼気（いきみ）を行い胸腔内圧を上昇させる方法で、これは例えば排便動作、咳き込み、重いものを持ち上げる、トランペットを吹くなどの日常動作に伴ってみられる現象である。Valsalva 手技により胸腔内圧が上昇すると、以下の4つの相からなる複雑な循環応答が引き起こされる（図 17.3）。

- 第1相：高い胸腔内圧により胸部大動脈が圧迫されるため、血圧が上昇する。
- 第2相：高い胸腔内圧により静脈還流が阻害されるため、1回拍出量が減少し、脈圧と平均血圧は減少し始める。しかし、その後5〜10秒で反射性に交感神経活動が亢進し、**頻脈と末梢血管収縮**が起こり、平均血圧の低下が止まる（図 17.3a）。
- 第3相：Valsalva 手技を止めると、胸腔内圧が正常に戻り、胸部大動脈の圧迫が解消されるため血圧が急速に低下する。
- 第4相：胸腔内圧の正常化に伴って静脈血が急速に胸腔内に流入し、減少していた脈圧と平均血圧は急速に上昇する。急速な静脈還流量の増加により心臓は過度に充満され、1回拍出量と脈圧は前値以上に増加する。

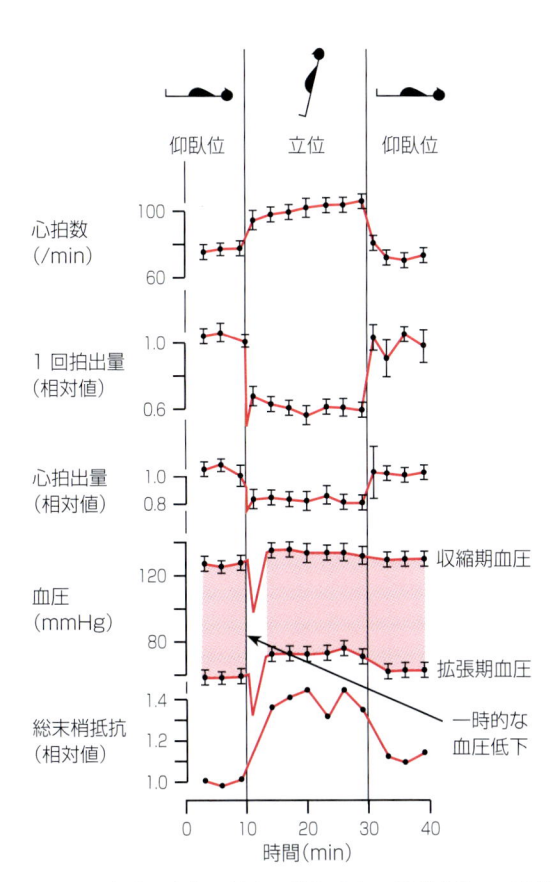

図 17.2　20 分間の立位に対する若年成人の循環応答。1 回拍出量、心拍出量、末梢抵抗は、最初の仰臥位時の値に対する比として示してある。縦のバーは標準誤差を示す。（From Smith JJ, Bush JE, Weideier VT, Tristani FE. Journal of Applied Physiology 1970；29：133, with permission from the American Physiological Society）

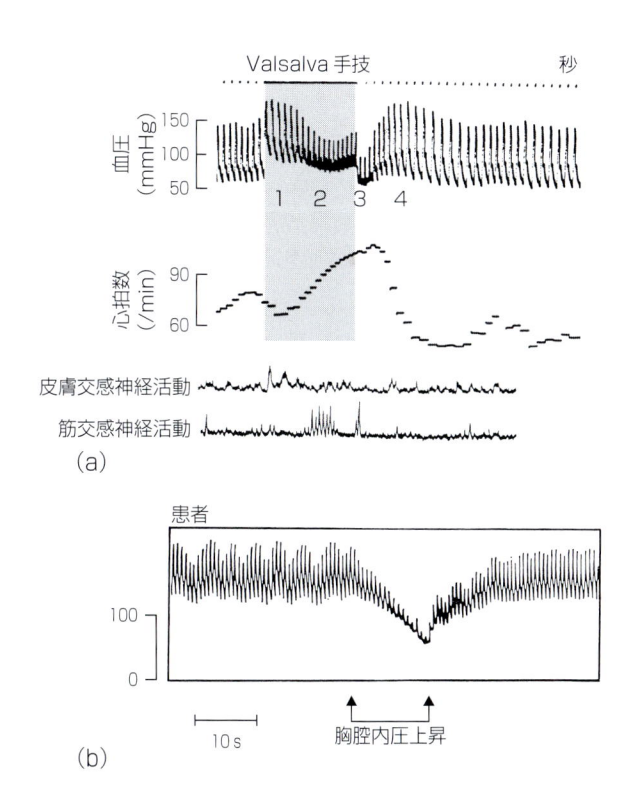

図 17.3　Valsalva 手技に対する血圧と心拍数の応答。a：健常者。b：自律神経障害により生じた起立性低血圧症の患者。この患者では、第 2 相での血圧の安定化と第 4 相での徐脈反射がみられない。〔(a) From Bannister Sir R. In：Sleight P (ed.). Arterial Blood Pressure and Hypertension. Oxford：Oxford University Press, 1980：117-21, and Wallin BG, Elam M. News in Physiological Sciences 1994；9：203-7. (b) from Johnson RH, Spalding JMK. Disorders of the Autonomic Nervous System. London：Blackwell, 1974, with permission from Wiley-Blackwell〕

このため圧受容器反射が起こり，一時的な**反射性徐脈**がみられる。

臨床現場では圧受容器反射の機能テストとして，Valsalva手技の第4相でみられる反射性徐脈を用いることがある。もし自律神経障害などにより圧受容器反射の機能が低下していれば，第2相の血圧低下が遷延し，第4相の過剰な血圧上昇と反射性徐脈がみられなくなる（図17.3b）。このような被検者では，起立性低血圧が生じる傾向が強い。

17.3 運 動

動物が自然界で生き延びていくために最も重要な心血管系の反応は，おそらく身体運動に対する応答である。運動時に必要とされる心血管系の応答は以下の3つである。

- 肺血流量の増加を図り，酸素取り込み量および二酸化炭素排出量を増加させる。
- 活動筋の血流量を増加させて酸素およびグルコースの供給を増加する。
- 上の2つの必要を満たすには心拍出量と末梢抵抗を大きく変化させる必要があるが，血圧は安定的に保つ必要がある。

肺血液量増加と静脈血酸素含量減少により酸素摂取量が増加する

運動時には，活動している筋肉の酸素需要が増加するため，肺での酸素摂取量（$\dot{V}O_2$）を増加させる必要がある。

$$\dot{V}O_2 = CO \times (C_A - C_V)$$

の関係が成立するため，$\dot{V}O_2$の増加は，肺血流量〔＝心拍出量（CO）〕の増加と血液1L当たりに付加される酸素量の増加によって達成される。なお，C_Aは動脈血の酸素含量，C_Vは混合静脈血の酸素含量である（Fickの原理，第7章7.1）。運動トレーニングをしていない人でも，激しい運動をすると心拍出量が5L/minから20L/minへと約4倍に増加する。一方，1Lの血液が組織に供給することができる酸素量，すなわち（$C_A - C_V$）は約3倍に増加する。これは，動脈血の酸素含量が増加するからではなく，活動筋の酸素抽出率（抜き取り率）上昇により，肺に戻る混合静脈血の酸素含量が減少するためである（図17.4）。安静時の混合静脈血の酸素含量（C_V）は145 mL/Lであるが，激しい運動では40 mL/Lに減少する。一方，動脈血の酸素含量は，どんなに激しい運動時でも，ほぼ195 mL/Lに保たれている。

Fickの原理に上記の値を代入すると，トレーニングしていない人では激しい運動時に$\dot{V}O_2$が約12倍に増加することがわかる。安静時の$\dot{V}O_2$は0.25 L/minであるのに対し，最大酸素摂取量（$\dot{V}O_{2max}$）は3 L/min以上になる（表17.1）。$\dot{V}O_2$は運動強度の指標として一般的に用いられており，軽度の運動，例えば3 km/hで歩いているときの$\dot{V}O_2$は0.4〜0.8 L/min，中等度の運動では0.8〜1.6 L/min，激しい運動では1.6〜2.4 L/minになる。時速12 km/hで走るようなさらに激しい運動では2.4〜3.3 L/minにまで増加する。

心拍数と1回拍出量が増加すると肺血流量も増加する

心拍出量（つまり，肺血流量）の増加は酸素消費量の増加とほぼ比例関係にある（図17.4）。この緊密な関係は脳幹が酸素消費量に関する情報を受け取っていることを意味するが，その機序は不明である。心拍出量の増加は，主に心拍数の増加，そして1回拍出量の増加によるものである。

通常，心拍数は運動強度と比例関係にある（図17.4）。心拍数の増加は運動開始とともにすぐに始まり，やがてプラトーに達する（図16.13）。運動開始時にみられる心拍数の増加は，セントラルコマンドや筋線維（III群）の機械受容器反射を介した洞結節に対する迷走神経の抑制によるものである。その後，交感神経活動の亢進により心拍数はさらに増加する。若年成人では最大180〜200/minにまで増加する。

1回拍出量は，充満圧の上昇による心室拡張末期容積（EDV）の増加と駆出率の増加に起因する心室収縮末期容積（ESV）の減少によって増加する（図6.24，表17.2）。

立位での中等度の持続運動では，右室充満圧の指標である中心静脈圧が1 mmHg程度上昇する。この圧上昇は，骨格筋の筋ポンプや交感神経活動亢進による腹部内臓の静脈収縮によって生じる。しかし，強い負荷をかけた自転車運動の開始時には，筋ポンプの働きで右房圧が一時的に12 mmHg程度まで上昇することもある。つまり，中等度の持続運動の場合よりも急激な最大努力運動において，EDVの増加は大きな意味をもつことになる。また，EDVの増加の効果は高齢者においてより重要となる（17.7）。

駆出率の増加は交感神経活動亢進によるものである。交感神経活動亢進によって心収縮性が上昇し，ESVが減少して1回拍出量が増加する。激しい運動のときには駆出率は80％を超える。しかしながら，虚血性心疾患を有する場合には駆出率が増加せず，運動時の心拍出量が不足することになる（表17.2）。

1回拍出量増加の意義は，運動時の姿勢（立位か仰臥位か）により大きく異なる（表17.3）。仰臥位での運動では，運動開始前の中心静脈圧およびEDVが立位に比べともと高いため，運動を開始しても1回拍出量は10〜20％しか増加せず，これは主にESVの減少による。つまり仰臥位での心拍出量増加は，ほぼ心拍数増加によるものである。一方，立位での運動では，運動開始前の中心静脈圧が仰臥

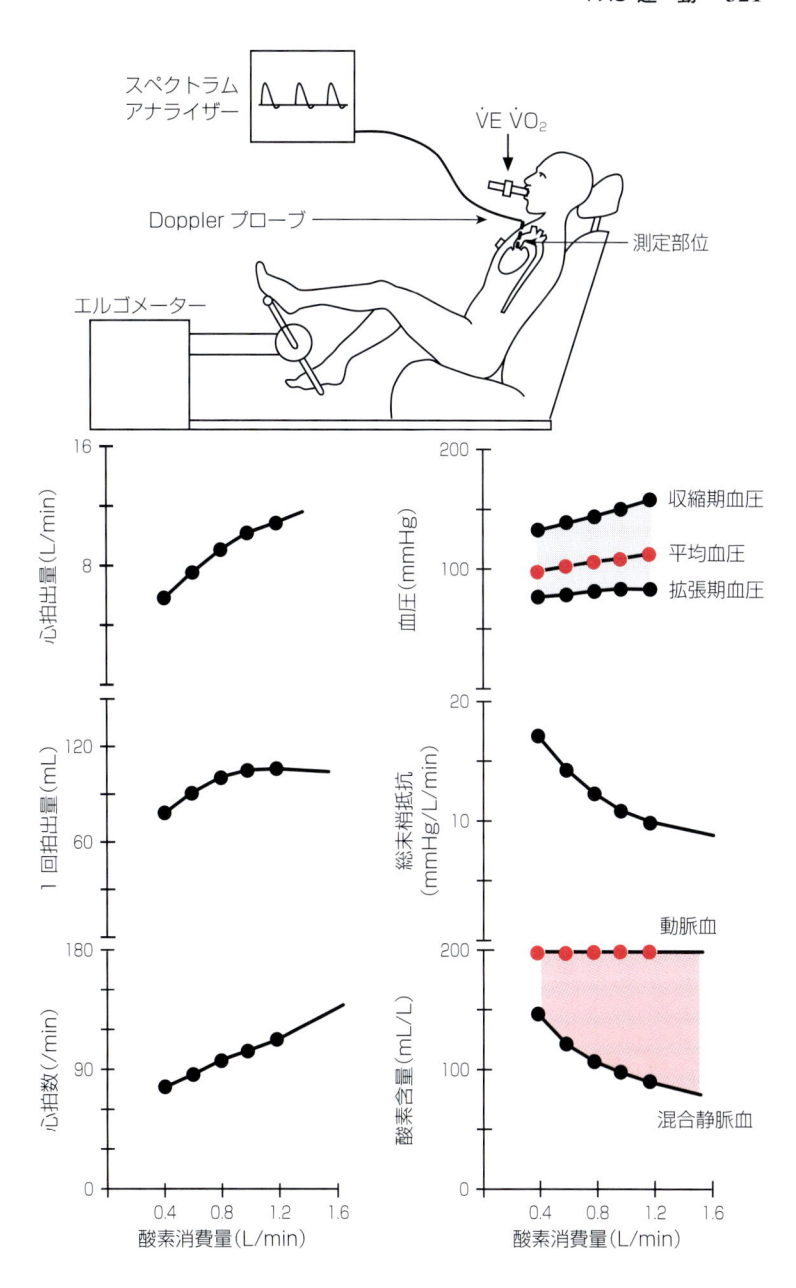

図17.4 運動に対するヒトの心血管系応答。パルスDoppler法（第6章6.3）と呼気ガス分析器を用いて測定。(Adapted from Innes JA, Simon TD, Murphy K, Guz A. Quarterly Journal of Experimental Physiology 1988；73：323-41, by permission)

位に比べ低いため，運動時にはEDV増加とESV減少の両方によって1回拍出量が50〜100％増加する。軽運動時の心拍出量増加は主に1回拍出量増加によるものである（図17.4）。

活動筋の血流量は代謝性血管拡張により増加する

運動時には，活動筋の血流量が増加する（図17.5）。健康な人では，安静時の筋血流量は1 L/min（心拍出量の20％）だが，激しい運動では19 L/min（心拍出量の80％以上）にまで増加する。しかし，激しい運動においても活動度の低い筋肉（例えば，ランニング中の腕の筋肉）があるので，最も活動している筋肉の血流量は安静時の40倍程度にまで増加する。この血流量の増加は，主に活動筋の抵抗血管（細動脈や終末動脈）の拡張によってもたらされる。血管抵抗の減少によって，活動筋への酸素やグルコースの供給量が増加するだけでなく，心拍出量の増加も可能になる。これは，末梢抵抗の減少を伴わずに心拍出量が増加すると極度に血圧が上昇してしまい，心拍出量増加が制限されるためである（第6章6.9 後負荷の記述参照）。

活動筋の血流量増加は，主に代謝性血管拡張 metabolic vasodilationによる。立位での運動時には，下肢の筋ポンプによって活動筋の血流量増加が促進される（図15.8）。抵抗血管の代謝性拡張により血流量が増加するのと同時に，今まで閉じていた毛細血管が開く（毛細血管リクルート capillary recruitment）。毛細血管リクルートが生じると，筋と接する血管表面積の増加および血管-活動筋細胞間の距離の減少によって，ガスや栄養素の拡散効率が増加する（図10.14）。酸素とグルコースの供給増加およびその運搬につ

表 17.1　5人の大学生と6人のオリンピック選手における最大運動時の心血管系と肺の機能[a]

	対照	トレーニングしている学生 ベッド上安静後	トレーニング後	オリンピック選手
最大酸素摂取量($\dot{V}O_{2max}$)(L/min)	3.30	2.43	3.91	5.38[b]
最大換気量(L/min)	191.0	201.0	197.0	219.0
肺における酸素の輸送効率(mL/min/mmHg)	96.0	83.0	86.0	95.0
動脈血酸素含量(mL O_2/100 mL 血液)	21.9	20.5	20.8	22.4
最大心拍出量(L/min)	20.0	14.8	22.8	30.4[b]
最大1回拍出量(mL)	104.0	74.0	120.0	167.0[b]
最大心拍数(/min)	192.0	197.0	190.0	182.0
最大動静脈酸素含量較差(mL O_2/100 mL 血液)	16.2	16.5	17.1	18.0

[a] 年齢, 身長, 体重は同等。
[b] トレーニングしている学生と有意差あり, $p<0.05$。
(After Blomqvist CG, Saltin B. Annual Review of Physiology 1983；45：169-89)

表 17.2　健常者と多枝冠動脈狭窄患者における立位での最大下自転車運動時の心室容積

	健常者 安静時	運動時	冠動脈疾患患者 安静時	運動時
心拍出量(L/min)	6.0	17.5	5.7	11.3
心拍数(/min)	81	170	75	119
1回拍出量(mL)[a]	76	102	76	96
拡張末期容積(mL)[a]	116	128	138	216
収縮末期容積(mL)[a]	40	26	62	120
駆出率[a]	0.66	0.8	0.6	0.46

[a] 左室径は核医学血管造影法にて測定。
(After Rerych SK, Scholz PM, Newman GE et al. Annals of Surgery 1978；187：449-58)

表 17.3　8人の健常者における仰臥位と立位での運動による心血管系の変化

	1回拍出量(mL)	心拍数(/min)	心拍出量(L/min)
仰臥位			
安静時	111	60	6.4
運動時	112	91	9.7
立位			
安静時	76	76	5.6
運動時	92	95	8.4

最大酸素摂取量($\dot{V}O_{2max}$)の30％の自転車運動に対する心血管系の応答。1回拍出量は大動脈 Doppler 計測法にて測定。
(After Loeppky JA, Green ER, Hoekenga DE et al. Journal of Applied Physiology 1981；50：1173-82)

いては，第10章10.10と10.11に詳しく述べている。

代謝性充血 metabolic hyperemia では，血流量が増加するだけでなく，毛細血管圧も上昇する（図11.4）。これに加え活動筋領域の間質液浸透圧の増加によって，毛細血管を介する濾過量が増加する。その結果，血漿量は減少する。特に，長時間の激しい運動では600 mL程度の血漿量が減少する（第11章11.9）。また，これに伴う血液濃縮により，血液の酸素運搬能がいくぶん増加する。この酸素運搬能増加は，Bohr シフト（酸素解離曲線の右方シフト：pH低下や体温上昇），肺胞毛細血管の血液通過時間の短縮，シャントによって生じる動脈血酸素飽和度の低下を緩衝する（図15.7）[訳注1]。このため，運動選手でない人が行う持続的な激しい運動では，運動選手にみられる動脈血酸素含量の低下はほとんど起こらない。

上記のように活動筋における血管拡張は，外部からの自動調節ではなく，内在性の代謝調節によって引き起こされる。心因性のストレスが存在する場合（例えばレースのスタート時）には驚愕反応が生じ，これによるフィードフォワード feedforward 調節によって，運動開始前に自動調節による心拍数増加や筋の血管拡張が起こる（図14.7）。

運動中には他の臓器の血流も変化する：再配分という誤解

運動時には，筋以外の組織への血流も変化する。つまり，活動度が高い部位の血流量は増加し，活動度が低い部位の血流量は減少する（図17.5）。

- 心仕事量が増加すると，局所の代謝性血管拡張により冠血流量が増加する（図15.4）。
- 呼吸仕事量の増加に応じて，呼吸筋の血流量が増加する。激しい運動時の呼吸筋血流量は，心拍出量の16％にも達する。
- 皮膚には，2つの異なった作用が働く。運動開始時は，皮膚血管は収縮している。しかし，核心温の上昇により体温調節系が働き，皮膚血管は拡張する（図15.10a，b）。このため，さらなる心拍出量の増加が求められる。一方で，皮膚静脈の拡張によって心室充満圧が減少するので，長時間の激しい運動では1回拍出量が減少する。この減少を補うには，さらに心拍数を増加させる必要がある。

訳注1：Bohr シフトが生じると，動脈血酸素飽和度はわずかに低下するが，低酸素分圧領域での酸素解離が促進されるため，酸素供給能は増大する。

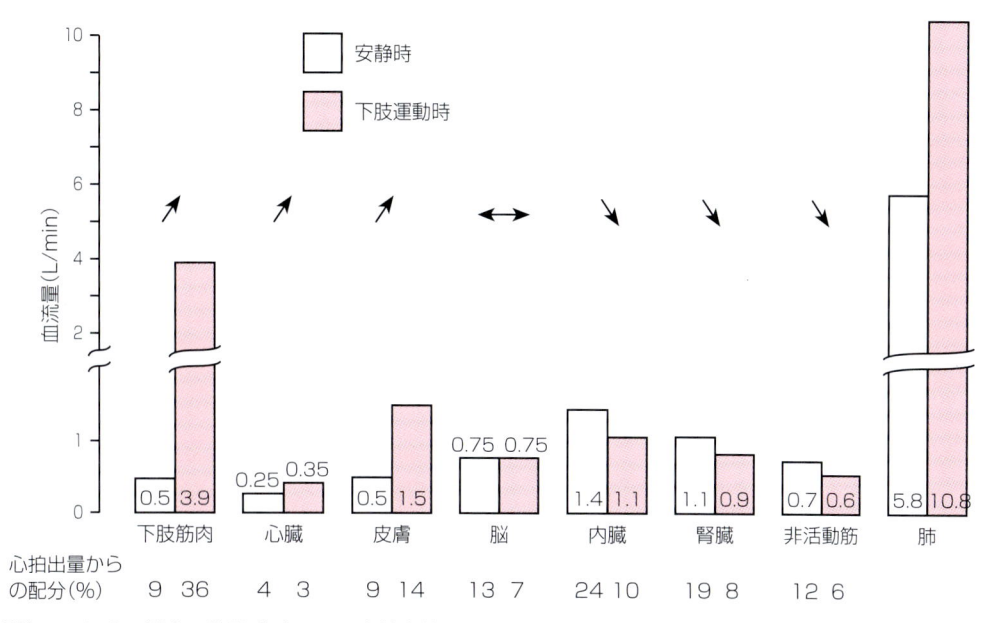

図17.5 室温環境下における軽度下肢運動時のヒト心拍出量の再分配。グラフ中の数字は血流量(L/min)を示す。(Based in part on data from Wade OL, Bishop JM. Cardiac Output and Regional Blood Flow. Oxford：Blackwell, 1962, with permission from Wiley-Blackwell)

● 運動時には交感神経活動亢進によって，腹部内臓や腎臓，活動していない筋肉の血管床が収縮する。これは，セントラルコマンド，筋機械受容器，動脈化学受容器を介して圧受容器反射がリセットされるためである。例えば，下肢の運動では前腕の血管抵抗が増加する。活動していない組織の血管床の収縮は血圧を維持するうえで重要である。激しい運動時にそれらの組織の血管収縮が起こらなければ，活動筋，心筋，皮膚の血管拡張により血圧が12〜40 mmHg低下することになる。また，活動筋においても交感神経活動亢進により過度の代謝性血管拡張が抑えられる。これらの機構により，血圧は維持される。

教科書にはしばしば，「非活動組織の血管収縮により生じた血流減少分を，活動組織へ再配分して血流を増加させる」と書かれているが，図17.5を見ると，非活動筋での血流量減少の合計(0.6 L/min)は活動筋の血流量増加の12〜13％にしかならない。運動における交感神経性血管収縮の意義は，血流を再配分することではなく，血圧を維持するために総末梢抵抗を調節することにある。

動的運動よりも静的運動のほうが血圧は大きく上昇する

通常，運動時には平均血圧が上昇する。血圧上昇の程度は，運動強度(図17.4)，運動持続時間，活動筋量，そして特に動的運動か静的運動かの違いによって決まる(図17.6)。

動的運動 dynamic exercise とは，比較的小さな負荷で筋の収縮・伸展を繰り返す運動(等張力性運動 isotonic

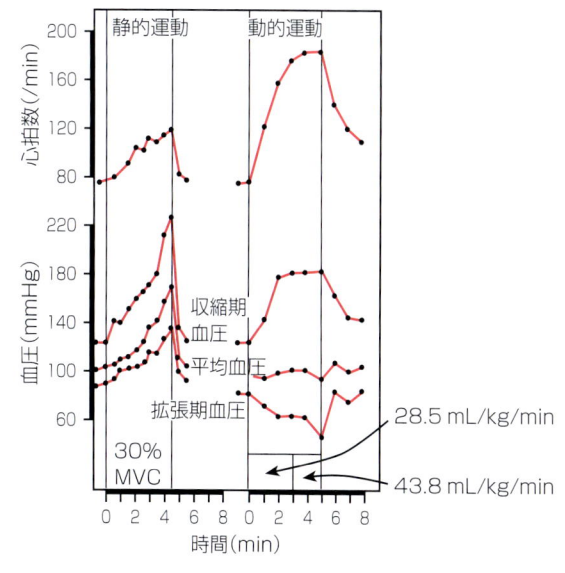

図17.6 静的運動および動的運動が心拍数と血圧に与える影響の比較。静的運動では血圧の上昇が著しい。動的運動では静的運動に比べ，脈圧と心拍数の大きな増加がみられる。矢印の数字は酸素消費量を示す。MVC：最大随意収縮。(From Lind RA, McNicol GW. Canadian Medical Association Journal 1967；96：706)

exercise)を言う。平均血圧の上昇は少なく，これは心拍出量の増加が総末梢抵抗の減少によって緩衝されるからである。通常，動的運動時の血圧上昇は20 mmHg以下であり，平均血圧が120 mmHg以上になることは稀である。心臓からの血液駆出速度および1回拍出量が増加するため，平均血圧の上昇の程度に比べて収縮期血圧と脈圧の上昇が大

きい。実際，収縮期血圧は200 mmHg近くにまで上昇することもある（図17.6）。一方，拡張期血圧の上昇は相対的に小さく，ときに低下することもある。これは，末梢のコンダクタンス増加によって血液の流出量が増加するからである（図17.6右）。運動終了後の約30分間は血圧が6 mmHg程度低下する。この血圧の低下は，血管コンダクタンスの増加が遷延することと，圧受容器反射が一時的に低値にリセットされることによるものである。

持続的なハンドグリップ運動のような静的運動 static exercise では，動的運動に比べ，より大きな血圧上昇がみられる（図17.6左）。例えば，2～3分間20 kgのスーツケースをもつ場合，拡張期血圧が30 mmHg上昇する。これは主に総末梢抵抗の増加によるものである。等尺性収縮の場合には活動筋内の血管が圧迫されるため筋血管抵抗の減少が抑えられ，さらに血流が不足することから筋肉の代謝性反射，つまり運動昇圧反射が生じる（第16章16.6）。このような血圧（すなわち後負荷）上昇により左室仕事量が増加するため，虚血性心疾患患者に等尺性運動を行わせてはならない。

抵抗運動 resistive exercise は静的運動と高負荷の動的運動が組み合わさったもので，その例として重量挙げがある。若年成人の最大抵抗運動では，血圧がなんと350/250 mmHgまで上昇したという報告がある。このような著しい血圧上昇は，Valsalva第1相（胸腔内圧の上昇による大動脈の圧迫），運動昇圧反射，筋内血管圧迫の結果である。幸いなことに，血圧上昇に伴って起こる脳脊髄液圧の上昇は，抵抗運動時の脳血管保護に役立つ。しかし，抵抗運動もまた虚血性心疾患患者には行わせてはならない。

運動時には肺動脈圧も上昇する（図15.17）。肺循環では運動時の血管拡張が起こらないため，肺動脈圧の上昇率は体循環血圧の上昇率よりも大きい（表15.1）。

血中カテコールアミンは移植された心臓の運動に対する応答に寄与する

正常では，運動時の心拍出量増加は主に自律神経によって調節されている。しかしながら，動物やヒトの除神経された移植後心臓においても，代理調節機構 redundancy of control mechanism により運動時の心拍出量増加がみられる。これは主に，血中カテコールアミンや骨格筋の筋ポンプ作用によるものである。

血中カテコールアミンの関与は，心臓を除神経されたドッグレース用のグレイハウンドで明らかにされている。このような動物でも，程度は少なく反応も遅れるが，運動による心拍数増加がみられる（図17.7）。この心拍数増加は血漿中のアドレナリンやノルアドレナリンによって引き起こされるもので，除神経されたグレイハウンドが走るスピードは正常なグレイハウンドに比べ約5%低下するだけである。しかし，β遮断薬によってカテコールアミンの作用を遮断すると運動時の心拍増加はみられなくなり，グレイハウンドのスピードは劇的に落ち，すぐに疲れ果ててしまう（図17.7b）。ヒトが激しい運動をするときには，主に血管に分布する交感神経末端からの放出により，血漿ノルアドレナリン濃度がおよそ1 nMから10～20 nMに増加する。一方，血漿アドレナリン濃度は，軽度～中等度の運動ではほとんど変化しないが（0.2 nM），激しい運動では副腎からの分泌により2～5 nMにまで増加する。カテコールアミンによる陽性変力作用のほうが，運動で生じる高カリウム血症（最大8 mM）や乳酸アシドーシス（血漿のpHが6.9まで低下）による陰性変力作用よりも大きい。

心臓移植患者にとっては，運動時の筋ポンプ作用も重要である。起立運動時には筋ポンプ作用によって静脈還流量が増加して心室充満圧が上昇するため，Frank-Starling機構により1回拍出量が増加する。生体がこのようなバックアップ機構を有することについて，呼吸生理学者 Julius H. Comroe は普遍的な原理であると述べている——「その

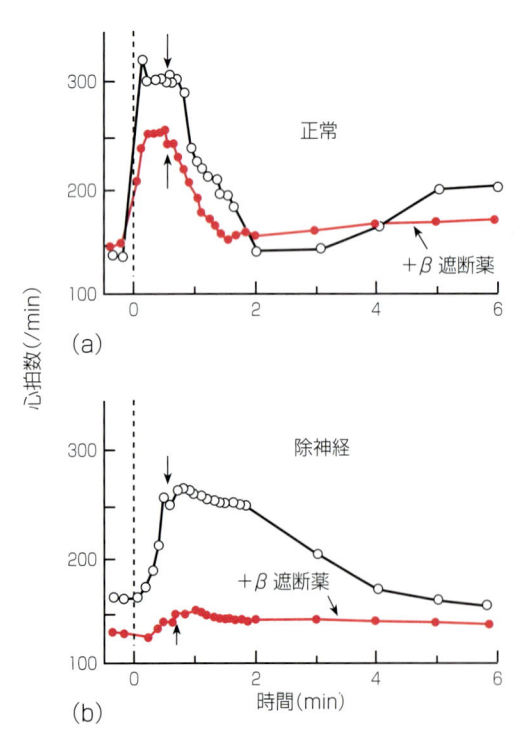

図17.7 テレメトリー装置を用いて測定したレース中のグレイハウンドの心拍数。a：心臓神経が正常，b：心臓神経除神経。赤い曲線はプロプラノロール（β遮断薬）を投与したときのデータである。除神経したイヌの心拍数応答は血中カテコールアミンに依存していることがわかる。矢印は500 m通過時点。(From Donald DE, Ferguson DA, Milburn SE. Effect of beta-adrenergic receptor blockade on racing performance of greyhounds with normal and with denervated hearts. Circulation Research 1968；22：127-33, by permission)

作用が必要なものであるなら，身体にはそれを行う方法が2つ以上備わっている」。

運動時に循環調節の口火を切るものは何か？
代謝性血管拡張以外の運動時の心血管応答は，自律神経系を介するものである。しかし，何が脳幹の循環中枢に働きかけ，自律神経活動を変化させるのだろうか？ これには2つの説があり，セントラルコマンド仮説と末梢反射仮説が提唱されている。この両者がともに関与しているようである。

■ セントラルコマンド仮説
セントラルコマンド仮説は1913年にKroghとLindhardにより提唱された。これは，大脳皮質のいくつかの部位（島皮質，前帯状皮質），あるいは視床や基底核の運動関連部位は随意運動の開始に関わっているだけではなく，延髄の循環中枢および呼吸中枢への出力を介して運動時の循環・呼吸機能を調節しているというものである。この仮説を支持する知見がいくつかある。
- 運動開始直後1拍目から心拍数が増加する（図16.13）。これはフィードバック系が働きだすよりも早く，中枢神経のフィードフォワード調節が関与していると考えられる。
- クラーレ毒を用いて神経筋接合部を部分的に遮断した後に随意運動を行おうとすると，著しい頻脈，昇圧，圧受容器反射のリセットが起こる。これは，麻痺した筋肉を動かそうとして大きなセントラルコマンドが生じた結果だと考えられる（図16.7）。

運動開始時の循環応答はセントラルコマンドで説明できるが，安定した状態，すなわち心拍出量と酸素消費量とが比例関係にある典型的な状態は，セントラルコマンドでは説明することができない（図17.4）。後者の連関のためには，仕事量に関して活動筋自体から脳への情報伝達が必要である。

■ 筋運動受容器からの情報が仕事量に応じて心拍出量を変化させる
運動時，III群筋線維の機械受容器およびIV群筋線維の代謝受容器からの入力は心拍数や血圧を増加させる（図16.13，図16.14）。運動開始時に，機械受容器の興奮によって迷走神経の抑制が起こり，心拍数がすぐに増加し始める。次いで，代謝産物が間質に蓄積し，代謝受容器を介してさらなる心拍数増加や血圧上昇を引き起こす（図17.6）。このような応答は運動開始1〜2分間にみられる。

このように運動時には，セントラルコマンドによるフィードフォワード調節と機械受容器や代謝受容器によるフィードバック調節が心臓の応答を決定している。セントラルコマンドや筋機械受容器の興奮は，迷走神経抑制を介して心拍数の増加を引き起こす。その後，筋代謝受容器の興奮により，交感神経活動が亢進し，心拍出量増加や末梢血管収縮が生じる。関節の機械受容器も心拍出量増加にわずかに（おそらく10％程度）関与している。

17.4 トレーニング効果

短距離走や砲丸投げなどの瞬発力を要する運動は，短時間に爆発的に行われるため筋の好気的代謝 *aerobic muscle metabolism* が不要であり，循環器系の能力に依存しない。瞬発力トレーニングでも左室肥大が生じることがあり，これはおそらく強い運動昇圧反射によるものと思われる（下記）。

中距離走のような持久運動は，筋肉の好気的代謝に依存する。そのため，運動能力は肺から筋肉のミトコンドリアに運ばれる最大酸素量に影響される。輸送される最大酸素量は，（i）肺血流による最大酸素摂取量（$\dot{V}O_{2max}$），（ii）筋の血流量，（iii）筋毛細血管からミトコンドリアへの拡散抵抗に依存する。これら3つの要素は持久力トレーニングで向上する。つまり，心拍出量の増加により$\dot{V}O_{2max}$が増加し，骨格筋の動脈や毛細血管を調節することにより，筋血流量やガス交換効率を最適化する。

持久力トレーニングによる最大心拍出量と最大酸素摂取量の増加
$\dot{V}O_{2max}$は最大心拍出量とヘマトクリットによって決定され，持久力トレーニングを行っていない学生では3 L/min程度であるが，持久力トレーニングを行ったオリンピック選手では5 L/min程度にまで増加する（表17.1）。$\dot{V}O_{2max}$の増加は，おもに最大心拍出量の増加によってもたらされる。最大心拍出量は，トレーニングを行っていない人の20 L/min程度に対し，運動選手では30〜36 L/minになる。このように心拍出量が増加すると，赤血球が肺胞を流れる時間が短くなるため，血中ガス濃度が平衡状態に達することができなくなり，動脈血酸素飽和度は90％程度にまで低下する。

面白いことに，ヒトと異なりイヌやウマなど運動能力の高い動物は，運動時に脾臓を収縮させて赤血球を循環器系に送り込む働きがあり，これによってヘマトクリットが増加する。競走馬では，運動時に数Lもの赤血球を心血管系に送り込み，ヘマトクリットが65％（1.5倍）にまで達する。また，ある血統の競走馬は肺に対して心臓が不釣り合いに大きく，肺でのガス交換時間が減少する。そのため，最大運動時には，動脈血酸素飽和度が77％程度にまで減少する。さらに，肺循環血液量の増加によって肺動脈圧が異常に上昇し（120 mmHgに達することもある），激しい

運動中に肺出血を起こすこともある。

持久力トレーニングにより1回拍出量が増加する：遠心性肥大と求心性肥大

■ 持久力トレーニング

大きな心臓をもつ者は長距離レースで勝つことができる！動的な持久力トレーニングは以下の効果をもたらす。
- 心室拡大と1回拍出量増加
- 安静時の心拍数減少（徐脈）
- 5～10%の循環血液量増加と中心静脈圧上昇
- 心筋血管密度の増加

持久力トレーニングによって右室および左室の内腔が拡大する。心筋細胞に新しい筋節が長軸方向に加わり、心筋細胞の幅は変化しないが長さは増加する。この結果、壁厚の変化をほとんど伴わずに、心室が拡大する。このような心室拡大を**遠心性肥大** eccentric hypertrophy という。遠心性肥大は**インスリン様増殖因子** insulin-like growth factor (IGF)のような局所の増殖因子によって引き起こされ、左室心筋重量が20%程度増加する。持久力トレーニングを行ったラットでは、心収縮性も増加する。遠心性肥大には毛細血管や細動脈の数の増加と冠動脈の内径増加を伴う。

持久力トレーニングを行った運動選手では、遠心性心肥大により**安静時の心室拡張末期容積** end-diastolic volume (EDV)が約120 mLから160～220 mLに増加する。また、循環血液量や中心静脈圧も増加する。**安静時の1回拍出量**も70～80 mLから100～125 mLにまで増加するが、安静時心拍数が減少するため（**安静時徐脈**、40～50/min さらには35/min まで低下することもある）、1回拍出量と心拍数の積である**安静時心拍出量は変化しない**。安静時の徐脈は、持続的な迷走神経活動亢進、迷走神経終末部における一酸化窒素（NO）を介したアセチルコリン分泌増加、内在性ペースメーカーの興奮頻度の低下、という3つの要素によって引き起こされる。洞性徐脈は迷走神経活動亢進により増強し、聴診によりIII音、IV音、良性の収縮期機能性雑音が聴取できる。心電図上、安静時の洞性徐脈がみられ、平均血圧はほとんど変化しない。

最大運動における1回拍出量は、持久力トレーニングを行った運動選手の場合、トレーニングを行っていない人に比べ60%も増加する（表17.1）。最大心拍数には差がみられない（180～190/min）が、運動選手は安静時には徐脈であるため、最大運動時の心拍数増加率が大きくなる。例えば、運動選手では40/minから180/minへと4.5倍に増加する（トレーニングを行っていない人では70/minから180/minへと2.6倍にしかならない）。このような適応のため、持久力トレーニングを行った運動選手では左右心室の拍出量が7倍程度にまで増加し、VO_{2max} も増加する（表17.1）。選手によっては、最大心拍出量が35 L/min まで増加したという報告がある。

■ 筋力トレーニング

心室容積の増加は持久力トレーニングでみられる現象である。一方、筋力トレーニング（**等尺性運動** isometric exercise）では一過性の大きな血圧上昇がみられ（図17.6）、左室の内径拡大を伴わない心室壁厚増加が生じる。このような肥大パターンを**求心性肥大** concentric hypertrophy という。運動の種類によっては求心性肥大と遠心性心肥大が混在している（トライアスロンの選手など）。求心性肥大は高血圧患者でもみられる。ストレス（＝張力/壁厚）を緩衝するために、筋節が心筋の走行に平行して複製され、壁厚の増加が生じる。重篤な求心性肥大は不整脈を誘発することがあり、若い運動選手の**突然死** sudden death の原因の半数を占めるとも言われている。求心性肥大に伴う、心筋や心外膜の活動電位の延長、再分極パターンの変化（陰性T波など）、後脱分極による心室性期外収縮が、催不整脈性に働く。

血管の変化により筋血流量が増加しガス交換効率が上昇する

持久力トレーニングによる最大筋血流量と酸素運搬能の増加は、筋肉における動脈径と毛細血管数の増加によってもたらされる。筋内の導管動脈はトレーニングにより拡大し、例えば大腿動脈の断面積は7～9%増加し、血管壁は薄くなる。持久力トレーニングを行ったラットでは、おそらく毛細血管の動脈化により細動脈の密度が2倍に増加する。これらの変化は、トレーニング時の血管内皮のずり応力増加によって生じると考えられている。筋原性応答や代謝性充血などの基礎調節はトレーニングによって変化しない。血管内皮増殖因子によって引き起こされる**毛細血管新生** capillary angiogenesis により、ガス交換の表面積の増加や拡散距離の減少が生じ、これにより、筋線維が肥大してもガス拡散距離は増加しない。さらに、特に毛細血管に近い筋細胞膜下のミトコンドリアやミオグロビン濃度が増加する。

17.5 摂食・消化と腹部内臓循環

腹部内臓循環は、消化管・脾臓・膵臓を栄養する腹腔動脈、上腸間膜動脈、下腸間膜動脈によって構成される（図1.6）。食物が消化管に到達すると**粘膜血流が増加**し、これが1～3時間続く。粘膜血流増加は、局所ホルモン（ガストリン、コレシストキニン）、消化産物（グルコース、脂肪酸）、迷走神経活動などによって始まる。また、膵液分泌に伴って迷走神経性の膵血流増加を生じる（第14章 14.2）。ヒトの場合、このような調節により炭水化物摂取後、内臓血流量

が 1.5 L/min から 2.5 L/min へと増加する。逆に，交感神経活動亢進による内臓血管収縮による血流低下では，血流量は 0.3 L/min にまで減少する。

　食後の内臓血管拡張により心拍数が増加し，心拍出量は食後 30〜60 分で 1 L/min 程度増加する。血流量増加とそれに伴う心活動の増加は炭水化物摂取で最も大きく，虚血性心疾患者では摂取後に**食後狭心症発作** postprandial angina が起こる可能性がある。前腕や下腿など他の臓器の血管床でみられる**反射性血管収縮** reflex vasoconstriction によって，食後の血圧低下が抑制される。糖尿病などの自律神経障害患者や高齢者では，食後の血管収縮反射や心拍数増加が起こらないので，炭水化物やグルコース摂取後に**食後低血圧** postprandial hypotension を生じることがある。

　エタノール ethanol は消化管から迅速に吸収され，皮膚血管拡張（顔面紅潮）や冠動脈の拡張を引き起こす。モルモットの場合，血中濃度 0.2% のエタノール（英国で酒気帯び運転となる血中濃度の 2.5 倍）によって冠動脈血流量は 2 倍に増加する。血管拡張はカプサイシン受容体 capsaicin receptor（TRPV1）作動性の感覚神経終末から放出されるカルシトニン遺伝子関連ペプチド calcitonin gene related peptide（CGRP）によって起こる。毎日の適度なアルコール摂取は冠動脈アテローム性硬化による死亡リスクを減らすが，大量のアルコール摂取は高血圧，アルコール性心筋症，肝硬変を生じる。日本人や中国人の多くに飲酒後の顔面紅潮がみられるが，これは 2 つの肝酵素が原因となっており，1 つはアルコールをアセトアルデヒドに分解する酵素の作用が異常に速いこと，もう 1 つはアセトアルデヒドを分解する酵素の作用が異常に遅いことによる。

17.6　潜水反射

アヒル，アザラシ，クジラのような潜水する動物では，潜水時に驚くべき心血管系の変化が起こる（**潜水反射** diving reflex）。ヒトにも潜水反射は備わっているが，その能力は低い。潜水反射では以下の 3 つの変化が生じる。
- 呼吸停止
- 著しい徐脈
- 末梢血管収縮

　長時間の潜水〔素潜りの真珠貝採り 40〜50 秒，フリーダイビングの選手 2〜3 分，ウェッデルアザラシ ≦70 分，クジラ ≦2 時間（捕食時には短くなる）〕では，酸素消費を節約するように心血管系の応答が変化し，血流と酸素供給が心臓と脳に集中する。アザラシやクジラの驚くべき潜水能力は，血液や筋ミオグロビンに大量の酸素を貯蔵でき（図 17.8 下図），著しい心血管応答と呼吸停止に対する耐性が備わっているためである。長時間潜水後のゼニガタアザラシの動脈血ガス分圧は，PO_2 が 10 mmHg，PCO_2 が 100 mmHg と，ヒトの息こらえの限界点をはるかに上回り，ヒトでは生きてはいられない値となる。

　潜水反射は，眼の周囲や鼻，鼻粘膜などにある三叉神経支配の受容器が冷水によって刺激されることで生じる。首から下の水浸やシュノーケルを装着しての顔面水浸では，潜水反射は起こらない。潜水が続くと呼吸停止時間が長くなるため，動脈化学受容器を介する心血管系応答が強く現れる。

顔面水浸により徐脈を生じる

潜水時のアザラシの心拍数は，迷走神経による洞結節の抑制により 20/min 程度にまで低下する（図 17.8）。ヒトでも，顔面を冷水に浸けると反射性の徐脈が生じる（図 17.9）。実際，このような方法で上室頻拍が停止することがある。この反射は水や異物の気道侵入による突然死にも関与していると考えられている。

末梢血管が収縮することで脳や心臓への血流が確保される

水棲哺乳類と同様に，ヒトでも顔面水浸によって皮膚や骨格筋の血管が収縮する（図 17.9 上図）。水棲哺乳類では交感神経を介して腹部内臓・腎臓・骨格筋の血管が収縮する。この血管収縮は代謝性血管拡張を示す動脈よりも上流の動脈で起こるため，下流の血流は増加せず代謝性充血を生じない。末梢血管が収縮するため，徐脈になっても血圧が維持され，心拍出量の多くが心臓や脳へと流れる。潜水時に活動している骨格筋に蓄積された乳酸により，再浮上時には速やかに血管が拡張する。

17.7　加　齢

加齢に伴って動脈壁構造の変化，血圧上昇（特に収縮期血圧），圧受容器反射の調節力低下，運動時の心機能低下がみられる。これらの変化は加齢によるものであって，アテローム性動脈硬化が原因ではない。

弾性動脈の中膜が硬化する（動脈硬化）

加齢に伴い，弾性動脈の中膜のびまん性変化により血管の弾性が低下する。長年にわたる伸展（ずり応力）による損傷のため，弾性板（図 1.11）は薄くなり，断片化して無秩序な並びになる。弾性板が広範にわたり断片化することで動脈壁は脆弱化し，**構造的な血管拡張**が起こる。例えば大動脈は 40〜70 歳の間に 50% 程度拡張する。エラスチンの断片化や壁の伸展によって，血管のストレスはコラーゲン線維にまで及ぶ。エラスチンよりも固いコラーゲンの比率が増加すると，血管は拡張するとともに壁が硬くなる（図 18.7）。中膜へのカルシウム沈着や内膜過形成も起こる。このよう

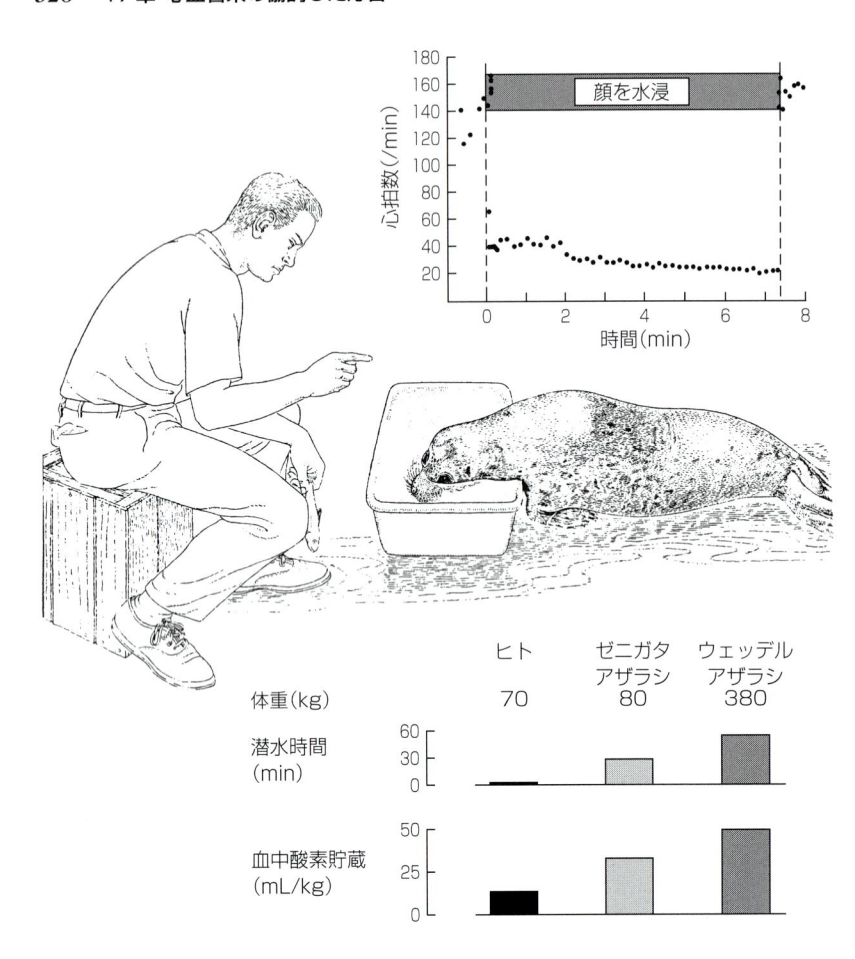

図17.8 潜水に対するアザラシの生理学的反応。上のグラフは，自発的に顔を水に浸けるように訓練されたアザラシの心拍数応答。（多数の文献より）

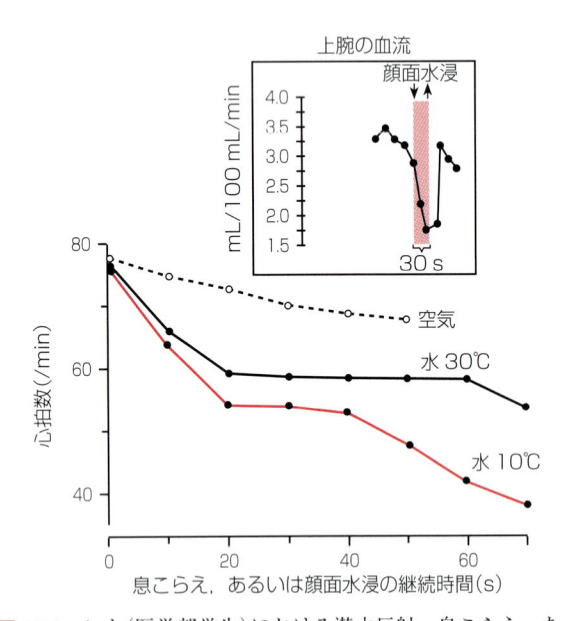

図17.9 ヒト（医学部学生）における潜水反射。息こらえ，あるいは顔面水浸に対する徐脈応答を示す。心拍数<40/minとなった時点で実験を中止した。囲みのグラフは上腕の血管収縮のデータ。(Courtesy of JR Henderson, unpublished). (Inset from Heistad DD, Abboud FM, Eckstein JW. Journal of Applied Physiology 1968；25：542-49, with permission from the American Physiological Society）

な血管変性は動脈硬化 arteriosclerosis と呼ばれる。硬化 sclerosis とは線維が硬くなることを意味し，一般的に「動脈が硬くなる」と表現される。動脈硬化は主に弾性血管に起こり，脈圧や心仕事量の増加を引き起こすため，心血管系の加齢変化を考えるうえで重要である（下記）。

動脈硬化とアテローム性動脈硬化は同じものではない

動脈硬化は，生化学的にも病理学的にも，アテローム性動脈硬化とは異なる（第9章9.9）。紛らわしいことに，アテローム atheroma（粥腫）はしばしばアテローム性動脈硬化 atherosclerosis（軟らかい粥のような硬化）という矛盾を含んだ名称で呼ばれ，さらには動脈硬化 arteriosclerosis と呼ばれることすらある。このような場合，その著者が本当はどのような病理学的所見を指しているのをよく考える必要がある。両者には次のような違いがある（表17.4）。分布（動脈硬化はびまん性 vs アテローム性はプラークを形成），部位（中膜 vs 内膜），生化学的変化（エラスチンの断片化 vs 内膜下のコレステロール沈着），血管径への影響（血管が拡張 vs 血管内腔の狭小化），心血管系への影響（脈圧の増加 vs 下流域の虚血），疫学（加齢によりすべての人種に発症 vs 欧米スタイルの食事と関連）。

表 17.4　動脈硬化とアテローム性動脈硬化の違い

	加齢による動脈硬化	アテローム性動脈硬化
疫学	すべての人種	欧米スタイルの生活様式や食事と関連
動脈に沿った分布	びまん性	局所的
主に影響を受ける層	中膜	内膜
重要な生化学的変化	エラスチンの断片化	コレステロールプラーク
内腔への影響	拡張	狭窄
血流への影響	なし	減少
病態生理学的影響	収縮期血圧の上昇 心室酸素消費量の増加	下流組織の虚血

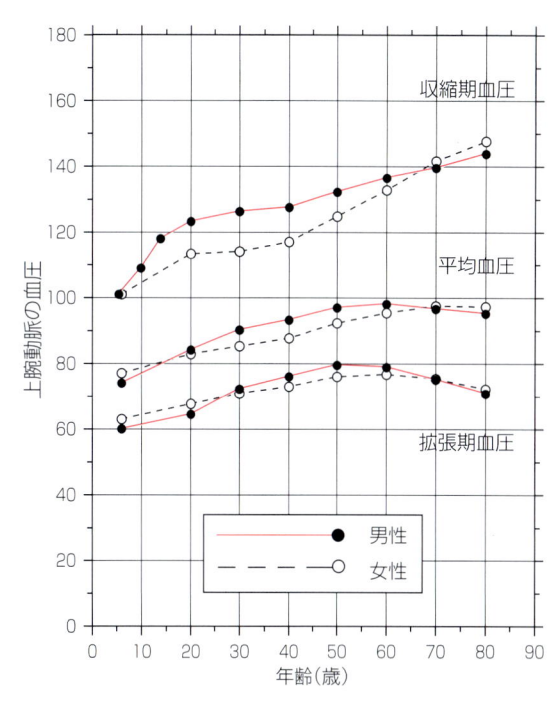

図 17.10　英国人の上腕動脈で測定した加齢に伴う血圧の変化。オーストラリアや米国の最近の調査でも，1936 年のサウスウェールズでの調査結果と同じ傾向がみられた。カフ圧自動記録装置を用いて血圧測定した（第 8 章 8.5）。(Public data from Department of Health National Statistics. Health Survey for England 2003, Vol 2 Risk Factors for Cardiovascular Disease)

血圧は加齢とともに上昇する

加齢による血圧変化は洋の東西を問わず同じように起こり，20 世紀初頭から今日にかけてほとんど変化していない。2003 年の英国の保健統計を基に作成した図 17.10 は，本書第 2 版で使用した 1963 年のデータとほぼ同じパターンを示している。

平均血圧は総末梢抵抗の増加により，加齢とともに緩やかに上昇する（図 17.10）。神経活動記録や，α 遮断薬（フェントラミン）投与に対する血管拡張応答が大きいことから，交感神経活動亢進が関与していると考えられる。

加齢による収縮期血圧の上昇は，平均血圧の上昇に比べ大きい。これは，動脈硬化によって弾性血管のコンプライアンスが低下するからである。日常の血圧測定に用いられる上腕動脈での測定では，幼児期から 20 歳にかけて収縮期血圧が急激に上昇し，それから 30〜40 歳までは安定化し，その後再び上昇する。20〜40 歳の上腕動脈の収縮期血圧の安定化は，末梢での血圧増幅が加齢とともに徐々に減少するからである（図 8.11）。大動脈の収縮期血圧も上昇するため，加齢とともに心筋にかかる後負荷が増加していく。

冠血流（図 15.5）に重要な役割をもつ拡張期血圧は，60 歳を超えると低下し始める。

収縮期血圧は動脈コンプライアンス減少と速い反射波により上昇する

加齢に伴って生じる収縮期血圧と脈圧の増加には，動脈硬化の 2 つの機械的影響が関与している。

1. 脈圧は 1 回拍出量を動脈コンプライアンスで除したものに比例する（第 7 章 7.4）。動脈硬化により動脈コンプライアンスが低下するので，脈圧が増大する。血管の老化が進行しやすい高血圧患者でも同様のことが起こる（図 18.7）。
2. 脈波の伝播速度は動脈壁の硬さに依存する。最も硬くなる大動脈では，脈波の伝播速度が加齢により 2 倍以上になる（25 歳の 4 m/s から 70 歳の 10 m/s へ）。脈波伝播速度が速くなると，反射波が後期収縮期に戻ってくるため，収縮後期の血圧がさらに上昇する（図 8.10）。これにより，30 歳に比べて 60 歳では収縮期血圧が 25 mmHg 程度上昇すると言われている。

収縮期血圧の上昇により左室機能が低下する

大動脈の収縮期血圧は左室収縮期の後負荷を決定するため，心機能に影響を与える（図 6.2，図 6.15）。さらに，心仕事量が増加することにより心筋の酸素需要量が増加する。したがって，高齢者では動脈硬化により心不全のリスクが高まる。心血管系疾患の重症度は，拡張期血圧よりも収縮期血圧に関連しており，収縮期高血圧を治療することで心血管疾患の発症率は低下する。

運動時の心予備能と骨格筋血流増加は加齢により低下する

心筋の線維化にもかかわらず，加齢によって安静時の心拍数や 1 回拍出量はほとんど変化しない。線維化によって心

室壁が硬化すると，心筋弛緩が遅延して急速流入が障害される（拡張不全）。また，上記の理由で心筋の酸素需要は増加する。このような加齢による影響が深刻になるのは，身体運動のように心血管系への負荷が増すときである。運動時の心拍出量や筋血流量の増加は加齢によって減少し，その結果，$\dot{V}O_{2max}$ や運動耐容能が低下する。

■ 運動時最大心拍数の減少

加齢によって運動時の最大心拍数は減少する。最大心拍数の目安は［220/min－年齢］と言われている。最大心拍数の減少は，洞結節の β_1 受容体の感受性低下によるものである（下記）。圧受容器反射に対する心臓の応答性も低下する。

■ 運動時最大1回拍出量の減少

運動時には収縮性が増加することにより ESV が減少して駆出率が増加するが，この能力は加齢とともに低下する。しかし，歳をとっても運動時の1回拍出量が増加することがある。これは，EDV の増加によるものであり（Frank-Starling 機構），収縮性が増加して ESV が減少するためではない。最大心拍数と駆出率の減少は，いずれも主に β 受容体の感受性低下によるものである。交感神経活動やカテコールアミン放出が十分であっても，β_1 受容体を介する cAMP の増加が起こりにくくなる（G_s 蛋白との共役減少）。さらに，心筋細胞の核の数を算定した研究から毎年何百万もの心筋細胞が減少することが明らかにされている。これに対して，残りの心筋細胞は代償性に肥大する。

■ 骨格筋血流の減少

骨格筋内の微小血管密度は加齢によっても低下しないようである。しかし，同程度の運動負荷に対する下肢筋血流の増加の程度は，若い人に比べ高齢者で 20% 程度少ない。

この原因として，高齢者では交感神経性血管収縮が 2～3 倍増加していること，血管内皮の NO 濃度（導管血管のずり応力依存性血管拡張）が低下していること，などが挙げられる。また少なくとも高齢マウスでは，運動時の栄養血管拡張障害も認められる。

17.8 睡眠と驚愕反応

睡眠 睡眠中は代謝量と酸素消費量が減少する。これに伴って，心血管系や呼吸器系に特徴的な変化がみられる。
- 心拍数と心拍出量の減少
- 血圧低下（例えば 80/50 mmHg，図 8.13）
- 腹部内臓血管の拡張
- 換気量減少

入眠直後の non-REM（*non-rapid eye movement*）睡眠期には心拍数減少による血圧低下がみられる。その後の REM 睡眠期には，腹部内臓の血管が拡張して血圧はさらに低下する。しかし，血圧が低下するにもかかわらず，脳の多くの部位では血流が増加する。

驚愕反応 いつもと違う環境や恐れを感じるような環境に置かれると，驚愕反応が起こる。これにより，睡眠時とは反対の心血管系・呼吸器系の応答を示す。
- 心拍数増加
- 血圧上昇
- 腹部内臓・腎臓・皮膚の血管収縮
- 筋血管の拡張
- 換気量増加

驚愕反応は，危険に対してすぐに動けるように準備するための応答であり，中枢神経系の反応である（詳しくは第 16 章 16.8 参照）。

要 約

体位（起立）
- 起立時には，重力による静水圧差増加により下半身の静脈が拡張する。これにより，500 mL 程度の血液が胸部から下肢へ移動し貯留する。心室充満圧減少により1回拍出量と脈圧が 30～40% 減少する（Frank-Starling 機構）。このため，暖かい環境で静脈が拡張している状態では，平均血圧が一時的に低下し，起立性低血圧やめまいをきたすことがある。
- 脈圧と頸動脈洞平均血圧が低下すると，動脈圧受容器反射が減少する。圧受容器反射は，末梢血管収縮，腹部内臓静脈の収縮，15～20/min の心拍数増加を引き起こすことで，平均血圧を一定に保つ。
- 長時間の起立により下肢毛細血管から間質への濾過量が増加し，血漿量が 12% 程度減少する。これにより反射性にバソプレッシン分泌や RAAS が亢進し，塩分と水の排泄量が減少する。

Valsalva 手技
- 声門を閉じて呼気努力する（いきむ）ことで胸腔内圧が上昇し，胸部大動脈が機械的に圧迫されて血圧が上昇する（第1相）。
- 静脈還流量の減少により1回拍出量と血圧が低下する。血圧低下は圧受容器反射を介して心拍数と末梢抵抗を

- 増加させ，これにより血圧が保たれる（第2相）。
- 正常呼吸に戻すと，胸腔内圧と血圧は速やかに低下する（第3相）。
- 末梢の静脈に貯留していた血液が一気に心臓へ戻ってくるため，1回拍出量が増加する（Frank-Starling機構）。この結果，脈圧が増加して圧受容器を刺激し，心拍数が減少する（第4相）。このValsalva手技は，自律神経機能検査として臨床で用いられている。

運動

- **代謝性充血**，**毛細血管リクルート**，**拡散勾配増加**により，活動筋への酸素とグルコースの供給速度が増加する。活動筋の血流量増加は主に代謝性血管拡張によるものであり，立位運動時には筋ポンプ作用による静脈還流量増加も寄与する。血流量増加にかかわらず，血圧上昇はわずかである。
- **心拍出量増加**によって活動筋への血流量が増加し，また肺胞でのガス交換効率も上昇する（Fickの原理）。心拍出量は筋肉の酸素消費量に比例して増加し，トレーニングをしていない学生でも約4倍（20 L/min）に増加する。混合静脈血の酸素含量減少により，肺胞での酸素取り込み量はさらに（12〜13倍に）増加する（Fickの原理）。
- 運動開始時の迷走神経活動減少とそれに続く交感神経活動亢進により**心拍数が増加**する（最大180〜190/min）。立位で動的運動を行うと**1回拍出量**が増加するが，仰臥位での運動ではそれほど増加しない。1回拍出量増加のうち50〜100％は，心室拡張末期容積の増加（筋ポンプと末梢血管収縮による心室充満圧増加）と収縮末期容積の減少（交感神経活動亢進による収縮力増強）によるものである。
- 心血管応答を調節する自律神経活動は，前脳からの**セントラルコマンド**（フィードフォワード）と，**筋肉の機械受容器および代謝受容器を介する昇圧反射**（フィードバック）によって調節されている。
- 非活動組織（腹部内臓，腎臓，非活動筋）では**交感神経性血管収縮**が起こり，活動組織（四肢の筋肉，呼吸筋，心筋，また後に熱放散時の皮膚）の血管拡張による血圧低下に対して代償的に働く。激しい動的運動では圧受容器反射がリセットされ，平均血圧は20％程度上昇する。静的（等尺性）運動では，筋肉の代謝性反射亢進により血圧が著しく上昇するので，虚血性心疾患患者に等尺性の抵抗運動を行わせてはならない。

トレーニング効果

- トレーニングによる心血管系のパフォーマンス向上は，短時間の瞬発運動よりも動的持久運動に有利に働く。
- 持久力トレーニングにより，筋節が長軸方向に増加して心室容積が増加する。これにより，安静時および運動時の心室拡張末期容積と1回拍出量が増加する。
- 迷走神経活動亢進による心拍数減少（40〜50/min）のため，安静時の1回拍出量増加が緩衝され，安静時の心拍出量は変化しない。運動時最大心拍数は180〜190/minにまで増加するので，心拍数は4倍程度に増加する（トレーニングしていない人では2.5倍）。運動選手の運動時心拍出量は30〜35 L/minにまで増加することもある。
- 持久力トレーニングでは，筋肉や心筋の動脈変化や毛細血管新生により，局所の最大血流量や物質の交換効率が増加する。

摂食・消化と腹部内臓循環

- 粘膜血流量増加は炭水化物摂取後に最も大きく，高脂肪食摂取時には血流量増加の持続時間が長い。粘膜血流量増加は，消化産物，局所ホルモン（ガストリン，血管作動性腸ポリペプチド），迷走神経活動によって引き起こされる。
- 最大1 L/minにも及ぶ粘膜血流量増加には心拍出量増加が必須である。さらに四肢の血管が収縮することにより血圧が上昇する。自律神経障害者や高齢者などで四肢の血管収縮が起こらない場合には，食後低血圧をきたすことがある。

潜水反射

- 冷水によって顔面や鼻粘膜領域の三叉神経求心路が刺激されると，心拍数減少，末梢血管収縮，呼吸停止が起こる。
- 呼吸停止が持続すると，動脈化学受容器反射により心拍数減少と血管収縮が強まる。
- 脳や心臓で有効に酸素を利用できるように，心血管系の調節が起こる。ヒトは2〜3分間しか潜水できないが，クジラは最大2時間まで潜水することができる。

加齢

- 加齢に伴い弾性動脈では動脈硬化が進展し，中膜のエラスチン断片化や線維化（コラーゲン沈着）が起こる。コンプライアンス減少（硬化）や反射波が早期に戻ることで収縮期血圧が上昇し，心仕事量が増加する。
- 交感神経活動亢進による総末梢抵抗増加のため平均血圧も上昇する。
- 運動時の心予備能が低下する。心筋細胞内cAMP産生減少により$β_1$受容体の応答性が低下し，最大心拍数や駆出率増加は抑制される。これを代償するため，主に拡張末期容積増加によって1回拍出量が増加する。
- 交感神経活動亢進による血管収縮と血管内皮のNO産生低下により，骨格筋の最大血流量が減少する。

> **睡眠と驚愕反応**
> - 睡眠時には，心拍数減少，心拍出量減少，血圧低下，腹部内臓血管拡張，換気量減少がみられる。
> - 驚愕反応時には睡眠時とは逆の応答がみられる。すなわち，心拍数増加，血圧上昇，腹部内臓・腎臓・皮膚の血管収縮，筋血管拡張，換気量増加がみられる。

参考文献

■ 総説と書籍

体位（起立）

Huisman HW, Pretorius PJ, Van Rooyen JM et al. Haemodynamic changes in the cardiovascular system during the early phases of orthostasis. Acta Physiologica Scandinavica 1999；166：145-9.

Jacob G, Ertl AC, Shannon JR, Furlan R, Robertson RM, Robertson D. Effect of standing on neurohumoral responses and plasma volume in healthy subjects. Journal of Applied Physiology 1998；84：914-21.

Smit AAJ, Halliwill JR, Low PA, Wieling W. Pathophysiological basis of orthostatic hypotension in autonomic failure. Journal of Physiology 1999；519：1-10.

Wieling W, Halliwill JR, Karemaker JM. Orthostatic intolerance after space flight (Perspective). Journal of Physiology 2000；538：1.

Valsalva手技

Smith ML, Beightol LA, Fritsch-Yelle JM, Ellenbogen KA, Porter TR, Eckberg DL. Valsalva's maneuver revisited：a quantitative method yielding insight into human autonomic control. American Journal of Physiology 1996；271：H1240-9.

運動，トレーニング効果とストレス

Coote JH, Bothams VF. Cardiac vagal control before, during and after exercise. Experimental Physiology 2001；86：811-15.

Fletcher GF (ed.). Cardiovascular Response to Exercise. American Heart Association Monograph. New York：Futura, 1994.

Hart G. Exercise-induced cardiac hypertrophy：A substrate for sudden death in athletes? Experimental Physiology 2003；88：639-44.

Jones JH, Linstedt SL. Limits to maximal performance. Annual Reviews of Physiology 1993；55：547-69.

Rowell LB, Shepherd JT (eds). Exercise：Regulation and integration of multiple systems. Handbook of Physiology, Section 12. New York：Oxford University Press, 1996.

Williamson JW, Fadel PJ, Mitchell JH. (2006) New insights into central cardiovascular control during exercise in humans：A central command update. Experimental Physiology 2006；91：51-58.

摂食・消化と腹部内臓循環

Kearney MT, Cowley AJ, MacDonald IA. The cardiovascular responses to feeding in man. Experimental Physiology 1995；80：683-700.

潜水反射

Butler PJ, Jones DR. Physiology of diving of birds and mammals. Physiological Reviews 1997；77：837-99.

de Burgh Daly M. Peripheral Arterial Chemoreceptors and Respiration-Cardiovascular Integration. Oxford：Clarendon Press, 1997.

加齢

Fleg JL. Effects of aging on the cardiovascular response to exercise. In：Fletcher GF (ed.). Cardiovascular Response to Exercise. New York：Futura, 1994；387-404.

Folkow B, Svanborg A. Physiology of cardiovascular aging. Physiological Reviews 1993；73：725-45.

Nichols WW, O'Rourke MF. McDonald's Blood Flow in Arteries, 5th edn. London：Arnold, 2005.

Olivertti G, Meissari M, Capasso JM, Anvers P. Cardiomyopathy of the aging human heart. Circulation Research 1991；68：1560-8.

Payne GW, Bearden SE. The microcirculation of skeletal muscle in aging. Microcirculation 2006；13：275-7. (Many related articles in same volume).

睡眠

Franzini C, Zoccoli G, Cianci T, Lenzi P. Sleep-dependent changes in regional circulations. News in Physiological Sciences 1996；11：274-80.

Marshall JM. Cardiovascular changes associated with sleep. In：Jordan D and Marshall (eds). Cardiovascular Regulation. Londn：Portland Press, 1995：61-76.

■ 研究論文

See www.hodderplus.com/cardiovascularphysiology for a full list of Research papers for this chapter.

18章 心血管系の病態生理

18.1	低酸素血症	*333*	18.5 慢性心不全	*344*
18.2	出血とショック	*335*	●要約	*350*
18.3	失　神	*338*	●参考文献	*352*
18.4	高血圧	*339*		

学習目標

この章を読み終わった時点で，あなたは次のことができるはずである。
- 低酸素血症に対する心血管系の主要な応答を説明できる(18.1)。
- 急性循環不全(ショック)の主要な原因を列挙できる(18.2)。
- 循環血液量減少に対する反射性血圧調節を説明できる(18.2)。
- 失神時の心血管系変化を説明できる(18.3)。
- 「高血圧」を定義することができ，血圧上昇に伴う悪影響を列挙できる(18.4)。
- 高血圧の脈波波形を描いて，(i)平均血圧の上昇と，(ii)拡張期血圧上昇よりも収縮期血圧上昇のほうが大きいことを説明できる(18.4)。
- 高血圧の発症機序を説明できる(18.4)。
- 慢性心不全を定義でき，不全心の心室機能曲線を描くことができる(18.5)。
- 不全心筋の興奮収縮連関を説明できる(18.5)。
- 心不全に伴う心機能と末梢循環の変化を説明できる(18.5)。
- 心不全に伴う呼吸困難と浮腫の発生機序を説明できる(18.5)。

*　　　　*　　　　*

前章では，日常的にみられる種々の事象に対する心血管系の協調した応答について述べた。本章では，病的状態に対する心血管系の応答について解説する。大きな動脈において最も頻繁にみられる病的状態であるアテローム性動脈硬化に関しては，これまでの章で述べてきた(病因については第9章9.10，危険因子に関しては重要事項のまとめ15.1，動脈硬化との違いは表17.4，心筋梗塞と狭心症に関しては第15章15.1，間欠性跛行と壊疽に関しては第15章15.2，血栓塞栓性脳卒中については第15章15.4)。ここではまず低酸素血症について述べる。低酸素血症は肺疾患に伴って生じるだけではなく，健常人でも高所に行けばみられる状態である。

18.1　低酸素血症

低酸素血症 hypoxemia とは，動脈血の酸素分圧(PO_2)が低下した状態である。高所滞在，窒息・呼吸停止，肺疾患(慢性肺気腫，肺水腫)，右-左シャントを伴う先天性心疾患などが原因となる。ここでは，高所での低酸素血症を中心に説明する。吸入酸素濃度を低下させることにより実験室で類似の状態をつくることができる(図18.1)。

高所では動脈血 PO_2 が低下する

海抜0m地点での大気圧は760 mmHg(約100 kPa)であり，酸素濃度は21%であるので，吸気 PO_2 は160 mmHg(21 kPa)となる。肺胞気 PO_2 は，ガス交換(肺胞気から血液への酸素移動)のためさらに低下し，100 mmHg(13 kPa)となる。肺胞毛細血管壁を介して肺胞気と血液の酸素は平衡状態に達するので，動脈血 PO_2 は肺胞気 PO_2 とほぼ等しくなる。このため，海抜0m地点での動脈血ヘモグロビンの酸素飽和度は97%になる。

高度が増すにつれて大気圧は減少し，吸気 PO_2，肺胞気 PO_2，および動脈血 PO_2 は減少する。しかし，ヘモグロビン酸素解離曲線の平坦部分で変化するため，海抜2,000mまでは動脈血酸素飽和度はわずかに低下するだけである(図15.3)。海抜3,000m(スキーヤーや登山者が経験する

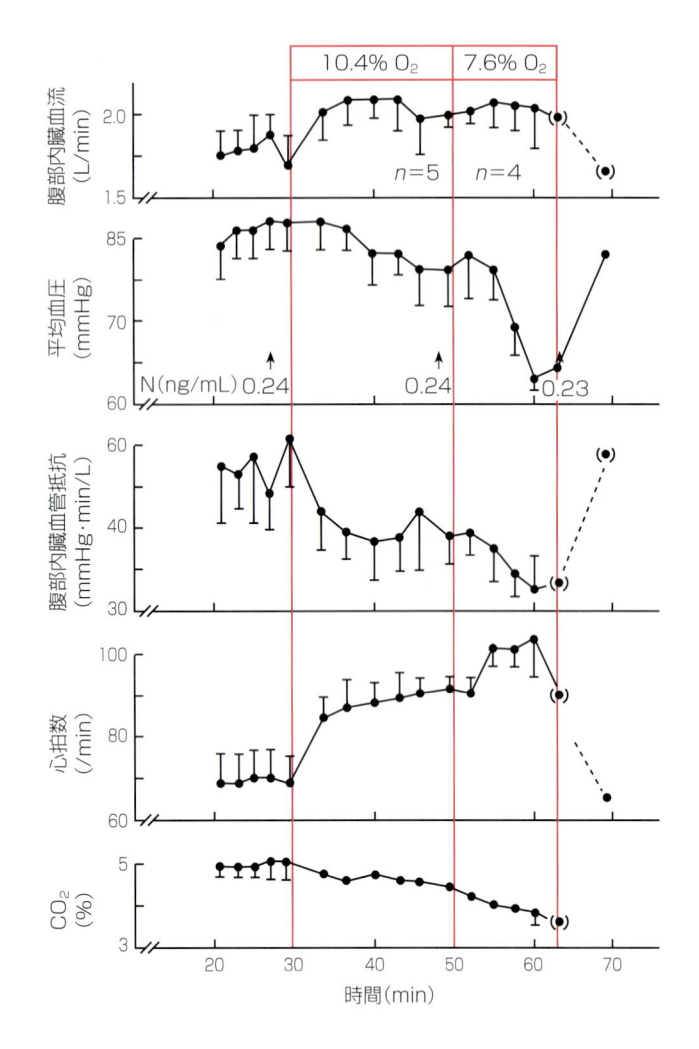

図18.1　低酸素環境に対するヒトの心血管系応答。吸気酸素濃度を海抜0mでの値21％から，海抜5,500mに相当する10.4％へ，さらにヒマラヤの山頂に相当する7.6％へ減少させると，動脈血PO_2は100 mmHgから27 mmHgへと低下した。過換気によって肺胞気の二酸化炭素濃度は低下した。N：ノルアドレナリン。(After Rowell LB. Human Circulation Regulation during Physical Stress. New York : Oxford University Press, 1986, with permission from Oxford University Press and the American Physiological Society)

高度)では，動脈血PO_2が60 mmHg (8 kPa) 以下に低下して動脈血酸素飽和度が減少し始める。海抜4,000m程度(アルプスの主な山の頂上)では，動脈血PO_2は正常の半分以下の約45 mmHg (6 kPa) となる。このように高度が上昇するにつれて動脈血PO_2は低下していくが，海抜5,000mのアンデスには居住者がいるし，海抜8,000m以上のヒマラヤ山頂にも酸素ボンベなしで登頂することができる。

ヒトは，低酸素血症に対して3つの代償性変化，すなわち安静時過換気，心拍出量増加，末梢血管拡張により対応している。これらについて以下に述べる。

安静時過換気により動脈血PO_2は改善する

低酸素刺激に対する動脈化学受容器反射(第16章16.6)の結果，安静時の換気量が増加するため，肺胞気PO_2が吸気PO_2に近いレベルにまで上昇し，動脈血PO_2が上昇する。また，過換気により肺胞気および動脈血PCO_2が低下するため(図18.1)，ヘモグロビン酸素解離曲線が左方にシフトし(Bohrシフトの反対)，同じ動脈血PO_2でもより多くの酸素がヘモグロビンと結合できるようになる。一方，この低二酸化炭素血症は末梢と中枢の化学受容器の活動を抑制し，反射性の過換気が抑えられる。これに対し，呼吸停止状態 *asphyxiation* では，動脈血PCO_2が上昇しPO_2が低下するため，動脈化学受容器に対する刺激が大きく，より大きな過換気反応がみられる。

安静時の心拍数と心拍出量は増加する

動脈血PO_2が低下した状態で末梢への酸素供給を維持するためには，安静時の心拍出量を増加させる必要がある。動脈血PO_2の低下により血液-組織酸素較差が減少し，組織への酸素移動が減少するため，動静脈酸素較差が減少する。例えば，吸気の酸素濃度が7.5％に低下すると(これはヒマラヤでみられる低酸素血症に相当する)，動脈血酸素含量=120 mL/L (正常では195 mL/L)，混合静脈血酸素含量=90 mL/L (正常では145 mL/L) となり，その差(A-V)O_2は30 mL/L (正常では50 mL/L) となる。この(A-V)O_2の低下は，安静時の心拍出量が増加することにより代償され，組織への酸素供給は保たれる(第7章7.1のFickの原理を参照)。この例では，安静時の心拍出量が8 L/minに増加すれば，ほぼ基礎代謝をまかなうだけの酸素(約250 mL O_2/min)を組織に供給することができる。

洞結節を支配する迷走神経活動が低下して安静時の心拍数が 100/min まで増加することにより，心拍出量が増加する（図 18.1）。しかし低酸素自体は，心臓のペースメーカー細胞への直接作用や動脈化学受容器を介して，徐脈を引き起こす（第 16 章 16.6）。迷走神経活動が低下する機序は完全には解明されていないが，過換気により生じた吸息中枢の興奮によって迷走神経ニューロンが抑制されるためではないかと考えられている（図 16.17）。

末梢血管拡張により組織血流は増加する

低酸素血症により体循環系，特に冠循環と腹部内臓循環の抵抗血管が拡張する（図 18.1）。その結果として末梢抵抗が減少し，末梢循環が促進されるとともに，心拍出量の増加による血圧上昇が緩和される。この血管拡張はアデノシンとアドレナリンにより引き起こされる。動脈化学受容器反射による交感神経活動亢進はこの血管拡張を抑制する。したがって，α 遮断薬投与により血管拡張が増強される。一方，過換気による低二酸化炭素性血管収縮により相殺されるため，高度上昇に伴う二酸化炭素感受性の脳血管拡張はほとんどみられない（図 15.13）。

体血圧は低下し，肺動脈圧は上昇する

低酸素血症による末梢抵抗減少が心拍出量増加を上回るため，体血圧は低下する（図 18.1）。しかし肺においては，低酸素性肺血管収縮と心拍出量増加により肺高血圧となり（第 15 章 15.5），安静時の平均肺動脈圧は 2 倍（30 mmHg 程度）に増加する。健康な登山家のパーティが 4,560 m まで一気に登りつめたところ，肺動脈圧が 3 倍に増加したという報告がある。肺動脈圧の上昇には，立位での肺尖部の血流が改善され（図 15.20），換気血流比不均等が改善されるという利点もあるが，慢性肺気腫の持病があったり高所滞在が長期に及ぶなど肺動脈圧の上昇が長期間続くと危険である。慢性的な右室負荷の増加と低酸素血症による陰性変力作用（第 16 章 16.12）により，右心不全をきたすことがある。

低酸素下での運動は心拍出量の大幅な増加を必要とする

運動量および酸素消費量を一定に保ちながら最大下運動を行う場合，正常酸素環境下と比べ低酸素環境下のほうが心拍出量増加の度合いが大きい。同様に，活動筋血流量増加も低酸素環境下のほうが多い。しかし，最大運動時の心拍数および心拍出量増加は，海抜 0 m 地点での運動よりも高所での運動のほうが少ない。これはペースメーカー細胞の興奮が低酸素血症により抑制されるためである。結果として最大酸素摂取量（$\dot{V}O_{2max}$）は減少し，高所での身体活動は大きな制限を受ける。

高所では高山病と肺水腫が発生する

環境順応していない登山者が急激に 3,000 m 以上の高所に登ると，8〜24 時間後に急性高山病 acute mountain sickness を発症することがある。急性高山病では神経症状が主体となり，頭痛，めまい，発汗，悪心，嘔吐，不眠，神経過敏などを呈する。これらの症状は，脳神経細胞に対する低酸素血症と急性呼吸性アルカローシス（低 PCO_2）による。治療として，低地への搬送，酸素吸入，アセタゾラミド（尿細管での HCO_3^- 排泄を促進して呼吸性アルカローシスを補正する作用をもつ）投与などを行う。重篤な場合には，脳浮腫軽減のためにステロイド薬のデキサメタゾンを投与する。

高所での急性肺水腫 acute pulmonary edema は，急性高山病と区別して考えるべきである。急性肺水腫は，特に虚血性心疾患などの持病がある登山者が短時間で高所に登ると発症することが多い。また，登山者が高所に長時間滞在しているときに発症することも多い。

低酸素への慢性曝露により高所順応が起こる

中等度の高所に数日間かけてゆっくりと登ることにより高所順応が起こり，急性高山病の発症を防ぐことができる。高所順応は以下の過程を経る。

- 呼吸性アルカローシスが腎臓により代償されるため，安静時の換気量がさらに増加する。
- 腎臓でのエリスロポエチン産生が増加して，骨髄での赤血球産生が増加（ヘマトクリット値が 0.6 にまで上昇することがある）することにより，血液の酸素運搬能が増加する。しかし一方で，ヘマトクリット値上昇による血液粘性増加のため，脳梗塞などの血栓塞栓症のリスクが高まる。
- 赤血球の 2,3-ジホスホグリセリン酸が増加することにより，ヘモグロビン酸素解離曲線が右方にシフトして（Bohr シフト，図 15.3），組織での酸素解離が促進される。

18.2　出血とショック

ショックとは急性の循環不全である

医療人と一般人とではショック shock という単語のもつ意味合いが異なる。一般人は，衝撃的な経験に対する，器質的病変を伴わない精神・心理的応答という意味でショックという語を使う。一方，医学用語としてのショックは，急性の心血管系障害のため全身組織の血流量が減少して機能不全になる重篤かつ致死的な病態を意味する。ショックに特徴的な症状を以下に挙げる。

- 蒼白で冷たく湿った皮膚，静脈収縮
- 頻脈，脈拍減弱，1 回拍出量減少
- 平均血圧は低下または正常。脈圧は必ず低下

- 浅く速い呼吸
- 尿量減少
- 意識レベル低下，意識混濁，筋力低下，虚脱状態

ショックの原因
ショックはその原因により，以下の4種類に分類される。

1. 血液量減少性ショック hypovolemic shock　出血，下痢，嘔吐，脱水，重度熱傷，挫滅損傷，膵炎などにより循環血液量あるいは血漿量が減少することが原因
2. 心原性ショック cardiogenic shock　心筋梗塞，心筋炎，不整脈により心機能が急性に障害されることが原因
3. 敗血症性ショック septic shock　エンドトキシンのような心血管系に作用する細菌毒素が原因
4. アナフィラキシーショック anaphylactic shock　食物，虫刺され，抗菌薬などにより引き起こされる強いアレルギー反応が原因

1と2では代償的に末梢血管が収縮するが，3と4では末梢血管が拡張する。このように，原因によって病態はある程度異なっている。ここでは，救急現場で最も一般的にみられる急性の出血性ショック hemorrhagic shock について説明する。

出血性ショックでは代償機構が働く
全血液量の10％程度の血液喪失（一般的な献血量とほぼ同量）は心血管系にとって脅威とはならないが，短時間に20〜30％を喪失するとショック状態になる。しかし，迅速に適切な治療が施されれば通常は致死的となることはない。30〜40％の血液喪失では血圧が50〜70 mmHgに低下し，重篤な，ときに不可逆性のショックに陥り，脳循環・冠循環が障害され，尿がまったく出なくなる（無尿）。

循環血液量が急速に減少すると即座に静脈還流量が減少し，そのため左室拡張末期容積が減少する。そしてFrank-Starling機構により収縮力が低下し，1回拍出量と脈圧も減少する。血圧の低下はFrank-Starling機構によって起こるのであって，パンクしたタイヤで空気圧が低下するのとはまったく異なることに注意する必要がある。

血液量減少による血圧低下に対し，平均血圧を維持するための反射機構が働き，脳血流量と冠血流量を維持しようとする。心肺部圧受容器と動脈圧受容器からの求心性神経活動が減少する（図18.2）。一方，組織血流減少による代謝性アシドーシス（図18.3）と受容器自体への血流が減少する（うっ血性低酸素血症）ため，動脈化学受容器からの求心性神経活動は増加し，ショック特有の速い呼吸になる。

動脈圧受容器・化学受容器から延髄孤束核への入力が変化することにより，交感神経活動亢進と血管作動性ホルモン（アドレナリン，ノルアドレナリン，アンジオテンシンII，バソプレッシン）の分泌増加が起こる。全血液量の20％以下の出血であれば，これらの神経内分泌系応答により平均血圧はほぼ正常レベルに維持される（代償性出血 compensated hemorrhage）。しかし，30％以上の血液が失われると徐々に血圧が低下する（非代償性出血 decompensated hemorrhage）。

代償期，すなわち血液量は減少しているが血圧は維持されている状態（正常血圧性出血）には，3つの時間スケールで代償機構が働く。数秒以内に働き始める急性機構，5〜60分にわたって働く中期的な機構，そして日・週単位で働く慢性機構であり，これらについて以下に説明する。

急性機構：血圧は素早い神経体液性調節により維持される
反射性交感神経活動亢進による血管収縮により，皮膚・筋肉・腹部内臓・腎臓の**血管抵抗**が増加して血圧が維持される。しかし，これらの臓器では血流量が減少するため，皮膚の蒼白，筋力低下，乳酸アシドーシス，乏尿（尿量減少）などが起こる。また，皮膚のコリン作動性交感神経興奮により冷汗がみられ，これにより皮膚は冷たく湿ったように

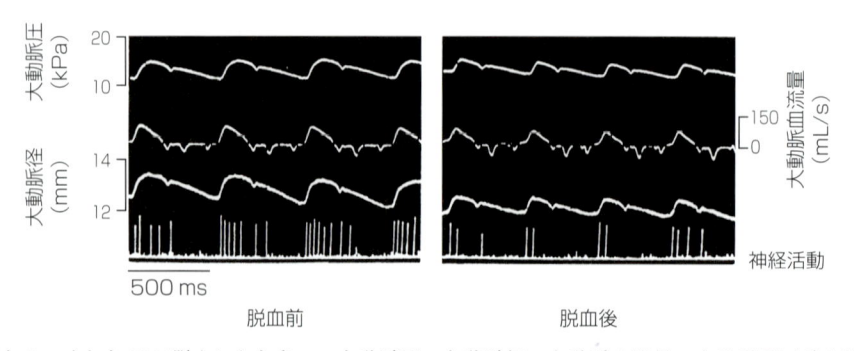

図18.2　イヌの血液をゆっくりと20％脱血したときの，大動脈圧，大動脈径，大動脈血流量，大動脈弓圧受容器求心性神経線維活動の応答。左図は脱血前，右図は脱血後。1回拍出量減少によって脈圧は減少するが，平均血圧は低下しない（代償性出血）。脈圧と大動脈径の減少（おそらく，カテコールアミンによる）のため圧受容器の求心性神経活動が減少する。(After Hartikainen, Ahonen, Nevalaines, Sikanen, Hakumaki. Acta Physiologica Scandinavica 1990；140：181-90, with permission from Wiley-Blackwell)

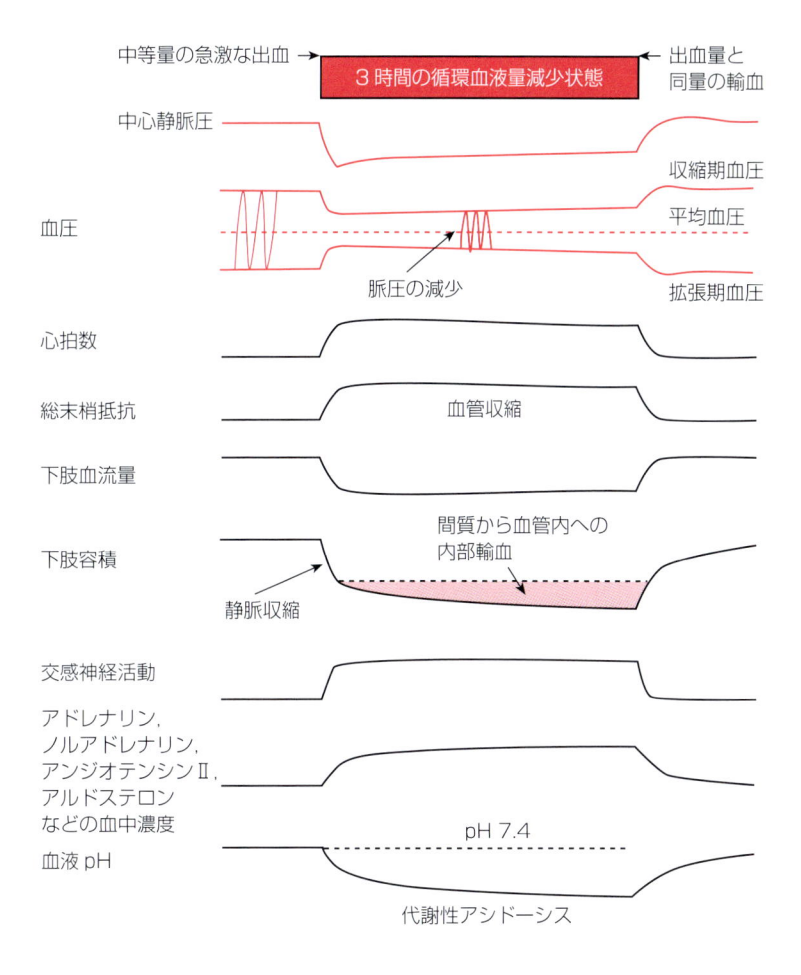

図 18.3 代償性出血（20%以下の出血）に対する心血管系応答。脈圧は減少するが，心拍数増加と末梢血管収縮により平均血圧は保たれる。下肢容積の最初の急激な減少は，静脈収縮によるものである。その後，間質から血管内への内部輸液によって，下肢容積は緩やかに減少する（ピンクの部分）。重篤な出血時には平均血圧は減少する（非代償性出血）。(Adapted from Chien S. Physiological Reviews 1967；47：214-88, with permission from the American Physiological Society. Jacobsen J, Sofelt S, Sheikh S, Warberg J, Secher NH. Acta Physiologica Scandinavica 1990；138：167-73, with permission from Wiley-Blackwell. Länne T, Lundvall J. Acta Physiologica Scandinavica 1992；146：299-306, with permission from Wiley-Blackwell)

なる。重篤なショックでは微小循環系において白血球凝集が起こり，組織血流はさらに障害される。

　腹部内臓と皮膚における交感神経活動亢進による**静脈収縮**により，中心部（胸腔領域）の血液量と心室充満圧が多少改善される。しかし，末梢静脈も収縮するため，輸血・輸液用のカテーテル挿入が難しくなる。このように末梢の静脈が収縮しても，心室充満圧は完全には回復せず1回拍出量も低下したままであるが，交感神経活動亢進による**心拍数**増加もあって，心拍出量は多少回復する。

　血管作動性ホルモン vasoconstrictor hormone（アドレナリン，ノルアドレナリン，アンジオテンシンⅡ，バソプレッシン）の働きにより，さらなる血管収縮が起こる。代償性の正常血圧性出血でも，カテコールアミンとアンジオテンシンⅡの血中濃度は増加する。アンジオテンシンⅡは末梢作用と中枢作用の両方を介して末梢血管を収縮させる（第14章14.8）。イヌの出血実験では，出血後の血圧回復の約30%はアンジオテンシンⅡによるとの報告がある。低血圧になるような重篤な出血でない限り，血管収縮を引き起こすほどのバソプレッシン分泌増加は起こらない（図14.11）。

　中等度の出血では，末梢抵抗増加，末梢静脈容量減少，心収縮性増加により平均血圧は維持される。したがって，平均血圧は出血量の指標にはならない。

中期的機構：毛細血管での再吸収により，ゆっくりとした内部輸液が生じる

　静脈圧低下と交感神経活動亢進による毛細血管の前(R_A)後(R_V)の血管抵抗比(R_A/R_V)の増加により，毛細血管圧が低下する（図11.4）。これにより，膠質浸透圧のほうが大きくなって毛細血管壁を介する間質液の吸収を生じる（**内部輸液** internal transfusion）（図11.11b）。また，リンパ管を介する液の回収も増加するため，出血後1時間以内に500 mL程度の間質液が血管内へ移動する。これにより，減少した血漿量の一部が回復するが，血液は希釈される。そのため，病院到着時にはヘマトクリット値が低下している。血液希釈により血液の酸素運搬能は低下するが，血液粘性も低下するため組織灌流は改善される。間質液の毛細血管内への移動により，間質液圧は低下，間質液膠質浸透圧は上昇，血漿膠質浸透圧は低下し，この内部輸血過程は1時間以内に止まる（図11.11c）。

　量的にはるかに大きい細胞内から間質への水分の移動も，間質から毛細血管への水分移動を補助している。すなわち，血中のアドレナリン，グルカゴンが増加することにより，肝臓でのグリコーゲン分解が促進され，血中グルコー

ス濃度が増加して，細胞外液の浸透圧が 20 mOsm 程度増加する。この浸透圧上昇により細胞内液が間質へ移動し，さらに血管内へと移動する。この移動は 30～60 分間持続する。内部輸血のほぼ半分は，このような細胞内からの液の移動に依存している。

慢性機構：長期にわたる腎性調節と生合成により血液量が回復する

以上述べてきた機構により，代償性ショックにおいては当座の冠血流と脳血流が保たれる。その後，数日〜数週かけて，失われた水，NaCl，血漿蛋白，赤血球が徐々に回復してくる。まず最初に，飲水量増加と腎臓からの排泄量減少により水と NaCl が回復する。腎交感神経活動亢進による輸入細動脈収縮により，**糸球体濾過量** glomerular filtration rate (GFR) が減少する。また，アルドステロンとバソプレシンの作用により，尿細管での水と NaCl の再吸収が増加する。血中のアンジオテンシン II は，アルドステロン分泌を促進するとともに，血液-脳関門がない脳弓下器官に働いて口渇を生じさせる。水分摂取量増加と尿量減少により迅速に体液量が回復する。尿細管での再吸収増加もあるので，食塩摂取量を特に増やさなくても（1 日 2～10 g）数日のうちに体内 NaCl 量が回復する。

肝臓におけるアルブミン合成により，1 週間以上かけて徐々に血漿蛋白量が回復する。腎臓から分泌されるエリスロポエチンにより骨髄での造血が刺激され，適切に鉄が経口摂取されていればヘマトクリット値は数週間で回復する。

非代償性（低血圧性）ショックでは臓器不全をきたす

これまでの説明は可逆性，代償性ショックについてのものである。全血液量の 30% 以上の血液が失われ，輸液・輸血などの対応が 3～4 時間以上遅れると，ショックは第 2 段階である非代償期に入る。この状態はときとして不可逆性であり，その後に輸血などの血液補充法が行われたとしても回復しないことがある。血圧が低下して心筋灌流不全になり，死に至る可能性が高い。したがって，輸血治療のためのゴールデンアワーは出血直後である。

非代償期には，交感神経活動が減少することにより末梢抵抗が低下し（皮膚血管を除く），血圧が低下する。交感神経活動の減少は，降圧オピオイド経路によると考えられている。すなわち，出血により内因性オピオイド（エンケファリン，β エンドルフィン）分泌が増加し，オピオイド δ，κ 受容体に働いて延髄の血管運動中枢を抑制する。オピオイドの拮抗薬であるナロキソンを第 4 脳室に投与すると，交感神経活動が再度亢進して血圧が上昇することからも，この仮説が支持される。

血圧低下に伴う冠血流量減少と代謝性アシドーシスの進行により心筋障害が引き起こされ，心拍出量が減少する（**急性心不全** acute heart failure）。これにより血圧と冠血流量がさらに減少するという悪循環（正のフィードバックループ）に陥る。

非代償性ショックでは，腎臓・心臓などの臓器が障害される。腎尿細管の虚血性変化は**急性尿細管壊死** acute tubular necrosis と呼ばれ，急性腎不全の原因となるため，尿量をモニターする必要がある。虚血性心疾患を有する患者では，ショックに伴う冠灌流圧低下と凝固能亢進により**心筋梗塞** myocardial infarction が引き起こされる可能性がある。また，凝固能亢進により全身の細小血管に微小血栓が多発するため，組織灌流はさらに障害される。灌流圧低下，微小血栓，白血球接着のため，たとえ基礎に冠動脈疾患がなくても急性心不全に陥ることがある。重篤な場合には**多臓器不全** multiorgan failure になる。

18.3 失　神

失神 syncope は，脳血流を維持できない程度に血圧が低下することにより突然発症する一過性の意識消失である。危険レベルの脳動脈圧は 40 mmHg 程度であり，立位での心臓の高さの血圧に換算すると約 70 mmHg である。重篤な循環血液量減少，体位性低血圧（図 18.4），発作性咳嗽（胸腔内圧の急激な上昇により静脈還流が障害される），大動脈弁狭窄症患者が運動したとき（症例問題 5）など，循環系に対するストレスが失神のきっかけとなる。また，恐怖・苦痛・嫌悪などの精神的ストレスがきっかけとなることもある（図 18.5）。例えば血液，特に自分自身の血液を見ただけで失神を起こす若年成人もいる。ほとんどすべての失神は，立っているとき，すなわち中心静脈圧が低いときに起こる。したがって，失神を起こしそうなときにはすぐ横になるとよい。

情動性失神（ビクトリア朝時代の小説によく出てくる"卒倒"）の前兆として驚愕反応（頻脈，筋血管拡張，皮膚血管収縮，発汗）がみられることが多い。前兆が起こっているときには，患者は蒼白で発汗して過呼吸となり，特徴的なものとして欠伸がみられる。そして迷走神経活動が突然増加して著明な徐脈となる。例えば，図 18.4 で示した医学部学生の例では心拍動が 8 秒間停止した。徐脈とともに，血管作動性交感神経活動減少による突然の末梢血管拡張が起こる。その結果，平均血圧が急激に低下し（図 18.5），脳血流量が自己調節能の下限以下に低下して，数秒のうちに意識を消失する。

上述の過程は，**血管迷走神経発作** vasovagal attack と呼ばれる。血管運動中枢活動および迷走神経活動の変化を引き起こす神経経路は，十分には解明されていないが，脳幹の**降圧オピオイド経路** depressor opioid pathway の関与が想

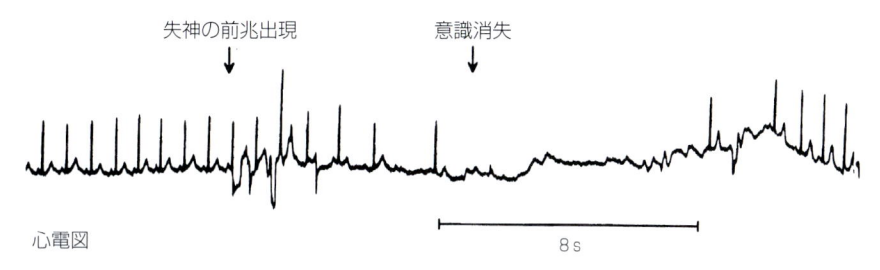

図 18.4 健康な医学部学生が失神（血管迷走神経発作）を起こしたときの心電図記録。血管拡張薬ニトログリセリンを投与した後，仰臥位から立位に体位変換した。失神中は8秒間の心停止がみられた。基線の乱れは体動によるものである。

定されている(18.2)。情動性失神は，小動物でみられる帯状回を起源とする死にまね（死んだふり）playing dead 反応と関連があると考えられている（第16章16.8）。起立性失神および出血後失神は，充満が減少した心室の機械受容器からの反射であると考えられていた。しかし，最近の心エコーによる解析では，失神直前でも心臓容積の減少は認められなかった。さらに，除神経された心臓の移植患者でも起立性失神が認められることから，心室の機械受容器の関与には疑問がもたれている。

回復過程 失神患者に手を差し伸べて起立姿勢を維持させるのは危険である。仰臥位では，重力による血液の下方移動が解消され，胸腔内血液量が増加して心室充満圧が上昇し，Frank-Starling 機構により1回拍出量が増加する。そうすると徐脈と血管トーヌスが改善され，心拍出量と血圧が回復する。2分程度で意識も回復する。

18.4 高血圧

高血圧とはどういうものか?

高血圧 hypertension は最も一般的な慢性疾患であり，全世界で10億人の患者がいると推測されている。高血圧とは簡単に言うと，通常は進行性の，慢性的な血圧上昇状態と定義することができる。しかしそのためには，どの程度上昇していれば"血圧が高い"と考えるかを明確にする必要がある。集団内での血圧は一峰性の分布をするため，この線引きは困難な問題である。その解決には臨床的な診断基準，特に治療につながる十分なエビデンスに基づく基準を用いることが一助となる。臨床的な高血圧は，脳卒中，心筋梗塞，心不全，腎不全などの発症リスクが高まる血圧レベルと定義されている。この基準に従い，安静時に上腕動脈で繰り返し血圧を測定し，その値が，50歳未満で>140/90 mmHg，50歳以上で>160/95 mmHg であれば高血圧と診断する[訳注1]。この定義により高血圧に分類される患者のうち，1年間に全世界で約700万人が心疾患や脳卒中で死亡している。しかし，血圧とこれら疾患発症の関係は連続的であり，たとえ正常血圧であっても収縮期血圧130 mmHg の集団は120 mmHg の集団に比べ心疾患や脳卒中のリスクが高い。1998年の英国での調査では，血圧140/90 mmHg 以上の割合は，16～24歳の女性4%，男性16%であり，75歳では女性78%，男性74%であった。

高血圧の分類

本態性高血圧 essential hypertension あるいは**原発性高血圧** primary hypertension とは原因不明の高血圧を言う。"essential"というのは，その患者にとって組織灌流を維持するために血圧の上昇が不可欠(essential)という意味で名付けられた。本態性高血圧は，良性本態性高血圧あるいは悪性高血圧の2つの経過をとるが，ほとんどは良性本態性高血圧である。特に症状はなく，たいていは健康診断時に高血圧を指摘されて判明するが，のちに心疾患・腎不全・脳卒中など重篤な合併症を発症してわかることもある。危険因子として，高食塩食摂取，肥満，過度のアルコール摂取，ストレス，運動不足が挙げられる。悪性高血圧は稀であるが，その経過は重篤である。急激に血圧が上昇し，心不全・末梢浮腫・蛋白尿を伴う腎障害，高血圧性脳症（脳浮腫，乳頭浮腫），高血圧性網膜症を引き起こす。

原因のわかっている高血圧を**二次性高血圧** secondary hypertension といい，妊娠高血圧症候群以外は少ない。

● **妊娠高血圧症候群** pregnancy-induced hypertension（妊娠中毒症 pre-eclamptic toxemia）　主に妊娠第3期にみられる（妊婦の2～6%），高血圧(≧140/90 mmHg)と蛋白尿(>0.3 g/日)を主症状とする疾患群の総称であり，通常は出産後に症状が徐々に軽快する。胎盤らせん動脈の拡張不全により胎盤が虚血状態となり，"毒素"が循環中に放出されると考えられている。この毒素により血管内皮による一酸化窒素(NO)とプロスタサイクリンの産生が障害され，血中エンドセリン濃度が増加し，末梢血管収縮，腎排泄減少，高血圧が生じる。治療しなければ高血圧が急激に進行し，脳浮腫や子癇 eclampsia が発症する。

● **原発性高アルドステロン症** primary hyperaldosteronism

訳注1：日本では年齢によらず収縮期血圧140 mmHg 以上，または拡張期血圧90 mmHg 以上を高血圧と診断する（日本高血圧学会，2004年）。

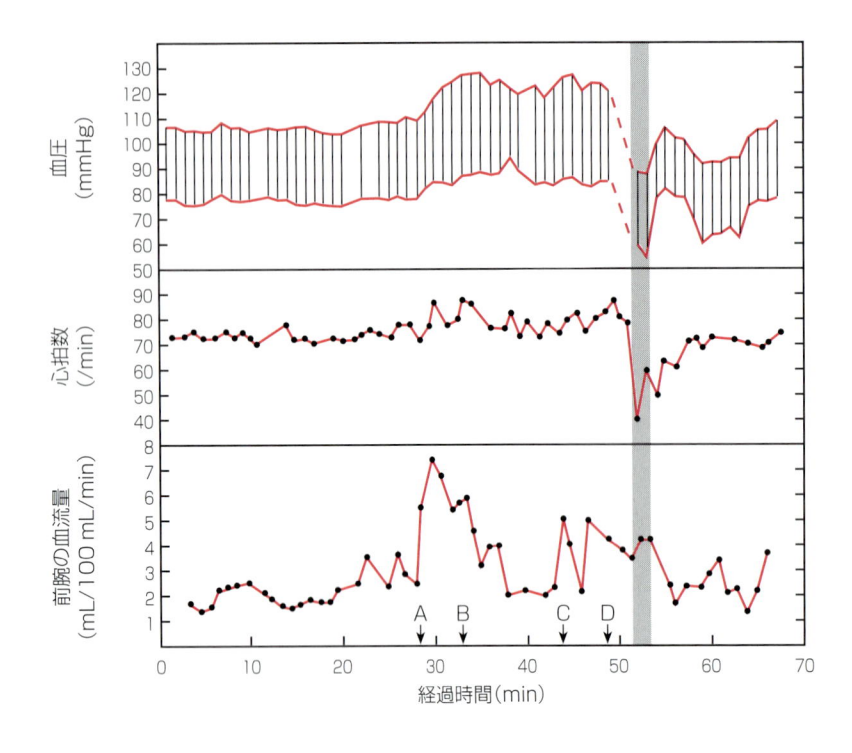

図 18.5 男子学生が情動性失神を起こしたときの心血管系変化。静脈採血の準備（A）や友人が静脈採血されているのを見ることで（B），前腕の血管拡張（驚愕反応）が生じたが，失神は起こらなかった。本人が穿刺されたとき（C）には再び血管拡張がみられたが，やはり失神は起こさなかった。友人から採血した血液を飲むかどうかを尋ねられたとき（D），顔面蒼白となり欠伸しながら「気が遠くなる」と言って失神した（グレーの部分）。心電図上，11 秒間の心停止がみられ，心拍数は 37/min にまで減少した。急激な血圧低下にもかかわらず，前腕血流量は安静時レベル以上であり，失神中も血管が拡張していることがわかる。2 分後に意識は回復した。(From Greenfield ADM. The Lancet 1951；1303, with permission from Elsevier)

（Conn 症候群）　副腎腫瘍からアルドステロンが過剰分泌される結果，腎臓での NaCl と水の再吸収が増加して高血圧が発症する（図 16.12）。副腎皮質からの糖質コルチコイド過剰分泌（Cushing 症候群）でも高血圧が発症する。

- 腎血管狭窄と一部の腎疾患　レニン-アンジオテンシン-アルドステロン系（RAAS）が活性化され，高血圧が発症する（図 16.12）。
- 褐色細胞腫 pheochromocytoma　カテコールアミン産生腫瘍であり，主に副腎髄質に生じる稀な疾患である。血管平滑筋 α 受容体刺激による血管収縮のため，高血圧を発症する。

妊娠時以外の高血圧のうち約 95％ は原因不明の本態性高血圧である。以下に述べるように，**細動脈（抵抗血管）や大きな弾性血管**の血管壁病変の進行に伴って血圧が上昇する。

細動脈の狭細化により末梢抵抗と平均血圧が上昇する

平均血圧＝心拍出量×総末梢抵抗であることから（第 8 章 8.5），境界域高血圧あるいは動揺性高血圧（血圧が正常レベルと高血圧レベルの間で動揺する）のような高血圧のごく初期には，心拍出量が増加して，総末梢抵抗はわずかな増加にとどまることが多い。しかし，高血圧が確立される時期には逆に心拍出量は正常かごくわずかに減少し，総末梢抵抗の増加によって高血圧が維持されるようになる（図 18.6）。腎血管を含むほぼすべての血管床において，抵抗血管の狭細化と血管密度の減少が認められ，血管抵抗が増加する。

血管密度の減少 rarefaction（単位組織量当たりの血管数の減少）が著しい血管床は，網膜・皮膚・腸管である。例えば皮膚では，高血圧になると毛細血管密度が約 21％ 減少する。

しかしながら，高血圧を特徴づける血管病変は抵抗血管（細動脈）の狭細化である。これは，眼底検査で細動脈の銀線化 silver wiring [訳注2] として観察することができる。初期の狭細化は血管平滑筋収縮によるものであり，血管拡張薬により完全に元に戻すことができる。しかし，時間の経過とともに中膜の構造が変化する。軽度の高血圧では，血管平滑筋細胞の再配列，コラーゲンやエラスチンなどの細胞外マトリックスの軽度増加が起こり，血管内腔が 10％ 程度狭くなるが，血管壁の変化は軽度である（求心性血管中膜リモデリング inward eutrophic remodeling，軽度の血管壁肥厚）。血管壁厚と内腔半径の比は 30％ 程度増加する。この状態になれば，血管平滑筋が最大に弛緩しても増加した血管抵抗を元に戻すことはできない（図 18.6）。重度の高血圧（高血圧モデルラットでも同様）では，血管平滑筋が肥大し，血管壁厚が増大する。この血管の変化の誘因には，壁ストレス増加，アンジオテンシン II 増加，血漿 Na^+ 濃度増加が関与していると考えられている。アンジオテンシン II は血管収縮物質として知られているが，増殖因子としての作用も有しており，血管平滑筋の肥大（細胞サイズの増大），過形成（細胞数の増加）を引き起こす。ラットの腎動脈を結紮して RAAS を活性化させると，数日〜数週

訳注 2：血管壁肥厚を伴う細動脈硬化像。

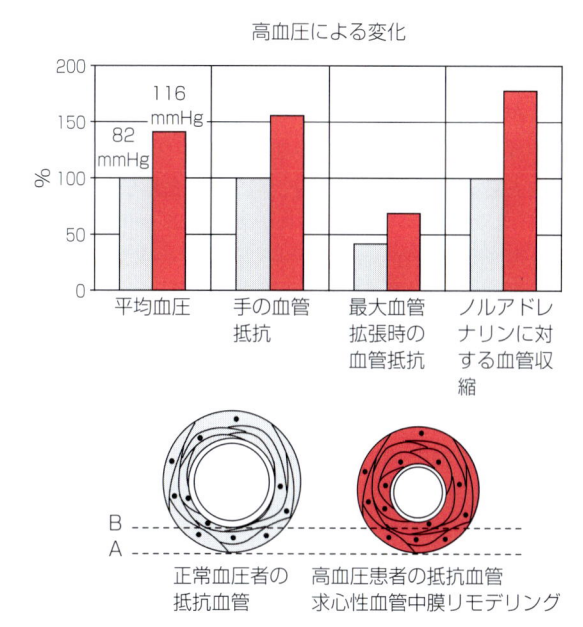

図18.6 上図：正常血圧者(グレー)と高血圧患者(赤色)の手の抵抗血管の変化。高血圧患者では，安静時と最大血管拡張時の血管抵抗が正常血圧者に比べて増加している。また，ノルアドレナリンに対する血管収縮応答も増加している。(Sivertsson R, Olander B. Life Science 1968；7：1291-7) 下図：高血圧患者では血管内腔の狭小化と壁厚の増加がみられる(臀部皮下の小動脈)。求心性血管中膜リモデリングでは総壁断面積は変化しない。この治療にはACE阻害薬が有効であり，β遮断薬は有効ではない。(Results of Thybo NK, Stephens N, Cooper A, Aalkjaer C, Heagerty AM, Mulvany MJ. Hypertension 1995；25：474-81)

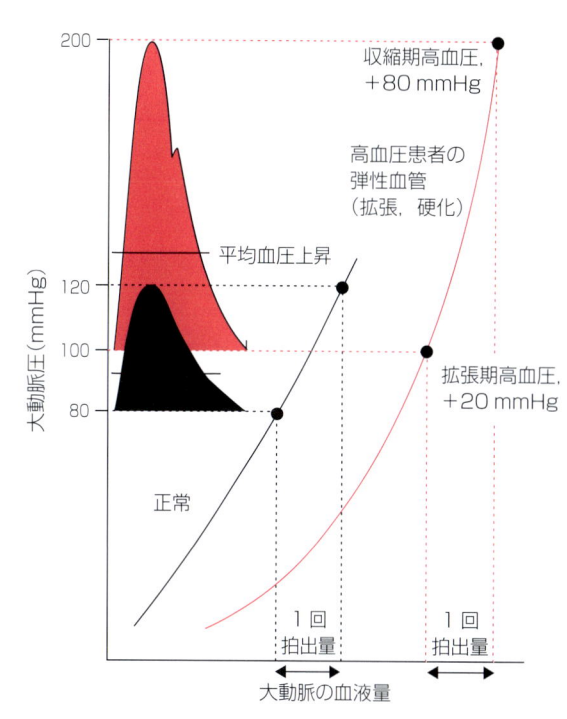

図18.7 弾性血管の硬度増加による収縮期高血圧。加齢や高血圧によりエラスチンが断片化するため，弾性動脈は拡張する。また，コラーゲンの蓄積と血圧上昇によるストレスにより硬くなる(グラフの傾きが増加)。同じ1回拍出量であっても高血圧患者ではグラフの傾きが大きくなるため(スティフネスつまり1/コンプライアンスの増加)，脈圧と収縮期血圧が顕著に上昇する。拡張期血圧は，末梢抵抗の増加により20mmHg程度上昇するが，たとえ反射波による増加を無視したとしても，コンプライアンスの低下により収縮期血圧の上昇は80mmHg程度に達する。(Based on Nichols WW, O'Rourke MF. McDonald's Blood Flow in Arteries. London：Arnold, 2005)

間で中膜リモデリングが起こり，血管壁が肥厚する。

高血圧患者においても**圧受容器反射**は機能してはいるものの，血管壁が硬くなっているため感度が低下している。また，圧受容器反射のセットポイント(目標値)が高血圧側にシフトしている(第16章16.2)。このような圧受容器反射の変化は高血圧の結果であり，圧受容器反射の機能低下が原因で高血圧が発症するわけではない。

大きな動脈の弾性が低下すると収縮期高血圧が悪化する

小動脈の狭細化は高血圧の一次的な病理学的変化であるが，大きな動脈(弾性動脈)には二次的変化が起こり，これによって収縮期血圧がさらに上昇して脈圧が増加する。高血圧の重症度と死亡率は，拡張期高血圧よりも収縮期高血圧との関連が高いので，この弾性動脈の変化は重要である。弾性動脈はエラスチンの断片化と伸展，血管壁硬化(血管コンプライアンス減少)を呈し，この血管像はまさに**老化促進現象**の1つであると言える(第17章17.7)。弾性動脈のこのような構造的変化は，以下の2つの機序を介して収縮期血圧を上昇させる。

- **動脈の硬さ** arterial stiffness (エラスタンス elastance)が増し，コンプライアンスが減少する。脈圧は1回拍出量×エラスタンスで決定されるので，エラスタンスが増加すると脈圧が増加する(図18.7)。そのため，拡張期の血圧上昇よりも収縮期の血圧上昇のほうが大きい。
- 壁硬度増加により**脈波伝播速度** pulse wave velocity (第8章8.4)が増加するため，上行大動脈への反射波の到着が早くなる(図8.10c)。また，末梢抵抗増加により反射強度が増加する。このため，大きな反射波が早く到着し，元の収縮期血圧波形(入射波)に重なり，**収縮期血圧が上昇する**(図18.8)。この機序により，高血圧患者では収縮期血圧が50mmHgも上昇することがある。

このように，末梢抵抗増加，血管コンプライアンス減少，大きな反射波の早期到着という3つの物理量の変化により，収縮期血圧が上昇する。すなわち，末梢抵抗増加とコンプライアンス減少により入射波が大きくなり(図18.7)，大きな反射波の早期到着により収縮期血圧がさらに上昇する(図18.8)。

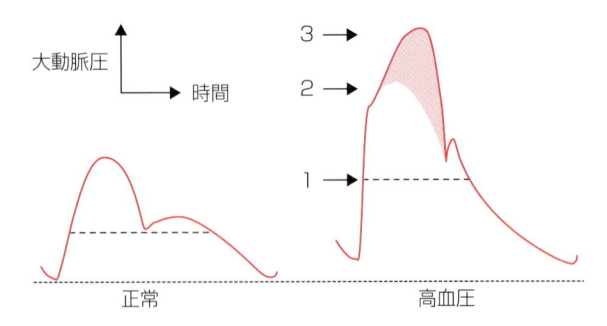

図18.8 高血圧患者における大動脈圧波形の変化。矢印1と破線は、細動脈血管抵抗の増加による平均血圧の上昇を示す。矢印2は、大動脈のコンプライアンス減少による収縮期血圧(入射波)上昇を示す。矢印3は、大きな反射波が早く戻ってくることにより生じる収縮末期の血圧上昇を示す(ピンクの部分)。この効果による血圧上昇は、収縮期高血圧の半分程度を占める。(Based on Nichols WW, O'Rourke MF. McDonald's Blood Flow in Arteries. London:Arnold, 2005)

左室壁の肥厚は最終的に心不全をきたす

収縮期血圧上昇(圧負荷)により左室の仕事量が増加して、左室が求心性肥大 concentric hypertrophy する(筋力トレーニングに伴う変化と同様、第17章17.4)。筋原線維が心筋細胞内で平行に増殖するため、壁厚(w)が増加する(3倍に増加することもある)。Laplaceの法則によれば、壁ストレス$(S)=(P/2w)×$半径、と表すことができるので〔式6.2、Pは収縮期血圧(後負荷)〕、壁が厚くなることにより心筋にかかるストレスを軽減することができる。このため、収縮期血圧(後負荷)が上昇しても心臓は正常の駆出率を維持することができる。壁ストレス、アンジオテンシンII、そしておそらく血漿Na^+濃度変化(後述)が引き金となり、心肥大が生じると考えられている。

(最初は心筋が肥大することにより、増加した壁ストレスに適応するが)結局は心機能が障害される(**非代償性心肥大** decompensated hypertrophy)。心筋細胞が厚くなるため酸素の拡散距離が長くなって心筋細胞が低酸素状態になり、心筋細胞の変性、壊死、アポトーシスを生じる。心筋細胞が脱落することにより拡張型心筋症が引き起こされる。心室半径が増加し壁厚が減少するため、壁ストレスは増加する(Laplaceの法則)。それにより心筋細胞死はますます加速する。このことが、収縮期高血圧を治療しなくてはならない理由の1つである。特にACE阻害薬やCa^{2+}チャネル遮断薬が高血圧性左室肥大の治療に有用である。

抵抗血管病変の原因は何か?

何が抵抗血管病変の原因なのか明確に解明されているわけではない。しかし、遺伝因子と環境因子が関与していることはわかっている。多くの高血圧患者では、腎臓でのNa^+排泄障害(おそらく遺伝因子)と食塩摂取増加(環境因子)が原因となっていると思われる。

高血圧の家族性発症や、高血圧発症の人種差などから、**遺伝因子** genetic factor が関与していることがわかる。例えば、一卵性双生児の血圧はよく相関しているが、血縁関係のない養子縁組した同胞間の血圧には相関がみられない。静脈内あるいは経口的NaCl投与による食塩負荷試験に対する血圧応答から、食塩感受性家系の存在が指摘されている。また、高血圧症の発症率は白人に比べ黒人で高率である。高血圧の遺伝的背景には多くの遺伝子が関与していると考えられており、単一の原因遺伝子が確定されているものは、Liddle症候群(腎臓のNa^+チャネルの遺伝子変異)など少数である。現在わかっている高血圧関連遺伝子のほとんどは、腎臓でのNa^+排泄・再吸収に関与するアンジオテンシノーゲンやACEに関連する遺伝子の変異である。一方、ヒト血管平滑筋のK_{Ca}/BK(Ca^{2+}依存性K^+チャネル)の機能獲得型突然変異により血管平滑筋細胞が過分極して弛緩し、高血圧発症を妨げるという遺伝子変異の存在も確認されている。高血圧の30〜60%に遺伝的背景が関与していると推測されている。

疫学調査や直接介入研究により、高食塩食摂取、低カリウム食摂取、肥満、ストレス、アルコール摂取などの**環境因子** environmental factor と高血圧の関連が明らかになってきている。これらの研究により高血圧の発症原因に関する多くの仮説が提唱されているが、そのなかでも高食塩食摂取と腎臓でのNa^+排泄・再吸収障害の関連が重要である。

■ 腎臓での塩分バランス障害仮説

高食塩食 自然環境下での霊長類の食事は基本的には低NaCl、高K^+であり、そのため、進化の過程で腎臓の強力なNa^+保持(腎尿細管でのNa^+再吸収)機構が発達してきた。ところが現代人の食事は高食塩食であり、日々のNa^+バランス(Na^+摂取量と排泄量の差)が少しずつ正になり、体内にNa^+が蓄積して、以下に述べる多彩な機構により高血圧が発症するという仮説(食塩仮説)がある。疫学調査や直接介入研究(ヒト、サル、イヌ、ラット)では、高食塩食(ヒトの場合は>10 g/日)と血圧上昇の間に強い相関が存在することが明らかになった。この相関を食塩感受性 salt-sensitivity という。食塩感受性はしばしば家族性にみられることや、通常は害がない程度の食塩負荷でも血圧が上昇する食塩感受性高血圧のモデルラット(Dahl食塩感受性ラット)が存在することなどから、食塩感受性に遺伝因子が関与していることは明らかである。

低カリウム食 食塩摂取量そのものよりも、摂取Na:K比のほうがより高血圧発症との相関が高い。欧米諸国の典型的な食事ではNa:K比>2.5である(例えばハムのNa:K比は8)。塩分摂取量を固定し、果物や野菜(Na:K比は0に近い)の摂取によりK$^+$摂取量を増加させると、血圧は下降する。逆にK^+摂取量を減少させると、尿細管

でのNa⁺再吸収量が増加して血圧が上昇する。

高食塩摂取による血圧上昇の機序　高食塩食摂取により血漿Na⁺濃度が増加（2 mM程度）すると，中枢の浸透圧受容器を介するバソプレッシン（ADH）分泌増加，飲水中枢刺激を介する飲水量増加が起こり，細胞外液量が増加する（図16.12）。それに伴って血漿量が増加して心室充満圧が上昇し，心拍出量が増加して血圧が上昇する。この血圧上昇が誘因となって中膜リモデリングが起こり，末梢抵抗が増加する（心仮説 cardiac hypothesis）。

しかし，高血圧患者の全経過において細胞外液量と血漿量の増加が常に観察されるわけではない。そこで研究者たちは，心仮説以外の機序を探し求めた。血漿Na⁺濃度のわずかな，しかし持続的な増加が，血管の緊張性およびリモデリングに影響するという報告がある。また，高Na⁺摂取により，副腎皮質や脳からの内因性ジギタリス様物質 endogenous digitalis-like factor（ウアバイン，あるいはその立体異性体）の分泌が亢進する。高血圧患者の40〜50％で，血中ジギタリス様物質が増加している。ジギタリス様物質の作用により，血管平滑筋の3Na⁺-2K⁺ポンプが抑制される（図12.5）。その結果起こる部分的脱分極によりL型Ca²⁺チャネル開口確率が増加し，さらに細胞内Na⁺濃度が上昇するために3Na⁺-Ca²⁺交換機構によるCa²⁺汲み出しが減少する。これらの結果として細胞内Ca²⁺濃度が増加して，血管の緊張性が亢進する。

腎臓でのNa⁺再吸収増加機序　通常，Na⁺摂取量が増加するとRAASが抑制され（図14.12），遠位尿細管でのNa⁺と水の再吸収が抑制されて排泄が増加し，Na⁺バランスが維持される。高血圧患者において，このNa⁺バランス維持機構が障害される機序として以下の2つが想定されている。(i) **RAASの亢進**：高血圧患者のうち，あるグループ（特に白人で55歳以下）ではRAASが亢進しており，これがNa⁺バランス維持機構の障害に関与していると考えられる。(ii) **腎機能障害**：すべての高血圧患者でRAASが亢進しているわけではなく，約25％の患者では血中レニン濃度が減少している。しかし，これらの患者でも腎臓でのNa⁺再吸収が増加しており，その機序として後天的な腎機能障害や腎臓のイオンチャネル，イオントランスポーターをコードする遺伝子の異常が考えられている。正常ラットに高血圧ラットの腎臓（糸球体輸入細動脈が細い）を移植すると，正常ラットの血圧が上昇することからも，この腎障害仮説が支持される。

■ エンドセリンの関与

エンドセリン endothelin 濃度は，妊娠高血圧症候群では高値であるが，本態性高血圧症では一般に軽度増加にとどまる。しかし一部の重篤な高血圧では，皮下の小動脈にエンドセリン-1遺伝子の高発現がみられる。本態性高血圧や肺高血圧の患者にエンドセリン受容体拮抗薬であるボセンタンを投与すると，5 mmHg程度の降圧を認める。

■ 神経原性（ストレス）仮説

過大なストレス反応による交感神経活動亢進のため，一過性に血圧が上昇する。この一過性血圧上昇が繰り返し生じると，小動脈壁のリモデリング remodeling が起こり血圧高値が持続する（ストレス仮説）。ストレス仮説の根拠として，実験動物に精神的ストレスを繰り返し与えると高血圧になること，実験的に延髄孤束核を傷害して交感神経活動亢進状態にすると慢性的な高血圧になることが報告されている。また，多くの高血圧患者において末梢交感神経活動亢進が報告されている。

■ 多因子仮説

食事，神経性，内分泌性，腎性（第16章16.5）などの多くの因子および機構の複雑な相互作用により，長期の血圧調節がなされている。したがって，遺伝的素因のあるヒトにおいて，これらのうち1つ以上の機構が障害されると高血圧を発症する。しかし，発症の原因が何であれ，いったん中膜リモデリングが起こると高血圧は永続する。血圧が上昇すると中膜リモデリング/肥大が起こり，それにより壁ストレスは軽減されるが血管抵抗と血圧は上昇し，それがさらに血管壁の肥厚をまねく，という悪循環が生じる。

臨床経過と治療戦略

高血圧自体は実質的に無症状であり，一般に信じられているのとは違い，鼻出血や頭痛などを呈することは稀である。しかし，高血圧を治療せずに放置しておくと，心臓・脳・網膜・腎臓が障害され，以下の疾患を引き起こす。

- 高血圧性心不全
- 冠動脈のアテローム性硬化と心筋梗塞
- 脳血管障害
- 高血圧性網膜症
- 慢性腎不全

したがって，高血圧を治療することは重要である。以下の6つの生活習慣改善により血圧が下降することが知られている。すなわち，食塩摂取量を1日5 g以下に減らす（これにより4 mmHg降圧），果物と野菜の摂取量を増やす（1日7切れの摂取で5 mmHg降圧），減量（体重減1 kgにつき2 mmHg降圧），脂肪摂取量を減らす，アルコール摂取制限，30分間以上の動的運動を週3回，である。さらなる降圧のためには，薬物療法が必要となる（よく使われる薬物の頭文字からA-C-Dレジメと呼ばれる）。

- **A：ACE阻害薬/アンジオテンシン受容体拮抗薬（ARB）**
  カプトプリル，エナラプリル，ラミプリルは，アンジオテンシン変換酵素（ACE）を阻害して，血中のアンジ

オテンシンⅡとアルドステロン濃度を減少させる。このため、血管緊張性の低下と細胞外液量の減少を介して血圧が下降する。ACEはブラジキニンを分解する働きも有し、この作用が阻害されるため空咳が副作用として現れる。ロサルタンとバルサルタンはAT₁受容体を直接遮断するため、このような副作用はない。アリスキレンはレニンに結合して、その働きを阻害する。55歳以下の白人の高血圧患者はレニン活性が高いことが多いので、RAAS阻害薬はこのグループに対する第1選択薬となる。

- **C：Ca^{2+}チャネル遮断薬** ニフェジピン，アムロジピンは末梢血管拡張薬であり，したがって末梢抵抗を低下させる。α遮断薬（プラゾシン，ドキサゾシン）も交感神経性血管緊張を緩和し降圧効果をもつが，副作用として体位性低血圧が起こるため，あまり使用されない。Ca^{2+}チャネル遮断薬あるいは利尿薬が，黒人の高血圧症および55歳以上の白人の高血圧症に対する第1選択薬となる。

- **D：利尿薬** サイアザイド系利尿薬（ベンドロフルアジドなど）は，細胞外液量を減少させ，機序はよくわからないが血管を拡張する。もし，グループAあるいはC/Dの薬物単独で十分な降圧効果が得られなければ，グループAとグループC/Dの薬物を併用する。それでも不十分なら，3グループの薬物を併用する。もう1つの主要な降圧薬であるβ遮断薬は，最近あまり使われない。

- **β遮断薬** プロプラノロール，アテノロール，メトプロロールなどは心拍出量を減らすので，55歳以上の患者では理想的な薬物とはいえない。β遮断薬は，交感神経活動と傍糸球体装置からのレニン分泌を抑制することにより，数日をかけて降圧作用を発揮する。

薬物療法により，収縮期血圧135～145 mmHg，拡張期血圧85 mmHgへの降圧を目指す。これにより脳血管障害のリスクは38％減少し，心血管イベントによる死亡のリスクは21％減少する。治療が行われなければ，50％は心不全，25％は腎不全，25％は脳障害（網膜症，脳症，脳卒中）をきたす。

18.5 慢性心不全

慢性心不全 chronic heart/cardiac failure (CHF) とは，心機能が慢性的に低下するため，正常な心室充満圧のもとでは適切な心拍出量（末梢組織が必要とする血流量）が確保できない状態である。機能が低下した心臓が1回拍出量を確保するためには，心室充満圧を上げて左室拡張末期容積を増加させなければならず（図18.9），正常な充満圧のままであれば1回拍出量が減少する。すなわち心不全とは，正常な左室拡張末期容積（前負荷）では正常な1回拍出量を確保するに十分な収縮を起こすことができない，収縮性が異常に低下した状態である。

すべてではないが多くの場合，心不全の原因となった病態を明らかにできる。左室不全 left ventricular failure の主な原因は，(i)広範な冠動脈性疾患，(ii)心筋梗塞による正常心筋の喪失（2/3の心不全患者に虚血性心疾患の既往がある），(iii)高血圧症や大動脈弁疾患による後負荷増大，(iv)心筋症，(v)上記の原因以外の，高齢者でみられる心筋の老化や細胞死に起因する特発性心筋症，などである。

右室不全 right ventricular failure の主な原因は，(i)慢性肺疾患や高山病に起因する肺高血圧症，(ii)左心不全に起因する右室に対する圧負荷増加。最終的には，両心不全になることが多い。

心不全の症状を表18.1にまとめてある。左心不全の最も一般的な症状は運動耐容能低下 exercise intolerance，つまり中等度労作時の疲労，そして息切れ breathlessness（呼吸困難 dyspnea），特に横になると呼吸が苦しい（起座呼吸）あるいは夜間呼吸困難などである。右心不全では足関節の浮腫（末梢浮腫）である。ポンプ不全 pump failure や心室性不整脈 ventricular arrhythmia により5年で50％の患者が死亡する。ポンプ不全と不整脈の分子的基盤については次に述べる。それに続き，心循環系の病態生理学的変化を解説する。

Ca^{2+}トランジェント減少により心収縮性が低下する

トランスポーターやチャネルの異常による障害が不全心筋細胞に認められる。

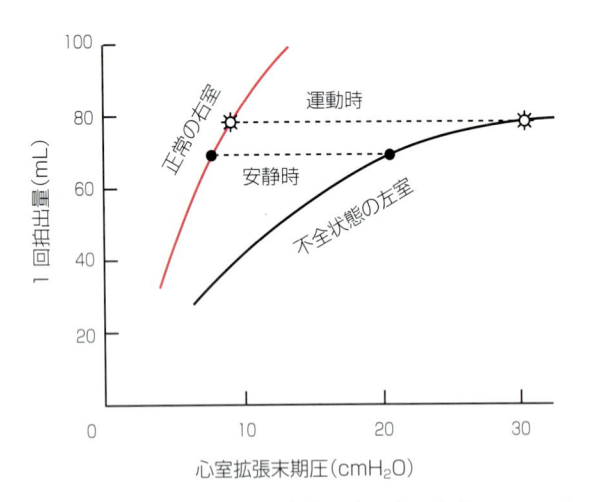

図18.9 右室機能は正常だが左室不全のある患者でのFrank-Starling機構。左室機能曲線は下方にシフトしている。安静時（●）において，右室からの1回拍出量と同量の血液を駆出するために，左室の充満圧は上昇しなければならない。運動時（○）では，右室と左室の充満圧較差は大きくなり，破線との交点は左室機能曲線のプラトー部分にシフトする。肺うっ血が起こると，労作時の呼吸困難がみられる。

表 18.1　慢性左心不全および慢性右心不全における特徴と症状[a]

左心不全	右心不全
息切れ(呼吸困難)	足・足首・下腿の浮腫(寝たきりの患者では仙骨上にまで広がる)
起座呼吸(臥位での呼吸困難)	肝腫大(腹壁を介して腫脹した肝臓が触知可能)
発作性夜間呼吸困難	腹水(腹腔内に水が貯留)
肺うっ血と浮腫(水泡音,捻髪音)	夜間頻尿(浮腫として貯留した水分が排泄される)
労作耐性低下	頸静脈怒張(頸静脈圧上昇)
	労作耐性低下

[a] 右心不全と左心不全が同時にみられることも多い。その他の診断的特徴としては,心尖拍動が外側に偏位し,減弱する。胸部 X 線写真の異常(心胸郭比 >0.5)。

- 筋小胞体(SR)への Ca^{2+} 取り込みの減少
- リアノジン受容体の障害による SR からの Ca^{2+} の漏出(リーク)
- 心筋細胞膜の Na^+-Ca^{2+} 交換機構の活性上昇
- K^+ チャネル〔内向き整流 K^+ チャネル(K_{ir}),一過性外向き K^+ 電流(I_{to}),$K_v4.3$〕の活性低下

心室の収縮不全は主に最初の2つの異常に起因する。詳細は以下に述べる。

不全心筋において収縮性が低下する主な原因は,収縮時の一過性 Ca^{2+} 上昇(Ca^{2+} トランジェント)が小さく,かつ遅くなることである。Ca^{2+} 上昇抑制の原因としては,SR の Ca^{2+} 貯蔵の減少が考えられ,さらに Ca^{2+} 放出の減少も関与している可能性がある(図 18.10)。Ca^{2+} 貯蔵の減少は SR の Ca^{2+} ポンプの数や活性の低下が原因であり,これは Ca^{2+} 放出チャネルからの拡張期 Ca^{2+} リーク増加によりさらに悪化する。拡張期の Ca^{2+} リーク増加と拡張初期の SR ポンプによる SR への取り込み低下は拡張能にも影響するため,不全心は収縮機能が障害されるだけでなく拡張機能も障害される(心筋硬化)。拡張期の弛緩速度が小さくなることによって心室充満が障害され,これはときに拡張不全 *diastolic heart failure* と呼ばれる。

上に述べた以外の心収縮不全の機序として,トロポニンの Ca^{2+} 感受性低下,心室壁の線維化,心拡大(後述),重篤な心不全ではエネルギー供給低下などがある。心不全患者では,心筋細胞だけでなく骨格筋細胞でもクレアチンキナーゼ(ATP のレベルを維持するために高エネルギーリン

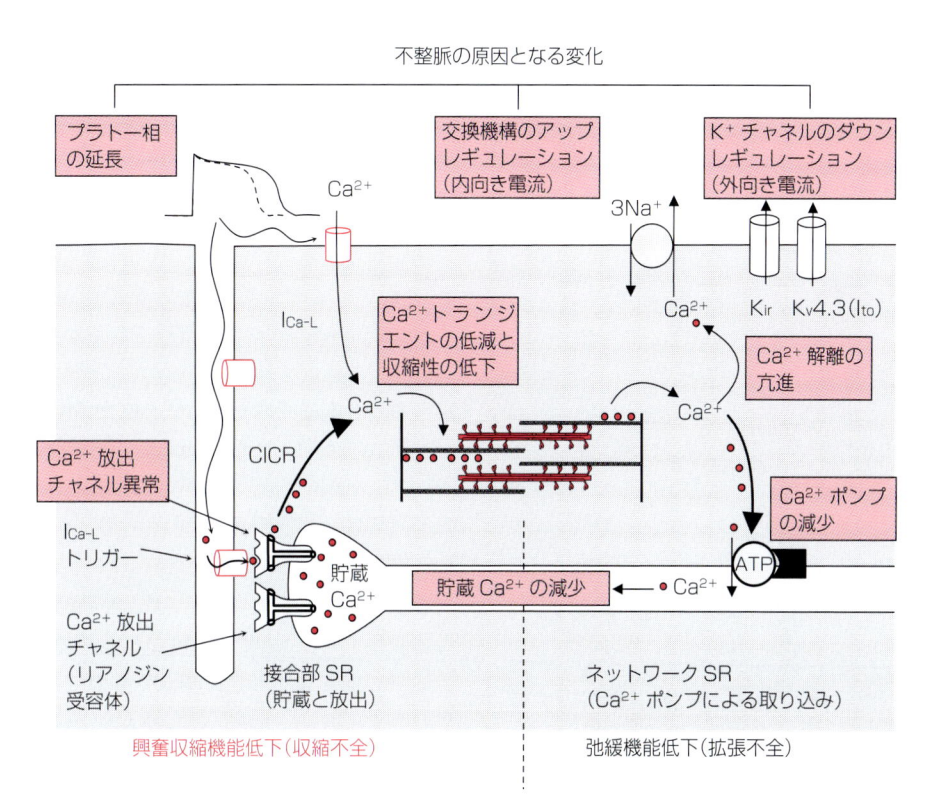

図 18.10　慢性心不全における Ca^{2+} サイクル,イオン電流,活動電位の変化。破線は正常な活動電位を示す。CICR:Ca^{2+} 誘発性 Ca^{2+} 放出 *calcium-induced calcium release*(第 3 章 3.7)。(Based on information in Sipido KR, Eisner D. Cardiovascular Research 2005;68:167-74, and Bers DM. Physiology 2006;21:380-7)

酸をクレアチンリン酸からADPへと移行させる）含有量が低下する。このことが，労作耐性低下に関与している可能性もある。重篤な心不全では，心筋細胞の主たるエネルギー源が脂肪酸からグルコースへと変化する。

様々な心臓電気生理学的変化が不整脈を引き起こす

心室性不整脈は，心不全患者の主な死因の1つである。拡張期にSRからの自発的Ca^{2+}放出によりNa^+-Ca^{2+}交換機構による内向きNa^+電流（I_{Na-Ca}，第3章3.10）が流れ，遅延後脱分極 delayed afterdepolarization（DAD，図3.16）が発生すると，心室性不整脈が誘発されることがある。Na^+-Ca^{2+}交換機構の活性上昇（内向きの脱分極性電流増加）と内向き整流K^+チャネルの活性低下（外向き分極性電流減少）によりSRからのCa^{2+}放出がわずかに増加し，活動電位を誘発するのに十分なDADが発生して不整脈が誘発される。また，拡張期のSRからのCa^{2+}放出は交感神経活動亢進による細胞内Ca^{2+}過負荷やCa^{2+}チャネルのリン酸化によるSRからのCa^{2+}リークの増加に起因する。過剰な交感神経活動亢進は心不全患者，特に不整脈を起こしやすい患者によくみられる特徴であり，したがってβ遮断薬は不整脈予防に有効である。しかし，心不全がさらに進行すると$β_1$刺激に対する心筋の応答性が低下し，不整脈の発生頻度はかえって減少する。

不整脈発生のもう1つの誘因として，再分極初期の外向き電流（I_{to}）に関与するK_v4.3チャネル活性低下による活動電位の延長がある（図18.10）。また，遅延整流K_vチャネルの活性低下も不整脈発生に関与する。再分極は，外向きK^+電流が内向きNa^+電流（I_{Na-Ca}）を上回ることにより生じる。したがって，K^+チャネルの活性が低下すると活動電位のプラトー相が延長する。これはQT延長として心電図に現れる。このように，プラトー相の持続時間，すなわち不応期の持続時間が他の心筋より延長すると，リエントリー回路 reentry circuit が形成される可能性が高まり，心室頻拍や心室細動が起こりやすくなる（図5.10）。

以上を要約すると，Na^+-Ca^{2+}交換機構の活性が増加し，K^+チャネル活性の低下が部位によってまちまちであると，(i)不整脈を誘発するDADが増加し，(ii)いったん発生した不整脈が持続するためのリエントリー回路が形成される。これらの結果，不全心での不整脈発生リスクが高まる。

安静時の心拍出量は減少しないことも，かなり減少することもある：充満圧が代償性に上昇する

心収縮性低下により，心機能曲線（図18.9）とポンプ機能曲線（血圧と1回拍出量の関係，図6.15）は抑制される。しかし，中等度の心不全では心室充満圧が代償性に上昇するため〔>12 cmH₂O，後述〕，安静時の1回拍出量はほとんど減少しない。拡張末期容積（EDV）と収縮末期容積（ESV）が増加するため，心周期を通じて心室が拡張し，心胸郭比 cardiothoracic ratio（胸郭横径に対する心陰影の比）は正常値の0.5よりも増加する（図18.12）。充満圧とEDVの増加により，抑制された心機能曲線上を動作点が右上方にシフトし，Frank-Starling機構により（図18.9），心収縮力がほぼ維持される（図6.13）。ただし，駆出率は低下する（図18.11）。しかし，重篤な心不全では，心室機能曲線はさらに平坦となり，EDVが増加しても1回拍出量を維持できなくなる。心エコーで測定した駆出率は，安静時の正常値66%から心不全では10～20%にまで低下する。

まとめると，安静時の心拍出量は，代償性心不全 compensated failure では維持されるが（図18.11），非代償性心不全 decompensated failure では減少する。しかし，どちらの場合も心周期を通じて心室充満圧は上昇し，心臓は拡大する。

心不全において充満圧はどのような機序で上昇するのか？

心拡大，肺うっ血（それによる呼吸困難），頸静脈怒張（頸静脈圧上昇），足関節浮腫など心不全症状の多くは，代償性の心室充満圧上昇に基づくものである（表18.1）。では，心不全において充満圧はどのような機序で上昇するのかというと，それには多くの要因が関与している。まず考慮しなければならないのは，貯水槽-ポンプ効果である（図6.12）。心ポンプは，貯水槽である中心静脈および肺静脈から血液を汲み出し，送水管に相当する肺動脈および大動

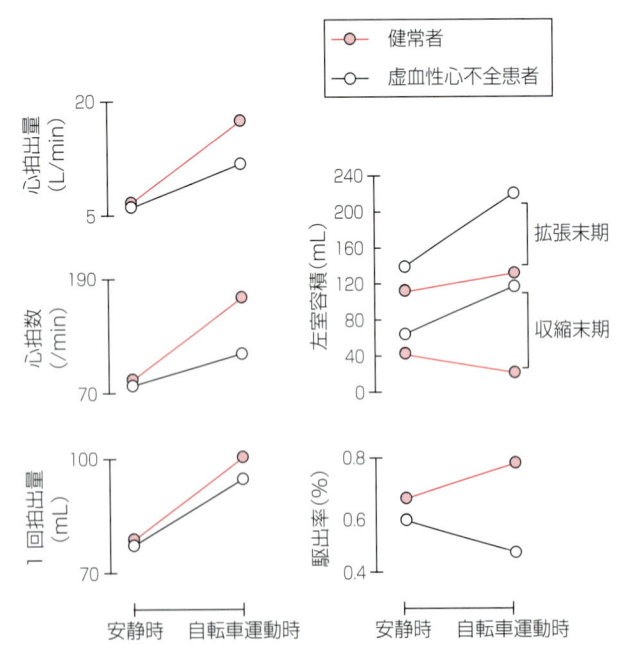

図18.11　慢性心不全による心機能への影響。安静時と標準的運動負荷試験（最大下自転車エルゴメーター運動）時の比較。表17.2のデータを使用。

脈に送血する。もしポンプ機能が低下すると，汲み出し量が減少して貯水槽に血液が貯留し，貯水槽の圧が上昇する。しかし，この効果だけで心不全時の充満圧上昇を説明することはできない。第2の要因は交感神経活動亢進による末梢静脈の収縮で，これにより末梢静脈血が心臓に還ってくる。第3の要因は腎臓におけるNa^+と水の再吸収増加である（後述）。これにより，細胞外液量が最大30%増加し，血漿量も増加して心室充満圧上昇の一助となる。

運動時には心拍出量は正常に増加しない

運動負荷試験を行えば，たとえ代償機構により安静時の心拍出量が維持されていても，心不全を見つけることができる。図18.11に示したように，標準的な運動負荷試験を行うと健常者では心拍出量が18 L/minに増加するが，心不全患者では11 L/minまでにしか増加しない。このように心拍出量増加が不十分であることの原因は2つある。それは1回拍出量が十分増えないことと，驚くことに心拍数も十分に増えないことである。

1回拍出量の増加が障害される原因として次のものがある。(i)心室機能曲線が抑制されているため，運動に伴う充満圧上昇（前負荷増加）に対する1回拍出量の増加応答が小さい（図18.9）。(ii)ポンプ機能曲線が抑制されているため，運動に伴う血圧上昇（後負荷増加）により，1回拍出量が抑制されやすい（図6.15）。(iii)$β_1$受容体を介する運動時の心収縮性と駆出率の増加が抑制されている（後述）。(iv)SRへのCa^{2+}取り込みが遅延するため，拡張期の心筋弛緩が障害され，心室充満が障害されている（拡張不全）。

心拍数の増加が障害される原因として次のものがある。(i)交感神経末端のチロシンヒドロキシラーゼ活性低下によるノルアドレナリン涸渇，(ii)受容体キナーゼによるリン酸化が亢進し，心筋$β_1$受容体のダウンレギュレーションが起こる。受容体がリン酸化されるとアデニル酸シクラーゼが解離し，受容体が内在化する。

運動耐容能の謎

中等度の労作でも激しい疲労感を感じるのは，心不全患者においてよくみられる症状である。そればかりではなく，ほとんど心拍出量の増加を必要としないような軽労作でも，しばしば疲労感を訴える。したがって，心不全患者における運動耐容能低下は，ただ単に心拍出量を増加できないこと，あるいは労作性呼吸困難だけで説明することはできない。心不全患者では，心筋細胞だけでなく骨格筋細胞においてもCa^{2+}代謝異常が指摘されている。骨格筋遅筋線維と心筋細胞のSRには同じアイソフォームのCa^{2+}-ATPaseが発現しており，心不全モデル動物を用いた研究では，骨格筋細胞のSRへのCa^{2+}取り込みが減少し，弛緩過程が遅延して，易疲労性であることが報告されている。また，ミトコンドリア機能の低下や，クレアチンキナーゼの減少が報告されている。したがって，このような骨格筋自体の変化も心不全の運動耐容能低下に関与しているのであろう。

心不全に対する代償機構は多くの問題も引き起こす

慢性心不全は他の臓器・組織に影響を与え，なかには有害なものもある。主な影響を以下に挙げる。
- 心臓の代償性変化
- 交感神経活動の変化を介する末梢臓器・組織への血流再分配
- 腎臓でのNa^+と水の再吸収増加
- 肺うっ血と肺水腫
- 末梢浮腫

ここではまず心臓の代償性変化について述べる。前述の心室充満圧の上昇，心臓交感神経活動亢進と血中カテコールアミン増加によるアドレナリン受容体刺激により，心拍出量の低下が代償される。軽い心不全の安静時には，この代償機構が効果的に働き心拍出量は維持されるが，労作時あるいは重篤な心不全では，必要な心拍出量を確保できない。さらに，代償機構は必ずしも患者にとって有益とは限らず，肺うっ血による呼吸困難のように有害な場合もある。

血中カテコールアミン濃度増加と$β_1$受容体のダウンレギュレーション

血漿アドレナリンとノルアドレナリン濃度は著しく上昇するが，重篤な心不全では心臓交感神経末端のノルアドレナリンが枯渇する。軽い心不全では，カテコールアミンの陽性変力作用により1回拍出量が保たれる。しかし，心不全が進行すると，$β_1$受容体とG蛋白の脱共役および$β_1$受容体のダウンレギュレーションのため収縮性が低下する。

心室充満圧上昇の功罪

軽い心不全では心室充満圧上昇と心拡大により，Frank-Starling機構を介して心収縮力が維持されるので，安静時の1回拍出量はほぼ正常に保たれる（図18.9）。しかし，心不全が進行すると心室機能曲線がより平坦になるため，心室充満圧が上昇して心臓が拡大しても1回拍出量はほとんど増加しない。そればかりか，心室充満圧上昇と心拡大により以下の重大な悪影響が現れる。
- 心臓が拡大すると，Laplaceの法則（式6.1，第6章6.8）からわかるように，収縮の機械的効率が悪化する。すなわち，収縮期圧を上昇させるために必要な収縮力は心室径が増加すればするほど大きくなる（図6.14）。このように，収縮に必要なエネルギーは心拡大により増加する。
- 心臓が著しく拡大すると，房室弁輪が拡大し，腱索を

介して弁尖に付着する乳頭筋が外側に引っ張られる。これにより房室弁（三尖弁と僧帽弁）の閉鎖不全が起こり，収縮期に血液が逆流し，有効な1回拍出量が減少する。三尖弁逆流が起こると，肝臓で収縮期拍動が触知できる。

- 左心不全により左室充満圧が上昇すると，肺うっ血（図18.12）と肺間質の浮腫が起こり，肺が硬くなる（コンプライアンス低下）。そうなると，吸気時に肺を膨らませるためにより多くの労作を必要とし，患者は呼吸困難を訴える。
- 右心不全により中心静脈圧が上昇すると，末梢浮腫，頸静脈怒張，肝腫大が生じる。

これらの症状を改善するためには，治療により，心室充満圧と心拡大を軽減する必要がある（後述）。

交感神経活動による末梢血管収縮のため血液が再分配され，血圧は維持される

減少した心拍出量は，冠血管，脳，骨格筋へと優先的に分配され，他の血管床は収縮して血流量が減少する（図18.13）。交感神経活動亢進，血中カテコールアミン，アンジオテンシンⅡ，エンドセリン-1増加により，皮膚・腎臓・腹部内臓の血管床では，抵抗血管，静脈が収縮する。交感神経活動亢進は心不全に特徴的な所見であり，おそらくその機序には視床下部室傍核と圧受容器が関与していると思われる。また，抵抗血管の収縮は心拍出量減少にかかわらず血圧を維持することに貢献し，静脈収縮は充満圧上昇に貢献する。軽い心不全では，これらの応答は有利に働くであろう。しかし，重篤な心不全では静脈収縮により心臓は過度に拡大する。また，血圧が維持されるということは後負荷が高いということであり，このため1回拍出量は抑制される（図6.15）。

腎臓でのNa$^+$と水の再吸収増加による細胞外液量増加と浮腫

心不全では腎臓でのNa$^+$と水の再吸収が増加し，細胞外液量が最高30％程度増加して心拡大を起こすとともに，浮腫の原因となる。再吸収増加の機序には，腎交感神経活動亢進による腎血管収縮（図18.13）とRAAS活性亢進が関与している。さらに肝うっ血と肝血流量減少のため肝機能が低下し，肝臓でのアルドステロン分解が抑制されるため，アルドステロン濃度はさらに増加する。また，拡大した心房からの心房性ナトリウム利尿ペプチド atrial natriuretic peptide（ANP）分泌と，心室からの脳性ナトリウム利尿ペプチド brain natriuretic peptide（BNP）分泌が増加する。これらの利尿ペプチドは，増加した細胞外液量を減少させる有益な作用をもつ。

心不全では肺うっ血，肺水腫，末梢浮腫が起こる

■ **左心不全による肺うっ血と肺水腫**

例えば虚血性の心不全では，基本的に左室が障害される。もし，左室の拍出量が右室に比べ一時的に少なくなると，Frank-Starling機構により左右の拍出量が等しくなるまで（図18.9），血液が肺循環系にうっ滞し，肺静脈圧が上昇する（前述の貯水槽-ポンプ効果）。その結果起こる肺うっ

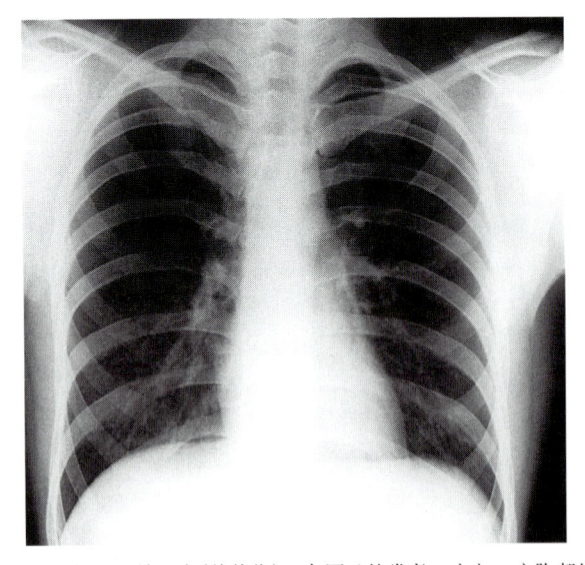

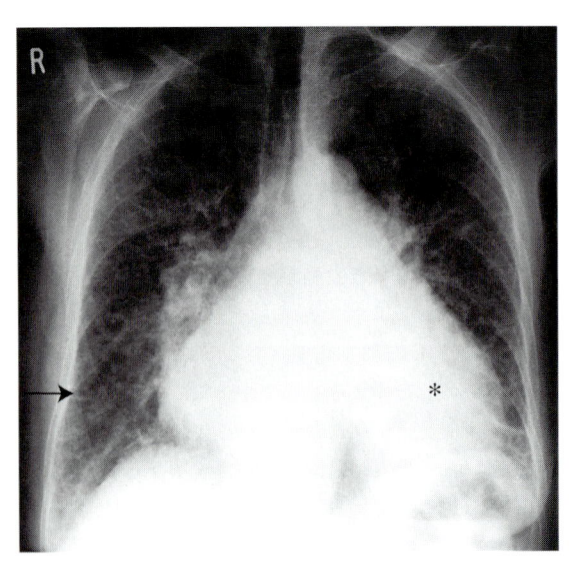

図18.12 胸部X線写真（前後像）。左図は健常者であり，心胸郭比は0.45。右図は左心不全患者であり，心胸郭比は0.72。左心不全患者のX線写真が不鮮明なのは間質浮腫のためであり，左肺にそれを示す陰影（Kerley A線）を認める。浮腫により不透過性となった肺実質に対して気管支内の空気が陰性に描出される気管支像（air bronchogram）が見える。また，胸骨横隔膜角は浮腫によって鈍になっている。＊は左室が著しく拡張している様子を示している。矢印は間質浮腫による肺小葉間隔壁肥厚（Kerley B線）。(Courtesy of Dr A Wilson, St George's Hospital, London)

図18.13 安静時心拍出量が 4.4 L/min に低下した慢性心不全患者における，心拍出量の再分配．交感神経活動亢進によって腸管，腎臓，皮膚の血流量が減少している．(From Wade OL, Bishop JM. Cardiac Output and Regional Flow. Oxford : Blackwell, 1962, by permission)

血 pulmonary congestion（肺血管拡張）は胸部 X 線写真でも確認できる（図 18.12）．肺うっ血により肺コンプライアンスが減少して肺は硬くなり吸気時に肺を膨張させることが難しくなるため，より多くの呼吸努力が必要となる．このように呼吸がしにくくなる不快な症状を呼吸困難と呼ぶ．呼吸困難は左心不全の主要な症状の1つである（表 18.1）．

静脈圧より毛細血管圧のほうが高いので，肺静脈圧が上昇すると肺毛細血管圧も上昇し，血管壁を介する濾過量が増えて，**肺水腫** pulmonary edema が生じる．中等度の肺水腫では，水は肺間質と気管支内に貯まり，聴診で呼吸時に肺底部のクラックル crackle（水泡音や捻髪音）が聴取できる．重篤な肺水腫では，水は肺胞内にも貯留して酸素の拡散が障害され，生命維持が危うくなる．

横になると末梢の血液が中心部に移動するので，肺うっ血と肺水腫は悪化する．そうなると呼吸困難も悪化するため，患者は上半身を起こした姿勢をとるようになる（**起座呼吸** orthopnea）．同じ理由で夜間就寝中にも肺うっ血は徐々に悪化し，患者は呼吸困難（**発作性夜間呼吸困難** paroxysmal nocturnal dyspnea）で目を覚ます．そのため心不全患者は，枕をいくつもあてがって上半身を起こしぎみにして眠ることが多い．

■ 右心不全による末梢浮腫

右心不全では，貯水槽-ポンプ効果，末梢血管収縮，および血漿量増加（腎臓における Na^+ と水の再吸収増加）により中心静脈圧が上昇する．中心静脈圧が上昇すると体循環系全体の静脈圧が上昇する．例えば手足の皮膚毛細血管圧は，心臓の高さで 20～40 mmHg にまで上昇する（正常値は 12～15 mmHg）．また，Na^+ と水の再吸収増加による血漿量増加により，血漿膠質浸透圧は 7 mmHg 程度低下する．したがって，末梢循環の Starling 力が増加するため，毛細血管を介する水の濾過量が増加して**末梢浮腫** peripheral edema が生じる（第 11 章 11.10）．通常，浮腫は足・足関節・下腿（図 11.16）などの下半身に限局するが，寝たきりの患者では仙骨上にまで広がる．頸静脈怒張と圧痕浮腫 pitting edema があれば，右心不全を強く疑う根拠となる．

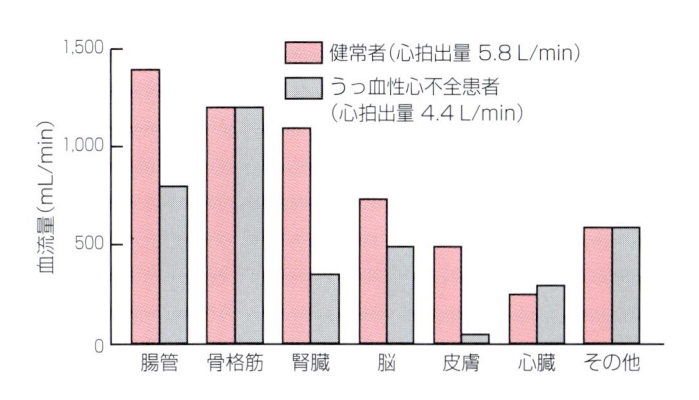

右心不全と左心不全が合併することは稀ではなく，その場合は末梢浮腫と肺水腫がともにみられる．

治療は生理学的原理に基づいて行う

心不全の症状と心臓の状態を改善するための治療を考えることは，生理学を臨床に応用するうえでのよいトレーニングになる．心不全治療の目的は，以下の6点である．

1. 心仕事量を減少させて，心筋酸素消費量を減少させる．
2. 血圧（後負荷）を低下させて，1回拍出量を改善する．
3. 拡大した心臓の縮小を図り，心収縮の機械的効率を改善する（Laplace の法則）．
4. 血漿量と充満圧を減少させて，肺うっ血・肺水腫を改善する．
5. 不整脈を防ぐ．
6. 心収縮性を改善する．

これらの詳細を以下に述べる．

1. ベッド上で安静にすることにより，血圧（後負荷）と充満圧（前負荷）が低下し，**心仕事量** cardiac work を減らすことができる．血圧を下げるためには，ACE 阻害薬（カプトプリル，エナラプリル），エンドセリン受容体拮抗薬（ボセンタン），$α_1$ 遮断薬（プラゾシンなど），重篤な心不全ならヒドララジンなどの末梢血管拡張薬を使用する．心室充満圧を下げるためには，ニトログリセリン経口投与，ニトロプルシド静脈内投与，ACE 阻害薬など静脈拡張薬を使用する．ACE 阻害薬は，抵抗血管と容量血管に対する拡張作用，交感神経活動抑制作用，腎臓での再吸収抑制作用など多彩な作用をもつため，通常第1選択薬となる．しかし，ブラジキニン増加による空咳が問題となる場合には，ACE 阻害薬の代わりにアンジオテンシン受容体拮抗薬（ロサルタン，バルサルタン）を使用するが，ACE 阻害薬に比べ高価である．
2. 上記の末梢血管拡張薬を用いて心臓の後負荷を減少させると，1回拍出量と駆出率は著しく改善される．ポンプ機能曲線の傾きは急なので，血圧が少しでも低下すると1回拍出量は大きく増加する（図 6.15 のポイント 4 参照）．

3と4. フロセミドなどの利尿薬により細胞外液量と血漿量を減少させると、心拡大、肺うっ血、浮腫を改善することができる。ACE阻害薬やアンジオテンシン受容体拮抗薬によりアルドステロンレベルを減少させてもよい。必要ならアルドステロン受容体拮抗薬のスピロノラクトンを追加してもよい。このような利尿薬投与により、心不全に対する過剰な代償作用を緩和する。

5. 少量〜中等量のβ遮断薬（プロプラノロール、アテノロール、メトプロロール）の予防的投与により、心不全患者の重大な死因である不整脈の発生を減らすことができる。またβ遮断薬は、心拍数を減らして心仕事量を減少させる、拡張期を延長して冠循環を改善させる（図15.5）、などの効果を介して拡張不全を改善する効果もある。しかし、β遮断薬は収縮性を低下させるため、その適応は軽度〜中等度の心不全に限られ、かつ注意して用いる。

6. ジゴキシンにより心収縮性をいくらか改善することができる。ジゴキシンは比較的安全に経口投与できる陽性変力作用をもつ薬物である。William Witheringによる1785年のジゴキシン発見は、科学的発見にとって偶然の幸運と心構えが重要であることのよい例である。Withering医師は、英国のシュロップシャーを旅行中に重篤な浮腫（心不全）の女性患者の診察を頼まれたが、ほとんど打つ手はなかった。しかし、旅行の帰途に立ち寄ってみると、その女性はまだ生きていたどころか、かなり回復していた。話を聞くと、地元に古くから伝わる治療薬として、キツネノテブクロ Digitalis purpurea の葉を煎じたものを飲んでいたという。ジギタリスの効果を図3.15に示している。ジゴキシンは、細胞内Ca^{2+}貯蔵を増加させるが（第3章3.8）、後脱分極を誘発して、二段脈、心室頻拍、心室細動などの不整脈を誘発する。したがって、血漿ジゴキシン濃度を注意深くモニターして1〜2.6 nMに保つ必要がある。ジゴキシンとK^+はNa^+-K^+ ATPase結合部位が同じで競合するため、血漿K^+濃度を低下させるループ利尿薬（フロセミドなど）と併用するとジゴキシンの毒性は増強される。この毒性のため、ジゴキシンは以前ほど処方されなくなった。ジゴキシンは中枢作用を介して副交感神経活動を増加させ、房室結節伝導を遅延させる作用をもつため、現在は主に心房細動を合併している症例に使用されている。

ジゴキシン以外の陽性変力作用をもつ薬物として、ホスホジエステラーゼ3阻害薬のミルリノン、$β_1$作動薬のドブタミンやドパミンなどが、急性心不全の緊急時に短期的に使用されている。長期にわたりミルリノンを使用すると、かえって死亡率が上昇する。一時的な機械的収縮力補助として、大動脈内バルーンパンピング intra-aortic balloon pumping/counterpulsation（IABP）を用いることもある。

このような幅広い薬物療法のうち、何を第1選択にすべきであろうか？ 一般的には、ACE阻害薬を第1選択薬とし、肺水腫や末梢浮腫が改善されなければ、ループ利尿薬を追加する。ACE阻害薬、スピロノラクトン、少量のβ遮断薬の適切な使用は、それぞれ生存率を改善することが示されている。他の薬物、例えばジゴキシンは、症状を改善してQOLを改善させるが、生存率の有意な改善は認められない。

要 約

低酸素血症

- 低酸素血症の原因は高所滞在、窒息・呼吸停止、慢性肺気腫、重度の肺水腫などである。
- 動脈化学受容器を介する反射性過換気により動脈血PO_2は改善されるが、低二酸化炭素血症および酸素解離曲線の左方シフト（Bohrシフトの反対）が生じる。
- 心拍数の増加により安静時の心拍出量が増加するため、酸素飽和度の減少にもかかわらず酸素供給量は維持される。末梢の血流量増加は血管拡張によって促進される。しかし、脳では低二酸化炭素血症による血管収縮により低酸素性血管拡張が相殺されるため、脳血流量は増加しない。
- 肺では、低酸素血症による肺血管収縮により肺尖部の血流量が改善する。しかし、同時に肺高血圧を引き起こし、右心不全を発症することもある。
- 最大心拍出量と動脈血酸素飽和度が減少すると、最大酸素摂取量（$\dot{V}O_{2max}$）と運動耐容能は低下する。
- 呼吸性アルカローシスの代償、安静時換気量のさらなる増加、ヘマトクリットの増加、Bohrシフト（末梢での酸素解離が促進される）により、高所に順応する。

ショックと出血

- 急性循環不全またはショックは、循環血液量減少（出血）、急性心不全、敗血症、アナフィラキシーによって引き起こされる。
- 循環血液量減少により中心静脈圧が低下し、1回拍出量および脈圧が減少する（Frank-Starling機構）。低圧系や高圧系の圧受容器求心性神経活動の減少および動脈化学受容器の求心性神経活動増加により、交感神経

活動亢進，血漿中カテコールアミンの増加，アンジオテンシンⅡの増加が起こり，重篤な場合には，バソプレッシン分泌が増加する。
- 循環血液量の減少が20％以下の場合，心拍数の増加，心収縮性の上昇，末梢抵抗の増加，静脈の収縮により平均血圧はほぼ正常値に保たれている（代償性・正常血圧性出血）。しかし，脈圧は減少する。皮膚の蒼白，冷汗がみられる。乳酸の増加によりアシドーシスとなり，動脈化学受容器の求心性神経活動が増加し，過換気となる。
- 30〜60分以上毛細血管圧が減少すると，500 mLもの間質液が血管内に移動する。この「内部輸液」により細胞内から間質への水の移動が促進される。
- 腎交感神経活動亢進，アルドステロンやバソプレッシン（ADH）の上昇により腎臓からのNa$^+$や水の排泄が減少する。アンジオテンシンⅡ刺激による口渇により飲水量が増加する。これらにより，細胞外液量は数日で回復する。血漿蛋白や赤血球の再合成はより時間をかけて行われる。
- 重篤な低血圧性出血で輸液・輸血などの対応が遅れると，不可逆性の非代償性ショックとなる。末梢血管は拡張し，血圧はさらに低下する。冠動脈血流量減少により正のフィードバックとなり，急性心不全が発症する。腎血流量減少により，急性腎不全が発症し，尿閉となる。

失神発作
- 心因性のストレス，循環血液量減少，長時間の起立により，急激で著しい迷走神経活動亢進による徐脈や末梢血管拡張が起こる（血管迷走神経発作）。
- 平均血圧が70 mmHg以下にまで低下すると，脳血流量が減少して意識が消失する。意識消失時は仰臥位にすると，1回拍出量と心拍数がすぐに回復し，2分以内に意識が回復する。

本態性高血圧症
- 安静時の血圧が140/90 mmHg以上になると，心筋梗塞，心不全，脳卒中，網膜症，腎不全の発症リスクが高まる。収縮期高血圧は特に危険である。
- 抵抗血管狭細化と血管密度減少により末梢抵抗が増加して，平均血圧が上昇する。まず血管平滑筋の可逆的収縮，次いで求心性血管中膜リモデリング，最終的には血管平滑筋肥大を経て血管の狭細化が完成する。
- 収縮期血圧の上昇は拡張期血圧の上昇よりも大きい。この理由として，(i)大動脈のコンプライアンスが減少し，脈圧が増加する，(ii)脈波伝播速度が増加するため反射波が早く戻ってくる，が挙げられる。
- 本態性高血圧症は，遺伝因子（アルドステロンやエンドセリンの分泌に関わる遺伝因子が関与している可能性がある）と環境因子（高食塩食摂取，低カリウム食摂取，ストレス，肥満）の相互作用により発症する。
- 高血圧はA-C-Dレジメ——ACE阻害薬/アンジオテンシン受容体拮抗薬，Ca^{2+}チャネル遮断薬（末梢血管拡張），利尿薬——によってコントロールすることができる。心拍出量を減少させたい場合は，β遮断薬を加える。

慢性心不全
- 慢性心不全とは，虚血性心疾患，肺高血圧症もしくは高血圧症，弁疾患，心筋症などにより心収縮性が低下した状態を言う。慢性心不全の症状として，労作耐性低下，呼吸困難，肺水腫，末梢浮腫がみられる。ポンプ不全や不整脈により死亡する。
- ポンプ機能低下は，収縮期のCa^{2+}トランジェントの低下とSRのCa^{2+}の減少によるものである。貯蔵Ca^{2+}の減少は，SRのCa^{2+}ポンプのダウンレギュレーション，Ca^{2+}放出チャネルからのリーク，筋細胞膜のNa$^+$-Ca^{2+}交換機構のアップレギュレーションが原因である。
- 致命的な不整脈は，遅延後脱分極と部位により不応期持続時間がまちまちであることが原因である。活動電位はK$^+$チャネルのダウンレギュレーションによって延長する。大きな遅延後脱分極は，Na$^+$-Ca^{2+}交換機構のアップレギュレーション，K$^+$チャネルのダウンレギュレーション，Ca^{2+}放出チャネルからのリーク，交感神経活動亢進によって起こる。
- 心室機能曲線（Starling曲線）とポンプ機能曲線は下方へシフトし，駆出率は減少する。充満圧上昇により心臓は拡大する（心胸郭比＞0.5）。軽度の代償性心不全では，充満圧（Starlingの法則）や血漿カテコールアミンの増加により，安静時の1回拍出量と心拍出量はほぼ正常に保たれる。重篤な心不全では，心室機能曲線のさらなる下方シフト，拡張不全（Laplaceの法則，僧帽弁・三尖弁閉鎖不全），β$_1$受容体のダウンレギュレーションにより，安静時の心拍出量が減少する。
- 心臓交感神経末端のノルアドレナリンの枯渇，β$_1$受容体のダウンレギュレーション，心室機能曲線の傾き減少により，労作時の心拍数増加や1回拍出量増加が起こりにくい。心拍出量が十分に増加しないこと，呼吸困難，骨格筋でのCa^{2+}の放出・取り込みの変化により，運動耐容能は低下する。
- 皮膚，腹部内臓，腎臓の抵抗血管収縮により血圧は維持される。静脈収縮により中心静脈圧が上昇する。末梢の交感神経活動亢進，血漿中のアンジオテンシンⅡ，エンドセリン，カテコールアミンの増加により血管収縮が起こる。

- アルドステロン増加や腎血管収縮により，腎臓でのNa$^+$と水の再吸収が増加する。血漿量増加，静脈収縮，貯水槽-ポンプ効果により，心室充満圧が上昇する。右心不全では，中心静脈圧上昇により体循環系の毛細血管圧が上昇し，下肢や仙骨領域の浮腫が生じる。左心不全では，肺静脈圧の上昇により肺うっ血，肺水腫，呼吸困難が生じる。
- ACE阻害薬（利尿薬やスピロノラクトンを併用することがある）は，血圧を下降させて心仕事量を減少し，腎臓からのNa$^+$と水の排泄を促進し，心拡大を改善し，1回拍出量を改善する。α遮断薬，ヒドララジン，ニトログリセリンを使用すると，さらに心仕事量は減少する。軽度の心不全では，β遮断薬は不整脈の発生を抑える。陽性変力作用薬であるジゴキシンを使用すれば，心収縮性が増加する。

参考文献

■ 総説と書籍

低酸素血症

Longhurst J. Exercise in hypoxic environments: the mechanisms remains elusive. Journal of Physiology 2003; 550: 335.

Marshall JM. The integrated response to hypoxia: From circulation to cells. Experimental Physiology 1999; 84: 449-70.

Savard GK, Areskog N-H, Saltin B. Cardiovascular responses to exercise in humans following acclimatization to extreme altitude. Acta Physiologica Scandinavica 1995; 154: 499-509.

Wilkins BW, Pike TL, Marting EA, Curry TB, Ceridon ML, Joyner MJ. Exercise intensity-dependent contribution of β-adrenergic receptor-mediated vasodilatation in hypoxic humans. Journal of Physiology 2008; 586: 1195-205.

ショックと出血

Frithiof R, Eriksson S, Rundgren M. Central inhibition of opioid receptor subtypes and its effect on haemorrhagic hypotension in conscious sheep. Acta Physiologica 2007; 191: 25-34.

Länne T, Lundvall J. Mechanisms in man for rapid refill of the circulatory system in hypovolaemia. Acta Physiologica Scandinavica 1992; 146: 299-306.

Schadt JC, Ludbrook J. Hemodynamic and neurohumoral responses to acute hypovolaemia in conscious mammals. American Journal of Physiology 1991; 260: H305-18.

失神発作

Jardine DL, Melton IC, Crozier IG et al. Decrease in cardiac output and muscle sympathetic activity during vasovagal syncope. American Journal of Physiology 2002; 282: H1804-9.

Julu POO, Cooper VL, Hansen S, Hainsworth R. Cardiovascular regulation in the period preceding vasovagal syncope in conscious humans. Journal of Physiology 2003; 549: 299-311.

Novak V, Honos G, Schondorf R. Is the heart empty at syncope? Journal of Autonomic Nervous System 1996; 60: 83-92.

高血圧症

Adrogué HJ, Madias NE. Sodium and potassium in the pathogenesis of hypertension. New England Journal of Medicine 2007; 356: 1966-78.

Binder A. A review of the genetics of essential hypertension. Current Opinion in Cardiology 2007; 22: 176-84.

Diwan A, Dorn GW. Decompensation of cardiac hypertrophy: Cellular mechanisms and novel therapeutic targets. Physiology 2007; 22: 56-64.

Feihl F, Liaudet L, Levy BI, Waeber B. Hypertension and microvascular remodelling. Cardiovascular Research 2008; 78: 274-85.

Gilbert JS, Ryan MJ, LaMarca BB, Sedeek M, Murphy SR, Granger JP. Pathophysiology of hypertension during preeclampsia: Linking placental ischemia with endothelial dysfunction. American Journal of Physiology 2008; 294: H541-50.

Iwamoto T. Na$^+$/Ca^{2+} exchanger: implications for the pathogenesis and therapy of salt-dependent hypertension. American Journal of Physiology 2006; 290: R536-45.

Meneton P, Jeunemaitre X, de Wardener HE, MacGregor GA. Links between dietary salt intake, renal salt handling, blood pressure and cardiovascular diseases. Physiological Reviews 2005; 85: 679-715.

Nichols WW, O'Rourke MF. McDonald's Blood Flow in Arteries. London: Arnold, 2005.

Ramsay LE, Williams B, Johnston GD et al. Guidelines for management of hypertension: Report of the third working party of the British Hypertension Society. Journal of Human Hypertension 1999; 13: 569-92.

Schiffrin EL, Touyz RM (2004) From bedside to bench to bedside: Role of renin-angiotensin-aldosterone system in remodelling of resistance arteries in hypertension. American Journal of Physiology 2004; 287: H435-46.

慢性心不全

Bers DM. Altered cardiac myocyte Ca regulation in heart failure. Physiology 2006; 21: 380-7.

Ikeda Y, Hoshijima M, Chien KR. Towards biologically targeted therapy of calcium cycling defects in heart failure. Physiology 2008; 23: 6-16.

Li YF, Patel KP. Paraventricular nucleus of the hypothalamus and elevated sympathetic activity in heart failure: The altered inhibitory mechanisms. Acta Physiologica Scandinavica 2003; 177: 17-26.

Sipido KR, Eisner D. Something old, something new: Changing views on the cellular mechanisms of heart failure. Cardiovascular Research 2005; 68: 167-74.

Ventura-Clapier R, Garnier A, Veksler V. Energy metabolism in heart failure. Journal of Physiology 2004; 555: 1-13.

Winaver J, Hoffman A, Abassi Z, Haramati A. Does the heart's hormone ANP help in congestive heart failure? News in Physiological Sciences, 1995; 10: 247-53.

■ 研究論文

See www.hodderplus.com/cardiovascularphysiology for a full list of Research papers for this chapter.

本書はこれで終わるが，「心臓・循環の生理学」には終わりはない

「最初から読み始めよ」と王様は白ウサギに向かって厳かにおっしゃった。「そして最後まで読み進め，そこで終わるのじゃ」（『不思議の国のアリス』）。「心不全」の項で本書を終えるのは極めて妥当なように思えるが，循環に関する研究は終わりにはほど遠いところにある。あまりに多くのことがいまだ解明されておらず，そのことは注意深い読者であれば本書に数限りなく現れる「〜かもしれない」「おそらく〜」「〜と考えられている」等々の表現から察せられたことであろう。心臓と循環に関する研究は3世紀以上も前のWilliam Harveyの仕事から始まったと言っても間違いではないであろうが，Harveyの次の言葉は現代の教科書の最後を飾る言葉として，今でも十分にふさわしい──「私には解明を待つ広大な原野が見える。この原野を踏破することは，私の一生をかけてもおそらく足りないであろう」

（Malloch A. William Harvey. New York：Hoeber, 1929）

症例問題
─症状の基礎にある病態を理解するために─

症例1	心雑音のある高齢男性 *355*	症例4	失神をきたした高血圧患者 *360*
症例2	胸痛を訴える男性 *357*	症例5	息切れを訴える女性 *361*
症例3	吐血したアルコール中毒患者 *358*		

*　　　　*　　　　*

症例1　心雑音のある高齢男性

70歳の男性。日頃から肥満防止のために運動を欠かさない人であったが，かかりつけの医師を訪れ，運動中に胸を締めつけられるような感覚があり，運動をやめると楽になったと訴えた。また，運動時に息切れとめまいがひどく，最近は運動中に気が遠くなったこともあるという。

　診察してみると，脈拍には乱れはなかったが，立ち上がりが遅い，弱い脈であった。上腕動脈で測定した血圧は115/80 mmHgで，70歳という年齢の割に脈圧が小さかった。心尖拍動は左第5肋間鎖骨中線上で触知したが，収縮期に振戦を認めた。聴診では，収縮期に大動脈領域で最もよく聴こえる漸増-漸減型の心雑音（ダイヤモンド型心雑音，図2.8）を聴取した。II音は柔らかい音で，奇異性分裂（つまり呼気時に分裂）を示していた。

　胸部X線写真では，心胸郭比は正常であったが，上行大動脈が拡張していた。心電図上は左軸偏位，ST部分の下降，そしてT波の逆転を認めた。心エコーでは左室の求心性肥大を認め，大動脈弁の動きが悪く，石灰化していることが明らかとなった。心臓カテーテル検査を実施したところ，収縮期の左室内圧は170 mmHgに達したが，大動脈圧は115 mmHgにとどまっていた。患者には狭窄した大動脈弁の置換術を勧め，とりあえず激しい運動は控えるよう注意し，狭心発作を防ぐ目的でβ遮断薬（アテノロール）を処方した。

問題

1. II音はどの弁の動きによって生じるか？　また，この患者のII音が柔らかかったのはなぜか？
2. 大動脈弁はどのような構造をしているか？　また，弁尖のすぐ後ろにある孔は何か？
3. II音が奇異性分裂を示した理由を説明しなさい。
4. 吸気/呼気によって1回拍出量や心拍数は変化するか？
5. 正常な大動脈弁の前後の圧勾配は，(i)拍出期，(ii)拡張期でそれぞれどれほどか？　また，この患者の収縮期の圧勾配が増加していたのはなぜか？
6. 健康な70歳のヒトの血圧はどれほどか？
7. 健常者において，運動したときに冠循環はどのように反応するか？
8. 心室収縮期圧が上昇したときに，収縮期冠血流はどのような影響を受けるか？
9. 冠動脈に狭窄がなくても，運動によって狭心症が引き起こされるだろうか？
10. 左室の肥大によって肺静脈圧はどのような影響を受けるか？　また，この影響は運動時の呼吸困難に関係しているだろうか？
11. 大動脈弁狭窄があると，どうして運動時にめまいや失神が引き起こされるのだろうか？
12. 大動脈弁狭窄によって心雑音と振戦が生じるメカニズムは何か？
13. 収縮期雑音があれば弁に障害があると断定できるだろうか？
14. 心電図において，正常ではST部分が基線上にあり，T波が上向きなのはなぜか？
15. 電気軸とは何か？　左室肥大があると，電気軸はどのような影響を受けるか？
16. 心筋虚血があると，なぜST部分が上昇するのか？
17. β遮断薬は，なぜ運動時の狭心症を予防できるのか？

解答

1. II音は大動脈弁と肺動脈弁が閉鎖するときに，弁尖が振動することによって生じる。この患者のように弁尖の動きが石灰化 *calcification* などによって悪くなると，振動が小さくなるために音が柔らかくなる。
2. 正常な大動脈弁には3枚の弁尖があるが，先天的に2尖しかない人に大動脈弁狭窄がしばしば発症する。弁

尖は内皮細胞で覆われた薄い線維性の被膜である．左右冠動脈の入口部は大動脈弁尖のすぐ後ろの Valsalva 洞にある（図 1.4）．

3. 正常ではⅡ音の大動脈成分（Ⅱ_A）は肺動脈成分（Ⅱ_P）の前にある（図 2.4）．正常ではⅡ音の分裂は吸気時に顕著となる．これは吸気によって一時的に体静脈還流量が増加して右室の充満が増加し，その拍出に要する時間が延長すること（図 8.27），また同時に肺血管床が拡大するために左室への還流が減少して拍出時間が短縮することによる．大動脈弁狭窄では，左室の拍出に対する抵抗が増大するために，大動脈成分は肺動脈成分より遅れて生じるようになる．この逆転したⅡ音の分裂（奇異性分裂 reversed splitting）は呼気時に顕著となる．なぜなら，呼気によって一時的に体静脈還流量が減少し，右室の拍出時間が短縮するからである．

4. 呼気によって迷走神経による抑制がかかるため，心拍数は減少する（洞性不整脈：図 5.4a，図 16.17）．また，呼気によって右室の 1 回拍出量が減少し，左室の 1 回拍出量が増加する（問題 3 の解答参照）．

5. 大動脈弁を挟んだ収縮期の圧勾配は，正常では数 mmHg に過ぎない．これは開口部が大きいため，流れに対する抵抗がほとんどないからである（図 2.4）．この患者にみられた 55 mmHg という大きな収縮期圧勾配は，狭くなった弁口によって血流に対する抵抗が上昇しているためである（図 2.8）．拡張期の閉鎖した大動脈弁前後の圧勾配［拡張期大動脈圧（80 mmHg）－左室拡張期圧（5〜10 mmHg）］は健常者でも大きい．

6. 加齢によって血圧は上昇し，70 歳の白人男性ではおよそ 140/75 mmHg となる（図 17.10）．脈圧と収縮期血圧は動脈硬化 arteriosclerosis によって動脈のコンプライアンスが低下するとさらに増大し（図 18.7），収縮期血圧の上昇には脈波の反射も関与する（図 18.8）．

7. 健常者では，運動時には心筋酸素消費量の増加に比例して冠血流量が増加する．これは代謝産物による血管拡張のためである（図 15.4）．

8. 正常でも冠血流量は心室収縮期に急激に減少する．これは心筋の収縮によって筋層内を走る冠血管が押しつぶされるためである（図 15.5）．この患者のように心室収縮期内圧が 170 mmHg にまで上昇すると，収縮期の血流はさらに減少する．

9. 答えはイエスである．虚血による心筋の痛みは，心筋の酸素需要に供給が追いつかなくなった場合にはいつでも起こってくる．この患者の場合，狭窄した弁口を通して心室が血液を拍出しなくてはならないため，心筋の酸素需要が過度に上昇している．さらに，心室壁張力の上昇のために収縮期の冠血流が減少している（問題 8 の解答参照）．

10. 肥大しているために，心室壁は正常よりも硬くなっており，心室充満のためには拡張期の高い圧が必要である．このため左房圧が上昇し，さらに肺静脈圧が上昇する．肺静脈圧の上昇によって肺うっ血を生じ，肺が硬くなる．これが呼吸困難の原因であり，症例 5 も同様である．

11. 運動時には骨格筋の血管の代謝性拡張によって末梢抵抗が低下するが，正常では心拍出量が増加することによって血圧が保たれている（図 17.5）．平均血圧＝心拍出量×末梢抵抗，である．重症の大動脈弁狭窄があると心拍出量を十分に増加させることができないため，運動時に血圧が低下する．もし血圧が脳の自動調節能の限界を越えて低下すると（図 15.13），脳の血液灌流の低下によって運動時にめまいや失神をきたす．

12. 大動脈弁の狭窄によって血流は乱流となり，その振動が漸増－漸減する心雑音 crescendo-decrescendo murmur（図 2.8）として聴取されると同時に，振戦 thrill として触知することができる．乱流は突然に直径が大きくなる狭窄の出口の部分で生じやすい．また，この領域では狭窄した弁の部位で流速が大きくなるため，Reynolds 数（流速×直径×比重/粘性）が大きくなることも，乱流の形成に寄与している．

13. 答えはノーである．拍出期のピーク時に大動脈における Reynolds 数が約 2,000 を超えると乱流を生じ，良性の機能性収縮期雑音が聴取される．この雑音は特に妊娠中には極めてよくみられる所見で，心拍出量が増加し，中等度の貧血のために血液の粘性が低下して生じる．

14. 心電図の ST 部分は活動電位のプラトー相にあたる．すべての心室筋細胞がほぼ同じ電位であるため，心室筋間には電流は流れず，したがって心電図は等電位で基線上になる．T 波が上向きなのは，心外膜側の心筋細胞のプラトー相が心内膜側の心筋のそれよりも短く（図 5.3），先に再分極するためである（図 5.8）．

15. 電気軸とは心室の脱分極中の最も強い誘導ベクトルの方向であり（図 5.7），心臓の解剖学的な向きと，右室の心筋量に対する左室心筋量の割合によって決まる．左心肥大があると，左向きの電流が増えるため電気軸は左方向にシフトする．

16. 冠動脈を押しつぶす力が最も強く働くため，虚血は肥大した心室の心内膜側で最も重症となる．このため，心内膜側心筋の静止電位は浅くなり，活動電位も小さくなる．このように虚血部位と非虚血部位との間に電位差を生じ，傷害電流 injury current が流れることによって ST 部分が基線からシフトする（図 5.11）．

17. 心筋の β_1 受容体を遮断することによって，交感神経心臓枝の緊張亢進による心拍数増加と収縮性上昇を抑制

して心拍出量を減少させることができる。これによって、心臓の仕事量と酸素需要を減少させるとともに、冠血流が最大となる心室拡張期の持続時間を延長させることができる。これらによって狭心症を予防することができる。

* * *

症例 2　胸痛を訴える男性

虚脱状態に陥った 60 歳の男性バス運転手が救急治療室に運ばれて来た。患者は胸部に帯状に広がる強く持続する締め付けられるような痛みを訴えており、この痛みは上腕にも広がっている。患者はこれまでは元気であったが、タバコを 1 日に 10 本吸っていたという。

診察してみると、皮膚は蒼白で、冷たく湿っていた。脈拍は弱く、しばしば心室性期外収縮を認めた。上腕での血圧は 95/70 mmHg、心音は正常であった。心電図を記録してみると、大きな Q 波と ST 上昇を認めた。患者は暫定的に心筋梗塞との診断で入院することとなった。生化学検査では心筋由来の酵素〔乳酸脱水素酵素 (LDH)、クレアチンホスホキナーゼ (CK)、アスパラギン酸アミノトランスフェラーゼ (AST)〕とコレステロールが高値を示した。

患者には酸素とモルヒネが投与されるとともに、冠動脈の塞栓を溶解させる目的でストレプトキナーゼの点滴が開始された。また、低用量のアスピリンを毎日服用するよう指示が出された。

問　題

1. 主要な冠動脈の名前を挙げ、それらが灌流する領域を説明しなさい。また、「機能的終末動脈」の定義を述べなさい。
2. この患者の冠動脈にはどのような病変があったのだろうか？　また、血管内皮細胞の機能障害はこの病態にどのように関わっているだろうか？
3. 虚血性の心痛を伝える求心線維は何か？
4. 左室の中には酸素化された血液が入っているのに、どうして左室壁が虚血状態となるのだろうか？
5. 動脈血酸素含量 190 mL/L、混合静脈血酸素含量 90 mL/L、酸素摂取量 300 mL/min であったとすると、この患者の心拍出量はどれほどか？　算出のための原理の名前を挙げなさい。
6. なぜ血圧が低下したのかを説明しなさい。
7. 皮膚が蒼白で、冷たく湿っていたのはなぜか？　このような状態を一般に何と呼ぶか？
8. 正常な第 II 誘導の心電図波形を描き、心室筋の活動電位とどのように対応するかを説明しなさい。ST 部分に対応するのは活動電位のどこか？
9. 心筋虚血に際して ST 部分が変位する原因は何か？
10. 低用量のアスピリンが予後を改善するのはなぜか？
11. LDH、CK の役割は何か？
12. 心筋虚血が長時間続いた後に突然血流が再開した場合に生じ得る病態を挙げなさい。
13. 心室性期外収縮を説明し、1 回拍出量に及ぼす影響と、期外収縮の原因を説明しなさい。

解　答

1. 左冠動脈は主として左室と中隔を灌流する。右冠動脈は右室を灌流する。機能的終末動脈とは、動脈間の吻合が少ないために、その動脈が閉塞すると灌流されていた組織が壊死する、という動脈のことである（図 15.6）。
2. 血栓はアテローム性プラーク上に形成される。アテロームは内皮細胞を通過してリポ蛋白やフィブリノーゲン、マクロファージが内皮下に集積して形成される（第 9 章 9.9）。アテロームが形成された部分では血小板の凝集を抑制する内皮由来 NO の遊離が減少するため、血小板が凝集して血栓が形成されやすくなる。
3. 心筋の虚血による痛みは、化学物質感受性の交感神経求心線維によって伝えられる（図 16.10）。心臓からの求心線維と腕からの感覚神経とが脊髄において集束することが関連痛の原因であると考えられている。
4. 左室壁の厚さは約 1 cm である。酸素が拡散によって移動するのに要する時間は、距離の 2 乗に比例して増加する。このため、内腔から約 100 μm 以上離れた心筋組織の代謝をまかなうには、拡散による酸素の移動では遅すぎる（表 1.1）。
5. 動静脈酸素較差 (A-V) O_2 は 190 − 90 = 100 mL/L であり、酸素摂取量が 300 mL/min であるので、心拍出量は 300/100 = 3 L/min となる。これは Fick の原理である（第 6 章 6.1）。この患者の心拍出量は減少している。
6. 虚血によって収縮性が低下する（図 6.22、図 6.23）。収縮性の低下によって 1 回拍出量が減少し、血圧が低下する。
7. 皮膚が蒼白であったのは静脈の収縮、冷たかったのは

動脈の収縮のためであり，交感神経の緊張亢進による（第 15 章 15.3）．冷汗がみられたのは，交感神経によって汗腺が刺激されたためである．この患者は心原性ショックの状態にある（第 18 章 18.2）．
8. 図 5.3 を参照のこと．心電図の ST 部分は活動電位のプラトー相に相当する．
9. ST 部分は傷害電流のために変位する（図 5.11b）．傷害電流は，虚血部の心筋の活動電位が隣接する正常な心筋の活動電位よりも小さく，かつ静止電位が浅いために流れる．
10. 血栓形成は血小板の凝集によって開始される．この過程は血小板のシクロオキシゲナーゼにより産生されるトロンボキサンによって促進される（第 13 章 13.5）．低用量のアスピリンは血小板のシクロオキシゲナーゼを抑制することによって再発を予防することができる．
11. 心筋の LDH は，心筋にとって重要なエネルギー源となる血流中の乳酸を酸化する（第 7 章 7.14）．CK は ATP 産生のために，高エネルギーリン酸をクレアチンリン酸から ADP に転移させる（Lohmann 反応）．
12. 細胞質の Ca^{2+} 過負荷に起因する拘縮による再灌流障害，白血球の活性化，活性酸素の発生などがある（第 6 章 6.2，第 13 章 13.9）．
13. 心室性期外収縮は心室内に生じた刺激によって起こる，正常のリズムから外れた収縮である（図 5.4b）．刺激となるのは遅延後脱分極であることが多い（図 3.16）．興奮は正常の経路で伝わらないため，心室の部位ごとの収縮順序が悪く，血液はほとんど拍出されない．脈拍を触診していると，1 拍動抜けたように感じる．

*　　　　*　　　　*

症例 3　吐血したアルコール中毒患者

60 歳の公務員．毎日大酒を飲むことで知られており，最近では仕事の効率も低下していたが，大量の新鮮血を嘔吐（吐血）した後，虚脱状態に陥った．救急治療室で診察したところ，患者は精神的に混乱しており，皮膚は蒼白で冷たく湿っていた．脈拍は規則正しかったが，弱く，脈拍数は 120/min と増加していた．臥位での血圧は 100/75 mmHg であったが，患者を座らせると，失神しそうな気がすると訴え，血圧は 80/65 mmHg に低下していた．飲酒歴，硬く触知する肥大した肝臓，そして特徴的な皮膚所見から肝硬変が疑われた．直腸診では黒いタール状の便（上部消化管からの出血を意味する）を認めた．内視鏡検査では食道静脈瘤からの出血を認め，アルコール性肝硬変による門脈圧亢進症の結果であると考えられた．

血液の交叉適合試験の結果を待つ間に，手背の細く収縮した静脈に苦心の末にカニューレを挿入し，代用血漿（ゼラチン 40 g/L：分子量 30,000 Da，浸透圧 36 mmHg）を輸液した．内頸静脈に挿入したカニューレによって中心静脈圧（CVP）を測定したところ，−4 cmH$_2$O であった．このカニューレからバソプレッシンの投与も行われた．入院時のヘマトクリット（Ht）は 36%，ヘモグロビン（Hb）濃度は 11.8 g/dL であった．尿量は 20 mL/hr であり，患者はのどの渇きを訴えていた．

水分の補給と輸血の後に食道静脈瘤に硬化剤が注入され，局所的な血栓形成による破裂予防が図られた．退院に際し，毎日服用するようにプロプラノロールが処方された．

問　題

1. 肝臓への血液供給を図に示し，門脈循環を説明しなさい．
2. 肝硬変によってなぜ食道から出血するのだろうか？
3. CVP は正常か？ 1 回拍出量は変化していただろうか？（ヒント：脈圧に注目）
4. 臥位での患者の平均血圧は何 mmHg か？ 臥位での血圧は高度の低血圧と言えるか？
5. なぜ座位でも血圧を測定したのだろうか？ また，なぜ血圧が低下したのだろうか？
6. 平均血圧を調節するのはどのようなタイプの血管か？ 皮膚所見で血管の収縮状態を示唆するものはあるか？
7. 末梢静脈が収縮する（カニューレを挿入しにくかったことから明らか）ことに，どのような利点があるのだろうか？
8. 平均血圧を維持するために心臓に起こった反応は何か？ そしてそのような反応を引き起こした要因は何か？
9. 循環血液量減少に対する心血管系の反応を引き起こす受容器を 3 つ挙げなさい．
10. 入院時の Ht 値と Hb 濃度が低値を示した理由を説明しなさい．なお，これらの値は以前は正常であったとする．
11. 人工コロイド溶液のほうが 0.15 mol の生理食塩水よりも効果があると思うか？
12. なぜ尿量をモニターしたのだろうか？

13. 患者がのどの渇きを訴えた生理的メカニズムを説明しなさい。
14. バソプレッシン投与にどのような効果があるのだろうか？
15. プロプラノロールはどのような薬で，どのような効果が期待できるのだろうか？

解　答

1. 門脈とは，2つの臓器循環が直列に配列されているときに，2つの循環系を繋いでいる血管である。下流の臓器は上流の臓器からの静脈血を受けることになる（第1章1.8）。肝臓は2系統の血管から血流を受ける。つまり，肝動脈からの比較的少量の動脈血と，静脈血である腸からの大量の門脈血流である（図1.5）。肝臓からの血液流出は肝静脈を通る。
2. 肝硬変によって肝臓の線維化を生じ，血管抵抗が上昇する。これによって門脈圧が上昇する（正常では5～6 mmHg）。門脈は側副路によって下部食道の静脈と交通しているため，食道静脈が拡張して静脈瘤を生じる。この静脈瘤は食道粘膜の直下にあるため，容易に破裂して出血する。
3. 患者のCVPは循環血液量減少のため，$-4\,cmH_2O$と低値である（正常では約$4\,cmH_2O$）。CVPが低いために1回拍出量が減少（Starlingの法則）していることは，脈圧（＝収縮期血圧－拡張期血圧）が25 mmHgに減少していることからも明らかである。脈圧は1回拍出量に比例し（図7.4），動脈のコンプライアンスに反比例する。
4. 上腕動脈の平均血圧は，拡張期血圧＋（脈圧の1/3），で求められる（式8.4）。この患者の臥位での平均血圧は83 mmHgであり，正常である。したがって患者は代償された出血性ショックの状態にあると言える。
5. 医師は，代償されているために臥位では明らかとならない循環血液量減少の程度を明らかにしたいと考えた。上体を起こすことによって末梢静脈血が下半身に貯留し，CVPの低下によって1回拍出量がさらに減少する。このため，脈圧は15 mmHgにまで減少している。
6. 抵抗血管（細動脈，終末動脈）が平均血圧を調節している（第1章1.6）。皮膚が冷たかったことは皮膚動脈が収縮していることを，蒼白であったことは皮膚静脈が収縮していることを示唆している。これらは交感神経の緊張亢進と，循環血流中のカテコールアミン，アンジオテンシンⅡ，バソプレッシンなどの作用の結果である。
7. 末梢静脈の収縮によって血液が胸郭内に移動するため，CVPの低下と1回拍出量の減少が抑えられている。
8. 交感神経の緊張亢進による頻脈（120/min）と収縮性の上昇によって心拍出量が維持され，その結果血圧も保たれている。頻脈には迷走神経の緊張低下も関与している。
9. (i)脈圧の減少によって頸動脈洞と大動脈弓の圧受容器の興奮が抑制される（図18.2）。(ii) CVPの低下によって心肺部圧受容器からの入力が減少する。(iii)低灌流と代謝性アシドーシスによって末梢動脈の化学受容器が興奮する（図18.3）。孤束核への入力が変化することによって反射的な交感神経緊張の亢進を生じる（図16.18）。
10. この患者では，間質液が毛細血管や細静脈に流入することによって血液の希釈が起こっている（図18.3）。静脈圧の低下と，毛細血管より上流の抵抗血管の収縮によって，毛細血管圧は低下している（図11.4）。このために膠質浸透圧が毛細血管圧を凌駕することになり，水分が血管内に吸収される（濾過-再吸収に関するStarlingの原理）。細胞外液の血糖値が上昇することによって浸透圧が上昇し，それによって細胞内液が吸い出されて間質液が補充される（第18章18.2）。
11. 生理食塩水でも一時的には血漿の量を増やすことができるが，血漿の膠質浸透圧が低下するため，血管から間質液への濾過を増加させてしまう（第11章11.3）。これを避けるために人工コロイド溶液が用いられたのである。
12. 尿量をモニターしたのは，重症の低血圧の際に致命的ともなり得る急性尿細管壊死による急性腎不全の発症を早期に発見するためである。
13. 視床下部近傍にある脳弓下器官にアンジオテンシンⅡが作用することによって口渇を生じる。交感神経の緊張亢進，腎臓の灌流圧低下，尿細管への塩分の負荷減少などによって，腎臓からのレニン分泌が亢進しているため，アンジオテンシンの血中レベルが上昇している（図14.12）。
14. バソプレッシンは門脈に注ぐ腹腔内の抵抗血管を収縮させる。このために門脈圧が一時的に低下する。
15. プロプラノロールは非選択的β遮断薬である。心筋のβ_1受容体を遮断することによって心拍数と心拍出量を減少させるとともに，血管平滑筋のβ_2受容体を遮断して腹部内臓血管の抵抗を上昇させる。これらの作用によって門脈圧が低下する。

＊　　　＊　　　＊

症例4　失神をきたした高血圧患者

45歳の訪問販売員。ちょっとした事故でその地域の救急治療室を訪れた際に，血圧が180/110 mmHgもあると告げられた。それを聞いた彼のかかりつけ医が臥位での上腕動脈の血圧を測定したところ185/110 mmHgであり，日を変えて測定しても165/105 mmHgであった。2回目の測定の際に立位で測定してみると血圧は155/110 mmHgであり，心拍数は臥位での75/minから85/minに増加した。この患者は肥満しており，常習的にかなりの量のアルコールを摂取していた。心臓に関する検査所見は正常であった。網膜の状態を検査した後，医師は暫定的に本態性高血圧との診断を下した。この医師は第1選択薬としては奇妙であるがプラゾシンを処方し，患者に体重を減らすよう努めることと，食塩とアルコールの摂取を控えるように注意した。

プラゾシンの内服を始めてから数日後，患者は再び診療所を訪れ，立っていると気が遠くなるように感じ，めまいがすること，そして1度は実際に数分間気を失ってしまったと訴えた。運動をしていても気が遠くなる感じとめまいは変わらないという。医師が血圧を測定してみると，臥位での血圧145/95 mmHgから立位では90/65 mmHgに低下した。立位では気が遠くなる感じがし，視野が暗くなると患者が訴えたため，再び臥位をとらせた。プラゾシンの投与を中止し，カプトプリルに切り替えたところ，症状は消失した。

問題

1. ヒトの上腕動脈の血圧はどのようにして測定するか？
2. 最初にかかりつけ医を訪れたときの平均血圧と脈圧は何 mmHg か？　かかりつけ医はなぜ再度の受診を指示したのだろうか？
3. 通常，高血圧と診断される収縮期血圧と拡張期血圧の値は何 mmHg か？
4. 平均血圧を決める2つの要因は何か？　高血圧症の原因となるのは2つのうちのどちらか？
5. この患者はなぜ食塩摂取を控える必要があるのだろう？
6. 高血圧の際に，末梢の抵抗血管に生じる形態的変化は何か？
7. 血管トーヌスを調節している主な要因を挙げなさい。
8. 高血圧の際に弾性動脈に生じる変化を説明しなさい。また，その変化によって血圧はどのような影響を受けるだろうか？
9. 精神的ストレスは高血圧の発症にどのように関わっているか？
10. 慢性的高血圧が心臓に及ぼす影響を説明しなさい。
11. ほとんどすべての薬物に副作用があるのに，なぜ無症状の高血圧を治療する必要があるのか？
12. プラゾシンは α_1 受容体の拮抗薬である。血管トーヌスの調節に，α_1 受容体はどのように関わっているだろうか？
13. プラゾシンによって，(i)起立時にも，(ii)運動時にも，めまいを生じたメカニズムを説明しなさい。
14. カプトプリルの作用は何か？
15. 本態性高血圧の治療に用いられる他の薬の種類を3つ挙げ，その作用を説明しなさい。

解答

1. 上腕動脈の血圧は通常は水銀血圧計を用い，Korotkoff音を聴診して測定する(図8.12)。しかし最近では，自動血圧計を用いることが増えている。
2. 脈圧は $185-110=75$ mmHg，また平均血圧は，拡張期血圧＋脈圧の $1/3=135$ mmHg である。はじめて医師のもとを訪れたときに測定される血圧は，驚愕反応 alerting response (第16章16.8)のために上昇することが多い(白衣高血圧 white-coat hypertension)。このため，日を改めて再度測定したのである。
3. 45歳の白人男性の上腕動脈血圧は平均で 130/78 mmHg であり(図17.10)，アフリカ・カリブ海系米国人ではこれよりもわずかに高い。若年～中年で，収縮期血圧≧140 mmHg，拡張期血圧≧90 mmHg の場合は，脳卒中，虚血性心疾患，心不全や腎不全を起こすリスクが有意に増加する。このため，血圧が 140/90 mmHg を超える場合は治療の対象となる。
4. 平均血圧＝心拍出量×総末梢抵抗であり，慢性の高血圧では心拍出量は正常である。したがって血管抵抗の上昇が高血圧の原因である。
5. 高血圧は食塩摂取量と強い相関がある(図16.12)。つまり，食塩摂取量と腎臓からの排泄量のバランスがとれていないことが高血圧の原因である可能性がある。
6. 中膜が肥厚し，内腔が狭窄する(求心性血管中膜リモデリング，後期高血圧：図18.6)。血管抵抗は血管の半径の4乗に反比例するため(Poiseuilleの法則)，内腔が10%狭窄すると，抵抗は46%上昇する。
7. 内因としては，筋原性反応(第13章13.2)，ずり応力による内皮からの NO 遊離による血管拡張(第13章13.3)，内皮からのその他の血管作動物質〔プロスタサイクリン，内皮由来過分極因子(EDHF)，エンドセリ

ン〕の遊離，組織からの代謝性血管拡張を引き起こす物質の遊離（第13章13.4），その他のオータコイドが挙げられる．外因としては，全身に分布する交感神経性血管収縮神経（第14章14.1）とアドレナリン，アンジオテンシンⅡ，バソプレッシンなどのホルモンがある．

8. 高血圧によって弾性血管の加齢性変化が加速され，エラスチンの断片化，血管の拡張と硬化を生じる．伸展性が低下するために脈圧が増大し，収縮期血圧が上昇する（図18.7）．脈波の反射波が速やかに戻って来ることも収縮期高血圧を助長する（図18.8）．
9. ストレスによって驚愕反応が引き起こされ，頻脈，骨格筋血管の拡張と腎臓・腹部内臓・皮膚の血管収縮，そして血圧の上昇をきたす（第16章16.8）．驚愕反応が増強され，高血圧発作を繰り返していることも，抵抗血管のリモデリングを促進している可能性がある．
10. 高血圧によって左室の仕事量（第7章7.5），張力-時間係数（第7章7.14），そして酸素需要が増大する．左室の心筋は肥大し，左室壁が肥厚する（求心性肥大 concentric hypertrophy）．最終的には左心不全となる．
11. 治療は，脳卒中，虚血性心疾患，心不全や腎不全の発症率と死亡率を下げることが主眼となる．
12. 交感神経の緊張亢進，循環血流中のカテコールアミンはα_1受容体を介して血管を収縮させる（第12章12.5，12.6）．したがって，α_1遮断薬は血圧を低下させる．
13. (i) 立位では，下肢静脈への血液貯留によって心室充満圧の低下から1回拍出量が減少し（Starlingの心臓の法則），初期に血圧が低下する．このような起立性低血圧のために脳血流が減少し，めまいをきたす．プラゾシン（この薬は高血圧に対する第1選択薬としては使用すべきではない）は交感神経による代償的な血管収縮を遮断してしまう．(ii) 運動時には，使っている骨格筋の血管が代謝性機序によって拡張し総末梢抵抗が減少するが，非活動組織の血管収縮と心拍出量の増加によって血圧は維持される．同時に，交感神経の興奮のために，活動中の骨格筋の血管の過剰な拡張が妨げられる．これらの作用がプラゾシンによってブロックされると，運動によって低血圧をきたし，脳の血液灌流が減少し，めまいを感じる．
14. A-C-D治療薬の組合せが最も良いと考えられている．"A"はカプトプリルなどのACE阻害薬であり，アンジオテンシンⅡの産生を抑制する．アンジオテンシンⅡは直接的に血管を収縮させるとともに，末梢神経に対する作用や中枢におけるシナプス前刺激，口渇，アルドステロン分泌などによって血圧を上昇させる．空咳の副作用が問題となる場合は，アンジオテンシンⅡ受容体拮抗薬を代用薬として使用する．
15. (i) A-C-D治療薬の"C"はニフェジピンなどのCa^{2+}チャネル遮断薬である．この薬物は血管平滑筋へのCa^{2+}流入を減少させて抵抗血管を拡張し，血圧を低下させる．交感神経の神経伝達は抑制されないため，起立性低血圧は生じない．(ii) "D"はクロロチアジドなどのサイアザイド系利尿薬である．これらはNa^+と水の排泄を増加させ，抵抗血管を拡張させる（メカニズムは不明）ことによって血圧を低下させる．(iii) プロプラノロールなどのβ遮断薬は心拍出量を減少させることによって血圧を低下させる．β遮断薬はレニン-アンジオテンシン-アルドステロン系に対する交感神経刺激を減少させるとともに，中枢性に作用して交感神経系を抑制する．

*　　　*　　　*

症例5　息切れを訴える女性

　70歳の女性．息切れがひどいため，家事も思うままにならず，階段を上る際に何度も立ち止まって休まなくてはならない，と訴えている．夜中にも息苦しさで何度も目が覚め，最近では背中に枕をいくつもあてて，上体を起こした状態でどうにか眠ることができている．日中起きていると，次第に足首が腫れてくるが，夜間に横になると軽快するという．

　医師が診察してみると，呼吸が速く，小さなパチパチという捻髪音（クラックル）が聴取された．脈拍は整で，血圧も正常範囲にあったが，座位でも頸静脈が怒張しており，医師は中心静脈圧（CVP）を18 cmH$_2$O程度であろうと見積もった．心尖拍動は第5肋間前腋窩線上でかすかに触知した．腫れた足首を診察する際に，脛骨上の皮膚を1分ほど指で圧迫してみると，深い陥凹が残った．

　胸部Ｘ線写真では心胸郭比が0.69，肺血管のうっ血と肺葉間に相当する部分に水平な細い線が認められた．心電図は正常であった．両側心不全との診断が下された．患者は最初にカプトプリルとフロセミドによる治療を受け，後にジゴキシンが追加された．

問　題

1. 頸静脈の視診から，どのようにしてCVPを推定することができるか？
2. CVPと1回拍出量との関係を説明しなさい．
3. ヒトにおいてStarlingの心臓の法則はどのように働いているか？
4. CVPを決定する要因は何か？
5. 心臓の拡大によってどのような不利益がもたらされるだろうか？
6. 血圧を低く維持することは機能不全に陥っている心臓にとって好都合だろうか？
7. 心臓が収縮を開始する引き金となる細胞内の物質は何か？　また，心不全ではその物質はどのように変化しているか？
8. 2本の心室機能曲線を描いて，収縮性の障害を説明しなさい．
9. Starlingの法則以外に，収縮エネルギーを増大させる要因は何か？
10. ヒトの心臓の収縮性を評価する方法を説明しなさい．
11. 肺血管の拡張と呼吸困難との関係を説明しなさい．
12. 肺で捻髪音（クラックル）を生じる原因を説明しなさい．
13. なぜ呼吸困難は夜間に増悪し（発作性夜間呼吸困難），上体を起こすと症状が軽快したのか？
14. 正常な組織では，皮膚を指で圧迫してもすぐに元に戻るのはなぜか？
15. 血管内と間質との間での水の移動を決める要素を挙げ，心原性浮腫の際にはそれらがどのように変化しているかを説明しなさい．
16. 日中に足首の腫れが次第に悪化するのはなぜか？
17. 患者の運動耐容能が低下しているのはなぜか？
18. ジゴキシンの薬理作用を説明しなさい．

解　答

1. 頸静脈と右房との間には弁が存在しない（図8.23）．そして静脈は，その内圧が大気圧以下の場合はつぶれている．もし頸静脈がつぶれている位置（内圧が大気圧に等しい位置）が，例えば右房から垂直に18 cm上であったとすると，右房圧（CVPに等しい）は大気圧よりも $18\,cmH_2O$ 高いことになる．
2. CVPによって右室の拡張期の充満の程度が決まり，これによって心室の収縮に要するエネルギーと1回拍出量が決まる（第6章6.4，図6.10，図6.19）．
3. Starlingの心臓の法則によって，(i)左右の心室の拍出量が等しくなる．(ii)運動時に1回拍出量が増加する．(iii)起立性低血圧の原因となる（第17章17.1）．(iv)循環血液量減少の際に低血圧を引き起こす（第18章18.2）．
4. CVPは血液量とその分布によって決まる．胸郭内と末梢の静脈間での血液の分布の変化は，姿勢（重力の効果），運動（筋ポンプ），そして交感神経による末梢静脈の緊張によって決まる．
5. 心室の機能曲線が平坦化することによって，心臓が拡大しても収縮のためのエネルギーが有意に増加することはなくなり，逆に壁張力の内圧への変換効率が悪化し（Laplaceの法則：図6.14），さらに房室弁の機能的閉鎖不全を引き起こすことがある．
6. 血圧が低下すると，心室内圧上昇のために消費されるエネルギーが減少する．ここで節約されたエネルギーを血液拍出のために使うことができる．ポンプ機能曲線（図6.15）を参照のこと．
7. 筋小胞体に貯蔵されていた Ca^{2+} が遊離されて Ca^{2+} トランジェントを生じ，これがトロポニン-トロポミオシン複合体を介してミオシン頭部のアクチンフィラメントへの結合を可能とし，フィラメントの滑走が開始される（第3章3.2，3.5）．不全心では Ca^{2+} トランジェントが小さくなり，上昇相・下降相が遅くなる．
8. 図18.9を参照のこと．収縮性が低下すると，一定の充満圧（心室の拡張度）での発生圧が減少する．
9. 交感神経末端から放出されるノルアドレナリンが β_1 受容体を活性化し，アデニル酸シクラーゼ-cAMP-プロテインキナーゼAを介して活動電位のプラトー相で流入する Ca^{2+} 電流を増加，貯蔵 Ca^{2+} 量を増加させ，Ca^{2+} トランジェントを増大させて収縮性を上昇させる（第6章6.10）．進行した心不全では β_1 受容体が減少するため，この作用が減弱する（第18章18.5）．
10. ヒトにおける心室の収縮性は，通常は次の2つの方法で評価される．(i)心エコー法あるいは核医学心室造影による駆出率の測定（正常は≧66％）．(ii)心室内に挿入したカテーテルによる dP/dt_{max} の測定（図2.5）．
11. 左心不全による左房圧の上昇，腎臓における Na^+ と水の排泄の減少，そして末梢血管の収縮のために，肺血管が拡張している．肺うっ血と肺水腫のために肺が硬くなり，呼吸のための仕事量が増加している．
12. 捻髪音 crepitation の存在は，左房圧の上昇に起因する肺毛細血管圧の上昇のために，気道に浮腫をきたしていることを示唆している．
13. 臥位になると，末梢の静脈血が胸郭内に移動する（図8.24）．これによって肺のうっ血と水腫が増悪する．下肢の浮腫形成をもたらしていた水分が夜間に横たわっていることによって循環血液に加わることも，事態をさらに悪化させる．上体を起こすことによって，これ

らの重力に起因する問題を回避することができる。
14. 正常ではグリコサミノグリカンで構成される細胞間質のために間質液の移動が強く妨げられており，指で押しても陥凹が残ることはない（図11.9）。しかし浮腫があるとグリコサミノグリカンが希釈されるため，間質液が容易に移動するようになる。
15. 血管内と間質との間での水の移動を決める要因とは，Starlingの式を構成する要素である（第11章11.1）。静脈圧の上昇のために毛細血管圧が上昇している（図11.5）。さらに腎臓におけるNa$^+$と水の再吸収増加のために血漿蛋白の希釈を生じ，膠質浸透圧も中等度に低下している。
16. 重力によって下肢の毛細血管圧が上昇する（図11.5）。横になっていると下肢の毛細血管圧が低下し，濾過される水の量よりもリンパ管に吸収される水の量が多くなるために，下肢の浮腫は夜間に改善する。
17. 運動耐容能の低下は，体動時に心拍数と1回拍出量を増加させる反応が障害されること（図18.11），呼吸困難，骨格筋の易疲労性などによる。
18. ジゴキシンはCa^{2+}の貯蔵量を増加させることによって，収縮性をある程度回復させる。これはジゴキシンが細胞膜のNa$^+$-K$^+$ポンプを抑制して，Na$^+$-Ca^{2+}交換機構を駆動する細胞内外のNa$^+$濃度勾配を減少させる結果，Ca^{2+}の排出が減少するからである。

参考文献

Kumar P, Clark M. Clinical Medicine, 6th edn. London：Elsevier, 2007.
Lille LS (ed). Pathophysiology of Heart Disease, 3rd edn. Baltimore, MD：Williams and Wilkins, 2003.

巻末資料 1
ヒトにおける心血管系に関する基準値

特に断りがない場合，挙げられている数値は若年成人の安静時での値である。

■ 圧
「動脈」「静脈圧」「心室内圧」の項，および表 15.1（肺循環）も参照のこと。

圧降下	：抵抗血管通過	40～50 mmHg
	毛細血管網通過	20～30 mmHg
肺毛細血管	：臥位	13 mmHg
	立位	9 mmHg
平均体循環圧（心拍停止時）		7 mmHg
毛細血管	：起立時の足	95 mmHg
	心臓の高さにおける静脈側	12～25 mmHg
	心臓の高さにおける動脈側	32～36 mmHg

■ イオン，その他の濃度

ATP	：細胞内	約 5 mM
Ca^{2+}	：細胞外（フリー）	1.2 mM
	心筋細胞内，弛緩期	0.1 μM
	心筋細胞内，収縮期	2 μM
Cl^-	：細胞外	120～134 mM
	細胞内（血管平滑筋）	54 mM
HCO_3^-	：細胞外	27 mM
	細胞内	10 mM
K^+	：細胞外	3.5～5.5 mM
	細胞内	140 mM
Na^+	：細胞外	135～145 mM
	細胞内	10 mM
pH	：細胞外	7.4
	細胞内	7.0～7.1
心筋ミオグロビン		3.4 g/L

■ 距離と厚さ

交感神経終末～平滑筋細胞	0.1 μm
心室壁厚：右室	0.5 cm
左室	1.0 cm
大動脈弁～腸骨動脈分岐部	0.5 m
毛細血管～細胞	10～20 μm
毛細血管壁厚	0.2～0.3 μm

■ 血液の生物物理学的値

血液量	：全体	5 L
	静脈	約 3 L
	肺循環	0.6 L
相対粘性	：血液/水	約 4
	血漿/水	1.7
比重(ρ)		1.06 g/cm³
ヘマトクリット	：女性	0.40
	男性	0.45
水の粘性(37℃)		0.69 mPa·s

＊酸素含量は「酸素」の項を参照

■ 血管径（直径）

後毛細血管細静脈	15～40 μm
細静脈	50～200 μm
細動脈	10～100 μm
大動脈基部	2.5 cm
動静脈吻合	20～130 μm
動脈：中～細い動脈（橈骨動脈，脳動脈，冠動脈など）	0.2～0.5 cm
比較的太い動脈（腸骨動脈など）	1～2 cm
抵抗血管	100～500 μm
毛細血管	4～8 μm

■ 血流量と血流速度

冠循環	：安静時	70～80 mL/min/100 g
	最大	300～400 mL/min/100 g
骨格筋	：安静臥位	3～5 mL/min/100 g
	安静立位	15 mL/min/100 g
	最大	100～200 mL/min/100 g
脳（灰白質）		100 mL/min/100 g
皮膚	：冷涼環境	10～20 mL/min/100 g
	最大	150～200 mL/min/100 g
血流速度	：大動脈でのピーク	70 cm/s
	毛細血管	0.05～0.1 cm/s
通過時間	：冠循環	15 s
	体循環	1 min
	体循環（毛細血管網）	0.5～2.0 s

■ 細胞・細胞内構造のサイズ

Purkinje線維	直径 40～80 μm
筋節長：最大伸展時	2.2～2.3 μm
正常の弛緩時	1.8～2.0 μm
ギャップ結合（ネクサス，コネキソン）	2～4 nm
血管平滑筋細胞	直径 4 μm, 長さ 20～60 μm
骨格筋細胞（典型例）	直径 50 μm
固有心筋細胞	直径 10～20 μm, 長さ 50～100 μm
赤血球	直径 8 μm
接着斑の間隔（カドヘリン）	25 nm
太い（ミオシン）フィラメント	直径 11 nm, 長さ 1.6 μm
細い（アクチン）フィラメント	直径 6 nm, 長さ 1.05 μm

■ 酸素

安静時の酸素摂取量（70 kg成人）	250 mL/min
最大酸素摂取量（$\dot{V}O_{2max}$）	約 3,000 mL/min
酸素含量：混合静脈血	150 mL O_2/L
動脈血	195 mL O_2/L
酸素抽出率：冠循環	65～75%
（抜き取り率）全身	25%
酸素分圧：吸気	160 mmHg (21 kPa)
混合静脈血	40 mmHg
心筋細胞	5～20 mmHg
動脈血	100 mmHg (13 kPa)
酸素飽和度：混合静脈血	72%
動脈血	97%

■ 静脈圧

足静脈：立位	90 mmHg
右房入口部	0～10 mmHg
細静脈：心臓の高さ	12～20 mmHg
肘前静脈・大腿静脈：心臓の高さ	8～10 mmHg
肺静脈：臥位	9 mmHg
立位	5 mmHg

■ 心臓

心係数	3 L/min/m²
心重量	300～350 g
心拍出量：安静時	4～7 L/min
最大	20～35 L/min
電気軸	−30°～+110°

● 間隔

心室収縮期	0.35 s
心室充満期	0.5 s
心室拍出期	0.30 s
心周期（安静時）	0.9 s
心電図：P波持続時間	0.08 s
PR間隔	<0.2 s
QRS波持続時間	<0.1 s
ST間隔	0.2～0.4 s
心拍数：安静時	50～100/min
最大	180～200/min
等容性弛緩期	0.08 s
等容性収縮期	0.05 s
ペースメーカー細胞の固有発火頻度	105/min

● 心室内圧（大気圧よりも何mmHg高いか）

右室拡張末期：臥位	4 mmHg
立位	0 mmHg（大気圧と同じ）
右室収縮期ピーク：臥位	25 mmHg
立位	22 mmHg
左室拡張末期：臥位	9 mmHg
立位	4～5 mmHg
左室収縮期ピーク	約 125 mmHg
中心静脈圧	0～10 mmHg

● 心臓容積（安静時）

1回拍出量	70～80 mL
駆出率	67%
心仕事量	1 J
心室容積：拡張末期	120 ml
収縮末期	40～50 mL

■ 組織重量（70 kgのヒト）

血液	5 kg
骨格筋	40 kg
消化管および肝臓	4 kg
心臓	0.35 kg
腎臓（左右合計）	0.3 kg
脳	1.5 kg
肺（左右合計）	1 kg
皮膚	2～3 kg

■ 大動脈

1回拍出量：安静時	70～80 cm³
運動時	110～120 cm³
1拍動で血液が進む距離	15～20 cm
基部の断面積	4～5 cm²
血流速度：全心周期での平均	20 cm/s

血流速度：拍出時のピーク値　　　70 cm/s
　　　　　拍出時の平均　　　　　50 cm/s
　　　　　激しい運動時の拍
　　　　　出時の平均　　　　　　250 cm/s
最大流速時の Reynolds 数　　　　約 4,600

■ 抵抗
体循環　　　　　　　　　0.02 mmHg·min/mL
肺循環　　　　　　　　　0.003 mmHg·min/mL

■ 電気生理
血管平滑筋静止電位　　　　$-50 \sim -60$ mV
興奮伝導速度：Purkinje 線維　　$3 \sim 5$ m/s
　　　　　　　固有心室筋　　　$0.5 \sim 1.0$ m/s
　　　　　　　心房　　　　　　1 m/s
　　　　　　　房室結節　　　　0.05 m/s
心筋活動電位　　　　　　　　　$+20 \sim +30$ mV
心筋活動電位持続時間　　　　　$200 \sim 400$ ms
心筋静止電位　　　　　　　　　$-80 \sim -90$ mV
心筋プラトー電位　　　　　　　$0 \sim -20$ mV
平衡電位：Ca^{2+}　　　　　　$+124$ mV
　　　　　Cl^-　　　　　　　-23 mV
　　　　　K^+　　　　　　　 -94 mV
　　　　　Na^+　　　　　　　$+70$ mV
ペースメーカー電位　　　　　　$-50 \sim -70$ mV

■ 動脈（体循環・肺循環）
足動脈の平均血圧：立位　　　　183 mmHg
上腕動脈血圧（30歳）　　　　　125/70 mmHg
弾性動脈のコンプライアンス
　（30歳）　　　　　　　　　　1.5 mL/mmHg

肺動脈圧　　：臥位　　　　　25/12 mmHg
　　　　　　　立位　　　　　22/9 mmHg
　　　　　　　激しい運動時　40/24 mmHg
脈波伝播速度：高齢者　　　　$10 \sim 15$ m/s
　　　　　　　若年者　　　　$4 \sim 5$ m/s

■ 比重（20℃における）
血液　　　　　　　1.06 g/mL
水銀　　　　　　　13.55 g/mL
水　　　　　　　　1.00 g/mL

■ 面積
体表面積（体重70 kg の成人）　　1.8 m^2
全身の骨格筋の毛細血管内皮　　　280 m^2
肺毛細血管内皮（左右合計）　　　90 m^2

■ 容積
1回拍出量：安静時　　　　$70 \sim 80$ cm^3
　　　　　　運動時　　　　$110 \sim 120$ cm^3
間質液量　　　　　　　　　男性：11 L，女性：8 L
血液　　　　　　　　　　　男性：5 L，女性：3.5 L
血漿　　　　　　　　　　　男性：3 L，女性：2 L
細胞内液量（2/3）　　　　　男性：28 L，女性：20 L
細胞外液量（1/3）　　　　　男性：14 L，女性：10 L
総水分量：体重70 kg の男性，
　体重55 kg の女性　　　　　男性：42 L，女性：30 L
体重に占める水の割合　　　男性：60％，女性：55％
＊心臓の容積については，「心臓容積」の項を参照

巻末資料 2
生物物理の基礎知識と生理的メカニズム

ここでの単位は原則として国際(SI)単位系(m, kg, s)に従う。

● Avogadro 数(N, N_A)
1 mol に含まれる原子や分子の数であり、6.0×10^{23} 個/mol である。

● Brown 運動
水中の粒子が不規則な動きを示すことを最初に発見したのはスコットランドの植物学者 Robert Brown であり、1828 年に水中に撹拌した花粉を観察していたときであった。この運動は 1905 年に Einstein が示した通り、水中の分子が拡散していく動きであり、物質の分子理論確立のきっかけとなる発見であった。

● Faraday 定数(F)
Faraday 定数とは 1 価のイオン 1 mol によって運ばれる電荷であり、96,484 クーロン(C)/mol である。1 ボルト(V)とは 1 ジュール(J)/C である。Nernst の式における RT/F は、37℃では 26.7 mV に等しい。

● Goldman の式
複数種のイオンを透過し得る膜の電位(V_m)は、各イオンに対する透過性と、膜内外でのイオン濃度によって決まる。膜内を i、外を o で表すと、

$$V_m = (RT/F) \ln \left[\frac{P_K[K^+]_o + P_{Na}[Na^+]_o + P_{Cl}[Cl^-]_i}{P_K[K^+]_i + P_{Na}[Na^+]_i + P_{Cl}[Cl^-]_o} \right]$$

となる。1 価と 2 価のイオンが混在している場合でも、より複雑にはなるが、同様の式を当てはめることができる。

● K^+ と血管拡張
細胞外 K^+ 濃度は正常ではおよそ 4 mM である。10 mM 程度までの K^+ 濃度の生理的上昇は血管拡張をきたすが、実験的に 20 mM 以上に濃度を上昇させると、血管収縮を生じる。つまり、血管トーヌスを縦軸に、細胞外 K^+ 濃度を横軸にとると、U 字形の曲線となる。K^+ 濃度を 20 mM 以上にすると、Nernst の式(第 3 章 3.1)から明らかなように、筋細胞が脱分極し、電位依存性 Ca^{2+} チャネルが開口して収縮を生じる。一方、**生理的範囲**での上昇では、奇妙に思えるだろうが細胞外 K^+ は膜を過分極させ、Ca^{2+} チャネルを閉鎖させて弛緩を引き起こす。この過分極を生じる理由は次の通りである。(i) 細胞外 K^+ によって起電性 $3Na^+$-$2K^+$ ポンプが刺激され、細胞内 K^+ 濃度が上昇する。したがって、このポンプの阻害薬であるウアバインは K^+ による血管拡張反応を減弱させる。(ii) 細胞外 K^+ 濃度の上昇によって内向き整流 K^+ チャネル(K_{ir})の開口確率が上昇し、膜電位を Nernst の平衡電位(E_K)、つまり過分極方向にシフトさせる(式 3.4)。

● Love の式:厚みのある管壁での張力
壁の厚い管の機械的平衡に関する Love の式は、厳密には壁の薄い管についての(壁厚を考慮に入れない)Laplace の法則に相当するものである。内径(r_i)、外径(r_o)の管について、図 8.17 と同様の推論によって Love の式が導き出された。管壁の円周方向の張力(T、つまり力)は、Love の式によって $T = P_i \times r_i - P_o \times r_o$ で求められる。しかし生理学の分野では、我々は P_i(血圧)が P_o(大気圧)よりも高い状態での張力の変化に興味をもっているため、近似として Laplace の法則(式 8.8)を用いるのが便利である。

● Na^+-Ca^{2+} 交換機構:正常モードと逆転モード
筋細胞膜上の Na^+-Ca^{2+} 交換機構 *sodium-calcium exchanger* は 3 個の Na^+ と 1 個の Ca^{2+} とを交換することができ、この交換はどちら向きにも起こる。通常は心周期中のほとんどの時相で交換機構によって細胞質中の Ca^{2+} が Na^+ との交換で細胞外に排除され(正常モード *forward mode*)、結果として内向きの正電流が流れる。起電性であるために、この交換機構は濃度勾配のみならず膜電位の影響を受ける。あるイオン X に対する駆動力は $(V_m - E_X)$ で表される。ここで V_m は細胞内電位、E_X はそのイオンに関する Nernst の平衡電位であり、そのイオンの濃度に依存している(第 3 章 3.3)。電荷の比が 3:2 であるため、交換電流 I_{Na-Ca} を駆動する力は、$3(V_m - E_{Na}) - 2(V_m - E_{Ca})$ となる。拡張期には V_m は -80 mV、E_{Na} が 69 mV で E_{Ca} が 130 mV (表 3.1) であるので、交換機構を駆動する力は細胞内電位 -27 mV に相当し、正の電荷を細胞内に引き入れ、Ca^{2+} を細胞外に排出することになる。脱分極の直後には交換機構は短時間だけ逆転モード *reverse mode*、つまり Ca^{2+} を細胞内に入れる方向に回転する。これは、活動電位のピークである $+20$ mV では交換機構を駆動する力が $+73$ mV になる〔$3(20-69) - 2(20-130)$〕からである。この交換機構の短時

間の逆転による Ca^{2+} 流入は，程度としては小さいが Ca^{2+} トランジェントの形成と，Ca^{2+} 誘発性 Ca^{2+} 放出 calcium-induced calcium release に寄与する。心筋の活動電位のプラトー相では，細胞内 Ca^{2+} 濃度が上昇するため E_{Ca} が減少する。膜電位がゼロ付近まで低下すると，力のバランスが変化して，交換機構は再び正常モードに戻って Ca^{2+} の排出に働く。

ジゴキシン投与などにより Na^+-K^+ ポンプが阻害されるなどして細胞内 Na^+ 濃度が上昇すると，E_{Na} が減少する。したがって交換機構を駆動する力が低下して Ca^{2+} 排出が減少し，SR の貯蔵 Ca^{2+} 量が増加して収縮性が上昇する。

● Stokes-Einstein 半径（a, r_{se}）
溶質である粒子が溶媒中を拡散で移動する際の流体力学的抵抗は，粒子の大きさと形によって決まる。粒子は球形ではない場合もあるが，通常は同等の球，つまり粒子と同じ抵抗を受け，拡散速度も同じ球であると仮定することが多い。この同等とみなされた球の半径は，拡散半径 diffusion radius，あるいは流体力学半径 hydrodynamic radius，Stokes-Einstein 半径などと呼ばれる。Stokes と Einstein は溶質の自由拡散係数（D）がその粒子の半径（a）に反比例することを示した。つまり，

$$a = \frac{RT}{DN_A 6\pi\eta}$$

である。ここで η は溶媒の粘性であり，T は絶対温度，N_A は Avogadro 数である。このように溶質の半径は，単にその物質の拡散しやすさを測定することによって推定することができる。

● van't Hoff の法則（電解質の浸透圧：晶質浸透圧）
浸透圧には氷点降下と同様に束一性，つまり化学的組成にかかわらず，溶質の濃度によって決まるという性質がある。理想的な液体の浸透圧（π）は van't Hoff の法則，つまり $\pi = RTC$ で求められる。ここで R は気体定数，T は絶対温度，C はモル濃度である。37℃での 1 mol の溶液の場合の RT は 25.4 気圧である（0℃では 22.4 気圧）。血清および間質液のイオン濃度はおよそ 0.3 mol であるので，van't Hoff の浸透圧は 7.6 気圧，つまり 5,800 mmHg となる。電解質による浸透圧は細胞膜を挟んで作用し，細胞内外の水の分布量を決定する主要な力となる。電解質による浸透圧は毛細血管壁を通しての水の移動には影響しない。なぜなら，(i) 脳を除き，内皮細胞間の間隙は電解質を非常によく通すため，血漿と間質液での電解質濃度はほぼ等しい，そして (ii) 内皮細胞間の間隙の電解質に対する反発係数は極めて小さい。一方，血漿蛋白はほんの 0.001 mol に過ぎないが，毛細血管壁は血漿蛋白を通しにくいため，常に 25～28 mmHg の浸透圧（膠質浸透圧）を生じている。

血漿蛋白による浸透圧は，蛋白溶液が理想液体ではないために，van't Hoff の法則（図 11.7）から予測されるよりもはるかに大きな浸透圧を発生する。膠質浸透圧が大きいのは，蛋白分子が巨大である（部分モル量は 0.7 mL/g）ために，溶液 1 mL 当たりの実効濃度が高いことと，血漿蛋白には電荷があることによる。アルブミン 1 分子は pH 7.4 では，−17 の陰性荷電を有している。この陰性荷電が Na^+ を引きつけるために，血漿の Na^+ 濃度がわずかに上昇する（Gibbs-Donnan の分布）。Na^+ が血漿中にとどまるために浸透圧を発生し，この浸透圧はアルブミンによる浸透圧の約 1/3 を占める。

● アシドーシスと血管拡張
アシドーシス acidosis は様々なメカニズムによって血管拡張 vasodilation をきたす (Wray S. Journal of Physiology 1997；503：235)。(i) 細胞内アシドーシスによっておそらく K_{ATP} チャネルが開口し，血管平滑筋細胞が過分極 hyperpolarization する。膜の過分極によって電位依存性 Ca^{2+} チャネルが閉鎖する結果，血管拡張を生じる。(ii) 細胞外 K^+ 濃度の上昇によって血管平滑筋が脱分極したとしても，アシドーシスによって細胞内 Ca^{2+} 濃度はやはり低下する。これはアシドーシスによって Ca^{2+} チャネルの開口確率が低下するためである。(iii) 腸間膜では CO_2 によって血管内皮細胞から NO が遊離される。ただし，脳での機序はよくわかっていない (Carr et al. Pfluger's Archiv 1993；423：343-5, You et al. Acta Physiologica Scandinavica 1994；152：391-8)。一方，乳酸は内皮に非依存性の作用を示す (McKinnon et al. Journal of Physiology 1996；490：783-792)。

● 圧
圧 pressure とは単位面積当たりの表面にかかる，気体または液体の力である。圧とストレスは同じ単位で表されるが，圧はすべての方向に等しく作用する，という点で異なっている。圧の SI 単位であるパスカル（Pa）とは，1 m^2 当たりにかかる 1 ニュートンの力（1 N/m^2）である。1 大気圧は 101,325 Pa（101.3 kPa）である。これは気圧計内の水銀を 760 mm 持ち上げる圧に相当するため，1 気圧 = 760 mmHg である。体液の圧は大気圧との差で表され，例えば静脈圧が 0 mmHg という場合の絶対値は 760 mmHg であり，間質液圧 −5 mmHg と言った場合は 755 mmHg である。20℃では，1 mmHg = 133 Pa = 1.36 cmH_2O である。重力場の中では液体柱の底（足の血液のように）に余計な圧がかかり，その大きさは比重（ρ）×重力加速度（g）×高さ（h）（$\rho g h$）で表される。20℃のとき，高さ 1 cm の水柱（1 cmH_2O）は地球に 98.1 Pa（981 dyn/cm^2）の圧力を加えていることになる。

● アデノシンによる血管拡張

低酸素状態となった心筋や骨格筋，脳組織において，細胞外の AMP に 5-ヌクレオチダーゼが作用してアデノシンが形成される。アデノシンは多くの経路を介して血管を拡張させる。(i)血管平滑筋の A_{2A} 受容体に結合することで，アデニル酸シクラーゼ-cAMP-プロテインキナーゼ経路を活性化する(Chen CW, Chang HY, Hsiue TR. American Journal of Physiology 2000；279：H2210-17)。(ii) A_1 受容体は K_{ATP} チャネルと共役しており，過分極による弛緩をもたらす(Dart C, Standen NB. Journal of Physiology 1993；471：767-86)。(iii)アデノシンは交感神経終末の結節状構造にある受容体に結合し，ノルアドレナリンの遊離を減少させる(神経性調節：図14.2)。

● オスモル

1 オスモル(osm または osmol)とは 1 モル(mol)の溶液中に溶けている粒子の数である。NaCl は水中では 2 つの粒子に電離するため，完全に解離したときには，0.3 mol の NaCl は Na^+ と Cl^- とで 0.6 osmol となる。オスモルのより実際的な定義として，0℃の溶媒 22.4 kg に溶質を溶かしたときに，1 大気圧(760 mmHg = 1,030 cmH₂O)の浸透圧を生じる，その溶質の量であると言い換えることもできる。1 osmol の溶液には溶媒 1 L 当たり 1 mol が含まれている。血漿 1 L には水は約 0.95 kg しか含まれておらず，哺乳動物の体液は水 1 L 当たり約 0.3 osmol (300 milliosomole = 300 mOsm)であり，37℃では 5,800 mmHg の浸透圧を発生する(van't Hoff の法則を参照：$\pi = 22.4$ 気圧 $\times 310/273 \times 0.3 = 7.6$ 気圧 = 5,800 mmHg)。一方，ヒト血漿中の蛋白(60〜80 g/L)によって発生する浸透圧ははるかに小さく，25〜28 mmHg である。

● 拡散

Fick の拡散に関する第 1 法則(1855 年)から，面積 A の液体面から短い距離 dx を移動するときの拡散速度(dm/dt：単位時間に移動する量)は，$-DA (dC/dx)$ に等しくなる。ここで，dC/dx は濃度勾配，D は拡散係数である。拡散しやすさを表す**拡散係数** *diffusion coefficient*（表10.1）は，溶媒内における溶質の移動速度である。D は溶媒の粘性が上昇すると摩擦が増加するために減少し，また溶質の分子量の $\sqrt[3]{}$ に反比例する。D は分子を球形と仮定したときの，その実効半径を推定するために測定されることが多い(Stokes-Einstein 半径を参照)。

狭い細孔(半径 r)での拡散のしやすさ(D)は，**流体抵抗** *hydrodynamic drag* が増大するために制限を受ける(図10.6b)。制限を受けたときの溶質拡散係数(D_{res})は $D \times [1 - 2.1a/r + 2.09 (a/r)^3 - 0.95 (a/r)^5]$ に等しくなる。細孔を通しての拡散は**立体的除外** *steric exclusion*（図10.6a)によってさらに減少する。細孔が円筒状の場合，溶質の拡散できるスペースは $(r-a)^2/r^2$ に減少する。電荷をもたない粒子の場合，$(r-a)^2/r^2$ は溶質の**分配関数** *partition coefficient* (ϕ)に等しくなる。表面積 S の膜に面積 A_p の細孔があったとすると，拡散のための面積は $\phi A_p/S$ となる。細孔を通しての実効拡散係数(D_m)と自由に拡散できる場合の拡散係数(D)の比は，Renkin の式(図10.6 実線)にあるように立体的除外と流体力学的抵抗によって決まり，$D_m/D = [(r-a)^2/r^2] \times [1 - 2.1a/r + 2.09 (a/r)^3 - 0.95 (a/r)^5]$ となる。

厚さ Δx の膜に斜めに細孔が開いていることによる細孔の長さの増加($\Delta x'$)を考慮に入れると，拡散に関する Fick の法則(式10.1)は次のようになる。

$$J_s = D_{res} \times \phi \times A_p \times \Delta C/\Delta x'$$

この式と透過性の式，$J_s = PS\Delta C$（式10.3)を比較することによって，膜の透過性(P)が $(D_{res}/\Delta x') \times (A_p/S) \times \phi$ に等しいことがわかる。言葉を換えて言えば，膜の透過性は細孔内での制限された拡散能，細孔の長さ，細孔の面積比(A_p/S)，そして分配関数(ϕ)によって決まる。

● 気体定数 *gas constant* (R)

気体に関する基本的法則から，1 mol の気体について，圧(P)×容積(V)/絶対温度(T)が一定であり，PV/T = R が成立する。1 mol の気体が占める容積は，1 気圧(1.01×10^5 Pa)，273°K (0℃)では 22.4 L (RT)である。したがって R = 0.08205 L×気圧/°K/mol となる。PV はエネルギーと同じ単位をもつため(N·m：図6.11 の心室圧-容積ループの場合と同様)，R は 1°K 当たりの，1 mol の気体がもつエネルギーと考えることもでき，8.314 J/°K/mol と表すこともできる。

● 仕事

「力，仕事，エネルギー，仕事率」の項を参照。

● 重力

重力 *gravity* による加速度は緯度と標高によって変化する。北緯 50°での重力加速度(g)は 9.81 m/s² である。

● 心筋細胞に発生した 1 つの活動電位経過中に交換されるイオンの量

円筒形の心筋細胞(長さ約 10^{-2} cm，半径 10^{-3} cm)の容積は 3.14×10^{-8} cm³，表面積は 6.28×10^{-5} cm² である。膜電位を 1 V 変化させるためには，細胞膜 1 cm² 当たり 1 μC の電荷が必要である(**膜キャパシタンス** *membrane capacitance*)。したがって 0.1 V の活動電位(-80 mV 〜 +20 mV)を発生するためには，細胞 1 個当たり 6.28×10^{-6} μC の電荷が移動する必要がある。1 価のイオン 1 mol

は 96,500 C の電荷を有するため(Faraday 定数)，移動すべきイオンの量は 6.51×10^{-17} mol となり，これに Avogadro 数を導入すると，3.9×10^7 個のイオンとなる。表 3.1 に示した細胞容積と種々のイオン濃度から，細胞には 1.9×10^{11} 個の Na^+ と，2.6×10^{12} 個の K^+ が含まれていることがわかる。したがって，活動電位が 1 つ発生したときに起こる細胞内イオンの変化は極めて小さい（Na^+ の増加は 0.02%，K^+ の減少は 0.002%）。

● 力，仕事，エネルギー，仕事率

1 kg の物体を 1 m/s^2 加速する力 force を 1 ニュートン（N）という。かつて使われた CGS 単位ではダイン（dyn：1 g・cm/s^2）であり，10^{-5} N に相当する。仕事 work とは力×移動距離である。エネルギー energy とは仕事を行い得る容量（能力）のことで，単位は仕事と同じである。1 J の仕事あるいはエネルギーとは，1 N の力で 1 m 移動させる（1 N・m）ことである。CGS 単位では 1 J は 10^7 エルグ（erg）であり，1 erg は 1 dyn・cm である。仕事率 power とは単位時間になされる仕事，あるいは単位時間のエネルギー変化であり，単位であるワット（W）は 1 J/s である。

● 抽出率（E）

抽出率 extraction とは，血漿が毛細血管を通過する間に組織に移行する溶質の割合である。毛細血管に流入する溶質の量は血漿流量（$\dot{Q}$）×動脈内濃度（C_a）で表される。静脈に現れる量は $\dot{Q}$×静脈内濃度（C_v）であるので，内皮を透過して組織に移行する溶質は $\dot{Q}C_a - \dot{Q}C_v$ つまり $\dot{Q}(C_a - C_v)$ となり，Fick の原理にほかならない。上記の定義より，E = $\dot{Q}(C_a - C_v)/\dot{Q}C_a$，つまり，E = $(C_a - C_v)/C_a$ となる。毛細血管から組織に移行する溶質の流れ J_s は $\dot{Q}C_aE$ となる。

● 低酸素血症と血管緊張

これは複雑な話題である！ 体循環の抵抗血管では局所の低酸素によって血管拡張を生じる。血液や組織からの影響をまったく受けない単離した血管や筋細胞は，過分極（図 12.1）によって L 型 Ca^{2+} チャネルが閉鎖し，弛緩する。過分極は細胞内で ADP と H^+ が増加することによる K_{ATP} チャネルの開口（Dart C, Standen NB. Journal of Physiology 1995；483：29-39）と，cAMP-PKA 経路によって活性化される K_{ir} の開口（Park WS et al. American Journal of Physiology 2005；289：H2461-7）に起因する。しかし，低酸素性血管拡張は細胞内 Ca^{2+} 濃度がほとんど低下しない場合にも生じる（図 13.5）（Taggart MJ, Wray S. Journal of Physiology 1998；509：315-25）。これは Ca^{2+} 感受性が低下するためである（Soloviev MJ, Basilyuk S. Experimental Physiology 1993；78：395-402）。Ca^{2+} 感受性は，rho キナーゼの阻害によりミオシン軽鎖のリン酸化が減少することによって低下する（Gu et al. Journal of Physiology 2005；562：839-46）。さらに，ペントースリン酸経路 pentose phosphate pathway と NADPH：NADP 比が変化することも低酸素性血管拡張に関与している可能性がある（Larsen BT, Gutterman DG. American Journal of Physiology 2006；290：H2169-71, Gupte SA, Wolin MS. American Journal of Physiology 2006；290：H2228-38）。

正常の組織では傍分泌 paracrine された因子も低酸素性血管拡張に関わっている。心筋や骨格筋，脳組織が低酸素に曝されると，血管拡張性のアデノシンが産生される（Skinner MR, Marshall JM. Journal of Physiology 1996；495：553-60）。また，低酸素によって血管収縮物質である 20-ヒドロキシエイコサテトラエン酸（20-HETE）の産生が減少する（Frisbee JC, Lombard JH. Microvascular Research 2002；63：340-3）。さらに，血液で灌流されている組織では，ヘモグロビンの脱酸素化により NO が遊離され，これが可逆的にオキシヘモグロビンのシステイン残基に S-ニトロソチオールとして結合する（Allen BW, Piantadosi CA. American Journal of Physiology 2006；291：H1507-12）。

虚血に陥った冠動脈のように，体循環の太い動脈は重度の低酸素により攣縮を起こすことがある（Siegel et al. Journal of Vascular Medicine and Biology 1991；3：140-9）。この血管攣縮 vasospasm は，低酸素となった交感神経線維からのノルアドレナリン遊離と，血小板活性化因子 platelet activating factor のような局所で遊離される血管収縮性オータコイド autacoid に起因する。

肺では低酸素によって肺抵抗血管の収縮を生じ，これは **低酸素性肺血管収縮** hypoxic pulmonary vasoconstriction（HPV）と呼ばれる（第 15 章 15.5）。HPV については単離した肺血管や肺全体を用いての研究が続けられ，低酸素が血管のミトコンドリアによって感知され，活性酸素が遊離されることまではほぼ明らかとなった（Archer S, Michelakis E. News in Physiological Sciences 2002；17：131-7）。しかし，活性酸素によってどのようにして血管収縮をきたすのかは，いまだ十分には明らかとなっていない（Aaronson PI et al. Journal of Physiology 2006；570：53-8）。1 つの可能性としては K^+ チャネル（K_v チャネルのアイソフォームと TASK チャネル）が阻害されるために脱分極を生じることが指摘されている。また，もう 1 つの可能性として，SR からの Ca^{2+} 遊離と，ストア作動性チャネル store operated channel を通しての Ca^{2+} の流入が挙げられる。このメカニズムは特に HPV の初期に重要な役割を果たしている。しかしこれに続く 20 ～ 40 分間は，HPV がさらに進行するにもかかわらず，細胞内 Ca^{2+} 濃度は上昇せず，第 3 のゆっくりとしたメカニズムとして Ca^{2+} 感受性の上昇が想定できる。このゆっくりとした相の一部は内皮依存性であり，Ca^{2+} 感受性を上昇させるキナーゼ，すなわち

rho キナーゼ（第 12 章 12.5）によって生じる。持続する HPV は rho キナーゼの阻害薬によって抑制することができる。

● 定常状態

異なるエネルギーレベルの 2 つの部分が接しているとき，物質やエネルギーは高い部分から低い部分に向かって流れる。この移動が一定の速度で起こり，しかも両端のエネルギーレベルが変化しないとき，この系は定常状態 steady state にあると言う。例えば，通常は川の流れは定常状態にある。なぜなら，高い土地にあるダムから海などの低いレベルに向かって一定に流れているからである。この状態は平衡状態 equilibrium とは異なっていることに注意する必要がある。平衡状態では前述のように自由エネルギーに違いがないのに対し，川の流れでは流れ方向のどの 2 点をとってみてもエネルギーレベルは異なっているからである。もしエネルギーレベルの変化が極めて緩やかであり，無視できるほどのものであった場合は，準平衡状態と呼ぶ。

● 動脈の入力インピーダンス

抵抗は平均圧の降下量を平均流量で割った値である。しかし，経過を秒単位で見ていくと，動脈圧も流量も振動している。したがって「圧：流量」比は瞬間ごとに変動していることになる。このことを考慮に入れて，交流電気に関する理論から「インピーダンス」の概念が導入された。動脈の入力インピーダンス input impedance とは，振動している入力，すなわち 1 回拍出量に対する循環系の妨げにほかならない。入力インピーダンスは末梢血管の抵抗，動脈の粘弾性，そして振動の頻度（心拍数）によって決まる。

● 粘性

粘性 viscosity とは，流れている液体の 2 つの層の間に生じる摩擦である。正確には，粘性は 1 単位のずり速度を生じさせるために必要なずり応力（ストレス）であると定義される。ずり応力 shear stress とは，接している 2 つの面の単位面積当たりにかかる滑走力（N/m^2）であり，血管内の流れの方向の圧勾配に比例する。ずり速度 shear rate は流れとは直角方向の単位距離当たりの速度変化であり，その単位は$(m/s)/m$であるため，奇妙なことに，$/s$となる。20℃の水の粘性は 0.001 $N\cdot s/m^2$ あるいは 1 $mPa\cdot s$ であり，これは 37℃では 0.69 $mPa\cdot s$ に低下する。液体の水に対する相対粘性は毛細管粘度計を用いて簡単に測定することができる。毛細管の印をつけた 2 点間をある液体が流れるのに要した時間を水が要した時間で割れば相対粘性が求められる。血漿中のアルブミンとグロブリンの存在によって粘性は 70% 上昇し，37℃では 1.2 $mPa\cdot s$ となる。

● 粘弾性

バネのように極めて弾性に富む物体に重りをぶら下げるなどのストレスがかかったとき，ひずみはストレスの大きさに比例し，時間によって変化しない。ストレスがなくなれば，即座に元の形に戻る。しかしながら，動脈壁のような生体物質はこれとは異なる挙動を示す。ストレスがかかると，最初は速やかな弾性変形を示すが，続いてゆっくりとした，時間とともに減少していく変形を生じる（クリープ creep）。ストレスがなくなったときの形の回復経過は，エネルギーが消散されるためにストレスがかかったときの変形経過とは異なる（ヒステレシス hysteresis）。粘弾性 viscoelasticity は弾性成分（バネ）と並列にダッシュポット（ピストンを挿入したシリンダー内に粘稠な液体が入っている物）を置くことでモデル化することができる。

● 反発係数（σ）

反発係数 reflection coefficient（σ）は溶質の細孔への入りにくさを表す値であり（図 10.7），立体的除外（図 10.6a）の効果である。半径 a の球形で電荷をもたない溶質が半径 r の円筒状の細孔に入るとき，利用できるスペースは$(r-a)^2/r^2$となる。σ は排除される面積（利用できない面積）の 2 乗に等しく，$\sigma = [1-(r-a)^2/r^2]^2$となる。すなわち，σ を測定することによって細孔のサイズを推定することができる。例えば，アルブミン（a=3.6 nm）が半径 4 nm の内皮の細孔に入るときのσは 0.975 である。

対流による溶質の輸送 solute transport by convection は σ，濾過速度（J_v），全体としての溶質濃度（C）によって決まる。孔を通しての対流輸送は $J_v(1-\sigma)C$ に等しい。しかし，この式は拡散による輸送を考慮に入れていない。流量が小さいときには拡散による輸送が主であり，流量が大きいときは対流輸送が主体となる。

● 比重（ρ）

比重 density とは単位体積当たりの質量である。各液体の比重に関しては巻末資料 1 を参照。

● ひずみとストレス（応力）

固体に力がかかった場合，その物体の単位断面積当たりにかかる力をストレス stress と言い，単位は N/m^2 である。ストレスの単位は圧と同じであるが，ストレスは特定の方向に作用するのに対し，圧は液体または気体の性質であり，すべての方向に作用する。固体にあるストレスが働いたときのサイズの変化分を元のサイズとの比で表した単位のない値をひずみ strain と言う。ストレスとひずみの大きさは比例し，その比例定数を弾性に関する Young 率 Young's modulus of elasticity と言い，物体の硬さを表している。

● フリーラジカル

大部分の分子では，原子は2個の電子で化学結合している。フリーラジカル free radical とは，奇数の電子をもつため化学結合が半分になっている物質である。スーパーオキシド superoxide radical (O_2^-) は1つ余分な電子をもつ O_2 分子であり，このため極めて反応性が高い。例えば O_2^- は NO と反応してパーオキシナイトライト ($ONOO^-$) となり，NO を消去する。O_2^- は酸化的代謝過程で生じるが，ヘモグロビン中の鉄 (Fe^{2+}) と O_2 との反応からも徐々に発生する。Fe^{2+} は電子を O_2 に与えることで Fe^{3+} となり，ヘモグロビンを酸素放出機能のないメトヘモグロビン methemoglobin に変化させる。O_2^- の消去酵素であるスーパーオキシドジスムターゼ superoxide dismutase (SOD) は，O_2^- が過酸化水素に変化する反応を触媒して組織を防御する。過酸化水素はカタラーゼやグルタチオンペルオキシダーゼによって分解される。

● 平衡

そこに含まれる成分が同じ自由エネルギーを維持しているとき，そのシステムが平衡 equilibrium していると言う。例えば，2つの溶液が同濃度の中性の溶質を含んでいる場合，より正確に言うなら，同じ化学ポテンシャルを有している場合に，化学的平衡にあるという。平衡と定常状態 steady state とを混同しないよう注意する必要がある。定常状態は平衡していない状態である。

● 膜透過性イオンの電気的コンダクタンス (G)

膜の電気的コンダクタンス (G) はイオンの透過性 (P) の影響を受け，

$$G = \frac{P(V_m CF)}{(RT/F)^2 [1-\exp(-V_m F/RT)]}$$

となる。ここで V_m は膜電位，R は気体定数，F は Faraday 定数，T は絶対温度，C はイオンの濃度である。

● 毛細血管内の溶質濃度と組織への移行（抽出）

毛細血管の透過性が均一で，間質中の溶質の濃度 (C_i) も均一またはゼロという状態を仮定すると，溶質が毛細血管の中を動脈側から静脈側へ進むにつれて，その濃度は指数関数的に低下する。そして細動脈での濃度を C_a，細静脈での濃度を C_v とすると，溶質の平均濃度 $= C_i + [(C_a \times C_v) / \ln[(C_a - C_i)/(C_v - C_i)]]$ となる（図10.8）。透過性に関する式（式10.3）と Fick の原理の式（式10.4）に上記の式を代入すると，Renkin-Crone の抽出率 (E) の式，すなわち $E = 1 - \exp(-PS/Q)$ を得る（式10.6）。ただし，$C_i = 0$ とする。この式から，毛細血管内の血液中の溶質の組織への移行は $(C_a - C_v)/C_a$ で表され，抽出率は透過性と毛細血管血流量の影響を受けるが，比例関係にはないことがわかる。

● 流量

流量 flux とは，厳密には溶質が拡散する場合のように，単位時間に単位面積当たりの面を横切って物質が移動する量である。生理学の分野では「単位面積当たり」を省略して，単に移動速度を意味することが多い。

索 引

【欧文索引】

acetylcholine 58
acid-sensing ion channel（ASIC） 308
acidosis 238
actin 27
action potential 27
action potential duration 36
Adams-Stokes 発作 74
Addison 病 264, 306
adenosine 60
adenosine diphosphate（ADP） 31
adenosine triphosphate（ATP） 31
adenylate cyclase 56
adrenaline 42
afterload 81
aldosterone 263
alveoli 4
amiloride 99
anemia 135
angiogenesis 10
angiostatin 159
angiotensin II 93
ankle-brachial pressure index（ABPI） 127
annulus fibrosus 15
Anrep 効果 83, 93
antidiuretic hormone（ADH） 262
arachidonic acid 156
arrhythmia 72
arterial pressure 81
arteriole 11
arteriosclerosis 11
arteriovenous anastomosis 12
aspartate aminotransferase（AST） 103
AT_1 受容体 97, 216, 264, 344
atherosclerosis 112
ATP 103, 151, 223, 228, 243, 253
ATP 依存性 K^+ チャネル（K_{ATP}, K_{NDP}） 39, 61, 219, 220
atrial natriuretic peptide（ANP） 61
atrioventricular block（AV block） 73
atrioventricular node 49
autocrine 93
auxotonic contraction 81
Avogadro 数 367
A 線維 298
A 帯 29, 30
A 波 20

Bainbridge 反射 60, 304
ball-and-chain model 51
baroreflex 93
Bernoulli の定理 116
Bezold-Jarisch 反射 304
blood velocity 9
blood-brain barrier 151
Bohr シフト 322
bolus flow 117

bradycardia 54
bradykinin 240
Brown 運動 367
bundle branch block 68

Ca^{2+} 151
　——細胞外 42, 44
　——細胞内 42, 44
Ca^{2+}-ATPase 30, 44, 56, 217
Ca^{2+}-カルモジュリン複合体 155, 208, 217, 227
Ca^{2+}/カルモジュリン依存性キナーゼ II（CaMK II） 57
Ca^{2+} 依存性 Cl^- チャネル 62, 215
Ca^{2+} 依存性 K^+ チャネル（K_{Ca}/BK） 32, 219, 220
Ca^{2+} ウェーブ 217, 245
Ca^{2+} 活性化 Cl^- チャネル（Cl_{Ca}） 220, 222, 224
Ca^{2+} 活性化 K^+ チャネル（K_{Ca}） 152
Ca^{2+} 過負荷 46, 99, 247
Ca^{2+} 感受性 83, 213, 227, 229, 235, 238, 288, 345, 370
Ca^{2+} 再取り込み 58, 218, 229
Ca^{2+} スパーク 43, 215
Ca^{2+} チャネル 32, 62
　——Ca^{2+} 放出活性化 152
　——L 型 37, 39, 41, 53, 60, 62, 221, 227, 235, 343
　——N 型 223, 251, 253
　——T 型 53, 62
　——受容体作動性チャネル（ROC） 220
　——伸展活性化陽イオンチャネル（SAC） 220
　——ストア作動性陽イオンチャネル（cat-SOC） 220
　——電位依存性（VSCC） 217, 220, 221, 225
Ca^{2+} チャネル遮断薬 37, 44, 46, 53, 60, 75, 95, 215, 275, 288, 342, 344
Ca^{2+} 貯蔵 35, 44, 93, 97, 215, 345
Ca^{2+} 電流　内向き 53
Ca^{2+} 透過性一過性受容器電位（TRP）チャネル 221
Ca^{2+} トランジェント 42, 45, 58, 82, 93, 94, 97, 344, 368
Ca^{2+} 取り込み 345
Ca^{2+} 濃度
　——細胞外 151
　——細胞質内 151
　——細胞内 31
Ca^{2+} 排出 229
Ca^{2+} 放出 226
Ca^{2+} 放出チャネル 56
Ca^{2+} ポンプ 35, 44
Ca^{2+} 誘発性 Ca^{2+} 放出（CICR） 30, 43, 45, 368
Ca^{2+} 輸送体 35
Ca^{2+} リーク 46, 99, 345

Ca^{2+} 流入 208, 226
cadherin 29
calcitonin gene related peptide（CGRP） 258
calcium-activated potassium channel（K_{Ca}） 152
calcium-induced calcium release（CICR） 43
calcium-release activated calcium channel 152
calmodulin 155
cAMP 46, 56, 58, 157, 208, 228
cAMP-プロテインキナーゼ A 系 56
cAMP 依存性 Cl^- チャネル 62
canonical 型一過性受容器電位　→ TRPC
capacitance vessel 10
capillary 4
capillary filtration 183
capillary recruitment 178
cardiac catheterization 24
cardiac index 79
cardiac output 4, 79
carotid artery 20
catecholamine 56
caveola 149
central command 297
central venous pressure（CVP） 20, 85
cGMP 157
cholinesterase 58
chordae tendineae 16
chronotropic effect 56
Cl^--HCO_3^- 交換機構 223
Cl^- チャネル 222, 235
　——Ca^{2+} 依存性 62
　——Ca^{2+} 活性化（Cl_{Ca}） 220, 224
　——cAMP 依存性 62
　——膨張活性化型 62
CO_2 238
collagen 11
colloid osmotic pressure 185
compensatory pause 73
compliance curve 20
concentration gradient 166
concentric hypertrophy 93
conductance 6
conduit（muscular）artery 10
connexin 28
connexon 28
Conn 症候群 264, 340
contractility 80
contracture 99
convective transport 166
coronary artery 31
creatine kinase（CK） 103
creatine phosphate 102
crescendo-decrescendo murmur 22
crossbridge 30
Cushing 反射 287

cyclic guanosine monophosphate (cGMP) 155
cyclooxygenase 156
cyclooxygenase 1 (COX1) 241
cytokine 158
C型ナトリウム利尿ペプチド (CNP) 156, 265
C線維 298, 304
C波 20

Darcyの法則 6, 115, 126
delayed afterdepolarization (DAD) 46, 73
delayed rectifier K$^+$ channel (K$_V$, K$_S$) 37
depolarization 35
depressor reflex 301
desmosome 29
diacyl glycerol (DAG) 151
diastasis 19
diastolic decrescendo murmur 22
diastolic filling pressure 80
diffusion 1
diving reflex 327
Doppler 効果 23
Doppler 流速計測法 278
downregulation 57
dP/dt$_{max}$ 19
dromotropic effect 56
ductus arteriosus 17

early afterdepolarization (EAD) 46
echocardiography 23
Einstein の式 1
Einthoven の三角 69
ejection fraction (EF) 20, 94
ejection phase 19
elastance 122
elastic artery 10
elastin 9
electrical axis 72
electrocardiography (ECG) 23
electrochemical gradient 33
electromechanical coupling 213
end-diastolic pressure (EDP) 85
end-diastolic volume (EDV) 19
end-systolic volume (ESV) 20
endocardium 15
endocytosis 150
endoplasmic reticulum (ER) 146
endothelial cell 9
endothelial nitric oxide synthase (eNOS) 154
endothelin 153
endothelium-derived hyperpolarizing factor (EDHF) 153
endotoxin shock 237
ephrin 10
epicardium 15
epoxyeicosatrienoic acid (EET) 156
extraction rate 5

Fåhraeus-Lindqvist 効果 118, 132, 135
facilitated diffusion 173
Fallot 四徴症 17
Faraday 定数 367

feedforward 271
fibrinogen 206
fibroblast 27
fibroblast growth factor (FGF) 159
fibrous cap 161
Fick の拡散に関する第1法則 369
Fick の原理 107, 119, 166, 174, 180, 320
filling pressure 85
filtration fraction 193
flowinduced vasodilation 155
foam cell 159
foramen ovale 17
Frank-Starling の心臓の法則 (Starling 機構) 81, 84, 93, 100, 140, 318, 324, 336
funny inward current (I$_f$) 52

gap junction 28, 53
Gibbs-Donnan 効果 189, 192
glomerular filtration rate 239
glucose 103
glycocalyx 118
glycocalyx-cleft theory 195
glycoprotein 191
glycosaminoglycan chain (GAG) 191
GMP (サイクリックグアノシン-リン酸) 208
Goldman-Hodgkin-Huxley の式 34
Goldman の式 367
Goodpasture 症候群 150
G$_q$-PLCβ-IP$_3$-DAG カスケード 223
G$_s$-アデニル酸シクラーゼ-cAMP 経路 239, 261, 270
G$_s$ 共役型受容体 228
guanethidine 251
G蛋白 151
　──G$_i$蛋白 58, 223
　──G$_q$蛋白 208, 221, 224
　──G$_s$蛋白 223
G蛋白共役型受容体 221, 223, 227

heart rate 4
heart sound 21
hemangioblast 10
hematocrit (Ht) 110
hemi-channel 28
hibernation 100
high-density lipoprotein (HDL) 154
histamine 240
His 束 50
hydrostatic pressure 185
hydroxyl radical 161
hypercalcemia 59
hypercapnia 285
hyperkalemia 59
hyperpolarization 152
hyperventilation 285
hypocalcemia 59
hypocapnia 285
hypokalemia 60
hypoxemia 333
hypoxia 238
hypoxia-inducible factor (HIF) 159

I$_f$ チャネル 56

I$_f$ チャネル遮断薬 60
indicator dilution method 109
inducible nitric oxide synthase (iNOS) 100
injury current 76
inositol trisphosphate (IP$_3$) 151
inotropic action 44
inotropic effect 56
integrin 147
intercellular adhesion molecule (ICAM) 158
intermittent claudication 127
inward background current (I$_b$) 33
inward rectifier K$^+$ channel (K$_{ir}$) 32
IP$_3$ 依存性 Ca^{2+} 放出チャネル 217
ischemic preconditioning 100
isometric contraction 80
isotonic contraction 81
isovolumetric contraction 81
isovolumetric contraction phase 19
isovolumetric relaxation phase 20
ivabradine 51, 52, 60, 275
I 帯 29, 30

jugular vein 20
junctional adhesion molecule (JAM) 147
junctional strand 147

K$^+$
　──間質 238
　──血管拡張 367
　──細胞外 35, 59
K$^+$ チャネル 32, 36, 39, 61, 218
　──ATP 依存性 (K$_{ATP}$, K$_{NDP}$) 39, 42, 61, 219, 220, 245, 271
　──Ca^{2+} 依存性 (K$_{Ca}$/BK) 32, 151, 215, 219, 220
　──K$_V$4.3 346
　──アセチルコリン感受性 40
　──一過性外向き (K$_{to}$) 41, 42
　──内向き整流 (K$_{ir}$) 32, 34, 39, 51, 61, 151, 219, 220, 346
　──遅延整流 (K$_S$) 37, 39, 40
　──電位依存性 (遅延整流) (K$_V$) 32, 36, 40, 51, 56, 61, 219, 220, 346
　──平衡電位 32
　──ムスカリン性 G 蛋白活性型 (K$_G$, K$_{ACh}$) 58, 61
K$^+$ チャネル開口薬 60
K$^+$ チャネル活性化薬 75
K$^+$ 電流
　──一過性外向き電流 (I$_{to}$) 61
　──外向き (I$_K$) 37, 51
　──外向き背景電流 (I$_{Kir}$) 33, 39
K$^+$ 濃度
　──間質液 276, 285, 287
　──細胞外 219
K$^+$ 能動輸送機構 287
K$^+$ 排泄 60
K$_{ATP}$ チャネル開口薬 275
KCNQ1 38
Kent 束 74
Korotkoff 音 127
Krogh 円柱 178, 180

lactate 103

lactic dehydrogenase (LDH)　103
laminar flow　117
Laplace の法則　90, 102, 131, 347
lattice spacing hypothesis　83
left axis deviation　72
left bundle branch　50
length-tension relation　80
leukotriene　241
Lewis の三重反応　240, 258, 278, 282
Liddle 症候群　342
linker molecule ZO-1　147
Lohmann 反応　358
Love の式　132, 367
low density lipoprotein (LDL)　149
lusitropic action　44
lusitropic effect　56
lymph node　200
lymphatic system　198
lymphedema　198
lymphocyte　200
L 型 Ca^{2+} チャネル　37, 39, 53, 56, 60, 62, 202, 221, 227, 235, 343

MAP (mitogen activated protein) キナーゼ　93, 159, 208
Marfan 症候群　118
maximum useful heart rate　21
Mayer 波　129, 255
mean circulatory pressure (MCP)　90
Milroy 病　199, 204
mitochondria　31
mitral valve　16
mixed venous blood　108
MRI　23
murmur　22
muscarinic M_2-receptor　58
myocardial stunning　100
myocyte contraction　38
myofibril　29
myogenic response　235
myoglobin　31
myosin　27
myosin light chain (MLC) kinase　210

Na^+
　――再吸収　348
　――細胞内濃度　35
　――排泄　342
　――バランス　342
Na^+-Ca^{2+} 交換機構　35, 37, 39, 46, 53, 62, 74, 93, 97, 99, 218, 343, 346, 367
Na^+-H^+ 交換機構　35, 46, 93, 99
Na^+-K^+-Cl^- 共輸送体　223
Na^+-K^+ ATPase (Na^+-K^+ ポンプ)　33, 34, 39, 46, 62, 99, 173, 218, 264, 287, 343
Na^+ 再吸収　265, 343
Na^+ チャネル　32, 36, 39, 61, 202
　――急速不活性化型 (Nav)　61
　――上皮型 (ENaC)　235, 264, 293
　――電位依存性　36, 39, 41
Na^+ チャネル遮断薬　60, 75
Na^+ 電流
　――内向き背景電流 (I_b)　33, 39, 52, 62
　――過分極活性化 (I_f)　62
　――奇異性内向き電流 (I_f)　52
Na^+ 濃度
　――血漿　340
　――細胞内　46
Na^+ 背景電流　33
NaCl　189 (塩分, 食塩も参照)
　――再吸収　338
natriuretic peptide　265
necrosis　99
Nernst の式　32, 36, 39
neurohumoral factor　94
neuronal nitric oxide synthase (nNOS)　58, 237
neurovascular coupling　286
Newton 流体　135
nicotinamide adenine dinucleotide phosphate (NADPH) o247
nitric oxide (NO)　9
nitroarginine methyl ester (NAME)　154
no reflow 現象　246
non-adrenergic, non-cholinergic (NANC) transmitter　256
nonsteroidal anti-inflammatory drug (NSAID)　241
noradrenaline　10
noradrenaline　42
N 型 Ca^{2+} チャネル　223, 251, 253

Ohm の法則　34
oncotic pressure　185
osmoreceptor　261
outward background current (I_{Kir})　33
oxygen debt　244
oxygen-derived free radical　99

pacemaker potential　51
pansystolic murmur　22
papillary muscle　16
paracrine　93
patch clamping　32
pericardial fluid　15
pericardium　15
peroxynitrite ($ONOO^-$)　161
phagocyte　200
pharmacomechanical coupling　213
phosphatase　57
phosphatidyl inositol bisphosphate (PIP_2)　151
phosphatidyl inositol-3 (PI3) kinase　155
phosphodiesterase　44
phospholamban　30
phospholipase A_2　156
phospholipase C　151
platelet activating factor (PAF)　241
platelet endothelial cell adhesion molecule (PECAM)　148
platelet-derived growth factor (PDGF)　10
Poiseuille の法則　130, 132
postcapillary venule　12
postural hypotension　139
preload　80
premature ventricular contraction (PVC)　73
pressure gradient　166

pressure natriuresis　306
pressurevolume loop　20
Prinzmetal 狭心症　274
prostacyclin (PGI_2)　152
protein kinase A (PKA)　56
protein kinase B (PKB)　155
protein kinase C (PKC)　208
PR 間隔　67
pulmonary artery wedge pressure　294
pulmonary circulation　3
pulmonary edema　293
pulmonary valve　16
pulse pressure　111
pulsus alternans　126
pulsus paradoxus　125
Purkinje 線維　50, 53
P 波　23

Q 波　76
QRS 波　23, 67, 72
QT 延長症候群　38, 42

rapid ejection phase　19
rapid-filling phase　19
receptor-operated channel (ROC)　151
reentry　74
reflex vasoconstriction　280
refractory period　53
renin　263
Renkin の式　369
Renkin-Crone 関係　177
repolarization　35
resistance　6
resistance vessel　10
respiratory pump　140
resting membrane potential　32
Reynolds 数　119
rhoA キナーゼ　227, 229, 235, 238
right axis deviation　72
right bundle branch　50
ryanodine receptor (RyR)　43

sarcolemma　30
sarcomere　29
sarcoplasm　53
sarcoplasmic reticulum (SR)　30
SCN5A　38
semilunar valve　12
shear rate　118
shear stress　118
sinus arrhythmia　73
skeletal muscle pump　140
smooth muscle cell　9
specialized cardiac myocyte　27
specialized conducting system　27
spontaneous transient outward current (STOC)　219
stable angina　273
Starling 曲線　85, 90
Starling 力　190, 196
Starling の原理　183, 185, 196, 204, 206
stenosis　16
steric exclusion　167
stiffness　112
Stokes-Einstein 半径　368

store-operated channel (SOC) 151
stretch-activated channel (SAC) 60, 152
stroke volume 4
ST 部分 68
superoxide dismutase 161
superoxide radical（O_2^-） 161
Swan-Ganz カテーテル 110
sympathetic fiber terminal 9
sympathetic vasoconstric 250
sympathetic vasoconstrictor 12
systemic circulation 3
systolic blood pressure 19

tachycardia 54
tension-time index 102
terminal artery 11
Thebesius 静脈 269, 289
thermal dilution method 109
thrombospondin 159
thrombus 75
tight junction 147
TNF-α 206
tonus 213
total peripheral resistance (TPR) 116
transforming growth factor β 10
transient outward current（I_{to}） 36
Traube-Hering 波 89, 129, 254
tricuspid valve 16
tropomyosin 29
troponin 29
TRPC (canonical 型一過性受容器電位/transient receptor potential, canonical subtype) 151
tunica adventitia 9
tunica intima 9
tunica media 9
turbulent flow 117
T 型 Ca^{2+} チャネル 53, 62, 202
T 管(横行小管) 30
T 波 23, 68
——逆転 68, 76
——増高 59

ultrafiltration 183
unstable angina 273
U 波 60

Valsalva 手技 75, 129, 141, 319
Valsalva 洞 16, 19
variant angina 11
vasa vasorum 10
vascular cell adhesion molecule (VCAM) 158
vascular endothelial growth factor (VEGF) 157
vascular smooth muscle cell 213
vasculogenesis 10
vasoactive agent 145
vasoactive intestinal polypeptide (VIP) 256
vasoconstriction 11
vasodilation 5
vasomotion 165
vasospasm 11
veni-arteriolar response 282

venous valve 138
ventricular fibrillation 75
ventricular function curve 85
venule 12
vesicle 149
viscosity 133
voltage-activated K^+ channel（K_V） 32
von Willebrand 因子（vWF） 156
vulnerable period 76
V 波 20

wall stress 90
Weibel-Palade 小体 158
William Hurvey 3
Willis 輪 284
Wolff-Parkinson-White (WPW) 症候群 21, 74

X 谷 20

Young 率 371
Y 谷 21

Z 帯 29

【和文索引】

あ

α 受容体 55, 216, 223, 252, 260, 271
　α₁ 受容体 222, 224, 227, 252, 276
　α₂ 受容体 223, 252, 276, 279
α2β1 インテグリン 206
α アクチニン 147, 215
α サブユニット 39
α 遮断薬 318
　α₁ 受容体遮断薬 226, 349
アクアポリン 172, 189, 203
悪性高血圧 339
アクチン 27, 45, 83, 146, 209, 214
　——F-アクチン 29, 31, 210
　——G-アクチン 29, 31
足関節-上腕血圧比（ABPI） 127, 278
アシドーシス 238, 243, 308, 368
　——細胞内 95, 98, 103, 368
アスパラギン酸アミノトランスフェラーゼ (AST) 103, 357
アスピリン 241, 275, 357
アセタゾラミド 335
アセチルコリン 55, 58, 151, 244, 255, 257, 281, 286, 326
アセチルコリン感受性 K^+ チャネル 40
アセトアルデヒド 327
圧 6, 90, 115, 364, 368
圧-容積関係 87
　——収縮末期 87
　——静脈 137
　——肺血管 291
圧-容積ループ 20, 86, 96
圧-流量関係 136
　——肺血管 291
圧エネルギー 116
圧感受性交感神経経路 281

圧勾配 6, 166
圧痕テスト 197
圧痕浮腫 349
圧差 115, 139
圧仕事(拍出仕事) 101
圧受容器 261, 276
　——冠動脈 304
　——頸動脈洞 318
　——心肺部 318, 336
　——動脈 298, 306, 307, 318, 336
圧受容器反射 13, 93, 129, 254, 261, 301, 312, 314, 318, 320, 323, 341
圧ナトリウム利尿 306, 307
アップテイク 1 252
圧誘発性血管拡張 282
アデニル酸シクラーゼ 56, 58, 228, 347
アデニル酸シクラーゼ-cAMP 経路 223
アデノシン 60, 75, 100, 228, 239, 243, 253, 270, 285, 287, 369, 370
アデノシン三リン酸(ATP) 31
アデノシン二リン酸(ADP) 31
アテノロール 46, 60, 275, 344, 350
アテローム形成 146
アテローム性動脈硬化 112, 118, 127, 154, 159, 240, 251, 259, 287, 328 (動脈硬化とは異なる)
　——冠動脈 98
アドレナリン 42, 44, 55, 94, 96, 227, 257, 260, 271, 277, 281, 324, 336
アトロピン 256
アナフィラキシーショック 336
アラキドン酸 156, 241
アルギニン 287
　——L-アルギニン 154
アルコール 327, 342, 358
アルドステロン 263, 264, 304, 338, 340, 344
アルドステロン受容体拮抗薬 350
アルブミン 150, 204, 338
アレルギー反応 240
アロプリノール 247
アンジオスタチン 159
アンジオテンシノーゲン 263
アンジオテンシン 281
アンジオテンシン I 156, 263
アンジオテンシン II 93, 97, 156, 216, 227, 263, 267, 286, 293, 302, 311, 336, 337, 343, 348
アンジオテンシン III 264
アンジオテンシン受容体拮抗薬(ARB) 263, 343, 349
アンジオテンシン変換酵素(ACE) 146, 156, 263, 293
アンジオテンシン変換酵素(ACE)阻害薬 263, 342, 343, 349
安定(労作性)狭心症 273
アンフェタミン 251

イオン 364
　——透過性 34
　——濃度勾配 39
イオン環境の変化 59
イオン交換機構 34
イオンチャネル 32, 34, 151
　——血管 218
　——構造-機能連関 39

索　引

──心臓　61
イオンチャネル型受容体　225, 253
イオンポンプ　34
息切れ　344, 361
異型狭心症　11, 273
移植心　101
イソプロテレノール　96, 148
痛み　240, 309
位置エネルギー　116
一酸化窒素(NO)　9, 100, 118, 157, 180, 202, 227, 229, 236, 245, 270
　　──内皮による産生　152
一酸化窒素(NO)合成酵素
　　──神経性(nNOS)　58, 237, 281
　　──内皮型(eNOS)　154, 161, 208, 236, 256, 270
　　──誘導型(iNOS)　100, 237
一酸化窒素(NO)作動性副交感神経　237, 256
1拍動進行距離　110, 123
1回拍出量　4, 19, 79, 86, 89, 92, 94, 100, 111, 121, 265, 302, 318, 320, 326, 347, 349
一過性受容器電位(TRP)蛋白　221
一過性外向きK$^+$チャネル(K$_{to}$)　41, 42
一過性外向きK$^+$電流(I$_{to}$)　36, 61
遺伝子異常　198
イノシトール三リン酸(IP$_3$)　151, 208, 215, 221, 224, 227
イノシトール三リン酸(IP$_3$)-Ca^{2+}放出チャネル　215
イブプロフェン　241
異方帯　29
インスリン　150, 155, 161, 236, 259
陰性変力作用　95, 97
インターフェロンγ　158, 237
インターロイキン　158, 206
インテグリン　147, 235
　　──β$_1$　150
　　──β$_2$　158
インドメタシン　241
インピーダンス法　113

右脚　50
右軸偏位　72
右室　16
右室拡張末期圧(RVEDP)　85
右心不全　204, 294, 335, 344, 348
内向きCa^{2+}電流　53
内向きNa$^+$電流　36
内向き整流K$^+$チャネル(K$_{ir}$)　32, 34, 39, 51, 61, 151, 219, 220, 346
内向き背景電流(I$_b$)　33, 39, 52
うっ血　207
右房　15
運動　88, 100, 128, 178, 180, 189, 203, 236, 244, 246, 260, 269, 271, , 273, 276, 290, 292, 320
　　──血漿量減少　202
　　──低酸素　335
運動エネルギー　101, 116
運動後血流増加　277
運動後充血　244
運動仕事　102
運動時最大1回拍出量　330
運動時最大心拍数　330

運動昇圧反射　324
運動性充血　276
運動耐容能　344, 347
運動負荷試験　347

エイコサテトラエン酸　241
栄養　12, 147, 198
栄養血管　10
栄養不良　204
壊死　159, 272
エストロゲン　236, 260
エストロゲン受容体　154
壊疽　127, 159, 277
エタノール　327
エナラプリル　263, 349
エネルギー　370
エフリン　10, 159
エポキシエイコサトリエン酸(EET)　156
エラスターゼ　210
エラスタンス　341
エラスチン　9, 11, 191, 340, 341
エリスロポエチン　306, 335, 338
炎症　187, 237, 240, 241, 287
　　──腫脹　206
　　──神経因性　259
　　──定義　157
炎症性血管拡張　153, 229, 234
炎症防御　146
炎症メディエーター　150, 153, 157, 206, 208
遠心性肥大　326
延髄　309
延髄吻側部昇圧部位　310
エンドサイトーシス　150
エンドセリン　93, 153, 156, 216, 236, 237, 288, 339, 343, 348
エンドセリン受容体拮抗薬　349
エンドトキシンショック　237（敗血症性ショックも参照）
塩分濃度　264
塩分排泄　304, 307, 319

横行小管　→ T管
嘔吐　262
オータコイド　227, 234 , 237, 240
オーバーシュート　35
オピオイド　338
温受容器　281
温度感受性交感神経経路　281
温熱ストレス　281

か

開口確率　219
開口分泌　251
介在板　28
外傷　282
咳嗽　89, 141
外弾性板　9
開放音　22
外膜　9
解離性大動脈瘤　118
カイロミクロン　198
化学ポテンシャル　33
過換気　285, 334
核医学検査　24, 112, 275

拡散　1, 166, 369
　　──グルコース　2
拡散依存性交換　176, 290
拡散距離　167, 168, 178, 180, 289
拡散係数　167, 369
拡散勾配　277
拡散能力　180
拡散面積　167, 180
拡散輸送　164
核心温　278, 281
拡張型心筋症　342
拡張期　58, 271
拡張期血圧　126, 272, 324, 329
拡張期充満圧　80
拡張早期隆起波　123
拡張不全　330, 345
拡張末期圧(EDP)　19, 85
拡張末期容積(EDV)　19, 94, 100
過呼吸　309, 338
過酸化水素(H$_2$O$_2$)　156, 210, 239, 243, 270, 276
ガス交換　4, 176, 325, 326, 333
硬さ(スティフネス)　112, 122
褐色細胞腫　261, 340
活性化ゲート　41
活性酸素　99
活動張力　82, 95, 214
活動電位　27, 39, 213, 346
　　──血管平滑筋細胞　221
　　──心筋細胞　35, 67, 369
　　──生理的・病的な変化　42
　　──ペースメーカー細胞　53
活動電位持続時間　36, 56, 58
カテコールアミン　42, 56, 260, 272, 286, 324, 340, 348
カテーテル誘発性頻脈　60
カテコール-O-メチルトランスフェラーゼ　252, 260
カテニン　147, 210
カドヘリン　29, 147, 209
ガドリニウム　61
加熱電線流速計　119
カフェイン　44, 58, 96
カプサイシン受容体　327
カプトプリル　156, 263, 349
過分極　152, 215, 228, 238, 245, 271, 370
過分極活性化Na$^+$電流(I$_f$)　62
カベオラ　149, 154, 216
カベオラ-小胞系　150, 165, 173
カベオリン　149
鎌状赤血球貧血　119
カリクレイン　240
カルシウム沈着　327
カルシトニン遺伝子関連ペプチド(CGRP)　228, 258, 279, 286, 288, 327
カルセクエストリン　30, 44
カルチノイド腫瘍　240
カルデスモン　214, 227
カルポニン　214
カルモジュリン　155
加齢(高齢)　112, 123, 128, 327, 355
　　──血圧　329
感覚受容器　307, 309
感覚神経　228, 297
感覚統合　310

換気血流比　291，293，335
環境温　279
換気量　335
間欠性跛行　127，159，277
冠血流量　103，124，270，322，338
間質　183
　──コンプライアンス　196
　──透過性　191
　──流動性　197
間質液　196，302，337
　──K⁺濃度　276，285，287
　──浸透圧　190，194，203，322
　──蛋白濃度　190
間質液圧　191，192，206
間質液希釈　190
間質コンプライアンス曲線　197
間質マトリックス　191
冠循環　269
感情　129
冠静脈洞　269
冠静脈洞熱希釈法　275
関節リウマチ　210
汗腺　281
肝臓　13
　──血管拡張　261
眼底検査　340
冠動脈　31，239，262，269，298
　──圧受容器　304
冠動脈アテローム性硬化　98，241，272
冠動脈狭窄　273
冠動脈疾患　46，271
冠動脈造影　275
冠動脈バイパス術　275
冠動脈攣縮　240，241，274
肝不全　204
寒冷　273，280，282
関連痛　304

奇異性内向き電流（I$_f$）　52，202
奇異性寒冷血管拡張　280，282
機械-電気的フィードバック　60
期外収縮後増強　97
機械受容器　325
機械的エネルギー　101，116
機械的ストレス　292
疑核　310
キサンチンオキシダーゼ　247
キサンチンデヒドロゲナーゼ　247
基礎トーヌス　214，216，221，233，237，267，279（血管トーヌスも参照）
　──肺血管　289
気体定数　369
喫煙　159，250，251，272
喫煙誘導性血管収縮　251
基底ストレスファイバー　147
基底板　150
キニジン　41，60，75
機能性交感神経遮断　276
機能性充血　234，238
機能的終末動脈　272
奇脈　125
脚ブロック　68
ギャップ結合　28，53，148
　──同一細胞性　148，215，228
　　──平滑筋-内皮細胞間　148，152，216，228，245

キャリア輸送　173，287
吸気　21，73，89，125，129，141，254，302，309，314
吸気性頻脈　73
求心性肥大　93，326，342
急性心不全　88，272，281，338
球脊髄線維　250
急速充満期　19
吸息性あえぎ反射　309
急速拍出期　19
急速不活性化型 Na⁺チャネル（Nav）　61
驚愕反応（警戒反応，防御反応）　254，257，260，271，277，281，311，330，338
凝血促進因子　146
凝固能亢進　338
狭心症　60，76，154，159，240，241，271，273，304
　──Prinzmetal　274
　──安定（労作性）　273
　──異型　11，273
　──運動誘発性　274
　──食後　327
　──不安定　273
胸痛　272，357
胸部誘導　69
局所血流　131，233
虚血　42，98
　──四肢　259
　──心筋　59
虚血性血管拡張　271
虚血性心疾患　45，68，259，272，324，327，344，353
虚血性心疾患　心電図　76
虚血プレコンディショニング　100
起立　88，128，202，287，318
起立性低血圧　89，139，318
筋運動受容器　307，325
筋機械受容器　323
筋形質　53
筋血流測定　278
筋血流量　320，321，325，326
筋原性弛緩　243
筋原性反応　203，234-235，242，246
筋原線維　29
筋小胞体（SR）　30，43，46，94，215，226，343
　──接合部　30
　──ネットワーク　30，35，56，58
筋性動脈　153
筋節　29，82
筋線維　178
筋線維鞘（筋細胞膜）　30
筋代謝受容器　308
緊張性放電　253，260，271
筋ポンプ　88，100，140，203，265，277，320，324
筋力トレーニング　326

グアニル酸シクラーゼ-cGMP-プロテインキナーゼG（PKG）経路　228，237
グアネチジン　251
駆出率（EF）　20，94，320，346
くも膜下出血　238，287
グリコーゲン分解　260，276，302，337

グリコカリックス（糖衣）　118，119，149，165，171，183，206，236
グリコカリックス-細胞間隙理論　195
グリコサミノグリカン鎖（GAG）　191，197
クリック　22
グリベンクラミド　219
グルコース　103，157，166，254，276，321，337，346
　──D-グルコース　286
　──L-グルコース　286
　──拡散　2
　──生体内輸送　179
　──抽出率　270
　──輸送　174
グルタミン酸　287
クレアチンキナーゼ（CK）　103，345，357
クレアチンリン酸　99，102，244
クロスブリッジ　30，31，42，45，83，214，217，227
クロム親和性細胞　260

形質転換増殖因子β　10
頸静脈　20
　──視診　138
頸静脈怒張　349
頸静脈波　20
頸動脈　20
頸動脈洞　300
頸動脈洞圧受容器　318
頸動脈洞マッサージ　75，301
経皮的冠動脈インターベンション　275
繋留フィラメント　199
血圧　11，92，262，300，309，312，314，318
　──拡張期　126，272，324，329
　──加齢　329
　──収縮期　19，125，126，237，274，323，329，341
　──測定　126
　──体循環　8
　──中枢部　131
　──調節　254，276，306
　──変化　234
血圧計　126
血液　循環　3
　──生物物理学的値　364
血液-脳関門　151，173，284，286
血液ガス　20
血液凝固能亢進　272
血液再配分　100，262，348
血液粘性　133，337
血液濃縮　203
血液量
　──心腔内　304
　──臓器　254
血液量減少　88，262，264，281
血液量減少性ショック　336
血管
　──イオンチャネル　218
　──機能分類　10
　──構造　8
　──コンダクタンス　9
　──神経とホルモンによる外因性調節　249
　──抵抗　9

索引 *379*

──内因性調節 233
──内皮による調節 236
──配列 12
──壁厚 6
血管運動 164, 196, 227
血管運動神経 234
血管運動調節 314
血管外膠質浸透圧 189, 206, 205
血管拡張 5, 11, 101, 131, 133, 157, 203, 223, 237, 249, 257, 262, 273, 327, 368
──K$^+$ 367
──圧誘発性 282
──炎症性 153, 229, 234
──温熱 279
──奇異性寒冷 280, 282
──虚血性 271
──血流依存（誘発）性 153, 155, 229, 237, 244, 245, 276
──高二酸化炭素性 309
──骨格筋 312
──コリン作動性 155
──上行性（伝導性） 148, 151, 155, 244, 276
──生理的メカニズム 228
──体温調節性 281
──代謝性 237, 238, 244, 276, 321
──低酸素性 238
──皮膚 241
血管拡張性代謝産物 246
血管拡張性ニューロペプチド 258
血管拡張物質 238, 241, 270
血管拡張薬 93, 340
血管緊張（トーヌス） 145, 152, 213, 223, 233, 236, 271, 276, 282, 370
血管径 364
──喫煙 251
──総断面積 9
──配列 4
血管細胞接着分子（VCAM） 158, 161
血管作動性腸ポリペプチド（VIP） 155, 228, 256, 281, 286
血管作動性ホルモン 234, 336, 337
血管作動物質 118, 145, 155, 202, 234
血管弛緩 217
血管収縮 11, 100, 131, 133, 153, 203, 223, 226, 237, 249, 252, 263, 264
──寒冷 279
──喫煙誘導性 251
──腎臓 312
──内臓 302, 312
──皮膚 312
──末梢血管 319
血管新生 10, 146, 158
──抑制 159
血管性頭痛 286
血管調節 270
──階層性 243
血管張力 217, 227
血管抵抗 187, 237, 242, 276, 336, 340
──細動脈 196
──体循環 7
──直列 7
──肺 7, 289
──皮膚血管 281
──末梢 7

血管内圧 184
──肺循環 290
血管内皮 209
血管内皮増殖因子（VEG） 157, 159, 164, 210
──A（VEGF-A） 10
──C（VEGF-C） 199
血管平滑筋 131, 153, 233, 340
──筋小胞体 215
──緊張 137
──弛緩 213
──収縮 213
──収縮持続時間 217
──収縮速度 216
──収縮力 217
──短縮率 216
血管平滑筋細胞 9, 145, 155, 213, 236, 239, 240
──トーヌスの調節 227
──遊走 161, 154
血管壁 9
──構成要素 11
血管密度 340
血管迷走神経発作 338
血管芽細胞 10
血管攣縮 11, 156, 234, 239, 287
結合接着分子（JAM） 147
結合組織 133
結合蛋白 147, 209
血行力学 115
血漿 9, 109, 118, 134, 136, 183, 306
血漿膠質浸透圧 184, 188, 194, 204
血漿蛋白 134, 149, 158, 165, 184, 206, 368
血小板 240
血小板活性化因子（PAF） 206, 241, 247
血小板凝集 154, 156, 161, 241, 251
血小板内皮細胞接着分子（PECAM） 148, 158
血小板由来増殖因子（PDGF） 10, 159
血漿量 128, 202, 265, 307, 318, 349
血栓 75, 241
血栓塞栓症 161, 241, 287, 335
血流
──自己調節 234
──パターン 117
──溶質輸送 176
血流依存性（誘発性）血管拡張 153, 155, 229, 237, 244, 245, 276
血流依存性交換 176, 289
血流再配分 322
血流速度 9, 123, 364
──体循環 8
──大動脈 117
血流抵抗 135, 289
血流輸送 2
血流量 12, 117, 176, 180, 244, 269, 336, 364
──冠動脈 124
──臓器 8, 119, 131, 254
──脳 283
──肺胞 289
血流量測定 119
──四肢 120
──微小循環 120
限外濾過 183

嫌気的解糖 277
嫌気的乳酸産生 103
腱索 16
けん玉モデル 41, 51
原発性高アルドステロン症 339

降圧オピオイド経路 338
降圧反射 297, 301
高位中枢 311
高内皮細静脈 200
高エネルギーリン酸化合物 102
口渇 263
高カリウム血症 59, 264, 308
高カルシウム血症 59
交換血管 12, 163
交感神経 54, 55, 88, 94, 100, 202, 223, 225, 243, 301, 314, 320, 336
──臓器ごとの作用 254
交感神経コリン作動性線維 257
交感神経終末 9, 251, 264
交感神経性血管運動神経 260, 265, 271, 308, 216
交感神経性血管拡張神経 256
交感神経性血管収縮神経 12, 129, 137, 187, 250, 265, 276, 281, 286, 253
交感神経性接合部軸索瘤 223
交感神経節後線維 250, 251, 255
交感神経節前線維 55, 250, 255, 260, 264
好気的代謝 325
高血圧 60, 102, 118, 156, 159, 238, 263, 264, 272, 287, 339, 360
──悪性 339
──収縮期 341
──定義 339
──二次性 339
──妊娠 339
──分類 339
──本態性 339
──慢性的 93
抗血栓因子 146
抗血栓作用 241
交互脈 126
高コレステロール血症 272
交叉抑制 98
高山病 335
格子間距離仮説 83
膠質浸透圧 185, 196, 337
──間質液 190, 194
──血管外 189, 206
──血漿 188, 194
──勾配 196
拘縮 99
甲状腺機能亢進症 260
高所性肺高血 238
高地（高所） 134, 287, 333
高内皮 150
高二酸化炭素性血管拡張 309
高二酸化炭素血症 284, 308
紅斑 258
高比重リポ蛋白（HDL） 154, 161
高頻度刺激 100
後負荷 81, 87, 91, 274, 342
抗不整脈薬 60
興奮-収縮連関 42
興奮性接合部電位 223, 225, 253

興奮旋回路 74
興奮伝導 49, 53, 99
　──速度 50
　──方向 70
興奮の順序 70
興奮頻度 50, 326
抗利尿ホルモン(ADH) 261, 262, 302, 304, 306 (バソプレッシンも参照)
コカイン 252
呼気 55, 89, 129, 141, 254, 319
呼吸 89
呼吸困難 204, 293, 344, 349
呼吸筋血流量 322
呼吸性アルカローシス 335
呼吸停止 327
呼吸ポンプ 140
孤束核 310
骨格筋 203, 307
　──血管拡張 261, 312
　──血流 329, 330
　──収縮 38, 228, 277
　──静脈 265
骨格筋循環 275
骨盤神経 255
骨盤内静脈血栓 294
コネキシン 28, 148
コネクソン 28, 99, 215
固有心筋細胞 27
コラーゲン 9, 11, 133, 150, 191, 240, 327, 340
コリンエステラーゼ 58
コリン作動性血管拡張 155
コリン作動性節前線維 250
コロイド浸透圧 185
混合静脈血 108, 320
コンダクタンス 6, 130, 132, 276
　──肺血管 292
コンダクタンス方程式 34
コンプライアンス 122, 329, 341
　──間質 196
　──静脈 137
　──動脈 111
コンプライアンス曲線 20, 86

さ

サイアザイド系利尿薬 60, 344
催炎症作用 241
再灌流障害 99, 149, 246, 358
再吸収　組織液 192
サイクリックグアノシン一リン酸(cGMP) 155, 229
細静脈 8, 12, 136
　──透過性 265
　──裂孔形成 154
最大酸素摂取量 320, 325, 335
最大心拍出量 325
細動脈 7, 8, 11, 130, 132, 163, 221, 244, 273, 289
　──狭細化 340
　──血管抵抗 196
　──収縮 282
　──密度 326
サイトカイン 158, 206, 210, 237
再分極 35, 65, 68, 71, 326
細胞外 Ca^{2+} 151

細胞外 K^+ 35, 59, 228
細胞外液量調節 306
細胞外マトリックス 150
細胞間隙 165, 184
細胞間結合 209
細胞間接着分子(ICAM) 158
細胞貫通間隙 210
細胞結合鎖(細胞結合ストランド) 147, 169, 171, 209
細胞質 Ca^{2+} 151, 208
細胞内 Na^+ 濃度 35
細胞内アシドーシス 95, 98, 103, 368
細胞内電位 32
サイロキシン 259
左脚 50
左軸偏位 72
左室 16
左室拡張末期圧(LVEDP) 86
左室拡張末期容積 336
左室機能不全 293
左心不全 204, 344, 348
サブスタンス P 155, 202, 206, 237, 256, 258, 279, 286, 288
左房 16
左房収縮 19
酸 276
酸化の代謝 99, 155
酸化的リン酸化 102
三環系抗うつ薬 252
酸感受性イオンチャネル 308
三尖弁 15
三尖弁閉鎖不全 21, 348
酸素 12, 103, 246, 276, 321, 365
酸素運搬能 322, 335
酸素解離曲線 271
酸素供給 31, 283
酸素需要 103, 125, 237, 273, 274
酸素消費量 100 , 102, 108, 244
　──臓器 8
酸素摂取　肺 107
酸素抽出率(抜き取り率) 5, 175, 269, 277, 284, 320
酸素負債 244, 27
酸素飽和度 289
酸素輸送 166, 180, 284, 292

ジアシルグリセロール(DAG) 151, 208, 221, 224
子癇前症 156, 238
弛緩速度 55, 58
ジギタリス中毒 46
持久運動 290, 325
持久性トレーニング 276, 325
糸球体 165
糸球体毛細血管圧 264
糸球体濾過率 239, 242, 265, 338
シクロオキシゲナーゼ 156, 241, 257, 358
刺激伝導系 27, 49
ジゴキシン 35, 45, 97, 350
自己調節　冠循環 270
仕事率 370
自己分泌 93
四肢虚血 259
四肢電極 68
視床下部 312

姿勢 320
姿勢筋 276
失神 282, 338, 360
　──情動性 312, 338
　──体位性 282
自動調節 136
自動調節曲線 136
脂肪酸 270, 346
脂肪分解 260
周皮細胞 165
充血
　──運動性 244, 276
　──代謝性(機能性) 219, 241, 234, 238, 243, 270, 285, 322
　──反応性(虚血後) 234, 241, 246, 282
集合リンパ管 199
収縮期 38
　──駆出性雑音 119
　──等容性 19
　──血圧 19, 125, 126, 237, 274, 323, 329, 341
収縮機構 30
収縮期高血圧 341
収縮効率 91
収縮持続時間 58, 94, 100
収縮性 80, 95, 99, 301, 318, 344, 350
　──交感神経による調節 94
収縮性心膜炎 89
収縮張力 213
収縮特性 80
収縮反応 223
収縮末期容積(ESV) 19, 94, 100
収縮力 31, 55, 80, 223
　──調節 45
終末(細)動脈 11, 130, 132, 178, 244, 276
　──機能的 272
充満圧 19, 80, 85, 88, 128, 202, 320, 346
充満期　心室 17
重力 88, 116, 128, 265, 369
　──静脈系への影響 138
重力加速度(G) 140
受攻期 74, 76, 99
腫脹 241, 258
　──炎症 206
出血 240, 335
受動輸送 166
腫瘍壊死因子(TNF-α) 158
受容体作動性チャネル(ROC) 151, 217, 220, 221
循環
　──神経性反射調節 298
　──内分泌性調節 259
循環血液量 137, 254, 263, 336
循環血液量減少性ショック 193
循環血液量減少性低血圧 89
循環不全 335
瞬発力トレーニング 325
昇圧反射 297, 307
傷害電流 76
上行性(伝導性)血管拡張 148, 151, 155, 244, 276
小細胞性神経細胞 261, 312
蒸散 278

索 引

硝酸薬　229, 237, 274
晶質　189
晶質浸透圧　189
上室頻拍　60
脂溶性分子(溶質)　151, 169, 170
小腸粘膜　196
情動ストレス　102
情動性失神　312, 338
小脳　312
上皮型 Na$^+$ チャネル(ENaC)　235, 264, 293
小胞　149
静脈　8, 12
　――圧-容積関係　137
　――血液容量　136
　――骨格筋　265
　――コンプライアンス　137
　――透過性亢進　259
　――内臓　265
　――皮膚　267
静脈-細動脈反応　187, 203, 282
静脈-心房伸展受容器　304
静脈-動脈対向流　279
静脈圧　136, 137, 365
静脈圧迫プレチスモグラフィ　120, 278
静脈潰瘍　127, 140
静脈還流　319
静脈還流量　89, 324, 336
静脈系　7
静脈血　107
　――貯留　88
静脈血流　140
静脈収縮　337
静脈洞　140
静脈弁　138
静脈容積　137
静脈瘤　140
睫毛重生リンパ浮腫　199, 204
食塩感受性　342
食塩摂取　338, 342, 360
食後狭心症　327
食後低血圧　327
褥瘡　236, 282
ショック　264, 281, 308, 335
　――アナフィラキシー　336
　――血液量減少性　
　――循環血液量減少性　193
　――心原性　336
　――敗血症性　336
徐脈　54, 287, 301, 304, 327, 338
　――迷走神経性　59
自律神経系　54
ジルチアゼム　46, 60
シルデナフィル　229, 237
心エコー　23, 112
心音　21
　　Ⅰ音　21
　　Ⅱ音　21, 356
　　Ⅲ音　21
　　Ⅳ音　21
侵害受容器　272, 273
侵害受容性 C 線維　241, 257, 286
心外膜　15
心外膜下筋層　16
心機能曲線　346
腎機能障害　343

心基部　15
心胸郭比　346
心筋
　――活動電位　35
　――血管拡張　261
　――収縮　27, 38, 228, 271, 301
　――長さ-張力関係　80, 82
心筋壊死　99
心筋虚血　46, 99, 273
心筋梗塞　88, 103, 159, 271, 272, 338, 344
心筋細胞
　――イオン電流　39
　――イオン濃度　33
　――活動電位　369
　――微細構造　27
心筋細胞内酵素　103
心筋症　344
心筋代謝　102
心筋電流の薬理学的操作　60
心筋量　65
神経因性炎症　259
神経血管連関　286
心係数　79
神経性一酸化窒素(NO)合成酵素(nNOS)　58, 237, 281
神経体液性因子　94
心血管
　――交感神経性神経伝達の薬理　252
　――受容器　297
　――中枢性調節　297
　――反射　297
心血管系　1
　――圧受容器　262
　――基準値　364
　――協調した応答　317
　――交感神経性神経支配　250
　――病態生理　333
心血管造影　24
腎血流　119
心原性ショック　336
腎交感神経　264, 318, 338, 348
人工ペースメーカー　100, 101
心雑音　22, 355
　――漸減性　22
　――全収縮期　22
　――漸増-漸減性　22
心仕事量　86, 101, 125, 349
心室
心室拡大　90, 326
　――後負荷　91
　――興奮　67
　――収縮　98, 101
　――前負荷　91
　――脱分極　73
心室化学感受性神経　304
心室拡張末期容積(EDV)　320, 326
心室機能曲線　85, 95
心室細動　59, 74, 75
心室周期　17
心室収縮末期容積(ESV)　320
心室充満　17, 88, 100, 116
心室充満圧　265, 324, 349
心室性期外収縮　68, 73, 97, 326, 357
心室性不整脈　344
心室中隔欠損　17

心室内圧　94, 365
心室肥大　42
　――求心性　93
心室頻拍　59
心周期　15
　――変化　21
　――臨床的評価　22
心収縮性　260
心収縮力低下　301
振戦　119
心尖拍動　16
心臓　365, 335, 342
　――イオンチャネル　61
　――エネルギー消費と代謝　101
　――拡張　3
　――活動電位　67
　――構造　3, 15
　――仕事率　102
　――収縮　3
　――収縮機構　30
　――充満圧　274
　――受容器　304, 305, 307
　――電気的興奮の伝導　53
　――胚形成　17
　――ポンプ機能　88
　――容積　365
腎臓　13, 128, 189, 242, 306, 323
心臓移植　305
　――血管収縮　312, 348
心臓カテーテル検査　23
心臓内圧測定　24
心臓内ペーシング　24
心タンポナーデ　125
心停止　59, 261
伸展活性化チャネル(SAC)　60, 62, 93, 152, 220, 222, 235
　――Cl$^-$ 特異的　62
　――K$^+$ 特異的　62
伸展受容器　13, 298
心電図　23, 65
　――虚血性心疾患　76
　――原理　65
　――波形　67
　――誘導　68
浸透圧　184, 188, 239, 276, 368
浸透圧受容器　261, 343
浸透圧性吸収　302
腎動脈拡張　306
腎動脈狭窄　264
浸透流　188
心内膜　15
心内膜下筋層　16
腎尿細管　196
心嚢液　15, 89
心肺伸展受容器　306, 318, 336
心拍
　――開始　49
　――神経性調節　49
心拍出量　24, 79, 89, 111, 115, 126, 128, 261, 287, 289, 312, 318, 325, 327, 334, 337, 346, 347
　――最大　325
　――臓器配分　4
　――測定　107
　――統合的調節　100

心拍数 4, 21, 44, 51, 55, 100, 223, 260, 314, 318, 320, 327, 334, 337, 347
──静止期 19
──調節機構 54
──変動 55
深部静脈血栓症 187, 204, 294
心不全 90, 93, 102, 156, 238, 263, 264
──急性 88, 272, 281, 338
──代償性 346
──治療 91
──非代償性 346
──慢性 42, 46, 95, 344
腎不全 59, 189, 338, 344
心房興奮 67
心房細動 75, 350
心房周期 20
心房収縮 100
心房性ナトリウム利尿ペプチド（ANP） 61, 149, 157, 229, 265, 307, 348
心房中隔欠損 17
心房内圧 142
心膜 15
心予備能 329

膵血流 326
睡眠 128, 330
睡眠時無呼吸 309
スタチン 275
スタンニング 100
ステロイド 210, 241, 335
ステロイドホルモン 260
ストア作動性 Ca^{2+} 流入 208
ストア作動性チャネル（SOC） 151, 221
ストア作動性陽イオンチャネル（cat-SOC） 217, 220, 222, 227
ストレス 129, 260, 342, 343, 371
ストレプトキナーゼ 357
スーパーオキシド 155, 161, 206, 210, 239, 247, 372
スーパーオキシドジスムターゼ 161, 239, 247, 372
スピロノラクトン 59, 350
スマトリプタン 240
ずり応力 118, 133, 145, 154, 236, 327, 371
ずり速度 118, 130, 133, 136, 371
スルホニルウレア受容体 219

制限拡散 167, 170
静止電位 31
精神的ストレス 273
静水圧 185
生体防御 278
静的運動 323
正電荷アミノ酸 287
脊髄損傷 314
石灰化 355
赤血球 118, 119, 136, 306
赤血球増加症 134
接合部筋小胞体（SR） 30, 44
接合部帯 147
切痕 19, 121
接着斑 28, 147
接着分子 146, 154

セットポイント 302
セレクチン
──E-セレクチン 158
──P-セレクチン 150, 156, 158
セロトニン 151, 156, 206, 216, 240, 274, 288
──血小板 240
──中枢神経細胞 240
線維-マトリックス説 171
線維芽細胞 27, 206
線維芽細胞増殖因子（FGF） 159
線維性被膜 160
線維輪 15, 49
漸減性雑音 22
全収縮期雑音 22
潜水反射 309, 327
漸増-漸減性雑音 22
喘息 241
先天性心疾患 17, 333
セントラルコマンド 297, 302, 312, 323, 325
前負荷 80, 84, 91, 274

臓器血流量 8, 131, 119, 254
早期後脱分極（EAD） 46
臓器酸素消費量 8
臓器循環 269
臓器不全 338
双極肢誘導 68
造血 338
総断面積
──血管系 9
──体循環 8
僧帽弁 16
僧帽弁狭窄 293
僧帽弁閉鎖不全 22, 348
総末梢抵抗（TPR） 94, 115, 126, 128, 131, 132, 254, 261, 276, 301, 323（末梢抵抗も参照）
層流 117
促通拡散 173, 181, 287
組織液バランス 192, 202
組織灌流の不均一性 164
組織クリアランス法 120
外向き K^+ 電流（I_K） 37, 51
外向き背景電流（I_{Kir}） 33, 39

た

体位 318
──変換 203
体位性失神 282
体位性低血圧 338
体液移動 183, 185, 195
体液吸収 194, 196
体液循環 183
体液代謝回転 242
体液バランス 198
体温調節 3, 254, 312
体温調節性血管拡張 281
体温調節中枢 279
体温変動 55
大血管転位 17
大細胞性神経細胞 261, 312
代謝 178
代謝基質 103

代謝受容器 325
代謝性アシドーシス 338
代謝性血管拡張 237, 238, 244, 245, 276, 321
代謝性血管作動因子 238
代謝性（機能性）充血 219, 241, 243, 270, 285, 322
代謝調節型受容体 223
代謝的安定性パラドックス 103
体循環 4, 12, 366
──血圧 8
──血管抵抗 7
──血流速度 8
──総断面積 8
代償性休止 73, 97
代償性心不全 346
帯状疱疹 258
タイチン 30
大動脈 8, 121, 365
──血流速度 110
大動脈弓 300
大動脈縮窄症 17
大動脈弁 16
大動脈弁狭窄 22, 125, 272, 338, 355
大動脈弁閉鎖音（IIA） 21
大動脈弁閉鎖不全 22, 125
大動脈瘤 132
タイト結合 147
大脳皮質 312
対流輸送 166
ダウンレギュレーション 57, 347
脱分極 35, 36, 65, 71, 224, 235
──血管平滑筋細胞 213
──心室 73
──頻度 60
脱分極依存性収縮 221, 222, 226
脱分極非依存性収縮 222, 226
単球 206
単極肢誘導 69
単収縮 38, 225
短縮速度 81
弾性 122
弾性線維 9, 121, 133
弾性動脈 10, 11, 121, 327, 341
蛋白効果 171

遅延後脱分極（DAD） 46, 73, 74, 346, 358
遅延整流 K^+ チャネル（K_V, K_S） 37, 40
緻密層 150
緻密体 215
緻密帯 215
緻密斑 264
抽出率 370
──グルコース 270
──酸素 175, 269, 277, 284, 320
中心静脈圧（CVP） 20, 85, 88, 115, 137, 140, 233, 237, 281, 282, 302, 320, 349
中心静脈波 138, 255, 309
中枢性調節 313
中枢性容量受容器 305
中枢性抑制 312
中性アミノ酸 287
中膜 9, 251
──リモデリング 340, 360

超音波 Doppler 法　119
腸クロム親和性(銀親和性)細胞　240
腸疾患　204
聴診領域　21
張力-時間指数　102
張力変動性収縮　81
直列(抵抗)　12, 130
貯水槽-ポンプ効果　349

低カリウム血症　60
低カルシウム血症　59
低血圧　338
　——起立性・体位性　89, 318
　——循環血液量減少性　89
　——食後　242, 260, 264, 284, 287, 327, 338
低血糖　260
抵抗　6, 115, 130, 366
抵抗運動　324
抵抗血管　10, 11, 111, 124, 221, 237, 244, 265, 270, 273, 301, 340, 342
低酸素　98, 119, 227, 228, 238, 277, 283, 284, 287
　——運動　335
　——心血管系応答　334
低酸素血症　308, 333, 370
低酸素性血管拡張　238
低酸素性肺血管収縮　239, 291, 370
低酸素誘導因子(HIF)　159, 164
定常状態　371, 372
低蛋白血症　203
低二酸化炭素血症　285, 334
低比重リポ蛋白(LDL)　149, 159, 161, 272
テオフィリン　58, 96
デスミン　215
デスモソーム　28
電位依存性(遅延整流) K^+ チャネル(Kv)　32, 36, 51, 56, 61, 219, 220, 346
電位依存性 Ca^{2+} チャネル(VSCC)　217, 220, 221, 225
電位依存性 L 型 Ca^{2+} チャネル　41
電位依存性 Na^+ チャネル　36, 39, 41
電位勾配　55
電気化学勾配　33
電気機械的反応　245
電気機械連関　213
電気軸　72
電気生理　366
電気的双極子　70
電気的排除　198
電気ポテンシャル　33
伝導-対流　278
電流-電圧関係　34

同一細胞性ギャップ結合　148, 215, 228
透過性
　——間質　191
　——細静脈　265
　——長期間持続亢進　210
　——定義　169
　——内皮　157, 180
　——毛細血管　177
導管動脈　10, 11, 237, 244, 245, 326
動悸　74
洞結節　15, 49 (ペースメーカーも参照)
　——優位性　50
等尺性運動　244, 308, 324, 326
等尺性収縮　80, 84, 324
動静脈酸素較差　334
動静脈吻合　12, 164, 279
洞性不整脈　55, 73, 302, 309, 314
糖蛋白　191
等張力性運動　323
等張力性収縮　81
動の運動　323
糖尿病　128, 159, 259, 272
等方帯　29
動脈　366
　——拡張　236
　——硬さ　122, 341
　——コンプライアンス　111
　——制御メカニズム　245
　——入力インピーダンス　371
動脈圧　81, 86, 121, 233, 261, 281
　——上昇　93
　——腎性調節　306
　——長期的調節　306
　——脳　284
動脈圧受容器　298, 306, 307, 318, 336
動脈圧受容器反射　254, 261
動脈潰瘍　127, 277
動脈化学受容器　308, 323, 327, 336
動脈管　17
動脈管開存症　17
動脈狭窄　116
動脈系　5
動脈形成　273
動脈血酸素飽和度　322, 325, 333
動脈硬化　11, 112, 122, 327, 356 (アテローム性動脈硬化とは異なる)
動脈波　121
透明層　150
等容性弛緩期　20
等容性収縮　80, 84, 87
等容性収縮期　19, 102, 271
特殊心筋細胞　27, 49
突然死　326
ドパミン　96, 251, 350
ドブタミン　96, 350
トランスフェリン　150
トリガー Ca^{2+}　43
トリプトファン　240
トレーニング効果　325
トロポニン　29, 31, 214, 345
　——C　31, 99
　——T　103
トロポニン-トロポミオシン複合体　29, 31
トロポミオシン　29, 31
トロンビン　151, 206, 237
トロンボキサン　216, 241, 274
トロンボスポンジン　159
貪食細胞　200

な

内臓血管収縮　312
内臓静脈　265
　——収縮　302, 309
内弾性板　9

内皮
　——NO 産生　152
　——アテローム　159
　——炎症反応　157
　——血管作動物質産生　155
　——血管新生　158
　——構造　146
　——上行性血管拡張　244
　——透過性　151, 157, 180
　——脳血管　287
内皮型一酸化窒素(NO)合成酵素(eNOS)　154, 161, 208, 236, 256, 270
内皮機能　145, 151
内皮機能障害　146, 161
内皮細胞　9, 10, 12, 15, 17, 118, 145, 173, 196
　——収縮　210
　——発芽　159
　——膜電位　151
内皮由来過分極因子(EDHF)　153, 155, 227, 228, 236, 257
内部輸液　337
内膜　9
内膜過形成　327
長さ-張力関係　80, 82
ナトリウム利尿　265, 304
ナトリウム利尿ペプチド　265
　——心房性(ANP)　61, 149, 157, 229, 265, 304, 307
　——脳性(BNP)　265
　——C 型(CNP)　156, 265
肉芽組織　159
ニコチンアミドアデニンジヌクレオチドリン酸(NADPH)オキシダーゼ　247
ニコチン受容体　250, 251
ニコランジル　60, 219, 275
二酸化炭素　284
二次性高血圧　339
ニトロアルギニンメチルエステル(NAME)　154
ニトログリセリン　124, 153, 229, 237, 267, 274
ニフェジピン　215, 221, 227, 275
乳酸　103, 244, 277, 287
乳酸脱水素酵素(LDH)　103, 357
乳頭筋　16
乳糜槽　200
ニューロキニン 1 (NK1) 受容体　258
ニューロペプチド Y　253, 286, 288
尿細管-糸球体フィードバック　239, 242
尿細管壊死　338
尿崩症　262
尿量減少　336, 338
妊娠　129, 236
妊娠高血圧症候群　339

ネクサス　28
熱希釈法　24, 110
熱交換機構　279
ネットワーク筋小胞体(SR)　44, 30, 35, 56, 58
熱疲労　282
ネフローゼ症候群　204
粘性　118, 130, 132, 133, 371
　——血液　133

――微小血管　135
粘弾性　371
粘膜血流　326

脳虚血　283
脳血管　238，262
　　――拡張　240
　　――内皮　287
脳血流　283，284，318
脳梗塞　159，238，240，287，335
脳出血　287
脳循環　283
脳性ナトリウム利尿ペプチド（BNP）
　　265，348
脳脊髄液　287
脳動脈圧　284
脳動脈攣縮　156，240，288
濃度勾配　166，169，178，180
濃度差　166
脳内出血　288
脳浮腫　287
ノルアドレナリン　9，42，44，55，94，
　　216，221，223，227，251，260，324，
　　336，347
ノルアドレナリン作動性交感神経　202
ノルアドレナリン性節後線維　251

は

肺うっ血　293，349
肺間質の浮腫　348
背景電流（Ib）　62
肺血管収縮　239
肺血管抵抗　289
敗血症性ショック　131，336（エンドト
　　キシンショックも参照）
肺血流量　107，176，290，320，325
肺高血圧　240，289，294，335，344
　　――高所性　238
肺酸素摂取　107
肺循環　3，288，366
　　――血管抵抗　7
肺循環血管内圧　290
肺伸展受容器　309
肺水腫　204，293，335，349
肺塞栓　92，294
肺動脈
　　――受容器　304
　　――平滑筋細胞　241
肺動脈圧　292，325，335
肺動脈楔入圧　294
肺動脈弁　16
肺動脈弁閉鎖音（IIp）　21
ハイバネーション　100
肺胞　4，292
肺胞ガス　176
肺胞換気量　309
肺胞気酸素分圧　333
肺胞血流量　289
肺毛細血管圧　289，292
肺リンパ液　292
パーオキシナイトライト　155，161，247，
　　251
白衣高血圧　360
拍出期　19
拍出速度　122

拍動流　129
バソプレッシン　156，216，227，261，
　　281，302，304，312（抗利尿ホルモンも
　　参照）
　　――分泌調節　262
バソプレッシン受容体　262
白血球　119，154，210，246
　　――血管外遊出　158
　　――接着　338
　　――粘着不全　158
パッチクランプ　32，52
発熱　157，237
パールカン　150
バルサルタン　344　，349
パルス Doppler 法　110
パルスオキシメーター　112
半月弁　12，199
反射性血管収縮　280
反射波　121，124，329，341
反応性（虚血後）充血　234，241，246，282
反発係数　168，170，185，196，207，371

非アドレナリン性・非コリン性伝達物質
　　（NANC）　256
ヒアルロナン　191
皮質髄質門脈系　260
微小血管　163，257
　　――粘性　135
　　――ヘマトクリット　136
微小循環　120，132，163
非脂溶性小分子（溶質）　151，165，169，
　　170，173，176
非脂溶性大分子（溶質）　169
非脂溶性溶質　147，284，286
ヒスタミン　151，206，216，227，240，
　　258
ヒスタミン受容体　216
ヒステレシス　371
非ステロイド系抗炎症薬（NSAID）　241
非代償性心肥大　342
非代償性心不全　346
20-ヒドロキシエイコサテトラエン酸
　　（20-HETE）　235，242
ヒドロキシラジカル　161，247
皮膚温　278
皮膚血流　278，322
　　――拡張　241，282，318
　　――交感神経性調節　266
　　――収縮　312
　　――抵抗　281
　　――トーヌス　279
皮膚循環　278
皮膚静脈　267
肥満　272，342
肥満細胞　258
ビメンチン　215
標識物質希釈法　109
ピルビン酸　287
貧血　135
頻脈　21，54，301，304，307，309，312，
　　319
　　――カテーテル誘発性　60
　　――吸気性　73

不安定狭心症　273
フィードバック調節　297，325

フィードフォワード調節　271，297，313，
　　322，325
フィブリノーゲン　159，206
フィラリア症　204
フェニルアラニン　287
フェントラミン　253，261
不応期　38，53，73
負荷心電図検査　273
不活性化ゲート　41，59
副交感神経　54，58，95，98
副交感神経性血管拡張神経　255，286
副腎髄質　56
副腎皮質　260
腹水　204
副伝導路　74
腹部内臓　323
腹部内臓循環　326
腹膜透析　189
浮腫　187，196，197，204
　　――足関節　344
　　――圧痕　349
　　――肺間質　348
　　――末梢　349
不整脈　46，65，72，98，272，304
　　――メカニズム　72
　　――リエントリー性　74
物質交換　145
負電荷アミノ酸　287
プラーク　159，272
ブラジキニン　151，153，156，206，237，
　　240，244
プラトー相　37，39
　　――持続時間　38
フリーラジカル　247，251，372
プリン作動性受容体　223，225
不連続型毛細血管　166
プロカインアミド　60，75
プロスタグランジン　206，241，243，246
　　――E（PGE）　241
　　――F（PGF）　241
プロスタサイクリン（PGI$_2$）　56，152，
　　156，228，241，257
プロテインキナーゼ
　　――A（PKA）　208，219，227，228
　　――B（PKB）　155，260，236
　　――C（PKC）　100，208，227，235
　　――Cα（PKCα）　227
　　――G（PKG）　208，227，229
プロテオグリカン　191
プロプラノロール　46，60，261，275，
　　344，350

β作動薬　96
β$_1$作動薬　58，95，350
β$_2$作動薬　157
β遮断薬　46，60，272，275，344，346，
　　350
β$_1$遮断薬　95
β受容体　216，223
β$_1$受容体　44，55，56，223，259，
　　271，347
β$_2$受容体　55，223，228，261，271，
　　277
平滑筋-内皮細胞間ギャップ結合　148，
　　152，155，216，228，245

平均血圧　116, 122, 126, 128, 132, 300, 329, 340
　──周期的動揺　129
平均体循環圧（MCP）　90
平衡　372
平衡電位　32, 36, 39
並列（抵抗）　12, 130
壁厚　132
壁ストレス　90, 132, 340
壁張力　90, 131, 235
ペースメーカー　15, 49（洞結節も参照）
ペースメーカー細胞　55
　──イオン電流　51
　──活動電位　53
　──電気的活動　51
ペースメーカー電位　51
ペプチド作動性神経　202
ヘマトクリット　110, 118, 132, 134, 325, 335, 337
　──微小血管　136
ヘミチャネル　28
ヘモグロビン　119
ヘモグロビン酸素解離曲線　333
ベラパミル　46, 60, 75
変弛緩作用　44, 56
変時作用　56, 57
片頭痛　288
変伝導作用　56, 57
変力作用　44, 56, 58

傍糸球体細胞　263
傍糸球体装置　242, 264
房室結節　49, 67
房室結節伝導時間　60
房室ブロック　50, 59, 67, 73
膨張活性化型 Cl⁻ チャネル　62
傍分泌　93, 145, 216, 236, 240
泡沫細胞　159
ホスファターゼ　57
ホスファチジルイノシトール 3（PI3）キナーゼ　155, 236
ホスファチジルイノシトール二リン酸（PIP2）　151
ホスホジエステラーゼ（PDE）　44, 58
　──2　208
　──3　229
　──5　237, 256
ホスホジエステラーゼ（PDE）阻害薬　46, 96, 350
ホスホランバン　30, 44, 56, 94, 229
ホスホリパーゼ
　──A2　156, 241
　──C（PLC）　151, 208
　──Cβ（PLCβ）　221, 224, 227
ホスホリパーゼ C（PLC）-ジアシルグリセロール（DAG）経路　237
ボセンタン　237
歩調取り電位　51, 55, 57, 58
発赤　157, 237, 258
ボーラス流　12, 117, 119, 136
ホルモン　227, 306
本態性高血圧　339
ポンプ機能　心臓　88
ポンプ機能曲線　81, 92, 346
ポンプ不全　344

ま

膜貫通ヘリックス　39
膜電位
　──血管平滑筋細胞　213, 218
　──心筋細胞　32, 34
　──内皮細胞　151
膜透過性　369
膜透過性イオン　電気的コンダクタンス　372
マクロファージ　159, 206, 241
末梢血管拡張　304, 335, 338
末梢血管収縮　319, 327, 348, 349
末梢静脈　136
　──緊張（トーヌス）　88
　──収縮　347
末梢静脈血　108
末梢抵抗　7, 93, 101, 130, 236, 254, 282, 309, 318, 335, 338, 340（総末梢抵抗も参照）
末梢動脈波　111
末梢浮腫　204, 344, 349
慢性心不全　42, 46, 95, 344

ミオグロビン　31, 103, 269
ミオシン　27, 29, 45, 83, 103, 146, 213, 214
ミオシン軽鎖（MLC）キナーゼ　210, 213, 229
ミオシン軽鎖（MLC）ホスファターゼ　217, 227
右冠動脈　269
水　147, 158, 166
　──移動　189
　──再吸収　338, 348
　──摂取　263, 338
　──喪失　261
　──排泄　307, 319
　──輸送　265
水透過性　185, 189, 196, 208
　──毛細血管　207
水利尿　265
ミトコンドリア　31, 99, 102, 239, 276, 325
脈圧　111, 121, 300, 318, 323
脈波　107, 121
　──伝播速度　123, 329, 341
　──波形　123
脈管形成　10
ミルリノン　44, 58, 96, 350

無機リン　276
無呼吸　308
ムスカリン受容体
　──M2　58
　──M3　255
ムスカリン性 G 蛋白活性型 K⁺ チャネル　61

迷走神経　54, 58, 100, 255, 298, 301, 313, 326
迷走神経性徐脈　59
迷走神経反射　75
N-メチルトランスフェラーゼ　260
メトプロロール　46, 60, 275, 344, 350
メトヘモグロビン　372

毛細血管　4, 8, 12, 119, 120, 130, 132, 157, 163, 277, 337
　──クリアランス　175
　──血流　164
　──細孔サイズ　170
　──脆弱性　150
　──抽出　174
　──通過時間　12, 165
　──透過性　147, 177, 204
　──不連続型　166
　──壁ストレス　150
　──水透過性　207
　──密度　164, 178, 270, 276, 289
　──有窓型　171, 176, 184, 196
　──溶質濃度　372
　──連続型　165
　──濾過　203, 277
　──濾過圧　265, 282
　──濾過率　233
　──濾過量　183, 186, 196, 200, 202
毛細血管圧　184, 187, 194, 204, 183, 186, 196, 204, 206, 242, 254, 337
毛細血管後細静脈　12, 147, 164, 206, 240
毛細血管新生　276, 326
毛細血管リクルート　178, 180, 203, 277, 321
毛細リンパ管　199
網膜症　344
モノアミンオキシダーゼ　260
N-モノメチル-L-アルギニン（L-NMMA）　236, 256
門脈循環　13, 100

や

夜間呼吸困難　349
薬物機械連関　213, 225

有効最大心拍数　21
有窓型毛細血管　171, 176, 184, 196
誘導型一酸化窒素（NO）合成酵素（iNOS）　100, 237
遊離脂肪酸　103
輸出リンパ管　200
輸入リンパ管　199

溶質交換　163, 177, 277
溶質輸送　176, 371
　──生理学的調節　177
溶質輸送量　176
溶質流量　175
陽性変力作用　94, 96, 347
容積固定法　128
容量血管　10, 12

ら

ラミニン　150
卵円孔　17
乱流　22, 117, 118

リアノジン受容体（RyR）　30, 43, 56, 215, 345
リエントリー　60, 74, 99, 346
リエントリー性不整脈　74

リガンド開口型チャネル　225
立体的排除　167, 170, 198
律動性収縮　227
リドカイン　41, 60
利尿　304
利尿薬　92, 344, 350
　　──サイアザイド系　60, 344
　　──ループ　350
5-リポキシゲナーゼ　241
流体抵抗　369
流体の法則　6
流体力学　6, 115
流量　6, 115, 372
良性収縮期雑音　22
リラキシン　260

リン酸　243
リン酸イオン　239
リンパ　183, 198
リンパ液　190, 193, 196, 198
　　──形成　198
　　──構造　199
　　──収縮　202
　　──防御機能　198
リンパ球　200
リンパ節　150, 196, 200
リンパ浮腫　198
リンパ流量　200, 206

ループ利尿薬　350
ルーロー（連銭形）　136

レーザー Doppler 血流計　119
レクチン　158
レセルピン　252
裂孔形成　151, 158, 206, 208, 210
レニン　263, 264, 344
レニン-アンジオテンシン-アルドステロン
　系（RAAS）　263, 302, 305, 319, 343
連結分子 ZO-1　147
連続型毛細血管　165, 171, 176, 196

ロイコトリエン　206, 241, 247
濾過率　193
濾過量　193

| 心臓・循環の生理学 | 定価（本体7,600円＋税） |

2011年9月16日発行　第1版第1刷 ©

著　者　Ｊ ロドニー レヴィック

監訳者　岡田　隆夫

発行者　株式会社 メディカル・サイエンス・インターナショナル
　　　　代表取締役　若松　博
　　　　東京都文京区本郷1-28-36
　　　　郵便番号 113-0033　電話（03）5804-6050

印刷：アイワード／表紙装丁：トライアンス

ISBN 978-4-89592-689-8　C3047

JCOPY 〈(社)出版者著作権管理機構 委託出版物〉
本書の無断複写は著作権法上での例外を除き禁じられています。複写される場合は、そのつど事前に、(社)出版者著作権管理機構（電話 03-3513-6969, FAX 03-3513-6979, info@jcopy.or.jp）の許諾を得てください。